文登特色整骨

——朱惠芳老中医整骨经验及传承

主编　黄相杰

中国中医药出版社

·北　京·

图书在版编目（CIP）数据

文登特色整骨：朱惠芳老中医整骨经验及传承/黄相杰主编 . —北京：中国中医药出版社，2013.10

ISBN 978 - 7 - 5132 - 1630 - 2

Ⅰ.①文… Ⅱ.①黄… Ⅲ.①中医伤科学 – 临床医学 – 经验 – 中国 – 现代
Ⅳ.①R274

中国版本图书馆 CIP 数据核字（2013）第 219791 号

中国中医药出版社出版
北京市朝阳区北三环东路 28 号易亨大厦 16 层
邮政编码　100013
传真　010 64405750
廊坊市祥丰印刷有限公司印刷
各地新华书店经销

*

开本 787 × 1092　1/16　印张 35.75　字数 672 千字
2013 年 10 月第 1 版　2013 年 10 月第 1 次印刷
书　号 ISBN 978 - 7 - 5132 - 1630 - 2

*

定价 128.00 元
网址　www. cptcm. com

编 委 会

前　言

中医骨伤科学是中医学的精华和重要组成部分。近些年来，我国中医骨伤科学的发展突飞猛进，日新月异。多家医院纷纷重视创建和发展中医骨伤科，全国中医骨伤科学工作呈现出空前的繁荣和发展。文登整骨医院为国家中医药管理局全国中医骨伤专科医疗中心、国家临床重点专科、全国重点学科单位，2012年被评为全国三级甲等中医专科医院。全院干部职工团结奉献，拼搏进取，进一步继承发扬我院名老中医朱惠芳学术思想，努力开拓骨伤学科蓬勃发展的新局面，中医骨伤临床工作及中医药工作成绩斐然。

为弘扬朱惠芳名老中医学术思想，我们汇总了近20年来我院中医骨伤科临床工作经验，编写了这本《文登特色整骨——朱惠芳老中医整骨经验及传承》。朱惠芳老中医是全国中医骨伤科名家，从事中医骨伤科医、教、研工作60余载，坚持师古而不泥古，继承中求发展，探索中见创新。其重视骨伤治疗的手法源流研究，从中国传统医学理论宝库中吸取精髓，古为今用；重视传统学术研究，强调筋骨并重；重视骨折的轻重缓急及损伤部位辨证，强调整体技能与局部解剖并重，主张按骨折的早中晚三期辨证施治。将现代医学的理论知识、科学成果与中医骨伤的手法整复相融合；与时俱进，倡导中医骨伤现代化，整合现代科学要素，发展融合了传统中医骨伤学科的现代中医骨伤学。

大量的临床实践汇聚形成新的学术思想，先进的学术思想又进一步推动了临床工作的实质性飞跃。建院以来，文登整骨人在名老中医朱惠芳学术思想的指导下，继承传统医学精髓，坚持"精益求精，弘扬国粹，传承创新，发展专科，提高疗效"的办院方针，突出中医骨伤科学特色，在中医"正骨八法"基础上提出"正骨十二法"，同时吸收国内外的新观点、新方法和新技术，结合医院传统自制中药品种，形成了一套独具中医特色的理论体系和治疗方法。本书图文并举，内容新颖，实用性强，坚持规范、科学、创新、实用的原则，突出传承朱惠芳学术思想中医特色，倡导中医骨伤科现代化。全书共3篇9章60余万字，并附有150余幅插图，分为思想篇、临床篇和附篇。思想篇是回溯朱惠芳学术思想形成的历史渊源及对骨伤科学的深远影响；临床篇是骨伤科临床医生对朱惠芳学术思想精华的总结传承及延伸应用；附篇是本院药学部结合自制传统制剂对中医临床骨伤治疗应用的总结。本书适用于从事骨伤科、康复科、药学、护理及相关学科人员参考，也适用于医学院校本科生、研究生学习。

感谢院长兼党委书记姜猛同志在本书编写过程中给予的大力支持和精心指导，同时对参与本书撰写的专家及相关工作人员付出的辛勤和智慧表示诚挚地感谢。

本书是为更好地传承朱惠芳学术思想而编写的，书中照片多为旧资料翻拍，由于年代久远，不甚清晰，还望见谅。编著者限于经验、水平和时间，书中难免有疏漏和欠妥之处，诚请专家及广大读者提出宝贵意见，以便我们再版时修订。

山东省文登整骨医院　黄相杰

2013 年 8 月

许 序

　　中医骨伤科学历史悠久，是中医学的重要组成部分，我国骨伤科学工作者在长期的临床实践中总结经验，在继承的基础上不断创新，取得了令人瞩目的成就。山东省文登整骨医院是我国中医骨伤科的一面旗帜，他们坚持"精益求精，弘扬国粹，传承创新，发展专科，提高疗效"的办院方针，现已发展成为一所集医疗、教学、科研、预防和健康咨询为一体的现代化三级甲等中医骨伤专科医院。

　　朱惠芳老中医是全国中医骨伤科名家，从事中医骨伤科医、教、研工作长达50年，其探求古训，博采众家之长，尊师不泥古，创新不离宗，衷中并参西，以中医为本，整合现代科技要素，走中医骨伤科现代化道路，在大量的临床实践中形成了自己独特的技术专长和临床特色。朱惠芳学术思想，也就是文登整骨学术思想，凝聚了几代整骨人的集体智慧，是在文登整骨医院这块沃土上诞生的一朵奇葩。

　　《文登特色整骨——朱惠芳老中医整骨经验及传承》一书，以朱惠芳学术思想为指导，传承整骨优良学术之风，总结了该院55年骨伤科临床工作中的宝贵经验和科研成果，从博大精深中撮要撷英，在科学继承传统医学精髓的同时，遵循中医学理论，重视吸收新观点、新技术和新方法，融合国内外骨伤学的最新成果，把方便性、先进性、实用性集为一体。书中内容涵盖了该院171篇优秀论文和40余项获奖科技成果。本书是作者们在长期临床、教学、科研中，努力实践，勤奋探索，不断继承创新和弘扬国粹的结晶。全书编写严谨，内容丰富，科学规范，是一本实用价值高并有特点的骨伤科工具书和参考书。我衷心祝贺本书的出版，希望他们继承创新，开拓进取，为我国中医骨伤科学事业的发展起到更大地推动和促进作用。

国家中医药管理局医政司

2013 年 5 月 20 日

施 序

中医药学凝聚着深邃的哲学智慧和中华民族几千年的健康养生理念及其实践经验，是中国古代科学的瑰宝，也是打开中华文明宝库的钥匙。中医骨伤是在中医药学基础上历经深厚积淀而成，博大精深、蓬勃繁荣，是传统文化宝库中一颗璀璨的明珠。

山东省文登整骨医院成立于1958年，朱惠芳主任医师是文登整骨医院的主要创始人之一，是老中医孙竹庭先生的第一位学术继承人。从医多年来，他博览群书，勤求古训，继承并发展了孙氏整骨经验，成为中医骨伤科领域享有声誉的骨科专家，先后被评为第二、三届全国名老中医药专家学术继承工作指导老师及山东省有突出贡献的名老中医药专家，并享受国务院政府特殊津贴。

朱惠芳老中医从医六十余载，励精图治，锐意进取，他崇尚"医贵乎精，学贵乎博，业贵乎专，治贵乎巧"，在医院专科建设方面运筹帷幄，与时俱进，进一步细化大骨科各专业，重视人才培养，鼓励科研创新，全面促进了医院医、教、研水平的大发展。历经十余载的不懈努力，山东省文登整骨医院逐渐成长为全国中医骨伤专科医疗中心。

朱惠芳的成名史，映照了文登整骨医院从肇基、发展到鼎盛半个多世纪的历史。朱惠芳学术思想是文登整骨学术思想的杰出代表，它凝聚了几代整骨人的集体智慧，是在整骨医院这块沃土上树起的一座丰碑。

"名老中医工作室"建设工作，是实施名医战略、培养造就新一代名医的高效措施，是落实"名医、名科、名院"为核心的"三名"战略的具体行动体现。"朱惠芳名老中医工作室"的建设者们系统挖掘、整理朱惠芳学术思想、临床经验，融入现代骨伤科理念并加以提升，汇集编撰了这部《文登特色整骨——朱惠芳老中医整骨经验及传承》。该书如一面光彩宝镜，耀映着山东省文登整骨医院数十年发展的历史承载，今日之院貌俨然是文登整骨人之精神灵台、学术平台、学者舞台，跃居海内外业界之前列。这是历史的丰碑，亦犹如一座高耸的大厦，其建造有赖于领衔者之思维及其精神文化底蕴。朱惠芳先生乃我国当代中医骨伤科之前辈，为同仁所敬仰，其实践始终秉承"继承不泥古，创新不离宗"之原则，以一体两翼而腾飞，即始终坚持以继承中医药学理论体系及前人丰富的实践经验为主体，以充分吮吸优秀的中国传统文化及积累，勇敢地引用现代科学技术为两翼，搏击万里，扶摇云天，成为我国中医骨伤学科跨越式发展之可歌可颂的范例。"垂緌饮清露，流响出疏桐。居高声自远，非是籍秋风"（唐·虞世南《蝉》）。朱惠芳先生正是这样一位名医大家。"岱宗夫如何？齐鲁青未了。""会当凌绝顶，一览众山小。"山东从古代文化渊源到革命老区，以至作为当今中国改革开放的高地，始终是中华民族精神的写照。"半亩方塘一揭开，天光云影共徘徊。问渠哪得清如许？为有源头活水来"。在如此背景下，文登整骨医院历经几代人的打造下，烁烁生辉，可喜可贺。蒙编者之约，欣然为序，诚望读者能够从中汲取营养，继承和发扬中医骨伤科学，也期待文登整骨医院能够继续完善和发展中医骨伤"名院"，培养更多"名医"，造福骨伤患者。

上海中医药大学、上海市中医药研究院脊柱病研究所　施杞

2013 年 5 月 24 日

朱惠芳简介

朱惠芳（1934年10月生），男，主任医师，国家级名老中医，享受国务院政府特殊津贴。山东省文登整骨医院的主要创始人之一，1985～1994年任文登整骨医院院长。曾荣获"全国优秀院长"、"全国卫生精神文明先进工作者"、"山东省劳动模范"、"山东省卫生先进工作者"、"威海市优秀共产党员"、"威海市科技拔尖人才"、"威海市十佳市民"等称号，曾当选烟台市人大代表、威海市人大代表、山东省人大代表、中共山东省第五届党代表，曾任中国中医药学会第三届理事会理事、中国中医药学会骨伤分会第一及第二届委员，以及《中国骨伤》、《中医骨伤科杂志》、《中医正骨》杂志编委。共获得国家级和省级科技进步奖8项，发表有重要学术价值的论文20余篇，是第二、三届全国名老中医药专家学术继承工作指导老师，山东省有突出贡献的名老中医药专家。2006年被国家中医药管理局授予"国医名师"荣誉称号，被"十五"国家科技攻关计划"基于信息挖掘技术的名老中医临床诊疗经验及传承方法研究（名老中医学术思想、经验传承研究）"纳为主要研究对象的国家级名老中医。从事中医骨伤科医、教、研工作60余载，治学严谨，医德高尚，善用"整骨十二法"及微创内外固定治疗骨与关节损伤。

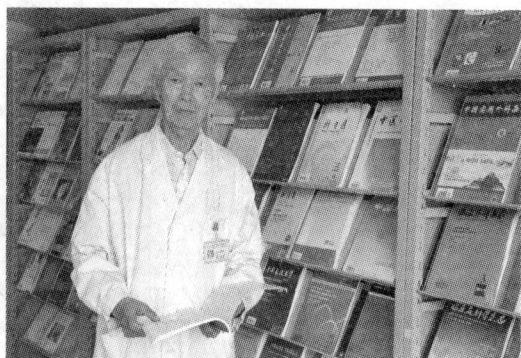

目 录

学术篇

临床篇

3

目录

5

目
录

目录

11

目录

附篇　特色方药临床研究与应用

学术篇

第一章　学术精华

朱惠芳老中医从事中医骨伤科医、教、研工作六十余载，他重视治疗骨伤的学术源流研究，能够从中医学理论宝库中挖掘精髓，古为今用；重视整骨手法研究，强调筋骨并重；重视骨折的轻重缓急及损伤部位辨证，在创伤诊治过程中整体机能与局部解剖并重，主张按骨折的早中晚三期辨证施治；倡导中医骨伤科现代化，把现代科学要素整合到学科理论中，将传统中医骨伤治疗与手术相结合，大力拓展现代中医骨伤科学。一种新的医学学术思想的形成，来源于大量的临床实践。朱老从医六十载，救死扶伤数万例，更有文登整骨医院这一全国中医骨伤专科医疗中心为支撑，积累了多达百万的病例资料，升华产生了其系统的骨伤科学术思想。

一、理伤续断追本溯源，以古鉴今

朱惠芳老中医在骨伤临床中，十分重视中医整骨手法发展沿革的研究，他认为：手法整骨历史悠久，历代医家都十分重视对手法的应用，手法治疗在骨伤诊疗中占有重要地位，是中医学宝库中的明珠，也是中医整骨的一大优势所在。所以，他常教诲我们：作为一名骨伤科临床工作者必须重视整骨手法的历史研究，从历史发展中观察，从博大精深中撮要撷英，为现代所用。

运用手法治伤，溯源久远。从考古学上已得到证明，原始时代的人类在受伤之时，即本能地用手抚摩，以求肿胀消退和疼痛缓解，这可能就是手法的萌芽。及至我国现存最早的一部经典《黄帝内经》中，就有了"导引按跷"的记载："……形数惊恐，筋脉不通，病生于不仁，治之以按摩醪药。"晋代葛洪在整复关节脱位中首先提出"牵"法，如"治失欠颌车蹉开张不合方，一人以指牵其颐，以渐推之则复入，推当即出指，恐误口齿伤人指也"。这种要求明确、简便有效的牵引复位方法，至今仍然指导着临床实践。到了唐代，骨伤科学家蔺道人，继承了葛洪的伟大成就，并吸取前人的经验，编写了《仙授理伤续断秘方》一书，成为我国最早一部骨伤科专著，朱老对蔺道人的成就十分重视和推崇，认为自蔺道人以来，始确立了骨折与脱位的诊断学和治疗学。

朱老认为，蔺道人对中医骨伤科的形成和发展产生了重大影响。蔺道人对骨伤诊断学的贡献是首先提出了"相度挽处"的诊断技术和望、比、摸的方法，中医整骨就是依靠人固有器官发挥人的本能，靠眼看、耳听、手摸和对比测量等方法来诊断骨伤，蔺道人指出"凡左右损处，只相度骨缝，仔细按捺忖度，便见大概"，就是既要仔细检查，又要推测思考，左右对比，其中所说的按捺和"凡以损处，只须揣摸骨头平正，不平正便可见"的揣摸即为摸法，现今的手摸心会实源于此。在手法整骨方面，创立了"拔伸"和"捺正"等，"凡伤损重者，大概要拔伸捺正，或取开捺正"，"凡拔伸，且要相度左右如何出，有正拔伸者，有斜拔伸者"，"凡手骨出者，看如何出，若骨出向左，则向右拔入，骨向右出，则向左拔入"，指出了拔伸的一系列方法和拔伸的方向应根据错位的方向而定的原则，这是现代临床上先读X线片，再根据骨折类型决定施以整复手法有相似的意义，特别是"凡捺正，要时时转动使活"一法，更是经验之谈。在固定上提出了夹缚固定治疗筋骨关节损伤，"凡夹缚，用杉木皮数片，用回紧夹缚，留开皆一缝，夹缚必三度，缚必要紧"，这是小夹板外固定的开创性贡献。

自唐以后，在整骨手法上屡有发展，宋代《太平圣惠方》讲，骨伤"重先须按摩，排正筋骨"。元代危亦林提出整骨使用"拽"、"搦"等手法，"若只拽不用整入窠内"，"误人成疾"。明代《普济方》记载了"下颏脱位疗法"等十二法。清代，整骨手法发展全面，朱老很是推崇吴谦等所著《医宗金鉴·正骨心法要旨》，该书系统地总结以前的骨伤科经验，集历代伤科之大成，该书提出"手法者，诚整骨之首务哉"，将手法在整骨中的重要性一言蔽之，并汇集整骨手法为"摸、接、端、提、按、摩、推、拿"八法。我们现在应用的手摸心会、拔伸牵引、旋转屈伸、提按端挤、夹挤分骨、折顶回旋、摇摆触碰、推拿按摩等整骨八法，即在此基础上发展而来。该书还就辨证施用手法做了重要阐述，"但伤有重轻，而手法各有所宜，其愈合之迟速，及遗留残疾与否，皆关系手法之所施得宜，或失其宜或未尽其法也"，强调了根据骨伤施术的重要性。该书不仅对整骨外治手法作了精辟的论述，还对骨折复位后的固定作了论证，"爰因身体上下，正侧之象，制器以正之，用辅手法之所不逮，冀分者复合，欹者复正，高者就其平，陷者升其位"，这在当时是难能可贵的。在治疗骨伤方面，该书指出不仅要重视局部治疗，更重视全身治疗，立足于活血为主，消肿化瘀以促进组织修复和恢复，这是具有独特见解的。

总之，朱老对中医学整骨手法的发展做了精深研究，博学约取，教导后辈胸中要有方略数百，施术当精一为要，要深入钻研中医学典籍，汲取精华，并有所创新发展，这就是我们追源溯流的目的。

二、接骨疗伤首务手法，筋骨并重

正如《正骨心法要旨》所言，"手法者，诚整骨之首务哉"！整骨手法是骨伤科诊疗各种疾患的重要方法之一，它具有简便、安全、痛苦少、组织损伤小、骨折愈合快、功能恢复好、缩短疗程、减少并发症等优点。对于整骨手法的研究，由来已久。《医宗金鉴·正骨心法要旨》中载："夫手法者，谓以两手按置所伤之筋骨，使仍复旧也。"并提出，"盖一身之骨体即非一致，而十二经筋之罗列序属，以多不相同，故必素知其体相，知其部位，一旦临证，机触于外，巧生于内，手随心转，法从手出"，强调了手法轻重要适中，根据病情而正确施法："但伤有轻重，而手法各有所宜，其愈合之迟速及遗留残疾与否，皆关于手法之所施得宜，或失其宜，或未尽其法也。"《仙授理伤续断秘方》中指出："凡骨碎断，须看本处平整如何……损伤要拔伸捺正。"《伤科补要》中也说："按骨者，使断之骨合拢一起，复归于旧位也……使断者复续，陷者复起，碎者复完，突者复平，皆赖于手法也。"由此可见，其手法正确与否，是治疗骨伤筋损的关键。若手法应用不当则很难恢复其伤肢的正常解剖关系，达不到治疗目的。因此，手法研究一向被历代骨伤科学家所重视。

朱老在长期的医疗实践中，认真继承了前贤们的学术思想和临床经验，努力探求古训，博采众家之长，积累了丰富的经验，在发扬和创新的艰苦历程中，逐步形成了自己独特的技术专长和临床特色，尤其是在整骨手法研究方面更是独树一帜，在50年的临证中，将整骨手法研究作为一大课题。他强调指出，手法乃正骨之首务，法当筋续骨连，法误或不当，则不但达不到治疗目的，相反还会加重局部组织损伤，给患者造成不应有的痛苦，甚者可严重影响患肢的功能，造成肢体残疾。所以他告诫我们，平时一定要注重手法基本功的锻炼，临证一定要按骨折部位特点而定，多能生熟，熟能生巧，巧能生智，不断提高手法的感应性、正确性和灵活性。对骨的横断、斜断、碎断、筋松弛、痉挛等损伤，虽在肉里，以手扪及，自悉其性，法之得施，使患者不知其苦。同时还要求不仅要掌握手法，更重要的是要会临证变法，骨折有千变万化，而手法讲究"各有所宜，所施得宜"。不能千篇一律，故强调必须达到知其体相，识其部位，一旦施法，骨随法正的目的。否则，虽然手法娴熟，但不会灵活运用，很难达到满意的治疗效果。因此，朱老在整骨手法研究上一重基本功，触之于外，悉知其内；二重创新，研究骨伤规律，揣度创新手法。手法这一治疗骨伤的方法，经各先贤名家的不断研究和发展，形成了近代丰富多彩的各种流派，南北骨科名家各有所宗。在临床应用中显示出独特的效果。但目前各医家对手法机制缺乏深入系统研究，尚待逐步统一认识，也并非所有手法都适用于临床，所以，朱老密切结合临床，在继承的基础上，潜心研究，在实践中探索创新，结合现代医学骨生理解剖、生物力学理论及现代医疗设备的应用，与其诸多学生同心协力，从大量的临床资料分析及手术，结合X线透视下的手法复位观察，在《医宗金鉴》正骨八法和天津医院新正骨八法的基础上，发展出文登整骨十二法，即①手摸心会；②拔伸牵拉；③推挤提按；④成角折顶；⑤牵抖屈伸；⑥相向回绕；⑦摇摆推顶；⑧旋转回位；⑨扣挤击打；⑩撬拨扩新；⑪夹挤分骨；⑫按摩推拿。其中，牵抖屈伸、扣挤击打、撬拨扩新等法与众不同，更具体、实用，经临床验证，收到了事半功倍的效果。

扣挤击打：主要用于矫正近关节骨折的侧向分离移位。如在复位肱骨髁间骨折及胫骨平台骨折侧向移位时，维持牵引力下，术者可采用双手环抱骨折部位，五指交叉，利用两手掌根部相向挤压的力量矫正骨折侧向增宽，恢复骨折的宽度。跟骨骨折的整复中，手指无法牢固捏持跟骨牵引，复位中，采用双手掌根部扣紧跟骨两侧，边牵引，边侧向轻度摆动并用力扣挤，使粉碎的骨折块复位。如手掌的力量不足以达到整复目的，则可采用橡皮锤击打达到矫正骨折断端增宽的目的。击打过程中要注意锤击的准确性，以免伤及正常部位；要注意击打部位的皮肤保护。

牵抖屈伸：主要用于关节部位的整复。通过牵抖手法，利用与骨折相连的肌腱拉动骨折块，矫正骨折块的旋转或从嵌夹的关节间隙中解脱出来，以进一步复位。如肱骨内上髁或外髁骨折，骨折块明显翻转或嵌夹于关节间隙中，运用该手法可顺利将骨折块从交锁中解脱。当关节内骨折复位后，常残余部分移位，致关节面不平整，可采用屈伸关节的方法，利用关节自身的对合关系进一步矫正残余移位，常用于肘关节、踝关节骨折的整复。

撬拨扩新：撬拨法主要用于关节内骨折或其他手法不易达到良好复位的骨折与脱位。利用钢针挑开阻碍复位的软组织并直接拨动骨折块复位。如严重移位的小儿桡骨颈骨折、胫骨平台骨折、粉碎骨折中游离旋转的骨折块的整复需撬拨法。扩新法用于骨折或脱位时间较长，断端或关节间隙已被新生的软组织充填时，复位前先用专用的针刀将阻挡复位的瘢痕组织切开、剥削，将挛缩、卷曲的关节囊、韧带、腱膜理顺，形成新鲜创面，有助于骨折复位后的愈合及关节脱位的关节囊、韧带、腱膜的健康修复与重建，起到了"推陈出新"的作用。多用于陈旧性肩锁关节脱位的复位及时间较长的骨折的整复。撬拨扩新的过程中要注意选择合适的进针点、方向、进针深度及拨动范围，避免损伤重要组织。

朱老在运用手法整复治疗骨折和脱位的过程中，还非常重视筋肉损伤的修复治疗，倡导"筋骨并重"的指导思想。中医学认为"筋束骨，骨张筋"、"骨为干，脉为营，筋为刚，肉为墙"，人体以骨骼为支干，以脉营运气血，以筋的刚劲约束、运动骨骼，肌肉为机体的墙壁，以关节为枢纽，以肌肉、肌腱为动力，使人体进行各种活动。骨折和脱位后，不仅骨骼的支干作用丧失，同时也失去了筋对骨的正常连接、约束及滋养作用。因此朱老认为，在骨损伤的同时，均伴有筋损伤。且筋肉损伤的轻重程度往往和骨折疾病治疗的难易有着极为密切的关系，如移位骨折的复位能否成功、骨折复位后的稳定程度、骨折愈合迟速和能否连接、骨折的并发症和后遗症的程度、受伤肢体功能恢复等，无不与筋的损伤程度有关。故伤科先贤们有"治骨先治筋"之说。任何有伤筋的骨折整复方法，如开放复位等方法，都应尽量少用，而方法恰当、操作精巧的骨折整复几乎对"筋"无损伤，使骨折移位得以整复归原。因此，治疗亦当筋与骨并重，切不可重骨而废筋。

例如，儿童肘部骨折，若早期肿胀较重，可在局麻下抽出血肿，然后再进行整复，不过在施行手法时朱老强调，要慎重，勿用暴力，以免再次加重软组织的损伤，对皮肤损伤较重的开放骨折，伤口在 2cm 以内，且无污染者，可在清创缝合后进行及时整复。对闭合骨折，若出现神经血管损伤者也应尽早整复，以恢复骨的连续性，从而解除骨突对软组织所造成的压迫，但要严密观察神经血管损伤的恢复情况。朱老反复强调：一个骨科医生，不应仅仅局限于骨伤治疗而忽视软组织损伤的治疗，如果两者不能兼顾，即使骨对位好，也常会导致关节囊、韧带的挛缩，肌肉粘连等一系列并发症而影响功能，甚至造成肢体功能丧失或终生残疾，这些沉痛而深刻的教训举不胜举。如胫腓骨干骨折、尺桡骨骨折、小儿肱骨髁上骨折等，有的医生为了追求骨折的解剖对位，不顾局部软组织严重的损伤，反复施行粗暴手法整复或长时间手法整复，或为了防止骨折移位，而过多应用压垫及绑带捆绑过紧，引起软组织内压力过高，导致组织缺血缺氧、水肿、变性，如筋膜间隔区综合征等，也有的医生对闭合骨干骨折，如尺桡骨骨折，为了追求骨对位，贸然行切开复位，结果使筋肉损伤，皮肤瘢痕形成，这无疑加重了软组织损伤，不利于骨折的愈合及肢体功能恢复；陈旧性肩锁关节全脱位，多数医生主张切开复位内固定治疗，结果术后不但影响局部美观，而且影响肩部功能恢复。

三、骨伤治疗辨证为基，三期分治

在骨折脱位中，由于患者体质不同，受伤的轻重和部位有别，在辨治过程中各有不同，所以朱老十分强调针对每一位患者辨证施治施术。

（一）重视轻重缓急辨证

在对各种骨折的治疗中朱老重视对骨折治疗分清轻重缓急，采用不同治疗方法。对全身及局部情况较轻者提倡立即复位固定，要求"治宜及早"，朱老认为，只要在病情允许的情况下应争取时间及早施行手法整复骨折、脱位和理顺筋络，以恢复其正常解剖关系，达到恢复功能的目的，如肱骨干骨折，由于瘀血尚未凝固，局部肿胀、疼痛较轻，肌肉未发生痉挛，且骨折存在一种自然回复力，所谓自然回复力，即是骨折移位后骨折周围软组织处于异常位置，或被牵拉紧张，或处于松弛位，均有将移位骨折端拉向复位的倾向力，此时进行手法复位，只要将回复路径的障碍消除，用较小的力量即可使骨折回复正常位置，但在手法操作过程中应力求稳、准、快，时间越短越好，这样患者痛苦少，骨折处及周围组织损伤少，有利于骨折的稳定和愈合，若反复多次手法复位，会加重骨折及周围软组织损伤，并能将骨折周围组织牵拉松弛，致使筋肉松懈，筋不束骨。且骨折端齿状突起面被磨平，易于滑动，骨折端的稳定程度减弱，易再移位，因此，早期施行恰当的正骨手法治疗，不仅能使骨折脱位恢复对位，而且能达到止痛消肿或减轻肿胀的效果，还可使部分细微移位的软组织恢复原位。对全身情况重且合并严重骨折和关节脱位，如并发昏迷、休克或血管神经损伤者，根据"急则治其标，缓则治其本"的原则，不可立即进行手法复位，可对局部损伤作临时简单处理，施用各种治疗手段抢救患者的生命，待病情稳定后再施复位手法。合并神经血管损伤者，应先处理神经、血管损伤后再考虑手法复位，以免加重损伤，影响功能恢复。

（二）重视骨伤部位辨证

朱老特别强调针对不同部位骨折采用不同方法治疗。如对下肢骨干骨折主张按骨折的发生部位和类型采用不同体位快速牵引自动复位的中西医结合治疗方法。上肢骨折则倡导徒手牵引手法整复，如肱骨外科颈内收型骨折，是因跌倒时上肢内收、躯体后移所致，伤后骨折远端内收或向外成角，整复时须先顺势牵引，待骨折端重叠矫正后，再改为外展位牵引即可使骨折移位完全矫正。发生于骨干处的骨折要求功能复位即可，而关节内骨折则强调一定要解剖复位，否则影响关节功能活动。朱老平时注重对不同部位骨折中西合参，辨证加辨病。如股骨颈骨折，骨不愈合率及股骨头坏死率高，认为不宜盲目追求闭合手法复位。年龄大、移位重时，主张手术切开复位内固定，同时还要重建股骨头血运，其方法是肌蒂骨瓣移植、带血管骨块移植等治疗方法。对肢体骨折出现的各种畸形，通过询问病史、查体，结合X线片，分析其发病原因，结合损伤部位的解剖特点，采用手法复位，并力求复位成功，对移位轻者，采用手法一次复位，对骨折移位较大者采用综合手法，使骨折对位，并通过观其局部形态、触摸骨折断端骨干的连续性及稳定性等方法判断骨折复位的质量。对关节内骨折可通过关节活动是否正常或骨擦音是否消失来鉴别复位情况，并通过X线检查得到进一步证实。例如：儿童伸直尺偏型肱骨髁上骨折，骨折移位特点为旋前、尺偏、重叠和向内后侧移位。整骨时先伸肘旋后位牵引，矫正肱骨远端相对旋后及重叠移位，再用提按手法矫正尺偏移位，最后用推顶屈肘手法矫正向后移位，复位即可成功。

（三）重视软组织损伤辨证

朱老认为在骨折整复施法中固然以早复位、早治疗为好，但亦应视伤处软组织损伤情况酌情处理，某种意义上软组织损伤的治疗要比骨伤治疗考虑得更充分。如某部发生骨折，若遭受的暴力很大，或关节部位发生骨折，而就诊较晚者，则局部会出现严重肿胀，皮下有广泛瘀斑，甚至出现张力性水泡或皮肤损伤，可暂时不整复，先作临时固定，抬高伤肢，内服活血化瘀药物，外敷化瘀消肿散，待局部肿胀及张力水泡好转后再行复位。如为开放性骨折或脱位，伤口在2cm以内而无严重污染者，可在清创缝合后及时整复。创口较大或创口有感染时，认为可先用持续骨牵引或长托夹板或石膏固定，待伤口好转，再考虑手法复位或行其他方法治疗。骨折发生在关节内或附近，且移位严重者，主张及早整复，否则骨折的出血及渗出会加重肿胀及软组织损伤，同时也会加重整复的难度，施术时手法要轻、巧、稳、准，勿用暴力，以免再加重损伤。

（四）重视局部解剖与整体机能的辩证关系

人体是有机整体，五脏六腑、四肢百骸都处在一个整体的协调之中，受气血的滋养，一旦筋骨遭到损伤，首先伤及气血。由于创伤疼痛刺激及出血，心率加快、心肌收缩增强，肾功能出现相应的变化以维持血容量，但是，伤后机体的代偿能力是有限的，若创伤严重，就会出现心跳呼吸骤停、休克、呼吸窘迫综合征、脂肪栓塞、急性肾衰、多系统器官功能衰竭等并发症，如不及时纠正则会危及生命。损伤较轻，全身常因瘀血、肿胀、疼痛、发热等引起不适。患者局部损伤若未得到妥善处理，由于局部损伤的刺激，全身证候也很难彻底消除，因局部骨骼和周围的软组织正常关系遭到破坏，剧烈的疼痛和瘀滞会引起心悸、汗出、呼吸短浅、脉象紧数、眩晕、虚弱、纳食不佳、夜眠不安、精神处于惊恐、忧思等紧张状态，以致机体阴阳失调，故有"病不除，证难纠"之说，若能及时在损伤局部施用整骨手法，将移位的骨折端和脱位的关节整复到正常位置，并给予妥善的固定、正确的护理，则上述证候也会随之改善。又如内伤发热症，若排除其他致热的病因，则多为受伤局部筋骨脉络受损，气血溢出经脉而瘀滞不行，阻滞经络，血瘀化热，若施行整骨推拿手法治疗，行气活血，通经活络，消肿定痛，使损伤局部的瘀血滞气及时消散，则热随瘀减，故骨伤科疾病全身证候和局部病证有很大关联。

所以，朱老十分重视整体与局部的辩证关系，提出筋骨损伤尽管以骨的局部解剖关系破坏为主，但也影响整体气血机能。治疗骨伤除重视局部解剖关系外，还需重视整体的机能性。他强调指出，在治疗骨伤时，尽量采用低损伤方法，如治疗四肢骨折脱位，能手法复位小夹板固定者，不采用内固定；能采用闭式复位内固定者，不采用手术切开复位内固定，这就最大限度降低了对整体气血的损伤，较好处理了整体与局部的关系，如小儿肱骨髁上骨折，采用手法复位小夹板外固定，能使骨折移位得到矫正，且通过外固定能有效维持骨折的对位，并能使未固定的关节进行早期功能锻炼，改善局部血液循环，促进骨折愈合速度，保护局部组织完整性，因而较手术患者愈合时间可缩短 2 周左右，同时克服了手术所带来的并发症及后遗症，且避免了手术瘢痕影响美观。

整体气血恢复与否，也直接影响局部解剖关系的恢复，如骨伤患者出现失血及水电解质紊乱，或有发热等全身不良反应，若不注重整体调整，及时纠正机体机能紊乱，则很易造成机体衰弱，致骨折不愈合，肌肉萎缩，局部功能障碍，或发生关节僵直，功能废黜，以致残疾。所以，骨折后局部解剖关系必须重视，但整体机能亦不可忽视，必须局部治疗与整体治疗兼顾。

在骨伤治疗的整个过程中，朱老强调动静结合，动以通行气血，静以复原局部。在早期，以静为主，静中带动强调固定与复位的重要性，因为在骨折愈合以前，骨折断端的活动是绝对的，对骨折愈合的不利活动要加以控制，使骨折断端的不利活动减少到最小，远端关节及肌肉的收缩运动可行局部气血，这是提高骨折愈合的有利活动；中期宜静宜动，固定宜牢，活动应加强，以保持骨折断端持续接触，紧密嵌插，以利骨折应力刺激，产生压电效应，促进骨折愈合及新生骨的塑形改造；后期以动带静，以动为主，尤其是在解除外固定后应充分活动肢体，以行气血、壮筋骨，提高新生骨的抗折能力，促进骨与关节的功能恢复。

四、整合现代科技要素，推动中医骨伤科学现代化

随着科学技术的发展，骨伤的诊断和治疗出现了新的机遇和挑战。如何把现代科技与骨伤治疗有机地结合，使患者痛苦减小，疗效提高，无并发症和后遗症，操作简便安全，已成为骨伤治疗学探索的热点。朱老坚持师古而不泥古，继承中求发展，探索中有创新的观念，在治疗骨伤疾病中，倡导中西医结合，把现代医学的理论知识、科学成果与中医骨伤的手法整骨紧密结合。如手法复位经皮穿针内固定治疗锁骨骨折、经皮扩新内固定治疗陈旧性肩锁关节全脱位、自身牵引平衡固定器治疗股骨干骨折及不稳性胫腓骨折等，为中医整骨增添了新的内容，提高了骨伤的治疗水平。加锁骨骨折是临床常见骨折类型，使用传统的治疗方法，手法复位困难，

且外固定不可靠，常导致畸形愈合及不愈合率高，影响肩关节的功能及美观，而手术切开复位内固定存在患者痛苦大、感染机会多、骨不愈合率高、皮肤遗留瘢痕影响美观等不足，朱老经多年研究，在西医切开内固定的基础上，通过闭合手法整复内固定置入模拟实验，终于研究出理想的中西医结合的治疗方法——钳持端提回旋手法复位经皮逆行穿针内固定治疗锁骨骨折，这一方法不仅能使骨折解剖复位并牢固固定，而且术后也不需任何外固定，患者痛苦少，骨折愈合快，且在治疗期间，还可从事一般工作，无并发症及后遗症，优良率达97%，达到了美观与功能恢复并进的目的，这一治疗方法从根本上解决了以往在锁骨骨折治疗上的难题，是一项中西医结合的新成果。

尺桡骨多段骨折是四肢骨伤中较难处理的骨折之一，损伤重、机制复杂，闭合手法复位往往感到顾此失彼，并且外固定也很困难，所以国内外强调必须手术治疗。但因手术切开复位，往往切口较长或多切口复位内固定，无疑增加患者的痛苦且加重组织创伤，影响骨的愈合，所以朱老研究出闭合手法复位及闭式穿针内固定的治疗方法，并首先提出先复位固定桡骨，再复位尺骨的观点，桡骨复位固定后，尺骨的整复固定则迎刃而解。为防止骨端旋转，施以小夹板超腕固定，这一治疗方法解决了复位、固定中的难题，又避免了切开复位内固定的诸多弊病，衷中参西，珠联璧合。这些治疗方法，充分体现朱老强调的观点：治疗骨伤时应该为患者创造有利条件，而不要伤上加伤，干扰和破坏人体的生理机能和骨组织的自身修复能力。另外，朱老对闭合手法整复困难的某些骨折，常在手术复位中，直视研究复位机理，创新整骨手法。如肱骨外髁骨折（Ⅲ、Ⅳ型）的治疗，由于骨块多面的复杂旋转，闭合复位困难，多数医者采取切开复位内固定治疗，朱老通过手术中的复位研究，认为闭合手法复位成功的关键是：首先纠正冠状轴旋转，其他矢状轴和水平轴旋转通过旋转前臂屈肘活动即可纠正。

在推动中医骨伤科现代化的过程中，朱老敏锐地意识到，研读国外原文文献，可以摆脱译文的束缚，更直接地从原文中探幽发微，去粗取精，去伪存真，撷取精华，洋为中用，丰富和发展自己的学术思想。因而，他从20世纪80年代开始，就发奋自学英语，从abc开始，经过十几年执著学习，现在已能够熟练阅读英文专业书籍。一位老中医，能够认识到学习外语的重要性并身体力行，实属难能可贵。

面对近年来大量涌现的新型骨科内外固定器材，朱老摒弃门户之见，欣然取而用之，并提出"器械是手法的延伸"，"开刀不是西医的专利，中医也开刀，而且比西医早"等观点，这样鲜明的观点，在中医界，振聋发聩，引人深思。在他的学术思想引导下，文登整骨医院不仅仅用手法复位小夹板外固定治疗骨折，而且广泛开展脊柱外科、关节外科、显微外科手术，大量采用髓内钉、接骨板、外固定支架固定骨折。

朱老认为，开刀不是西化，而是发扬光大了华佗等中医外科鼻祖的"刀法"，是中医骨伤科治疗手段的丰富和发展。随着人类社会的进步，现代交通、高层建筑业的发展，农业机械化程度的提高，车祸伤、压砸伤、坠落伤、机器损伤等多发骨与关节损伤越来越多，骨伤科的疾病谱发生了重大变化，单纯手法复位夹板外固定已很难适应临床需要，骨伤的诊断和治疗出现了新的机遇和挑战。适应社会发展的需要，走出中医不开刀的误区，大胆采用微创手术技术，是中医骨伤科现代化的重要标志之一。

晚近，朱老对现代骨科在计算机导航系统辅助下经皮或小切口置入内固定物治疗肢体各部位骨折褒奖有加，认为计算机导航较之电视 X 光机更进一步，降低了对人体的辐射损伤，具有明显的优越性。

朱老说，中医学是一门科学，而创新是科学的灵魂。固守传统中医疗法不变，绝对不是科学。中医骨伤科工作者应该尊师不泥古，创新不离宗，既要跟上现代科学的步伐，又不能丧失中医特色。朱老鼓励我们，作为现代中医骨伤科工作者，要衷中参西，以中医为本，站在现代科学的平台上，整合现代科技要素，走中医骨伤科现代化道路，提高整骨疗伤水平，更好地为人类健康服务。

第二章 临证创新

一、自制平衡牵引固定架治疗股骨干骨折

20 世纪 80 年代，对于股骨干骨折，单纯手法复位小夹板外固定是无能为力的，而切开复位又缺乏固定可靠、创伤小的内固定器材，在这样的时代背景下，以朱老为首的文登整骨人与天津医院合作，发明了平衡牵引固定架，用于治疗股骨干骨折，收到了可喜的效果，被尚天裕教授誉为"文登支架"（图 2-1），1983 年获天津市政府科技进步二等奖，1985 年获国家科技发明三等奖。

1. 器械原理　平衡牵引固定架由一个支撑套和两条牵引杆组成。支撑套用能透过 X 线的金属铝板外包皮革制成，分前后两叶，均呈半圆形，两叶接合处附有铁耳和螺栓，可拆卸合拢。合拢后上端呈斜喇叭口状，内侧有一鸭嘴状凹陷与耻骨衔接。上端内径约 21cm，下端 18cm。支撑套内面衬有海绵垫，在套的内外两侧各有一牵引杆固定槽和固定螺栓，以备安装牵引杆。每条牵引杆系由三部分组成：两条长 12cm、直径 1cm 的全长螺丝形铁棍，它可调节牵引杆的总长度，从而调节牵引力的大小。牵引杆的下端有骨圆针孔和固定螺母。固定原理是将支撑套抵于耻骨、坐骨结节和股骨大粗隆作为支撑点，通过牵引杆连于股骨髁上的骨圆针作为牵引点。调整牵引杆中间的伸缩调节管可产生牵引力，推动骨折远侧断段向离心方向滑动以达到牵引的目的。这样就在支撑套和骨圆针两点间保持一个稳定的持续牵引力。不仅能达到克

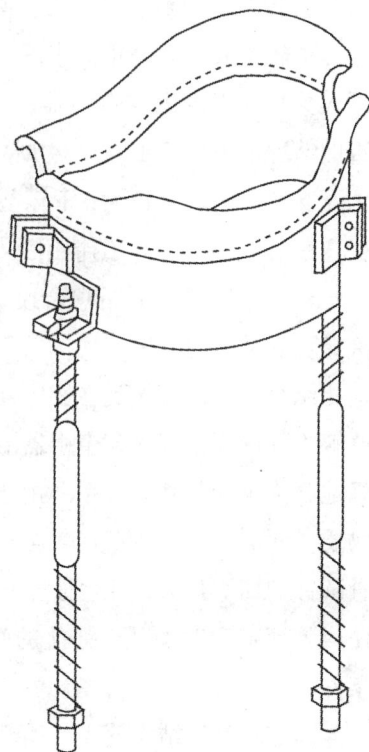

图 2-1　自制平衡牵引固定架

服骨折重叠移位的目的，而且还能避免产生过度牵引（图2-2）。

2. *治疗方法*　在股神经加坐骨神经阻滞麻醉下，先于股骨髁上打一根3～4mm粗的骨圆针，然后用拔伸牵引、两臂钳式剪力等手法整复骨折或用牵引复位。复位满意后，根据原骨折情况，常规用三点挤压小夹板外固定，再将支撑套安装在大腿根部，将两条牵引杆的上端安插在固定槽内并拧紧上下螺母，远端固定在骨圆针上，同样拧紧螺母。调节中间的伸缩管，使牵引力恰好适应于维持整复后位置即可。术后应密切观察，防止松脱。在治疗过程中，可利用内外侧牵引杆力的大小来矫正骨折断端侧向移位及成角畸形。若出现向内成角或移位，可减弱内侧牵引杆的牵引力，同时加大外侧牵引杆的牵引力，随着患者的功能锻炼，上述状况即可纠正。若出现前后移位，可均衡加大两侧牵引力，并辅以纸压垫矫正。术后3～7天，可在医护人员指导下戴固定牵引器扶双拐于伤肢不负

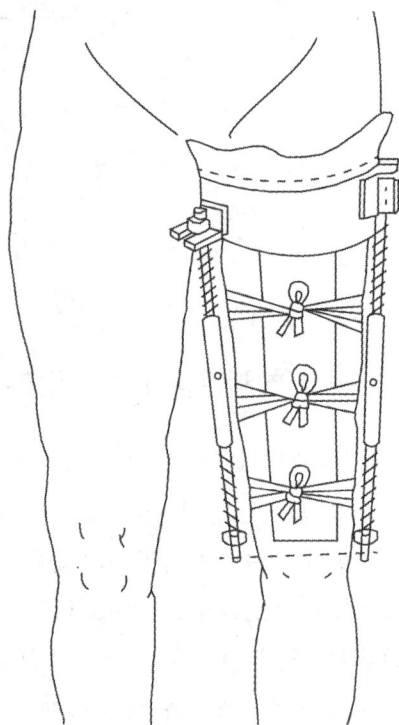

图2-2　固定牵引器使用方法

重的情况下下床行走。3～4周后扶单拐患肢负重行走。在此过程中，因耻骨联合部承受支撑套的压力较大，下床初期个别患者感到有轻度疼痛，但慢慢可以适应。一般3～5周解除牵引，酌情用夹板外固定到骨折临床愈合。

3. *临证经验*　骨折愈合速度快慢的关键在于伤肢局部血运是否良好，运动与血液循环、骨折愈合有密切的关系。20世纪80年代，骨科学界多数人主张固定与运动相结合。但怎样做到在固定期间就使患者能达到接近正常人的活动，尚未得到很好解决。使用自制固定牵引器治疗股骨干骨折，患者可早期下床，进行功能锻炼，较好地解决了动与静的关系。由于早期下床活动，不仅可使伤肢血液循环旺盛，局部物质代谢加速，修复能力增强，而且下床行走中患肢肌肉的收缩活动，以及负重时骨圆针的回缩弹力，可对骨折断端施加生理性压力或适当刺激，这种压力和刺激可使成骨细胞活动加强，钙盐的吸收和沉积加快，为骨折后骨组织钙化提供了必要条件。

固定牵引器结构简单，使用方便，固定可靠，痛苦小，并发症少。其重量只有1kg，便于携带，不影响患肢关节活动。在牵引过程中不易发生再移位和过牵现象，若骨折断端出现坏死吸收分离时，可调节伸缩管减轻牵引力，使断端紧密接触，以利

于骨折愈合。

本法适应于各种类型的股骨干骨折，特别对上1/3骨折效果更为显著。支撑套因抵于坐骨结节和股骨大粗隆，从而限制髋关节的后伸，使髋关节保持在30°~40°屈曲位。内侧牵引杆的牵引力增加时可促使患肢外展，这样使上1/3骨折的规律性移位和成角易得矫正。伤口在5cm以内的开放性骨折，其部位不影响安放纸压垫者可用本法。若伤口较大，可先用滑动牵引复位，待外伤愈合后换用固定牵引器。

二、SW-Ⅰ型平衡牵引固定器治疗不稳定性胫腓骨干骨折

在平衡牵引固定架研制成功的基础上，朱老等人进一步开发研制了SW-Ⅰ型平衡牵引固定器（图2-3），用于治疗不稳定性胫腓骨干骨折，1987年获山东省科技进步二等奖。

1. 器械原理　SW-Ⅰ型平衡牵引固定器的结构分三部分：①用能透过X线的皮革制成固定套（支撑套），呈圆桶状或半圆桶状，可开放合拢，宽度为8~10cm，长20~25cm，分大、中、小三型，有两条宽1.5cm、长12cm的皮带，固定在套的一端，另一端有两个皮带扣，固定套内衬1~1.5cm厚的毡垫，外附两条宽3cm的塑料黏合拉链，以增加对夹板的摩擦阻力。外侧位于宽度的中部有一宽0.4cm、长6cm之滑槽，其内安置固定栓，可轴向移动，固定栓内装置弹簧，记载牵引拉力。②两条牵引杆，每条牵引杆亦由三部分组成：两条长12cm、直径1cm的全长螺丝形的合金铝棍；其中部套一长16~18cm带反正螺丝的伸缩调节合金铝管，用以调节牵引杆的总长度（牵引力的大小），经临床测定可维持4~8kg的牵引力，在此情况下患者可自由地持拐下床进行功能锻炼。③2.5mm粗的钢针1根。

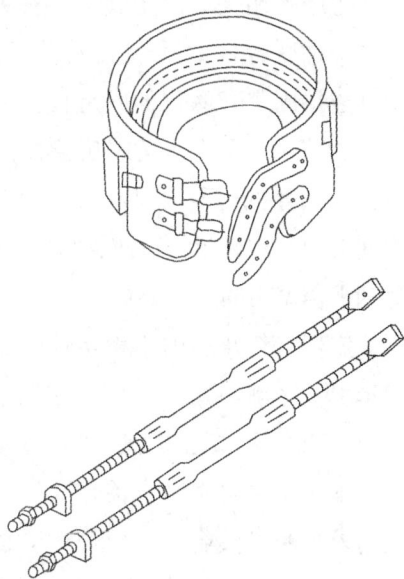

图2-3　SW-Ⅰ型平衡牵引固定器

2. 治疗方法　在股神经加坐骨神经阻滞麻醉下，于跟骨结节处或踝关节面上2.5cm紧靠腓骨前沿垂直胫骨轴线穿针，行拔伸牵引，提按、端挤等手法复位，纸压垫三点挤压夹板外固定，然后将固定套安置在小腿根部夹板外面，调节固定栓与钢针在一条直线上，插入内外侧牵引杆（上端安置在固定栓的槽内，下端通过针眼

15

套在钢针上），拧紧各螺母，调节螺旋管，至钢针略有弯曲肢体长度恢复为止（图2-4）。在治疗过程中，视骨折移位成角情况，调节螺旋管或固定栓的轴向移位。如系骨折远断端向内移位或成角，则延长外侧的牵引杆，使外侧的牵引力增大，利用杠杆作用达到复位目的，若向外移位或成角，则与上相反；前后移位或成角，可轴向调节固定栓，向前移位或成角时，将内外侧的固定栓向后滑移，反之前移。

3. 适应证　本法适用于各种类型的新鲜胫腓骨骨干骨折、开放性胫腓骨骨干骨折不需内固定者，陈旧性胫腓骨骨干骨折闭合折骨或切开凿断、病理性骨折等均可采用。

4. 临证经验　SW-Ⅰ型平衡牵引固定器的力学原理：①夹板通过布带的约束力，在皮肤上产生摩擦阻力，固定套捆附在夹板外面，而形成一种联合性的反牵引力（即支点）。②牵引杆连接固定套两侧的固定栓及穿过踝上的钢针（力点），调节反正螺旋管而产生力，推动钢针连同骨折远段向离心方向滑动；即抵消肌肉回缩力和肢体重力造成骨折复位后的再移位，达到平衡牵引固定的目的。③SW-Ⅰ型平衡牵引固定器对整复后的不稳定性胫腓骨骨干骨折起牵引、平衡力矩和力偶等作用，对抗肌肉在各个平面和轴线上的收缩力。

本法系中西医结合治疗骨折的新发展，采用内外平衡相结合的治疗原则，在无痛下进行整复骨折，通过小夹板外固定装置的固定力，维持了骨折复位后暂时性的内平衡；固定套与踝部的钢针在牵引杆的作用下，防止了患肢旋转及肌肉的回缩造成的骨折再移位，从而达到了外平衡。

本法能使患者在骨折后的7~10天下床进行功能锻炼，促进血液循环量的增加、物质交换及

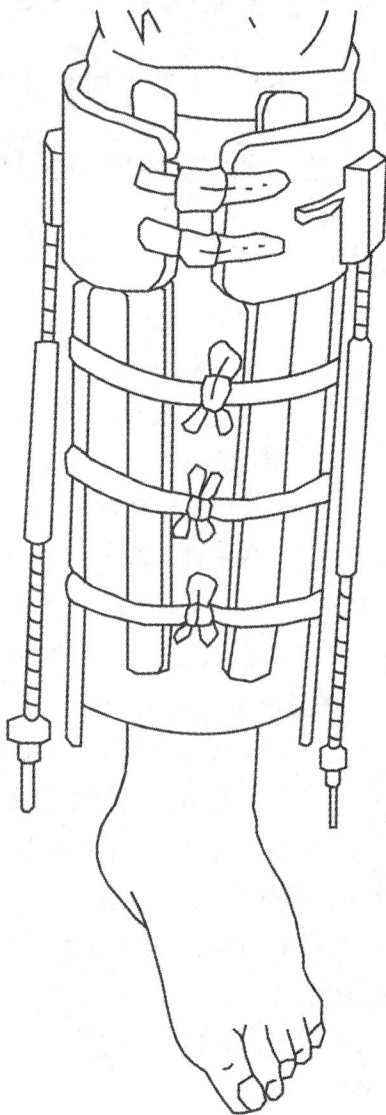

图2-4　固定牵引器使用方法

骨折局部血肿的吸收，增强修复能力。下地行走中患肢肌肉的收缩活动以及负重时钢针的回缩力，可对骨折断端增加生理性压力或适当刺激，这种压力和刺激可使成骨细胞活力加强，钙盐的吸收和沉着加快，为骨折后骨组织钙化提供了必要条件。

三、尺骨鹰嘴骨折复位固定器治疗尺骨鹰嘴骨折

本研究 1992 年获国家中医药科技进步二等奖，1993 年获山东省科技进步三等奖。(图 2 - 5, 2 - 6)

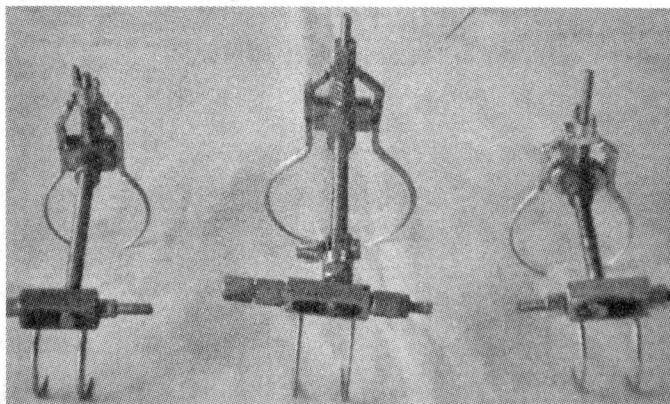

图 2 - 5　尺骨鹰嘴骨折复位固定器正面

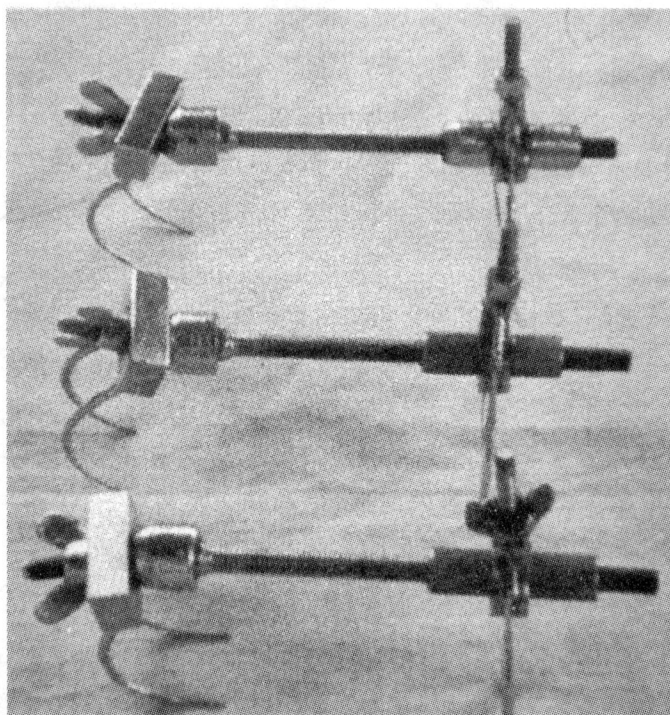

图 2 - 6　尺骨鹰嘴骨折复位固定器侧面

1. 器械原理 复位固定器由铬十三（Cr₁₃）或一铬十八钛合金板（厚0.8cm）、合金钛圆柱体（直径0.3cm）、钢丝弹簧（直径0.05cm）等制成。①滑动槽座与钩形爪：长3cm，宽1.2cm，中间为带有滑槽（长2.5cm，宽0.7cm）的座牌，两条中间相距1.6cm半弧形爪刺，由座的两端偏内0.7cm处伸出，长4.5cm（尖端离座的高度），根部直径0.25cm，向远端渐细呈铧形，利于刺入皮肤及骨质。滑槽座两端平面的中央部，有直径0.35cm的圆孔，此孔有横向螺纹杆通过，两端有螺母固定，旋转螺母时钩形爪能沿滑动槽座左右移动，以矫正骨折的侧向错位。②纵向螺旋杆与活节：螺丝杆全长8cm，直径为0.4cm，中央部有0.12cm宽的纵向滑槽，近端与活节相连接，装置在滑动槽座内的横向螺杆上（通过圆孔）。活节是一块长1.3cm，直径1cm的钛合金圆柱体，远端固定在纵向螺旋杆上，近端纵向的中央部有圆孔，其内装有带球形的螺纹杆（长2.5cm，直径0.25cm），与滑动槽座相连，调节固定螺母时，可使该座旋转360°，前后及左右倾斜各45°（即钩形爪的活动度），以利矫正各种不同类型骨折的张应力。③移动牌与固定钳：移动牌为一块两头带有沟槽的合金板（2.5cm×1.2cm×0.6cm），中央部备一圆孔，由纵向螺杆通过。固定钳的形状与手术用的巾钳相似，是由两条长5～6cm，直径0.25cm的一铬十八钛制成，尖端锐利，亦呈铧形。双齿与移动牌两头的沟槽形成关节，上段与"伸缩力臂"相连接，左右力臂在末端通过金属环相连，金属环套在固定于移动牌的螺纹杆（长4cm，直径0.3cm）上，环与牌之间由套在螺纹杆上的弹簧相撑，旋转环上方的螺母时固定钳可开放合拢，即起到夹持尺骨的作用。固定钳和移动牌构成一体，能沿纵向螺旋杆上的滑槽（定向）移动，当移动到所需部位时有螺母固定。

2. 治疗方法 在臂丛阻滞麻醉生效后，患者取侧卧或坐位，助手扶持患侧前臂，肘部皮肤常规消毒，屈肘30°或伸直位，术者左手拇指摸准尺骨鹰嘴骨块后向远折断端推顶矫正分离移位，其余四指握住肘前上方，在将肘后皮肤向上拉紧的情况下，右手持复位固定器，将钩形爪穿通皮肤刺入鹰嘴骨块的后方，并用左手拇食指固定住钩形爪，右手牵拉纵向螺旋杆向下，将固定钳固定于距钩形爪5～6cm的尺骨上，此时以手摸心会等手法寻查骨折断端移位情况，根据移位方向调节钩形爪的变位，使其达到满意对位，再将纵向螺杆上的螺母拧紧加压固定。无菌包扎爪孔处，肘关节屈曲90°位前臂悬吊胸前固定，摄片检查。如系粉碎型骨折，已破坏了鹰嘴骨块的完整性时，术者可一手握前臂，另一拇、食指呈"八"字形从鹰嘴后方及两侧捏挤分离之骨块使其靠拢复位，然后在两侧挤压的情况下，把钩形爪刺入鹰嘴后方较大的骨块上。在操作的同时应将肘关节徐徐做被动伸屈活动，以利关节面挤压平整。对此种类型骨折的治疗，张力带的压力不要过大，只维持抵消肱三头肌屈肘90°的张应力即可。术毕如鹰嘴粉碎呈横向增宽者，肘关节需屈曲90°位铁丝托固定；若纵向延长者应小于90°位固定。两周后解除铁丝托，进行肘关节伸屈功能锻炼。其他类型的骨折复位后7～10天，待创伤性炎症消减时行功能锻炼。（图2-7，2-8，2-9）。

3.适应证 尺骨鹰嘴骨折复位固定器适用于尺骨鹰嘴横断、斜型骨折、粉碎型骨折、小块撕脱骨折、合并桡骨头脱位或孟氏骨折、桡骨颈骨折及肘关节前脱位之病例。开放性尺骨鹰嘴骨折清创缝合后亦可安置，以促进骨折的愈合。陈旧性分离型只要骨块较完整亦可采用。

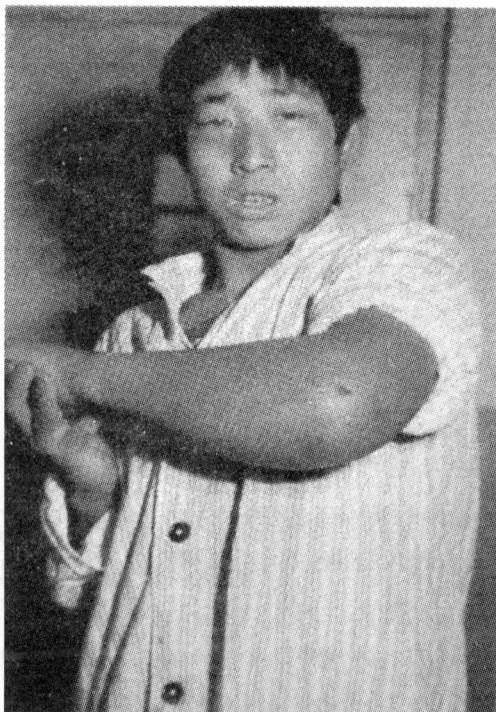

图2-7 术前

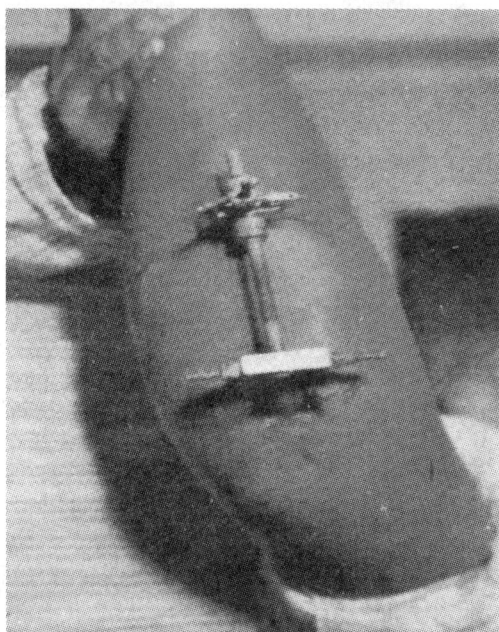

图2-8 术后固定器固定

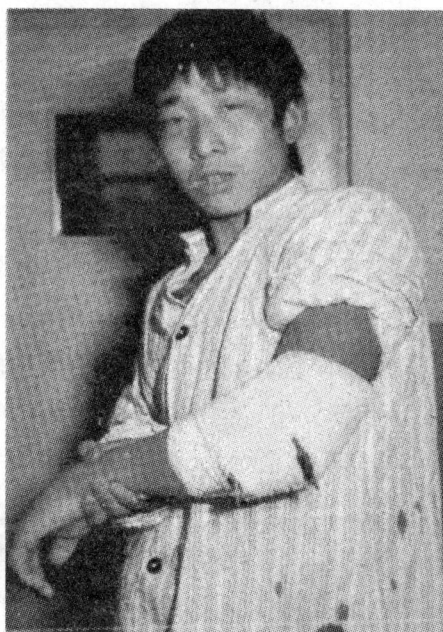

图2-9 术后拆除固定器

4. **注意事项** ①此法复位的要点为肘关节屈曲30°或伸直位，先以手法矫正骨块的分离移位，后调节钩形爪的变位再矫正侧向移位。②注意检查固定钳及钩形爪的松紧度，从侧位X线片上测量移动牌上平面与固定钳尖端的垂直距离，如相距0.6~0.8cm时，则固定器承受的应力为1.5~2kg（力学测定证实），满足了固定及功能锻炼的需要。③对已破坏了鹰嘴骨块完整性的粉碎型骨折，要用"舒筋捏挤"手法，在肘关节徐徐伸屈活动下复位，一定要达到鹰嘴外形的完整。半月切迹宁肯稍微大些亦不要小，否则会影响伸屈活动。④肿胀严重者，可将患肢悬吊，内服复元活血汤，待4~5天肿胀消减时再行复位。⑤复位后5天及2周各摄X线片检查一次，如有移位应及时矫正。⑥复位7~10天后开始肘关节伸屈功能锻炼，并调节螺母加压。⑦3~4周局部无压痛及异常活动，X线片显示有骨痂形成，即可解除固定，用中药熏洗。⑧严禁局部按摩，以防形成骨化性肌炎。

5. **临证经验** ①关于尺骨鹰嘴骨折的治疗，有的学者认为对肘部骨折的治疗，首先考虑和要达到的目的，应该是肘关节的伸屈功能，而不是骨性愈合问题，在治疗中宁可获得屈伸功能正常的纤维愈合的鹰嘴骨折，也不要遗留某些屈伸功能障碍的骨性愈合的鹰嘴骨折。1966年Keon-Cohen提出三种类型的尺骨鹰嘴骨折治疗方法：一为腱膜下型，可对症治疗或短期固定；二为横断型（骨折线通过鹰嘴切迹的中央部），对青年人需要切开复位，钢丝缝合固定，对老年人可切除折片或缝合三头肌膜；三为粉碎型，可切除骨片。1964年笠井实人等强调一定要通过手术直视下采取内固定的方法将关节面对齐，以防创伤性关节炎的发生，术后青年人疗效较好，老年人则出现肌力减弱，肘关节伸屈受限，生活上造成一定困难。目前国内外学者多数对有移位的鹰嘴骨折，采用切开复位的固定的方法，要求关节面达到解剖对位。朱老认为对尺骨鹰嘴骨折的治疗，无论采用何种方法，都必须既要达到骨性愈合，又要具备无痛、功能满意的肘关节，这就要改革、创造新疗法。手术切开复位法是能将关节面对齐达到解剖复位，但对粉碎型骨折是无能为力的，只好将骨块切除，缝合三头肌腱膜，这对肘关节的正常功能会造成一定的影响。术后为了避免肱三头肌的紧张造成骨折的再移位或已缝合腱膜的修复，往往需要把肘关节固定在屈曲30°~40°或伸直位4~6周的时间，这样势必造成肱三头肌和肱二头肌以及其他肘袖肌与关节囊的废用性萎缩、粘连等弊病，解除固定后需要一个较长的功能锻炼时间，对早日恢复工作或劳动影响较大。朱老扬各种治疗方法之长，根据中西医结合治疗骨折"动静结合"的原则以及"AO"技术张力带的原理，据以往体内张力带的方法研制成体外张力带，即尺骨鹰嘴骨折复位固定器固定骨折的方法，该疗法能使患者早期进行功能锻炼，消除了上述的不足，经113例临床随访总结认为取得了满意的效果。②肘关节中的肱尺关节是一个单轴关节，虽然只有在横轴上伸屈活动，但伸肘时提携角达 10°~15°，当肘关节屈曲至 90°时此角消失。该关节在强有力的关节囊、尺桡侧副韧带的作用下，可以达到一定的稳定性，当肘袖肌参与时，肱尺关节才达到较高的稳定程度，在肘关节屈曲至 90°位时，尺骨滑车切迹与肱骨滑车对合最紧密，这时侧副韧带的后纤维紧张，前有肱二头肌，后有三头肌将肱尺关节包绕，故此关节表现出最大的稳定性。因此，复位后的尺骨鹰嘴骨折复位固定器固定于屈肘 90°位，既可利于骨折的稳定及塑形，又可使肘关节的提携角恢复至正常的角度。而尺骨鹰嘴骨折伸直位固定的治疗方法，不能对尺骨滑车切迹进行良好的塑形，患者也不能早期进行合理的功能锻炼，故常留有后遗症。20 世纪 70 年代末始有的国内学者采用切开复位张力带内固定治疗尺骨鹰嘴骨折，1989 年康发军等用"可抽出张力带钢丝固定治疗尺骨鹰嘴骨折"。这种方法解决了骨折的复位和关节面的塑形，能早期活动，减少后遗症。但仍需开放复位及两次手术，延长了治疗时间，增加了患者的痛苦和感染机会。朱老采用的尺骨鹰嘴骨折复位固定器治疗尺骨鹰嘴骨折，不仅消除了上述不足，而且可以随意调节钩形爪的变位，即提高了复位的准确度，同时还可以根据骨折类型及复位后的时间增加骨折断端的压应力，促进骨折的愈合。由于将尺骨背侧的体内张力带法移至体外，这样就加大了折端的生理性应力刺激，根据临床观察和生物力学测试，肘关节在屈伸 30°~90°之间的范围活动时，骨折断端仍保持上述应力刺激，这不仅加速了骨折愈合，而且亦矫正了骨折的残余移位和关节面的"台阶"，使其平整。③复位固定器的钩形爪使用时究竟置于骨折块的何部位为宜，根据临床观察和生物力学原理，可根据骨折类型和骨折块受张应力的中心点灵活变通。如横断骨折的中心点为鹰嘴后的最高点，待摸准确后将钩形爪抓住即可达到复位加压的目的。斜形骨折可根据斜面的方向以及加压固定的力学原理，确定钩形爪的着力点。如折面系由上前方向后下方呈冠状斜面时，其进爪点为鹰嘴后最高点的后下方，并将钩形爪通过活节背伸 25°~30°位抓入骨块上，则复位固定器的拉力方向是向前下的力，以抵消肱三头肌及其他肌肉引起骨折移位的张应力，使其折片嵌紧，不致再移位。如为粉碎型骨折，一般三头肌腱膜附着于鹰嘴顶端处的骨块较大，故抓住较大的骨块则其他骨片因有骨膜及软组织相连，以手法捏挤使其靠拢维持复位。经随访证实比手术切除骨块腱膜缝合的效果好。由于本法能早期活动，故既能促使折片逐渐向原位转移靠拢（X 线片证实），又使关节面得到早期模造平整，减少创伤性关节炎的发生。

6. 典型医案 X 片（图 2-10）

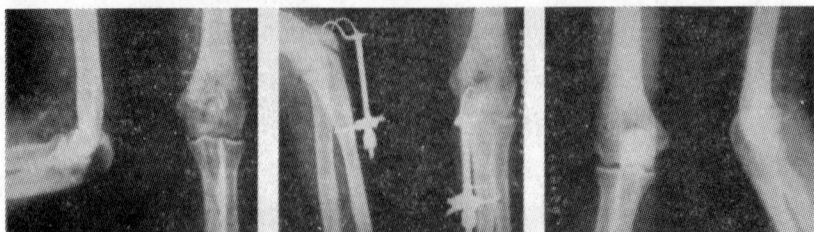

图 2-10　典型医案 X 光片

四、钳持端提回旋手法复位经皮穿针内固定治疗锁骨骨折

1. **器械原理**　①自制锁骨端提钳 1 把（形似布巾钳，长 20cm，钳环内径 2.3cm，钳夹间距 0.4cm，钳尖直径 0.1cm，根部直径 0.25~0.3cm，成锥形）。②两端有扁平尖，直径 0.2~0.25cm，长 10~12cm 的克氏针数枚。③常规消毒用具及骨锤、骨钻各 1 把。

2. **治疗方法**　臂丛神经阻滞麻醉（肌间沟）或局部浸润麻醉，常规消毒铺巾。患者取坐位或仰卧位（患侧肩部垫高约 30°），患侧上肢置于胸前。术者立于患者侧前方，一手按揉骨折肿胀处以驱散血肿；另一手持锁骨端提钳经皮夹持锁骨外折段，并回旋提起使断端明显翘起于皮下。摸清远折端断面后用一枚 2~2.5mm 的克氏针经皮自断端由内向外插入，钢针进入髓腔时针下有滞涩感。然后用骨锤击打，或缓缓摇动骨钻，使钢针向背部保持一定弧度，以保证针尖沿肩锁关节内后方，自肩胛冈上缘穿出皮肤（出针点距肩锁关节 3~4cm 为宜）。至针尾与断面平齐时，可根据锁骨远折段向下、向外、向前，近折段向上、向外及向后旋转重叠移位的机理，一手拇食指扣捏近折段向下向前牵拉，一手持钳将远折段向外牵拉，纠正重叠移位，同时向后回旋去对近断端，当触摸确定骨嵴连续后，顺行将钢针击入或钻入近折段髓腔内。若为粉碎型骨折，可根据移位方向摇摆或回旋远端，并加以手法理顺使之复位。然后以手捏住骨片维持位置，在向外牵引锁骨远端的同时，将针徐徐击入近折段髓腔。至进针有明显阻力时，再击入 2~3mm 即可。针尾弯曲埋于皮下，无菌包扎，颈腕带悬吊前臂于胸前。

3. **注意事项**　①根据 X 线片显示髓腔粗细而选择直径 2~2.5mm 克氏针，过粗进针困难，过细抗应力差，易成角及旋转移位。②钢针刺入皮肤时，应严格控制其深度，防止发生意外。选定髓腔时，应用针在骨折端滑触法，如果针尖触及髓腔的周壁均有阻力时，方可进行。进针深度以超过骨折线 3~4cm 并进入骨皮质为宜。过浅固定不牢，过深穿破骨皮质时易损伤其他组织。③在操作中应防止端提钳夹持

22

过深，以免误伤锁骨下的重要神经和血管，一般夹持锁骨前后缘上下径的 1/2~2/3 为宜。④手法理顺碎骨片时不要用力按压，以免损伤骨膜及其周围的软组织。

4. 临证经验

（1）对锁骨骨折治疗方法的评价：锁骨骨折是临床常见的损伤之一，约占全身骨折的 6.8%。其好发于中段，治疗上目前常用的外固定方法有单"8"字绷带固定法、双圈固定法、胶布加"8"字绷带固定法等，因难以掌握固定的松紧度，很难维持对骨折端的恒定压力。往往整复固定后，开始尚有一定的维持作用，但几经起卧活动使绷带松动或挤成一股绳时即失去固定作用，最后还是在重叠旋转位中畸形愈合，不仅影响美观，而且因锁骨短缩和锁骨旋转轴的改变，必然影响肩关节的正常功能。日久，肩锁关节和胸锁关节在非解剖位置上磨损，关节增生、软组织损伤、创伤性关节炎等并发症在所难免。再者，因这种长期强迫姿势的外固定较痛苦，使患者往往在固定的中途自行解除，势必造成畸形愈合、不愈合。

手术治疗虽然可获得解剖对位和牢固的内固定，但切开复位不仅切口瘢痕影响美观，而且由于软组织及骨膜损伤大，势必影响骨折愈合，增加了创伤性无菌性炎症的发生率。

80 年代始，国内外部分学者对传统方法治疗锁骨骨折之弊端有了充分认识，开始探索新疗法。继日本安藤谦一利用闭合复位穿针内固定法治疗锁骨体部骨折后，有人发明了锁骨外固定器，包括单平面钳夹与架式和多平面架式两类。这些疗法虽然比传统疗法先进，但均需垂直锁骨穿针，危险很大，而且手术复杂繁琐，常因切口外露增加了感染机会。

端提回旋复位经皮逆行穿针内固定法是在上述疗法的基础上提出的，扬长避短。本法不仅具有穿针内固定法所具有的优势：①钢针能可靠地对抗各方面再移位的应力，减少折端剪力，从而保证了骨折在正常位置上愈合；②能早期进行功能锻炼，加速骨折愈合速度，有效地防止肩周炎的发生。且操作简便，安全可靠，创伤小，痛苦少，疗效好。尤其是对粉碎性骨折的治疗具有更明显的优越性。通过尸体解剖及手术中了解到，粉碎性骨折的较大的骨片都与骨膜及周围软组织相连，故端提钳夹持锁骨远段沿锁骨的纵轴向外牵拉时，一般均可归回原位。比切开复位，用钢丝或缝线捆绑碎骨片容易得多。

（2）对锁骨骨折治疗原则的认识：无论何种骨折，治疗的最终目的是要恢复其功能及正常解剖形态。过去认为锁骨只是连接肩胸的桥梁，骨折后畸形愈合对肩部功能影响不大，现在看来这种认识是肤浅的，缺乏科学性。通过对肩部功能解剖及锁骨生物力学分析认为，锁骨不仅是连接肩胛骨与躯干的桥梁，而且是人体重要承载部位之一，在肩关节活动中起着十分重要的作用。锁骨成角 10°、重叠移位 1cm

者，除幼儿通过塑造能自行矫正外，成人将遗留永久性畸形。这不但造成锁骨缩短，也改变了锁骨本身的旋转轴，使肩锁、胸锁关节面上受力分布发生改变，产生过大的局部应力，造成关节软骨损伤，最终导致创伤性关节炎。我们曾对 200 余例锁骨骨折畸形愈合的患者进行长期随访，发现有 30% 的体力劳动者 5 年内出现不同程度的肩部功能障碍，如肩锁关节处疼痛、胸锁关节锁骨端高起或压痛、肩关节外展受限、患侧侧卧局部疼痛不适及继发肩关节周围炎等。有鉴于此，我们认为对锁骨骨折的治疗，亦必须力求良好的对位，并维持使其在解剖对位下愈合。这不仅是为了美观，更重要的是为了恢复其功能。实践证明采用本法可以达到这一目的。

（3）使用本法的有关问题：首先应严格掌握适应证。凡新鲜的锁骨骨折，只要皮肤完好，均是本法的适应证。实施闭合穿针之前，一般不需要特殊准备，但对多发骨折及有颅脑、胸腹外伤史的患者，应详细检查以防漏诊。对于伤后超过 2 周的锁骨骨折，用此法要慎重，因锁骨处血运丰富，骨痂新生快，2 周后折端瘢痕粘连已有骨痂形成，远折端不易提起，会造成手法复位和穿针的困难。所以对锁骨骨折应及时采用本法处理，而且处理得越早越好。术后，为了防止肩周炎的发生（尤其对老年患者），要加强功能锻炼。但内固定钢针不能去得过早。

5. 典型医案 X 片（图 2 - 11）

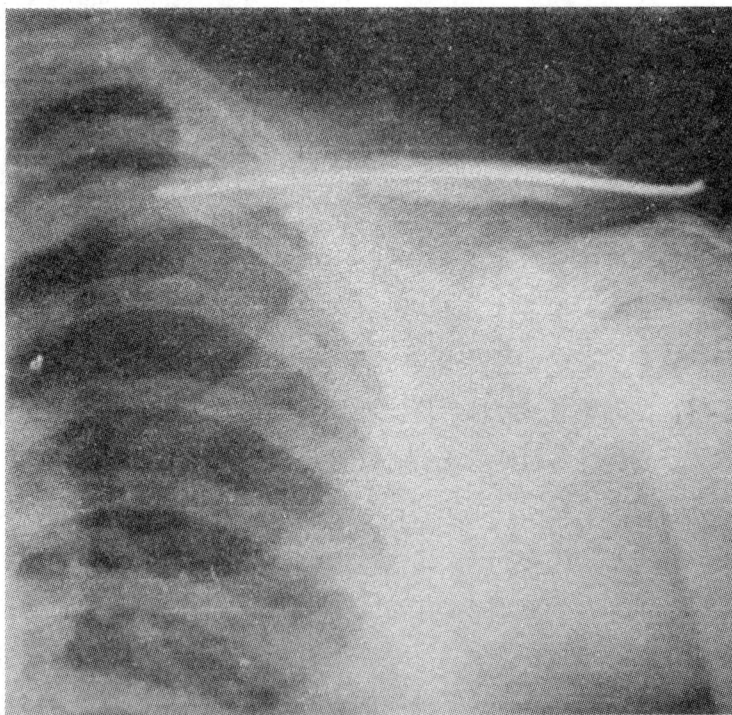

图 2 - 11　典型医案 X 光片

五、可调式固定器治疗先天性髋关节脱位

本研究 1996 年获山东省科技进步二等奖，1997 年获国家中医药科技进步二等奖。

1. 器械原理　①大腿套：两块半圆形不锈钢板，由一活页连接成套，内衬厚而柔软的纺织物，外面有皮革或坚韧的纺织物包裹的固定带。②小腿套：与大腿套结构相同，只是直径比大腿套稍小，套的内侧焊有固定螺母。③连接板：由两块扇形不锈钢板制成，两块连接板分别固定于大腿与小腿套的内侧，两连接板用 2 枚螺钉固定，以连接大小腿套。④横杆：由螺旋管及左右螺丝棒组成。⑤牵引装置：由固定圈、牵引杆、弹簧、固定环组成。固定圈固定于螺旋杆上，固定环位于大腿套后侧近端，弹簧的一端与固定环连接，另一端与牵引杆连接，牵引杆的另一端与固定圈相连接。(图 2 - 12)

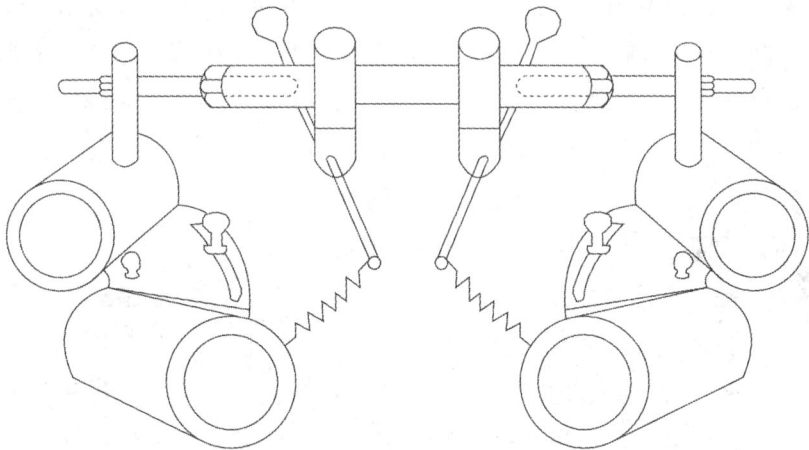

图 2 - 12　可调式固定器结构

2. 治疗方法　根据股骨头脱位的不同情况，使用方法有所不同。

（1）股骨头脱位在骨盆水平线（Y 线）以下者，直接用本固定器将患儿双下肢固定于蛙式位。

（2）股骨头脱位在骨盆水平线以上者，在氯胺酮麻醉下，手法复位后应用本固定器固定于蛙式位。对年龄在 18 个月以上者，常规行内收肌切断后，手法复位，应用本固定器固定。对复位后股骨头位置偏高（位于 Y 线以上）者，则加用牵引装置，先放松患侧两扇形连接板的固定螺丝，使之可随意变动大、小腿套之间的角度，旋动牵引装置的牵引杆，使大腿套的近端产生持续向下的压力，以使股骨头下移至 Y 线以下。根据 X 线片股骨头的位置调整牵引力量的大小。一般牵

引时间为 4～8 周，8 周后去掉牵引装置，拧紧两扇形板的固定螺丝，将大、小腿套之间的角度固定在 90°左右的位置上。固定 2 个月后如股骨头位置仍距髋臼较远，可旋动螺旋管通过缩短横杆，缩小股骨头与髋臼之间的距离，以达到中心性复位。对脱位较轻、髋臼发育尚好的病例，固定两个疗程即可。而脱位较重，髋臼发育较差的病例，需固定 3 个疗程，即蛙式位固定 2 个疗程后，再改为外展内旋位固定 1 个疗程。改外展内旋位固定器的方法是放松固定器上的紧锁螺母，将两侧大腿套向内旋转 180 度，再拧紧紧锁螺母。每个疗程为 3 个月，整个治疗过程为 6～9 个月。除需手法复位与内收肌切断者外，其他患儿的第一疗程及所有患儿的第二、三疗程经门诊处理即可。

3. 临证经验

（1）可调式固定器适用于治疗 3 岁以下的先天性髋脱位患儿，部分髋臼发育尚好的 3～4.5 岁患儿也可应用。

（2）可调式固定器固定，由于腰部不固定，患儿可自由坐卧，能扶着凳子等物向前移动，减轻髋关节僵硬，既有利于功能康复，又有利于身心发育。由于髋关节的屈伸运动最终转化为以外展位为主的运动形式，它既有利于稳定髋关节，又有利于股骨头对髋臼产生强有力的机械性与生理性应力刺激，从而可加速髋臼与股骨头的正常发育，并可降低骨性关节炎前期病变的发生率。

（3）可调式固定器蛙式位与外展内旋位可以互换，使用方便。

（4）能保持双髋稳定性和使复位不全的股骨头趋向于同心圆复位。我们对所有病例采用手法复位，可调式固定器固定后，均提起横杆，左右及前后活动双下肢以了解复位固定后髋关节的稳定性，如欠稳定时，则使用牵引装置，将股骨头向前下方牵引，可进一步加强髋关节的稳定性。复位后股骨头位置偏高，可通过牵引装置的牵引作用，使股骨头向下移位。对髋关节间隙较宽者，可通过缩短横杆，使股骨头与髋臼间距缩短，加之头臼之间存在经常性较大幅度的屈伸研磨活动，可使复位后头臼之间有内翻的臼唇及关节囊等嵌夹物逐渐挤出，而达到同心圆复位。

（5）关于复位前牵引与内收肌切断的问题：朱老认为本固定器附有牵引装置，一般病例复位前不必牵引，术前牵引仅适用于手法复位困难者。对年龄超过 18 个月者，在复位前常规做内收肌切断，切断内收肌有利于降低股骨头缺血性坏死的发生率。

（6）解除外固定后的半脱位问题：先天性髋关节脱位复位成功，解除外固定行走后，有少数病例虽近期效果满意，但 X 线片还是存在关节间隙增宽，股骨头偏外、股骨头被髋臼覆盖不全的问题，对这部分病例，朱老提倡采用延长蛙式位固定时间或夜间使用蛙式位固定，垫高健侧鞋底，使骨盆向患侧倾斜，以增加髋臼对股骨头的包容。

4. 典型医案 X 光片（图 2 – 13，2 – 14，2 – 15，2 – 16）

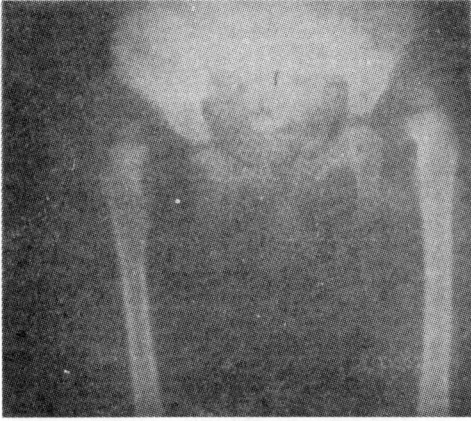

图 2 – 13　典型医案 X 光片（1）

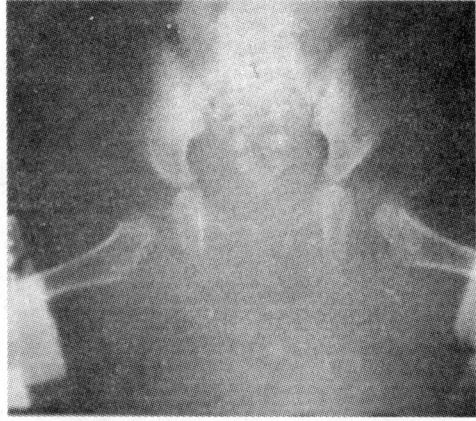

图 2 – 14　典型医案 X 光片（2）

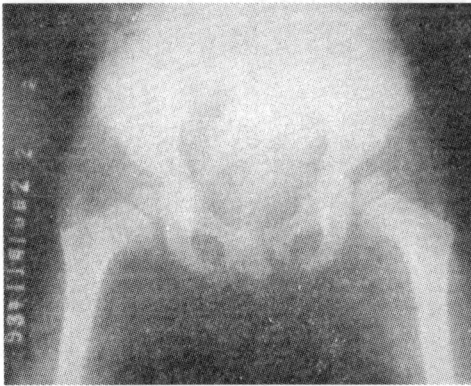

图 2 – 15　典型医案 X 光片（3）

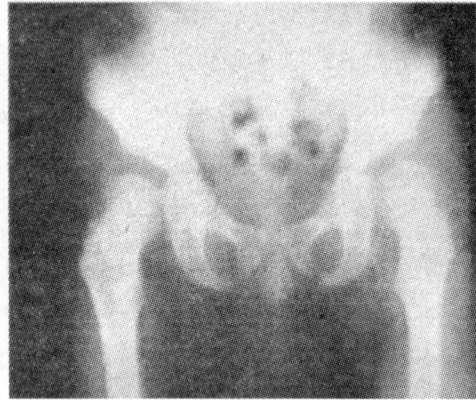

图 2 – 16　典型医案 X 光片（4）

六、经皮内固定治疗陈旧性肩锁关节全脱位

1. 器械原理

（1）自制小针刀：用直径约 3mm 的圆骨针加工而成，长度 6cm，针刀部直径 2mm，长 2.5cm，两面留有刀刃。

（2）自制缝合针：针柄长 3cm，直径 1mm，由不锈钢材料制成。针身由骨圆针加工成半月形，长 5cm，直径 2.5mm，可根据需要而改变弯度。针尖较锐，呈三棱形，其尖端有一小圆孔。小针刀及缝合针均由山东文登骨伤研究所实验厂制作。（图 2 – 17）

（3）其他器械：直径 2mm 的克氏针 2 枚，长约 10cm。骨钻、骨锤各 1 把，10 号尼龙缝合线 30cm 长及常规消毒用具。

2．治疗方法　臂丛神经（肌间沟）阻滞麻醉，患者取坐位或仰卧位（患肩垫高 30°），局部常规消毒，铺无菌巾，患肢屈肘 90°，前臂置于胸前。先摸清脱位的锁骨外端，然后在其与肩峰关节面间，将小针刀经皮刺入关节内，并保持与锁骨外端关节面倾斜度一致。由浅及深，由内向外的顺序横行（矢状面）切割，当小针刀进入的深度达 1.5cm，且手下触及有韧感（喙间韧带）、试压锁骨外端活动范围显增大时，则证实连接韧带及关节囊的瘢痕组织已完全切断；然后再用小针刀分别作肩峰及锁骨

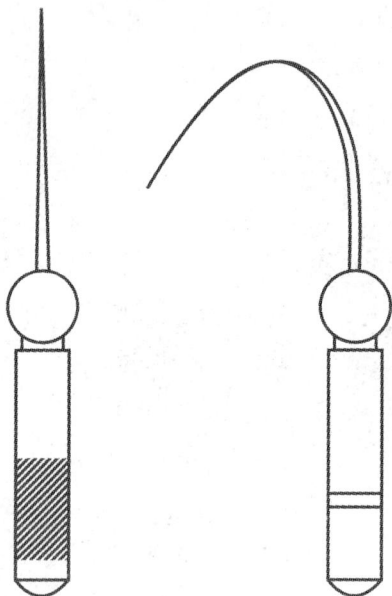

图 2-17　自制小针刀和缝合针外形图

外端的骨膜外环形剥离 1cm，同时剥除关节内的瘢痕和纤维软骨盘；试行关节复位顺利，将 10 号尼龙线系于缝合针上，在锁骨后缘距锁骨外端 1.5cm 处，经皮进针深度达 2.5cm 左右。将缝合针的尖端转向前，并利用针尖触探喙肩韧带。当手下触之有同样韧感（喙肩韧带）时，即穿过其间并绕至锁骨前缘将缝线引出皮外。然后空针退至进针眼皮下，再绕过锁骨上皮下达锁骨前缘，把留置皮外的缝线引到进针眼处皮外，暂不系紧和打结，用 1 枚直径 2mm 克氏针从肩峰外侧缘上 0.5cm、肩峰前后缘之中点经皮垂直刺入达骨膜下。缓缓摇动骨钻并逐渐调整进针角度，使钢针保持水平并于锁骨外端轴线方向一致进入。当钢针达肩峰关节面时，术者两手拇指按压锁骨外端向前下，余四指抱腋下向上提拉肩关节，同时令助手推顶肘部向外上，并行肩关节前屈后伸活动。当触摸肩锁关节觉其恢复平整，且肩锁关节间隙正常时，再将钢针穿入锁骨外段。当出现较大阻力时再进入少许，此时钢针恰好穿透骨皮质。为预防旋转，可在距第 1 枚钢针前或后侧 1cm 处再穿针 1 枚，其方向与第 1 枚钢针交叉 10°，针尾折弯埋入皮下。将留置皮外的缝线拉紧后在皮下打结，不剪断皮外多余缝线，再利用该线引针，从锁骨后缘第 1 针眼进入，以肩锁关节为中心由后外向前内方将锁骨上韧带、关节囊及斜方肌、三角肌腱性组织做环形缝合，使缝合针再次从第 1 针眼穿出，并系紧缝线打结于皮下，无菌纱布包扎，前臂颈腕带悬于胸前。

3．注意事项　①扩新时要充分彻底，扩新的范围仅限于关节缘周围，小针刀进入时不宜过深或过浅，以触及喙肩韧带为止。过浅既达不到扩新的目的，也不利于

28

关节的复位及韧带等组织的修复；过深则易损伤重要血管神经。②缝合针经皮缝合时，应小心准确进行，切忌粗暴盲目操作，以免造成不应有的损伤。弯针进入喙肩韧带之深度一般在2.5cm左右，刺入韧带组织时手下有韧性感。③克氏针的粗细以2mm为宜，过细抗应力差，达不到牢固固定的效果；过粗无疑加重了软骨面的损伤。进针的深度以超过肩锁关节4~5cm，并恰好穿透骨皮质为宜。过浅固定不牢，钢针易外退，过深易损伤其他组织。④手法整复在纠正上下分离的同时应注意纠正前后移位。判断指征是肩锁关节上恢复平整，在上臂内收内旋贴于胸壁时，肩峰前缘与锁骨外端前缘骨嵴连续。

4. 适应证　凡年龄在55岁以下，脱位时间在6个月内者；年龄超过55岁，患者身体状况良好，对矫正畸形、恢复功能有强烈愿望者；脱位时间在6个月以内，X线片显示肩锁关节面无退行性改变者，为本法的适应证。

5. 临证经验　肩锁关节是上肢与躯干的唯一骨性关节，由肩胛骨向外侧伸成的肩峰与锁骨外端的斜坡样关节面构成。正因为这一解剖特点，使锁骨肩峰关节极不稳定，始终具有一种潜在的分离因素。在正常情况下，肩锁关节的稳定除了靠关节囊及其加厚部分形成的肩锁韧带、喙锁韧带（锥状韧带、斜方韧带）外，尚有三角肌和斜方肌的部分腱性组织参与，共同组成一个稳定的动力结构系统，以克服上肢重力及斜方肌、胸锁乳突肌的牵拉对肩锁关节产生的分离力和剪切应力，使肩关节保持在正常的解剖位置上。当外力致这些稳定关节的韧带、关节囊及腱性组织断裂后，肩锁关节即发生全脱位。因此，良好的复位及可靠的固定和断裂组织修复的质量，将直接影响肩锁关节的稳定及其功能的恢复。但到目前为止，非手术疗法一直没有解决复位与稳定关节这一难题，国内外学者仍广泛采用手术疗法。但这些方法都存在着严重不足，如锁骨外端切除术，虽在一定程度上解决了创伤性关节疼痛及改善了外观畸形，但不能改善其功能。而且由于切除了锁骨外端，常导致锁骨的上翘及不稳，甚至残留后遗症。用螺丝钉将锁骨外端固定到喙突和锁骨喙突间的钢丝固定术，不仅限制锁骨正常的活动度，影响肩关节的功能，而且手术操作复杂。肌肉动力移位术用喙肱肌和肱二头肌短头上移至锁骨来稳定肩锁关节，但此法存在着创伤大、螺丝钉易松动等缺点。

近10年来，较多学者采用切开复位内固定、韧带修复或移位术来重建和恢复肩锁关节的功能。由于这些方法存在的不足和缺点，故有些学者认为不如不加任何治疗，让其锻炼恢复，致使在肩锁关节全脱位的治疗上，对是否修复或重建喙锁韧带形成了两种不同的观点。我们通过尸体解剖实验证明，只要肩锁上韧带、关节囊和它的腱性加强组织保持完整，肩锁关节是不会发生脱位的。以往采用手法复位闭合穿针内固定治疗新鲜肩锁关节全脱位，也证明了不需手术修复或重建喙锁韧带，一旦关节复位并得到持久可靠的固定，这些损伤的组织可通过血肿机化而形成的瘢痕韧带化组织来达到关节的重新稳定。因此，我们认为对陈旧性肩锁关节脱位的治疗重点也应是确保肩锁上韧带、关节囊及关节周围的腱性组织的良好恢复。我们在手术中了解到，陈旧性肩锁关节脱位与新鲜关节脱位不同之处在于未复位关节的局部血肿已机化形成了瘢痕组织，并充填于断裂的韧带及关节间隙内，不仅给手法复位增加了难度，而且也给损伤组织的再修复带来困难。要想使肩锁关节复位并维持于良好的位置上，就必须完全切断连接肩锁韧带及关节囊间的瘢痕组织，同时剥除关节内影响复位的瘢痕及软骨盘，创造一个新鲜创面，即将陈旧性脱位变为新鲜脱位。但由于断裂的韧带、关节囊及其腱性组织是在脱位病理状态下修复的，所以较正常韧带组织的长度有所增加，导致对关节的约束力下降，甚至完全达不到控制关节稳定的平衡力。所以，在扩新复位的同时还应紧缩韧带、关节囊及腱性组织。这既能保证关节的顺利复位，又为韧带及其周围腱性组织的良好修复创造了有利条件。

朱老及其弟子经过反复尸体模拟实验及临床实践，研究出经皮扩新内固定治疗陈旧性肩锁关节全脱位的新方法，它不仅能有效地将关节间的瘢痕粘连组织扩新，有利于关节的复位，更重要的是改善了局部的血液供应，促进了新鲜肉芽、血管组织的再生，为组织再愈合创造了必须条件。钢针内固定能可靠地对抗锁骨的剪切力和上肢下垂分离的重力，保证了关节复位后的稳定，为扩新后的组织提供了良好稳定的修复环境。经皮环形缝合，使松弛的肩锁上韧带、关节囊及其周围腱性组织在保持一定紧张度下紧密接触，避免了肩关节活动时对肩锁韧带所产生的分离力，从而保证了扩新后韧带等组织在生理应力刺激下的健康修复，起到了充分地支持和约束关节的作用。利用10号缝线行锁骨上及喙肩韧带间的环绕固定，使缝线产生一种跨越关节而作用于关节面的应力，克服了胸锁乳突肌的向上牵拉力和肩胛骨及上肢向下的重力，使肩锁关节在拔出钢针后，瘢痕组织尚未达到最大抗牵拉力（瘢痕韧带化）之前，通过缝线的作用，仍可使肩锁关节得到稳定，达到了韧带修复及功能恢复并进的目的。临床观察结果表明，该法具有以下优点：①操作简便易行、安全可靠。②保证了肩锁关节的良好复位与稳定。③能早期活动肩关节，有效防止肩周炎的发生。④患者在治疗期间生活可自理，并可从事一般工作。⑤不需手术切开皮肤，创伤小，感染机会少。⑥局部平坦，不留瘢痕，满足了美学要求。

6. 典型医案 X 片（图 2 - 18，2 - 19，2 - 20，2 - 21）

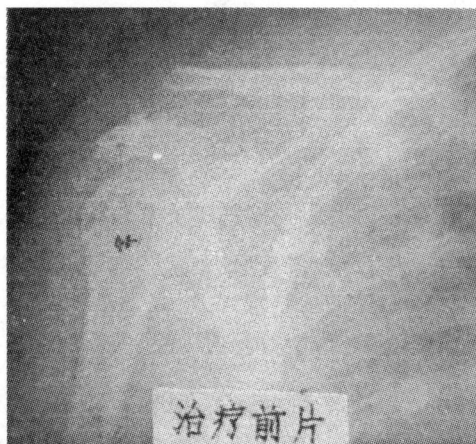

图 2 - 18　典型医案 X 光片（治疗前）

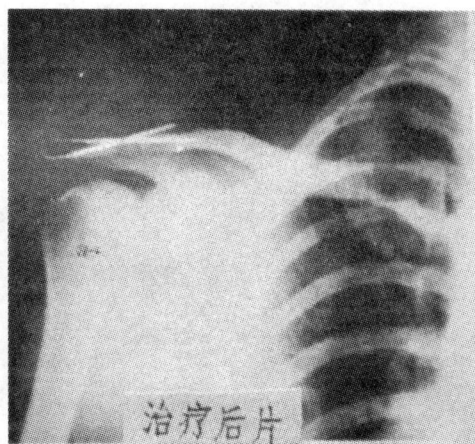

图 2 - 19　典型医案 X 光片（治疗后）

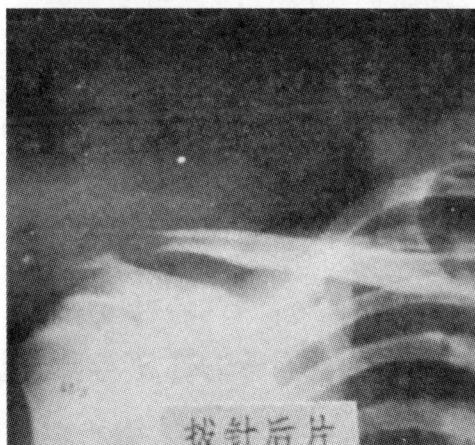

图 2 - 20　典型医案 X 光片（拔针后）

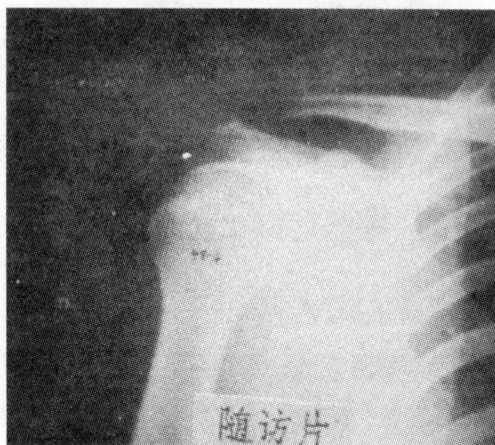

图 2 - 21　典型医案 X 光片（随访）

七、手法复位气垫靴固定治疗跟骨关节内骨折

1. 器械原理　气垫靴是用牛皮或其他皮革加工而成的，外形似高腰女鞋，共分为四部分。鞋帮分内外两层，外层在跟骨中部有 8cm × 1cm 的纵向球拍形缺口，以备调节固定栓用。内外层之间有 0.1cm 厚的合金铝板，中央也有与鞋帮相吻合的球拍形缺口。气垫是用橡胶膜以模型高热压制而成的约 5cm × 3.5cm 大小的椭圆形气囊，中央部有圆形木质固定栓，一端带有通气胶管。充气系统由气垫的通气管、三叉管、打气球、气压表等组成。弹性足弓鞋垫是将塑形与足弓相似的弹性钢板一端固定在 0.3cm 厚的软牛皮或皮革加工而成。（图 2 - 22）

31

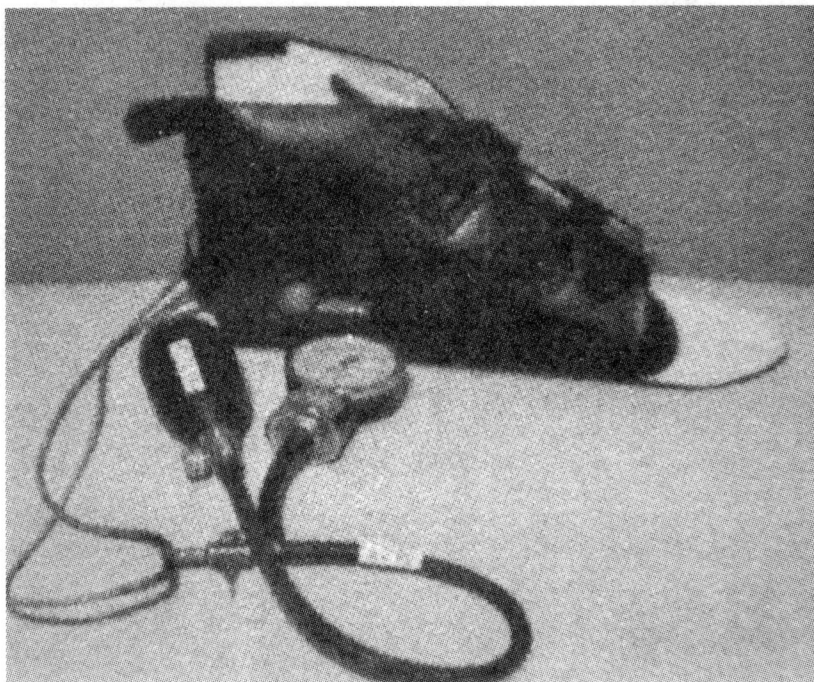

图 2 - 22　气垫靴

2. 治疗方法

（1）整复方法：根据骨折类型，分别采用手法或经皮穿针撬拨复位法。肿胀严重或跟骨两侧皮肤有破溃者，需待肿胀消退或皮肤创伤愈合后再行复位。

①粉碎性骨折：患者俯卧位，踝前方置一 10cm 厚的棉垫，使膝屈 30° ~ 40°，坐骨神经加股神经阻滞麻醉下，近端助手固定小腿，远端助手握前足，跖屈位行对抗牵引。术者面对患者足底，两手鱼际部扣住跟骨两侧，先行轻手法按揉患部，以驱散瘀血。然后双手扣紧跟骨结节，令远端助手以双拇指端顶住足心，在维持牵引下，加大扣挤力并向足底方向牵拉，以矫正跟骨横宽及恢复跟距角。再徐徐左右摇摆及内、外翻转跟骨至感觉骨擦感减弱或消失为止。对于完全失去跟骨形态的粉碎性骨折，则利用我们自行研制的塑形钳及橡皮锤结合手法进行间断多次整复塑形的方法治疗。（图 2 - 23，2 - 24）

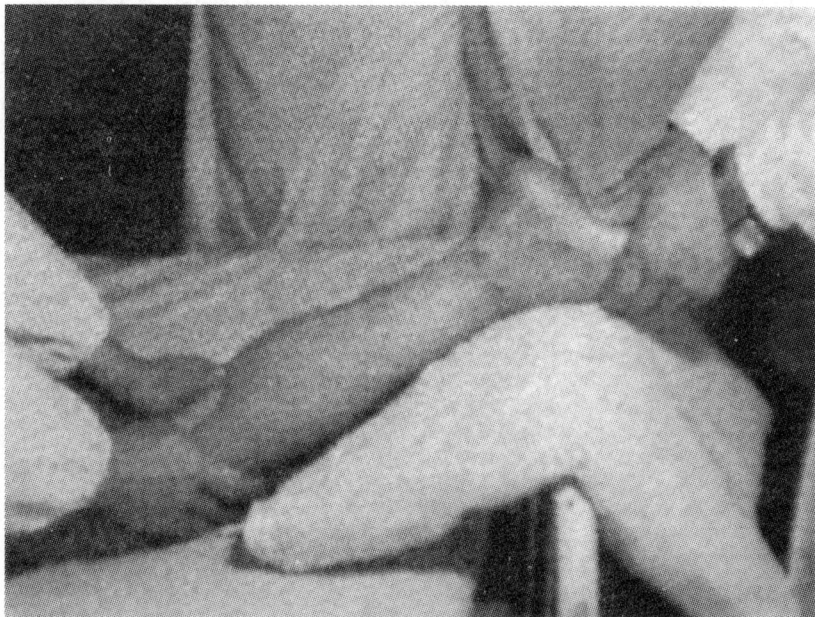

图 2-23　对抗牵引

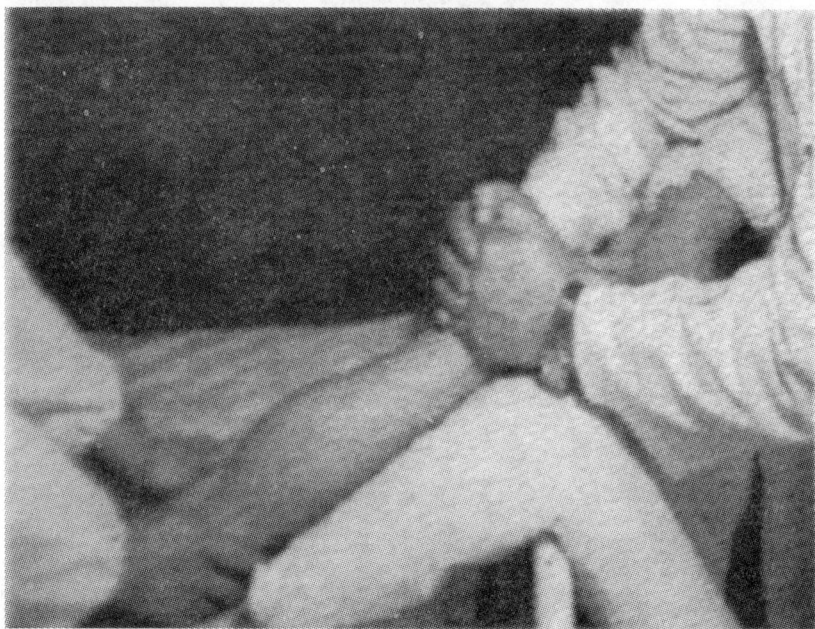

图 2-24　矫正跟骨横宽及恢复跟距角

　　②舌形及后关节面塌陷骨折：体位、麻醉同前，行按揉手法后，术者两拇指放在跟骨两侧或一侧，根据骨块移位方向或塌陷部位，沿跟骨纵向用力挤压，使移位或塌陷的骨块从咬合的位置分开，以达到使关节面恢复的目的，并同时矫正跟骨横

宽及跟距角。不成功者，可改用针拨术。方法是在跟骨结节略偏内或外侧，经皮沿跟骨纵轴穿 1 枚直径 3mm 的斯氏针，至塌陷的关节面下方。术者两手指握住跟骨结节并固定针尾段，在两鱼际部横向扣挤跟骨两侧的同时，垂直跟骨牵拉斯氏针及结节部，利用杠杆作用将移位或塌陷的骨折块撬起，使其恢复关节面的平整和跟距角。复位后针尾剪短剩约 2cm 长，留于皮外。（图 2-25）

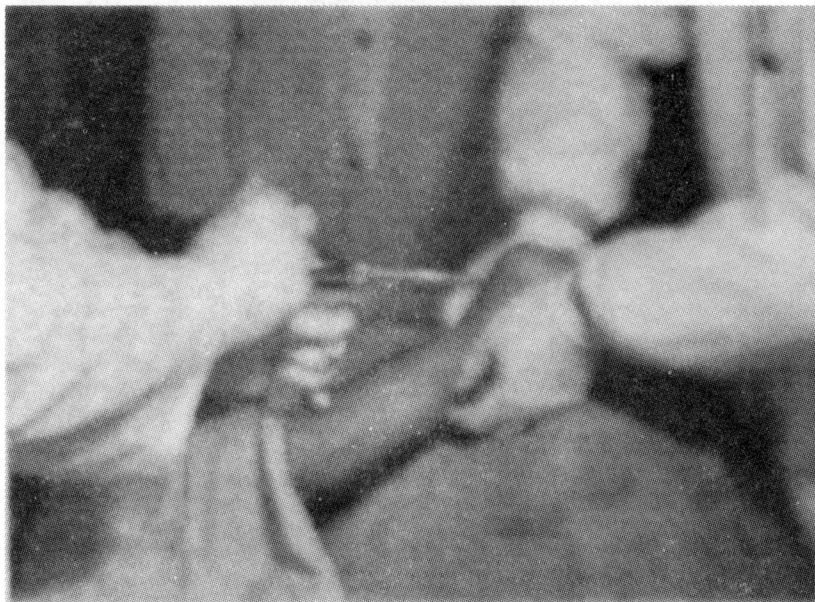

图 2-25　穿针固定

（2）固定方法：外观或测量足跟恢复正常，摄跟骨侧、轴位 X 线片或利用电视 X 光机监测证实复位满意或基本满意后，随即将足置于气垫靴内。调节两侧的气垫，使固定栓的中轴线垂直于内外踝后缘的延长线，系好鞋带，安装充气系统。一般复位后 1 周内充气压力约 15~10kPa，每隔 40~60 分钟调整一次，1 周后升至 30~35kPa 并维持。2~3 周后如创伤性炎症消失，可每日将靴脱下，用中药煎剂熏洗患足。

（3）练功方法及步骤：复位 24 小时后开始利用弹性滚轴练功。1~2 周内用力要小且不宜过快，以疼痛能够忍受为度。随时间进展，患足肿胀渐退可逐渐增加用力和滚动速度。2 周后，感到足跟无明显疼痛时，可加大力度和速度。应注意在滚轴滑过足跟时迅速将脚抬起。反复做该动作，至将踏板完全踩低而不觉疼痛时（一般 2 周左右），即可将弹性足弓鞋垫放入固定靴内持双拐下床负重步行。

3. 临证经验　跟骨骨折的治疗是骨伤科临床的一大难题，虽然很多学者为此做了大量研究，但到目前为止，仍没有理想的方法。Maxfield、Seonard、Paimar 等提倡切开复位内固定，认为借助手术可以在直视下满意修复跟骨后关节面，但愈合后仍有30%～40%患者遗留不同程度的步行疼痛。80年代国内利用钢针撬拨复位石膏固定或钢针撬拨复位后采用支撑螺杆牵引等法治疗，但这些方法只适应于舌形塌陷型骨折，不能矫正或维持跟骨横径，日后会遗留步行疼痛。从跟骨生理解剖和受伤机制来看，由于跟骨是一个不规则的骨骼，侧壁面积大且皮质薄，当其受到垂直于足底部的外力与地面的反作用力时，距骨体沿跟骨的横轴撞击后关节面的外侧部分，使跟骨后关节面嵌入到跟骨粗隆或丘部的松质骨中，而导致跟骨外侧壁向外膨隆。故临床上常表现为跟骨高度变低及横径增宽。因此只有矫正跟骨的侧向移位（侧突），恢复其高度及关节面的平整，才有可能维持跟骨的稳定性及恢复其正常功能。朱老所设计的方法，是将手法（按摩、牵转、扣挤等）与被动活动（即摇晃、屈伸）相结合的方法，即在手法复位的基础上使跟骨骨折块和增宽的跟骨在患足不停的运动中逐步得到满意的复位。

跟骨关节内骨折的固定方法目前也不统一。常用的有U形针、克氏针和自体骨块充填固定等，但这些方法均不牢固，而且术后都需要石膏外固定，因而限制了足部各关节的生理活动，故往往可导致关节囊、韧带等粘连和功能退化。朱老等人所研制的气垫靴固定法不但可在跟骨两侧产生具有弹性的持续的向心挤压力，而且挤压力的大小可据情随意调节。据力学测试及模拟离体跟骨实验得知，当对气垫靴加压30～35kPa时，对跟骨内外侧壁所产生的效应力值为570～2500g。从而可有效地控制住骨折横向移位，稳定跟骨高度，达到确切的固定作用。

跟骨血运丰富，较易愈合。因此评价该骨折的治疗效果不是愈合率的高低，而应着重于后遗症的多少。通过大量的病例观察认为，跟骨骨折的疗效不仅取决于横径是否是得到满意恢复和固定方法的合理与否，而且与局部软组织损伤程度密切相关。有研究表明，人在步行负重时，传达到距骨前部的重力，几乎90%以上由跟舟韧带和胫后肌腱所承担。而直立时足纵弓所承受的张应力85%由跖腱膜支撑。可见这些软组织对步行和足跟的保护非常重要，故治疗过程中应尽量保护并防止上述组织出现粘连和萎缩。应用中医手法与针拨技术复位，不但能较好地恢复跟骨横宽及关节面的平整，而且可防止局部肌腱、韧带的损伤。根据"动静结合"的原则，术后在牢固固定的基础上进行合理的功能锻炼，不仅有利于肿胀消退和骨折愈合，而且可有效地防止肌腱韧带的萎缩，在维持足弓正常弧度和功能恢复等方面均有确切的作用。

4．典型医案 X 片（图 2–26，2–27，2–28）

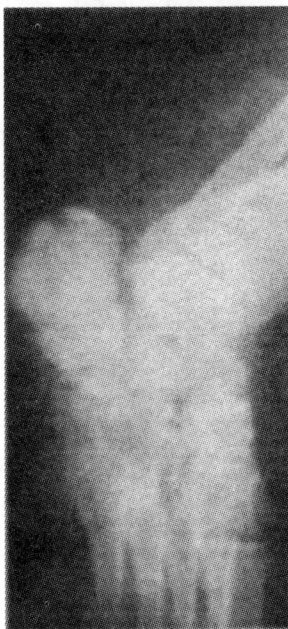

图 2–26 典型医案 X 光片
(1)

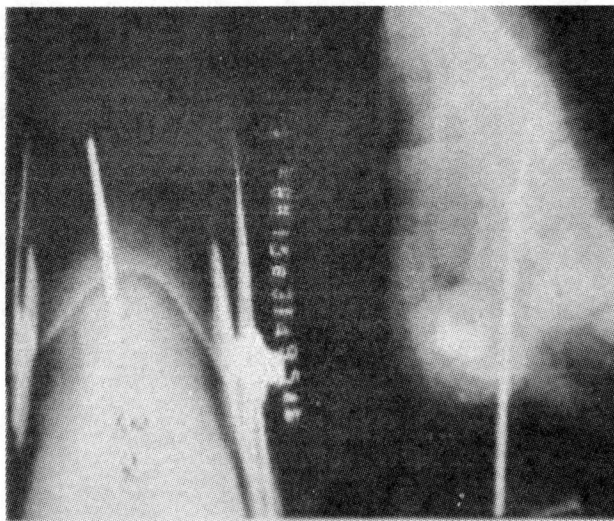

图 2–27 典型医案 X 光片 (2)

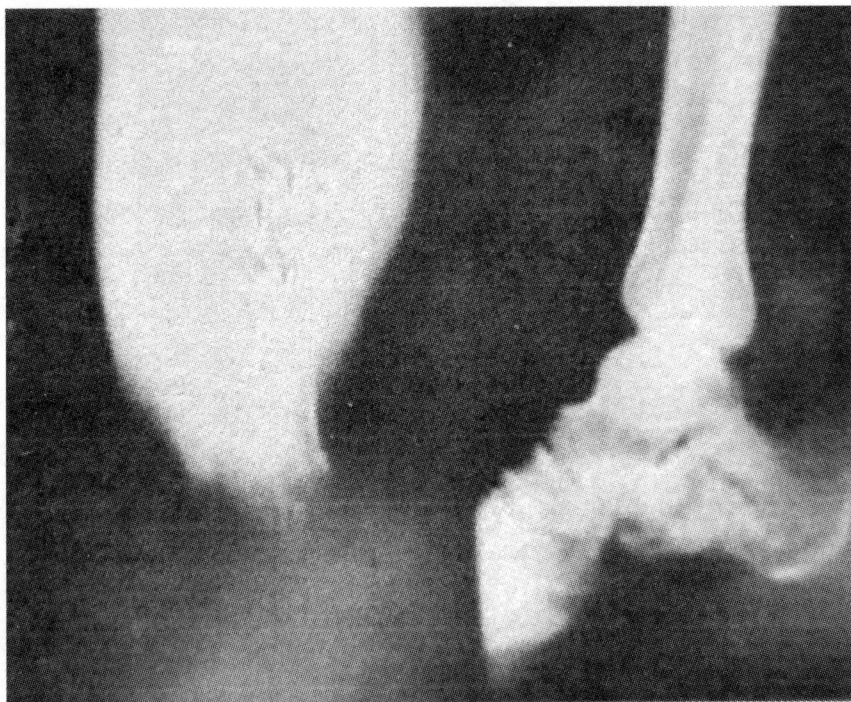

图 2–28 典型医案 X 光片 (3)

八、经皮导入内固定治疗肱骨近端骨折并肩关节前脱位

1. 器械原理

（1）空心加压螺纹钉：由钛六铝四钒（$Ti_6Al_4V - TC_4$）加工而成，外径 6mm，内径 2.6mm，长度 50~85mm，分 5 个型号。前半部分螺纹长 30mm，特点是容屑空间大，把持力强，尖端有自攻槽，拧入时切割有力；螺纹钉其余部分为普通公制螺纹，配有 45°角垫圈，以与骨皮质紧密接触，尾端有固定螺帽及宽度为 1.5mm 的一字槽，与配套的专用操作工具相匹配。

（2）导针：长 250mm，直径 2.5mm，尖端扁平，针身有刻度。

（3）备有直径 2.0~2.5mm 克氏针及骨钻，常规消毒用具及无菌手术巾。

空心加压螺钉、导针及专用工具由山东省文登整骨科技开发有限公司生产（图 2-29，2-30）。

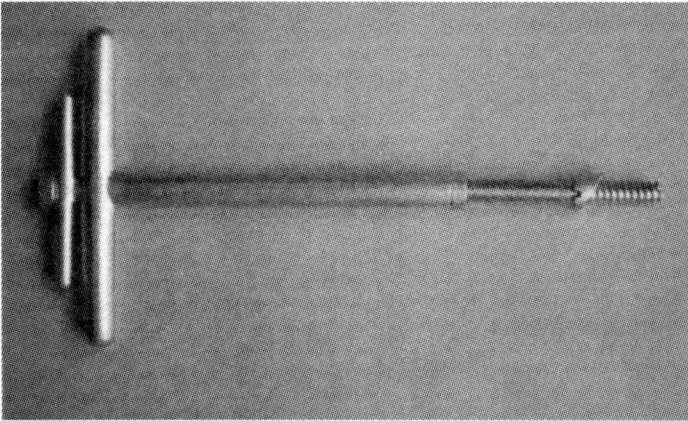

图 2-29　空心加压螺钉、导针及专用工具（合）

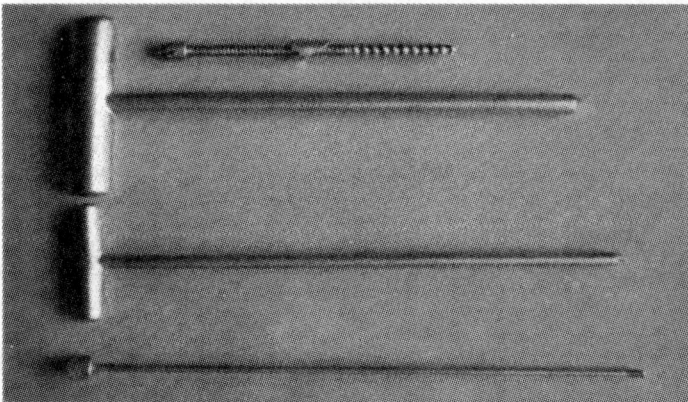

图 2-30　空心加压螺钉、导针及专用工具（分）

2. 治疗方法　在肌间沟臂丛神经阻滞＋腋窝内浸润麻醉下，取仰卧位，患肩垫高约30°，局部皮肤常规消毒，铺无菌巾。用直径2.5mm导针自肱骨折端外下3～4cm，肱骨前后缘中点，保持与骨干成45°角进入达肱骨折端断面。然后将肱骨折端向外后持续牵拉，以紧张的肱二头肌长头腱为中心，用形似反"？"的端提回绕手法沿外展、前屈及外旋方向由外后向前内弧形绕开肱二头肌长头腱，并通过关节囊破裂口与肱骨头折面相对。术者以双手拇指从腋窝抵于肱骨头外下球形面，余四指环绕肩峰处做反向力点，用力向外上推顶肱骨头，使之与折端紧密对位并稳住。导针继续进入肱骨头固定，然后引导空心加压螺纹钉缓缓拧入，当出现较大阻力且其深度与头的高度基本相一致时，证明加压螺纹钉已进入肱骨头软骨下，安放垫圈并拧入螺帽加压，退出导针。再按肩关节前脱位复位手法复位，即一助手固定躯干，另一助手环抱肘部并使肘关节屈曲90°、上臂外展60°，在持续牵引力下逐渐外展肩关节达90°～100°时，顺势外旋上臂30°，使肱骨头离开肩胛盂的阻挡。当手下感觉肱骨头向外上移动至肩胛盂平面时，逐渐内收内旋上臂，即听到入臼声并有复位感，视方肩畸形消失，Dugas征（－），即证明复位成功。如肱骨大结节骨折仍有移位，则利用克氏针撬拨复位固定，钉尾留于皮下，无菌包扎。上臂环绕固定于胸壁，前臂颈－腕带悬吊胸前。术后不需特殊护理，2周后行肩关节屈伸活动，3周后行关节外展活动并逐渐加大活动范围，8周后取出螺纹钉，继续行肩关节功能锻炼。

3. 术中注意事项

（1）用形似反"？"的端提回绕手法使肱骨折端绕开肱二头肌长头腱的阻挡复位时，当手下无明显弹性阻力感，且肱骨折端顺利与肱骨头折面相对，则证明手法复位准确，切不可盲目粗暴操作，以免造成不必要的损伤。

（2）骨折端复位的判断指征是：手下推顶肱骨头有明显稳定的接触感，且导针进入的深度与肱骨头的高度一致并有明显阻力感，则证明骨折对位良好。

（3）螺纹钉进入的路径与深度应恰好通过肱骨折端内侧皮质上缘达肱骨头中、下部的软骨下。过浅则固定不牢，过深易损伤关节面及周围组织。

4. 适应证　凡年龄在20岁以上或肱骨近端骨骺已闭合，身体状况良好，局部皮肤条件不影响操作，无严重血管神经损伤，脱位时间在2周以内，肱骨头无碎裂、肱骨折端外侧骨皮质劈裂不超过3cm，X线片显示为肱骨近端2～4部分骨折并肩关节前脱位，均为本法适应证。

5. 临证经验　肩关节是全身活动范围最大的关节，肱骨头大而关节盂浅，关节囊及韧带结构薄弱松弛，这一解剖特点使肩关节既具有很大的灵活性又具有潜在的脱位因素。在正常情况下，肩关节的稳定是靠其静力和动力结构间的持续平衡来维持。当外力致肱骨近端骨折并肩关节前脱位时，若不能使骨折脱位复位与固定及关节囊、韧带等组织的良好修复，将严重影响肩关节的功能。目前，国内外学者仍广泛采用手术切开复位内固定方法，但手术方式各不相同，疗效各异。许多学者为了减小手术显露的范围，避免加重组织再损伤，倡导用克氏针内固定，但因骨折固定不牢而影响肩关节早期活动，易造成肩关节的粘连。T型钢板内固定虽可达到骨折良好复位与可靠固定，但由于术中广泛的剥离，对肱骨头残存的血运及关节囊、韧带及肩袖组织造成严重破坏，不仅影响骨折的正常愈合，且易导致肱骨头缺血性坏死；张力带钢丝内固定虽然减小了手术创伤，但由于张力带钢丝固定两侧压应力不均衡，使骨折端产生不稳。由此可见手术疗法不仅在固定上存在诸多弊端，而且难以解决创伤大、并发症及后遗症多、切口瘢痕影响美观等问题。

因此，研究一种既不需切开复位内固定而又能使骨折脱位获得良好的复位与固定、患者痛苦小、疗效好的治疗方法，一直是国内外学者所努力解决的问题。李炎川等提出了"先复位脱位，再复位骨折"的治疗观点，但由于手法的效应力很难准确有效地作用于肱骨头，无法使肱骨头顺利地通过已闭锁的"通道"，还纳肩胛盂内。雍宜民等采用以肱骨折端撬顶肱骨头进行复位的方法，虽然重新开放了闭锁的"通道"，但由于缺乏可操纵肱骨头复位的肱骨"杠杆"而不能带动肱骨头循原脱位的"通道"复位，并且反复撬顶极易造成臂丛神经及血管损伤。上述方法虽然偶尔可获得复位成功，但仍不能较好地解决骨折脱位复位这一难题，且常因外固定不牢而不能获得良好的肩关节功能。

针对手术与非手术方法所存在的不足，朱老及其团队又回顾了以往采用闭合手法复位经皮穿针内固定方法治疗肩关节前脱位并肱骨大结节骨折等资料，得出其骨折脱位复位成功率高、肩关节功能恢复好、极少出现肩关节复发性脱位的结论。

在以往研究的基础上，通过手术治疗肱骨近端骨折并肩关节前脱位发现：其关节囊破裂口均位于前下方，边缘不规则且内卷。上臂被动内收时，关节囊破裂口松弛呈皱褶样关闭，外展时前下部紧张呈牵张性闭锁，脱位的肱骨头呈外展位留滞于肩胛盂下或前下，并嵌夹于前方的胸大肌、内侧的胸小肌及臂丛神经血管束、后侧的肩胛下肌、肩胛盂之间。用手法推顶肱骨头使之按原"通道"返回时，因受其周围诸多肌肉挤压，手法难以控制肱骨头的旋转，不易还纳盂内。这些创伤后的病理变化特点使以往的闭合治疗方法很难达到骨折脱位的复位与固定。因此，要想使脱位的肱骨头顺利还纳肩胛盂内，恢复肩关节正常解剖结构，必须先避开和解除肱二头肌长头腱的缠绕和阻挡，打开原闭锁的"通道"，重新恢复可操纵肱骨头的"杠杆"，以保持对肱骨头有足够的拉动力，使骨折脱位变为真正意义上的"单纯"脱位。对此，我们首创性地提出先复位并固定骨折再整复脱位的治疗方案。研究出形似反"?"手法绕过肱二头肌长头腱的缠绕和阻挡，使肱骨折端能顺利通过已闭锁的"通道"，为骨折的对位创造了条件。经皮以导针引导空心加压螺纹钉内固定恢复了肱骨折端的连续性，更好发挥肱骨"杠杆"力臂作用，使手法的效应力更好地作用于肱骨头，从而提高了复位成功率；而且减少了手术的创伤，有效地保护了肱骨头复位后所依赖的残存血供，有利于重新建立肱骨头血运而避免继发性缺血坏死；解决了螺纹钉拧入时方向易变动、摆动幅度大的问题，保证了螺纹钉进入方向与深度的准确性，螺纹钉的前半部分有锐利的自攻槽和较大的容屑空间，不仅便于切削骨质，更重要的是增加了对松质骨的把持力，满足了复位与加压固定的力学要求，提高了螺纹钉内固定质量。螺纹钉与肱骨干保持45°角进入并配合45°角垫圈及螺母的均匀加压固定，能使骨折端之间压力均衡，可有效对抗折端各个方向的应力，使骨折脱位获得准确复位与可靠固定，损伤的关节囊韧带及肩袖等组织大都可得到良好修复，足以维持肩关节的稳定。组织学实验亦证明，只要为损伤的关节囊、韧带及肩袖组织提供良好稳定的修复环境，就可通过血肿机化并在生理应力刺激下达到良好修复愈合，最终恢复其组织的生物力学性能。

该法治疗肱骨近端骨折并肩关节前脱位，复位成功率高，骨折复位与固定可靠，术后不需复杂外固定，可早期活动肩关节，有效防止关节粘连，达到了骨折愈合、关节稳定与功能恢复并进的目的。解决了以往手术创伤大、并发症及后遗症多、肩关节功能恢复差及非手术方法多年来一直没有解决的复位与固定难题，是目前治疗肱骨近端骨折并肩关节前脱位的创新性方法。为肱骨近端骨折并肩关节前脱位开辟了一条新的治疗途径，具有广阔的推广应用前景。

6. 典型医案 X 片（图 2-31，2-32，2-33，2-34）

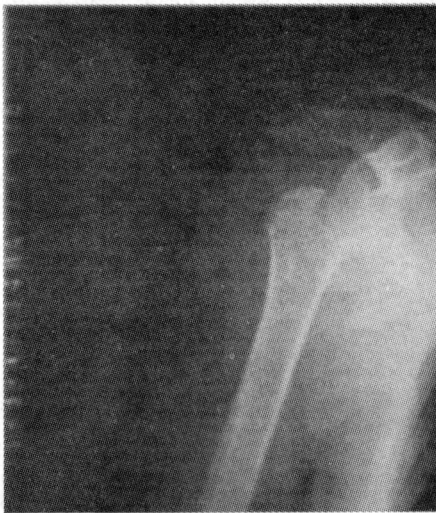

图 2-31　典型医案 X 光片（1）

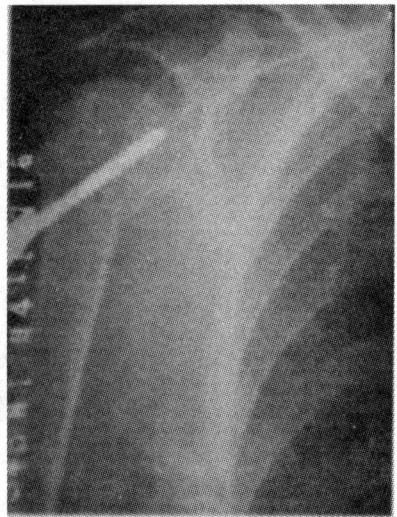

图 2-32　典型医案 X 光片（2）

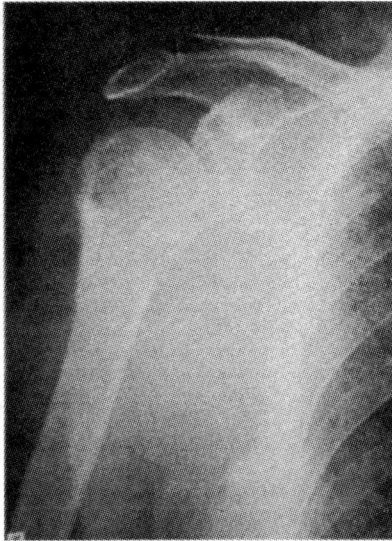

图 2-33　典型医案 X 光片（3）　　　　图 2-34　典型医案 X 光片（4）

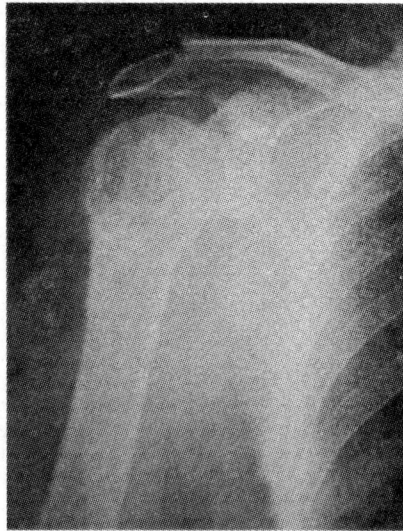

九、手法复位经皮弓形钉内固定治疗肱骨外科颈骨折

1. 治疗方法

（1）中药辨证论治：治则为活血化瘀消肿止痛。方药用口服消肿止痛胶囊（院内制剂）。

（2）手法（手术）治疗

①围手术期处理：术前查血尿常规、血凝试验、肝功能、心电图等，排除手术禁忌，术后拍片、换药、酌情使用抗生素，出院前拍片、带接骨药。

②操作要点：臂丛神经阻滞麻醉；患者坐位，常规消毒铺巾，无菌操作。一助手以无菌巾绕过患侧腋下，另一助手握持肘部，两助手对抗拔伸牵引，术者先扪摸骨折端，结合 X 光片，了解骨折移位情况，然后双手四指环抱骨折远端向外侧端提，远侧助手同时配合将上肢外展，术者双拇指将近折端向内侧挤按，纠正骨折内外侧移位及近折端肱骨头的旋转，助手放松牵引，术者以摇摆触碰手法检查骨折端嵌插稳定，维持复位，取一枚直径 3.0mm 钢针，针尖弯成弓形，先用一枚普通钢针于肱骨外上髁最高点下方经皮穿入骨髓腔，制造一条隧道，然后将预制弓形钉顺隧道插入，敲击针尾使之顺髓腔滑行至骨折端，调整弓形钉使之进入肱骨头软骨下。手提 X 光机透视证实骨折复位满意，钢针位置好；针尾折弯剪短埋于皮下，针孔无菌包扎；肩关节中立位铁丝托及夹板外固定，腕颈带悬吊患肢于屈肘 90°位。术毕。

③复诊：术后 1 个月首次复查，拍片、去除外固定、指导功能锻炼；术后 1~2月结合临床表现及 X 片所示骨折愈合情况取出内固定钢针。

41

2. 临证经验　肱骨外科颈位于肱骨解剖颈下 2～3cm，相当于大、小结节下缘与肱骨干的交界处，是松质骨和密质骨交界处，易发生骨折。成人肱骨外科颈骨折内收型多有关节囊或肱二头肌腱等软组织夹在中间，阻碍复位；青少年的肱骨颈部为肱骨上端的骨骺板，容易发生骨骺分离，几乎都属内收型，若有软组织夹在断端间，则难以复位。而斜形骨折，虽经手法复位可以成功，但因骨折断端缺乏支点，难以维持复位，多再次移位造成治疗不理想或失败，故临床将肱骨外科颈内收型骨折及斜形骨折称为不稳定型骨折，列为手术适应证。但不稳定型肱骨外科颈骨折用手术治疗，常需切断三角肌，切开关节囊，剥离骨折断端周围软组织与骨膜，必将造成新的创伤并影响局部血液供应，成人及老年人可能引起骨折迟延愈合，青少年、儿童则可能因骨骺损伤日久引起骨骼发育异常，并因局部粘连继发肩关节僵直等手术后遗症。

闭合复位经皮弓形钉内固定治疗肱骨外科颈骨折，操作过程中弓形钉比直形钢针更容易穿过骨折线达骨折近端，手术操作简单；闭合复位可以减少软组织损伤及过多剥离两骨折端的骨膜，使两骨折端能得到充足的血供及营养物质的吸收，有利于骨折愈合，外加铁丝托固定肩关节，这样可增加骨折端的稳定性，防止产生骨不连现象，肘关节及前臂未固定处可早期活动，有利于骨折愈合，1 个月拆除铁丝托，仍有克氏针作内固定，故可做肩关节小范围功能锻炼，防止关节粘连，2 个月左右经 X 线摄片，见骨折端愈合，从皮外直接拔除克氏针，既简单又方便，减少了患者痛苦及经济负担。

在临床应用本法时，操作中应注意以下几点：①手法整复应在 X 光机监视下进行，复位务必精益求精，需不断调整体位或 X 光机球管，保证实复位达解剖或近解剖复位后，再行穿针固定，避免软组织夹在骨折间隙中。②弓形钉由普通克氏针尖端折弯制成，根据骨折类型，随用随制，方便实用。③嘱患者按时复查，条件允许时及早拔针并指导患者进行患肩功能锻炼，以期早日恢复患肩功能。

3. 典型医案 X 片（图 2 - 35，2 - 36，2 - 37，2 - 38）

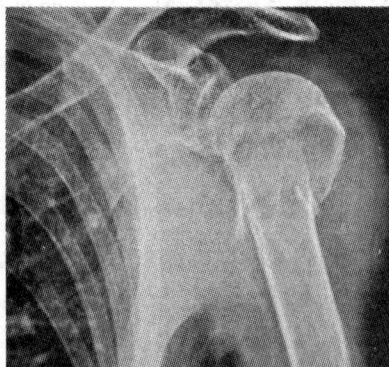

图 2 - 35　典型医案 X 光片（1）

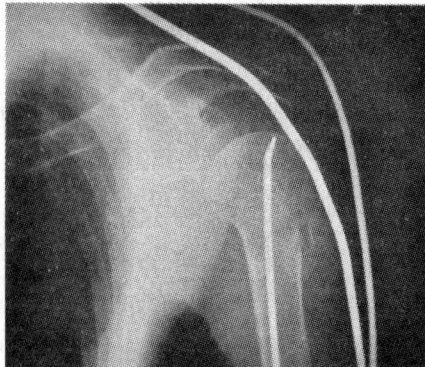

图 2 - 36　典型医案 X 光片（2）

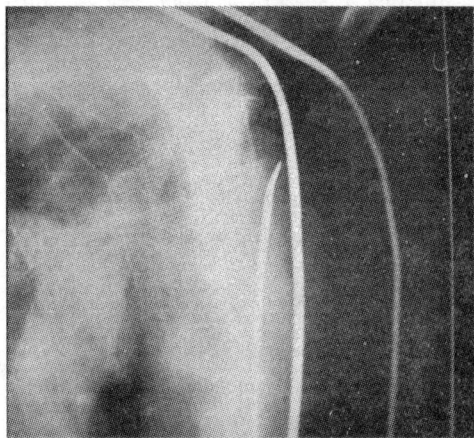

图2－37 典型医案X光片（3）

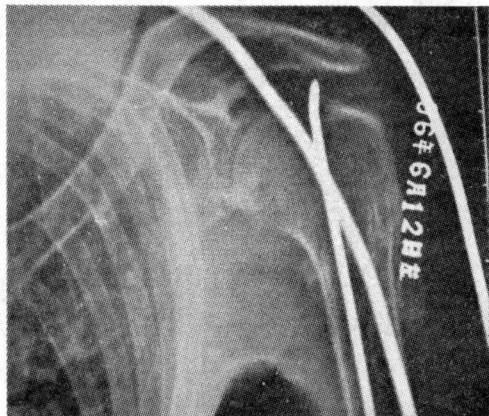

图2－38 典型医案X光片（4）

十、闭合复位经皮穿针内固定治疗肱骨髁上骨折

1. 治疗方法

（1）中药辨证论治：治则为活血化瘀消肿止痛。方药为口服消肿止痛胶囊（院内制剂）。

（2）手法（手术）治疗

①围手术期处理：术前查血尿常规、血凝试验、肝功能、心电图等，排除手术禁忌，术后拍片、换药、酌情使用抗生素，出院前拍片、带接骨药。

②操作要点：臂丛神经阻滞麻醉；麻醉成功后，取坐位，常规消毒铺巾，手法触摸骨折为伸直，极度桡偏型，近折端尺侧浅居于皮下，先以轻柔的回旋手法解脱骨折端软组织嵌夹，令两助手于上臂、前臂旋转中立位对抗拔伸牵引，术者双手四指环抱近折端向后端提，双拇指向前挤按远折端，远侧牵引助手同时屈曲肘关节，纠正前后移位，再以端提挤按手法纠正内外侧移位，经皮以2枚直径2mm的克氏针于肱骨外髁进针穿过骨折线进入近折端，突破皮质，检查骨折稳定，透视位置满意，针尾折弯剪短留于皮外，针孔无菌包扎。术毕。

③术后处理：术后3～4周拍片、去除外固定、指导功能锻炼，结合临床表现及X片所示骨折愈合情况取出内固定钢针。

2. 临证经验　肱骨髁上骨折是正在发育的骨骼中最常见的肘部损伤，约占此部位损伤的50%～60%，伸直型骨折常见，约占肱骨髁上骨折的96%。Gart

Land 将伸直型肱骨髁上骨折分为三型：①Ⅰ型：骨折断端无移位；②Ⅱ型：骨折向前成角，后侧皮质仍连续；③Ⅲ型：骨折断端完全移位。我们主要对 Gart Land Ⅱ、Ⅲ型给予穿针治疗。由于肱骨的解剖特点，肱骨髁上骨折多发生于鹰嘴窝和冠突窝之间的肱骨远端组织薄弱之处，骨质较薄，复位后维持位置较困难。

儿童肱骨髁上骨折的治疗主要是及时准确复位，合理固定，恢复肘关节屈伸功能，预防并发症，特别是肘内翻和缺血性挛缩。关于肘内翻的发病机理，已趋向于远侧骨折端整复后即有尺偏或尺侧倾斜成角的一次发生学说。因此，在治疗中特别注意尺偏倾斜的纠正及穿固定针后骨折的稳定性，特别强调需有一枚克氏针进入对侧皮质，穿针力求一次成功，避免反复拔出打入。对于缺血性肌挛缩，主要是由于血管损伤、组织肿胀或多次整复，骨折处肿胀较重，导致前臂缺血性坏死。在治疗中强调尽量一次复位成功，避免多次粗暴复位，术后根据病情应用消肿止痛药。对于肘关节功能恢复，强调根据患儿年龄，术后 2~3 周检查肘部有无压痛及 X 片情况，一般 3~4 周拔克氏针，行肘关节功能锻炼。以往整复后采用石膏托固定，发现骨折常发生再次移位，需再次整复，从而加重肢体肿胀，增加患者痛苦，病程延长，易造成关节强直。采用闭合整复肘关节外侧经皮穿针内固定，既避免了肘内侧穿针损伤尺神经的危险，又使肱骨髁上骨折有良好的稳定性，且具有创伤小、手术时间短、操作简单、并发症少的优点。

治疗中我们体会要注意以下问题：①早诊断早治疗：患儿伤后早期肘部肿胀轻，畸形明显，骨性标志易触及；经过早期手法整复，较早解除骨折端对血管神经的刺激能防止 Volkmann 挛缩的发生。②处理完全移位的肱骨髁上骨折：骨折嵌入软组织，以往需行切开复位，我们采用屈肘 30°~50° 位牵引，减轻肘前组织的紧张状态，使骨折端向后移位，退出肘前组织束缚而使骨折复位。③肘内翻的预防：肘内翻是肱骨髁上骨折中最常见的并发症，形成肘内翻的主要原因是复位时骨折远端的尺偏移位矫正不完全，以及整复后位置丢失，产生尺侧的再移位。我们注意了以上两点，充分矫正尺偏移位，乃至"矫枉过正"，使远折端轻度桡偏约 2mm，同时对骨折端行坚强穿针内固定，然后行石膏外固定，防止骨折端再移位，避免了肘内翻的发生。

3. 典型医案 X 光片（图 2 - 39）

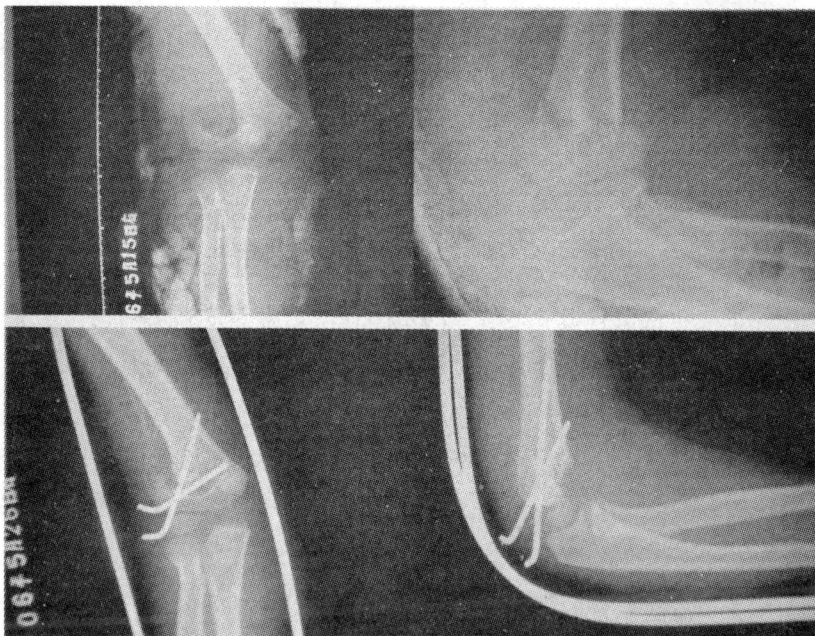

图 2 - 39　典型医案 X 光片

十一、按揉推送旋转屈伸手法整复肱骨外髁翻转骨折

1. 治疗方法

（1）中药辨证论治：治则为活血化瘀消肿止痛。方药用口服消肿止痛胶囊（院内制剂）。

（2）手法（手术）治疗

①手术期处理：术前查血尿常规、血凝试验、肝功能、心电图等，排除手术禁忌，术后拍片、换药、酌情使用抗生素，出院前拍片、带接骨药。

②操作要点：臂丛神经阻滞麻醉；患者坐位，常规消毒铺巾，无菌操作。术者站于患肢的外侧，右手握持患肢腕部，置肘关节于屈曲 60°位。术者先用左手拇指按揉驱散肘外侧瘀血，扪及骨折片翻转方向，右手将患肢前臂旋后，并逐渐加大屈肘角度，同时左手拇指按住骨折块徐徐推向肘后尺骨鹰嘴的桡侧。当骨折块挤到肘后，左手拇指按在骨折面上由上而下方按压，使远端骨折块由外翻转移位倒转成前后移位，随后再由拇指向前方推送。此时，术者右手握住患者前臂，在逐渐加大屈肘的同时使前臂旋前，以加大肘关节外侧的间隙，再利用前臂伸肌总腱和旋后肌的肌力，使骨折块进入肘关节而归纳原位。用拇指扪清肱骨外上髁嵴，纠正微小错位后，用一枚直径 2mm 克氏针自肱骨外髁最高点处顺肱骨远端侧面轴线与肱骨干成约

45°角进入肱骨外髁骨块,并通过骨折线进入肱骨远端,从近端内侧恰好突破骨皮质,透视下证实骨折复位好,针孔无菌包扎,铁丝托外固定于屈肘90°前臂极度旋前位。术毕。

③术后处理:术后3~4周拍片、去除外固定、指导功能锻炼,结合临床表现及X片所示骨折愈合情况取出内固定钢针。

2. 临证经验 朱惠芳老中医经多年的临床探索,对肱骨外髁翻转移位型骨折的手法整复确立了一套特殊手法。

(1)按揉推送:摸清骨折片移位方向是闭合手法整复成功之前提。肱骨外髁骨折后,因软组织肿胀严重,对骨折片的触摸有一定的困难,应用拇指指腹轻柔地按压肿胀处以驱散瘀血,利于骨折片触摸,但切忌手指与皮肤来回摩擦,以免擦损皮肤,增加手法难度。务必分清骨折片的滑车端和外上髁的干骺端,同时要辨清其移位方向和翻转程度,做到手摸心会,骨折类型和移位情况要在术者头脑中构成立体形象,手法才有把握。推送是在配套的手法中把骨折块推送到肘后方。

(2)肘腕关节旋转屈伸收展:调整伸肌总腱之张力是外髁翻转骨折手法整复成功的关键。肘关节外展位受伤,骨折片多向上、外、后移位;在肘内收位受伤时,骨折片则向下前移位,因外髁为伸肌总腱的附着点,所以往往因受其牵拉而导致折块翻转,甚至达180°。在手法整复过程中,无论是要移动骨折块抑或要使其翻转过来,都有赖于伸肌总腱张力的调整。例如,对前移翻转型,其手法整复要领和力学原理是先将患者前臂外展、旋后、腕背伸,使伸肌总腱处于最松弛状态,有利于骨折片的移动而把折片推向肘后方,随即将患臂改为内收、旋前、腕屈曲,使伸肌总腱处于最紧张状态,此时再用力向下牵引下屈肘,则借伸肌总腱的紧张力牵拉使骨折片向前翻转而复位。整套手法宜一气呵成。

在闭合手法整复过程中如何调整肱桡间隙也是关键的。调整肱桡关系的目的是将折片推向肘后方从而有利于折片翻转复位。当加大前臂内收的角度时,肱桡关节后外方的间隙扩大,有利于骨折片向肘后方推送。然而,由于前臂内收,造成伸肌总腱紧张而对骨折片有牵拉,不利于骨折片向后推送。因此,如果以扩大肱桡后外关系来推送折片向后不能成功时,则应改为前臂外展,使伸肌总腱处于松弛状态,以便将骨折片推向肘后方。

当手法整复结束,骨折片是否已翻转复位,在未行X线片透视及拍片复查前,对其估计主要凭借手感。指下感觉与复位效果之关系:将折片推向肘后方时,指下有一种弹缩牵拉感,这就是折片被顺利推向肘后方;在牵引下屈肘时,指下有折片滑动感,继而出现弹响声;触摸外髁部已变为连贯,原隆凸畸形消失,肱桡关系正常;触摸外髁部没有折片在浮滑的感觉和响声,骨折块与骨干接触良好,则示骨折

46

片已经复位。

本病传统治法为将骨折复位后用小夹板固定。因其固定不牢靠，常常造成骨折再移位，日久影响肘关节功能。且固定垫置于外髁部，常因加垫过厚或肢体肿胀引起局部皮肤压迫坏死。朱老采用克氏针内固定加铁丝托外固定，固定牢靠，便于早期功能锻炼，综合了中西医两种疗法的优点，符合当代骨科微创治疗的理念。

3. 典型医案 X 光片（图 2 - 40，2 - 41）

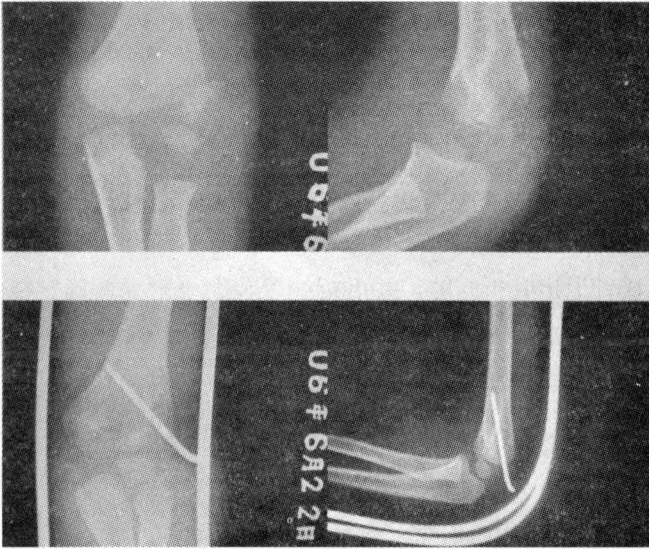

图 2 - 40　典型医案 X 光片（1）

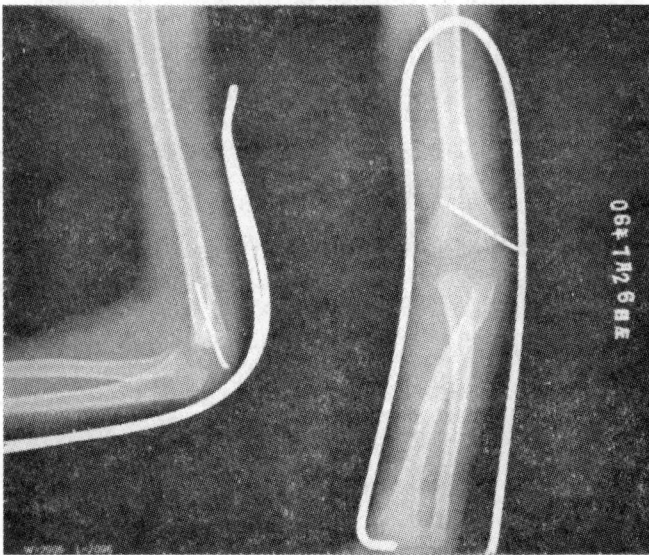

图 2 - 41　典型医案 X 光片（2）

学术篇　第二章　临证创新

十二、撬拨复位肱桡关节穿针石膏外固定治疗桡骨颈骨折

1. 治疗方法

（1）中药辨证论治：治则为活血化瘀消肿止痛。方药用口服消肿止痛胶囊（院内制剂）。

（2）手法（手术）治疗

①手术期处理：术前查血尿常规、血凝试验、肝功能、心电图等，排除手术禁忌，术后拍片、换药、酌情使用抗生素，出院前拍片、带接骨药。

②操作要点：麻醉成功后，患者取坐位，无菌操作，手法触摸确定肱桡关节间隙，用直径2.5mm克氏针于肱桡关节间隙沿桡骨近端外侧轴线向下移约1.5cm经皮刺入骨折断端，在助手轻度内收肘关节的同时，向近端撬起，使倾斜的桡骨小头复位，复位后将克氏针退出骨折间隙，并沿折线轻轻上下触探，确定桡骨小头复位情况，确定复位良好后，屈肘90°、前臂旋后位，用直径2.0mm克氏针自肱骨外髁最高点后内1.5cm处由后向前沿桡骨近段轴线穿针，当手下感到有两次明显的突破感时，再进入约4cm，透视证实复位与固定准确，针尾折弯剪短留皮外，无菌包扎。石膏夹固定肘关节于屈肘90°、前臂旋后位，术毕。

③术后处理：术后3~4周拍片，去除外固定，指导功能锻炼。

2. 临证经验

儿童桡骨颈骨折，其损伤机制多为间接暴力所致，当患儿摔倒时，肘关节伸直，前臂旋前，手掌着地，身体重量和地面反作用力分别沿肱骨及桡骨传至肘关节外侧，肱骨小头与桡骨小头相互撞击，桡骨头颈部不能承受巨大力量而发生骨折，桡骨小头向外移位，使肱桡关节和上尺桡关节功能紊乱，并因桡骨头颈外侧缘承受冲力较大，常发生不同程度的嵌插，呈歪戴帽征象。当外力继续增大时，肘外侧失去了原来的支撑作用，肘关节过度外翻及后伸，造成肱骨内上髁撕脱骨折及尺骨鹰嘴骨折，甚至肘关节脱位。如不及时治疗，易造成肘关节发育异常，影响肘关节旋转功能。对于无移位和轻度移位的骨折可行手法推挤桡骨小头复位，屈肘90°铁丝托外固定3~4周后，进行功能锻炼。对于桡骨小头倾斜角及侧方移位较大的骨折，采取经皮钢针撬拨，利用杠杆原理复位的方法治疗，易被广大医务人员所接受。朱老认为，桡骨小头倾斜角大于30°的骨折均可采取经皮钢针撬拨复位，特别对于桡骨小头倾斜大于60°或伴有肘关节脱位的骨折，由于桡骨颈外侧缘常有不同程度嵌插和压缩，关节周围的关节囊被撕裂破坏，复位后桡骨小头外侧失去原有桡骨颈的支撑作用，多为不稳定型；同时患儿大多具有好动的特点，临床上常会发生桡骨小头复位后再

移位倾斜，影响了治疗效果。朱老利用1枚直径2mm钢针，于肱骨外髁后侧通过肱骨小头，顺桡骨方向穿针固定桡骨小头，有效地防止桡骨小头再移位，稳定了肘关节的正常对位关系，而进入骨内钢针的容积只占骺板总容积很小的一部分，对骺板的发育几乎没有影响。本法治疗桡骨颈骨折，避免了反复手法复位对周围软组织的损伤及手术切开复位时对局部血液循环的破坏及骨骺损伤，具有复位良好、操作简单、固定牢靠、损伤小等特点，值得临床推广。

在临床应用中，应注意以下几点：术前应仔细阅片，术中应扣清桡骨小头移位情况，选好撬拨针的进针点及进针方向，避免损伤桡神经。穿针内固定时，应力求一次性成功，避免多次穿针，影响骺板发育。术后拔针前辅以坚强石膏外固定，绝对禁止肘关节活动，防止钢针断裂。

3. 典型医案X光片（图2-42，2-43）

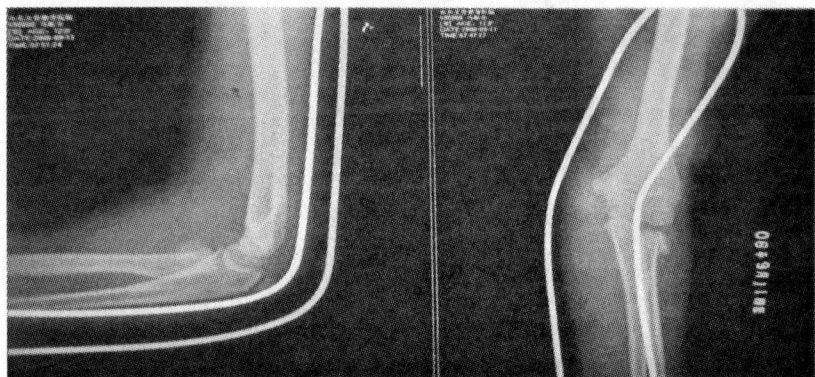

图2-42 典型医案X光片（1）

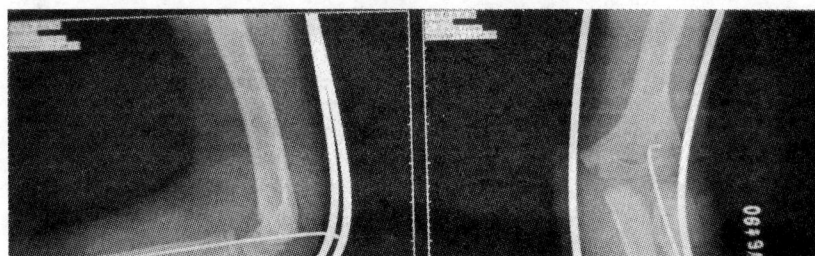

图2-43 典型医案X光片（2）

十三、闭合复位穿针夹板铁丝托外固定治疗尺桡骨多段骨折

1. 治疗方法

（1）中药辨证论治：治则为活血化瘀消肿止痛。方药用口服消肿止痛胶囊（院

内制剂）。

（2）手法（手术）治疗

①手术期处理：术前查血尿常规、血凝试验、肝功能、心电图等，排除手术禁忌，术后拍片、换药、酌情使用抗生素，出院前拍片、带接骨药。

②操作要点：臂丛神经阻滞麻醉；患者坐位，常规消毒铺巾，无菌操作；取直径2.5mm克氏针自桡骨远端背侧lister结节外侧进针，边进针边调节方向，直至克氏针进入远折端髓腔，并沿髓腔向近端滑行达第一折段断端，两助手分别握持右腕及肘关节，行对抗拔伸牵引。术者以体位牵转、推挤提按、相向回绕、夹挤分骨等手法整复桡骨骨折。复位满意后，用骨钻带动克氏针进入近端髓腔达第二折段断端，依次复位与固定各段骨折，直至克氏针达桡骨小头关节面远侧约1cm。另外取一直径3.0mm的钢针，自尺骨鹰嘴钻入尺骨近折端髓腔，术者采用推挤提按、夹挤分骨等手法复位尺骨骨折，透视复位满意后，将钢针击入远折端髓腔达尺骨小头近侧约1cm，针尾折弯剪短埋入皮下。针孔无菌纱布包扎。两助手分别握持腕部及小指，对抗拔伸牵引，矫正骨折短缩移位，术者于骨折端背侧突起成角处向掌侧按压，矫正成角畸形，再将近折端骨块推向尺侧，矫正侧方移位，维持复位，用直径2.0mm克氏针自尺侧向桡侧通过下尺桡关节固定。针尾折弯剪短置于皮外，针孔无菌包扎；夹板结合铁丝托外固定，腕颈带悬吊患肢于屈肘90°位。术毕。

2. 临证经验

前臂多段骨折，属极不稳定骨折，多因强大暴力所致，骨折端错位明显，治疗上目前尚无理想的方法，单纯闭合复位小夹板固定，不但难以达到满意的复位，而且易发生再移位，导致畸形愈合而遗留前臂旋转功能障碍；切开复位内固定，存在着创伤大，易感染和因过多的剥离骨膜，破坏维持骨折稳定的内在因素和局部血液循环，特别是中间一段变成了游离骨，易造成骨折的延期愈合或不愈合。采用麻醉下手法复位经皮穿针内固定治疗前臂多段骨折，通过临床观察，我们认为具有以下优点：操作方便，成功率高。前臂的肌肉一般不很丰厚，手下感觉清楚，只要掌握先易后难复位和穿针的原则，再结合X线透视，一般都能成功，固定可靠。本法利用克氏针作为髓内固定以控制骨折端的侧方移位和成角，配合压力垫和小夹板外固定，以恢复尺桡骨向背侧的生理弧度，增加克氏针的抗弯强度和有效控制前臂旋转，愈合早，功能恢复快。本法不切开皮肤和软组织，减轻了损伤，因保留了包绕骨骼周围的肌肉和骨膜，起到了一个内夹板的作用，增加了骨折的稳定，而且局部骨膜完整，血液循环良好，加上肌肉纵向收缩的压应力，可使骨端产生持续纵向的挤压力而紧密吻合，有利于骨折的早期愈合。夹板固定一般不超关节，所以功能恢复较快，感染率低。由于骨折复位穿针内固定均在闭合状态下进行，不切开皮肤，降低了感染率，采用本法治疗，住院与否均可，患者的经济负担轻，乐于接受。

采用本法治疗要注意以下几点：选择的病例最好是新鲜的闭合性骨折，开放性骨折创口一段不超1cm为妥。选择的克氏针应小于髓腔，进入髓腔后向前击入时用力要稳而缓，使针沿髓腔的弧度滑行前进，如克氏针较粗，或击入时用力较大，易使针尖刺入髓腔壁而失败，穿针顺序应先易后难，这样一骨穿针成功，可起到杠杆支撑作用，再穿另一骨就比较容易。复位尺骨时远端的助手牵患者的食小指为主，牵拇指为辅；复位桡骨时，牵拇指为主，其余四指为辅。这样牵引力量比较直接，复位容易成功。个别通过手法不能复位者，不宜反复整复，以免加重组织损伤，应分析查找原因，或改用手术治疗。要严格无菌操作，以防感染。

3. 典型医案 X 光片（图 2 - 44）

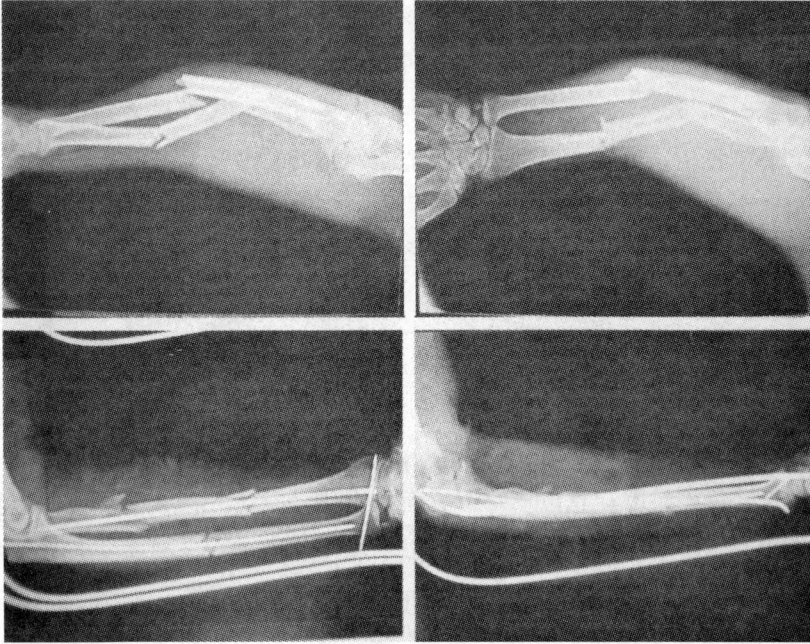

图 2 - 44　典型医案 X 光片

十四、闭合复位弓形钉内固定治疗儿童股骨干二次骨折

1. 治疗方法

（1）中药辨证论治：治则为活血化瘀消肿止痛。方药用口服消肿止痛胶囊（院内制剂）。

（2）手法（手术）治疗

51

①手术期处理：术前查血尿常规、血凝试验、肝功能、心电图等，排除手术禁忌，术后拍片、换药、酌情使用抗生素，出院前拍片、带接骨药。

②操作要点：股神经加坐骨神经阻滞麻醉；患者取仰卧位，无菌操作，用弓形针（3.5×360mm）自股骨外髁距关节面约4cm处避开骺线，进入骨质，并调整方向，使弓形针进入髓腔内并沿髓腔滑行至骨折断端，两助手牵引复位，术者矫正断端移位，对位准确后，将弓形针击入近折端髓腔内，断端稳定，X线检查示断端仍有1/3移位，同法自股骨内髁进入另一枚弓形针，骨折位置好，针尾折弯，剪短，埋于皮下，包扎，石膏超髋关节固定，术毕。

③术后处理：术后1个月拍片，去除外固定，指导功能锻炼；术后2~3月结合临床表现及X片所示骨折愈合情况取出内固定钢针。

2. 临证经验

儿童骨折的特点是愈合快，塑形能力强，故以保守治疗为主，治疗原则是以简单的方法达到并维持骨的正常排列。儿童股骨干骨折治疗方法众多，其中目前使用较为普遍的方法是早期牵引治疗，后期骨折相对稳定后去牵引应用夹板外固定，但存在患儿卧床时间长，较难护理，且易出现皮肤并发症、维持位置难的弊病，骨折也难以达到解剖复位。单纯夹板外固定不能有效地维持复位，易致骨折再移位。而切开复位创伤大，费用高，儿童不宜采用。本例患者初次骨折采用切开复位钢板内固定，钢板取出术后3周即因走路扭伤而致再次骨折，说明切开复位创伤大，骨折愈合不良。近年来，我们普遍采用弓形钉内固定结合外固定治疗儿童股骨干骨折，本法符合"动静结合"的骨折治疗原则，方法简便，痛苦小，复位好，固定可靠，临床上管理容易，能早期进行功能锻炼而不易发生再移位，住院时间缩短，对骨骺的影响小。

运用此法在操作时需注意以下几个方面：①严格执行无菌操作原则，以免发生感染。②手术时麻醉要满意，否则大腿肌肉丰满复位困难。③骨折复位要满意，如不满意则弓形针不能通过骨折端骨髓腔或打到骨质外，达不到固定目的。④弓形针的长度必须自股骨两髁向上通过骨折线10cm以上，短于股骨干全长。⑤穿针方向要尽量与髓腔平行，否则易致穿针后骨折对位不良或无法进入远端髓腔。⑥手术时弓形针不能损伤股骨下端膝关节面，以免造成膝关节活动受限。⑦本方法最适用于股骨中、上段横形骨折，对于股骨下段以及斜形、粉碎型等骨折不宜采用。

3. 典型医案X光片（图2-45，2-46，2-47，2-48）

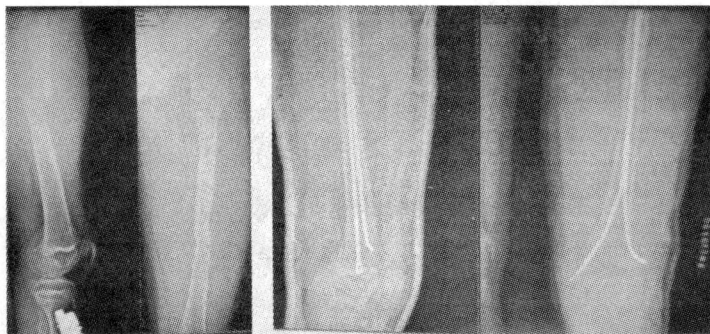

图 2 - 45　典型医案 X 光片（1）

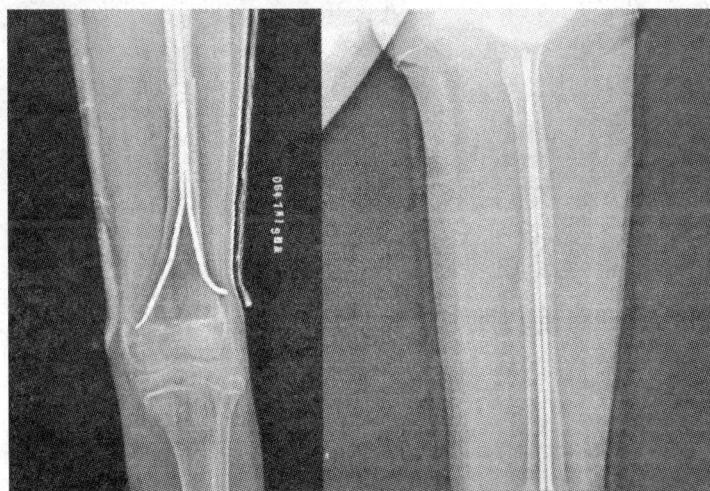

图 2 - 46　典型医案 X 光片（2）

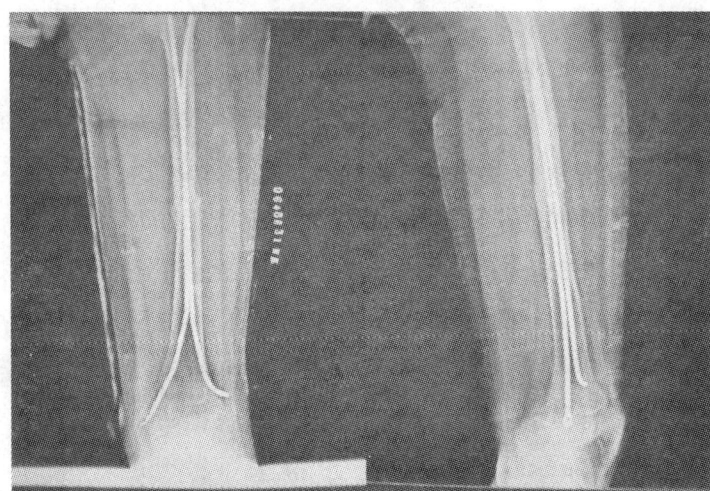

图 2 - 47　典型医案 X 光片（3）

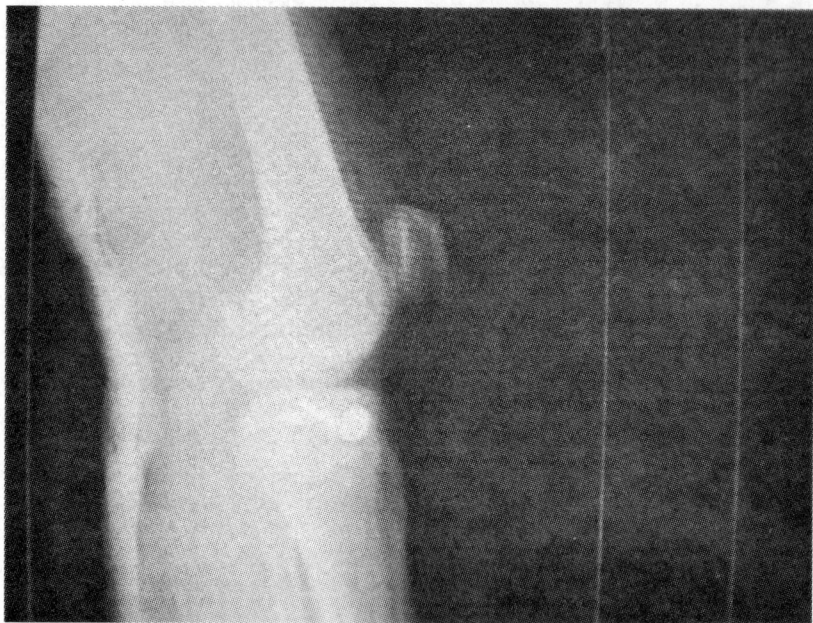

图 2-48　典型医案 X 光片（4）

十五、闭合复位自锁钉加钢针内固定治疗胫腓骨多段骨折

1. 治疗方法

（1）中药辨证论治：治则为活血化瘀消肿止痛。方药用口服消肿止痛胶囊（院内制剂）。

（2）手法（手术）治疗（住院）

①围手术期处理：术前查血尿常规、血凝试验、肝功能、心电图等，排除手术禁忌，术后拍片、换药、酌情使用抗生素，出院前拍片、带接骨药。

②操作要点：股神经加坐骨神经阻滞麻醉；患者仰卧位，常规消毒铺巾，无菌操作。选用一枚直径 3mm、长 350mm 的克氏针，自内踝进针，边进针边调节方向，直至克氏针进入远折段髓腔内并沿髓腔滑至断端，手法复位远端第一断端，对位达 2/3 以上，克氏针进入达第二骨折段髓腔内，按此法逐步将其余各段初步复位并使克氏针进入髓腔内，此时，各段仍存在不同程度移位。取右膝前髌骨下极与胫骨结节间沿韧带走行方向做纵切口，长约 4cm，逐层切开皮肤、皮下组织、腱周膜，自髌韧带中部纵向切开、显露，自胫骨结节上缘，用三棱锥钻孔，用扩髓器扩髓，胫骨自锁髓内钉（型号：345mm×10mm）自骨孔中进入胫骨近折段髓腔内，边进入，克氏针边随之后退，在克氏针引导下胫骨自锁钉逐段进入并矫正残余移位，直至髓内钉进入达最远段髓腔内，同时自远端进入的克氏针已退出，透视下复位好，将侧

翼分开，骨折端稳定。以 1 枚直径 2.5mm 钢针于近折端骨折线处局部固定。另用 1 枚直径 2.5mm 的克氏针自外踝尖处进针，进入腓骨远折段髓腔内，采用按压提按手法使腓骨逐段复位后髓腔内固定，针尾折弯剪短留皮下。冲洗切口，逐层缝合，石膏夹外固定。

③术后处理：术后 1 个月拍片，去除外固定，指导功能锻炼；术后半年左右结合临床表现及 X 片所示骨折愈合情况取出内固定物。

2. 临证经验

胫骨多段骨折多数为高能损伤，如汽车撞伤、车轮碾压伤、重物压伤、机器绞伤等，胫骨前内位置表浅，骨折端易刺破皮肤，故以开放性骨折多见。骨折呈 3 段或 3 段以上，不规则，常伴有腓骨骨折，极不稳定。胫骨的血供较其他有丰富肌肉包裹的骨骼差，常发生延迟愈合、不愈合和感染。由于踝部和膝部为铰链关节，骨折后旋转畸形不易调理，故亟待寻找一种创伤小、固定牢、血供破坏小、促进骨折愈合的治疗方法。

胫骨多段骨折治疗方法较多，各有利弊，常用方法有以下几种：①跟骨牵引加小夹板外固定：此方法适宜卧床时间长，特别是老年人长期卧床易产生较多并发症。②管型石膏固定：本法塑形欠佳，尤其是肿胀消退后需反复更换石膏，且下地负重晚，愈合慢，并发症多。③钢板内固定：所需钢板较长，骨膜剥离较广泛，易致骨折不愈合、延迟愈合或感染。

髓内扩张自锁钉的优点：①胫骨下段周围软组织覆盖少，骨折发生后软组织损伤明显，自锁钉通过中轴固定，不增加小腿局部容积，减少感染的机会。②自锁钉符合髓腔生理特点，在胫骨结节、胫骨干和胫骨远端松质骨内形成三点固定，加之自身角度的存在，增加了自锁钉与髓腔壁嵌合长度与紧密程度，内钉侧刃及张开翼与胫骨髓腔壁紧密嵌合，可有效地防止骨折远端旋转移位及成角，达到了骨折坚强内固定。③闭合穿钉或小切口开放穿钉，对骨折端软组织、骨膜以及血液循环干扰破坏小，为骨折愈合提供了良好生物学环境。④自锁钉通过胫骨干中轴固定，所受应力最小，是一种弹性固定，具有一定强度，又能保持骨折愈合所需的生理应力刺激，维持了骨折愈合所需要的力学环境。⑤自锁钉的作用相当于内夹板，符合生物力学原理，是治疗胫骨骨折的最佳固定方式。⑥操作简便，手术时间短，术中出血较少，术后功能恢复完全，并发症少。

3. 典型医案 X 片（图 2-49）

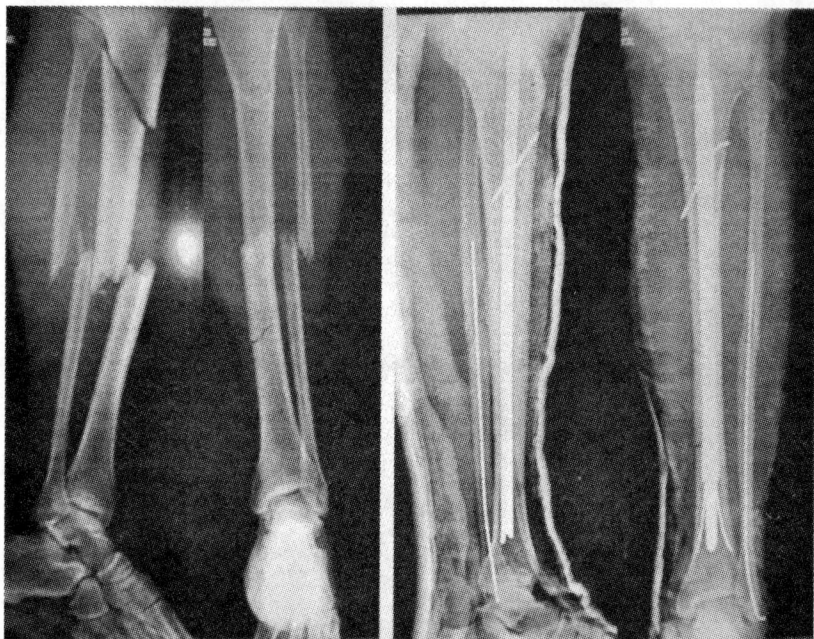

图 2-49　典型医案 X 光片

十六、闭合复位钢针空心钉联合固定治疗三踝骨折

1. 治疗方法

（1）中药辨证论治：治则为活血化瘀消肿止痛。方药用口服消肿止痛胶囊（院内制剂）。

（2）手法（手术）治疗

①围手术期处理：术前查血尿常规、血凝试验、肝功能、心电图等，排除手术禁忌，术后拍片、换药、酌情使用抗生素，出院前拍片、带接骨药。

②操作要点：股神经加坐骨神经阻滞麻醉；患者仰卧位，常规消毒铺巾，无菌操作；远近端两助手行对抗拔伸牵引。术者自外踝后外方向前内侧推挤复位，复位成功后，取直径2.5mm克氏针自外踝尖端打入腓骨髓腔内固定，另取一4.5mm×4.5mm钛制空心钉，自外踝骨块后外侧向前上方通过下胫腓联合拧入胫骨内固定外踝骨块，取一枚直径2.5mm克氏针自内踝尖处钻入内踝骨块，骨块复位后，克氏针进入胫骨远端固定；另取一3.5mm×4.0mm钛制空心钉自内踝尖处拧入加压固定。X线透视下复位固定满意，针尾折弯剪短埋入皮下。针孔无菌纱布包扎，石膏外固定。术毕。

③术后处理：术后1个月拍片、去除外固定、指导功能锻炼；术后1～2月结合临床表现及 X 片所示骨折愈合情况取出内固定物。

2. 临证经验

踝关节骨折属关节内骨折，治疗中应使骨折解剖复位，可靠固定，如关节面对位不良，踝穴增宽或变窄都会引起负重疼痛，关节不稳、松动或运动受限，日久发生创伤性关节炎。对于踝关节骨折脱位的治疗以往诸多学者皆以内踝为中心，忽视外踝的重要性，在治疗中把内踝的复位固定视为重点，强调恢复内踝与距骨的解剖关系，恢复距骨与胫骨远端关节面的关系，而忽视了外踝与距骨的关系。朱老经过长期临床观察认为，外踝骨折的治疗是踝关节骨折损伤的关键。因此在整复及固定时遵循以下原则：先整复外踝骨折并以 1 枚钢针髓内固定，再以 1 枚空心钉固定下胫腓联合，奠定踝穴稳定的基础。外踝复位后，向内侧推挤距骨复位，再复位内踝骨折，以空心钉和钢针联合固定，恢复踝穴和距骨的解剖关系。三踝骨折使踝穴破坏、距骨脱位及相关韧带损伤。恢复踝穴的稳定性，是保证距骨稳定复位及损伤韧带修复的基础。本例后踝骨块较小，对踝穴的稳定性无明显影响则不予处理，如骨块较大，超过了胫骨下端关节面的1/3，则以钢针经皮固定。

本法除具备闭合穿针的一般优点外，如损伤性小、感染率低等，又通过空心钉经皮加压固定，较一般穿针方法的固定力量增强，使踝关节抗旋转、侧方移位能力提高，便于早日下床行康复锻炼；本法对踝部小骨折块可减少克氏针的固定数量，并易与石膏外固定相配合，增强疗效。通过早期功能锻炼，可有效促进三踝骨折的愈合，踝关节功能的恢复，远期效果满意，适宜推广。

3. 典型医案 X 光片 （图 2 –50，2 –51，2 –52）

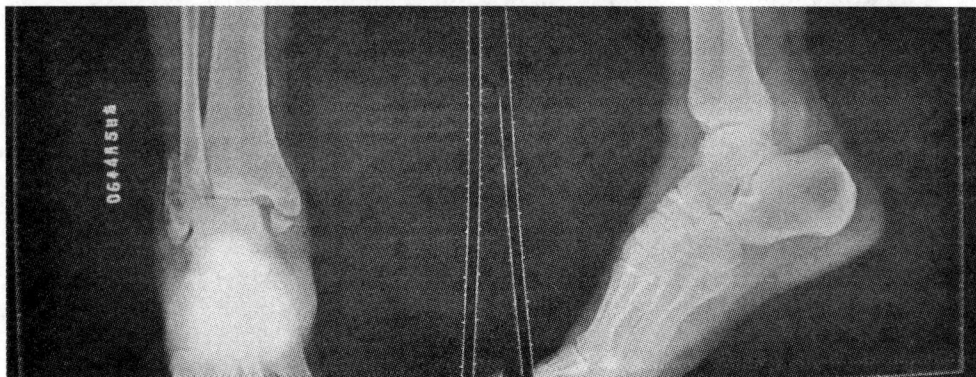

图 2 –50 典型医案 X 光片 （1）

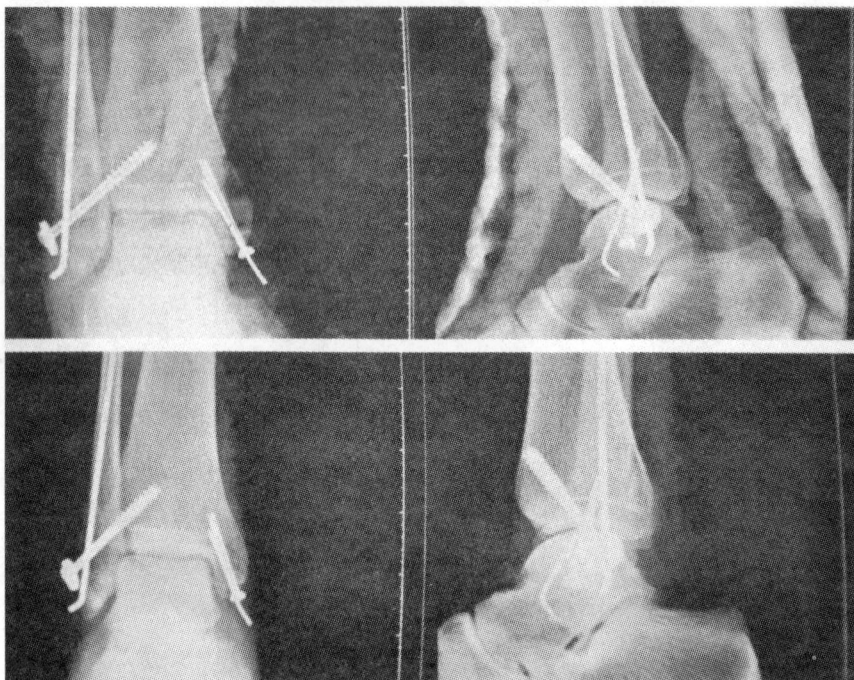

图 2 - 51　典型医案 X 光片（2）

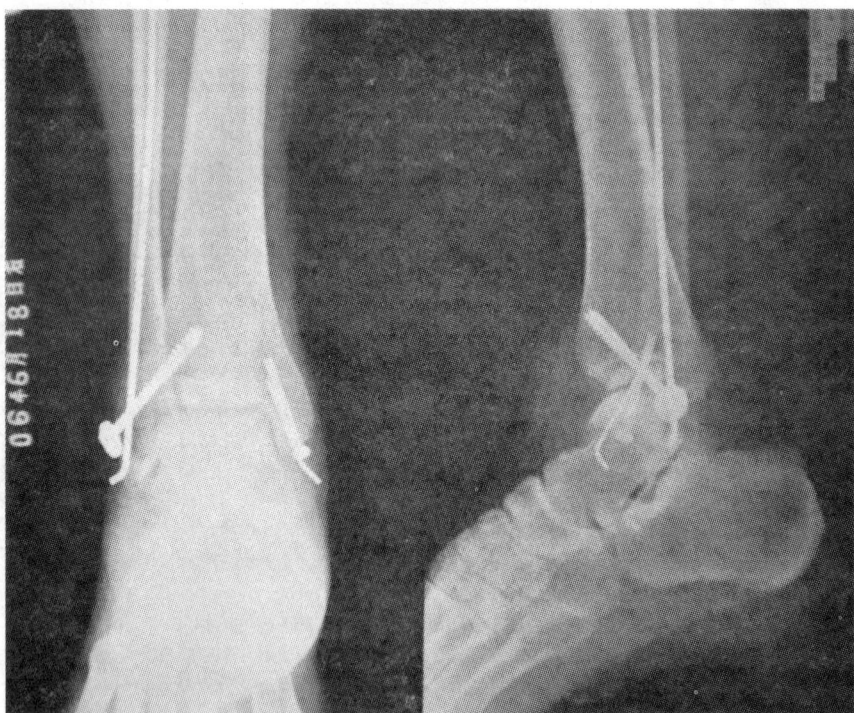

图 2 - 52　典型医案 X 光片（3）

第三章 方药心裁

骨伤虽以局部为主，但整体机能亦不可忽视，所以朱老治疗骨伤不仅重手法，亦重整体的调整，辨证用药。朱老认为，初期骨折局部青紫肿胀属气血瘀滞，因气为血帅，血载气行，气伤则帅血无力，血伤则无以载气，故伤气必及血，伤血亦必及气，以致气滞血瘀，在早期治疗上必须活血与行气兼顾，治宜活血化瘀，行气止痛。中期骨折损伤症状改善，肿胀瘀阻渐趋消退，疼痛逐步减轻，但瘀阻未尽，治宜续筋接骨、和营生新，濡养筋骨为主。后期瘀肿已消，但筋骨尚未恢复，加上久病必虚，治宜坚骨壮筋，舒筋活络，温通经络。是以早期行气血，中期续筋骨，后期补肾壮骨，大法既定，临床无不效验，这三期之治也是朱老的经验之谈。

朱老在博采众方的基础上，结合自己的临床经验，编创了骨折三期治疗的系列方药，在其担任院长期间，建成了现代化的院办药厂，将这些方药制成了院内制剂，使患者服用更加方便，收到了显著的经济及社会效益。

一、骨伤早期方药：消肿止痛胶囊

【成分】丹参、当归、赤芍、醋延胡索、土鳖虫等。

【性状】本品为胶囊剂，内容物为浅棕黄色粉末，气香，味微苦，有清凉感。

【主治功能】活血祛瘀，消肿止痛。用于跌打损伤、瘀血肿痛及闪腰岔气、筋脉不舒之疼痛。

【规格】每粒0.3g。

【用法用量】用黄酒或温开水送服。一次6~8粒，一日2~3次，或遵医嘱。

【不良反应】尚不明确。

【禁忌】孕妇、月经过多及伴有其他出血倾向者禁用。

【注意事项】服药期间如有过敏或其他不适症状，应立即停药。

【贮藏】密封，置阴凉处。

【包装】铝塑泡罩包装，12粒×4板/盒。

【有效期】24 个月。

【执行标准】鲁药制 ZBZ1319。

【批准文号】鲁药制字再 Z10080013。

二、骨伤中期方药：接骨药丸

【成分】续断、烫骨碎补、土鳖虫、炒甜瓜子等。

【性状】本品为棕褐色水丸；气微，味微苦。

【功能主治】补益肝肾，活血化瘀，续筋接骨。用于早、中、后期的各类骨折的愈合。

【规格】每包 6g。

【用法用量】口服，每晚 1 次，一次 6g；或遵医嘱。

【不良反应】服药期间偶可引起恶心、食欲减退等。

【禁忌】孕妇及月经过多者禁用。

【注意事项】服药期间如有过敏或其他不适症状，应立即停药。

【贮藏】密封。

【包装】复合膜包装，6g×10 包/盒。

【有效期】24 个月。

【执行标准】鲁药制 ZBZ1318。

【批准文号】鲁药制字再 Z10080012。

三、骨伤后期方药：正骨伸筋胶囊

【成分】炒地龙、制马钱子、烫骨碎补、桑寄生等 8 味药。

【性状】本品为胶囊剂，内容物为黄棕色粉末；味苦。

【功能主治】舒筋通络，活血祛瘀，消肿止痛。用于血瘀络阻引起的各种骨折后遗症及颈椎病、肥大性脊柱炎、慢性关节炎、坐骨神经痛、肩周炎等。

【规格】每粒装 0.33g。

【用法用量】口服，一次 3 粒，一日 3 次，饭后服用或遵医嘱。

【不良反应】尚不明确。

【禁忌】孕妇和哺乳期妇女禁用。

【注意事项】服药期间如有过敏或其他不适症状应立即停药。

【贮藏】密封。

【包装】铝塑泡罩包装，10 粒×4 板/盒。

【有效期】24个月。

【执行标准】鲁药制 ZBZ0795。

【批准文号】鲁药制字再 Z10080006。

四、其他自产药物

1. 复方蜈蚣颗粒

【成分】蜈蚣、土茯苓、黄芪、全蝎等9味药。

【性状】本品为灰褐色至棕褐色颗粒；气微，味辛、微苦。

【功能主治】解毒散瘀，扶正托里。主治骨髓炎。

【规格】每袋装6g。

【用法用量】口服，一次6g，一日3次；或遵医嘱。

【不良反应】尚不明确。

【禁忌】尚不明确。

【注意事项】①忌食生、冷、辛、辣刺激性食物。②服药期间如有过敏或其他不适症状，应立即停药。

【贮藏】密封。

【包装】复合膜包装，10袋×6g/盒。

【有效期】24个月。

【执行标准】鲁药制 ZBZ0796。

【批准文号】鲁药制字再 Z10080007。

2. 消痛颗粒

【成分】乌梢蛇（酒制）、羌活、独活、威灵仙、制马钱子等29味药。

【性状】本品为黄褐色颗粒，气微腥，味苦。

【功能主治】补肝肾，强筋骨，祛风散寒，活血止痛。用于骨质增生、腰肌劳损、筋骨疼痛及骨折恢复期。

【规格】每袋6g。

【用法用量】温开水或黄酒送服，一次6g，一日2次；或遵医嘱。

【不良反应】尚不明确。

【禁忌】孕妇忌服。

【注意事项】服药期间如有过敏或其他不适症状，应立即停药；运动员慎用。

【贮藏】密封。

【包装】复合膜包装，20袋×6g/盒。

【有效期】24 个月。

【执行标准】鲁药制 ZBZ0798。

【批准文号】鲁药制字再 Z10080009。

3. 骨质增生颗粒

【成分】盐杜仲、续断、木瓜、当归、赤芍等。

【性状】本品为黑褐色或棕褐色颗粒；气微腥，味咸。

【功能主治】补肾壮骨，活血祛瘀，疏风通络。用于颈椎、胸椎、腰椎、膝关节、跟骨增生及风寒痹引起腰腿酸痛等症。

【规格】每袋 6g。

【用法用量】黄酒二两兑水一两烧开后冲服，颈及胸椎增生饭后服，腰、膝、跟骨增生及风寒痹症饭前服。一日 2 次，一次 6g，或遵医嘱。

【不良反应】尚不明确。

【禁忌】尚不明确。

【注意事项】①青光眼患者忌用，严重高血压及胃溃疡者慎用；②服药期间如有过敏或其他不适症状，应立即停药。

【贮藏】密封。

【包装】复合膜包装，6g×10 袋/盒。

【有效期】24 个月。

【执行标准】鲁药制 ZBZ1322。

【批准文号】鲁药制字再 Z10080016。

4. 展筋活血药酒

【成分】制乌梢蛇、制川乌、制草乌等 19 味药。

【性状】本品为红黄色或棕红色的澄清液体，气芳香，味辛、微麻。

【功能主治】疏风散寒，舒筋活血。用于风、寒、湿、痹引起的腰腿疼痛、四肢麻木、关节肿痛以及损伤后期关节疼痛等。

【规格】每瓶 500ml。

【用法用量】口服，一次 20～30ml，一日 2 次；或遵医嘱。

【不良反应】尚不明确。

【禁忌】尚不明确。

【注意事项】小儿、孕妇、心脏病及高血压患者慎用，对乙醇过敏者忌用。

【贮藏】密封。

【包装】玻璃瓶包装。

【有效期】24 个月。

【执行标准】鲁药制 ZBZ0794。

【批准文号】鲁药制字再 Z10080005。

5. 军术膏

【成分】生大黄、苍术、炉甘石等。

【性状】本品为棕褐色膏状物。

【功能主治】解毒化瘀，祛腐生肌。用于创伤感染、褥疮、烧烫伤及各种化脓性感染。

【规格】每盒 50g。

【用法用量】外用，将药膏涂于脱脂棉或纱布上，敷患处，包扎。

【不良反应】尚不明确。

【禁忌】尚不明确。

【注意事项】尚不明确。

【贮藏】密闭，置凉暗处（不超过 20℃）。

【包装】塑料盒包装。

【有效期】24 个月。

【执行标准】鲁药制 ZBZ1321。

【批准文号】鲁药制字再 Z10080015。

6. 活血通络搽剂

【成分】醋乳香、醋没药、红花、当归、制马钱子等。

【性状】本品为红棕色澄清溶液。

【功能主治】活血化瘀，祛风通络，消肿止痛。用于各种慢性软组织损伤所致的关节、肌肉疼痛、肿胀屈伸不利，慢性腰腿痛。风寒湿痹所致的颈、肩、腰、膝麻木冷痛及骨质增生等所致肿痛。

【规格】每瓶装 30ml。

【用法用量】外用，喷涂患处，一日数次。或遵医嘱。

【不良反应】尚不明确。

【禁忌】急性损伤、有瘀血者，化脓性皮炎、皮肤裂伤、对乙醇过敏者及孕妇禁用。

【注意事项】①仅供外用，切忌内服。②用药期间如有过敏或其他不适症状，应立即停药。

【贮藏】密封。

【包装】塑料瓶包装。

【有效期】24个月。

【执行标准】鲁药制 ZBZ1320。

【批准文号】鲁药制字再 Z10080014。

7. 骨瘘康颗粒

【成分】熟地黄、烫骨碎补、土鳖虫、鹿角霜、鹿角胶、盐杜仲等17味药。

【性状】本品为棕褐色颗粒，气微，味微苦。

【功能主治】填精补髓，强壮筋骨，活血化瘀，疏通活络。主治Ⅰ、Ⅱ期股骨头无菌性坏死。

【规格】每袋9g。

【用法用量】口服，饭前温开水送服，一次9g，一日2次，或遵医嘱。

【不良反应】尚不明确。

【禁忌】尚不明确。

【注意事项】①忌烟、酒及生、冷、辛、辣刺激性食物。②服药期间如有过敏或其他不适症状应立即停药。

【贮藏】密封。

【包装】复合膜包装，20袋×9g/盒。

【有效期】24个月。

【执行标准】鲁药制 ZBZ0797。

【批准文号】鲁药制字再 Z10080008。

8. 赤木洗剂

【成分】苏木、红花、海桐皮、伸筋草等9味药。

【性状】本品为浅黄色至棕色的粗粉。

【功能主治】活血祛瘀，祛风除湿，温经散寒，通痹止痛。用于各种骨及关节损伤，劳损、骨折后期功能康复及风寒湿痹等病症。

【规格】每包装100g。

【用法用量】外用，取一包，加开水约2kg浸泡，待温度降至人体能够耐受时，烫洗患处，一日数次。每包可重复加温使用10次，或遵医嘱。

【不良反应】尚不明确。

【禁忌】尚不明确。

【注意事项】①有皮肤破溃处禁用。②用药期间如有过敏或其他不适症状应立即停药。

【贮藏】 密封。

【包装】 医用无纺布加塑料袋包装。

【有效期】 24 个月。

【执行标准】 鲁药制 ZBZ0799。

【批准文号】 鲁药制字再 Z10080010。

临床篇

第四章 关节损伤

第一节 股骨颈骨折

【概述】

　　股骨颈骨折多发生于老年人，女性发生率高于男性。造成老年人发生骨折有2个基本因素，内因是骨强度下降，多由于骨质疏松，双量子密度仪证实老年人股骨颈部张力骨小梁变细，数量减少甚至消失，最后压力骨小梁数目也减少，加之股骨颈上区滋养血管密布［据200根成人股骨颈上区观察测量平均14.6±0.22（标准差为3.1）］，均可使股骨颈生物力学结构削弱，股骨颈脆弱。另外，因老年人髋周肌群退变，反应迟钝，不能有效地抵消髋部有害应力，加之髋部受到应力较大（体重2～6倍），局部应力复杂多变，因此不需太大暴力，就能导致骨折。而青壮年股骨颈骨折，往往由于严重损伤所致。另外股骨头的血运情况也是造成骨折不愈合和股骨头坏死的原因之一。

　　由于老年人多有不同程度的骨质疏松，而女性活动相对男性少，且由于生理代谢的原因骨质疏松发生较早，故即使受伤不重，也会发生骨折。Atkin认为84%的股骨颈骨折患者，有不同程度的骨质疏松，Barth等人给股骨颈骨折患者做人工关节置换术时，取下股骨内侧皮质进行组织学观察，与对照组相比，发现骨单位明显减少，哈弗管变宽。Frangakis研究了老年女性股骨颈骨折与骨质疏松的关系，认为在65岁女性中，50%的骨骼矿物质含量低于骨折临界值。在85岁女性中，100%的骨骼矿物质含量低于骨折临界值。目前普遍认为，尽管不是唯一因素，骨质疏松是引起股骨颈骨折的重要原因，甚至有些学者认为，可以将老年人股骨颈骨折看作病理骨折。骨质疏松的程度对于骨折的粉碎情况（特别是股骨颈后外侧粉碎）及内固定后的牢固与否有直接影响。

大多数老年人股骨颈骨折创伤较轻微,年轻人股骨颈骨折则多为严重创伤所致。Kocher 认为损伤机制可分为 2 种:①跌倒时大粗隆受到直接撞击。②肢体外旋。在第二种机制中,股骨头由于前关节囊及髂股韧带牵拉而相对固定,股骨头向后旋转,后侧皮质撞击髋臼而造成颈部骨折。此种情况下,常发生后外侧骨皮质粉碎。年轻人中造成股骨颈骨折的暴力多较大,暴力沿股骨干直接向上传导,常伴软组织损伤,骨折也常发生粉碎。

【分类】

股骨颈骨折分类方法有多种,概括起来可分为 3 类:①根据骨折的解剖部位;②根据骨折线的方向;③根据骨折移位程度。具体由临床医师根据各个分类来指导治疗方案。

【治疗原则】

目前对本病尚无有效的预防措施,预防重点在防止并发症的发生上。主要提倡早期无创伤的解剖复位,选择合理有效的内固定器材及方法,减少局部血供破坏,改善血流灌注促使骨折早期愈合,恢复和建立跨越骨折线的血管迅速参与坏死骨的修复,避免股骨头坏死的发生。在选择治疗方法以前,首先要了解伤者的全身情况,特别是老年人要注意全面检查血压、心、肺、肝、肾等主要脏器功能,结合骨折全面考虑。股骨颈骨折愈合较慢,平均需 5~6 个月,而且骨折不愈合率较高,平均为15% 左右。影响骨折愈合的因素和年龄、骨折部位、骨折类型、骨折和移位程度、复位质量以及内固定坚强度有关。

【治疗方法】

1. 单纯内固定

股骨颈骨折,因其较高的骨折不愈合率和股骨头坏死率一直没有得到很好的控制而被称为未解决的骨折。目前对股骨颈骨折应首选哪种治疗方法在国内外尚存在争议。年轻患者的股骨颈骨折,由于其股骨头松质骨密度较高,对内固定螺纹钉的把持力较强,固定较牢靠,而且关节置换为时过早,因此内固定治疗为公认的首选治疗方法。早期多选择三刃钉内固定、多针内固定;但近年来多选择可折式螺纹钉内固定、空心钉内固定、DHS 内固定。

影响骨折愈合的因素很多,比如年龄、治疗时间、骨折错位程度、颈后方粉碎骨片、复位质量、内固定方法、关节内压力、负重等。骨折错位越严重，其愈合越困难，这已是大家所公认的影响骨折愈合的重要因素。在判断骨折错位程度时，Garden 分型较为实用。自从 1965 年 Sheck 提出股骨颈后方蝶型骨片以来，这一因素逐渐引起重视。不少报告对其机制及临床意义进行了分析，认为颈后方粉碎性骨折系由向前的成角应力所引起，使股骨颈后方空虚塌陷，失去支持，股骨头向后倾倒，骨折及内固定极不稳定，成为影响骨折愈合的不利因素。但是，颈后粉碎骨折片往往在术前的 X 线片上不易被发现，而在术中复位后的 X 线侧位片上才可清楚地显示出来，这就使颈后方骨折的发生率远较术前所判断者为高，进而影响术前对骨折愈合的判断。

骨折复位质量不但直接影响骨折愈合，且在骨折愈合后，与股骨头是否发生缺血坏死亦密切相关。在复位质量中，影响最明显者为股骨头的旋转。判断方法多以 Garden 指数为标准。正常情况下，X 线正位片上可见股骨头内侧骨小梁与股骨干成 160° 夹角，在侧位片上股骨头与股骨颈的轴线呈 180° 夹角。正常的 Garden 指数记录为 160/180。Garden 对 406 例股骨颈骨折复位后的对位指数进行了测量，对照其最终临床随诊结果，发现对位指数正常者均未发生股骨头缺血坏死；骨折复位越接近正常对位指数，坏死率越小；而正位 X 线片角度 <150°或 >185°者，坏死率为 100%。

2. 内固定同时植骨

对于愈合较困难或陈旧性骨折，为了促进其愈合，于内固定同时植骨，植骨方法有两种：①游离植骨：如取腓骨或胫骨条由大转子下插入股骨头，或用松质骨填充骨缺损等。②带蒂植骨：较常用的是缝匠肌蒂骨瓣植骨术。随着显微外科技术的进展，已开展带血管蒂植骨术。如旋髂深动脉骨瓣的骨移植术。但植骨只能增加愈合率并不能减少坏死率。

3. 人工关节置换术

老年人的股骨颈骨折，因骨质疏松而致骨质的把持力减弱，不适合内固定治疗。但是若以年龄为治疗方法选择的标准，也不适合所有的患者。对于老年人（65 岁以上），人工关节置换术是一种很好的治疗方法，随着手术技术和器械的改进，手术风险已明显减少。合并严重急性脏器功能障碍或近半年内有急性心脑血管疾病发病者为手术禁忌证。

人工关节置换的适应证：

①60 岁以上的老年人，股骨颈头下型骨折，移位明显，愈合有困难。

②股骨颈头下型粉碎性骨折。

③股骨颈陈旧性骨折不愈合或股骨颈已被吸收。

④不能配合治疗的股骨颈骨折患者，如偏瘫、帕金森综合征或精神病患者。

⑤成人特发性或创伤性股骨头缺血性坏死范围大，而髋臼损伤不重，用其他手术又不能修复者。

⑥不应行刮除植骨术的股骨颈良性肿瘤。

⑦股骨颈原发性或转移的恶性肿瘤或致病理性骨折，为减轻患者痛苦，可以手术置换。

【经验传承】

（一）空心加压螺纹钉治疗股骨颈骨折 42 例

股骨颈骨折在临床中较常见，占股骨近端骨折的 53%。股骨颈骨折后股骨头内血流灌注遭到损害，出血又使关节囊内压力增高，关节囊血供受到不同程度的损害，由此所致骨折不愈合与股骨头缺血坏死是股骨颈骨折治疗中尚未解决的两大严重并发症。因此股骨颈骨折的治疗应针对具体情况，实施合理的治疗方案，尽可能减少并发症的发生。自 2004 年 3 月～2007 年 2 月应用空心加压螺纹钉治疗股骨颈骨折 42 例，疗效满意。

1. 临床资料

本组 42 例均为外伤所致闭合性新鲜骨折，其中男 19 例，女 23 例；年龄 36～72 岁，平均 52.4 岁；左侧 16 例，右侧 26 例；骨折类型：按 Garden 分型，Ⅰ型 3 例，Ⅱ型 9 例，Ⅲ型 26 例，Ⅳ型 4 例；致伤原因：摔伤 25 例，交通伤 10 例，坠落伤 7 例。患者接受手术时间为伤后 6 小时～9 天。

2. 治疗方法

（1）术前准备：患者入院后进行全身系统检查，对患者的重要脏器机能和手术风险进行术前评估，若能接受手术者立即行手术治疗。合并有内科疾病者，行胫骨结节骨牵引，经对症治疗，待病情稳定后行手术治疗。

（2）手术方法：手术在 C 形臂 X 线机透视下施行。硬膜外麻醉成功后，患者仰卧在有下肢牵引架的骨科手术床上，患肢行对抗牵引闭合复位，经 C 形臂 X 线机透视骨折端达到解剖复位，将患肢伸直外展 20°，内旋 20°～30°固定于足托上。常规消毒皮肤，铺无菌巾单。如复位不理想即行撬拨复位，将直径 3.5～4.0mm 骨圆针于远折端前方距骨折线 1.0cm 处且与皮肤成 40°～50°进针，沿股骨颈方向向上、内、后斜形穿入骨折间隙，以远折端为支点，根据股骨头旋转方向做相应撬拨，直到复位满意。取大粗隆顶点下方 6cm 处作小切口，股骨外侧正中皮质钻入导针 1 枚，在 C 形臂 X 线机监控下，贴近股骨距经骨折线向股骨头方向进针，钻入距股骨头软骨表面 2mm 处。第 2、3 枚导针位于第 1 枚导针上方，分别于股骨前外侧及后外侧同一平面上，相距 1.5cm 处，沿股骨颈方向平行钻入，使 3 枚导针呈倒三角形。C 形臂 X 线机观察进针满意后，用攻丝顺导针攻丝至股骨头表面 5mm 处，选择适宜长度、合适螺纹的螺纹钉套入导针，将螺纹钉旋转拧入股骨颈内，使 3 枚螺钉螺纹端均超过骨折线完全位于股骨头内，旋紧加压促使骨折端紧密对合，拔除导针，手术结束前 C 形臂 X 线机正侧位透视观察骨折位置及各空心钉的情况，以证实骨折端对合固定良好，闭合切口。

（3）术后处理：术后不用外固定，常规抗生素治疗 3~5 天。术后 1 天允许半坐或坐起，可进行踝关节屈伸及股四头肌锻炼，2 周做髋膝不负重屈伸锻炼，6 周后扶拐部分负重行走，3 个月内禁止侧卧、盘腿和负重，3 个月后依据骨折愈合情况确定是否完全负重行走。待骨折愈合后取出内固定螺钉。

3. 治疗结果

42 例均获得随访，时间 16~60 个月，平均 28 个月。术后均未发生切口感染，无肺部感染、泌尿系感染及褥疮等并发症发生，无内固定螺钉断裂发生。40 例骨折愈合良好，未并发股骨头缺血坏死，1 例骨折愈合但并发股骨头缺血坏死，1 例骨折未愈合并发股骨头缺血坏死。参照骨科住院医师手册疗效评定标准评价：优：患肢无短缩畸形，髋关节无疼痛，髋关节活动功能正常。X 光片检查为骨折于解剖位骨性愈合，观察 2 年无股骨头坏死现象。良：患肢无短缩畸形，髋关节偶有疼痛，髋关节活动基本正常。X 光片检查为骨折于功能位骨性愈合，观察 2 年无股骨头坏死现象。可：患肢轻度短缩畸形，髋关节轻微疼痛，髋关节活动轻度受限。X 光片检查为骨折功能位愈合，观察 2 年股骨头出现早期坏死征象。差：患肢短缩畸形，髋关节疼痛剧烈，髋关节内外翻，髋关节活动严重受限。X 光片检查为骨不愈合并股骨头明显坏死。本组优 35 例、良 5 例、可 1 例、差 1 例，优良率 95%。

4. 临证体会

（1）股骨颈骨折为临床常见骨折，虽治疗方法多种多样，仍不能较好地解决骨不连和股骨头坏死两大严重并发症，随着人工关节技术的不断发展，愈来愈多的学者采用人工关节置换术治疗股骨颈骨折，并收到较好的临床效果，亦不存在骨不连和股骨头坏死的问题。但人工假体置换有着不可忽视的缺点是手术创伤大、费用高，随着时间的推移，不可避免地发生假体松动、假体断裂、髋臼磨损、异位骨化等并发症。如应用传统的三翼钉固定对股骨头血运影响较大，不能对骨折断端进行有效加压，甚至会造成断端分离，且单钉固定很难同时对抗股骨颈内侧的压应力和外侧的张应力。多根骨圆针固定，虽然创伤小，但骨折固定不牢固，不能完全克服骨折端的张应力、剪应力及旋转应力，特别是老年骨质疏松的患者，内固定钢针更容易退出，对骨折失去固定作用，因此常导致骨折不愈合及股骨头缺血坏死。因此股骨颈骨折的治疗应本着：首先尽快减轻骨折引起的疼痛，避免长期卧床带来的并发症，早期恢复功能，争取最大限度地达到伤前自理能力。其次，及时诊治并存的脏器疾病，特别是心血管疾病。第三选用操作简单、创伤小、复位固定牢靠，对骨折断端有加压作用的固定器械，可早期进行功能锻炼，对血运干扰小的内固定方法，可有效减少骨不连和股骨头缺血坏死两大并发症。

（2）股骨颈骨折易发生股骨头坏死及塌陷的不良后果，准确早期复位是内固定成功的重要条件，也是骨折愈合的关键，并能有效预防股骨头坏死。受伤时各应力的合力相互作用，导致了远骨折端上移、近骨折端后倾及旋转移位。绝大多数病例经牵引手法复位都能达到解剖复位，而少数复位困难者应行撬拨复位使骨折端达到解剖复位。有资料表明，骨折旋转超过20°时，大部分病例要发生股骨头缺血坏死。如骨折后短时间内解剖复位，变不稳定骨折为稳定骨折，有利于骨折端的再血管化，以改善或重建股骨头的血供，促进骨折愈合，降低股骨头缺血坏死的发生率。因此股骨颈骨折患者一定要力争达到解剖复位。近年来认为绝大多数新鲜骨折的治疗原则应是早期准确复位（6~12小时），对合并内科疾病者，经对症治疗病情稳定后尽早手术治疗。

（3）符合生物力学原理的内固定是骨折愈合的重要条件。由于颈干角及前倾角的存在，作用于股骨头和关节面的生理负荷不是垂直作用于股骨颈的横切面，而是偏离股骨颈的核心之外，因而在股骨颈内侧产生压缩应力，在颈的外侧产生较小的张应力，另外还承受剪应力。临床实践证明，纯压缩应力可促进愈合，张应力可延缓骨折愈合。剪应力则可阻止骨折愈合。因此治疗股骨颈骨折时，如何消除剪应力，增加压缩应力，就具有重要的临床意义。该固定方法按照三角几何平面原则，下面的1枚螺钉注意进针时应前倾10°~15°。正位应尽可能靠近坚强的股骨距，侧位应尽可能在股骨颈正中，另外2枚螺纹钉正位观应尽量靠近股骨颈上方，侧位观应尽可能在股骨颈的前上和后上方，位于张力骨小梁侧，术中应注意钉尖距股骨头关节面5mm为佳。3枚螺钉构成三角形，螺钉拧紧后，具有较强的压力，可扩大压缩应力、消除剪应力。其进钉方向及自身压力可对抗所受张应力，有利于抵抗骨折端剪应力及肌肉收缩时产生的旋转应力，使骨折断端产生有利于骨折愈合的生理应力刺激，促进骨折愈合。

（4）空心加压螺纹钉治疗创伤小，对血供影响小。切开复位内固定因关节囊内血管及自关节囊进入股骨头、颈内的血管均明显损伤，影响骨折愈合，增加了股骨头的坏死率。手术所用空心钉的直径小，均匀分布于股骨颈周边，对股骨头颈损伤小，对血供影响小。术后当骨折断端吸收而产生间隙时，钉的无螺纹部分可向外滑动，使间隙消失，继续保持骨折断端接触，有利于股骨颈的愈合，减少了股骨头的坏死率。从治疗结果看，2 例股骨头缺血性坏死患者为Ⅳ型骨折，骨折损伤重，移位明显。说明及早解剖复位、较小的血管损伤、坚强的内固定是预防骨不连和股骨头缺血性坏死的必要条件。

（5）本法操作简单，易于掌握，手术损伤小，安全可靠，具有并发症少，失败率低，特别对 Garden Ⅰ、Ⅱ、Ⅲ型骨折治疗效果更为满意。骨折线位于头下的 Garden Ⅳ型股骨颈骨折，患者年龄超过 65 岁，以人工关节置换治疗为宜。

（二）闭合复位加压螺纹钉内固定治疗股骨颈骨折

自 1993 ~ 1997 年，作者采用闭合复位可折断式加压螺纹钉内固定治疗股骨颈骨折 483 例，并得到了 2 年以上随访，现将临床观察结果总结报告如下。

1. 临床资料

本组 483 例，男 262 例，女 221 例。年龄 17 ~ 94 岁。基底型 76 例，头颈型 281 例，头下型 126 例。按 Garden 分类，Ⅰ型 3 例，Ⅱ型 62 例，Ⅲ型 274 例，Ⅳ型 144 例。术前合并糖尿病 40 例，高血压病 28 例，脑血栓形成后 16 例，冠心病 13 例，慢性支气管炎 8 例。随诊时间 2 ~ 5.8 年，平均 3 年 6 个月。

2. 治疗方法

硬膜外麻醉，患者仰卧于股骨颈骨折手术牵引床上，患肢外展 30°、内旋 15°牵引复位，C 形臂 X 线机透视复位满意后，应用自制的导针选择合适的可折断式加压螺纹钉，导针由 3mm 克氏针制成，前端带有在 X 线机下可识别的刻度，导针尖端至第一刻度之间的长度为 20mm，其余刻度间的长度为 5mm。于大粗隆下 5cm 处做一长 0.5cm 皮肤切口，直达骨膜，将导针呈强斜位沿股骨颈内侧皮质钻入，尖端位于股骨头软骨下 3 ~ 5mm。选取与导针等长的克氏针，测出所需加压螺纹钉的长度。在 X 线机下可测出导针尖端至骨折线之间的距离为 35mm，即为所需螺纹钉螺纹的长度，选择符合以上两个条件的螺纹钉备用。退出导针，在 X 线机下将选择好的螺纹钉自原针眼方向钻入，使螺纹钉钉尾紧贴股骨外侧骨皮质加压。同法分别于大粗隆下 3cm 和 2cm 处沿股骨颈中轴线和股骨颈外侧骨皮质将导针钻入，选择合适的螺纹钉并将之沿导针方向钻入加压，使 3 枚螺纹钉在股骨颈内呈多平面三角形分布。术后患肢保持外展中立位，穿丁字鞋。术后 24 小时内可允许半坐或坐位，3 个月内做到不向患侧卧，不做盘腿动作。

3. 治疗结果

本组 483 例中骨折愈合 460 例，愈合率为 95.66%。Garden Ⅰ、Ⅱ型 65 例全部骨性愈合；Ⅲ型骨折 274 例，267 例愈合，9 例不愈合；Ⅳ型骨折 144 例，130 例愈合，14 例不愈合。483 例中，股骨头坏死占 10.76%，最早发生于术后 11 个月，最晚发生于术后 5 年 2 个月，平均 26 个月；35 例股骨头轻度坏死，头颈区囊性变；17 例重度坏死，股骨颈变短，股骨头塌陷。本组 483 例，经 2~5.8 年，平均 3 年 6 个月随访，根据黄相杰等制定的功能评定标准评定，结果优 342 例，良 78 例，可 38 例，差 35 例。优良率为 86.9%

4. 临证体会

（1）适应证：本手术方法适用于闭合复位较满意的任何年龄的股骨颈骨折，尤其是自身情况差，不能承受其他较大手术的患者。

（2）骨折类型与疗效：Garden Ⅳ型骨折预后较差。虽然已获满意复位，但因骨折端骨质缺损大和对股骨头血液循环破坏重，仍易引起骨不愈合及股骨头坏死。在本组 144 例 Garden Ⅳ型骨折中 14 例不愈合，22 例股骨头坏死，均明显高于Ⅰ、Ⅱ、Ⅲ型骨折。

（3）可折断式加压螺纹钉内固定的特点：①有较高的强度。3 枚螺纹钉分别经压力带骨小梁、股骨颈中轴线和张力带骨小梁进入后，三针在股骨颈内呈多平面三角形分布，有较强抗载荷能力及抗扭转能力。②螺纹深，螺距宽，抓持力强，能使骨折端紧密靠拢。③直径相对较小，对骨质及髓内血管损伤小，有利于较早建立血液循环。

（4）有关复位问题：争取解剖复位是治疗成功的关键。①复位质量以 Garden 指数表示，即以股骨头颈中的压力骨小梁，在正位像呈 160°角，在侧位呈 180°角，以 160°/180°表示，说明复位好。②术前胫骨结节牵引与术中 X 线透视下股骨颈骨折牵引床上复位相结合，手法要轻柔，避免暴力进一步损伤骨折部位血液循环。③有以下两种情况可不必强行复位矫正：一是正位像上骨折远端向内移位 <5mm。一是在侧位片上骨折端向前成角在 20°以内且前缘无分离者为稳定。如果强行纠正，不但破坏了骨折的稳定性，且增加了骨折部位血液循环的损伤。④如果复位不满意，应根据患者的年龄、伤前健康状况及经济条件而行其他治疗方案。

（5）有关固定问题：内固定的质量直接影响骨折的预后。①精确选择螺纹钉的长度及螺纹的长度。螺纹钉的尖端应距股骨头软骨面 3~5mm，尾端紧靠骨皮质；加压螺纹钉的螺纹必须全部通过骨折线；螺纹钉的加压属单次静力性加压，螺纹钉的进入要一次成功，避免多次进入。只有符合以上 3 个条件，加压螺纹钉才能切实起到加压作用。我院应用自制简易导针可以一次性精确地选择出所需螺纹钉，克服了根据 X 线片或在 X 线电视下用目测法选择螺纹钉的盲目性。②第 1 枚螺纹钉呈强斜位沿股骨颈内侧皮质钻入，经过股骨距，使螺纹钉获得坚固的依托，对于骨质疏松严重的患者，此螺纹钉尤为重要。③3 枚螺纹钉分别经压力带骨小梁、股骨颈中轴线和张力带骨小梁进入，在股骨颈内呈多平面三角形分布，有较强抗载荷能力及抗扭转能力。胥少汀报道，股骨颈骨折不愈合率在10%左右，股骨头坏死率在10%~25%之间。本组骨不愈合率4.344%，股骨头坏死率10.76%，均低于文献报道。分析其原因：①C形臂X线机的应用及伴随复位质量的提高。②应用可折断式加压螺纹钉及手术方法的改进，切实提高了内固定的质量。③对于骨折移位大、闭合复位不满意、易发生骨不愈合及股骨坏死者，采用了其他方法。

（三）闭合复位微创手术空心钉内固定治疗股骨颈骨折

1. 临床资料

本组582例，男322例，女260例。年龄17~82岁。基底型53例，头颈型381例，头下型149例。按Garden分类，Ⅰ型4例，Ⅱ型62例，Ⅲ型324例，Ⅳ型190例。术前合并糖尿病45例，高血压病38例，脑血栓形成后遗症16例，冠心病23例，慢性支气管炎10例。随诊时间3~7.8年，平均5年2个月。

2. 治疗方法

患者仰卧于多功能骨科牵引手术床，固定患肢于外展30°，外旋15°位，牵引复位，然后再使患肢内旋15°。G形臂或C形臂X线机透视髋部正侧位证实复位满意后，选取直径2.5mm导针于大粗隆下4cm处经皮将导针沿股骨颈下缘皮质钻入，尖端位于股骨头软骨下3~5mm。分别于大粗隆下3cm和2cm处经皮沿股骨颈中线和股骨颈外侧骨皮质将导针钻入，使3枚导针在侧位尽量散开，在股骨颈内呈多平面三角形分布。沿导针分别做长0.5cm皮肤切口，直达骨膜，分别测量所需空心钉的长度。扩孔后，选择长度合适的空心钉拧入。空心钉尾部使用垫圈，以增强骨折端的加压作用。术后患肢保持外展中立位。术后24小时内可允许半坐或坐位，术后第2天行患肢肌肉收缩锻炼，1个月后扶双拐不负重行走，然后根据骨折愈合情况决定负重时间。3个月内做到不侧卧、不盘腿。

3. 治疗结果

本组582例中仅有2例骨折不愈合，不愈合率为0.34%。股骨头坏死48例，占8.24%，最早发生于术后11个月，最晚发生于术后5年2个月，平均28个月；23例股骨头轻度坏死，头颈区囊性变；25例重度坏死，股骨颈变短，股骨头塌陷。经3~7.8年，平均5年2个月随访，根据黄相杰等制定的功能评定标准评定，结果优453例，良79例，可23例，差27例。优良率为91.4%。

4. 临证体会

（1）适应证：本手术方法适用于70岁以下的所有类型的股骨颈骨折及大于70

岁无明显移位的股骨颈骨折，对于大于 70 岁的有明显移位的股骨颈骨折选择关节置换术。

（2）骨折类型与疗效：Garden Ⅳ型骨折预后较差。虽然已获满意复位，但因骨折端骨质缺损大和对股骨头血液循环破坏重，仍易引起骨不愈合及股骨头坏死。在本组 190 例 Garden Ⅳ型骨折中 19 例股骨头坏死，2 例骨不愈合，均明显高于Ⅰ、Ⅱ、Ⅲ型骨折。

（3）空心钉内固定的特点：①有较高的强度。3 枚空心钉分别经压力带骨小梁、股骨颈中轴线和张力带骨小梁进入后，三针在股骨颈内呈多平面三角形分布，有较强抗载荷能力及抗扭转能力。②螺纹深，螺距宽，抓持力强，能使骨折端紧密靠拢。③直径相对较小（7.3mm），对骨质及髓内血管损伤小，有利于较早建立血液循环。④骨内高压是导致股骨头坏死的重要因素，而中空加压螺丝钉由于其钉体中空，可利用其负压吸引起持续的减压作用，增加股骨头的有效血供。

（4）有关复位问题：争取解剖复位是治疗成功的关键。①复位质量以 Garden 指数表示，即以股骨头颈中的压力骨小梁，在正位像呈 160°角，在侧位呈 180°角，以 160°/180°表示，说明复位好。②术前胫骨结节牵引与术中 X 线透视下股骨颈骨折牵引床上复位相结合，手法要轻柔，避免暴力进一步损伤骨折部位血液循环。③有以下两种情况可不必强行复位矫正：一是正位像上骨折远端向内移位 <5mm。一是在侧位片上骨折端向前成角在 20°以内且前缘无分离者为稳定。如果强行纠正，不但破坏了骨折的稳定性，且增加了骨折部位血液循环的损伤。④如果复位不满意，应根据患者的年龄、伤前健康状况及经济条件而行其他治疗方案。

（5）有关固定问题：内固定的质量直接影响骨折的预后：①精确选择空心钉的长度及螺纹的长度。空心钉的尖端应距股骨头软骨面 3 ~ 5mm，尾端紧靠骨皮质，空心钉的螺纹必须全部通过骨折线；空心钉的尾部加垫圈后，能明显增加骨折端的加压作用。②远端空心钉沿股骨颈下缘皮质钻入，经过股骨距，使空心钉获得坚固的依托，对于骨质疏松严重的患者，此空心钉尤为重要。③3 枚空心钉分别经压力带骨小梁、股骨颈中轴线和张力带骨小梁进入，在股骨颈内呈多平面三角形分布，有较强抗载荷能力及抗扭转能力。胥少汀报道，股骨颈骨折不愈合率在 10% 左右，股骨头坏死率在 10% ~ 25% 之间。本组股骨颈骨折不愈合率为 0.34%，股骨头坏死率 8.24%，均低于文献报道。分析其原因：①G 形臂及 C 形臂 X 线机的应用伴随复位质量的提高。②空心钉及手术方法的改进，切实提高了内固定的质量。③对于大于 70 岁的有明显移位的股骨颈骨折，采取了关节置换的方法。

（四）闭合复位加压螺纹钉内固定股方肌蒂骨瓣植骨治疗股骨颈骨折 134 例报告

1. 临床资料

本组 134 例，男 102 例，女 32 例。年龄最大 50 岁，最小 27 岁，平均 35.6 岁。头下型 57 例，头颈型 77 例。按 Garden 分型，Ⅲ型 89 例，Ⅳ型 45 例。其中合并股骨干骨折 7 例，交叉韧带损伤 14 例。伤后至来诊时间最短 2 小时，最长 15 天，平均为 1.5 天。

2. 治疗方法

手术采用硬膜外麻醉，分两步进行。第一步：患者仰卧于骨科牵引复位床上，双下肢各外展 30°固定，患肢内旋 15°稍做牵引，C 形臂 X 光机透视下手法整复股骨颈向前成角及错位，直到复位满意。患髋常规消毒、铺巾，于大粗隆下沿 1cm、3cm、5cm 处分别切 0.5cm 的小切口，选 3 枚长短合适的加压螺纹钉透视下沿股骨颈方向打入。正位使 3 钉彼此平行进入，上下 2 枚螺纹钉紧贴股骨颈的上下侧皮质；侧位透视使 3 钉呈扇形分散开，钉尖均位于股骨头关节面下约 0.5cm 处，螺纹部分要超过骨折线，钉尾紧贴于大粗隆外侧皮质，折断钉尾，消毒，缝合切口，敷料包扎。第二步：患者侧卧于手术床上，重新消毒患髋部，取髋关节后外侧弧形切口，自髂后上棘外下方 6cm 处向大粗隆做 8cm 长的切口，切开皮肤、皮下组织及阔筋膜，钝性分开臀大肌纤维及阔筋膜，于大粗隆后侧找到股方肌，游离其起点，在股方肌大粗隆附着部凿取 2.5cm×1.5cm 大小的骨瓣，要带有足够厚的松质骨，稍剥离股方肌周围组织，以利于股方肌骨瓣植骨。切开关节囊，于股骨头、颈后方经骨折线纵行凿一 2.3cm×1.3cm 大小的骨槽，将股方肌骨瓣植入骨槽内打紧，活动髋关节，见骨瓣固定可靠，无松动后，冲洗伤口，彻底止血，留置引流管，逐层缝合伤口，敷料包扎，手术结束。合并股骨干骨折和膝关节交叉韧带损伤者，一并给予手术治疗。术后患肢保持外展中立位，使用抗生素预防感染，3 个月内做到不盘腿、不侧卧、不负重。

3. 治疗结果

本组 134 例，除 2 例患者闭合复位失败，行切开复位内固定外，余 132 例均闭合复位成功。共 128 例获得骨性愈合，愈合率达到 95.5%。其中 Garden Ⅲ型 89 例，全部骨性愈合，Garden Ⅳ型 45 例中有 6 例未能达到骨性愈合。经过 2~5 年平均 3.4 年随访，股骨头坏死 9 例，坏死率为 6.7%。平均坏死时间为术后 2.5 年，最长时间为 5 年，最短 1.6 年。根据黄相杰等制定的髋关节功能评定标准进行评定，结果优 95 例，良 23 例，可 7 例，差 9 例。优良率为 88.9%。

4. 临证经验

（1）适应证：本手术方法适用于中青年新鲜股骨颈骨折，主要针对 Garden Ⅲ、

Ⅳ型骨折的患者。对于 Garden Ⅰ、Ⅱ型骨折患者通过闭合整复可折式螺纹钉内固定即可获得满意复位及可靠的固定，预后良好。对于年龄大于 50 岁的患者，骨折不愈合和股骨头坏死的机会增加，可行人工全髋关节或半髋关节置换术。

（2）手术中的注意事项：①闭合复位争取解剖复位。电视 X 光机的使用，使闭合复位达到近乎解剖复位成为可能，股骨颈骨折的解剖复位可为骨折端血液循环的顺利通过创造条件，同时可取得较好的稳定性。复位质量以 Garden 指数表示，即以股骨头颈中的压力骨小梁，在正位像呈 160°角，在侧位呈 180°角，以 160°/180°表示，说明复位好。对于正位像上骨折远端向内移位＜5mm 者或在侧位上骨折端向前成角＜20°且股骨颈前缘无分离者可不必强求解剖复位。②可折式加压螺纹钉的准确打入。可折式加压螺纹钉的固定强度较高，3 钉在股骨颈内要呈品字形固定，使其在三维空间呈框架结构，有较强的抗载荷和抗旋转能力。正位使上下 2 枚螺纹钉要紧贴于股骨颈的上下侧皮质，侧位 3 钉呈扇形分散开，注意要稍偏前，为股方肌骨瓣的植入留下足够的深度。螺纹钉的螺纹部分要超过骨折线，钉尾要紧贴大粗隆外侧皮质，这样才能起到轴向加压的作用。③股方肌蒂骨瓣的准备。股方肌在大粗隆后侧，附着部较宽，可以选取一部分，一般可凿取 2.5cm×1.5cm 大小的骨瓣，视股骨颈后方骨质压缩缺损的大小可适当加大，然后将肌纤维部分适当游离出足够的长度，使骨瓣能够到达股骨颈骨折处而无张力及旋转。④骨折端骨槽的开出要做成长方形，宽度不宜超过 1.3cm。骨槽要经过股骨头及骨折线，如果股骨颈后侧缺损较大可在取骨瓣处取松质骨予以填充。骨槽的大小要稍小于所取的骨瓣。

（3）本法的优点：股骨颈骨折是临床上的常见病之一，从青年到老年都可发生，近年来随着高能量损伤的增加，中青年患者人数有上升的趋势，对于中青年患者来说其后果又是非常严重的。我院自 1993～1997 年，共收治各类型股骨颈骨折患者 500 余例，通过闭合复位可折式加压螺纹钉内固定治疗，获得了 86.9% 的优良率，较 1996 年胥少汀报道有显著提高。在此基础上，针对 Garden Ⅲ、Ⅳ型青年患者愈合率不高、股骨头坏死率高的问题，我们采用可折式螺纹钉内固定加股方肌蒂骨瓣植骨术共治疗 134 例中青年 Garden Ⅲ、Ⅳ型股骨颈骨折，经 2～5 年随访，取得了愈合率 95.5% 而坏死率仅为 6.7% 的疗效。作者认为本法有如下优点：①固定可靠。可折式螺纹钉有螺纹深、螺距宽、抓持力强、钉杆细及创伤小的优点，通过 3 枚螺纹钉在三个空间平面上的固定，可取得较好的抗负荷和抗旋转能力。股骨颈骨折又多见后方缺损，通过股方肌蒂骨瓣的植入，起到支撑作用，增加稳定性，防止骨折部位继续向前成角错位。②操作简单。在具备骨科牵引床的条件下，使股骨头骨折的复位变得简单，一般通过患肢的外展内旋牵引，大多数可获得较好的复位。本组 134 例患者有 132 例获得了解剖复位即说明了这一点。另外股方肌骨瓣的制备较缝匠肌骨瓣和带旋髂深血管骨瓣的制备简单，手术的解剖层次要少，位置较表浅，创伤小，对髋关节的稳定性、灵活性影响最小。骨块可根据股骨颈后侧缺损的情况，选取较大的骨块，稍剥离肌纤维即可取得足够的长度，使骨块很容易到达股骨头和骨折部位。③血液供应丰富。股方肌附着在大粗隆上的主要是肌性部分，血液供应非常丰富（主要由旋股内侧动脉和臀下动脉供应），在术中可观察到非常明显的骨块渗血。此骨块可给股骨颈骨折部位和股骨头带来丰富的血液供应，这对促进骨折的愈合和防止股骨头的缺血性坏死很有好处。

（五）闭合复位加压螺纹钉内固定股方肌骨瓣移植治疗股骨颈骨折 153 例

1. 临床资料

本组 153 例中男 106 例，女 47 例；年龄 20～60 岁，平均为 43.5 岁。骨折类型：头下型 18 例，头颈型 116 例，经颈型 11 例，基底型 8 例；Garden Ⅱ型骨折 6 例，Garden Ⅲ型骨折 83 例，Garden Ⅳ型骨折 64 例；其中有 1～2.5 个月陈旧性骨折 29 例。

2. 治疗方法

术前常规行胫骨结节骨牵引，摄 X 线正侧位片，确定骨折复位良好。选择持续硬膜外麻醉或腰麻。第一步：患者平卧于股骨颈骨折牵引复位床上，手术在 C 形臂电视 X 线机透视下进行。外展内旋牵引患肢复位，透视复位满意后，取患髋外侧 3 个 1cm 切口，选择 3 枚长度适宜的可折断式加压螺纹钉，分别自大粗隆下 8、3、1cm 处打入股骨头颈。第 1 枚螺纹钉与主抗压力骨小梁平行，第 2、3 枚螺纹钉紧贴股骨颈上下缘骨皮质；侧位像 3 枚螺纹钉呈三角形分布；螺纹钉尖达股骨头软骨下 0.5cm，钉尾紧贴股骨外侧骨皮质。第二步：患者健侧卧于手术台上，切口起自大粗隆下 6cm 至大粗隆后缘，再沿大粗隆与髂后上棘的连线延伸，全长 15cm 左右。逐层切开皮肤、皮下组织、髂胫束与臀大肌的止点的联合部、臀大肌肌膜。沿臀大肌纤维走向钝性分离臀大肌，显露外旋肌群，分离暴露股方肌，凿取带股方肌蒂骨瓣长 3cm、宽 2cm、厚 1cm 备用，所取骨膜宽度 3～4cm。内旋髋关节，于粗隆间凹处切断外旋肌群附着，剥离显露关节囊，T 形切开，显露骨折端的后缘，凿一略小于 3cm×2cm×1cm 的骨槽，将备用骨块镶嵌于其中。只要骨块和骨槽尺寸大小适宜，骨块稳定，不需固定。如骨折端后缘缺损较严重，可于大粗隆外后缘取松质骨植骨。术后患肢保持外展中立位，穿丁字鞋。术后 24 小时可允许半坐或坐位，3 个月后可部分负重下地活动，半年内不向患侧卧位，不做盘腿动作。

3. 治疗结果

150 例骨折愈合，愈合率 98.04%，骨折愈合时间为 2.3~4 个月，平均 2.8 个月。3 例未愈合，其中 2 例螺纹钉自骨折端处断裂，并形成髋内翻；1 例术后 4 个月经麦氏截骨术治疗，1 例术后 6 个月延迟愈合，经外展截骨术治疗，另外 1 例骨折未愈合，术后 6 个月行人工全关节置换术。11 例发生股骨头坏死，占 7.19%，发生于术后 9 个月~4 年，平均 23.5 个月；11 例患者中 Garden Ⅲ 型骨折 2 例，Garden Ⅳ 型骨折 9 例，包括陈旧性骨折 3 例。经 2~5 年的随访，平均 2.4 年。髋关节功能根据 Merle Daubigne 评分标准，本组病例，优 106 例，良 33 例，中 10 例，差 4 例。

4. 临证体会

（1）内固定的生物力学特点：股骨颈断面上所受力是压、弯、剪切力的复合力。因此，用于股骨颈骨折的内固定器材要求抗旋转、抗剪力、抗弯力好，允许轴向压力；同时要求操作简单，对股骨颈骨质损伤小。多枚螺纹钉在股骨头颈内分布范围较广，是较理想的内固定器材。3 枚加压螺纹钉在股骨头颈的位置呈"类衍架型"，可有效对抗压、弯、剪切力，维持坚强的固定，当螺纹部通过骨折线后，能使骨折断端靠拢挤压，达到一个嵌插稳定的位置，使骨折两断面接触面积大，骨折愈合时间缩短。

（2）骨瓣的优点：1962 年，Judet 首次报道使用带股方肌蒂骨瓣移植加内固定治疗股骨颈骨折不连接。近年应用该骨瓣的报道较多。股方肌的血供主要来自臀下动脉和（或）臀上动脉、旋股内侧动脉，在肌肉表面和肌质内形成丰富的血管网。切取股方肌蒂骨瓣时，旋股内侧动脉深支的大转子分支亦包括其内。所以，它是一个有肌蒂和血管蒂双重供血的肌蒂骨瓣。股方肌肌肉止点宽，与股骨颈距离较近，手术可在同一切口内进行，供区无明显后遗功能障碍。本组肌蒂骨瓣切断后，骨面渗血活跃，可见本法对重建股骨头血运，促进骨折愈合有较大作用，并可填补股骨颈后侧皮质缺损。带旋髂深血管蒂骨瓣，手术创伤大，操作复杂，术后影响屈髋功能。其他如缝匠肌蒂骨瓣、臀中肌蒂骨瓣等血运较差。故认为带股方肌蒂骨瓣移植为临床首选。

（3）适应证的选择：本手术方法适用于有错位的股骨颈骨折，特别是有错位的青壮年股骨颈骨折（Garden Ⅲ、Ⅳ 型）。无错位及轻微错位的股骨颈骨折，因血运破坏少，股骨头坏死及骨折不愈合发生率低，可只行闭合复位螺纹钉内固定术。错位的老年股骨颈骨折，多选择人工全髋关节置换或人工股骨头置换术治疗，以早期下地活动，减少并发症的发生。

（4）手术注意事项：术前骨牵引逐渐复位，有助于术中复位，可恢复部分血运及防止股骨头血运进一步遭到破坏。本组病例，陈旧性骨折疗效较差，其原因可能是早期处理不当，股骨头血运进一步损害所致。手术第一步在股骨颈骨折牵引复位床上进行，可保证骨折复位质量和3枚螺纹钉的位置。远骨折端向内轻微错位及颈干角略大，也被认为是复位良好。复位质量的提高是骨折愈合的先决条件。螺纹钉的长度要适宜，以保证骨折端加压作用。所取骨瓣骨膜应足够宽，以保证良好的血运。关节囊只需切开2cm，对关节囊本身血运损伤小。股骨颈骨折如果切开复位，关节囊切口往往较大，血运破坏较大，且有时复位困难，内固定螺纹钉的位置很难满意。股骨颈后缘骨槽的大小较关键，太小骨瓣不能嵌插于其中，太大骨瓣需用螺丝钉固定。

（5）术后注意事项：3个月后可下地部分负重活动。本组2例螺纹钉断裂原因是术后1月余即下地负重，长期剪应力积累使螺纹钉断裂。早期负重也增加了股骨头塌陷的机会，股骨头塌陷在修复过程中与所受应力大小有关。早期避免盘腿、侧卧动作，以减少骨折端剪力。

（六）人工股骨头置换治疗老年人股骨颈骨折的体会

1. 临床资料

（1）一般资料：本组345例，352个髋关节。男136例，女209例，男女之比1:1.54。年龄最大92岁，最小60岁，其中69岁114例，70~79岁168例，80岁以上63例。单侧338例，双侧7例。新鲜骨折272例，陈旧性骨折73例，病程1~3个月52例，3个月~6个月15例，6个月~9个月4例，9个月以上2例。

（2）治疗情况：手术采用后外侧（Gibsion）切口者278例，直接外侧（改良的Hardinger）切口13例，前外侧（Watson - Jones）切口27例，前侧（Smith - peterson）切口27例。术中保留残端股骨距0.8~1.2cm，假体放置的位置为颈托紧贴股骨距，保留前倾角5°~15°。103例体质较好的新鲜骨折未输血，242例体质较差或陈旧性骨折输血200~400ml，术后负压引流。平均手术时间25~45分钟，陈旧性骨折手术时间稍长。345例中术后2周下地扶拐行走230例，206例2个月后弃拐行走。术前1天开始使用抗生素，术后继续使用7~12天，平均9天。平均住院时间18天。345例手术切口均达甲级愈合。采用后外侧切口者术后患肢置于轻度外展外旋位，采用前外侧和直接外侧切口者术后患肢置于外展中立位。

（3）结果分析：术后随访3~10年，其中5年以上132例，2~5年213例。X线片复查示髋关节间隙好，股骨头位置正常189例；髋关节间隙变窄，股骨头在位98例；髋臼底明显变薄14例；骨质疏松35例；人工股骨头下沉7例，假体柄穿出3例。功能评定行走无跛行、无疼痛，下蹲正常者141例，占随访例数的40.87%，为优；长途行走后稍有疼痛，下蹲基本正常者169例，占48.98%，为良；较长时间行走即感疼痛，且有轻度跛行者 31 例，占 8.98%，为可；不活动时也感疼痛，生活不能完全自理，下蹲受限，上下楼梯困难者 4 例，占 1.16%，为差。优良率为 89.86%。

2. 临证体会

（1）人工股骨头置换手术适应证：本法主要适用于外伤性新鲜股骨颈骨折，以头下及头颈 Garden Ⅲ、Ⅳ型为主。此类骨折不易愈合，并常因股骨头血液供应受影响而造成股骨头缺血性坏死，尤其是 70 岁以上体质较差的老年患者，施行人工股骨头置换，可早期离床活动，避免褥疮及肺炎等并发症，有利于康复。陈旧性股骨颈骨折及骨不连者，因股骨颈骨折不愈合，引起髋关节疼痛，不能行走，患者年龄较大，长期卧床常使身体健康状况进一步恶化，难以耐受人工全髋置换手术者，施行人工股骨头置换，手术创伤小，术后可早期恢复髋关节功能。

（2）主要并发症原因分析

①疼痛：负重时疼痛，尤其是较长距离行走后疼痛是人工股骨头置换术后的主要并发症。本组 31 例，分析其原因主要有以下几个方面：a. 人工股骨头大小与髋臼不匹配。人工股骨头过大，使之和髋臼缘造成的摩擦较大；人工股骨头过小，髋臼单位面积内所受压力较大，尤其是髋臼底所受压力更大。我院曾有 3 例因人工股骨头大小与髋臼大小不合适而引起疼痛，不得不再次手术取出更换假体。b. 假体松动。是引起疼痛最常见的原因之一，老年患者骨质疏松，假体置入后易出现松动，股骨头假体柄与股骨髓腔不匹配也是常见的松动原因。本组有 21 例因假体松动而致人工股骨头下沉，造成不同程度的疼痛和跛行。c. 髋关节周围肌肉挛缩。陈旧性股骨颈骨折常有髋关节周围肌肉挛缩，如果术前牵引时间不够充分或由于其他原因，髋关节周围肌肉仍处于挛缩状态，则易引起术后疼痛。对此类病例除术前充分牵引外，术中避免使用颈部过长的人工股骨头也有利于预防术后疼痛。e. 骨折时间过长。我们认为骨折时间超过半年以上的患者不宜施行人工股骨头置换，骨折时间超过 3 个月以上则将影响人工股骨头置换的效果。手术中我们发现受伤 3 个月后的股骨头即有从圆韧带处增生的结缔组织进行侵蚀，受伤半年后的股骨头软骨面可部分不同程度地被纤维结缔组织所覆盖。

②人工股骨头脱位：本组术后发生股骨头脱位者 2 例，均为早期脱位，由术后拍片证实，又立即更换人工股骨头。分析认为选用的人工股骨头型号偏小，安置股骨头时股骨颈前倾角偏小或成负角，过早大幅度的屈髋活动及患肢置于内收、内旋位均是造成术后脱位的原因。

③假体柄穿出股骨骨皮质：本组发生 3 例，其中 2 例于术后拍片证实后，立即手术重新调整；1 例于 2 年后因疼痛到医院就诊经检查发现，行人工全髋关节置换。

（3）应用体会：人工股骨头置换术对股骨颈骨折患者无论是新鲜的、陈旧性的或病理性的均适宜，尤其是头下型及粉碎型骨折，因不愈合及股骨头缺血性坏死发生率高，更应早期采用。对年龄较大和身体条件差的患者经内科治疗调整后，在能耐受手术的前提下，人工股骨头置换术应为首选的治疗方法，以免因长期卧床而引起肺炎及褥疮等并发症。早期行人工股骨头置换有利于提高疗效，一般在骨折后 2 周内进行最好，但陈旧性骨折及年龄小于 65 岁且健康状况较好的患者，我们认为还是行人工全髋置换为宜。术后患者早期离床活动，可预防骨质疏松和髋臼软骨变性，减少假体疏松和下沉等并发症。Gibson 切口具有暴露好、损伤小、手术时间短、并发症少等优点。人工股骨头宜选用与原股骨头等大或直径小于 1～2mm 者为宜。假体柄应与股骨髓腔紧密匹配。正确掌握安装技术，保持其有正常的前倾角及外倾角，可减少并发症的发生，有利于功能恢复。金属股骨头的弹性模量与髋臼软骨及软骨下骨质差异较大，使用年久后会引起髋臼不同程度的磨损，这是人工股骨头置换术的晚期并发症之一，故进一步改进假体的设计与配方，延长人工股骨头的寿命，使之更好地应用于临床，是今后研究的重要课题之一。

（七）股骨头并股骨颈骨折 13 例报告

股骨头并股骨颈骨折是髋关节的高能量严重创伤，临床上很少见。1995 年 1 月～2001 年 1 月，收治 13 例，以下主要就受伤机制和诊断要点进行探讨。

1. 临床资料

本组 13 例中，男 10 例，女 3 例。年龄 25～58 岁，平均 40.2 岁。左侧 8 例，右侧 5 例。受伤原因：车祸伤 8 例，高处坠落伤 3 例，重物砸伤 1 例，医源性损伤 1 例。合并伤：有 7 例合并骨盆、四肢骨折，2 例合并坐骨神经损伤，1 例合并肠破裂。

2. 治疗方法

6 例行切开复位可吸收内固定物（SR－PLLA）加 3 枚可折断式加压螺纹钉内固定术，可吸收内固定物包括可吸收钉和可吸收棒。7 例行人工全髋关节置换术。其中非骨水泥人工全髋关节 6 例，骨水泥人工全髋关节 1 例。

随访：6 例切开复位内固定术者，经过 10～53 个月，平均 25.5 个月的随访，6 例有股骨头不同程度的塌陷、坏死，出现在 9～26 个月，平均 15.5 个月。髋关节功能按照 HHS（Harris hip score）标准 ftl 评分达 61～91 分，平均为 76.8 分。7 例行人工全髋关节置换术者，经过 7～46 个月，平均 25.3 个月随访，髋关节功能按照 HHS 标准评分 91～100 分，平均 96.3 分。

3. 典型病例

患者，男性，36 岁，司机，1999 年 5 月 13 日入院。2 天前驾驶大货车车祸致伤，左髋关节屈曲、外展、外旋位创伤。查体：左下肢短缩畸形，左侧大粗隆向外上移位，Kaplan 交点位于健侧脐下，踝及足趾背伸无力，足背部感觉减退。X 线片示：左股骨颈头下型骨折，股骨头骨折，股骨头一部分位于髋臼内，一部分位于髋臼外后上方，Shenton 线不连续。诊断：股骨头并股骨颈粉碎骨折，坐骨神经损伤。住院后行胫骨结节骨牵引，第 6 天行非骨水泥人工全髋关节置换术。术中见股骨头、颈部粉碎性骨折，探察坐骨神经有轻微挫伤。术后 6 个月复查，髋关节功能评分 93 分，坐骨神经功能基本恢复正常。术后 36 个月复查。X 线片示：假体位置好，假体与骨质紧密结合。髋关节功能评分 99 分。

4. 临证体会

（1）受伤机制：①当髋关节为屈曲、内收位时，来自肢体远端的创伤暴力经股骨向上传导，至股骨颈、股骨头部，股骨头抵于髋臼后缘，因杠杆作用而发生股骨头向后上方脱位；同时髋臼后缘的反作用力作用于股骨头部致股骨头骨折，反作用力继续向下传导致股骨颈骨折。股骨头骨折块一部分位于髋臼内，一部分位于髋臼外后上方。

②当髋关节为屈曲、外展位时，来自肢体远端的创伤暴力经股骨干、股骨颈、股骨头部向上传导至髋臼。其反作用力向下传导至股骨头部致股骨头骨折，反作用力继续向下传导至股骨颈致股骨颈骨折。常为股骨头、颈部粉碎骨性，粉碎骨块多位于髋臼内。远骨折端因原始暴力和肌肉牵拉等原因向外上方移位。

③医源性损伤：髋关节后脱位合并股骨头骨折，在施行闭合复位过程中，屈髋牵引用力方向不当或暴力复位，股骨头骨折后股骨颈部相对较薄弱或股骨颈部原有未发现的裂纹骨折，股骨头颈部卡于髋臼后缘，加上周围关节囊、肌腱等软组织的束缚，因杠杆作用致使股骨颈骨折或股骨颈裂纹骨折错位。

（2）诊断要点：①外伤暴力大，多为车祸伤、高处坠落伤、重物砸伤等高能量损伤。②髋部肿痛，纵轴叩击痛阳性，下肢短缩畸形，大粗隆向上移位，Brant 三角底边缩短。

（3）治疗：本组 6 例行切开复位内固定术者，均有不同程度股骨头塌陷、坏死。切开复位内固定术者与人工关节置换术者比较，平均随访时间接近，髋关节功能平均评分少 19.5 分。所以，主张只要患者经济条件允许，本病应直接行人工关节置换手术。可减少卧床时间，早期下地功能锻炼，恢复劳动能力，无股骨头坏死及骨折不愈合等后顾之忧，髋关节功能恢复较好。

第二节 股骨转子间骨折

【概述】

随着社会老年人口的增长和交通事故的增多，股骨转子间骨折的发病率明显上升，据统计占全身骨折3%~4%。Jain 等回顾性分析50235 例髋部骨折患者，非手术治疗者仅占10.6%，1 个月内的病死率为18.8%，明显高于手术治疗组的11.0%。因而对此骨折的治疗关键有两点：一为降低病死率；一为减少髋内翻的发生率。为了使患者早期下床活动、改善术后功能，特别是老年患者，减少因长期卧床引起的并发症，降低病死率，在患者全身条件允许的情况下，尽早手术治疗已被临床骨科医师普遍认同。由于此部位骨骼要承受人体垂直向下的应力，还要承受活动时导入髋关节的剪式应力，有着特殊的生物力学原理和机械应力，这是其易发生骨折的力学弱点。因此手术应突出患髋关节的功能复位，内固定或假体置换以简便安全、稳定并能有效恢复髋关节功能为首要原则。

【分类】

骨折分型的目的在于判断伤情、估计预后并指导治疗。临床上应用较多的有Evans 分型和AO 分型。Evans 分型方法考虑到骨折后的初始稳定性以及复位后的稳定与否，认为稳定性的关键在于后内侧骨皮质的连续性是否存在或复位后能否恢复。主要分为顺转子间线的I 型、逆转子间线的II 型。其中前者又分为4 个亚型。除了Ia、Ib 型外，其余均为不稳定型骨折。其后又出现改良的 Tronzo - Evans 分型，并无本质变化，只是不区分骨折线走向，将逆转子间线骨折顺延为V 型。AO 分型在临床应用同样十分广泛，但多数学者倾向于使用 Evans 分型方法，可能因其较为简单，记忆、理解均比较容易，为不致引发歧异，以下也主要采用 Evans 分型方法。

【治疗原则】

股骨转子间骨折是目前创伤骨科领域中最具挑战性的骨折之一。客观地说，没有哪一种手术方式能适用于所有的转子间骨折类型。虽然各种内置物层出不穷，也有一些学者对内固定器械积极进行改良，但其确切效果还有待进一步观察。需要特别指出的是，随着老年化社会的到来，在不久的将来，我们必将会面临愈来愈多高龄患者的治疗难题。届时无论是手术前后的处理，或是对内固定的选择和对手术技术的要求，均是对骨科医师的一个严峻考验。临床医生必须在熟悉不同内置物的生物力学特性和操作技巧的基础上随机应变，针对不同骨折类型，综合考虑患者整体状况，选择合适的外科治疗方案。

【治疗方法】

1. 髓外固定系统

（1）姑息性手术：①空心钉内固定：对于高龄、身体状态较差，难以耐受麻醉或较长时间手术操作的患者，可选择经皮空心钉内固定。本手术创伤小，术后恢复快，属微创理念手术，手术切口不超过 3~4cm，术中出血几乎可忽略不计，不必剥离骨折端软组织，对骨折血运影响小，几乎不造成医源性损伤，手术时间一般不超过 40 分钟，术后并发症少，可较早恢复下床活动。但由于固定后的近段力矩远大于远端力矩，内固定强度较低，难以完全避免部分患者日后出现髋内翻畸形的可能，因此只适用于稳定型，大转子外侧骨皮质较完整的患者，即适用于Ⅰ型、Ⅱ型、Ⅲa型骨折。②外固定器：外固定器结构简便，使用方便，通用性强，将支撑杆的螺母和联结螺杆联起就形成一个标准的外固定器。各支撑杆之间，具有完全的互换性，可以用不同的支撑杆作任意组合，基本上能组合成 10~40cm 间的任意长度以适应不同肢体的需要。而且安装外固定器时只需局麻，对患者生理干扰小、创伤小、失血量少，降低了内固定手术的风险。Boghdady 等运用 AO 单边外固定架治疗本病，平均住院时间为 3 天，未发现术中并发症，术中出血量极少，基本不用输血，平均愈合时间约为 10 周，在 14 周时即可取下外固定架。但是临床应用外固定器时应掌握严格的适应证。Ⅰ、Ⅱ型骨折外侧骨皮质完整，手法复位相对容易，为外固定架的近端 2 枚钉的置入创造了条件。但对Ⅲa 以上的粉碎型骨折及逆型骨折，外固定器为跨骨折端固定，其固定强度较弱，可能不适用。事实上，以上 2 种手术方式均应被认为是近乎姑息性的治疗。

（2）动力髋螺钉（dynamic hip screw, DHS）：DHS 是按照人体股骨近端的解剖特点和生物力学原理设计，它具有滑动和加压双重功能，通过股骨头颈内拉力粗螺纹钉的滑动加压作用使骨折端两端紧密嵌插，达到轴向加压，即动力性和静力性加压。但由于其钢板位于负重线的外侧，内侧皮质骨缺损导致的内翻应力加于内固定器上，将导致螺钉切割股骨头，远端骨干向内移位，易使髓内翻畸形。因此，对于逆转子间骨折或伴有后内侧骨质缺损、复位困难者，DHS 不是最好的选择。DHS 比较适用于稳定型（Evans Ⅰ、Ⅱ和部分Ⅲ型）股骨转子间骨折，对于 Evans Ⅲ型以上的不稳定性骨折患者小转子和股骨近端内后侧常粉碎严重，股骨距的生物力学结构遭到破坏，失去了防止髋内翻的支撑基础，内固定物承受的应力明显增加。对sing指数（骨质疏松指数）在Ⅳ级以下的股骨转子间骨折患者应慎用DHS内固定，因为头钉在骨内的把持力下降，同时螺钉在骨内的切割力相对增大，容易造成头钉在股骨头内穿出内固定失败。另外老年患者由于合并骨质疏松，而且随着骨折端的吸收以及患肢的屈伸，股骨颈容易发生旋转；而DHS抗旋转力量较差，可配合应用空心拉力螺钉内固定发挥防旋钉的作用，以增加矢状面抗旋转的能力。

（3）股骨近端锁定钢板（local compression plate，LCP）：LCP是随着生物学固定（BO）理论而出现的内固定器械，它遵循了BO原则，既可运用AO标准的接骨板和螺丝钉技术，也能运用内固定支架原则（为断端节段内置物放置提供了理论依据），或2种方法结合使用，因此在这2种方法完美结合下对任何骨折的治疗可能会取得最好的临床效果。由于不需剥离骨膜，可最大限度地减少对骨折局部血运的损伤，起到"生物学钢板"作用。LCP无需解剖复位，桥接固定便能极好的维持断端稳定性，成角固定使其有很强的抗拔力。其支架弹性固定的特点是在载荷加大时，使得骨折块有2mm微动，这种应力刺激可促进骨痂生长。但有学者在总结临床实践后认为，股骨近端钢板治疗股骨转子间粉碎性骨折能提供较好的早期复位效果，但持久性较差，术中应注意恢复骨折断端内外侧皮质的完整性，对老年性的股骨转子间粉碎性骨折术后应持续行患肢外展位牵引，以消除股骨近端的不良应力。

（4）经皮加压钢板（percutaneous compression plating，PCCP）：PCCP装置的钢板末端锋利，能够穿透股外侧肌直达外侧骨皮质并能够沿股骨干滑动，手术操作简便，软组织剥离少，出血少，术中不需广泛剥离及暴露骨折断端。该系统具有静力加压和动力加压的双重加压作用，确保骨折端固定的稳定性，允许患者术后早期活动，部分或全部负重锻炼。PCCP的设计者Giancola等认为：PCCP更适用于术前牵引复位或者在牵引床能满意复位的Ⅰa、Ⅰb型骨折，即稳定性骨折或移位不明显的骨折。应用该内固定装置的重点是钢板放置的位置，因此必须使用导针多次C/G臂机透视，位置满意后，尽量一次成功，避免反复操作。

2. 髓内固定系统

股骨转子间骨折多伴小转子骨折，当股骨后内侧皮质连续性破坏，股骨距不能承担压应力时，以Gamma钉、PFN等为代表的髓内固定系统成为更理想的选择。该术式属于半闭合操作，出血量少，不用剥离暴露骨折端，减少了骨折部位的软组织损伤；并且髓内固定力臂短，作用在骨折端压、张应力相对减少，局部加压作用更为直接，更接近生物力学原理，能有效传递负荷，增加了内固定物抵抗人体重力在股骨转子间骨折处产生的应力，可以早期负重和功能康复，从而减少并发症的发生。

（1）Gamma 钉系列：第一代 Gamma 钉于 1989 年应用于临床，它由髓内主钉、拉力螺钉和远端锁钉组成，通过髓内钉和拉力螺钉的结合使股骨上段与股骨颈结合成一体，而远端锁钉固定髓内钉可防止旋转和短缩移位。但由于其外翻角度过大，易致髓内钉远端应力集中，造成股骨干骨折及锁钉断裂，并且容易因骨质疏松或过早下地使拉力螺钉偏离股骨头中心而切出，即所谓"Z 字效应"。且由于只有 1 枚拉力螺钉，无法很好的控制股骨近端的旋转，因此其疗效并未超过 DHS。虽然其后改进的 Gamma－Ⅱ、Ⅲ型髓内钉能有效防止骨折近端的旋转，远端锁钉与尾部距离加长，减小了应力集中，降低了股骨干骨折的发生率。但由于同样需要扩髓，无法避免出现破坏髓腔内骨膜，影响断端血供、脂肪栓塞等问题，限制了其在临床的应用。

（2）股骨近端髓内钉（proximal femur nail，PFN）和股骨近端交锁髓内钉（proximal femur nail anti－rotation，PFNA）：PFN 是 AO/ASIF 于 1996 年在对 Gamma 钉系列改良的基础上开发的一种新型的髓内固定器械，通过其近端的 2 个孔可以向股骨颈插入 2 枚螺钉：低位的是 1 枚直径为 11.0mm 的承载钉，可在股骨头的下 1/2 达软骨下固定；高位的是 1 枚直径为 6.5mm 的防旋螺钉，可防止头颈骨折块的旋转。髓内钉的远端锁定孔已有 58mm 的过渡部分，可以减少髓内钉与骨干交界处的应力集中；另外，远端可选择动态或静态交锁方式固定，因而可根据骨折类型决定自锁固定方式。PFN 承受应力的轴心较 DHS 等髓外固定器内移，其负荷传导为内膨胀挤压式，提高了骨折内固定的整体稳定性。且 PFN 髓内钉主钉设计与股骨髓腔的匹配很好，基本无需扩髓即可轻易置入髓腔。但是 PFN 不宜用于股骨干过度前弓的患者，因为髓内钉的尖端会穿出股骨干的前方骨皮质，造成骨折；而且由于需在股骨颈内正确地平行插入这 2 枚螺钉，术中可能需不断地调整螺钉的位置，在实施调整的过程中，最初的正确复位有可能丢失而需再次复位，明显增加了手术时间，这对老年患者相当不利。

2003 年，AO/ASIF 在 PFN 的基础上研制了 PFNA，其主要改进有：①近端螺旋刀片末端宽大的刀面能尽可能多地压缩周围骨质，尤其是在骨质疏松的情况下，具有更好的抓持力。仅此一个部件即完成了抗旋转及成角稳定性，从而防止髋内翻畸形的发生，这突显其在老年骨质疏松骨折中的利用价值。螺旋刀片还显著提高了抗切出能力，避免"Z 字效应"的发生。②通过运用瞄准器，对标准型和小型髓内钉均可实现静态或动态锁定，术后可早期完全负重，避免了长期卧床而增加术后并发症。③PFNA 远端的可屈性设计，使主钉易于插入并避免应力集中而致术后内固定物处骨折的发生。④主钉外侧"6"形解剖型外翻角设计，便于从股骨大转子顶点置入，而不必显露梨状窝，避免了对外展肌群的破坏。在术中操作时需要注意的是，螺旋刀片的打入位置，正位应在股骨头颈的中下 1/3 部位，侧位在颈中线上并距股骨头关节面下 5～10mm，因为该区域骨密度相对较高，把持力好，可减少螺旋刀片在骨内切割、松动的可能性，降低术后并发症。由于 PFNA 多应用于严重粉碎型的转子间骨折，骨折近端多有较明显的旋转移位和分离移位，而螺旋刀片缺乏螺钉的拉力作用，在被打入股骨颈时相对股骨头是旋转前进的，所以必须注意纠正这两种移位。因此在击入螺旋刀片之前，通过瞄准臂先打入 1 枚导针至股骨头颈防止旋转和分离移位。

（3）可膨胀自锁型股骨近端髓内钉（Fixion – PFN）：可膨胀髓内钉作为以色列 Disc – O – Tech 公司的一项新技术，最近几年发展较快，包括了可膨胀自锁型髓内钉（Fixion – IM）、可膨胀交锁髓内钉（Fixion – IL）和膨胀自锁型股骨近端髓内钉（Fixion – PFN）3 个系列。Fixion – PFN 由很薄的金属管壁连接 4 条纵向排列的辐条组成，钉的尖端呈锥形，尾端设有单向控制阀门，用于控制注水膨胀。注水前，膨胀钉呈压缩折叠状态，4 根辐条相互靠拢，注水后依靠液压使钉体慢慢胀开，直径可由 10mm 变成 16mm。钉体顺应髓腔的形状与髓腔内壁紧密接触，应力沿骨干均匀分布，产生坚强的内固定效应。其特点在于不管患者的髓腔大小、骨质疏松程度差异有多大，均能够通过主钉和髋栓钉远端的膨胀程度与髓腔和股骨头骨质紧密贴附，以保证固定的可靠性，且无需远端锁钉，手术操作简化。这些特性使其更适用于有骨质疏松的老年患者。对于年轻人股骨头内骨质致密而难以充分膨胀，或因膨胀压力过大而有导致股骨头缺血的潜在风险。因此青壮年股骨转子间骨折应慎用 Fixion – PFN。

3. 人工关节置换术

由于术前或术中准备不充分、内固定的选择及操作技术不当造成内固定松脱或断裂、骨质疏松症，螺钉把持力差、内固定头钉位置不理想，固定不牢靠、股骨内侧结构（包括小转子及股骨距）未获稳定等多方面原因，对不稳定股骨转子间骨折内固定失败率高达 24%～56%。在一项回顾性研究中发现转子间骨折内固定患者术中、术后 25 天内病死率 3.39%，1～2 年内病死率为 12.7%，几乎都死于长期卧床后肺炎或心肺并发症。因此，有相当一部分学者支持选择具备手术耐受性的高龄患者进行股骨转子间骨折的人工股骨头/全髋关节置换术，其优势就在于能早期解除疼痛，尽快恢复肢体功能，使患者在术后当天即可开始行患肢主动进行功能锻炼，多数患者在 1 周内患髋屈曲活动度可达 90°～100°；术中出血相对较少，手术损伤小；明显缩短卧床时间，降低了并发症的发生率。然而尽管临床一直未有关节置换围手术期死亡或不良功能的相关报道，许多医生对此方法仍心存疑虑，除了因股骨大小转子遭到破坏，术中难以找到理想的骨性标志来定位外，笔者估计主要是因为人工股骨头/全髋关节置换术的病例一旦发生力学失败或感染，补救极为困难。而且由于高龄患者骨质疏松，髋部周围肌群力量降低，术后远期人工关节缺乏可靠的稳定性，且因患者高龄，后期的假体翻修的危险性及困难度大大增加。

【经验传承】

（一）股骨转子间骨折国内外治疗进展

股骨转子间骨折是一种常见病、多发病，治疗方法很多。

1. 非手术治疗

股骨转子间骨折传统的治疗方法是将患肢置于外展位牵引或外展位卧床，骨折愈合一般不成问题。王福权认为传统疗法的优点是患者不需忍受手术的痛苦与风险，比较容易被患者与家属接受。在不具备手术治疗医疗条件的基层医院仍然是一种治疗手段。对一些高龄老人体质太差，内科问题严重，心肺功能差或骨质疏松很严重，内固定也难以固定等情况，也只能采取加强护理等非手术措施的方法。缺点是需长期卧床，易引发肺炎、褥疮、血管栓塞等并发症，重者可导致死亡。黄志河、廖永兴等指出中医治疗、调护可降低并发症、病残率及死亡率，克服老人惧怕手术心理。唐三元等观察报告了老年股骨转子间骨折 86 例，全组无死亡病例，优良率为94.2%，与手术组比较无明显差异。认为以前老年股骨粗隆间骨折治疗结果的统计学处理方法有误，不合理的分组是导致非手术治疗组患者死亡率高的重要原因。

2. 手术治疗

（1）经皮复位固定主要有以下几种。

①多枚斯氏针内固定：斯氏针临床应用以往较多，但因固定不牢固，并发症发生率高，目前已很少应用于不稳定的股骨转子间骨折。

②加压螺纹钉内固定：加压螺纹钉具有多根，多方向，体积小，钉尾有螺纹，可强斜、贴边交叉等优点。符合人体生物力学原理的要求，其手术创伤小，又有断端加压的作用。适用于高龄、多病、不能耐受较大手术的Ⅰ、Ⅱ型转子间骨折患者。卜海富对采用折断螺钉内固定治疗的 30 例高龄股骨转子间骨折患者进行临床观察。骨折全部愈合，平均愈合时间 4.3 个月，无并发症发生。认为该法创伤小，尤为适宜高龄患者，手术安全，术后护理简单，恢复快。

③经皮穿针骨水泥球结状外固定：1996 年，马志新等报道经皮穿针骨水泥球结状外固定治疗股骨转子部骨折的实验研究和临床应用。经生物力学测试，用该技术固定的骨折标本，平均最大抗压能力达到 187 ± 32.4kg。作者认为该技术通过对钢针进行"两点锚固"和建立稳定的三角形整体结构，可有效地防止髋内翻并实现可靠固定，而且创伤轻微。

④外固定支架固定：外固定架优点是手术创伤小，对人体干扰少。但外固定架是在股骨近端与中段穿针，利用支撑架固定斯氏针，这种支撑方法从生物力学上讲，因其远离骨折端，故抗应力的能力差，起不到对断端的牢固固定。此外，针道感染的机会大，患者翻身活动受到一定限制，且钢针通过肌肉到达骨组织，关节活动必然牵拉肌肉，因此常造成疼痛或影响功能活动。孔令英等利用外固定器治疗股骨粗隆间骨折357例，平均年龄75岁。结果优285例，良51例，可7例，差3例。近端固定针针道感染40例，拔出10例，切割股骨头9例，穿透股骨头5例，骨髓炎3例。认为固定针的并发症与术者对手术适应证及穿针技术的掌握有关。国内许多学者采用外固定架治疗股骨粗隆间骨折，均获得了满意的疗效。

（2）切开复位内固定：切开复位后所使用的内固定物大致分为侧钢板式与髓内钉式两种类型。

①侧钢板式内固定物

a. 麦氏鹅头钉（Mclanghin钉）：此钉与Jewett式钉类似，只是将三翼钉与侧钢板之间用1枚螺丝钉固定。国内黄公怡等报道用国产麦氏（Mc Lanughlin）鹅头钉内固定治疗股骨转子间骨折57例，优良率90%。该组病例术后8～12周负重，已有骨痂愈合，使钉板受到的应力大大减少。指出这种钉板间的连接结构大大降低了该部位的机械强度，生物力学研究和临床结果都证明这种内固定设计不能早期负重。

b. 角度钢板：AO学派首先使用，因其角度与正常的颈干角是一致的，而且为一整体结构，经测试有足够强度及抗旋转能力。角度钢板对固定技术要求高，一是角度不可调；二是要求一次打入成功；三是对小转子劈裂且移位，第1根螺钉无法固定的不稳定型骨折者慎用。为了解130°角钢板固定不稳定型股骨转子间骨折在生物力学方面的稳定性和钢板的应力分布。Li F的实验研究结果表明，通过300次的循环加载负荷后，骨折的稳定性受到了破坏。钢板的应力集中现象通过循环加载而加重。故认为应用130°角钢板治疗不稳定性股骨转子间骨折，早期负重是不可行的。新版（1991年）AO内固定手册认为130°钢板、95°钢板治疗股骨转子间骨折并发症多，已不再建议将130°角钢板用于新鲜转子部的骨折，并认为加压滑动鹅头钉是治疗股骨转子间骨折最好的钉。

c. 加压滑动鹅头钉（又名Richards钉、动力髋螺钉、加压滑动钉板、DHS、CHS）：是由波兰Ernst Pohl设计，于1955年由Schum Pelik开始应用。它用1枚较粗的螺钉代替三翼钉，通过髓内拉力螺丝钉的滑动加压作用和有侧方套筒的钢板使股骨头颈段与股骨干固定为一体，能有效地防止髋内翻。此钉有加压和滑动的双重功能，避免了钉尖冒出股骨头的危险。加压滑动鹅头钉适用于老年人转子间骨折的各种类型。王福权等应用加压滑动鹅头钉治疗髋部骨折34例，术后除1例为迟发感染外，无其他重大并发症，大部分患者髋关节功能恢复良好。加压滑动鹅头钉离体机械性能测试显示能垂直受压280kg。认为此钉设计合理，性能坚固，可早期下床，减少卧床并发症，是治疗老年髋部骨折的理想内固定物。党伊国等对股骨转子间骨折的5种治疗方法，进行生物力学研究和疗效评价。采用人离体股骨20具，制成转子间骨折模型。结果示动力髋螺钉固定稳定，承载量最大，其次是支架、鹅头钉、斯氏针。认为对于手术适应证患者，应首选动力髋螺钉。马巍等用DHS治疗12例股骨转子间骨折。术后患肢早期功能锻炼。结果11例骨折愈合，1例术后感染发展为慢性骨髓炎，其余髋关节功能皆优良。范卫民等对加压滑动螺纹钉进行了力学测试，结果显示加压滑动螺纹钉的力学性能较可靠。经31例临床观察认为，加压滑动螺纹钉有动力性和静力性加压作用，患者可早期下地活动，是治疗股骨转子间骨折比较理想的内固定物。其不足之处是无有效的抗旋转作用。曾秋涛等以加压滑动鹅头钉（DHS）与骨水泥并用治疗伴有严重骨质疏松的股骨转子间骨折38例，骨折均愈合，未出现内固定失效及髋内翻畸形，优良率为95%。Clark DW等应用髋部动力螺钉治疗不稳定性股骨转子间骨折100例。第1组45例行解剖复位，第2组55例行Sarmiento截骨后外翻复位。认为解剖复位比外翻复位能取得较好的临床效果，但内固定的失败率较高；外翻截骨能取得稳定的复位。也有学者认为滑动钉板内固定治疗股骨转子间骨折并不是一种简单的手术，也并不总是能取得优良的结果。滑动钉板系统能提供稳定的固定，但能否成功取决于许多因素，如复位、手术技巧及术后护理等。

d. 国内自行设计的内固定物：徐莘香等等利用自行设计的L-梯形加压钢板（L-TCP）治疗股骨转子间骨折72例，其中65例为不稳定性骨折。58例采用切开复位，L-TCP固定；14例采用X线监视下闭合复位，有限切开L-TCP固定。其中3例并发伤口感染，1例骨不连，3例髋内翻，2例钢板断裂。认为采用闭合复位，有限切开内固定，损伤小，稳定性好，术后并发症少。黄锦芳等应用自制带钩弯钢板内固定治疗股骨转子间骨折，取得了理想的效果，而且术中不需放射检查。范卫民等设计了双颈滑动加压螺纹钉，该钉由1个双套筒钢板、2枚粗螺纹钉、2枚尾部扣锁和骨皮质螺丝钉四部分组成。双颈滑动加压螺纹钉同Richards钉相比，具有较强的抗弯和抗旋转强度，临床效果满意。

②髓内钉内固定

a. Ender钉内固定：Ender钉是通过股骨内髁开槽插入或槌入，自骨干至转子部，顺股骨颈至股骨头。该法以手术操作简便、骨折的早期愈合和低死亡率而成为治疗稳定性股骨转子间骨折的最好方法，且适用于不能耐受大手术的患者。但这种方法也有一些新的并发症，如钉尾刺激膝关节、膝关节活动范围变小、远近端钉的移动和穿透骨质等。另外，Ender 钉的强度只是加压滑动鹅头钉的 1/5，髋内翻发生率较高，故临床仅适应Ⅰ、Ⅱ型稳定性骨折。

b. Gamma 钉内固定：Gamma 钉近年来作为一种新的替代技术用于治疗股骨转子间骨折。Gamma 钉是由滑动髋螺钉结合髓内钉技术研制而成，属于强硬的髓内钉。由于 Gamma 钉位于股骨干髓腔内，它较标准的滑动加压髋螺钉钢板更靠近内侧。因此患者体重的传导比滑动加压髋螺钉更靠近股骨距，这就增强了置入物的力学强度。测试表明 Gamma 钉的失败负荷最高，达到 5000N。在 20 世纪 90 年代初期，Gamma 钉成为欧美国家普遍采用的一种治疗方法。Merenyi G 等和 Halder SC 等在报道中获得了 100% 的成功，没有置入物固定失败和不愈合的发生。

尽管 Gamma 钉获得了良好的临床效果，但是也存在以下几个并发症：在插入 Gamma 髓内钉时发生纵向骨折；拉力螺钉在股骨头、颈内脱出；髓内钉远端交锁螺钉部位或针尾部的骨折。Leung 等通过对中国人股骨干的测试研究，研制成适合亚洲人的 Gamma 钉。亚洲型 Gamma 钉标准长度 180mm，远端直径 11mm 或 12mm，外翻角 4°，颈干角 130°，并将拉力螺钉孔向远端移动 10mm，同时改进了手术技术，减少了扩髓。结果通过多个医疗中心的联合试用，术中及术后的并发症只有 7.7%。

韩一生等通过综合评估改良型 Gamma 钉治疗股骨转子间骨折的远期疗效，并分析并发症发生原因后得出如下结论：第一，改良型 Gamma 钉手术损伤小，可减少患者住院和卧床时间，患者下地早、恢复快，是治疗此种骨折的有效方法。第二，大转子继发骨折和异位骨化对手术疗效影响不大。第三，加压螺钉穿出股骨头、严重髋内翻畸形、内固定断裂和继发股骨骨折是较严重的并发症，需二次手术。第四，术后继发骨折与钉体设计、手术方法和患者再损伤有关，作者建议骨折愈合后应尽早拔钉。杨晓彤等针对老年性股骨转子间骨折患者的特点，通过对 Ender's 钉、AO 角钢板、Richards 钉、麦氏鹅头钉及 Gamma 钉方法的临床使用，对几种内固定方式进行临床使用比较。根据临床资料统计，Gamma 钉较其他手术方法优越，尤其在手术需时方面。改良型 Gamma 钉创伤小，固定可靠，宜采用急诊手术，且术后下地早，是目前治疗老年股骨转子间骨折的首选方法。但 Gamma 钉尚不能完全取代其他固定方法，对于一些特殊类型的骨折，Gamma 钉不能给予满意的治疗。

梁伟国等采用改良 Gamma 钉和 Ender 钉两种方法治疗股骨转子间骨折 102 例。结果显示改良 Gamma 钉组的临床疗效明显优于 Ender 钉组，其手术合并症少于 Ender 钉，但手术创伤比 Ender 大。认为改良 Gamma 钉手术是一种值得推广的治疗股骨转子间骨折的新方法。但是，对于超高龄合并有重要脏器功能部分不全者，不宜选用改良 Gamma 骨钉，而 Ender 钉是可供选择的治疗方法。Park SR 等把 60 例老年股骨转子间骨折患者随机分为两组，一组采用髋部动力螺钉内固定，另一组采用亚洲型 Gamma 钉内固定。将围手术期的情况、放射和临床结果进行分析。Gamma 钉组的手术时间、术中出血量低于髋部动力螺钉组；Gamma 钉组患者活动较早；在骨愈合时间、螺钉滑动的长度方面没有明显的差别；Gamma 钉组的颈干角的减少明显小于 DHS 组。认为对于老年股骨转子间骨折的治疗，Gamma 钉优于 DHS。Osens EK 将 921 例股骨转子间骨折分为两组：第 1 组为 Gamma 钉组（379 例），第 2 组为滑动钉板组（542 例）。年龄和性别在两组间的分布是相同的。在 Gamma 钉组有 17 例发生了新鲜的股骨干骨折，而在滑动钉板组仅有 3 例。指出 Gamma 钉尚不能被认为是治疗转子部骨折的标准方法。Adams CI 比较 Gamma 钉和 Richards 钉治疗股骨转子间骨折的疗效和术后并发症。203 例应用短 Gamma 钉，197 例应用 Richards 钉。Richsrds 钉组出现 1 例股骨头下骨折，短 Gamma 钉组出现 4 例股骨干骨折，其中 3 例需再次手术。短 Gamma 钉组有 8 例（4%）出现螺钉的切割现象，Richards 钉组有 4 例（2%）；短 Gamma 钉组有 12 例（6%）需再手术，Richards 钉组有 8 例（4%）。根据内固定的成败和术后 1 年患者的行走能力、关节活动范围和是否感觉疼痛来确定治疗效果。两组间的长短期疗效经统计学处理没有显著差异。Baum – Gaertner MR 等将 131 例股骨转子间骨折（135 髋）随机分为两组，一组应用滑动髋螺钉，另一组应用髋部髓内钉治疗。对于不稳定的股骨转子间骨折，应用髓内钉可以节省 23% 的手术时间和 44% 的失血量。然而，对于稳定的股骨转子间骨折应用髓内钉会增加 70% 的透视时间。手术中的并发症为髓内钉的专有并发症。对于功能的恢复，两组间没有明显的差异。还有许多学者对 Gamma 钉和 DHS 钉的生物力学和临床效果进行了比较。Tagini D 等、Leung KS 等和 Bridle SH 等认为 Gamma 钉手术切口小，负重早，但两者在手术时间、难度和最终疗效方面似乎差异不大；而 Gamma 钉继发股骨骨折高于 DHS，因此 Butt MS 等和 Radford PJ 等不主张使用 Gamma 钉。

（4）假体置换术：对于老年股骨转子间粉碎骨折，如果头颈部骨折块较短，可考虑行人工股骨头置换术。该术具有患者功能恢复快，可以立即负重，住院时间大大缩短，二次手术、血栓性静脉炎、肺栓塞、褥疮及肺炎的发病率明显降低等优点。刘玉坤等采用人工股骨头置换术治疗高龄股骨转子间骨折患者 12 例，除 1 例术后 6 周因脑出血死亡外，其余 11 例术后髋关节屈曲超过 90°，生活能自理，人工股骨头无松动和下陷。Kligman M 对 16 例股骨粗隆间骨折手术失败的患者行全髋关节置换术。同首次全髋关节置换的患者相比，有很高的术中和术后并发症，包括股骨骨折、切口感染和无菌性松动等。临床效果不满意。

（二）不同手术方式治疗高龄股骨粗隆间骨折疗效分析

股骨粗隆间骨折是一种常见的髋部骨折，大多发生于老年人，随着我国人口老龄化，该骨折发生率出现逐年上升趋势。有资料显示，高龄股骨粗隆间骨折患者的病死率高达 15% ~ 20%，主要原因是卧床并发症或并存疾病恶化所致。传统的保守治疗因患者需长期卧床，有很高的致残率和致死率，目前多数学者主张手术治疗。2002 年 1 月 ~ 2006 年 6 月对 128 例高龄股骨粗隆间骨折患者分别采用骨水泥型双极人工股骨头置换及动力髋螺钉内固定术（DHS）治疗，经过长期的随访和回顾性分析，认为 2 组间并无明显差别。

1. 临床资料

本组病例共 128 例，其中 DHS 组 76 例，男 36 例，女 40 例；年龄 65 ~ 97 岁，平均 76.8 岁。致伤原因：摔伤 59 例，交通伤 11 例，高处坠落伤 6 例。骨折分型严格按照 Evans 分型标准：Ⅰa 型 12 例，Ⅰb 型 22 例，Ⅰc 型 25 例，Ⅰd 型 13 例，Ⅱ型 4 例。半髋组 52 例，男 23 例，女 29 例；年龄 73 ~ 92 岁，平均 79.2 岁。致伤原因：摔伤 28 例，交通伤 16 例，高处坠落伤 8 例。骨折分型：Ⅰa 型 4 例，Ⅰb 型 16 例，Ⅰc 型 23 例，Ⅰd 型 7 例，Ⅱ型 2 例。2 组患者的年龄、性别、病情、致伤原因等经统计学分析均无显著性差异（$P > 0.05$）。

入院后行股骨髁上骨牵引，完善各项检查。请有关内科医师会诊，积极治疗并控制各种内科疾病，排除各种绝对手术禁忌证后行手术治疗。

2. 治疗方法

DHS 组用采用连续硬膜外麻醉，麻醉起效后患者取仰卧位，置于牵引床上，于 G 形臂 X 线机监视下行闭合复位。取大腿上段外侧切口，显露出大粗隆和股骨上段，在导向器引导下打入导针。进针点在股骨大粗隆最高点下 2 ~ 3cm 中央偏后，靠近股骨距为宜，进针深度达股骨头软骨下 5 ~ 10mm，透视导针位置满意，测量深度并选择合适髋螺钉，扩髓、攻丝（老年骨质疏松患者免用攻丝），旋入髋螺钉至尾端平外侧骨皮质。选择合适套筒钢板，拧入钢板固定螺钉及髋螺钉尾部螺钉，放置引流管，逐层缝合切口。半髋组采用连续硬膜外麻醉，改良 Hardinge 侧方入路切口，长 10 ~ 15cm，显露髋关节。术中注意保持大小粗隆碎骨块与肌肉腱性组织的附着连接。凡附着外展肌的大粗隆骨折块须选用钢丝、可吸收线等予以复位及坚强固定。本组 27 例保留者在小粗隆上方 1cm 处截骨，25 例舍弃者使用骨水泥再造小粗隆。于大小粗隆骨折块绑扎完毕及股骨髓腔制备塑形后，常规行骨水泥型人工双极股骨头置换；术中透视见假体位置满意，放置引流并逐层缝合切口。

3. 治疗结果

术后 24 ~ 48 小时拔除引流管，预防性应用抗生素 7 ~ 10 天，进行抗血栓治疗，半髋组在术后第 1 天即开始 CPM 机髋关节功能的锻炼，3 天后在身体条件允许的情况下练习下地负重行走。考虑到高龄患者普遍存在严重的骨质疏松，DHS组术后均予以"丁"字鞋固定下肢2周，鼓励进行肌肉力量训练，2周后进行可耐受的非负重活动，术后6周可拄拐练习行走。

记录术中和术后与手术或内植物有关的手术时间、失血量、输血例数、输血量及每个患者的住院时间、并发症，患者出院后1个月、3个月、半年、1年等分别进行随访。记录功能恢复情况及X线检查结果。

4. 临证体会

高龄股骨粗隆间骨折多伴有不同程度的骨质疏松，非手术治疗病死率比手术治疗高1倍，迅速控制并存疾病的恶化和有效预防卧床并发症的发生是高龄股骨粗隆间骨折治疗成功的关键。DHS具有加压与滑动双重功能，可使骨折沿滑动的拉力螺钉滑动而对骨折端产生加压，起到了张力带作用，且创伤小，操作简便，疗效确。其主要优点是：螺丝钉在股骨头内固定作用强，即使在骨质疏松的情况下亦能有效固定，套筒内滑行机制可避免钉端穿透股骨头或髋臼，使负重的压力直接传导至骨，而非内固定物，保持骨折复位嵌紧，减少不愈合。但DHS内固定本身亦存在缺点，如股骨头颈单钉固定、抗旋转能力差等，手术疗效受相关因素影响，术后可出现小粗隆内侧失稳髋内翻、头颈旋转、头颈切割穿钉、钢板拔钉及钢板断裂等现象，导致内固定失败，文献报道失败率在5%～10%之间。骨水泥型双极人工股骨头置换较DHS内固定在减少术后并发症方面有明显的优势。骨水泥型双极人工股骨头置换具有治疗时间短、患者恢复快、避免长期卧床产生的并发症、有利于改善患者心肺功能、提高生活质量、缩短住院及康复时间等优点。本组年龄73～92岁之间的患者，给予人工双极股骨头置换均安全度过围手术期，未出现褥疮、下肢深静脉血栓形成、坠积性肺炎、泌尿系感染等卧床并发症，取得了满意的疗效。也说明了骨水泥型双极人工股骨头置换用于治疗高龄股骨粗隆间骨折是可行的，是一种积极、肯定、理想的治疗方法，但应严格掌握适应证。人工股骨头置换术治疗高龄股骨粗隆间骨折应严格掌握其手术指征：年龄70岁以上，平时髋关节负重量不大，较严重的骨质疏松，Evans Ⅰc、Ⅰd、Ⅱ型不稳定型粉碎骨折患者，内固定方法较难取得满意效果者。人工髋关节置换也可以作为股骨粗隆间骨折内固定术失败或术后股骨头坏死的二次手术的最佳选择。在用标准的人工关节技术进行半髋置换后，必须重建粉碎的股骨大小粗隆。因为行走时的周期性负荷会导致骨水泥蠕变增加，甚至断裂。因此术后早期行走时应在部分负重下进行，6～8周后随着髋部骨质愈合可逐渐弃拐行走。因此对于年龄70岁以上、严重的骨质疏松性骨折患者，预期寿命在10年以内，只要严格掌握手术适应证，用骨水泥型双极人工股骨头置换仍是一个选择。由于本组随访时间短，长期效果有待进一步观察。

（三）快速牵引闭合复位 L - 梯形加压钢板内固定治疗股骨粗隆间骨折 76 例报告

股骨粗隆间骨折是老年人较常见的骨折之一，以往多采用非手术疗法治疗，但有资料统计，伤后 3 个月的死亡率在 10% ~ 60% 之间。所以目前多主张积极手术治疗。自 1994 年以来，在快速牵引合复位的基础上采用 L - 加压钢板内固定术治疗股骨粗隆间骨折 76 例，取得了满意的疗效。

1. 临床资料

本组 76 例，男 48 例，女 28 例。年龄最大 75 岁，最小 34 岁，平均 63.7 岁。按 Evans 分型分 Ⅰ 型 13 例，Ⅱ 型 19 例，Ⅲ 型 32 例，Ⅳ 型 12 例。其中合并有同侧 Colle's 骨折 5 例，原患有支气管哮喘者 5 例，高血压 15 例，肺气肿 3 例，糖尿病 8 例，脑血栓后遗症 3 例。伤后至就诊时间最短为 1 小时，最长为 13 天。

2. 治疗方法

术前均行骨牵引治疗 3 ~ 6 天，有合并症者先控制病情，通过拍片复查骨折复位较好后，在持续硬膜外麻醉下，患者仰卧于骨科牵引复位床上，双下肢各外展 30°、内旋 15° 固定，快速牵引患肢至与健肢等长，手法纠正侧方移位，经电视 X 光机透视，正位上保持 130° 颈干角，骨折远端无外侧移位，向内错位不大于 1/4；侧位无明显向前成角，错位不大于 1/4。常规消毒患髋，取髋关节外侧入路（Walson - Jones 入路），显露股骨上段及大粗隆外侧，部分剥离股外侧肌起点，充分显露出股骨粗隆间骨折部位，视骨折复位的情况，在直视下再次纠正侧方移位，如有游离骨块，可一并给予复位并用螺丝钉固定，然后选取合适长短的 L - 梯形加压钢板，需保证骨折远端有 3 个螺纹钉固定。于大粗隆顶点稍下约 1.5cm 处，将梯形钢板 L 端打入，钢板部分紧贴于股骨干外侧皮质（注意保持一定的前倾，以防止近端穿出股骨颈），用持骨器把持。透视正侧位钢板位置好，即可将 1 枚长松质骨螺纹钉沿股骨颈的方向打入，再用 1 枚长螺纹钉固定小粗隆，打入余下的螺纹钉，冲洗伤口，彻底止血，留置引流管，逐层缝合伤口。术后 24 小时拔引流管，给予抗生素预防感染，保持患肢外展中立位。4 天后每天给予低分子右旋糖酐 500ml 静脉点滴，预防下肢静脉血栓的形成。1 周后可进行股四头肌等长收缩锻炼，40 天后可拄拐双下地活动，70 天后可视骨折愈合情况，轻负重活动。

3. 治疗结果

本组 76 例均骨性愈合，伤后 6 个月内随访无 1 例死亡，5 例发生髋内翻畸形，髋内翻发生率为 6.58%，其中 4 例年龄 >70 岁，骨质疏松非常明显；1 例患者 54

岁，由于术后 21 天即自行下地所致。平均住院时间为 20 天。有 3 例下肢静脉血栓形成，后经使用尿激酶治愈出院。76 例中 51 例于 8～18 个月后取出内固定，功能恢复良好。

4. 临证体会

近年来对老年性股骨粗隆间骨折，医学界多主张手术治疗，手术方法和固定器械也越来越多，经过与 Richards 钉的疗效比较研究，我院采用持续牵引闭合复位 L－梯形加压钢板内固定术治疗 76 例患者，无 1 例死亡，髋内翻发生率 6.58%，功能恢复良好，效果满意。临床观察认为，快速牵引闭合复位 L－梯形加压钢板内固定治疗股骨粗隆间骨折具有如下优点：①操作简单。通过快速牵引闭合复位，可很好地纠正骨折端最难纠正的重叠错位，切开后只需纠正侧方移位即可，而且可始终保持正确的颈干角，这一点对于粉碎型股骨粗隆间骨折尤为重要。②复位准确。术前骨牵引治疗虽有时复位较好，但在去除牵引后及搬动过程中，可造成骨折端再错位，术中复位时仅靠助手牵引维持是很不稳定的，往往会造成术中即出现髋内翻；或者反复固定，造成大粗隆外侧皮质处骨缺损；这些都增加了固定后的不稳定因素。而通过术中快速牵引闭合复位，可很好地保持正常颈干角，同时便于在电视 X 线机透视下操作，保证复位准确。③固定可靠。L－梯形加压钢板固定后在正位像上构成了三角形的木桁架结构，在力学上是最稳定的，能将股骨头传来的负荷有效地传导至股骨中上段骨皮质，通过固定内侧分离的小粗隆骨块，增加内侧支撑作用，减少了髋内翻的发生。其三角形木桁架结构及加压钢板 L 端呈扁平状，都可有效防止股骨粗隆近端产生旋转。沿股骨颈压力骨小梁方向打入的松质骨螺纹钉，可对骨折端形成轴向加压作用，同样增加了骨折端的稳定性。④创伤小。由于骨折已通过闭合牵引手法整复，切开复位时只需显露股骨上端的外侧将钢板置入固定即可。⑤手术时间短，对局部的血液循环和骨折复位后的稳定性破坏小，因此骨愈合好，并发症少。该手术方法简单，疗效确切，不仅减少了股骨粗隆间骨折患者的卧床时间及由此带来的一系列并发症，也减轻了患者的经济负担。可以在具备骨科牵引床和电视 X 光机的医院广泛开展。

（四）动力髁螺钉治疗特殊类型股骨粗隆间骨折 27 例报告

近年动力髁螺钉用于治疗股骨髁间、髁上骨折取得较好疗效，而股骨粗隆间骨折多用动力髋螺钉内固定。但是对于逆粗隆间骨折、顺粗隆间骨折大粗隆下粉碎性骨折、动力髋固定失败后的粗隆间骨折的手术治疗，若采用动力髋固定则不适宜。2003 年 7 月～2007 年 1 月采用动力髁螺钉治疗上述特殊类型股骨粗隆间骨折 27 例，取得满意效果。

1. 临床资料

本组 27 例，男 19 例，女 8 例；年龄 29~68 岁，平均 43 岁；逆粗隆间骨折 5 例，顺粗隆间骨折大粗隆下粉碎 15 例，动力髋固定失败后的粗隆间骨折 7 例（由外院转来）；车祸撞伤 13 例，高处跌伤 8 例，走路滑倒摔伤 6 例；合并骨盆骨折 4 例，合并尺桡骨骨折 2 例。

2. 治疗方法

（1）术前准备：术前患肢股骨髁上骨牵引，重 5~8kg；应用消肿药物及生物电治疗仪促进患肢肿胀减轻；伤后 3~6 天行切开复位动力髁内固定术；术前留置导尿管，浓缩红细胞 2~4U 备用；麻醉前 15 分钟静脉快速滴入抗生素 1 支，防感染。

（2）手术方法：采用腰麻或硬膜外麻醉，麻醉生效后，患者仰卧于牵引复位床上，患肢维持外展中立位牵引，采用髋外侧切口，起自大粗隆顶点向下 12~18cm，依次显露，（动力髋固定失败者先取出内固定物）将骨折端复位，内侧骨膜及附着于骨块的软组织尽量不剥离，复位后，合并有较大碎骨片者先行螺丝钉固定。G 臂 X 光机透视下于大粗隆顶点下 2cm 处用 95° 动力髁定位器，于外侧皮质前后径中点水平打入导针。针尖距股骨头软骨下 1cm 左右，位于股骨头内下象限，正、侧位均位于股骨头、颈内。依次钻孔、攻丝，拧入动力髁主力螺钉，拔除导针，安放套筒钢板，紧贴股骨外侧骨皮质，骨折远端皮质骨螺钉固定。对合并内侧严重粉碎骨折有骨缺损者，取髂骨剪成骨条或用冻干同种异体骨植骨。冲洗伤口，依次缝合，留引流管 1 条。

（3）术后处理：术后常规应用抗生素 3 天；2 天后拔除引流管；麻药消失后即可行股四头肌等长舒缩及踝、趾关节屈伸活动；4 周后可在 CPM 帮助下行膝关节屈伸活动；6 周后扶双拐下地部分负重，拍 X 线片示骨折线模糊后完全负重。

3. 治疗结果

27 例均获随访，时间 12 个月~4 年，平均 18 个月。24 例术后 4~8 个月达骨性愈合；3 例术后 1 年愈合。髋关节功能按黄公怡关节功能标准疗效评定，优：骨折愈合良好，无髋内翻或外旋畸形，行走无疼痛，下蹲达到或接近正常范围，功能恢复到骨折前状态；良：骨折愈合良好，髋关节有轻度内翻，患肢短缩在 2cm 以内，行走无疼痛，有时需用手杖支持，功能恢复接近正常；差：骨折愈合差，有重度髋内翻畸形，髋关节疼痛，功能明显受限，不能负重或行走。本组优 22 例，良 5 例。

4. 典型病例

患者宋某，男，43 岁，工人，因车祸撞伤左髋、左大腿部，造成"①左股骨粗隆间骨折，②左股骨干骨折"。于当地医院行"左股骨粗隆间骨折切开复位动力髋内固定，左股骨干骨折切开复位加压钢板内固定术"。术后拍 X 光片示：左股骨粗隆间骨折术后，颈干角变小（图 4 - 1）。测量左下肢较对侧短缩 3cm。遂来我院求治，给予二次手术，将动力髋钢板及螺钉取出，重新复位，以动力髁钢板及螺钉固定。术后拍 X 光片示：左股骨粗隆间骨折二次术后复位及内固定好，颈干角正常（图 4 - 2）。测量左下肢与对侧等长。

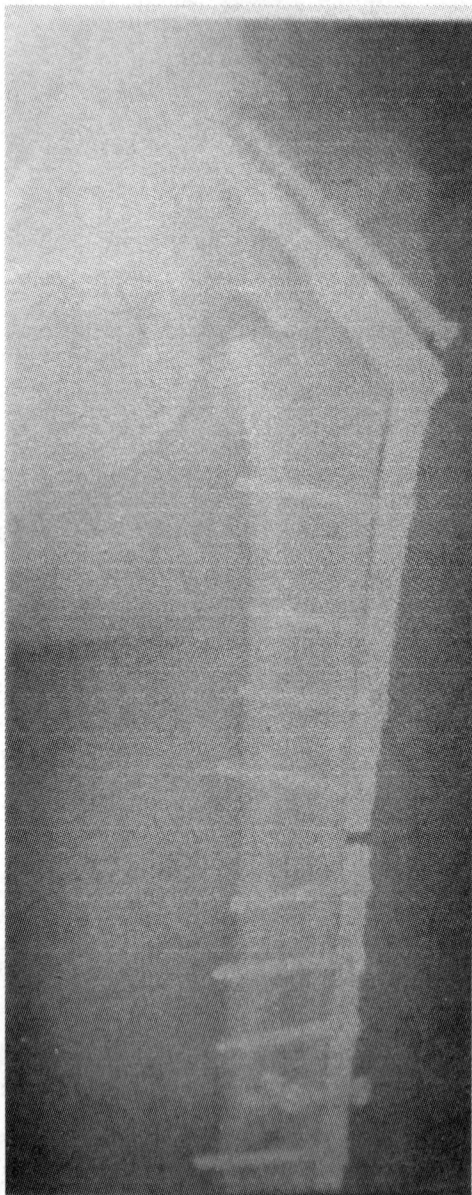

图 4 - 1　典型病例　（一次手术后）　　　图 4 - 2　典型病例　（二次手术后）

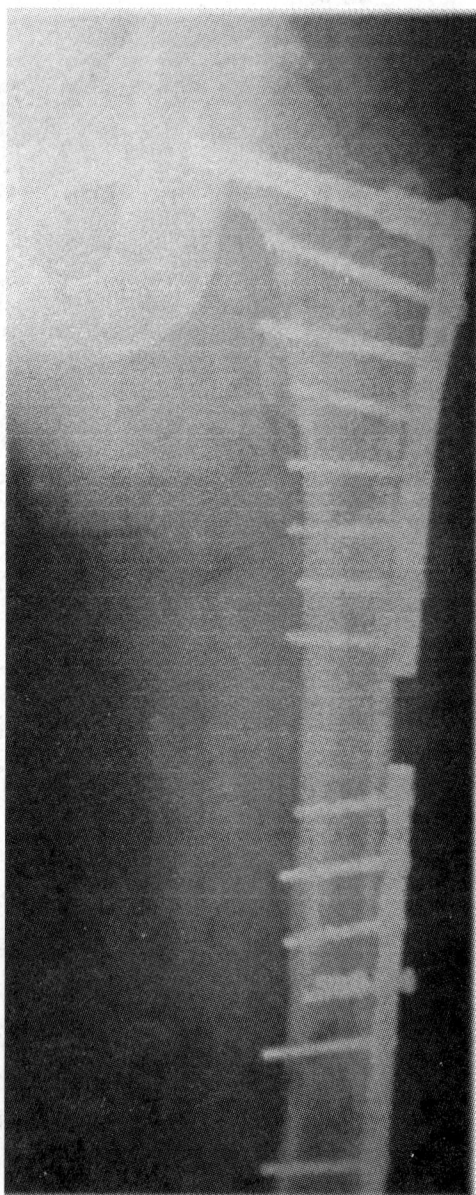

5. 临证体会

（1）特殊类型股骨粗隆间骨折的概念：股骨粗隆间骨折按 Tronzo 和 Evans 分型可分为：Ⅰ型：单纯无移位的骨折；Ⅱ型：单纯有移位的骨折，可有小粗隆撕脱，但股骨距尚完整；Ⅲ型：合并小粗隆骨折及股骨距骨折，有移位，常伴有后部的粉碎骨折；Ⅳ型：合并大、小粗隆间的骨折，可伴有股骨颈和（或）大粗隆的冠状面爆裂骨折；Ⅴ型：为大粗隆下外向小粗隆内上走行的逆粗隆间骨折。Ⅰ型、Ⅱ型为稳定性骨折，Ⅲ~Ⅴ型为不稳定性骨折。本报告所述的特殊类型股骨粗隆间骨折包括Ⅲ~Ⅴ型中的逆粗隆间骨折、顺粗隆间骨折、大粗隆下粉碎性骨折（冠状面劈裂骨折除外）以及医源性动力髋固定失败后的粗隆间骨折。

（2）特殊类型股骨粗隆间骨折手术治疗的必要性：随着交通业及建筑业发展，股骨粗隆间骨折日渐增多，且高能量外力致伤，粉碎骨折较多，非手术治疗时，骨折复位后难维持稳定，卧床时间长，并发症较多（褥疮、下肢静脉血栓、关节僵硬、肌肉萎缩、骨质疏松等），并易出现骨折畸形愈合（髋内翻、下肢外旋、短缩）。而手术治疗特殊类型股骨粗隆间骨折有如下优点：①解除疼痛，从而降低了因疼痛刺激引起的心脑血管意外发生率；②可早期离床负重，避免长期卧床引起的并发症，降低死亡率；③功能恢复快，髋内翻畸形发生率低；④住院时间大大短缩，护理工作也大为简化。

（3）动力髁螺钉治疗特殊类型股骨粗隆间骨折的优点：动力髁最初是用于股骨髁部骨折，随着发展，由 AO 学派首先倡导用于髋部骨折。对逆粗隆间骨折、大粗隆下粉碎骨折者，由于动力髋主钉会进入到骨折线，因此影响固定效果，妨碍骨折愈合。基层医院由于设备所限，有时股骨粗隆间骨折行动力髋固定后，出现颈干角变小、髋内翻、下肢短缩、外旋等并发症。对于动力髋固定失败后的粗隆间骨折的手术治疗，若再次采用动力髋固定，仍须按135°方向打钉，则不能避开原先主力钉孔道，再次钻孔拧入主力钉则易出现松动，影响愈合。7 例由外院转来动力髋固定失败后的粗隆间骨折者，于我院二次手术采用动力髁固定，8~12 个月愈合，功能恢复疗效评定，优：4 例；良：3 例。采用动力髁固定，其起点较动力髋起点偏高，且按95°方向，可避开逆粗隆间骨折、大粗隆下粉碎骨折者之骨折线或动力髋固定失败后的原先主力钉孔道，增加了稳定性，利于愈合。相对动力髋而言，动力髁有其明显的优点，它可根据骨折的具体情况正确选择螺钉的入点，手术操作方便。动力加压拉力螺钉与钢板呈95°角，适合股骨近端的解剖结构特点，符合髋部的生物力学要求。动力髁入点高，可于骨折近端，增加数枚螺丝钉固定，也增加了近端的抗屈曲旋转能力，达到固定牢靠；骨折区桥接固定可避免干扰局部血运，从而降低骨折不愈合发生率。因此95°的动力髁在股骨粗隆间骨折治疗上具有独特的优势。

（4）动力髁螺钉治疗特殊类型股骨粗隆间骨折的注意事项：由于粗隆间骨折处出血较多，肿胀明显，术前应充分牵引，并应用消肿药物减轻肿胀，利于复位。对于年龄大患者应充分了解全身情况，术前纠正各种合并症。术中在做切口前 G 形臂 X 光机透视下尽量闭合复位，以减少术中操作，减少出血；出血多时可输浓缩红细胞补充。股骨外侧复位、加压固定同时，内侧要尽量给予复位，内侧骨膜及附着于骨块的软组织尽量不剥离，内侧若有缺损应植骨。对粉碎性骨折，骨膜勿过多分离；复位后动力髁定位器位于大转子顶点下 2cm，导针沿定位器平行打入股骨颈，G 形臂 X 光机透视下见导针正、侧位均位于头、颈内，且导针尖端距股骨头软骨下 1cm 左右，位于股骨头内下象限，靠近股骨距，增加固定的稳定性。内侧骨块尽量以拉力螺钉固定，骨折远端最少有 4 枚螺钉牢靠固定，以增强稳定。术后尽早行股四头肌等长舒缩及踝、趾关节屈伸活动；4 周后可在 CPM 帮助下行膝关节松动训练；6 周后扶双拐下地部分负重活动，拍 X 线片示骨折线模糊后完全负重。但要避免过早下地负重致内固定松动或疲劳断裂。

第三节　骨盆骨折

【概述】

骨盆是一完整的闭合骨环，由骶尾骨和两侧髋骨（耻骨、坐骨和髂骨）构成，其前半部（耻、坐骨支）称为前环，后半部（骶骨、髂骨、髋臼和坐骨结节）称为后环。两侧髂骨与骶骨构成骶髂关节，并借腰骶关节与脊柱相连；两侧髋臼与股骨头构成髋关节，与双下肢相连。骨盆的两侧耻骨在前方由纤维软骨连接构成耻骨联合（有 4~6mm 间隙）；骶髂关节间隙为 3mm，关节韧带撕裂时此间隙增宽。骨盆负重时的支持作用在后环部，故后环骨折较前环骨折更不稳定；但前环系骨盆结构最薄弱，故前环骨折较后环骨折为多。

骨盆的完整性和稳定性主要靠后方结构的完整（骶髂关节及其韧带）及盆底肌肉、筋膜来维持，以韧带结构的完整更为重要。骨盆的韧带结构主要有五组：①骶髂前、后韧带，稳定骶髂关节及骨盆环的最主要韧带；②骶结节韧带，维持骨盆的纵向稳定性，③骶棘韧带，维持骨盆的旋转稳定性，④髂腰韧带，维持腰椎与骨盆间的稳定性，⑤横韧带，稳定耻骨联合。

骨盆是连接脊柱和下肢的栋梁，具有将躯干重力传达到下肢，将下肢的震荡向上传到脊柱的重要作用，同时也是血管、神经和肌肉的通道。骨盆对盆腔内脏器、神经、血管等有重要的保护作用，当骨折发生时，这些器官也容易受损伤。盆腔内脏器男女虽有所不同，但其排列次序基本一致，由前至后为泌尿、生殖和消化三个系统的器官。位于前方的膀胱、尿道和位于后方的直肠极易受损。

盆腔内有骶神经丛，来源于第 4～5 腰神经和第 1～3 骶神经前支，位于骶骨的前外侧，发出坐骨神经、阴部神经和臀上、下神经。盆腔的血管主要是髂内动脉，在骶髂关节前方由髂总动脉发出后，很快即分为前后支；后支主要供应盆壁，也称壁支，分有闭孔动脉、臀上下动脉、阴部内动脉；前支除供应盆壁外，还供应盆腔内各脏器和外生殖器，也称脏支，分有膀胱上下动脉、直肠下动脉和子宫动脉。静脉分为壁静脉和脏静脉，前者与同名动脉伴行，后者构成静脉丛，最后都注入髂内静脉。由于盆腔内血管丰富，骨盆本身亦为血液循环丰富的松质骨，因而骨盆骨折时，常常出血严重。

骨盆骨折常发生不易控制的腹膜后血肿，引起休克及并发症，死亡率较高。早期诊断、及时复苏治疗及早期骨折复位固定是控制出血、降低死亡率的关键。骨盆骨折的分类对临床治疗方法的选择和预后的估计有重要意义，应运用好分类与创伤评分。近年来，随着对骨盆骨折解剖及生物力学方面的研究，普遍认为早期骨折复位固定在减少出血、防止后期并发症方面具有重要作用。但选择哪种手术固定方法仍无一致意见。外固定架加压固定可以有效减少骨盆容积，控制出血，防止搬动过程中已凝集的血栓脱落而再次出血，有利于复苏，同时为进一步诊断及相关损伤的处理提供可靠的帮助。内固定是近年来治疗骨盆骨折较为理想的方法，更符合生物力学，患者可早期活动及负重行走，我们认为对于骨盆骨折，其固定方法的选择，首先应取决于患者的全身状态、伴发伤情状况、骨折类型、体形及局部皮肤条件，其次应选择简单可靠能使骨折准确复位固定的方法。在有些患者外固定架可作为终极固定而无需手术，有些则应内、外固定联合应用。至于手术固定方式能选择微创（如经皮空心螺钉固定）则更好，目的是恢复骨盆环的完整性，减少并发症。

【分类】

低能创伤所造成的骨盆骨折多为稳定性骨折，多发生于老年人跌倒及低速车祸，或未成年人及运动员髂前上棘或坐骨结节撕脱骨折，前者因缝匠肌，后者因腘绳肌猛力收缩所致，而高能外力所造成的骨折多为不稳定骨折。目前国际上常用的骨盆骨折分类方法如下。

1. Young & Burgess 分类

（1）分离型（APC）：由前后挤压伤所致，常见耻骨联合分离，严重时造成骶髂前后韧带损伤占骨盆骨折的21%；根据骨折严重程度不同又分为Ⅰ、Ⅱ、Ⅲ三个亚型。

（2）压缩型（LC）：由侧方挤压伤所致，常造成骶骨骨折（侧后方挤压）及半侧骨盆内旋（侧前方挤压），占骨盆骨折的49%；也根据骨折严重程度不同又分为Ⅰ、Ⅱ、Ⅲ三个亚型。

（3）垂直型（VS）：剪切外力损伤，由垂直或斜行外力所致，常导致垂直或旋转方向不稳定，占骨盆骨折的6%。

（4）混合外力（CM）：侧方挤压伤及剪切外力损伤，导致骨盆前环及前后韧带的损伤，占骨盆骨折的14%。

该分类的优点是有助于损伤程度的判断及对合并损伤的估计，可以指导抢救判断预后，根据文献统计，分离型骨折合并损伤最严重，死亡率也最高，压缩型次之，垂直型较低；而在出血量上的排序依次是分离型、垂直型、混合型、压缩型。

2. Tile's / AO 分类

A 型：稳定，轻度移位，占50% ~70%。

B 型：纵向稳定，旋转不稳定，后方及盆底结构完整，占20% ~30%。

B1：前后挤压伤，半侧骨盆外旋，耻骨联合 > 5cm，骶髂前韧带 + 骶棘韧带损伤。

B2：侧方挤压伤，半侧骨盆内旋。分为侧方挤压伤，同侧型；侧方挤压伤，对侧型。

B3：双侧 B 型损伤。

C 型：旋转及纵向均不稳定（纵向剪力伤），占10% ~20%。

C1：单侧骨盆损伤，分为髂骨骨折、骶髂关节脱位、骶骨骨折。

C2：双侧骨盆。

C3：合并髋臼骨折。

【治疗原则】

首先是对休克及各种危及生命的合并症进行处理。骨盆骨折合并多发伤的占33% ~72.7%，休克的发生率高达30% ~60%。严重骨盆骨折的死亡率为25% ~39%，都是由直接或间接骨盆骨折出血引起的。因此骨盆骨折的早期处理一定要遵循高级创伤生命支持的基本原则，首先抢救生命，稳定生命体征后再对骨盆骨折进行相应的检查及处理。一旦确定休克是骨盆骨折出血所导致，就应根据骨盆骨折的抢救流程来进行救治。早期外固定对骨盆骨折引起的失血性休克的抢救十分有意义，有效的外固定方式有外固定架－固定前环、C 形钳（C－clamp）－固定后环，如果缺乏固定器械，简单地用床单、胸腹带等包裹及固定骨盆也能起到一定的稳定骨盆及止血的作用，如仍不能维持血压，则应采用开腹填塞压迫止血或血管造影动脉栓塞。

【治疗方法】

1. 手术时机

最好在伤后 7 天以内进行，最晚不超过 14 天，否则复位难度将大大增加，畸形愈合及不愈合的发生率也明显增高。

2. 根据骨折分类选择治疗方式

AO 分类中的 A 型骨盆骨折属于稳定性骨折，一般予以保守治疗，卧床休息 4~6 周，早期下地行走锻炼；B 型骨折为前环损伤，仅需行前方固定；C 型骨折为后环或前后联合损伤，需要行骨盆环前后联合固定。

3. 手术指征

①闭合复位失败；②外固定术后残存移位；③耻骨联合分离大于 2.5cm 或耻骨联合交锁；④垂直不稳定骨折；⑤合并髋臼骨折；⑥骨盆严重旋转畸形导致下肢旋转功能障碍；⑦骨盆后环结构损伤移位大于 1cm，或耻骨移位合并骨盆后方不稳，患肢短缩大于 1.5cm；⑧无会阴污染的开放性后方损伤；⑨耻骨支骨折合并股神经、血管损伤；⑩开放骨折。

4. 手术方式

（1）前方固定：用于固定前环不稳定，常用于耻骨联合分离及耻骨支骨折，手术指征为：①耻骨联合分离大于 2.5cm；②耻骨联合交锁；③耻骨支骨折合并股神经、血管损伤；④开放耻骨支骨折；⑤合并骨盆后方不稳。

主要固定方式为外固定架、耻骨重建钢板、空心拉力螺钉。

（2）后方固定：用于固定后环不稳定，常用于骶髂关节分离、骶骨骨折等。手术指征为：①垂直不稳定骨折；②骨盆后环结构损伤移位大于 1cm；③无会阴污染的开放性后方损伤；④合并髋臼骨折。

主要固定方式为：C 形钳（C－clamp），骶前钢板固定；骶后骶骨螺栓、骶骨钢板、骶骨拉力螺钉固定。

5. 手术入路及固定方式

（1）外固定架：前方固定。

外固定架多数情况下用于不稳定骨盆骨折的临时固定，或与其他固定方式联合应用固定严重不稳定骨盆骨折，不作为常规的最终固定选择。常用的固定方法是双钉法，即在两侧髂嵴各打入2枚螺纹钉；当病情危急时也可各打入1枚螺纹钉，如考虑长期固定可选择在髂前下棘上方（髋臼上缘）打入螺纹钉。置钉前可先用床单等类似物兜紧骨盆。

手术要点：于髂前上棘后方2cm切口，沿髂骨翼方向由前向后钻孔，仅钻透外侧皮质，置入第一枚5mm螺纹钉，于第一枚后方2~3cm置入第二枚螺纹钉，重复前法操作，在对侧髂嵴置入螺纹钉后，用短杆连接螺纹钉，用长杆连接短杆，并调整外固定架复位骨折。

髋臼上缘置钉应向后并指向骶髂关节方向，且在透视下操作以免打入髋臼。

（2）C形钳（C-clamp）：后方固定。

直接对骶髂关节加压，用于后方不稳定骨折的临时固定，操作简便，可在急诊室进行。骨折有移位者应在牵引及下肢内旋状态下放置固定架。

手术要点：进钉点位于髂前上棘垂线与股骨干纵轴线交点，锤击固定钉使之进入髂骨，用扳手紧固固定钉并加压。

（3）耻骨重建钢板：用于耻骨联合分离及耻骨支骨折。

手术步骤及要点：体表解剖标志为脐、髂前上棘、耻骨联合，切口位于髂前上棘上方两横指，可延长至髂嵴，固定合并的髂骨翼骨折或骶髂关节分离。显露腹外斜肌和腹直肌筋膜，向上下锐性分离腹外斜肌和腹直肌筋膜表面脂肪组织，显露腹白线。较常见一侧腹直肌从耻骨联合撕脱，有时可见腹直肌筋膜撕裂。钝性分离腹直肌，保护头端的腹膜及尾端的膀胱和膀胱颈。用电刀在指尖上分离腹直肌，分离腹直肌后用压肠板保护膀胱，用Hohmann拉钩将腹直肌牵向外侧，电刀清理耻骨上支的软组织以便放置钢板。内旋双下肢可部分复位分离的耻骨联合。放置点状复位钳复位耻骨联合，复位钳置于腹直肌的表面，选用5孔重建钢板，在钢板两头做预弯，钢板也要做侧方预弯以适合耻骨的弧度。中间2枚螺钉置于耻骨联合体部，外侧螺钉置于耻骨支，偏心放置最靠近耻骨联合的螺钉以便加压，第一枚螺钉不拧紧，同样放置对侧第二枚螺钉，2枚螺钉同时拧紧进行加压，达到解剖复位。一般情况下1块钢板即可，如需用双钢板增强稳定性则1块置于耻骨联合顶部，1块置于前方。置负压引流于耻骨联合后方，仅缝合腹直肌腱膜边缘而不是腹直肌全层，以免造成腹直肌部分坏死，连续缝合腹直肌筋膜，负压引流从腹直肌中引出。

（4）骶前钢板固定：适应证为骶髂关节脱位及髂骨翼骨折。优点为显露简单，直视骶髂关节，易于麻醉监护，可延长切口固定合并的耻骨联合分离及髋臼前柱骨折。缺点是不能用于骶骨骨折，有时复位困难。

手术步骤及要点：沿髂嵴做前外侧切口，显露骶髂关节时注意避免损伤位于骶髂关节内侧 1～1.5cm 的 L5 神经根，用手法挤压骨盆或用螺纹钉把持髂骨并行牵引复位，复位困难时可用复位钳帮助复位，注意骶骨侧钢板只容许有一孔，否则容易损伤 L5 神经根，选用 2 块 3 孔 4.5mm 加压钢板，呈 90°夹角放置于髂嵴及骨盆缘皮质较厚处，直视下平行于骶髂关节打入骶骨侧螺钉。

（5）骶骨后方固定：适应证为骶骨压缩骨折、骶髂关节脱位、骶骨骨折脱位等。优点为显露直接，可同时对骶神经进行减压，但该入路皮肤坏死、伤口感染、神经损伤发生率较高。

手术步骤及要点：俯卧位，髂后上棘外侧或内侧纵切口，将臀大肌从髂后嵴的起点剥离，显露髂骨翼及臀中肌、臀肌血管及神经出坐骨大切迹，显露时谨防损伤，双侧骶骨骨折或严重粉碎不稳定骨折可选用骶骨钢板固定，螺钉可以直接固定在骨质坚固的髂后嵴上，也可选用骶骨螺栓，但固定强度稍差。

【经验传承】

（一）复杂髋臼骨折的早期手术治疗

复杂髋臼骨折是一种高能量损伤所致的严重关节内骨折。对复杂髋臼骨折手术时机的选择，目前还存在争议。1998 年 9 月～2006 年 10 月对 228 例复杂髋臼骨折早期手术并获得随访，取得了满意的临床效果。

1. 临床资料

本组病例男 160 例，女 68 例；左侧 130 例，右侧 98 例；年龄 18～63 岁，平均 39.1 岁；车祸伤 155 例，高处摔伤 49 例，砸伤 19 例，其他 5 例；按 Letournel – Judet 复杂髋臼骨折分型：后柱伴后壁骨折 55 例，横形伴后壁骨折 36 例，"T"形骨折 24 例，前柱或前壁骨折加后半横形骨折 7 例，双柱骨折 106 例。合并坐骨神经损伤 34 例，其他部位骨折 116 例。

2. 治疗方法

（1）围手术期处理：合并有髋关节脱位患者，应急诊行手法整复，避免关节面软骨的早期压力性坏死。对于高位横行骨折，股骨头骑跨于锐利的外侧骨折块上者，更应早期及时复位。如复位容易则不需麻醉，否则应在腰麻下整复。入院后或手法复位后行股骨髁上骨牵引，牵引重量为体重的 1/10～1/7。

（2）手术时机：伤后 4～7 天内手术。

（3）手术入路：选择后侧 K－L 入路 104 例，髂腹股沟入路 26 例，髂股入路 2 例，延长髂股入路 5 例，K－L 入路加髂股入路 18 例，K－L 入路加髂腹股沟入路 73

例。内固定的选择：尽可能简单、可靠。可选择拉力螺钉、解剖钢板、记忆合金钉等固定。当复位器械占据或影响了钢板安放时，可以采用克氏针临时固定，待钢板固定可靠后再拔除克氏针。固定螺钉应远离髋关节，而且固定过程中要随时活动髋关节，仔细辨听或感觉关节腔内是否有摩擦音或阻力感，以防螺钉穿入关节腔。术中影像监视可以大大避免螺钉误穿关节内。

（4）术后处理：部分股骨头、髋臼软骨损伤及后脱位患者术后骨牵引或皮牵引2～4周。伤口放置引流管1～2根，持续24～48小时。应用抗生素5～7天。2～4周后扶双拐下地，8周后部分负重，10～12周负重行走。

3. 治疗结果

随访5～84个月（平均36.3个月），骨折复位和关节功能按Matta标准评定：解剖复位102例，满意复位105例，不满意复位21例；关节功能优164例，良43例，可18例，差3例（优良率90.8%）。34例有原发性坐骨神经损伤的患者，20例功能完全恢复，11例功能部分恢复，3例坐骨神经功能无改善。医源性坐骨神经损伤患者5例，1例遗留运动功能障碍（足背伸肌力Ⅲ级）。7例出现异位骨化，4例后遗股骨头坏死，15例后遗创伤性关节炎，8例给予人工全髋关节置换术治疗。

4. 临证体会

髋臼骨折系人体最深在的大关节内骨折。髋臼骨折后，由于骨盆区肌肉丰富，血供充分，血肿很快机化，2周后就可看到骨痂的形成，超过3周，骨折端有大量的骨痂和肉芽组织，剥离时出血明显。随着损伤时间的延长，这些组织逐步向骨组织转化，清除困难。另外，髋臼周围有许多坚强的韧带，这些韧带因为骨折的移位将不同程度地产生挛缩，严重限制了骨折的复位。复位困难必将增加手术时间和出血量。新鲜骨折时，骨折端有移动，配合适当的复位工具，可以比较容易达到解剖复位。本组解剖复位和满意复位的比率较高，关节功能优良率较高，后遗症的发生率较低，说明了早期手术治疗复杂髋臼骨折的优越性，也是大多数国内外学者选择在患者受伤后早期手术的原因。

有效的术前牵引应引起足够的重视。牵引效果好，术中复位容易，将来出现股骨头坏死和创伤性关节炎等后遗症的可能性较小。作者对于复杂髋臼骨折早期手术患者一般采用大重量快速牵引，床边X线检查复位满意后，减轻重量维持。

复杂髋臼骨折早期手术患者术中复位相对容易。对切口的选择尽可能选择单一入路，同时选择相对创伤小、对股骨头和髋臼骨折块血运影响少的切口，如此能有效、充分显露骨折并满足关节面的解剖复位和固定以恢复关节一致性的要求，同时尽量减少并发症。前壁骨折需复位固定，选择前方切口，直视下复位前柱骨折，间接复位后柱骨折，检查透视如果后柱骨折复位不良就联合后方切口。后壁骨折需复位固定，选择后方切口，同时复位后柱骨折，间接复位前柱骨折，检查透视如果前柱骨折复位不满意就联合前方切口。如果前后壁不需复位固定，根据前后柱骨折移位大的方向选择切口，单一切口不能复位就采用前后联合切口。本组医源性坐骨神经损伤、异位骨化、股骨头坏死、创伤性关节炎等的发生率均较低，说明把握早期手术时机、合理选择手术入路、术中尽量减少对骨膜的剥离及软组织损伤、围手术期积极治疗是提高复杂髋臼骨折治疗效果的必备条件。除非有手术禁忌证，对复杂髋臼骨折均应早期手术治疗。

（二）复杂髋臼骨折早期结构重建的临床研究

复杂髋臼骨折是一种多见于青壮年的高能量损伤所致的关节内骨折，对于复杂髋臼骨折切开复位内固定是行之有效的治疗方法。其最佳手术时机是伤后 4~7 天（除有急诊手术适应证外）。但就 4~7 天内手术能减少手术时间、增加手术复位率和提高疗效、减少术后并发症等，以 2004 年 3 月至 2007 年 3 月行复杂髋臼骨折手术治疗的患者为研究对象，按照前瞻性的能控制的随机对照研究方法，设计试验如下。

1. 临床资料

（1）诊断标准与骨折分类诊断标准：①有明确的外伤史；②查体见髋部有骨折征象；③X 线及 CT 显示髋臼骨折及骨折类型。骨折分类（按 Letournel – Judet 复杂髋臼骨折分型）：①T 形骨折；②后柱伴后壁骨折；③横断伴后壁骨折；④前方伴后方半横形骨折；⑤双柱骨折。

（2）纳入标准：患者须同时满足下列标准：①年龄 15~75 岁；②符合上述诊断及分类标准；③就诊于本关节治疗中心。

（3）排除标准：患者只要符合下列任一项即被排除。①不符合上述诊断及分类标准者；②合并股骨头骨折者；③髋部骨质严重疏松者；④同时合并心、脑、肺严重疾患，不能耐受手术者；⑤以前有髋部疾患（感染、肿瘤或骨折等）者。

（4）随机分组：采用随机数字表的方法分配患者至试验组或对照组。特别强调的是随机分配的是患者而不是骨折，如果 1 例患者有两侧髋臼骨折，则仅被分配到一组。

（5）样本量的估算：在设计这一随机对照试验时，我们拟对最后的功能评定采用百分评分法。设定两组的评分相差达到 20 分即为有临床意义。按统计学要求，标准误差为 40，检验效率 90%，第一类错误为 0.05，由此计算出每组所需病例为 86 例，考虑到可能有 10%~15% 的患者中途退出或失去随访，拟定每组病例为 100 例。

（6）一般资料：对于伤后 7 天内入院的患者，按随机表分成试验组和对照组，伤后 10 天转入的，均纳入对照组。本试验共 243 例患者（251 髋），41 例不符合纳入标准，11 例拒绝参加试验或拒绝随机分配的治疗方法，均从研究中剔除。最后共有 191 例患者（197 髋）纳入试验。191 例中，93 例（96 髋）被随机分配到试验组，98 例（101 髋）被分配到对照组。试验组中 5 例患者和对照组中 3 例患者没有完成试验中途退出并失访。最后共有 183 例患者（187 髋）完成了试验，试验组 88 例、对照组 95 例，得到 6～15 个月的随访。试验取得了当地医学伦理委员会的同意，每例患者均签订了书面知情同意书。对于每位医生的要求是至少纳入 25 例患者，以除去医生的手术技术差别造成的结果偏倚。

（7）治疗方法：试验组均在伤后 7 天内完成手术；对照组伤后 10 天后完成手术。手术入路及固定物的放置方法是根据骨折类型采用个性化的处理方案。

（8）观察指标与方法：放射学检查分别于术后 2、6、12 周行 X 线检查，记录骨折复位情况，按 Matta 标准评价复位质量。所有患者在术前、术后即刻和术后半年行 CT 扫描检查，并由同一位资深医生评估髋臼关节面骨折的复位情况，分 3 个等级：①解剖复位；②移位≤2mm；③移位或间隙＞2mm。

髋关节功能评价参照 Matta 临床分数评定标准，记录内容包括疼痛、行走、关节活动度等。

术中和术后主要观察指标有手术时间、术后切口感染和下肢静脉血栓形成、因创伤性关节炎和骨坏死而行人工关节置换等。

生活质量评估在随访至半年和 1 年时，由患者自主完成 1 个生活质量评估量表即 SF－36（Short Form 36），共 8 类 36 个项目，代表患者对自己身体健康状况的满意程度。其他多个变量包括：①年龄；②性别；③顶弧角；④骨折分型；⑤体力劳动强度；⑥有无工伤赔偿；⑦早期手术治疗和 10 天后手术治疗。

（9）统计分析：采用 SAS 统计分析软件进行计算，$P \leqslant 0.05$ 将被认为所检验的差异有统计学意义，配对的计量资料采用 t 或 u 检验，计数资料采用 χ^2 检验，临床疗效的分析采用 Ridit 分析和 u 检验，研究变量之间的关联用回归分析。

2. 治疗结果

（1）一般资料比较：试验组和对照组在年龄、性别、骨折分型、顶弧角、体力劳动强度的大小（轻中重）、工伤赔偿等几方面进行比较，其中年龄和顶弧角采用 u 检验，其余采用 χ^2 检验，$P > 0.05$，差异无统计学意义，说明两组中各变量之间无统计学差异。

（2）X 线及关节功能比较：按 Matta 的 X 线及关节评定标准，两组按 Ridit 分析，$P < 0.05$，差异有统计学意义，试验组优良率高于对照组。

（3）骨折类型与手术时间的关系：两组中各骨折类型与手术时间由配对资料的 t（u）检验可知，$P < 0.01$，差异有统计学意义，说明无论是总体手术时间还是各骨折类型的手术时间，试验组均明显短于对照组。

（4）骨折复位对 SF-36 评分的影响结果：按计量资料的 t 检验可知，骨折复位的质量对评分并无影响。但是，进一步分析发现，如果将获得工伤赔偿的患者剔除，在没有工伤赔偿的患者中，3 种复位等级则与评分结果有统计学差异（$P < 0.05$）。

（5）深静脉血栓形成情况结果：经 χ^2 检验，$P < 0.05$，显示两组间血栓发生率差异有统计学意义，试验组血栓发生率少于对照组。试验组和对照组术后分别有 2 例和 3 例发生感染，由于感染率均较低，不具有可比性。

（6）后期全髋关节置换情况：两组中共有 12 例患者进行了全髋关节置换术，对照组 8 例（8.4%），试验组 4 例（4.5%），两组有统计学差异（$P < 0.05$）。在全髋关节置换组中，享受工伤赔偿的患者占 64%，就诊时的顶弧角平均 < 20°。经多变量回归分析发现，预测后期需施行全髋关节置换术的指标包括：享受工伤赔偿（OR = 3.03），和顶弧角 < 20°（OR = 10.64）。

（7）生活质量的评估（SF-36 评分）结果：试验组与对照组的总体 SF-36 评分，平均分别为 72.21 和 69.74，$P = 0.1225$，差异无统计学意义，说明早期手术和 10 天后手术对两组患者的最终治疗效果没有显著差别。从统计学上看，SF-36 从高到低的人群特征依次是：无并发症的试验组患者、无并发症的对照组患者、有并发症的试验组患者、有并发症的对照组患者。在无并发症的患者中，试验组和对照组的 SF-36 有明显统计学差别。在对照组中，无并发症组的 SF-36 评分均较有并发症组显著为高（$P = 0.0034$）。在试验组中，无并发症组的 SF-36 评分较有并发症组显著为高（$P = 0.0068$）。多变量回归分析显示：①顶弧角 > 45°；②不享受工伤赔偿；③单侧髋臼损伤，这 3 种因素对治疗效果的满意度均有很好的预测。患者具备这几个条件，其 SF-36 评分均显著高于评分的平均值。如顶弧角 > 45°者对顶弧角低于该数值者的机会比（oddsratio，OR）是 2.13，不享受工伤赔偿者对享受者的机会比是 7.52，单侧骨折者对双侧骨折者的机会比是 2.14。也就是说，不享受工伤赔偿的髋臼骨折患者，如果其顶弧角在 45°以上，其 SF-36 评分将有 16.01 倍（7.52 × 2.13）的可能性高于享受工伤赔偿且顶弧角低于 45°的患者。

3. 临证体会

该前瞻性的随机对照试验得出以下结论：实行早期结构重建能明显缩短手术时间、减少术后并发症，能明显提高手术复位率和疗效。是否享受工伤赔偿对患者的治疗效果评分有着决定性的影响。本研究有 74% 的患者返回了原工作岗位，多数都

临床篇 第四章 关节损伤

是轻或中度的体力劳动者。这是因为轻体力劳动对损伤的髋关节功能要求较低，患者容易达到这一要求而回到原工作岗位，因此损伤对其生活质量影响不大，满意度评分也高于重体力劳动的患者。

（1）术前对骨折类型及移位情况的判断是保证手术成功的关键：按 Letournel - Judet 分型，复杂髋臼骨折被分为 5 种类型，而针对这些类型骨折的手术入路就有后外侧、髂腹股沟、前后联合入路等 5 种常用切口。如果术前不能对骨折进行详细的分型，以及针对分型选择恰当的切口，那么在术中连显露都困难，就更难做到良好复位和固定，所以术前影像学检查是不能缺少的。常规拍摄的骨盆前后位、髂骨斜位和闭孔斜位片能帮助我们了解髋臼后缘、髋臼前缘、髋臼顶、泪滴、髂骨坐骨线、髂骨耻骨线等标志，而这些对于骨折的分类是至关重要的。CT 检查可更详细地显示髋臼骨折的某一层面，尤其能显示前后壁的骨折块大小及粉碎程度，是否存在边缘压缩骨折、股骨头骨折、关节内游离骨折块，髋关节是否有脱位，骶髂关节的损伤情况，而这些是骨折分类和选择手术入路的重要依据。

（2）手术时机的选择：髋臼骨折应尽量争取早期手术，一般最好在伤后 4～7 天进行，因为髋臼骨折的手术疗效与治疗时间密切相关。Mears 等报道早期手术的优良率和骨性关节炎的发生率分别为 76% 和 15.7%。如延长至伤后 21～120 天，则分别为 65% 和 24%。我们的试验也证实：无论在手术时间、术中出血量还是术后的深静脉血栓形成、功能评价以及 SF - 36 的评分上，早期手术治疗都明显好于 10 天后手术治疗的患者。并且对于伤后超过 3～4 周的患者，手术难度随时间的延长而明显增加，这是由于髋臼周围血供丰富，并以松质骨为主，骨痂生长迅速，X 线片中仍十分"清晰"的骨折线在术中已很难分辨，更难以判断骨折在三维方向上的旋转情况，如欲在直视下复位，则势必要清除大部分骨痂，这将大大延长手术时间和术中出血量，且往往难以取得完美复位。

（3）术后功能评定：在 Matta X 线和髋关节功能评定标准的基础上，我们又引进了 SF - 36 问卷，它全面概括了生理、心理等方面的健康概念，由患者本人对治疗效果进行量化评价，这使疗效更加量化和细化，也更具科学性和合理性。并且我们也首次把有无工伤赔偿作为一个观察和评定指标，这是因为人不仅是生物学的人，也是社会学的人。患者为了继续休息和更多的享受赔偿，对治疗效果的自我评分低是很自然的。

（4）问题与展望：在过去的 10 年中已发表了大量关于髋臼骨折的文献，这些文献已证实髋臼骨折切开复位内固定是行之有效的治疗方法。但同时也出现了许多争议：①何为治疗复杂髋臼骨折最适合的手术方法。②术中是否有必要对坐骨神经进行监测。③预防深静脉血栓最有效方法的探讨。④何为预防异位骨化最有效的方法。这些争议有待于进行随机设计的能控制的前瞻性研究去解决。目前主要是缺乏有关髋臼骨折的随机的前瞻性研究，造成研究缺乏可能的原因是与其他创伤问题相比，髋臼骨折患者的数量少。因此，这就需要大的创伤中心和大量的研究人员在以后更多地进行这方面的合作与研究。

（三）改良 Letournel – Judet 髋臼骨折分型在复杂髋臼骨折治疗中的应用

复杂髋臼骨折（complex ace tabular fracture，CAF）是导致髋关节对应关系改变、头臼吻合机制紊乱的严重损伤。对于复杂髋臼骨折切开复位内固定是行之有效的治疗方法。大家都接受了处理关节骨折的基本原则，即解剖复位、牢固的内固定和早期功能锻炼。近年来，随着切开复位内固定技术的不断成熟，髋臼骨折的远期疗效有了显著提高。我们应用改良 Letournel – Judet 髋臼骨折分型指导治疗复杂髋臼骨折取得了满意的临床效果。

1. 临床资料

1998 年 9 月 ~ 2006 年 10 月，共治疗 520 例复杂髋臼骨折患者，其中 459 例患者得到 5 ~ 84 月（平均 36.3 月）的随访。无同时患有双侧复杂髋臼骨折的患者，患者的年龄平均为 38.8 岁（18 ~ 65 岁）。其中 63.7% 为 30 ~ 49 岁患者。手术时间为伤后 4 ~ 15 天，平均 9.62 天。

改良 Letournel – Judet 髋臼骨折分型的方法：髋臼是由耻骨部分、坐骨部分和髂骨部分三部分共同组成的"2"窝型结构。根据髋臼的发育、解剖、生物力学等将髋臼分为耻骨部分（前）、坐骨部分（后）和髂骨部分（上）三部分进行分型，我们称其为改良 Letournel – Judet 髋臼骨折分型。三部分的交汇点位于髋臼窝的中点。前部分起自交汇点达髂前下棘向前下，包括整个耻骨；后部分起自交汇点达坐骨大切迹向后下，包括整个坐骨；上部分起自交汇点分别达髂前下棘和坐骨大切迹向上的髂骨部分。耻骨部分的骨折分为前壁骨折和前柱骨折；坐骨部分的骨折分为后壁骨折和后柱骨折；髂骨部分的骨折分为上壁骨折和顶梁骨折。根据髋臼前、后、上不同部位的骨折组合，将髋臼骨折分为耻骨（前）部分骨折、坐骨（后）部分骨折、髂骨（上）部分骨折、耻坐骨（前后）部分骨折、髂耻骨（前上）部分骨折、髂坐骨（后上）部分骨折和髂耻坐骨（前后上）部分骨折七个类型。前三类为简单型髋臼骨折，后四类为复杂型髋臼骨折。

2. 治疗方法

（1）术前处理：合并有髋关节脱位者，急诊行手法整复，避免关节面软骨的早期压力性坏死。对于高位前后部分骨折，股骨头骑跨于锐利的外侧骨折块上者，更应早期及时复位。如复位容易则不需麻醉，否则应在麻醉下整复。入院后或手法复位后行股骨髁上骨牵引，牵引重量为体重的 1/10 ~ 1/7。术前配血 4 ~ 6 单位。如果条件允许，可采用术中自体血回输。术前均清洁灌肠。使用预防性抗生素，一般术前 1 天使用抗生素。

手术入路：根据 X 线片、CT 及三维重建，确定骨折的改良 Letournel - Judet 髋臼骨折分型。选择相对创伤小、对股骨头和髋臼骨折块血运影响少的切口，能有效、充分显露骨折并完成关节面的解剖复位和固定以恢复关节一致性的要求，同时尽量减少并发症。①前后部分骨折切口选择：前壁骨折需复位固定，选择前方切口，同时复位前柱骨折，检查透视如果后柱复位不良就联合后方切口。后壁骨折需复位固定，选择后方切口，同时复位后柱骨折，检查透视如果前柱复位不良就联合前方切口。如果前后壁不需复位固定，根据前后柱骨折移位大的方向选择切口，单一切口不能复位就采用前后联合切口。②前上部分骨折切口选择：选择前方切口进行复位固定。③后上部分骨折切口选择：选择后外侧入路、延长的髂股入路或前后联合入路。有后上壁骨折或后柱骨折选择后外侧入路，如果上部分骨折移位重，选择前后联合入路或延长的髂股入路。④前后上部分骨折切口选择：前壁骨折需复位固定，选择前方切口，同时复位前柱骨折，检查透视如果后上部分骨折复位不良就联合后方切口。后上壁骨折需复位固定，选择后方切口，同时复位后柱骨折，检查透视如果前上部分骨折复位不良就联合前方切口。如果前后壁不需复位固定，根据前后柱骨折移位大的方向选择切口，单一切口不能复位就采用前后联合切口；亦可选择延长的髂股入路。具体见表 4 - 1。

表 4 - 1　手术入路选择与骨折类型的关系（例）

手术入路	I	II	III	IV	合计
A	28	0	137	14	179
B	0	0	20	19	39
C	0	6	0	0	6
D	46	8	0	0	54
A + C	0	0	5	45	50
A + D	8	0	0	123	131
合计	82	14	162	201	459

注：I 指前后部分骨折，II 指前上部分骨折，III 指后上部分骨折，IV 指前后上部分骨折。A 指后外侧入路，B 指延长的髂股入路，C 指髂股入路，D 指髂腹股沟入路，A + C 指后外侧髂股联合入路，A + D 指后外侧髂腹股沟联合入路。下同。

（3）术后处理：部分股骨头、髋臼软骨损伤及后脱位患者术后骨牵引或皮牵引 2 ~ 4 周。伤口放置引流管 1 ~ 2 根，持续 48 ~ 72 小时。应用抗生素 5 ~ 7 天。2 ~ 4

116

周后扶双拐下地，8 周后部分负重，10 ~ 12 周负重行走。

3. 治疗结果

（1）骨折复位的结果（表 4 - 2）：根据 Matta（1996）骨折复位结果标准，分 3
个等级：①解剖复位，骨折移位 <1mm；②满意复位，1mm≤骨折移位≤3mm；③
不满意复位，移位或间隙 >3mm。

表 4 - 2 骨折复位与骨折分型关系

复位情况	I	II	III	IV	合计	百分比
解剖复位	36	6	74	69	185	40.30%
满意复位	40	6	76	69	221	48.15%
不满意复位	6	2	12	33	53	11.55%

（2）功能评定：按 Matta（1986）髋关节功能评定标准分析，优 303 例
（66.0%），良 90 例（19.6%），可 58 例（12.6%），差 8 例（1.7%），总优良
率 85.6%。

（3）并发症情况（表 4 - 3）

表 4 - 3 并发症情况（例）

并发症	I	II	III	IV	合计	发病率
感染	1	0	0	4	5	1.09%
坐骨神经损伤	2	0	3	5	10	2.18%
深静脉血栓	5	3	3	6	17	3.70%
肺栓塞	1	1	2	1	5	1.09%
异位骨化	1	0	8	10	19	4.14%
髋关节强直	0	0	3	4	7	1.53%
股骨头坏死	0	0	8	3	11	2.40%
创伤性髋关节炎	8	0	15	20	43	9.37%

（4）骨折复位与创伤性关节炎的发病率情况（表 4 - 4）

表 4 - 4 骨折复位与创伤性关节炎的关系

复位情况	病例	创伤性关节炎	发病率
解剖复位	185	7	3.78%
满意复位	216	14	6.48%
不满意复位	43	24	55.81%

4. 感染与坐骨神经损伤的处理

术后有 5 例发生感染，其中 3 例经保守治疗 I 期愈合，1 例发展为深部感染，

117

经静滴抗生素、手术清创后控制；1 例经手术清创和取出内固定物后得到控制。有 10 例发生坐骨神经损伤。其中 7 例经保守治疗 3 个月恢复正常。其余 3 例行松解手术，1 例 5 个月时恢复正常；1 例神经功能部分恢复，遗留运动功能障碍（足背伸肌力Ⅲ级）；1 例神经功能部分恢复，足背部感觉功能减退，遗留运动功能障碍（足背伸肌力Ⅱ级）。

5. 典型病例

患者，男，35 岁，因自 6 米高处坠落摔伤左髋肿痛 3 天入院。查体：左髋部肿胀，左髋、骨盆压痛，纵向叩击痛（＋），骨盆挤压分离试验（＋）。诊断：左髋臼复杂性骨折（前后上部分骨折）。随访时间：31 个月。根据 Matta（1996）骨折复位结果标准：解剖复位；按 Matta（1986）髋关节功能评定标准分析：优。（图 4 - 3，4 - 4，4 - 5）

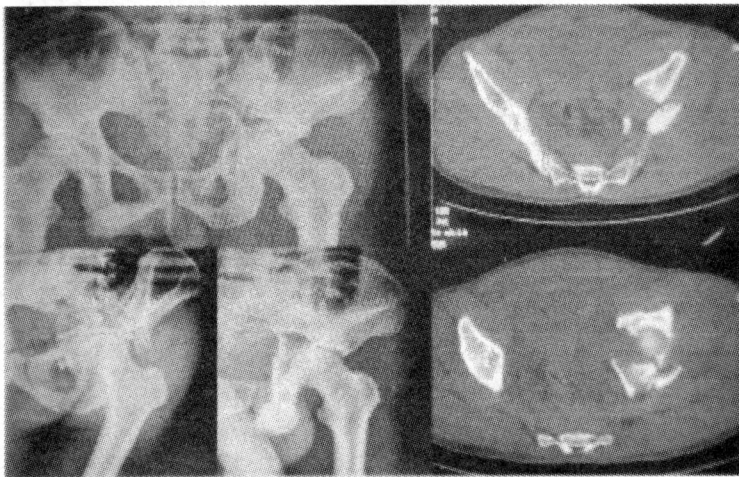

图 4 - 3　术前 X 线片、CT 片

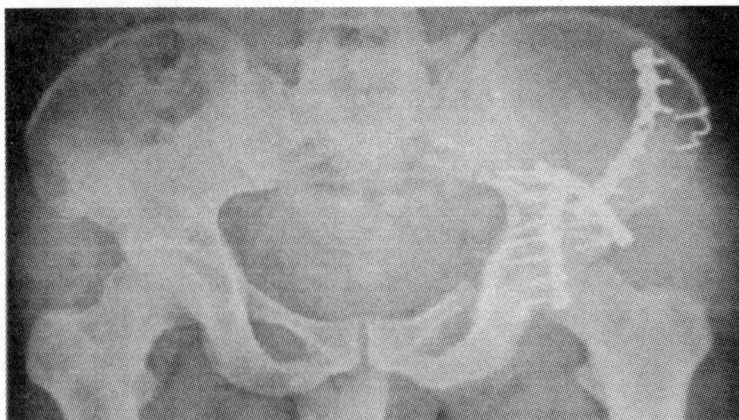

图 4 - 4　术后 1 个月 X 片

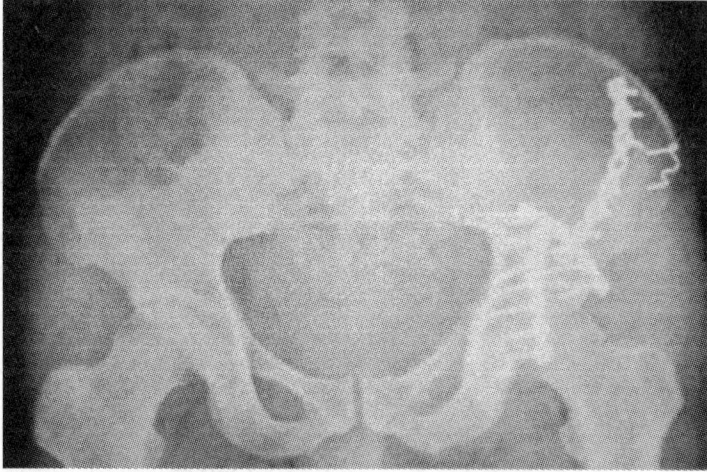

图 4 - 5　术后 15 个月 X 片

6. 临证体会

（1）改良 Letournel - Judet 髋臼骨折分型系统的意义：Letournel 和 Judet 于 1961 年首次发表了他们的髋臼骨折分型系统，并于 1965 年作了部分修改。到现在这一分型系统被临床广泛接受和使用。他们的分型优势在于从髋臼的解剖结构的改变来分，而不像其他骨折分型那样，要考虑骨折移位的程度、粉碎的程度、是否合并脱位等因素。而正是由于从解剖角度来分型，使其容易被理解和接受。他们根据髋臼前后柱和前后壁的不同骨折组合，将骨折分为两大类、十个类型的骨折。

临床发现目前广泛采用的 Letournel - Judet 髋臼骨折分型存在一定的缺陷，髋臼的主要负重区（臼顶，也是骨折复位固定的主要部位）在分型之中没有明确提及（图 4 - 6，4 - 7），故不能制定完善的治疗措施和对预后估计不足。

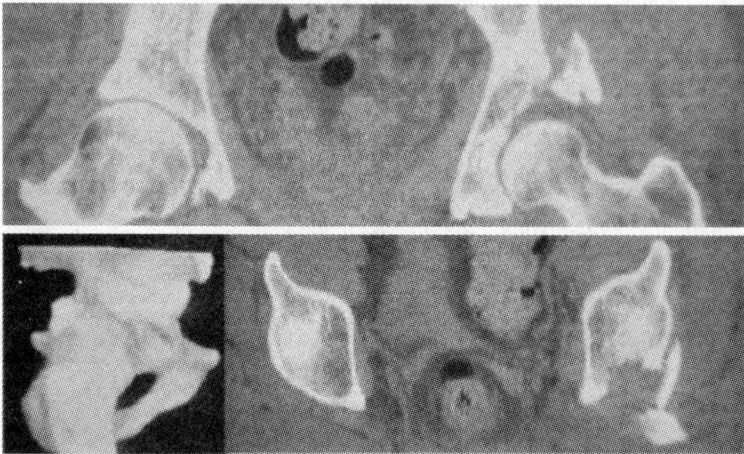

图 4 - 6　髋臼上壁骨折

119

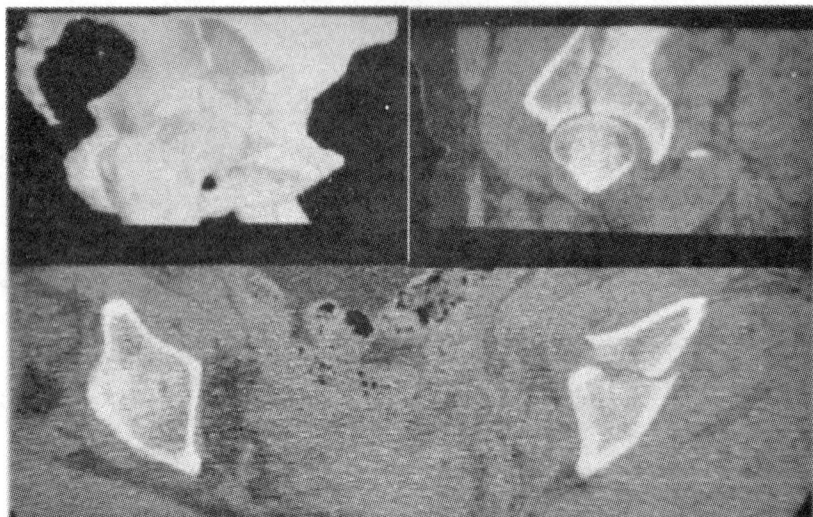

图 4 - 7　髋臼顶梁骨折

　　髋臼是由髂骨原基、坐骨原基和耻骨原基向内生长并互相融合而成。髋臼在出生时仍为一软骨杯，并有 3 个放射状软骨板由深处向内侧延伸，介于髂骨、耻骨和坐骨之间，此软骨板为"Y"形骺软骨板。至 17 ~ 18 岁髂骨、耻骨和坐骨三骨骨化接合，"Y"形软骨骨化完毕。从髋臼的发育和解剖看，髋臼呈"2"窝型结构，前面是耻骨部分，后面是坐骨部分，上面是髂骨部分。从生物力学方面分析，上面的髂骨部分是承受应力最大的部位。提出了髋臼的顶梁骨折和上壁骨折分型，其更能符合髋臼的发育、解剖和生物力学。髋臼顶是髋臼负重的最重要部位，骨折后如果复位固定不良，将导致髋关节不稳定或脱位，不可避免出现创伤性关节炎，影响关节功能。通过髋臼的顶梁骨折和上壁骨折分型，可指导手术切口和内固定物的选择。上部分骨折需选择后外侧入路、延长的髂股入路或前后联合入路。因为上部分是承受应力最大的部位，必须选择解剖钢板坚强内固定。

　　（2）手术入路：Letouruel 等认为，不存在一个可以处理任何类型的髋臼骨折的理想入路，Tile 等认为根据患者情况和骨折特点进行个性化治疗更为可取。Glas 等认为，良好的治疗结果基于合适的手术入路。正确判断骨折类型才能选择合适的手术入路，选择合适的手术入路是获得骨折良好复位的基础。大多数髋臼骨折可通过有限的前方或后方入路治疗，因为扩大暴露时的并发症率比单一入路大得多，如手术时间延长，出血量、神经损伤、感染率增加，髋关节外展肌无力、关节僵硬和异位骨化发生率增加。对于一些复杂的髋臼骨折，单纯的前入路或后入路很难完成对侧骨折的复位和固定，此时需要采用前后联合入路。需要注意的是第一切口的选择，一般原则是首先考虑壁的骨折，再考虑选择骨折移位大和粉碎程度严重的部分。假如第一切口能将对侧骨折复位、固定，则不需要做第二切口了。

（3）预防并发症：早期手术术后尽早督促患者坐起，以利咳嗽排痰，并积极进行患肢功能锻炼，可有效预防深静脉血栓及长期卧床导致的心、肺、泌尿系统等并发症。尽早下地行走和髋部肌肉锻炼还有利于加强髋关节周围软组织张力的恢复，防止股骨头脱位。Perry 等报告，创伤性关节炎发生率在解剖复位和非解剖复位组分别为 <5% 和 >60%。硫酸氨基葡萄糖等具有明显的软骨保护作用，有研究表明可明显延缓关节炎的病理进展。本临床研究证实，解剖复位和满意复位的创伤性关节炎的发生率明显低于不满意复位的发生率，有显著统计学意义。术后感染率较低。分析其原因大概有以下几点：①在术前 1 天常规使用抗生素并清洁灌肠；②术中切口内局部使用抗生素；③手术室管理规范，清洁级别较高；④术后联合使用抗生素，并按药敏实验个性化使用抗生素。医源性坐骨神经损伤多为牵拉伤，本组坐骨神经损伤率为 2.2%。在术中除认真仔细的手术操作，将患肢放置在屈膝伸髋位放松坐骨神经亦很重要。坐骨神经损伤后，可先行非手术治疗。3 个月后仍无恢复应行松解手术。松解的要点一是去除压迫，二是在切开神经外膜后行束间松解。注意神经不能游离过长，以免影响自身的血运。选择延长的髂股入路、后外侧髂股联合入路异位骨化的发生率较高。把握手术时机，合理选择手术入路，术中尽量减少对骨膜的剥离及软组织损伤，术毕彻底冲洗伤口，留置多条引流管逐层引流，对高危人群早期采取干预措施，可以减少异位骨化发生率。经过 20 余年的临床探索，现已甚少有人再坚持对一个严重髋臼移位骨折的患者采取保守治疗会取得良好效果。应用改良 Letournel – Judet 髋臼骨折分型指导治疗复杂髋臼骨折取得了满意的临床效果。改良 Letournel – Judet 髋臼骨折分型是一种比较简便、实用、完善的分型系统。

（四）钢丝张力带治疗髂前上棘骨折 40 例报告

自 1994 年以来采用钢丝张力带治疗髂前上棘骨折 40 例，临床上取得满意效果。

1. 临床资料

（1）一般资料：本组共 40 例患者，男 38 例，女 2 例，年龄 12～40 岁，平均 19 岁，右侧 32 例，左侧 8 例，运动伤 34 例，砸伤 6 例。

（2）方法：均采用硬膜外麻醉，麻醉生效后，仰卧位，常规消毒，铺巾。从髂前上棘部位沿髂嵴向后切口，长约 5cm，依次切开各层，游离股外侧皮神经，橡皮条牵开保护，沿髂嵴切开骨膜，骨膜下剥离髂骨内外板，充分显露出髂前上棘，清除血肿机化组织，屈髋屈膝，松弛缝匠肌，直视下复位后，沿髂前上棘骨块向后下方穿入一枚直径 3.5mm 克氏针固定于髂骨体，折弯针尾。于克氏针下方从外板向内

121

钻一孔，18 号钢丝穿过孔道 "8" 字缠绕于折弯针尾处拉紧打结，术中试伸膝伸髋见骨折稳定可靠后，冲洗切口。依次缝合各层，术后予以抗炎对症处理，患肢处于稍屈膝屈髋位，3 周后下地行走。

2. 治疗结果

40 例患者全部骨性愈合，髋关节功能恢复良好，髂前上棘外形恢复满意。

3. 临证体会

髂前上棘骨折临床上比较少见，多见于青少年运动损伤（本组 34 例），极少数因直接暴力砸伤所致（本组 6 例）。运动损伤常常由于突然而未加控制的用力，肌肉猛烈收缩，将髂前上棘连同一部分骨质撕脱下来。传统治疗该骨折主要采用屈髋屈膝卧床休息 6 周，虽然愈合后对髋关节功能影响不大，但卧床时间长，功能锻炼时间晚，尤其髂前上棘不能达到满意解剖复位，影响外形美观，给系腰带带来一定影响。我们根据髂前上棘骨折张力侧位于髂嵴，按 AO 观点，运用改良钢丝张力带固定髂前上棘，变张应力为压应力，有利于骨折固定后早期下床功能锻炼，术后不需长期将患肢处于屈髋屈膝位。且手术后能使骨折达到解剖复位，恢复了髂前上棘外形。尤其参照文献进行改良，将钢丝孔道位于克氏针下方，使压应力更大，更可靠，防止了传统张力带固定后骨折易出现张口现象。本手术操作简单，创伤小，出血少，特别适用于青少年运动所致髂前上棘撕脱骨折，对一些直接暴力导致髂前上棘粉碎骨折则不适宜本手术。

第四节　股骨头坏死

【概述】

股骨头坏死是指股骨头血供中断或受损，引起骨细胞及骨髓成分死亡及随后的修复，继而导致股骨头结构改变、股骨头塌陷、关节功能障碍的疾病。股骨头坏死（osteonecrosis of the femoral head，ONFH）又称股骨头缺血性坏死（avascularnecrosis，AVN），是骨科领域常见的难治性疾病。

【分类】

股骨头坏死可分为创伤性和非创伤性两大类，前者主要是由股骨颈骨折、髋关节脱位等髋部外伤引起，后者在我国的主要原因为皮质类固醇的应用及酗酒。

【治疗方法】

1. 股骨头坏死的非手术治疗

要注意非手术治疗股骨头坏死的疗效尚难预料。

（1）保护性负重：学术界对于该方法能否减少股骨头塌陷仍有争论。使用双拐可有效减少疼痛，但不提倡使用轮椅。

（2）药物治疗：适用于早期（0、Ⅰ、Ⅱ期）ONFH，可采用非类固醇消炎止痛剂，针对高凝低纤溶状态可用低分子肝素及相应中药治疗，阿仑磷酸钠等可防止股骨头塌陷，扩血管药物也有一定疗效。

（3）物理治疗：包括体外震波、高频电场、高压氧、磁疗等，对缓解疼痛、促进骨修复有益。

2. 股骨头坏死的手术治疗

多数 ONFH 患者会面临手术治疗，手术包括保留患者自身股骨头手术和人工髋关节置换术两大类。保留股骨头手术包括髓芯减压术、植骨术、截骨术等，适用于 ARCO Ⅰ、Ⅱ期和Ⅲ期早期，坏死体积在 15% 以上的 ONFH 患者。如果方法适当，可避免或推迟行人工关节置换术。

（1）股骨头髓芯减压术（core decompression）：建议采用直径约 3mm 左右细针，在透视引导下多处钻孔。可配合进行自体骨髓细胞移植、骨形态蛋白（BMP）植入等。此疗法不应在晚期（Ⅲ、Ⅳ期）使用。

（2）带血管自体骨移植：应用较多的有带血管腓骨移植、带血管髂骨移植等，适用于Ⅱ、Ⅲ期 ONFH，如应用恰当，疗效较好。但此类手术可能导致供区并发症，并且手术创伤大、手术时间长、疗效差别大。

（3）不带血管骨移植：应用较多的有经股骨转子减压植骨术、经股骨头颈灯泡状减压植骨术等。植骨方法包括压紧植骨、支撑植骨等。应用的植骨材料包括自体皮松质骨、异体骨、骨替代材料。此类手术适用于Ⅱ期和Ⅲ期早期的股骨头坏死，如果应用恰当，中期疗效较好。

（4）截骨术：将坏死区移出股骨头负重区，将未坏死区移入负重区。应用于临床的截骨术包括内翻或外翻截骨、经股骨转子旋转截骨术等。该方法适用于坏死体积中等的Ⅱ期或Ⅲ期早、中期的 ONFH。此术式会为以后进行人工关节置换术带来较大技术难度。

（5）人工关节置换术：股骨头一旦塌陷较重（Ⅲ期晚、Ⅳ期、Ⅴ期），出现关节功能或疼痛较重，则需进行人工关节置换术。

【经验传承】

（一）CPC/丹参缓释体植入治疗早中期股骨头缺血性坏死临床观察

股骨头缺血性坏死是骨科常见病和疑难病，目前尚无理想的治疗方法。我们在死骨清除的基础上，采用 CPC/丹参缓释体局部植入治疗股骨头缺血性坏死，效果满意，为进一步评价其临床效果，以金世植骨灵（RBX）、磷酸钙骨水泥（CPC）为对照，进行了临床观察。

1. 临床资料

（1）病症诊断标准：根据国家中医药管理局中医病证诊断疗效标准制订：①有药物长期使用史（如皮质类固醇），生活习惯（如饮酒、吸烟）等；②早期有跛行，髋膝酸痛、僵硬感，休息后好转；③髋部活动受限，早期为旋转受限，以后涉及屈曲、外展和内收受限，患肢肌肉萎缩；④X 线、CT 示局部硬化、囊性变等坏死征象。

（2）病例选择标准

病例纳入标准：①年龄 18～65 岁，男女不限；②符合本病诊断标准者；③X线、CT 表现为Ⅰ～Ⅲ期者。

病例排除标准：①不符合上述纳入标准者；②年龄在 18 岁以下或 65 岁以上的患者；③某些特殊人群如孕妇、病情危急、过敏体质者；④ANFH 同时合并有其他脏器严重病变，影响手术治疗者；⑤Ⅳ期股骨头坏死，股骨头扁平塌陷、髋臼已硬化者；⑥ANFH 已接受其他方法治疗者。

（3）病例分组情况：自 2000 年 11 月～2005 年 12 月，共收治 120 例（135 髋）ANFH 患者。其中男性 72 例（85 髋），女性 48 例（50 髋）；年龄 21～68 岁，平均 34.7 岁。烟酒嗜好者 41 例，接受激素治疗史者 48 例，髋关节轻微扭伤史者 8 例，其余患者无明显诱因。按 ARCO 分期，其中Ⅰ期 15 髋，Ⅱ期 78 髋，Ⅲ期 42 髋。按手术内植物的不同，将 135 髋随机分成 RBX 组 40 例（45 髋），CPC 组 38 例（45 髋）和 CPC/丹参组 42 例（45 髋）。三组间在性别、年龄、工作性质、文化程度、烟酒史、激素史及分期之间经 χ^2 检验分析无显著性差异（$P>0.05$）。

2. 观察方法

材料：①金世植骨灵（RBX），由天津中津药业股份有限公司生物材料科技分公司提供［国药管械（准）字 2000 第 310025 号］；②瑞邦骨泰（CPC），上海瑞邦生物材料有限公司产品（编号：B01-0076）；③复方丹参注射液，由上海中西药业有限公司生产，每安瓿 2ml，相当于丹参、降香各 2g。

3. 手术方法

硬膜外麻醉生效后，患者仰卧于骨科牵引床上，双下肢各外展30°，患肢内旋15°，消毒铺巾，取患髋外侧切口，起自大转子下2cm，长约1.5cm，逐层切开，然后取1枚直径2.5mm克氏针为导针，在C形臂X线机透视下于大转子下缘1cm经股骨颈钻入股骨头直至囊变区或硬化区。然后用直径8mm的空心环钻顺导针拧入至股骨头坏死区，距软骨下0.5cm处，取出空心环钻，留取其内股骨头坏死骨质做病检。根据术前影像学表现，按坏死所占弧度、比例及位置进行预测坏死范围，用偏心钻、刮匙刮出股骨头内囊变组织及硬化死骨，至正常骨质，但需保留软骨下薄层骨质0.5cm。尽可能顶起塌陷的关节软骨，以恢复股骨头外形。然后用负压吸引器吸净髓腔内渗血，根据囊腔大小及治疗组别的不同填充内植物。RBX组取RBX1~2g，植入坏死区及减压隧道，填满压紧，C形臂X线机透视示囊变坏死区已填实，或轻微塌陷之股骨头软骨面已恢复平整光滑后，冲洗，逐层缝合。CPC组取粉末与液相按规定比例混合，填塞坏死区及减压隧道，C形臂X线机透视示囊变坏死区已填实，冲洗，逐层缝合。CPC/丹参组将CPC5~10g按CPC每2g加复方丹参注射液0.1ml的比例混合配比。搅拌，待固化成形如糊状时，将其倒入骨水泥枪内，然后注入囊变区和骨隧道，C形臂X线机透视示填注满意后，冲洗，逐层缝合。

术后处理及随访：术后常规用抗生素治疗3天，预防切口感染，切口定期换药。术后患肢不负重，在病床上做股四头肌等长收缩功能锻炼，促进下肢静脉回流，防止下肢深静脉血栓形成。术后6周扶拐床边活动，12周弃拐行走，出院后定期随访。

4. 治疗结果

（1）安全性指标

①三组治疗前后血常规变化比较：三组治疗前后血常规各项检查均在正常范围内，经F检验，三组治疗前后无显著性差异（$P > 0.05$）。

②三组治疗前后肝功能变化比较：所示三组治疗前后肝功能各项检查均在正常范围内，经F检验，三组治疗前后肝功能无显著性差异（$P > 0.05$）。

③三组治疗前后肾功能变化比较：三组治疗前后肾功能检查均在正常范围内，经F检验，三组治疗前后肾功能无显著性差异（$P > 0.05$）。

（2）疗效观察指标

①患髋临床疗效评分：三组患髋术前及术后评分经方差分析，结果表明术前各期三组间患髋评分无显著性差异（$P > 0.05$），具有可比性。术后Ⅰ期三组间患髋评分亦无显著性差异（$P > 0.05$），而Ⅱ、Ⅲ期各组间则有非常显著性差异（$P < 0.01$，

125

$P < 0.001$）。进一步对Ⅱ、Ⅲ期三组间患髋评分行两两比较，CPC组与RBX组具有显著性差异（$P < 0.05$）。CPC/丹参缓释组与RBX组具有非常显著性差异（$P < 0.01$），CPC/丹参缓释组与CPC组有显著性差异（$P < 0.05$）。对三组患髋各期术前、术后评分进行配对资料 t 检验，统计结果表明三组患髋评分术前、术后均具有显著性差异（$P < 0.05$）或非常显著性差异（$P < 0.01$）。

②各组术后Ⅱ、Ⅲ期X线评分比较：对各组术后ARCO Ⅱ、Ⅲ期患髋X线片评分进行方差分析。统计结果表明，术后Ⅱ期各组无显著性差异（$P > 0.05$），Ⅲ期各组有非常显著性差异（$P < 0.01$）。对Ⅲ期各组间行SNK-q检验两两比较。CPC/丹参组及CPC组与RBX组对比有显著性和非常显著性差异（$P < 0.01$，$P < 0.05$），CPC/丹参组与CPC组对比亦有显著性差异（$P < 0.05$）。

③术后各组患髋疗效等级比较：三组ARCO Ⅰ期患髋手术前后均为优，故对术后Ⅱ期及Ⅲ期各组间患髋等级资料分别行Ridit分析，术后Ⅱ期各组无显著性差异（$P > 0.05$），Ⅲ期各组间有显著性差异（$P < 0.05$）。对Ⅲ期各组进行SNK-q检验两两比较，CPC/丹参和RBX比有非常显著性差异（$P < 0.01$），RBX与CPC比、CPC/丹参与CPC比均有显著性差异（$P < 0.05$）。

5. 临证体会

本研究结果表明术前各期三组间患髋评分无显著性差异（$P > 0.05$），具有可比性。术后Ⅰ期三组间患髋评分亦无显著性差异（$P > 0.05$），而Ⅱ、Ⅲ期各组组间则有非常显著性差异（$P < 0.01$，$P < 0.001$）。进一步对Ⅱ、Ⅲ期三组间患髋评分行两两比较，CPC组与RBX组具有显著性差异（$P < 0.05$），CPC/丹参缓释组与RBX组具有非常显著性差异（$P < 0.01$），而CPC/丹参缓释组与CPC组亦有显著性差异（$P < 0.05$）。对术后Ⅱ期及Ⅲ期各组间患髋等级资料分别行Ridit分析，术后Ⅱ期各组无显著性差异（$P > 0.05$），Ⅲ期各组间有显著性差异（$P < 0.05$）。对Ⅲ期各组进行SNK-q检验两两比较，CPC/丹参和RBX比有非常显著性差异（$P > 0.01$），RBX与CPC比、CPC与CPC/丹参组组比均有显著性差异（$P < 0.05$）。对各组术后Ⅱ、Ⅲ期患髋X线评分进行方差分析，统计结果表明术后Ⅱ期各组间无显著性差异（$P > 0.05$），Ⅲ期各组间有非常显著性差异（$P < 0.01$）。研究表明，在坏死病灶清除的基础上，采用CPC/丹参缓释体局部植入，既可为股骨头坏死的修复提供长期的力学保护，避免了股骨头发生塌陷，又可通过中药的局部释放有效地改善股骨头局部血液循环，促进骨坏死的修复，是治疗早中期尤其是ARCO Ⅱ、Ⅲ期ANFH的理想方法，其近中期效果满意，远期疗效尚待进一步观察。

（二）股骨头缺血性坏死的髓芯减压及其相关研究进展

髓芯减压术治疗早期股骨头缺血性坏死疗效确切，已被广大临床骨科医生所认可。近年来随着显微外科和生物活性材料技术的发展，使股骨头缺血性坏死的治疗效果有了很大提高。

1. 单纯髓芯减压术

髓芯减压术最初是股骨头坏死的一种诊断方法，由于取骨后降低骨内压力，使疼痛立即缓解，钻孔还能刺激股骨头修复反应，造成新的血管增生，促进骨修复的爬行替代，对股骨头坏死有治疗效果，而且操作简单。1964 年，Ficat 和 Arlet 首次采用髓芯减压术治疗股骨头坏死，明显减轻了患髋的疼痛，从此髓芯减压术风靡一时。Aigner 等回顾研究了 45 髋股骨头坏死的患者，平均年龄 41（21~68）岁，治疗后平均随访 68.9（31~120）个月，Ⅰ 期 30 髋，其中 29 髋 X 线片显示股骨头坏死没有加重，1 髋 MRI 随访证实完全愈合。Ⅱ 期 9 髋，其中 4 髋行全髋置换术，有 1 髋发展为Ⅳ期，其余 4 髋仍为Ⅱ期。Ⅲ 期 6 髋，有 3 髋行全髋关节置换术，另 3 髋病变发展为Ⅳ期。说明对Ⅰ期股骨头坏死髓芯减压效果好，Ⅱ 期治疗应慎重，Ⅲ 期中心减压治疗效果差。Bozic 等回顾了 34 例 54 髋股骨头坏死患者，髓芯减压治疗后平均随访 120（24~196）个月，他们认为髓芯减压对Ⅰ期或ⅡA 期硬化性损伤的股骨头坏死的治疗是安全有效的，而对ⅡA 期囊变性股骨头坏死的治疗作用是有限的。1985 年，Wang 采用放射性微球技术证实髓芯减压术能改善股骨头的血液循环，为髓芯减压术治疗股骨头坏死提供了有力的依据。但随着髓芯减压术的推广应用，其弊病逐渐暴露出来，产生许多争议。Camp 提出髓芯减压术是一种无效而且有明显缺陷的方法。这使得骨科医生不得不重新审视髓芯减压术，并在此基础上进行了新的尝试。

2. 髓芯减压加单纯植骨

不带血管的骨移植术通过去除死骨，应用自体皮质骨或松质骨填充，起到钻孔减压，支撑和骨诱导作用。植骨材料的来源有自体胫骨、腓骨、髂骨和异种骨。植骨的形式也不同，有股骨颈皮质开窗，经中心减压隧道植骨，有在软骨破裂处填塞植骨等。Rosenwasse 等报道采用股骨头坏死区死骨彻底清除后取同侧髂骨紧密植入，经过 10~15 年随访，优良率达 87%。Mont 等应用髓芯减压加植骨术治疗 30 例 Stenberg Ⅲ 期患者，并进行平均 4 年的随访后发现，坏死范围小于 1/3 者效果较好，成功率为 86%，而病变范围超过 1/3 者，成功率仅为 44%，认为其疗效与坏死区的范围大小有关。Delloye 等采用髓芯减压加冷冻干燥异种皮质骨移植治疗股骨头缺血性坏死，也取得了良好的疗效。认为皮质骨提供了一定的机械支撑，患者可早期下地负重。但亦有学者认为其所植骨无血液供应，只有极少数靠近受区的骨小梁或骨皮质表面能从受区获得营养而成活，绝大部分植入骨将坏死。

3. 髓芯减压加血管束植入或带血管蒂的骨移植术

随着显微外科的发展，髓芯减压加血管束或带血管蒂的骨移植术治疗股骨头缺血性坏死的报道日益增多，也取得了较好的疗效。赵德伟等报道在关节镜监视下采用带血管蒂大转子骨瓣转移治疗股骨头缺血性坏死26例（33髋），随访1~3年后其疼痛、行走、髋关节活动度、X线片均较术前明显好转。张念非等采用股骨头髓芯减压带旋髂深血管蒂髂骨骨瓣移植治疗股骨头缺血性坏死16例（23髋），平均随访31.5个月，Harris评分由术前平均61.7分改善为随访时的76分，其中13髋（56%）随访时Harris评分大于80分，并指出该术式适合于ARCO分型系统中ⅠA中央型、ⅠB内侧型、ⅡA中央型、ⅡB内侧型，并且有良好的近中期疗效。贾全章等在髓芯减压彻底清除死骨的基础上对46例（54髋）分为三组，分别采用带缝匠肌蒂、带旋股外侧动脉升支血管蒂、带旋髂深血管蒂髂骨植入术进行治疗，结果显示三组疗效无明显差异，总优良率为66.6%。王岩等设计采用金属镍钛合金网球植入坏死塌陷的股骨头内，取同侧髂骨松质骨植入网球内并顶起塌陷股骨头，并取带旋髂深动静脉的髂骨块植入，这样既重建了股骨头的血液供应，又可重建支撑股骨头并防止其塌陷。林斌等对该方法进行了生物力学测试，为临床应用提供了实验依据。带血管蒂的骨瓣移植阻断了骨内高压和缺血的恶性循环，去除阻碍股骨头再血管化的坏死骨，以新鲜松质骨充填缺损，起到骨诱导作用，填入有活力的皮质骨柱，以支撑软骨下骨面和加速再血管化进程，同时术后一段时间内的限制负重也保护了正在愈合的骨结构。

4. 髓芯减压植骨加骨诱导生长因子

现代骨折愈合的观点是骨诱导和骨传导，骨诱导在骨折愈合中发挥了非常重要的作用。骨诱导离不开骨诱导生长因子的中介。如转化生长因子（TGF-β）、骨形态发生蛋白（BMPS）、成纤维细胞生长因子（FGFS）、胰岛素样生长因子（IGFS）等。近年来出现的用骨诱导性成分复合载体移植的方法，可能加速骨的愈合，从而使不带血管蒂的骨移植应用有着广阔的前景。胡肜宁等通过动物实验证实骨诱导蛋白（BMP）对坏死股骨头有骨诱导作用，能刺激新生骨的形成，爬行替代坏死骨小梁，而且能刺激新生血管形成，其髓芯减压加BMP骨泥组远较髓芯减压植骨组疗效好。蔡彬等报道用闭合钻孔骨必肽介入治疗股骨头坏死15例（20髋）取得了较理想的疗效。Mont等预言，促进骨愈合的细胞因子的应用将会使手术治疗效果大为改善。

5. 临证体会

成人股骨头缺血性坏死的发病率高，其理想的治疗应在早期阶段。Ficat报道骨髓芯减压术治疗早期股骨头坏死有效率高达 80%，但其他有关报道无法达到如此高的疗效，并指出该手术可加速股骨头塌陷，可使本已薄弱的软骨下骨的机械支撑力进一步减弱，导致应力集中，引起股骨头塌陷，因此目前单纯髓芯减压术已较少采用。但多数学者认为髓芯减压对缓解髋关节疼痛效果肯定。对 Ficat Ⅰ、Ⅱ 期疗效满意，能够延缓全髋置换术时间。髓芯减压植骨或带血管蒂的骨移植不仅清除了死骨，降低了骨内压，同时提供了一定的机械强度和血液供应，使疗效有了很大提高，对 Ficat Ⅱ 期或 Ⅲ 期病例可采用。但此术式复杂，手术时间长，创伤大，出血多，供区并发症多，对术者手术技巧的熟练程度要求较高。这些因素也会影响到手术的疗效。另外，对合并患有 SLE 或类风湿关节炎的患者，其手术疗效差。近年来，骨替代材料的研究与应用得到快速发展，股骨头坏死的患者在髓芯减压后可将生物活性材料（如生物活性玻璃、羟基磷灰石）及生物可降解材料（如乳酸、磷酸三钙）植入，使塌陷的软骨面复位，重建股骨头轮廓。这些材料具有良好的生物相容性，能够满足生物力学要求，可以降解且降解过程中不会发生塌陷。另外这些材料可以作为具有骨诱导和成骨作用的"种植物"（如 BMP）的载体。因此作者认为促进骨折愈合的细胞因子以骨替代材料为载体的复合物植入，可能会成为治疗股骨头缺血性坏死的一种发展趋势。

（三）磷酸钙骨水泥/丹参缓释系统植入治疗股骨头缺血性坏死

目前股骨头缺血性坏死的治疗仍是骨科棘手问题，保髋治疗的手术方法多种多样，如髓芯减压、打压植骨、带血管蒂骨移植、粗隆间截骨及旋转截骨等，但均不能完全满足早、中期股骨头缺血性坏死治疗的需要，难以取得理想的临床效果。针对股骨头缺血性坏死的根本原因（局部微循环障碍）及其基本病理变化（骨坏死、股骨头塌陷），2000 年 5 月～2005 年 6 月，我们在髓芯减压、病灶清除的基础上，采用磷酸钙骨水泥/丹参缓释系统植入治疗 48 例（54 髋）早、中期股骨头缺血性坏死患者，在发挥支撑、防止股骨头塌陷的同时，运用中药局部缓释、改善重建局部微循环，促进坏死股骨头的修复，临床效果满意。

1. 临床资料

本组男 32 例（36 髋），女 16 例（18 髋）。年龄 26～62 岁，平均 38.7 岁。单侧 42 例，双侧 6 例。其中 3 例双侧坏死，1 侧行人工全髋关节置换，按单侧统计。有烟酒史 21 例，接受激素治疗史 15 例，髋关节轻微扭伤史 2 例，余患者无明显诱因。病程 2～32 个月。患者均有髋关节胀痛、刺痛及功能障碍。16 髋后伸 < 5°，屈曲 < 90°，外旋 < 10°，内旋 < 10°，外展 < 15°，内收 < 10°；28 髋后伸 < 10°，屈曲 < 110°，外旋 < 20°，内旋 < 20°，外展 < 20°，内收 < 15°；10 髋后伸、屈曲、内外旋、

内收及外展无明显影响。术前均经 X 线、CT 或 MRI 检查，证实为股骨头缺血性坏死。其中 7 例行血管造影检查，可见上支持带动脉中断，股骨头血管网稀疏，股骨头动脉细小，闭塞。按世界骨循环研究学会（association research circulation osseous, ARCO）国际骨坏死分期标准分期：Ⅰ期 9 髋，Ⅱ期 31 髋，Ⅲ期 14 髋。采用 1995 年丹东成人股骨头缺血性坏死疗效评价标准进行评分，临床 60 分，X 线片 40 分。本组Ⅰ期患者平均 76.94 分，Ⅱ期平均 62.38 分，Ⅲ期平均 55.64 分。

2. 手术方法

采用硬膜外麻醉，患者仰卧位，双下肢各外展 30°，患肢内旋 15°。取患髋外侧长约 1.5cm 切口，自大粗隆下 2cm，逐层切开。以 1 枚直径 2.5mm 克氏针为导针，在 G 臂 X 线机透视下，于大粗隆下缘 1cm 经股骨颈钻入股骨头直至囊变区或硬化区。采用直径 8mm 空心环钻顺导针拧入至股骨头缺血性坏死区，距软骨下 0.5cm 处，取出空心环钻。根据术前影像学表现，按坏死所占弧度、比例及位置预测坏死范围，用偏心钻、刮匙刮出股骨头内囊变组织及硬化死骨至正常骨质，保留软骨下薄层骨质 0.5cm。尽可能顶起塌陷的关节软骨，以恢复股骨头外形。冲洗后用负压吸引器吸净髓腔内渗血，根据囊腔大小将 5～10g 磷酸钙骨水泥按每 2g 加复方丹参注射液 0.1ml 的比例混合、搅拌，待固化如糊状时，注入囊变区和骨隧道，固化 15～20 分钟后，充分冲洗，避免骨水泥软组织残留引起排斥反应，逐层缝合。

术后处理：术后常规抗生素治疗 3 天，预防感染，定期换药。术后患肢不负重，2 小时后于病床上患肢行功能锻炼，促进下肢静脉回流，防止深静脉血栓形成。6 周扶拐活动，12 周弃拐行走。

3. 治疗结果

本组患者术后均未发生下肢深静脉血栓、异物排斥反应等并发症，切口Ⅰ期愈合。患者均获随访 22～73 个月，平均 42.5 个月。术后 3 髋后伸 <10°、屈曲 <110°、外旋 <25°、内旋 <30°、外展 <30°、内收 <15°；15 髋后伸 <15°、屈曲 <120°、外旋 <30°、内旋 <40°、外展 <40°、内收 <25°；36 髋后伸、屈曲、内外旋、内收及外展恢复正常。X 线片检查见植入物与周围骨组织融合良好。其中 7 例于术后 2 周行血管造影检查，股骨头供血动脉及分支较术前明显增多、增粗。采用 1995 年丹东成人股骨头缺血性坏死疗效评价标准进行评分，Ⅰ期患者平均 96.89 分，Ⅱ期平均 92.54 分，Ⅲ期平均 78.46 分。优：总分 >90 分，良：75～89 分，可：60～74 分，差：<60 分；本组优 33 髋，良 17 髋，可 3 髋，差 1 髋，优良率为 92.6%。

4. 临证体会

股骨头缺血性坏死病因较多，发病机制尚未完全明了，但股骨头坏死的根本原因是局部微循环障碍，基本病理变化包括骨坏死、局部囊变、硬化及股骨头塌陷。因此，股骨头缺血性坏死的治疗目标为：①改善和重建股骨头局部微循环；②清除局部坏死硬化骨；③保持股骨头受力的稳定性，提供股骨头缺血性坏死修复的适时、适度局部力学环境，在促进坏死修复的同时，防止塌陷。股骨头缺血性坏死是一种渐进性疾病，一旦发生，体内修复机制使髓内血管逐渐进入坏死区，使坏死得到修复。但自身修复能力有限，在缺血情况下，药物难达局部发挥修复作用，最终在坏死区边缘形成硬化带。一旦硬化带形成，自身修复停止，形成囊性变，使负重区软骨下骨难以得到骨性修复。此时如无手术或其他侵入手段的干预，坏死区则不可能修复。基于上述认识，股骨头缺血性坏死的局部治疗日益受到重视，包括：①采用手术或其他侵入手段清除坏死病灶；②药物、细胞因子、干细胞的局部应用，促进血液循环重建、病灶修复；③自体骨或骨替代品等局部植入，恢复坏死区的正常力学环境，防止修复过程中股骨头的塌陷。髓芯减压术是基于股骨头髓内压增高为病理基础设计的局部治疗股骨头缺血性坏死的手术治疗方法，具有操作简便、损伤小、术后卧床时间短等优点。有研究表明，髓芯减压术可刺激减压针道周围血管形成，增强坏死骨的爬行替代，使坏死灶消除。Plenk等通过组织学观察，发现髓芯减压术可减轻股骨头髓腔水肿，延缓骨坏死的进展。但髓芯减压术使软骨下骨机械支撑力进一步减弱，导致应力集中，引起股骨头塌陷。Schneider等认为髓芯减压术对缓解疼痛症状有效，但对阻止病理过程持续发展无更大价值。因此目前临床已较少采用单纯髓芯减压术，但肯定其对缓解髋关节疼痛效果，且具有创伤轻、适应证选择适宜可获较佳效果、患者易接受等优点。许多学者仍致力于该方法的改良工作，特别是髓芯减压复合植入物增加支撑力和改善成骨能力的临床研究。

目前，临床治疗股骨头缺血性坏死常用自体髂骨骨柱移植、骨代用品羟基磷灰石、骨水泥、钛合金等植入支撑，上述植入物均存在不同缺陷。磷酸钙骨水泥是一种具有生物学活性的新型非陶瓷型羟基磷灰石类人工骨材料，在体内可生物降解，能被新生骨以爬行方式代替。最大抗压强度为 30 ~ 50 MPa，机械强度强于松质骨，弹性模量接近于皮质骨，可提供骨修复的力学强度。磷酸钙骨水泥既可填充骨缺损，又可将药物加载其中，使药物在局部长期缓慢释放，以保持局部高水平的药物浓度，起到修复和治疗双重功效。复方丹参具有活血化瘀、降低血液黏稠度、扩张血管、改善微循环、使血流速度增快、保护血管内皮细胞、改善组织缺氧状态等功效，可促进血管再生及股骨头的修复。磷酸钙骨水泥/丹参缓释系统填充股骨头缺损部位，使植入物和骨组织紧密结合，修复重建股骨头力学性能，防止塌陷；在填补缺损的同时，通过缓释药物改善重建局部微循环，最终恢复股骨头的正常血液循环及骨性结构。同时通过中药局部缓释，使局部组织充分吸收，更好地发挥药效，解决了因缺血药物无法达到局部发挥作用的难题，保证药物的局部长期稳定释放，有效改善股骨头的局部微循环，促进股骨头缺血性坏死的修复。磷酸钙骨水泥/丹参缓释系统植入术较简便，不打开关节腔，关节功能恢复快，近、中期效果满意，其远期疗效尚待进一步观察。

（四）后外侧入路小切口全髋关节置换术治疗晚期股骨头缺血性坏死

股骨头缺血性坏死是骨科常见病和疑难病，近年来呈逐渐上升趋势。股骨头缺血性坏死一旦出现临床症状，如无特殊治疗，病情将持续发展，最终发生股骨头塌陷、骨性关节炎及髋关节半脱位，造成髋关节的废痿。此时，人工全髋关节置换是唯一能缓解疼痛和恢复髋关节功能的有效方法。常规的髋关节置换术，无论是前侧、外侧、后侧入路，均存在手术切口长，创伤大，并发症多，术后瘢痕影响美观等不足。随着微创技术的发展，小切口微创全髋关节置换手术成为近年来国际上兴起的关节外科新技术，逐渐被关节外科医生所认识和接受。自 2003 年 5 月以来，采用经后外侧入路小切口全髋关节置换术治疗晚期股骨头缺血性坏死，临床效果满意。

1. 临床资料

自 2003 年 5 月 ~ 2006 年 8 月，采用后外侧入路小切口全髋置换术治疗股骨头缺血性坏死患者 60 例（68 髋），其中男 48 例（54 髋），女 12 例（14 髋）。年龄 30 ~ 65 岁，平均 46.5 岁。体重指数 17.0 ~ 24.5，平均 20.2。单侧 52 例，双侧 8 例。嗜酒者 21 例，接受激素治疗史者 15 例，创伤后 12 例，余患者无明显诱因。病程 18 ~ 56 个月，按世界骨循环研究学会（ARCO）国际骨坏死分期标准均为 ARCO Ⅵ期。

2. 治疗方法

术前准备：术前常规作心电图、血生化及双髋关节正位、患髋侧位 X 线片检查，全面评价患者全身状况和髋关节局部情况。在 X 线片上用模板测量、预计假体的大小、颈的长短及股骨距截骨的位置等。术前 1 天及术前 30 分钟预防性应用抗生素。

手术切口：取侧卧位，于髂骨后外侧缘与骶棘肌交会点处标记骨盆最高点。在骨盆最高点后方两指宽处标记为第二点，由此指向大粗隆顶点的中心方向画直线，然后标记大粗隆的最近点。做稍斜切口，长 6 ~ 10cm，切口向远侧偏斜。

手术操作：沿切口切开阔筋膜，钝性分离臀大肌，向远端切开阔筋膜超过皮肤切口，潜行分离筋膜 1 ~ 2cm，以扩大显露范围。分离外侧梨状肌和外旋肌至股方肌水平，对体型较大患者和髋关节紧张的患者部分分离臀大肌肌腱，将臀小肌从关节囊上分离并向前牵拉，T 形切开后侧关节囊，必要时松解前侧和下侧关节囊，沿梨状肌上方用剥离器向前分离臀小肌，使其从关节囊上分离。沿梨状肌窝切开梨状肌和联合腱，切开近侧5mm的股方肌，剥离关节囊周围脂肪组织显露关节囊。沿梨状肌上缘切开关节囊，用一长Kocker钳夹住后关节囊瓣的内侧面，用长柄手术刀从后向前切开上方关节囊。屈曲、内收、内旋髋关节使之后脱位，将股骨头突出创口进行操作，避免髋关节过屈及过度向后牵拉股骨。按照术前用模板测量的位置截断股骨颈，取出股骨头。切除髋臼盂唇和前方残余的关节囊，用髋臼锉打磨髋臼至合适水平。置入髋臼杯，呈外展45°，前倾20°左右，尽量垂直放置髋臼杯，对于大体型的患者可用手轻拉肢体以利于髋臼杯的正确放置。在髋臼的后上象限使用髋臼辅助固定螺钉，将患肢屈曲、内收、内旋，在股骨颈残端前侧置一个弯形撬板。抬高股骨近端并保护近端切口，开槽扩髓至合适大小，将股骨试模打入股骨髓腔。选择颈长合适的假体，安装股骨头，复位髋关节，检查下肢长度、臀中肌张力、髋关节活动和稳定性，满意后安装髋臼内衬和股骨假体。复位髋关节，充分止血后放置引流管，逐层关闭切口。

术后处理：术后常规防感染及防血栓治疗，患者自控硬膜外麻醉镇痛。术后48小时拔除负压引流，记录引流量。根据患者的年龄、骨质情况、假体的匹配程度和手术医生的判断，制定术后康复计划。行骨水泥型假体术者术后3天允许患者在助行器帮助下部分负重行走，术后6周内扶双拐行走；行非骨水泥型及混合型假体术者允许患者1周后用步行器辅助行走，术后4~8周内扶双拐行走。根据患者具体情况继续扶单拐行走4~6周。

术后评价：术后对患者进行临床及影像学的评价。本组随访17~46个月，平均27.3个月。临床疗效采用Harris髋关节评分标准：包括疼痛、功能评价等，结果分为优（90~100分）、良（80~89分）、一般（70~79分）和差（<70分）；影像学评价：术后摄骨盆前后位及患侧侧位X线片，测量髋臼假体外展角，参照Pradhan法计算前倾角，观察假体柄的位置及假体柄周围骨质情况。

3. 治疗结果

手术切口长7.5~10cm，平均（8.5±0.7）cm；术中出血量估计180~560ml，平均380ml；手术时间50~80分钟，平均62分钟；输血3例，其中2例双侧股骨头缺血性坏死患者，一次手术行双侧髋关节置换，术中1例输血400ml，另1例为600ml。术后48小时引流量150~460ml，平均240ml。本组病例术中及术后未发生全身及局部并发症。术后X线片显示髋臼假体外展角38°~48°，平均42.6°，前倾角11°~18°，平均13°。骨水泥型假体周围骨水泥分布均匀，股骨假体位置良好，无内、外翻表现。患者髋关节功能Harris评分从术前平均42分（10~45分），提高到最新随访时平均93.6分（68~97分）；其中优43髋（63%），良21髋（31%），一般3髋（4%），差1髋（2%），优良率94%。

4. 临证体会

全髋关节置换术主要适用于股骨头塌陷、并发髋关节骨性炎的晚期股骨头缺血性坏死患者。虽然股骨头缺血性坏死全髋关节置换术的疗效，较其他疾病的全髋置换术远远要低，但仍是治疗该类疾患的有效方法。由于髋关节位置深，周围肌肉发达，传统的手术入路切口长，软组织剥离多，肌肉破坏严重，术后不可避免的使患肢肌力减弱，不利于早期功能锻炼；同时广泛的软组织剥离，致使患者失血量增多；同时患者卧床时间相对延长，不能早期功能锻炼，潜在地增加了术后并发症，如肺炎、泌尿系统感染、静脉血栓等的发生率。小切口全髋关节置换术虽然不能最大限度地减少手术创伤，但还是体现了某些预期的优势，如组织损伤少，术后疼痛减轻，康复时间短，患者满意率高；失血量少，降低输血量；短期并发症少，手术瘢痕较小，相对美观等。本组无一例发生全身及局部并发症，患者可早期活动，关节功能恢复快，说明经后外侧入路小切口人工全髋关节置换治疗股骨头缺血性坏死是安全可行的。Berger等采用微创双切口技术完成第一例全髋置换手术后，关于微创全髋置换手术的报道日益增多，评价亦不尽相同。开始该技术仅用于严格选择的体重较轻患者，但近年来该技术已应用于大多数非过度肥胖患者。该技术的关键是将全髋置换术手术切口由通常的20~30cm缩短为8~10cm，但真正的微创全髋关节置换术不仅仅意味着一个小的皮肤切口，相对常规全髋置换术而言，它对人体的生理状态、对肌肉和骨组织产生更小的影响，并且能够更好地改善患者术后的步态、肌肉的功能以及提高关节的稳定性。因此目前的微创全髋置换术被称为"小切口人工全髋置换术"或"有限切口人工全髋置换术"更为确切。值得指出的是采用小切口全髋关节置换，对技术要求较高，术前应有充分的准备。小切口手术视野小，给手术操作者带来诸多不便，要求手术者有良好的髋关节置换经验和良好的手术技术以及合适配套的手术器械。绝不能以牺牲全髋关节置换的治疗效果，而刻意追求小切口。相信随着微创技术的完善、骨科器械的不断改进、计算机定位导航的不断发展，小切口微创全髋关节置换术将显示出其明显技术优势和广阔的应用前景。

（五）股骨头缺血性坏死的介入治疗

1. 临床资料

本组20例，男18例，女2例。年龄27~61岁。单侧4例，双侧16例。发病前有外伤史1例。12例因病有长期口服或皮肤涂擦激素类药物史，4例有大量饮酒史，3例原因不明。发病时间2个月内2例，其余为1~6年。均有不同程度跛行及患肢髋关节疼痛。均经X线片和CT检查明确诊断。使用Pandoros-1200A大型DSA

装置，采用 Seldinger 穿刺技术，将导管超选择插入病侧旋股内外动脉及闭孔动脉，行 DSA 观察股骨头的血液供应情况。然后经导管注入 654－2 30mg，尿激酶 50 万 U，低分子右旋糖酐 90ml，复方丹参注射液 40ml，注药后再经 DSA 检查，并在注药前后相同时相观察股骨头血供改善情况。36 个股骨头均有不同程度血管数目增多，血管走行距离延长。术后制动穿刺侧下肢 24 小时，口服肠溶阿司匹林 25mg/d，连服 3 个月，卧床休息 3~6 个月，每 3 个月拍片复诊。随访时间 6~12 个月，均行一次介入治疗。

2. 治疗结果

本组病例提示，经介入治疗后，疼痛的缓解或改善是最快最有效的反应，往往于注射溶栓药物后在手术台上患者即感疼痛减轻或消失。其中疼痛消失 12 例，明显好转 6 例，疼痛有所减轻 2 例。髋关节运动恢复正常 12 例，略受限 6 例，2 例仍严重受限，但较术前有所改善。随着股骨头血液循环的改善，使骨代谢旺盛，骨组织发生变化。X 线可见坏死的骨质有不同程度的吸收，并见有新骨形成及修复。一般术后 3 个月局部组织即有明显变化，血管造影及 DSA 检查显示股骨头区的血管分布明显增多，血管数目基本恢复正常。本组有 2 例因插管技术不当或高压注射器速率过大，造成旋股内动脉损伤，而放弃对该支动脉的溶栓治疗。

3. 临证体会

（1）造影剂的选用：本研究采用国产 76% 泛影葡胺 40ml 加生理盐水 36ml 稀释成 40% 总量为 76ml，显影良好，且无疼痛感。造影前常规经导管注入 10mg 地塞米松，无一例发生过敏反应，收到满意效果。

（2）导管的选择：下肢动脉造影常选用 6F Cobra 导管，此种导管插管有一定难度，其头端弧度较大，通过腹主动脉分叉有时较困难，易成袢，特别是男性因夹角小更难通过。另外，6F 导管管径粗硬，超选择插管易损伤血管。我们选用 4F Yashiro 导管收到良好效果，因其头端呈"U"字形，即使腹主动脉分叉呈锐角也很容易通过。另外，4F Yashiro 导管的管径较细，柔软，不易损伤血管。

（3）插管技术

①导管越过腹主动脉分叉的技术：先将导管与导丝一起送入腹主动脉，后退导丝，使导管头端成形，旋转或下拉导管至 4、5 腰椎处，将导管前端指向对侧髂总动脉，继续下拉导管，前端自动进入对侧髂总动脉。

②髂外动脉的插管技术：导管头端进入髂总动脉后先推进导丝，无需"冒烟"，可根据导丝走行方向判断是在髂内还是髂外动脉。明确导丝进入股动脉后即可推进导管至髋关节间隙处，因股深动脉多在髋关节间隙下方 3cm 处，从股动脉分出。然

后以股骨头下缘为中心，注入造影剂，速率5ml/s，总量12ml，行DSA检查，显示出局部血管的分布情况，以利于进一步超选择性插管。

③旋股外动脉插管技术：旋股外动脉通常从股深动脉分出后，向外下方走行并分支，分布于股骨颈。将导管推进股深动脉开口处，用导丝探寻旋股外动脉，根据导丝走行方向确认后，再柔和地推进导管，退出导丝，并"冒烟"证实之。注意导管只插入旋股外A主干，进一步插入分支易损伤血管，而且对越过的分支往往得不到溶栓药物的作用，降低了疗效。溶栓后再以1ml/s，总量4ml的造影剂行DSA检查。

④旋股内动脉插管技术：旋股内动脉从股深动脉内前方发出，为一细小弯曲的短干，并立即分支，即使用4F导管也易损伤该动脉。我们遇到2例致该动脉损伤。其中1例是因插管技术不当所致，造影时见大量造影剂溢出血管进入组织间隙，呈片团状久久不能消失。以后我们改用同轴插管技术取得满意效果。即先将导管缓慢退出旋股外动脉至股深动脉开口处，再用3F-SP导管连同微导丝经4F导管插入，并用导丝探寻旋股内动脉，然后将微导管跟进，撤出微导丝，并造影证实。溶栓后，再以0.5ml/s注入造影剂，总量为3ml，行DSA检查，以观察溶栓效果。

⑤髂内动脉及闭孔动脉的插管技术：撤出微导管，将4F导管置入髂总动脉，并造影确认髂内动脉开口位置，然后用导丝探寻，导管插至髂内动脉远端，以坐骨棘为中心，以4~5ml/s，总量12ml行DSA检查，2帧/秒，可清晰显示出髂内动脉分支情况。此时导管不动，用导丝探寻闭孔动脉，可见导丝经圆韧带动脉进入股骨头内，然后将导管缓慢跟至闭孔动脉，并造影证实。随即注入溶栓药物，然后再以2ml/s，总量5ml，2帧/秒行DSA检查。

（4）DSA的应用：在行DSA检查时，应特别注意造影剂的浓度、用量以及注射速率的掌握。否则，如使用不当，将使血管显示不清，轻则浪费造影剂，重者还可损伤血管，甚至导致检查失败。

（5）股骨头血供情况及溶栓药物的应用：文献上记载，股骨头血供主要来自旋股内及旋股外动脉，其次为闭孔动脉。本组病例经DSA观察，显示旋股外动脉分支仅达到股骨颈周围，未见分支进入股骨头，旋股内动脉亦仅见小的分支进入股骨头下1/3，而圆韧带动脉则呈多支，广泛的分布于股骨头及股骨颈。

上述的股骨头血供情况，对溶栓药物的选择、注入顺序，以及用量分配等十分重要。此外，由于插管刺激，血管可产生不同程度的痉挛。因此，在行介入治疗时，我们通常先注入654-2以解除血管痉挛并扩张血管，同时对改善微循环也有一定帮助。然后再注入尿激酶以溶化血栓。最后用复方丹参注射液与低分子右旋糖酐混合注入，可使患者无疼痛感或任何不适，而单注射复方丹参注射液则多数患者患肢疼痛难忍。另外，此两者还有协同作用，复方丹参具有活血化瘀，扩张血管和增加血容量的作用，低分子右旋糖酐可使聚集的红细胞和血小板解聚，并降低血液的黏滞性，从而有利于改善微循环。

有关溶栓药物的用量与分配方面，根据上述股骨头的血供情况，我们对闭孔动脉的用药及用量为：654－2 10mg，尿激酶20万U，复方丹参注射液20ml，低分子右旋糖酐40ml。旋股内外动脉的用药及用量为：各注654－2 10mg，尿激酶15万U，复方丹参10ml，低分子右旋糖酐25ml。

第五节　可吸收钉治疗髋部骨折

【概述】

髋关节是人体最大的负重关节，其部位深在。因此，髋部骨折多为高能损伤所致，骨折移位多样，且由于其特殊的解剖及生理特点，治疗困难，创伤性关节炎、股骨头坏死等并发症发生率高，病残率高，临床效果不满意。在过去的二十多年中，髋部骨折的手术治疗取得了长足进展，对髋部骨折的治疗，目前多主张早期手术切开复位内固定，使骨折达到或接近解剖复位，以减少并发症的发生。但传统的金属内固定物存在应力遮挡、局部骨质疏松及二次手术取出等不足。尤其是二次手术不但增加了患者的痛苦和经济负担，且进一步破坏了髋关节的血运，增加了股骨头坏死、骨化性肌炎的发生几率。近几年来随着建筑、交通运输业的发展，髋部骨折日益增多，临床上急切需要一种有足够的强度、良好的生物力学特性且可避免二次手术的新型内固定材料。

可吸收内固定物具有如下特点：①良好的生物相容性及可降解性：该可吸收内固定物无毒、无抗原性和致癌性，依靠水解，不需特殊酶参与，最终产物为H_2O和CO_2，避免了二次手术。②良好的生物力学特性：其初始强度是松质骨的20～30倍，在植入体内25周后强度才下降到松质骨水平，能满足松质骨骨折内固定的要求，用乳酸（PDLLA）作为内固定物其在骨组织内的弯曲强度和剪切强度会随着骨折的愈合过程而逐渐下降，减少了应力遮挡，避免了局部骨质疏松。③电压特性：PDLLA骨折内固定棒加压后会产生电压，刺激骨细胞生长，促进骨折的愈合。据此认为PDLLA在体内维持的机械强度及时间完全能满足股骨头及髋臼骨折临床愈合的需要，且符合生物固定这一骨科最新概念。髋臼后壁、股骨头骨折属松质骨骨折，

PDLLA 植入后所维持机械强度时间可以满足髋臼、股骨头骨折临床愈合时间，且髋臼骨折术后常规牵引，减轻了骨块的应力，避免了骨折再移位，笔者采用可吸收内固定物治疗 76 例髋臼后壁骨折、股骨头骨折 32 例，经随访无一例骨折再移位，其临床固定效果是可靠的。可吸收内固定物治疗髋臼后壁骨折明显优势在于省去二次手术取内固定，减轻了患者的痛苦和经济负担。同时避免了二次手术感染、组织、血运再损伤等弊端，无金属内固定物留在体内的后顾之忧。

可吸收内固定物弯曲和剪切强度逐渐失去的同时，应力逐渐转移到愈合骨组织上，从而减少骨质疏松危险，有利于骨折愈合。应用可吸收螺钉治疗髋臼后壁骨折可明显减少臀肌挛缩、异位骨化等并发症，允许髋关节的早期活动，从而最大限度的恢复了髋关节的功能，较应用于浅表骨折更有意义。

可吸收内固定治疗髋臼、股骨头骨折手术操作容易掌握，但术中应注意以下几点：①手术入路的选择：对于前内或近前内侧股骨头骨折，应尽可能取 S - P 切口，该入路对股骨头骨折复位与固定操作比较方便，且对髋关节血运损伤小。②准确掌握钻孔方向：其方向应与骨折面垂直，采取偏心固定，以增大摩擦力矩，防止骨块旋转，对于单钉固定尤其重要。③因可吸收螺纹钉抗扭转力较差，术中一定要用丝锥攻丝足够深度的螺纹。④股骨头骨折宜尽量选用长度合适的内固定物，如果过长，可用锯去掉多余的部分，以使关节面平整，便于软骨的修复。⑤术中骨折应尽可能解剖复位，骨折片较小时用一枚可吸收钉，骨折块大时则选用可吸收钉和可吸收棒联合固定。

【经验传承】

（一）国产可吸收钉治疗股骨头骨折的实验研究及临床评价

作为传统金属内固定物的替代物，可吸收内固定物在临床上得到了广泛的应用，且取得了满意的效果。与金属内固定物相比，可吸收内固定物治疗关节内骨折，具有弹性模量与骨组织相似，属弹性固定，有利于骨折的愈合；可降解吸收，避免了二次手术对关节的再损伤，减轻了患者的痛苦和经济负担等优点。但同时也发现可吸收内固定物可能引起滑膜炎、关节积液等并发症，为此本研究将国产可吸收钉植入关节内，观察其降解吸收情况及周围骨、软骨及滑膜的变化，并对其治疗股骨头骨折的临床疗效做出评价。

1. 临床资料

国产聚 - DL 乳酸（ poly - DL - Lactic acid，PDLLA ）直径 3.5mm，长度 3cm 成年新西兰兔 6 只，雌雄不限，体重 2.0 ~ 2.5kg。

（1）实验方法：将6只新西兰兔采用随机的方法分入4、8、12周组。3%戊巴比妥钠（1.0ml/kg）耳缘静脉麻醉后，术区剃毛，消毒铺巾。取膝关节外侧入路，切开皮肤、皮下及关节囊，将髌骨牵向内侧。暴露胫骨平台，3.2mm钻头钻孔，攻丝后拧入PDLLA螺钉，尾端高于关节软骨2mm，以便观察。另一侧膝关节植入金属螺钉作为对照。术后予青霉素钠预防感染，动物自由活动。分别于术后第4、8、12周处死动物，取标本，观察钉尾及横截面可吸收钉形态、色泽、透明度等以及关节软骨、滑膜的变化；将标本置于10%中性福尔马林固定24小时，常规脱钙、脱水、石蜡包埋切片，HE染色，行组织学观察。

（2）实验结果

①大体观察：植入4周后可吸收螺钉钉尾可见薄层纤维膜包裹，钉尾混浊变暗，截面示钉－骨界面结合良好，无松动，螺钉透明度稍降低，螺纹稍变钝；8周后关节内螺钉钉尾纤维包膜增厚，钉尾色泽晦暗，截面螺钉无松动，螺钉表面变白，失去透明，螺纹表面粗糙；12周后关节内螺钉钉尾完全被包埋，无法辨认，截面螺钉与界面有暗红色软组织填充，螺钉完全变白，螺杆表面粗糙，螺纹明显变钝。对照组股骨髁部软骨色泽浅黄，表面粗糙，可见软骨碎片脱落形成软骨缺损。可吸收钉植入组，股骨髁部软骨表面光滑，色泽乳白；两组滑膜及其他组织未见异常。

②组织学观察：植入4周后，镜下观可见可吸收钉－骨界面纤维组织形成，其间有较多的炎性细胞浸润，可见单核细胞、中性粒细胞、淋巴细胞及多核巨噬细胞，并可见许多新生血管生成。8周后炎性细胞以淋巴细胞为主，偶见多核巨噬细胞及中性粒细胞，纤维组织中纤维细胞明显增多。12周后炎性细胞数量明显减少，未见多核巨噬细胞；钉尾覆盖物多为致密的纤维组织，其间可见软骨组织，形成纤维软骨样组织。

（3）结论：PDLLA引起的组织学变化是体内细胞对异物的正常生理反应，其降解产物对关节软骨及滑膜组织短期内无影响，具有良好的生物相容性。在降解吸收过程中，一定时间（12周内）基本维持形态不变，钉－骨界面结合良好，无松动，可保持有效固定。钉尾可见纤维软骨样组织覆盖，可避免钉尾对软骨的机械性损伤。

2. 临床应用

自2000年1月~2002年4月，本研究者应用可吸收钉治疗股骨头骨折45例，其中男35例，女10例，年龄25~54岁，平均35岁。右侧19例，左侧26例，车祸伤34例，高处坠落伤8例，其他3例。按Pipkin分型Ⅰ型24例，Ⅱ型12例，Ⅲ型2例，Ⅳ型7例。

3. 治疗方法

取髋关节后侧（S-P）入路或前入路，逐层切开，暴露股骨头，内旋或外旋下

139

肢使股骨头脱位。拉出骨折块，清除骨折端血块，直视下将骨折块复位，于骨折块适当部位钻孔、攻丝，用埋头器扩孔，将可吸收螺钉拧入，钉尾埋入骨折内。如骨块较大，可再用1枚可吸收钉固定，以防止骨块旋转。术后予以骨牵引4周，在骨牵引情况下术后24小时后可屈伸活动髋关节。

4. 治疗结果

参照黄相杰等髋关节功能评定标准，本组45例，随访12～28个月，平均18个月，结果：优35例，占78%；良7例，占15%；可2例，占5%；差1例，占2%。

5. 临证体会

髋关节是人体最大的负重关节，股骨头骨折属于关节内骨折，复位要求高。由于其特殊的结构及血供特点，处理不当，易并发创伤性关节炎和股骨头缺血性坏死等，严重影响髋关节功能，因此股骨头骨折对其内固定物必然有特殊的要求。理想的股骨头骨折内固定物应具有以下特点：①足够的强度和牢靠的固定，弹性模量和骨接近，强度逐渐衰减以便负荷传导于骨折端，促进骨折尽早愈合，恢复关节的负重功能；②良好的生物相容性，无毒、无抗原性和致癌性，减少异物反应，不影响软骨的修复，减少创伤性关节炎的发生；③可降解性，无需二次手术取出，避免对髋关节的血运再损伤。

国产可吸收螺钉的材料PDLLA是一种全部非结晶的聚合物，组织相容性好，可完全降解为水和二氧化碳，被人体吸收，对骨组织生长无不良影响。可吸收内固定物的降解产物超出组织的清除能力，就可能产生并发症。本组病例未出现任何并发症，实验中亦未发现特异性反应，证明了PDLLA降解产物不会在骨组织或关节腔内堆积，造成局部或全身的副作用。

PDLLA螺钉的弯曲强度大于130MPa，约是松质骨强度的20～30倍；拉伸强度为48MPa。植入体内2小时后开始发生径向膨胀，纵向收缩，产生自动加压作用，使固定更加牢固，足以有效的维持骨折块的稳定。PDLLA内植物的初始强度可以保持3个月不变。随后聚合物的强度逐渐下降，至6个月左右才完全丧失其强度。在此期间可完全满足松质骨骨折的愈合要求。牵引下的早期功能锻炼（24小时后），髋臼与股骨头的曲面运动，对骨折块的影响极小，而对髋关节功能的恢复意义重大。本研究者通过45例临床观察，无1例骨折再移位，应用可吸收内固定物治疗股骨头骨折是安全可靠的。

可吸收钉治疗股骨头骨折与金属钉相比较，其明显优势在于省去了二次手术，减轻了患者的经济负担，减少感染机会。它消除了金属内固定物应用于负重部位关节内股骨头骨折，存在骨折块萎缩、坏死、塌陷、突入关节腔等弊端，无金属内固定物留在体内的后顾之忧。可吸收内固定物弯曲强度和剪切强度逐渐失去的同时，应力逐渐转移至愈合骨组织上，从而减少骨质疏松危险，有利于骨折愈合。且无磁性干扰，更适合骨折术后的 MRI 检查。由于髋部的特殊解剖和血供，应用可吸收螺钉治疗股骨头骨折免去二次手术对髋关节周围血运的影响，理论上可降低股骨头缺血坏死、骨化性肌炎的发生几率，较应用于浅表部位的骨折更有意义。此外可吸收钉可避免关节软骨的机械性损伤，对减少创伤性关节炎的发生亦是有意义的。

（二）应用可吸收内固定物治疗髋部骨折 76 例分析

1993 年以来，本研究者应用可吸收内固定物治疗髋部骨折左侧 34 例、右侧 42 例，共 76 例，效果满意。

1. 临床资料

本组男 49 例，女 27 例；年龄 15～58 岁，平均 39 岁。车祸伤 51 例，高处坠落伤 18 例，塌方致伤 7 例。伤后 2 天以内就诊 23 例，2～21 天 28 例，1～3 个月 16 例，3 个月以上 3 例。24 例合并股骨头骨折。按 Pikin 创伤病理分型，Ⅰ型 6 例，Ⅱ型 9 例，Ⅲ型 5 例，Ⅳ型 4 例。8 例合并髋臼后壁骨折，4 例合并髋臼内壁骨折，2 例合并同侧股骨干骨折，3 例合并同侧胫腓骨折，1 例合并肋骨骨折，4 例合并坐骨神经损伤，22 例合并髋关节后脱位。髋臼骨后壁骨折 60 例，8 例合并股骨头骨折，7 例合并髋臼内壁骨折，1 例合并股骨干骨折，2 例合并胫腓骨折，5 例合并坐骨神经损伤，58 例有髋关节后脱位病史。

2. 治疗方法

髋臼后壁骨折和合并股骨头骨折的髋臼后壁骨折及股骨头后侧骨折，取髋关节后外侧入路；股骨头前内侧与后外侧均有骨折者，取髋关节前侧入路；对股骨头前内侧骨折，如欲同时探查髋臼后壁，则取髋关节后侧入路，否则取髋关节前侧入路复位与固定。股骨头骨折者，内旋或外旋下肢使股骨头脱位后，骨折块大多位于髋臼内或髋臼内下方，拉出骨折块，清除骨折断面上的血凝块，直视下将骨折块复位，在骨折块的部位"U"形切开股骨头软骨，用 3.5mm 的钻头在软骨下钻孔，再用丝锥攻丝，用埋头器在骨块浅面为可吸收钉帽扩出一个空间，将可吸收螺丝钉拧入，钉帽陷入骨折块内，将切开的软骨复位。如果骨折块较大，用一枚螺丝钉固定欠稳，则再选一部位，用 3.2mm 的克氏针钻孔，用助进器将 3.2mm 的可吸收内固定棒敲入，以保证骨折块复位后的位置，防止骨折块旋转。髋臼后壁骨折者，将后壁骨折块适当游离后清除骨折断面的软组织及血凝血块，将骨折块正确复位后，用 2 枚可吸收螺丝钉或 1 枚可吸收螺丝钉和 1 枚可吸收固定棒固定。如同时合并坐骨神经损伤，则同时探查松解或修复。术后 24 小时后床上屈伸活动髋关节，骨牵引或皮牵引 3～4 周。

3. 治疗结果

本组76例，随访6~45个月，优（无疼痛，步态正常，关节活动范围至少为正常的75%，X线片示无明显骨关节改变或骨折块有轻度骨质疏松，关节间隙正常）58例，占76.3%；良（轻微疼痛，步态正常，关节活动范围至少为正常的50%，X线片示关节间隙有狭窄，关节面硬化，股骨头骨折块硬化或有囊性变）17例，占22.4%；可（中度疼痛，跛行，关节活动范围大于正常30%，关节面硬化，股骨头密度稀疏或硬化）1例。无差者。

4. 临证体会

本研究者采用自身增强聚丙交酯（SR-PLLA）螺丝钉及固定棒治疗76例髋部骨折患者，经6~45个月临床观察，无1例骨折再移位。可见采用可吸收内固定物治疗髋部骨折与金属内固定物治疗效果相仿，而且可省去取内固定物的二次手术，减少了感染机会。尤其是股骨头骨折，当骨折块疏松、萎缩、坏死、塌陷时，可避免内固定物突出于关节腔内。对于负重部位骨折者，SR-PLLA内固定物对关节的腐蚀破坏作用较金属内固定物小得多。而且，SR-PLLA内固定物无菌包装，使用方便，不干扰放射影像，其弹性模量与骨相似，允许微小活动，有利于骨折愈合。但是采用可吸收内固定物治疗髋部骨折术中应注意以下几点：①术中骨折应解剖复位。②钻孔方向应与骨折面垂直。③因可吸收螺丝钉抗扭转力较差，术中一定要用丝锥攻丝足够深度的螺纹。④对于股骨头骨折，宜选用长度合适的内固定物，拧入后如果过长，可用锯或骨剪除去多余尾部，以使关节面平整。⑤骨折块较小时，用1枚SR-PLLA螺丝钉可以达到可靠的固定；骨折块较大时，则应选用SR-PLLA螺钉和SR-PLLA固定棒联合固定。⑥股骨头与髋臼块骨折时，可同时用SR-PLLA螺钉及棒固定。

故认为位置较深、关节最大的髋部松质骨骨折采用可吸收内固定物治疗意义更大，因为此类骨折若用金属内固定物治疗，固定物将突出于关节腔内，二次手术复杂、困难，并发症多，常可影响日后功能。SR-PLLA内固定物治疗髋部骨折，完全可以将骨折固定至临床愈合，患者术后功能好于金属内固定物，值得临床选用。

（三）可吸收钉治疗同侧髋臼骨折并胫骨后缘撕脱骨折

髋臼骨折并胫骨后缘撕脱骨折临床少见，但随着交通业发展，近年该损伤逐渐增多。以往一般采用切开复位金属内固定治疗，易出现骨折不愈合，且骨折愈合需取出内固定。自2001年6月~2003年6月，本研究者采用可吸收钉治疗该损伤11例，经6个月~2年随访，取得了满意效果。

1. 临床资料

本组11例，均为男性，年龄17~45岁，平均38岁。右侧9例，左侧2例，均为车祸撞伤所致，髋臼处均为后壁骨折，1块骨块者7例，2块者4例，部分移位者3例，完全移位并股骨头脱位者8例，合并坐骨神经损伤者3例，合并髌骨骨折2例，伤后至来诊时间3小时~2天。

2. 治疗方法

(1) 手术方法：术前完善各项检查，无手术禁忌后手术治疗。采用持续硬膜外麻醉，髋膝关节术野常规消毒。先行髋关节手术，采取侧俯卧位，患侧在上，取髋后外侧切口，长15~20cm，依次切开，显露髋臼骨折块，清除断端及臼窝内损伤的软组织及血凝块，将骨块复位，检查臼窝平整后，沿髋臼后壁切线方向钻孔攻丝，拧入可吸收钉1枚，再沿髋臼后壁切线方向但与前钉成一定角度，同样操作拧入1枚可吸收钉，检查复位固定好后，冲洗，缝合关节囊，逐层关闭切口。再采取俯卧位，于患膝窝做"S"形切口长10~12cm，依次切开，保护动静脉及胫后神经，显露胫骨后缘，清理断端软组织及血凝块，将交叉韧带撕脱骨片复位，视骨片大小拧入1枚或者2枚可吸收钉，冲洗，缝合关节囊，逐层关闭切口。

(2) 术后处理：术后行患肢股骨髁上牵引，防止股骨头顶撞髋臼骨块，石膏固定膝关节。6周后拍X线片，见骨折线模糊后，拔牵引、去石膏，在CPM帮助下行髋膝关节功能锻炼。

3. 治疗结果

(1) 疗效评定标准：优：骨折复位好，髋膝关节活动范围正常，无疼痛；良：骨折复位好，髋膝关节活动部分受限；差：骨折复位不佳，股骨头仍有脱位，膝关节松动，关节活动受限。

(2) 疗效评定结果：本组11例，骨折解剖复位8例，近解剖复位3例，内固定均无松动，术后12~14天切口均一期甲级愈合，术后2~6个月均骨性愈合，经6个月~2年随访，按上述疗效标准评定，优10例，良1例。

4. 典型病例

陈某，男，35岁，工人。于2003年1月因车祸被撞伤，以右髋右膝疼痛、肿胀、活动障碍7小时为主诉来诊。X线片示右髋臼后壁骨折，股骨头向后脱位；右胫骨后缘撕脱骨折，右髌骨骨折（图4-8）。以右髋臼骨折、右胫骨后缘撕脱骨折、右髌骨骨折收住入院。在硬膜外麻醉下，行切开复位可吸收钉内固定。术后X线片示骨折解剖复位（图4-9，4-10）。术后行右股骨髁上骨牵引，右下肢石膏外固定，6周后拍X线片示骨折线模糊，去石膏，拔牵引，行下肢髋膝关节功能锻炼，随访2年，功能恢复正常。

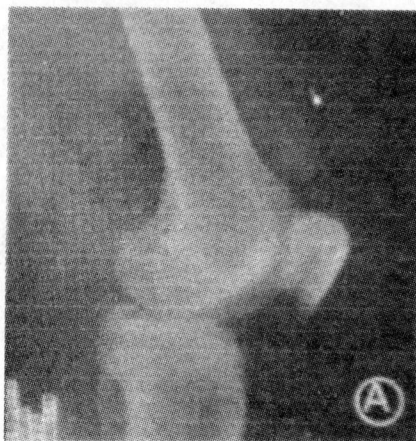

图4-8 典型病例术前 X 片

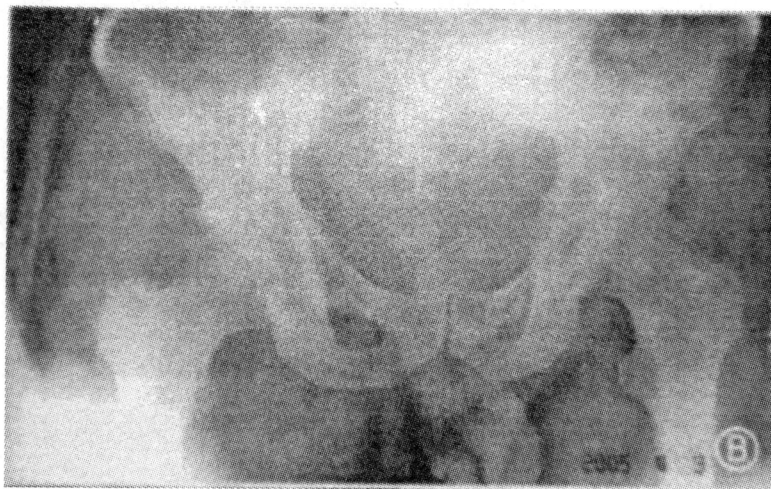

图4-9 典型病例术后 X 片（髋臼）

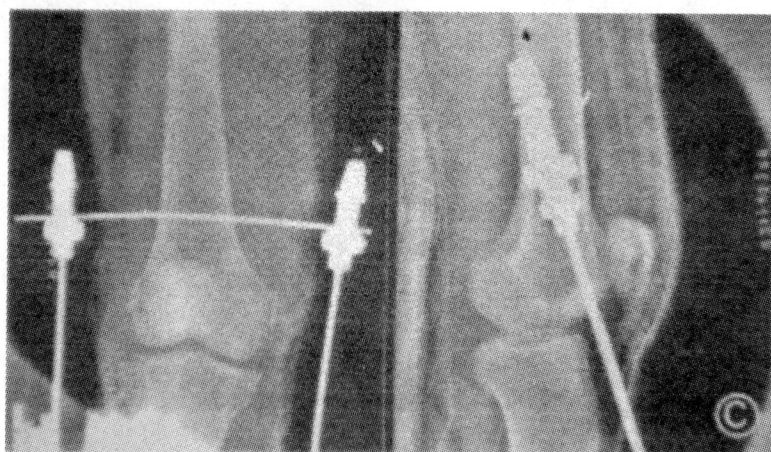

图4-10 典型病例术后 X 片（胫骨）

5. 临证体会

（1）受伤机制：受累关节位于同侧肢体，多由乘车时，患肢翘于对侧之上，大腿呈屈曲内收位，当车辆紧急制动时，身体因巨大惯性继续前移，膝关节撞于固定物上，反作用力使胫骨后移，后交叉韧带限制其后移，在力量无法对消情况下，将后交叉韧带连同胫骨后缘骨片一同撕起；而股骨后移，股骨头顶于髋臼后壁，在力量无法对消情况下，则将髋臼后壁顶碎，股骨头亦向后脱位。

（2）治疗优点：可吸收钉采用生物相容性好的非结晶体聚合物 PDLLA，12~18个月完全降解吸收，代谢终产物为 CO_2 和 H_2O，经泌尿、呼吸排出体外，无毒副作用，不像金属内固定物那样对骨折处产生异物反应而影响骨折愈合，且后期不必取出内固定，减少患者的痛苦和经济负担。可吸收钉的初始强度是松质骨强度的 10~20 倍，植入人体内 2 小时后自动加压，强度维持 3~6 个月。利于增加骨密度，减少发生骨质疏松的危险。该损伤累及下肢两大关节，而且是人体最大的负重关节，其部位深在。骨折多为高能损伤所致，且由于其特殊的解剖及生理特点，治疗困难，创伤性关节炎、股骨头坏死、髋膝关节功能障碍等并发症发生率高，病残率高，临床效果不满意。过去对该类骨折的治疗采用手术切开复位金属内固定物固定，但存在应力遮挡、局部骨质疏松及 2 次手术取出等不足。尤其是 2 次手术不但增加了痛苦和经济负担，进一步破坏了髋、膝关节的血液循环，增加了股骨头坏死、骨化性肌炎、膝关节功能障碍等的发生几率。近几年采用可吸收内固定物治疗，具有痛苦少、经济负担少、较金属内固定物疗效好等优点，值得借鉴和推广。

（3）应用注意事项：由于可吸收钉强度不如金属钉，手术时拧入前一定要对骨孔攻丝，直径、深度适宜，拧钉时要柔和轻巧，勿用力快、猛；若进钉不顺，则退出重新攻丝，再拧入，以防断钉。术后牵引、制动时间要够，骨折线模糊后行关节功能锻炼，3 个月后下地逐渐负重。

（四）应用可吸收内固定物治疗股骨头骨折

股骨头骨折的内固定，目前尚缺乏满意的内固定材料。自 1993 年 1 月~1995年 1 月，本研究者应用可吸收内固定物固定治疗股骨头骨折 12 例，近期效果满意。

1. 临床资料

本组 12 例，男 9 例，女 3 例，年龄 20~53 岁，平均 37 岁。左侧 7 例，右侧 5例．其中车祸伤 10 例，高处坠落伤 1 例，塌方致伤 1 例。就诊时间：2 天以内 6 例；2~21 天 4 例；超过 3 周 2 例，其中 1 例伤后在外院行金属螺丝钉固定，术后 40 天再移位。按 Pipkin 创伤病理分型：Ⅰ型 4 例，Ⅱ型 5 例，Ⅲ型 3 例。3 例合并髋臼后壁骨折，2 例合并髋臼内壁骨折，1 例合并同侧胫膝骨骨折，1 例合并同侧肋骨骨折，2 例合并坐骨神经损伤，所有骨折均合并关节后脱位。

2. 治疗方法

手术入路，根据创伤病理和手术要求而定，股骨头后侧骨折合并髋臼后壁骨折取髋关节后外侧（Gibson）入路，股骨头前内侧骨折或前内侧与后外侧均有骨折取髋关节前侧（Smith – Petersen）入路。内旋或外旋下肢，股骨头脱位后，骨折块大多仍位于髋臼内，拉出骨折块，清除骨折断面上的血凝块，直视下将骨折块直接复位，在骨折块的适当部位 "U" 形切开股骨头软骨，用 3.5mm 的钻头在软骨下钻孔，再用丝锥攻丝，用埋头器在骨块浅面为其钉帽扩出一个空间，将可吸收螺丝钉拧入，钉帽陷于骨折块内，将切开的软骨复位，如果骨折块较大，用 1 枚螺丝钉固定欠稳，则再选一适当部位，用 3.2mm 的克氏针钻孔，用助进器将 3.2mm 的可吸收内固定棒敲入，以保持骨折复位后位置，防止骨折断端旋转。合并髋臼后壁骨折者 3 例，均同时复位内固定，其中 2 例用 SR – PLLA 螺钉固定。

3. 治疗结果

功能评定标准：优：无疼痛，步态正常，关节活动范围至少为正常的 75%，X 线片示无明显骨关节改变或骨块有轻度骨质疏松，关节间隙正常。良：轻微疼痛，步态正常，关节活动范围至少为正常的 50%，X 线片示关节间隙有狭窄，关节面硬化，股骨头骨折块硬化或有囊性变。可：中度疼痛，跛行，关节活动范围大于正常的 30%，X 线片示有明显关节间隙狭窄，关节面硬化，股骨头密度稀疏或硬化。差：疼痛严重，甚难负重，关节活动范围少于正常的 30%，关节间隙狭窄，有骨赘形成，股骨头广泛坏死、塌陷。本组 12 例，随访 6 个月~2 年，平均 13 个月，结果优 8 例，占 66.67%，良 4 例，占 33.33%。可能由于随访时间较短，股骨头缺血坏死尚未发现，患者无明显创伤性关节炎改变，无可、差的病例。

4. 临证体会

可吸收性内固定物主要是自身增强聚乙交酯（self – reinforced polyglycolic acid SR – PGA）和自身增强聚丙交酯（self – reinforced polylactic acid SR – PLLA）两种。首先由 Rokkanen Z（1984 年）用于髋部骨折内固定。动物实验表明 SR – PGA 和 SR – PLLA 具有良好的生物相容性，无毒，在骨组织中可完全吸收，主要通过水解反应来降解，并通过柠檬酸被排出体外。SR – PGA 和 SR – PLLA 最初弯曲强度为 170~220MPa，是松质骨强度的 20~30 倍，SR – PGA 和 SR – PLLA 的弯曲模量为 8~15GPa，亦明显超过了松质骨的弯曲模量（1.5GPa），SR – PGA 在植入骨内 30~60 天失去机械强度，SR – PLLA 植入骨内需 3~12 个月才失去机械强度，后者所维持机械强度的时间可以满足股骨头骨折临床愈合所需要的时间。我们所采用的是

SR－PLLA 螺丝钉，骨块较大，欠稳定时加用 3.2mm SR－PLLA 固定棒。通过 12 例 6 个月~2 年的临床观察，无 1 例骨折再移位，可吸收内固定物治疗股骨头骨折的结果与金属内固定物无明显差别，其明显优势在省去了取内固定物的二次手术，减少了感染机会，无金属内固定物留在体内的后顾之忧，尤其是当骨折块疏松、萎缩、坏死、塌陷时，可避免内固定物突出于关节内，无金属刺激、腐蚀作用，若是在负重部位的骨折，SR－PLLA 内固定物对关节的腐蚀破坏作用较金属内固定物要小得多，因为后者的弹性模量远高于骨的弹性模量。且使用方便，不干扰放射影像，其弹性模量与骨相似，允许微小活动，有利于骨折愈合。采用可吸收内固定物治疗股骨头骨折的手术操作容易掌握，但术中应注意以下几点：①术中骨折解剖复位。②准确掌握钻孔方向，其方向应与骨折面垂直。③因可吸收螺丝钉抗扭转力较差，术中一定要用丝锥攻出足够深度的螺纹。④尽量选用长度合适的内固定物，如果过长，可用锯或骨剪除去多余部分，以使关节面平整。⑤骨折块较小时（小于股骨头的 1/5），尤其是位于股骨头内下方时，用 1 枚 SR－PLLA 螺钉固定可以达到可靠的固定作用，骨折块较大时，宜选用 1 枚 SR－PLLA 螺钉和 SR－PLLA 固定棒联合固定较为可靠。⑥如果合并髋臼后壁骨折，可同时用 SR－PLLA 螺钉及固定棒固定。

我们认为，可吸收内固定物用于固定位置较深的、关节较大的股骨头等松质骨骨折的意义较用于位置较浅的松质骨骨折的意义更大。因为前者一旦发生不测，金属内固定物突出于关节腔内，需要取出时，手术较大，且困难复杂，并发症多，将严重影响日后功能。SR－PLLA 内固定物固定股骨头骨折完全可以将骨折固定至临床愈合，从术后的功能看，与金属内固定物无明显差别。虽然我们临床应用与观察时间尚短，但是可以肯定，可吸收内固定物是股骨头等部位较深的大关节内骨折的理想内固定物。尽管价格较贵，仍值得推广应用。

（五）可吸收螺钉治疗膝交叉韧带损伤

交叉韧带是膝关节屈曲及旋转活动的主要稳定结构，损伤后易引起膝关节失稳及载荷传导紊乱进而使膝关节功能丧失。自 1999 年 3 月采用国产可吸收螺钉内固定治疗膝关节交叉韧带损伤 58 例，取得满意疗效。

1. 临床资料

本组共 58 例，男 35 例，女 23 例；年龄 14~63 岁，平均 29 岁。左膝 24 例，右膝 34 例，其中后交叉韧带断裂 20 例，后交叉韧带胫骨附着区撕脱骨折 15 例，前交叉韧带胫骨髁间隆起撕脱骨折 23 例。本组 58 例均为闭合性损伤，有明确的外伤史。伤后 1 周内手术者 38 例，伤后 2~4 周手术者 13 例，伤后 4 周以上手术者 7 例。

膝关节检查：前抽屉试验（＋）23 例，后抽屉试验（＋）35 例，侧方应力试验（＋）4 例。本组 58 例均行患膝正侧位 CT、MRI 检查。24 例术前行膝关节镜检查。

内固定材料：采用国产 PDLLA 可吸收螺钉，为松质骨螺钉。规格有两种：①螺钉外径 4.5mm，内径 3.5mm，长度 25～55mm；②螺钉外径 3.5mm，内径 2.5mm，长度 25～35mm，采用环氧乙烷消毒，无菌包装。

2. 治疗方法

（1）后交叉韧带断裂髌韧带重建术：在硬外麻下取患膝前内侧弧形切口，切取髌韧带中 1/3，宽度约 10mm，上端带髌骨骨块，下端带胫骨结节骨块的游离移植物，并将其精确修整。再取患膝后正中切口，逐层分离，切开关节囊，切除后交叉韧带断裂之残端。按髌韧带骨块的大小在后交叉韧带胫骨附着处用骨凿凿一骨槽，将髌韧带之骨块嵌入其内。根据交叉韧带重建术所遵循的等长原则，按照 Clancy 等描述的 PCL 等长点确定胫骨固定钻孔点和股骨骨隧道的关节内出口。采用 3.5mm 的钻头钻孔，选用内径 3.5mm 的 PDLLA 可吸收螺钉、丝锥攻丝，用"一"字形螺丝刀将其拧入固定。然后屈膝 90°将移植物另一端分两束，10 号线 Bunnell 分别缝合，从股骨内髁外侧面经骨隧道引出，打结固定。

（2）带胫骨骨块的撕脱骨折：如为前交叉韧带撕脱骨折采用膝前内侧弧形切口；如为后交叉韧带撕脱骨折采用膝后正中切口。逐层分离，切开关节囊，找到撕脱骨折块后将其解剖复位，根据骨折块的大小选用合适的 PDLLA 可吸收螺钉，钻孔、攻丝、拧入。

（3）术后常规静滴抗生素以预防感染：患膝长腿石膏夹外固定于功能位 4～6 周。3 天后即行股四头肌等长收缩功能锻炼。拆除石膏后逐步加强膝关节屈伸功能锻炼，并逐渐下床活动。

3. 治疗结果

治疗结果以随访患肢局部功能恢复情况和影像学检查结果综合评价。全部病例均获得至少 2 次随访。随访时间 6～24 个月，手术疗效按 Lysholm 膝关节评分标准评价。至末次随访时，本组病例的膝关节功能评分达 68～100 分，平均 89 分。其中优（90 分以上）42 例，良（75～89 分）13 例。均取得了较好的疗效，无切口感染、关节积液和非特异性炎症反应病例。

4. 临证体会

（1）可吸收螺钉的生物学特点：国产可吸收螺钉的材料是聚 - DL - 乳酸（PDLLA）。PDLLA 是一种全部非结晶的聚合物，组织相容性好，可完全降解为水和二氧化碳，被人体完全吸收，对骨组织生长无不良影响。PDLLA 可吸收螺钉的弯曲强度大于 130MPa，约是松质骨强度的 20～30 倍；伸拉强度为 48MPa。植入体内 2 小时后开始发生径向膨胀，纵向收缩，产生自动加压作用，使固定更加牢固，足以有效的维持骨折块的稳定。PDLLA 内植物的初始强度可以保持 3 个月不变。随后聚合物的强度逐渐下降，至 6 个月左右才完全丧失其强度。在此期间内可完全满足松质骨骨折的愈合要求。随着聚合物的降解，应力逐渐转移到愈合的骨折面上，有利于骨折愈合，骨密度增加，减少和消除了应力遮挡效应，防止骨质疏松。

（2）临床应用优点：通过临床应用本研究者认为，与金属螺钉相比，可吸收螺钉至少有以下几方面优点。①患者不用经受取出内固定物的二次手术，降低了手术感染的机会，减轻了患者生理、心理上的痛苦，减少了住院时间及费用。②生物可吸收材料无金属腐蚀作用，且有利于患者进行全面的 CT、MRI 检查。③由于 PDLLA 的弹性模量与松质骨弹性模量近似，允许骨折端局部产生微小的活动，有利于骨折愈合。④无菌包装，无需消毒，使用方便。

（3）术中注意事项及术后处理：①骨折块需解剖复位，钻孔与骨折块垂直。②螺钉抗扭转力差，术中一定要攻丝，拧入螺钉时用力要适度，以防螺钉扭断。③术中不宜将可吸收内固定物与需手术取出的金属内固定物混用，以免造成不必要的浪费。可吸收螺钉的强度低于金属螺钉，对于术后是否需要外固定目前尚有争议。本组病例的骨折块均是韧带附着处，术后均辅以长腿石膏夹外固定 4～6 周，早期功能锻炼，全部病例膝关节功能均恢复良好。

第六节　关节镜的应用

【概述】

关节镜是一种观察关节内部结构的直径 5mm 左右的棒状光学器械，不仅用于疾病的诊断，而且广泛用于疾疾的治疗，其特点如下。

（1）切口小，美观，可避免晚期因关节表面和运动部位的瘢痕而引起的刺激症状。

（2）属于微创手术，痛苦小，术后反应较小，患者易于接受。

（3）术后早期即可活动和使用肢体，避免长期卧床的并发症，减少护理人员和费用。

临床篇　第四章　关节损伤

（4）并发症相对较少。

（5）基本不影响关节周围肌肉结构，术后可早期进行功能锻炼，防止关节长期固定引起的废用和并发症。

（6）可以在近乎生理环境下对关节内病变进行观察和检查，有"把眼睛和手指放入关节内"之称，可对关节进行动力性检查，提高了诊断能力，某些疾病如滑膜皱襞综合征，是通过关节镜才确立的。

（7）关节镜可施行以往开放性手术难以完成的手术，如半月板部分切除术等。

【经验传承】

（一）关节镜下异体髌韧带重建前交叉韧带46例

前交叉韧带是维持膝关节前向稳定性的基本结构，具有特定的解剖学和生理学特性，损伤后如果得不到正确的治疗，将导致膝关节疼痛和功能障碍，严重影响日常生活。自2005年10月至2007年10月采用关节镜下挤压螺钉固定同种异体骨－髌腱－骨治疗前交叉韧带损伤患者46例，疗效满意。

1. 临床资料

本组46例，男28例，女18例。年龄21～42岁。左侧29例，右侧17例。运动伤34例，交通事故伤12例。病程1～18个月，平均11个月。所有患者均有膝关节疼痛、跛行、打"软腿"等症状。18例存在股四头肌萎缩，15例伴膝关节屈伸受限，17例合并半月板破裂。19例麦氏征阳性，42例前抽屉试验阳性，Lachman试验均阳性，38例轴移试验阳性。

2. 治疗方法

（1）术前准备：先将同种异体髌骨－髌腱－胫骨（中国人民解放军骨科研究所组织库提供）制成骨－髌腱－骨复合体，近端骨块修剪成直径9 mm、长2cm的骨柱，远端骨修剪成保持直径10mm的全长骨柱。再分别在两端骨柱上间隔5 mm钻2个直径1.5 mm的骨孔，用肌腱线编织缝合髌腱并从骨孔引出。在用4ml丁胺卡那霉素和100ml生理盐水配成的抗生素溶液中浸泡30分钟，然后在工作台上进行预张，备用。

（2）手术方法：采用硬膜外麻醉或全身麻醉，患者仰卧位，患肢下垂，健侧下肢放在支腿架上，患肢大腿根部扎气囊止血带。常规消毒铺单，经膝前内、外侧入路，检查关节内情况，关节镜下进行髁间窝清理成形术，刨除断裂的前交叉韧带，胫骨止点用刨刀清理，同时部分切除损伤的半月板。再经外侧入路，关节镜下确定胫骨隧道出口（位于后交叉韧带前7mm、在原止点中心后内侧），放入胫骨定位器

（骨道取向呈 45°~55°），钻取胫骨隧道。于髁间窝外侧（右膝应位于髁间窝的 10 或 11 点钟位置，左膝 1 或 2 点钟位置）距髁间窝后缘 7mm 处向股骨髁外上方打入末端带针孔的导针，然后沿此方向钻股骨隧道，深约 2cm。将移植物经胫骨隧道引入关节腔，再引至股骨隧道内，用挤压螺钉固定股骨端骨块。于 15°位拉紧移植物，若前、后抽屉试验及 Lachman 征为阴性，且关节活动正常，无膝关节撞击征，则将膝关节屈曲 15°，后抽屉状态下用挤压螺钉固定胫骨端骨块。最后冲洗关节腔，缝合小切口。合并内外侧副韧带损伤的患者行切开修复或重建术。

（3）术后处理：术后静脉滴注抗生素 3~5 天，预防感染。72 小时后开始在 CPM 机的辅助下进行功能锻炼，1 周后开始主动伸膝锻炼。12~14 天拆线，拆线后即可挂双拐在支具保护下部分负重。3~4 周内膝关节活动控制在 10°~90°，5~6 周时增至 0°~110°，7~8 周接近正常，开始过伸及下蹲训练。8 周后弃拐，恢复正常行走，6~8 个月后可恢复竞技性体育运动。

3. 临证体会

由于髌韧带的生物力学性能好，所以常常作为重建材料。重建前交叉韧带时如果取患者自身的髌韧带，不仅加重患者的损伤，而且会减弱髌韧带的力量，改变髌骨轨迹，容易造成髌骨软骨软化，引起疼痛。切取同种异体的骨-髌腱-骨，经过消毒和深低温冷冻保存作为前交叉韧带的重建材料，可以取得与自体移植物重建同样的疗效。许多实验与临床研究证实：异体移植物用于重建前交叉韧带后移植物在患者体内可以重新血管化并成活。临床随访表明，早期异体移植可取得与自体移植相当的效果。股骨和胫骨附着点的精确定位是确保前交叉韧带重建疗效的关键。前交叉韧带股骨附着点在髁间窝外侧壁后侧，呈新月形；胫骨附着点在髁间隆突前部及外侧半月板前角，呈三角形，分前内侧束和后外侧束。移植物理想的安置位置是尽可能接近正常解剖位置，这样可避免移植物被拉伸发生松弛、移植物与髁间窝发生撞击、过度限制膝关节的活动范围导致膝关节运动能力下降及移植重建失败等。Miller 等的研究认为，前交叉韧带胫骨止点位置的中心在矢状位上位于后交叉韧带前缘前方 7mm，采用这一标志进行定位可以避免发生移植物与髁间窝撞击，并可获得满意的临床效果。股骨侧止点位于髁间窝外侧（右膝应位于髁间窝 10 或 11 点钟位置，左膝 1 或 2 点钟位置）且距髁间窝后缘 7mm 处。髁间窝或窝顶成形术有利于术者看清髁间窝后侧部分，同时也能使术者在膝关节伸直状态下看清移植物。然而过多的成形会导致股骨侧止点外移，最终造成膝关节运动异常。La Prade 等的研究表明：髁间窝过度成形术后 6 个月关节软骨出现早期退行性关节炎的组织病理改变。髁间窝成形并能不改善短期疗效，而减少髁间窝成形却可以减少术后出血、疼痛、肿胀以及潜在的骨赘生长。所以髁间窝成形术只有在术中证实确实有必要时才进行。在使用骨－髌腱－骨与挤压螺钉重建前交叉韧带时应注意：①若采用单切口技术，则股骨侧靠近关节腔侧固定，胫骨侧远离关节腔侧固定。②固定时，股骨侧挤压螺钉与骨瓣之间的分歧角大于 15° 会大大降低固定的把持强度。为了减少挤压螺钉与骨瓣之间的分歧角，可以采用小刮匙在股骨骨隧道前方作一小凹，屈膝 100°~120° 可以使挤压螺钉的方向更接近股骨骨隧道；另一方法就是通过胫骨骨隧道拧紧螺钉。③胫骨侧骨块固定时，应在膝关节稍微屈曲角度下固定，我们一般将患膝屈曲 10°~30°，使移植物获得最佳张力。关节镜下异体骨－髌腱－骨重建前交叉韧带与传统的开放性自体移植重建相比，具有操作简单、创伤小、术后并发症少的特点，值得临床推广。

（二）关节镜下钢丝内固定治疗胫骨髁间嵴撕脱骨折

胫骨髁间嵴撕脱骨折是膝关节内前交叉韧带损伤中的一种类型，其复位要求高，然而手法整复较困难，复位不佳则可引起前交叉韧带松弛，关节不稳。随着关节镜技术的日益成熟及完善，微创条件下进行骨折的复位和内固定逐渐得到推广，并取得了很好的效果。自 2001 年 6 月~2005 年 6 月开展在关节镜下钢丝内固定治疗胫骨髁间嵴撕脱骨折 32 例，经长期随访，收到良好效果。

1. 临床资料

本组 32 例，男 19 例，女 13 例。年龄 10~66 岁，平均 33.1 岁。交通事故伤 28 例，运动损伤 4 例。受伤至手术时间 2 天~3 个月，平均 14 天。骨折按 Meyers Mc-keever Zaricnyj 分类，Ⅱ型 14 例，ⅢA 型 6 例，ⅢB 型 8 例，Ⅳ型 4 例，合并内侧半月板损伤 3 例，外侧半月板损伤 2 例，内侧副韧带损伤 1 例。

2. 治疗方法

（1）手术方法：常规膝前内、外侧入口进行关节镜检查，以前外侧入路镜检，前内侧入路行器械操作。手术中先检查关节内其他损伤，处理并发症，修切或缝合损伤的半月板，需要用刨削器切除黏膜韧带、脂肪垫舌形瓣及部分滑膜后，方可较清楚看到骨折块及骨床。用探钩了解骨折情况，看骨折块与前交叉韧带是否相连、骨折块是否完整、骨折断端间的情况、前交叉韧带张力情况。用刨刀清除断端间血凝块、纤维骨痂及游离骨碎块等，将膝屈曲 60°，用探钩或持物钳于镜下试行复位，复位良好后，将前交叉韧带胫骨定位器自膝前内侧入口送入关节腔，尖端压住骨块穿入 1 枚克氏针临时固定骨折，然后分别于骨床的前内、外侧边缘，钻直径 2mm 的骨隧道，并用硬膜外穿刺针沿骨隧道穿入关节内，拔出内芯后将直径 0.5mm 双股钢丝套沿针管引入关节腔，继而用直钳从关节镜对侧入口引出。另一隧道同样方法引入单股直径 1mm 固定钢丝，自关节镜对侧入口经关节内引出，在关节腔外将内固定钢丝尾端作一弯钩套入牵引钢丝中。使用探钩采取顶压手法在镜下帮助维持复位或改善复位，同时利用牵引钢丝把内固定钢丝引入关节腔压在骨折块上方并引出骨隧道。逐渐收紧钢丝打结固定，拔除临时固定克氏针。轻柔屈伸膝关节，镜下检查骨折块固定的牢固程度。缝合手术切口。

（2）术后处理：术后 3 ~ 4 周内以石膏固定于伸膝位，术后第 1 天开始股四头肌等长收缩训练，并逐渐增大训练强度，拆除石膏后开始增加髌骨内推活动及膝关节活动度训练，4 ~ 6 周后开始负重。骨折愈合后局部麻醉下拔除钢丝。

3. 治疗结果

本组 32 例术后伤口 14 天拆线，均愈合，无感染。32 例患者获得随访，随访时间 1 ~ 18 个月，平均 10 个月。按 Lysholm 膝关节功能评分方法，术前 35 ~ 46 分，平均 41.5 分，术后 92 ~ 100 分，平均 95 分。所有患者术后 2 个月经 X 线检查均获骨性愈合。膝关节屈曲度均超过 110°，无膝关节伸直受限。除 1 例外，骨折均为解剖复位。术后膝关节各项稳定性试验均正常。

4. 临证体会

胫骨髁间嵴撕脱骨折，Megers 和 Mckeever 根据骨折移位的程度将其分为三型：Ⅰ型为骨折块轻微移动；Ⅱ型为骨折块向后掀起；Ⅲ型为骨折块完全移位。虽然不十分常见，但因骨块与前交叉韧带止点相连，若移位明显，则可造成骨折不愈合而影响膝关节的稳定性并妨碍伸膝功能。对于Ⅱ型和Ⅲ型骨折虽然有报道采用非手术治疗取得成功，但多数学者仍认为治疗这类骨折应该采用手术复位及内固定的方法，只有这样才能取得良好的骨折复位及直接可靠的固定，以利关节功能的早期恢复。同时可以避免膝横韧带、脂肪垫舌形瓣以及半月板等嵌夹而影响骨折愈合。同时在术中发现关节内并发损伤，并视情况而及时处理，镜下手术时术野广，能更准确复位及固定骨折块。

在解剖复位的基础上，导向定位器的应用能做到精确的定位和良好的固定，钢丝套引导的手术方法简化了手术操作，缩短了手术时间。注意膝横韧带常遮盖在骨床前缘阻挡复位，应予以解除。与前交叉韧带重建术不同的是，前交叉韧带重建应在损伤急性期后手术，而胫骨髁间嵴撕脱骨折则须尽早手术治疗，易于达到解剖复位，取得良好效果。对陈旧性胫骨髁间嵴撕脱骨折，我们不主张应用内固定治疗，应行前交叉韧带重建术。在撕脱骨折发生的同时，不单是骨的损伤，腱组织本身和其在骨的附着部都会有部分损伤。我们进行生物力学实验证明，相同直径的腱骨复合组织进行拉力试验，腱组织在骨附着部的抗拉力强度明显弱于腱或骨组织本身。

也就是说腱组织在骨附着部是易于损伤的部位，如果将固定钢丝横穿前交叉韧带端固定撕脱骨块，其向前下方的拉力会对局部的前交叉韧带产生损伤，还可能引起骨块前端翘起。

对于膝关节镜下胫骨髁间嵴撕脱骨折固定的报道大多采用缝线、克氏针和螺丝钉等方法。缝线在通过骨隧道及打结过程中有时出现断裂及拉紧程度有限的缺点，而螺钉固定则只适于骨折块较大的情况，同时必须有相应器械的配合。钢丝固定则能有效控制拧紧的程度，且简单易行，使内固定更为可靠，但不能选择过细的钢丝，本组 32 例所选用的钢丝都没有断裂。为避免钢丝固定时穿过骺板而影响患者下肢生长发育，对青少年患者特别是骨骺线未闭合者，应先于胫骨前内侧作约 2cm 纵行切口，直视下看见骺板软骨后，再于上方定位穿克氏针。本组 4 例骨骺线未闭合者，采用此法，未造成骺板损伤。

关节镜手术治疗胫骨髁间嵴撕脱骨折在复位和固定效果方面与切开手术一致。既往切开手术创伤大，制动及康复时间较长，关节粘连发生率高。通过关节镜手术既能避免关节切开手术的缺点，具有创伤小，对关节内干预小，反应轻，不破坏支持带及关节囊，减轻手术后粘连或僵硬，功能恢复快，又能发挥其准确复位及可靠固定的优点，还可同时检查是否有合并伤的存在。随着科学技术的日新月异和患者对医疗质量要求的不断提高，关节镜技术代替开放性手术用于治疗髁间嵴撕脱骨折是必然的趋势。所以运用关节镜技术治疗胫骨髁间嵴撕脱骨折是值得推广的，应使其成为主要治疗方法。

（三）关节镜下异体髌韧带重建前交叉韧带

随着交通事故的增多和体育运动的广泛开展，膝关节前交叉韧带（Anterior cruciate ligament，ACL）损伤有逐渐增加的趋势，如果得不到正确治疗将严重影响膝关节的稳定性，导致创伤性关节炎。膝关节切开重建手术创伤大，易损伤伸膝装置，远期疗效不佳，功能恢复不满意。本研究者自 2001 年 10 月～2006 年 10 月采用关节镜下挤压螺钉固定同种异体或自体骨 – 髌腱 – 骨（bone – patellar tendon – bone，B – PT – B）治疗膝关节前交叉韧带（ACL）损伤患者 60 例，效果满意。

1. 临床资料

本组 60 例，男 38 例，女 22 例；年龄 18～60 岁，平均 45 岁；左膝 32 例，右膝 28 例。致伤原因：车祸伤 28 例，高处坠落伤 12 例，运动伤 11 例，摔伤 9 例。急性损伤 26 例，陈旧性损伤 34 例。术前经 MRI 检查明确诊断 52 例，合并内侧副韧带损伤 12 例，外侧副韧带损伤 1 例，外侧半月板损伤 4 例，内侧半月板损伤 5 例。

2. 治疗方法

手术方法：应用 Stryker 关节镜、交叉韧带重建系统、钛合金挤压螺钉、中国人民解放军骨科研究所组织库的异体髌韧带进行手术。患者仰卧位，硬膜外或腰麻，手术在气囊止血带控制下进行。行膝前内、外侧入路，检查关节内情况，修整损伤的半月板，刨除断裂的前交叉韧带，显露股骨外髁止点，胫骨止点用刨刀清理。行外侧入路置入关节镜至关节腔内，确定胫骨隧道出口（前交叉韧带下止点中后 1/3 处），放入胫骨定位器，并钻取胫骨隧道。于髁间窝外侧间窝凹 10 点（右腿）或者 2 点（左腿）处即距髁间窝后缘 0.7cm 至股骨髁外上方打入末端带针孔导针，做股骨隧道深 2cm 左右（同异体髌韧带骨块长度），将移植物经胫骨隧道引入关节腔再引至股骨隧道内，用挤压螺钉固定股骨端骨块，于 15°位拉紧移植物，检查前、后抽屉试验及 Lachman 征为阴性，且关节活动正常，无膝关节撞击症。膝关节屈曲 15°，后抽屉状态下用挤压螺钉固定胫骨端骨块。缝合小切口。合并内外侧副韧带损伤的患者行切开修复或重建术。

（2）术后处理：术后采用膝关节可调式支具固定，术后 3 天开始膝关节屈曲功能锻炼，从 15°开始，每天增加 5°～10°，术后 14 天拆线，扶拐部分负重功能锻炼。12 周完全负重并开始过伸及下蹲训练，术后 10～12 个月恢复体育运动。膝关节可调式支具要戴用 12 月左右。重建术后的康复可以促进组织愈合，改善关节功能，避免手术并发症。

3. 治疗结果

60 例患者均获得随访，随访 6～36 个月，平均 14 个月。临床检查：术前 60 例抽屉试验阳性、56 例 Lachman 征阳性、48 例轴移试验阳性术后均转为阴性。全部患者术后均未出现螺钉松动。56 例患者术后膝关节功能 Lysholm 评分平均为优 56 例，良 3 例，可 1 例。

4. 临证体会

前交叉韧带为稳定膝关节的重要组织，位于膝关节内、滑膜外。前交叉韧带起自胫骨髁间隆突前方偏外及外侧半月板前脚，斜向后外上方，止于股骨外髁内侧面的后部。前交叉韧带分为前内侧束和后外侧束，后外侧束较为肥大，前交叉韧带的作用为限制胫骨前移，限制膝关节过伸，限制膝关节的内外旋及内外翻。前交叉韧带（Anteriorcruciate ligament，ACL）断裂大多为膝关节强力过伸或强力外展所致，在非负重下强力过伸可发生单纯前交叉韧带损伤，膝关节过屈也可发生其损伤。前交叉韧带损伤部位在股骨附着点发生的要比在胫骨附着点发生的高，而胫骨附着点的损伤有时表现为撕脱骨折。前交叉韧带损伤可合并膝内侧副韧带和内侧关节囊损伤，也可合并后交叉韧带、外侧副韧带损伤。关节镜下交叉韧带重建术是近十年来膝关节外科领域发展最快，且被广泛重视的手术之一。它具有操作精细、对关节内环境影响最小、创伤小、恢复快等优点，并已逐步替代开放手术，但关节镜下 ACL 重建的操作需要娴熟的技术和丰富的经验，目前国内此领域尚处于发展阶段。

选用骨－髌腱－骨重建前交叉韧带具有移植物初始强度大，两端带骨片用挤压螺钉固定牢靠，术后早期可进行康复锻炼，具有恢复快、移植物骨性愈合等优点。然而自体骨－髌腱－骨取材在髌腱中 1/3，损伤了膝周组织，有引起髌骨骨折、髌腱断裂、髌腱挛缩、股四头肌肌力下降、髌股关节退变加速、脂肪垫疝出、关节囊组织增生及纤维化导致的疼痛和膝关节活动受限的潜在危险性。采用同种异体骨－髌腱－骨选材与自体材料相较具有取材无损其他组织器官，手术时间缩短。现在多数学者认为 B－PT－B 重建 ACL 效果最佳。其原因有：①B－PT－B 作为替代材料其力学性能最接近，比其他韧带材料坚韧（将 ACL 的抵抗力强度定为 100% 时，半腱肌的抗拉力强度为 75%，阔筋膜张肌为 35%，而 B－PT－B 的抗拉力强度为 175%），远期不会出现松弛或自断现象；②B－PT－B 移植物可以重建血运，并产生骨性愈合。滕学仁等对 12 例用 B－PT－B 移植随访 17.3 个月，效果满意。但它也有自身的缺点：①手术创伤较大，切取髌骨骨块时有可能引起骨折；②削弱了伸膝力量，部分患者可出现膝前疼痛和髌股关节功能障碍等并发症。所以自体 B－PT－B 作重建材料在如何减少术后并发症方面尚待研究。

异体材料的不足在于：①易发生移植感染和传染病；②Jackson 报道不管是自体还是异体移植物重建膝交叉韧带都会经历一个相似的生物相容过程，包括移植物坏死（2~3 周），细胞再生（4~6 周），血管再生（6~8 周灌注，30 周形成足够的血管）和胶原重塑（普通大直径纤维－小直径纤维 6 个月）。异体移植物在韧带重建中为细胞再生提供一个胶原构架组织，并生成一个类似韧带的结构。因此新鲜冷冻异体 BPB 移植愈合时间会稍落后于自体 B－PT－B 移植。ACL 重建后需经历 1 年以上的生物重塑过程，需根据移植后不同成熟期制订康复计划，指导患者康复训练。现在异体韧带的制备技术已经比较成熟，本研究的 60 例异体髌韧带重建患者无一例发生感染。目前流行的手术方法是采用胫骨隧道外口位于胫骨平台前缘下方 3~4cm、中线内侧 1cm 或胫骨结节内侧 1~2cm 处，向 ACL 胫骨附着处中心点或中后 1/3 交界处钻骨隧道。胫骨隧道内口在一定范围内（≤5mm）偏离韧带中心附着点，对重建术后的膝关节生物力学特征无明显影响，我们采用的也是这一方法。如何保证髌韧带顺利的通过骨道也是很重要的，我们要求近端的骨块通过 9mm 孔道，骨块长 2cm 左右，长度要和近端骨道等长，远端骨块要能通过 10mm 骨道。这样髌韧带可以很顺利到达需要的位置。重建"正常" ACL 的功能仍然是一个遥远的目标，虽然 ACL 重建能够为膝关节提供稳定性，但目前仍不能达到绝对的等长重建，而本体反射也很难短时间恢复。关节镜下重建 ACL 损伤的微创化，使 ACL 损伤患者恢复正常的膝关节功能充满了希望，应该推广使用。

（四）关节镜下同种异体髌韧带同时重建前后交叉韧带 18 例疗效观察

前后交叉韧带同时损伤是膝关节的严重损伤，常常引起关节不稳定，需要及时治疗。自 2005 年 6 月到 2007 年 1 月，在关节镜下利用同种异体髌韧带同时重建前后交叉韧带 18 例，取得良好的效果。

1. 临床资料

本组患者皆为男性，18 例，年龄 17～51 岁，平均 28.7 岁。其中合并内侧副韧带损伤 11 例，半月板损伤 5 例。受伤时间最短 1 天，最长 6 个月。

2. 治疗方法

（1）材料：本研究采用的同种异体髌韧带为中国人民解放军骨科研究所组织库提供的经过深度冷冻及辐照灭菌处理的同种腱移植材料。术前用 4ml 丁胺卡那霉素加入 100ml 生理盐水的抗生素溶液浸泡 30 分钟。

（2）手术方法：先将同种异体髌骨－髌腱－胫骨制成骨－髌腱－骨复合体，近端保持直径 9mm、长 1cm，远端保持直径 10mm 的全长。用可吸收线缝合末端作引线，备用。关节镜下进行髁间窝清理成形，清理损伤的前、后交叉韧带，同时部分切除成形损伤的半月板。定位后交叉韧带上止点，制作股骨内髁侧骨道。由内侧关节镜入口放入后交叉韧带上止点定位器，在股骨内髁原后交叉韧带上止点中心稍偏前上处（距髁软骨缘 8cm）定位，经定位导向器钻入导针，再经导针钻入空心钻钻制股骨内侧髁骨道 9mm，上骨道的前缘要在内髁软骨缘以内，不能损伤软骨。重建后交叉韧带下止点、中心点定位在胫骨平台后缘下部，即原后交叉韧带下止点附着处（1.0～1.5cm 的部位）。从胫骨结节旁内侧内下方 3cm 处，由前下斜向后上经定位器钻入导针，再经导针用空心钻钻制骨道 10mm，定位时导向器的仰角尽量大，并事先保留钻前交叉韧带骨道的地方，避免与前交叉韧带的骨道相交叉。重建前交叉韧带下止点中心点，位于前交叉韧带残端中心处偏后、内 2mm 处，从胫骨结节旁内侧后交叉韧带下止点骨道上方 1cm，经定位器钻入导针，再经导针用空心钻钻制骨道 10mm。两骨道相距约 0.5cm，经胫骨导向器在股骨外髁髁间侧面按照左膝 1 点、右膝 11 点（髁间窝后顶为 12 点）定位，通过胫骨骨道在股骨外髁髁间侧面钻导针引导制作深度为 1.5cm 的 9mm 骨道。将重建后交叉韧带的移植物利用细钢丝引入骨道，再将重建前交叉韧带的移植物引入骨道。用挤压螺钉固定后交叉韧带的上骨块及前交叉韧带的上骨块。然后在屈膝 30°拉紧前交叉韧带移植物，固定其下骨块。最后在屈膝60°拉紧后交叉韧带移植物，固定其下骨块。冲洗关节腔，缝合切口。本组11例合并内侧副韧带损伤均行修补术。

（3）术后处理：术后3天在膝关节活动性支具保护下行功能锻炼。6周后部分负重，12周后全负重。3个月后关节活动范围正常。合并内侧副韧带损伤行修补术者，石膏固定6周后，行膝关节活动支具开始伸屈功能锻炼，3个月后活动范围正常。

3. 治疗结果

患者随访1年以上，根据Lysholm膝关节评分标准评定。18例中，16例患者达90分以上为优。2例达70分以上为良好。

4. 临证体会

交叉韧带是膝关节稳定的重要结构。当前后交叉韧带损伤部位位于韧带中间时，韧带撕裂失去了原有的弹性和韧性，只作断端修复，往往后期仍然发生松弛。在手术方案的选择上，韧带重建的效果优于韧带修补。由于髌韧带的生物力学性能好，所以常常取髌韧带作为重建材料，目前镜下髌韧带中1/3骨－髌腱－骨结构已成为前十字韧带重建的"金标准"。并在治疗后交叉韧带损伤中取得良好疗效。而取患者自身的髌韧带，不仅加重了患者的损伤，而且减弱了髌韧带的力量，改变了髌骨轨迹，容易造成髌骨软骨软化，引起疼痛。孙康等通过自体与同种异体组织重建膝关节前交叉韧带的临床对比研究认为，自体与异体韧带在移植重建的各项指标差异均无统计学意义。因此，同种异体髌韧带是自体组织良好的替代物。蒋青等认为同种异体移植患者的康复速度与术后效果要比自体髌腱移植患者更好。分析原因主要是，同种异体移植重建手术对伸膝装置的损伤明显小于自体髌腱移植重建。所以，我们采用同种异体髌韧带来重建前后交叉韧带，不仅很好地保留了原髌韧带的生物力学性能，而且18例患者未发现有排异反应。同时，由于保护了患者髌韧带的正常功能，使患者关节功能得以很快恢复。由于在愈合过程中移植物的生物力学性质变化较大，由初期移植物坏死，强度明显下降，到以后细胞长入和胶原重建而强度增加。而且各项研究表明，异体移植物的愈合时间长于自体移植物。因此在临床上移植术后康复要求也不一样，利用同种异体髌韧带重建交叉韧带不能过早完全负重。应用同种异体髌韧带移植修复膝关节交叉切带损伤，不仅减少了自体取材造成的膝关节周围组织再损伤及并发症，解决自体移植不利因素，而且简化了手术步骤，创伤小，通过术后积极的康复训练，有效地恢复了膝关节的功能。

（五）关节镜清理配合中药烫洗治疗膝关节滑膜炎

自1997～2000年，本研究者采用关节镜清理术配合中药烫洗治疗膝关节滑膜炎24例，取得良好效果。

1. 临床资料

本组 24 例中，男 14 例，女 10 例。年龄 12～62 岁，平均 36.4 岁。右膝 16 例，左膝 8 例。病程 2 周～6 个月。创伤性滑膜炎 16 例，骨关节病引起的滑膜炎 7 例，类风湿性滑膜炎 1 例。检查见膝关节均有不同程度肿胀，髌上囊饱满，浮髌试验阳性，关节功能障碍。镜下见滑膜有不同程度的充血、肿胀、绒毛肥厚、增生、排列紊乱、纤维化，同时发现有半月板损伤 5 例，软骨不同程度的破坏 12 例，滑膜皱襞 4 例。

2. 治疗方法

（1）关节镜下滑膜清理术：患者取仰卧位，连续硬膜外麻醉，大腿扎气囊止血带，常规消毒铺巾和无菌隔水布。冲洗吊瓶通过粗胶管与镜鞘水开关连接，置手术部位上 1.5m 处。常规关节腔穿刺，做镜检、生化检查。关节腔内注射林格液 80ml，屈膝 90°，取髌前外侧进路作插镜口，即于外侧关节线上 1cm、髌腱外缘 1cm 交界处取 0.5cm 切口，插入关节镜套管，安装关节镜，检查关节内病变，了解病变范围。取髌前内侧进路作刨削器入口，即位于内侧关节线上 1cm、髌腱内缘 1cm 交界处，将刨削器插入关节腔内，刃口贴向滑膜，开动刨削器旋转削切滑膜，边刨削边观察刨削情况，并随时冲洗保持视野清晰。刨削自髌上囊、髁间窝、内侧室、外侧室、后侧室的顺序依次清理，特别要彻底切除软骨边缘增生的及侵蚀软骨面的滑膜。刨削清理不完全时，则增加其他进路，并根据需要交换使用各进路。术中同时对有半月板损伤、关节软骨破坏及滑膜皱襞者分别给予修整或切除。滑膜清理完全后，用大量林格液冲洗关节腔，缝合切口，无菌加压包扎。

（2）中药烫洗：术后 12 天拆线后开始中药烫洗，药用伸筋草 30g，透骨草 20g，威灵仙 15g，红花 12g，牛膝 10g，川芎 10g，木瓜 10g，徐长卿 10g，加水 5000ml，煎取药液 4000ml，进行浸泡热敷患处，每日 3 次，每次 30 分钟，连续应用 3～4 周。

3. 治疗结果

（1）疗效评定标准：治愈：关节肿胀、疼痛完全消失，浮髌试验（-），功能正常。好转：关节肿胀、疼痛明显减轻，浮髌试验（±），功能明显改善。未愈：症状、功能无明显改善。

（2）疗效评定结果：本组 24 例，治疗时间最长 6 周，最短 4 周，经半年随访，按上述评定结果，治愈 23 例，好转 1 例。

4. 临证体会

膝关节滑膜炎是由于关节的反复损伤、关节内出血及各种炎性因子刺激滑膜，使滑膜水肿、增生、肥厚所致。而滑膜水肿、增生、肥厚引起滑膜内血管扩张，血浆、红细胞、白细胞等渗入关节内，进一步加重了滑膜的增生反应。传统治疗多采取打开关节清理滑膜，这种方法损伤重，恢复时间长，易发生关节粘连。利用关节镜治疗滑膜炎，具有以下优点：①反复大量冲洗，带走了关节液中有害代谢物质，减少了对滑膜的刺激，减轻了增生反应，有利正常滑膜的修复。②关节镜下能够有效的清理关节内增生变性的滑膜，减少了有害物质的产生。③关节镜下能治疗合并的半月板损伤，关节软骨退变或损伤，减少关节内不良刺激。④切口小，创伤轻，能够早期进行膝关节功能锻炼，防止关节粘连，使关节功能迅速恢复。中药烫洗也是关节功能得以恢复的重要措施。伸筋草、透骨草、徐长卿、木瓜、威灵仙能够舒筋通络，川芎、牛膝、红花具有活血化瘀之功。能够增加关节周围的血液循环，增强关节液的代谢吸收，减少关节积液及积血的产生，促进滑膜的修复，加快关节功能的恢复。

（六）关节镜治疗半月板损伤 65 例

半月板损伤是膝关节疾病中最常见的原因之一。自 2003 年 6 月 ~ 2006 年 3 月利用关节镜治疗 65 例半月板损伤的患者，取得良好效果。

1. 临床资料

65 例患者中，男 37 例，女 28 例，最大 65 岁，最小 14 岁，平均 28.3 岁。病史最长 2 年，最短 1 天。内侧半月板 22 例，外侧半月板 43 例，其中外侧盘状半月板 7 例。合并骨性关节炎 12 例，交叉韧带损伤 5 例。关节镜下全切 9 例，次全切 14 例，部分切除 42 例。

2. 治疗方法

大腿中段扎止血带，采用硬膜外麻醉，取标准的前内侧及前外侧进路，镜检关节内，利用探钩，仔细检查半月板，根据半月板的损伤程度，用蓝钳给予咬除修整，利用刨削器及时清理碎片。术毕，松止血带，充分冲洗。合并交叉韧带损伤的，给予镜下重建，合并骨性关节炎的，给予关节清理，软化灶刨削钻孔减压处理。盘状半月板给予镜下全切或次全切。两例边缘损伤的给予镜下缝合，石膏固定 4 周。

3. 治疗结果

65 例均得到随访，随访时间 6 个月 ~ 2 年，根据 Lysholm 膝关节评分标准评分：90 分以上为优，61 例；70 ~ 90 分为良，4 例。

4. 临证体会

半月板是镶嵌于股骨髁与胫骨平台之间的半月形纤维软骨盘。具有良好的传导负荷、减少震荡、维持关节稳定、分布滑液的作用。所以治疗时应尽量给予保留，不做过度切除。随着关节镜技术的长足发展，半月板切开手术已经成为将被淘汰的手术方式。传统的切开手术损伤大，容易损伤其他组织，切除不彻底，不能很好地保护正常的半月板组织。利用关节镜治疗半月板损伤，创伤小、恢复快、并发症少，且能够最大限度地保留半月板组织。关节镜治疗半月板操作必须轻柔，避免损伤关节软骨，要尽最大程度保留一个连续、稳定、平衡结构的半月板外侧缘，以有助于关节稳定和通过负重功能保护关节软骨。过多切除半月板则影响关节稳定。半月板切除后，除本身作为横形填充所形成的稳定作用丧失外，还有可能引起韧带关节囊韧带的继发松弛，出现不稳定。所以，关节镜治疗半月板损伤是很精细的手术，既要尽量保留半月板，但也不能残留不稳定的半月板瓣。手术时，蓝钳要和刨削器交替使用，不断地把咬下的半月板残片清理走，防止遗留形成游离体。术毕，松开止血带，充分冲洗，有利减少术后关节积血。有交叉韧带损伤时，关节不稳，需手术及时修补。有骨性关节炎的，在不增加软骨损伤的情况下，要清理能引起关节疼痛的各种因素。镜下缝合半月板，文献报道疗效不一。由于多数患者来诊时已经保守治疗了一段时间，已经成为陈旧损伤，多失去了缝合的机会，不应勉强缝合。

第七节 关节置换

【概述】

关节置换是指用人工制造的关节代替疼痛且丧失关节功能的关节的方法。制作人工关节的材料要求强度高、耐磨损、耐腐蚀、生物相容性好、无毒性。常用合金、碳素、微晶陶瓷及硅胶等。设计上要求仿生体形状并合乎生物力学。已用于全身各关节，如髋关节、膝关节、肱骨头、肘关节、椎体、骨盆、舟骨、月骨及桡骨远端等。关节置换的适应证有骨坏死、粉碎性骨折脱位不能复位者、疼痛及活动障碍的骨关节病、僵直或活动困难的类风湿性关节炎以及骨肿瘤等。置换术的并发症有假体松动、磨损或折断、深部感染、异物反应以及妨碍活动的软组织钙化等。

【经验传承】

（一）非骨水泥人工全髋关节置换术疗效分析

1. 临床资料

1993 年 6 月 ~ 1997 年 12 月我院用于置换的进口非骨水泥人工全髋关节包括 Harris – Galante 非骨水泥人工全髋关节，Depeu 非骨水泥人工全髋关节，Landos 非骨水泥人工全髋关节，Howmedica 非骨水泥人工全髋关节，共 86 例 106 个髋关节，经过 36～90 个月，平均 56 个月的随访观察。男 52 例 64 个关节，女 34 例 42 个关节。年龄 21～69 岁，平均 49 岁。各种疾病分布见表 4－5。

表 4－5　86 例患者各种疾病分布

疾病	例数	百分比	髋数	百分比
股骨头缺血性坏死	35	40.70%	44	41.51%
股骨颈骨折	15	17.44%	15	14.15%
股骨头骨折	7	8.14%	7	6.60%
髋臼骨折	3	3.49%	3	2.83%
髋臼发育不良	11	12.79%	17	16.04%
强直性脊柱炎	10	11.63%	15	14.15%
翻修	5	5.81%	5	4.72%

2. 治疗结果

根据 Harris 评分方法进行评分，术前平均 52 分，术后平均 97 分，优良率 94%。术后 24 小时练习股四头肌舒缩活动，并可取半坐卧位，术后 4 周可床上做髋膝部功能练习，术后 8 周扶拐离床活动，术后 12 周 2/3 的患者可弃拐完全自立生活，并自由行走。术后半年身体其他条件允许可步行达 500m 以上，术后 10～12 个月能做一般体育活动，如跑步、打太极拳、跳老年 Disco 等，行走步态完全正常，髋关节屈曲 90°～120°，平均 107°，髋关节功能恢复良好。有 8 例术后 3～6 个月出现股骨中部轻度疼痛，9～18 个月后逐渐缓解消失。1 例年龄为 55 岁女性髋臼发育不良引起的双侧骨性关节炎患者，因身体耐受能力问题，仅手术一侧关节，Harris 评分较低为 85 分。有 15 例 18 个下肢深静脉血栓形成，经及时用药处理 1～3 周后痊愈，无术后感染等其他并发症。

X 线观察：股骨侧：人工关节柄与股骨结合紧密，无 1 例假体松动、下沉，全部羟基磷灰石涂层外套人工关节术后 4～6 个月、微孔外套人工关节术后 6～8 个月在 1～7 区开始显示骨小梁增粗变大，假体与股骨之间无 1mm 以上的透亮带出现。髋臼侧：人工髋臼外展角为 32°～50°，平均 38°。前倾角 0°～17°，平均 9°。术后 6 个月开始显示 2、3 区骨小梁增粗变大，与髋臼接触紧密。在髋臼外上缘植松质骨骨块 8 例，术后 6 个月植入骨块均与髋臼愈合良好，但其中 1 例术后 1 年髋臼缘植骨处与人工髋臼之间有轻度骨吸收现象，其他区域无异常所见。3 个髋关节在术后 6～10 个月出现 I 型异位髋臼骨化，但髋关节功能测定良好。

3. 临证体会

目前应用于临床的非骨水泥人工全髋关节大致可分为羟基磷灰石涂层外套和微

孔外套两大类。本研究所使用的人工髋关节前二者属微孔外套类，后二者属羟基磷灰石涂层外套类。羟基磷灰石涂层外套和微孔外套人工全髋关节的设计初衷是通过人体骨长上或长入并在其内相互愈合而达到假体固定的长期稳定，即所谓的生物固定。动物实验表明各种不同的微孔外套关节均有骨长入。文献报告：在人体活检中微孔骨长入量不如动物实验高，但临床观察中却显示了良好的效果，其原因可能是由于人体活检之假体，主要来自各种原因的少数松动病例，并不能反映其真正结果。在临床中发现，假体的初期稳定是骨长上或长入的重要前提，羟基磷灰石涂层外套和微孔外套人工全髋关节具有多部位负重和安装精确及紧密匹配等特点，提供了可靠的初期固定，为获得长期的生物学固定提供了条件。非骨水泥人工全髋关节应用范围广，尤其适用于非老年患者，既可用于解剖结构比较正常的关节病变，也可用于解剖结构相对异常的关节病变，如髋臼发育不良、髋臼外伤及人工全髋关节术后翻修等。

对于髋臼发育不良或髋臼缺损的病例，通过切磨髋臼，可将人工髋臼大部分放入其间，在人工髋臼的裸露部分植入切下的股骨头松质骨骨块，用松质骨螺丝钉固定，术后髋臼同样愈合良好。仲克己等对 56 例髋臼发育不良患者，采用髋臼上缘植骨的方法，修复髋臼后再安装人工髋关节，仅有 2 例髋臼发生轻度骨质吸收现象，其他髋臼愈合良好。本组有 6 例 10 个髋臼发育不良患者，2 例翻修患者使用上述方法进行手术，术后 6～9 个月髋臼愈合良好，获得颇为满意的效果。在翻修病例中，髋臼和股骨上段常有不同程度的骨缺损，较严重者再次使用骨水泥关节十分困难。而使用非骨水泥人工全髋关节进行翻修术，可将髋臼和股骨上段修整后，植入松质骨充填骨缺损，安装非骨水泥人工全髋关节，通过生物学固定方式来固定人工关节。Harris 等报告了 60 例采用非骨水泥人工全髋关节所进行的翻修术，术中髋臼侧植骨率 86%，股骨侧植骨率 57%，Harris 评分 84 分，优良率 73%，患肢疼痛率 4%，无感染及松动病例。本组 5 例为翻修者，有 2 例髋臼和股骨侧均采用了植骨术，分别经过 18 个月和 26 个月的临床观察，髋臼和股骨侧人工关节固定可靠，植入骨质无吸收现象，末次随访 Harris 评分分别达 90 分和 93 分，可以讲非骨水泥人工全髋关节在翻修术中具有一定的优势。非骨水泥人工全髋关节是通过骨长入（上）来达到生物学固定的目的，对手术技术要求较高，同时需要配备专用的手术器械才能达到"紧密匹配"而获得良好的初期固定，通过骨长入（上）来达到生物学固定的过程类似骨折愈合的过程，患肢负重需 8～12 周。本研究者认为高龄及严重骨质疏松患者，不宜使用非骨水泥人工全髋关节，以使用骨水泥人工全髋关节为好。非骨水泥人工全髋关节虽然临床使用与观察时间还不够长，但是可以肯定，非骨水泥人工全髋关节是青壮年患者和二次翻修患者的理想替代物。

（二）后外侧入路小切口微创人工全髋关节置换术初步报告

1. 临床资料

自 2003 年 4 月 ~2004 年 4 月，共采用后外侧入路 MIS 技术为 68 例 72 髋实施人工全髋置换。其中股骨头缺血性坏死 34 例 37 髋；股骨颈骨折 25 例；髋关节骨性关节炎 9 例 10 髋。男 33 例 35 髋，女 35 例 37 髋。年龄 32 ~76 岁，平均 52 岁。在以往采用传统后外侧入路行人工全髋置换的病例中，选择病种、性别、年龄和术前 Harris 评分与微创组相一致的患者 68 例 72 髋作为对照组。

2. 治疗方法

手术由同一组手术医师完成，均采用小切口后外侧入路，选用假体为 Zimmer 公司产品（versys 非骨水泥型假体）。术前常规检查患者，在 X 线片上用模板测量预计假体的大小、颈的长短及股骨距截骨的位置等。

（1）切口：患者侧卧位，在髂骨后外侧缘与骶棘肌交会点处标记为骨盆最高点，该点在髋关节置换术通常可以触及。然后在骨盆最高点后方两指宽处标记为第 2 点，由此指向大粗隆顶点的中心方向画直线，之后标记大粗隆的最近点。做稍斜切口，长 7.5 ~11cm，70% 的切口在大粗隆顶点的远端，30% 切口在近端，该切口略向后斜，与髂后上棘成一直线。

（2）暴露：沿切口切开阔筋膜，钝性分离臀大肌，向远端切开阔筋膜超过皮肤切口，潜行分离筋膜 1 ~2cm，显著扩大暴露范围。沿梨状肌上方用剥离器向前分离臀小肌，使其从关节囊上分离。沿梨状肌窝切开梨状肌和联合腱，切开近侧 5mm 的股方肌，剥离关节囊周围脂肪组织显露关节囊。沿梨状肌上缘切开关节囊，用一长 Kocker 钳夹住后关节囊瓣的内侧面，用长柄手术刀从后向前切开上方关节囊。屈曲、内收、内旋髋关节使之后脱位，按照术前用模板测量的位置截断股骨颈，取出股骨头。切除髋臼盂唇和前方残余的关节囊，用髋臼锉打磨髋臼至合适水平。置入髋臼杯，呈外展 45°、前倾 20°左右。在髋臼的后上象限使用髋臼辅助固定螺钉，将患肢屈曲、内收、内旋，在股骨颈残端前侧置一个弯形撬板。抬高股骨近端并保护近端切口，开槽扩髓至合适大小，将股骨试模打入股骨髓腔。选择颈长合适的假体，装上股骨头，复位髋关节，检查下肢长度、臀中肌张力、髋关节活动和稳定性，满意后再装上髋臼内衬和股骨假体。复位髋关节，止血后放置引流管，逐层关闭切口。

（3）术后康复：根据患者的年龄、骨的质量、假体的匹配程度和手术医生的判断，制定术后康复计划。本组病例均采用非骨水泥型假体，故建议患者在 1 周后用双拐或步行器辅助行走，患肢负重约为体重的 50%，术后 4 ~8 周再逐步弃拐行走。

3. 治疗结果

手术切口长 5～11cm，平均 9.28cm；术中出血量 200～480ml，平均 280ml。手术时间 60～98 分钟，平均 72 分钟。术后 24 小时引流量 15～300ml，平均 230ml。输血 49 例，其中 3 例双侧股骨头缺血性坏死患者和 1 例双侧髋关节骨性关节炎患者，一次手术行双侧髋关节置换，术中输血 600ml，术后 3 天内再输血 200ml。本组病例术中及术后未发生全身及局部并发症。术后 X 线片测量髋臼外展角 40°～55°，平均 47°；前倾角 16°～25°，平均 20°。随访 6～11 个月，平均 9.3 个月，所有患者在 4～6 周均可负重行走。术后 3 个月 Harris 评分平均为 93 分，术后 6 个月 Harris 评分平均为 94.6 分。所有患者均对切口瘢痕的大小与外观表示满意。传统组切口长 16～25cm，平均 19.67cm；术中出血量 380～760ml，平均 431ml，手术时间 70～116 分钟，平均 82 分钟。术后 24 小时引流量 180～420ml，平均 330ml。术后 3 个月 Harris 评分平均为 87.2 分，术后 6 个月 Harris 评分平均为 97 分。

应用 SPSS 11.0 统计软件进行统计分析，MIS 组切口明显短于传统组，术中出血量少于传统组，3 个月时的 Harris 评分高于传统组（$P < 0.001$），6 个月时的 Harris 评分两组间没有显著性差异（$P > 0.05$）。

3. 临证体会

（1）MIS–THA 的优点：自 Berger 等于 2001 年采用 MIS 双切口技术完成第 1 例全髋置换手术，MIS 全髋关节置换技术开始在世界各地开展。Higuchi 等按手术切口的大小将患者分为 3 组：MIS 组（小于 10cm），短切口组（在 10～15cm 之间），传统切口组（大于 15cm）。经统计分析后认为，手术时间和术中出血与切口的大小成正相关，术后出血和并发症的发生率在 3 组间没有统计学意义。他还指出切口的大小受体重指数和性别的影响，体重指数大的男性患者常需较长的切口。

Di Gioia 等对比 MIS 组和传统手术组，MIS 组的切口平均 11.7（7.3～13.0）cm，传统组为 20.2（14.8～26.0）cm。术后 3 个月和 6 个月的随访结果显示，MIS 组在改善跛行、上下楼梯和行走能力方面均优于传统组。Wenz 等对围手术期进行分析后认为，行 MIS 全髋置换术的患者输血量少，功能恢复快，早期的行走能力有显著提高。杨礼庆等报告通过后路小切口微创与常规切口全髋关节置换术相对比，认为后路小切口微创全髋关节置换术具有创伤小、手术时间短等优点，手术切实可行。MIS 组小样本的短期随访结果显示切口平均 9.28cm，（常规后路切口平均 19.67cm，Higuchi 等报告平均为 22cm），切口短，术后伤口瘢痕小而美观；MIS 组术中出血较传统组平均少 151ml，术后 3 个月的 Harris 评分明显高于传统组。MIS 组所有患者均对切口瘢痕的大小、功能的恢复表示满意。手术野的缩小、组织剥离损伤的减少，是减少出血、减轻术后疼痛和术后关节功能恢复迅速等的有效途径。需要做髋关节置换手术的患者多为老年人,且有长时间活动量减少或卧床史。老年人自身器官不同程度的疾病状态和退化,如糖尿病、高血压、脑血管硬化、冠心病、心律失常、慢性支气管炎、肺功能减退等,加上手术较大的创伤,使髋关节置换手术具有较大的风险,可能发生较凶险、甚至危及生命的并发症,如心肌梗死、脑梗死、肺栓塞等。采用小切口 MIS 技术可有效地减少手术创伤及出血,且患肢可早期活动,减少下肢深静脉血栓的形成,降低由手术创伤带来的上述并发症。和其他微创手术一样,小切口、小侵袭性,有减少手术感染的可能。Dellose 等对后入路小切口 MIS 和常规后路切口全髋关节置换术进行研究,术后随访,结果证实采用小切口 MIS 技术安全,并且不增加术后并发症。患者可早期活动,早期恢复,本组无 1 例全身及局部并发症。虽然样本较小,随访时间较短,但仍说明后外侧入路小切口 MIS THA 是安全可行的。

(2)MIS 的技术要点:值得指出的是采用小切口 MIS 技术置换全髋关节,对技术要求较高。小切口必然导致手术视野小,要求手术者有良好的髋关节置换经验和良好的手术技术和合适配套的手术器械。手术视野小使小的出血点不易确定,止血困难,需要通过术中控制性降低血压来减少手术中的出血,并尽量止血彻底。采用低腰侧缺型髋臼锉有利于髋臼锉通过手术野进入髋臼内。开始行小切口全髋置换时,可逐步减小手术切口。最好从瘦小的患者开始,一般而言女性患者较男性患者更为适合;颈干角小的患者适宜进行此手术,而颈干角较大的患者则较困难。由于小切口 MIS 技术暴露范围小,并不适合于髋关节畸形、僵硬、旋转受限严重的患者,并且要求使用特别的标准的手术器械(Zimmer7803 系列),勿用常规器械以免造成手术困难及不必要的损伤。采用小切口 MIS 技术进行人工全髋关节置换固然有很多优点,却不可因此而执意行小切口而忽视或牺牲治疗效果。采用 MIS 技术行人工全髋关节置换术,患者可早期活动,早期恢复,这一点是肯定的。但对于患者以后的关节功能与传统的关节置换术相比是否仍存在优势呢?Di Gioia 等对比两组的关节功能、活动范围和疼痛,在术后 1 年时没有明显差别。本研究者也得出了相近的结果,对比两组在术后 6 个月时的 Harris 评分,没有显著的差异。毫无疑问,不是所有需做 THA 的患者都可以应用小切口 MIS 技术,同样,也不是所有的医师都能胜任 MIS 技术。只有对患者的选择和对医师技术的严格要求两者结合,才能使 MIS 关节置换术获得理想的效果。因应用时间较短,MIS 人工全髋关节置换术的长期疗效尚有待于今后长期随访。

(三)人工髋关节翻修术 72 例探讨

随着人工髋关节置换手术数量的增多,行人工髋关节翻修术的患者逐年增多,股骨假体柄取出困难和严重骨质缺损是髋关节翻修术中最常见的难题，手术难度较大。本研究共进行了72例人工髋关节翻修术，效果良好。

1. 临床资料

自2000年1月~2008年6月，本院共进行了72例人工髋关节翻修术，其中男50例，女22例，平均62.3岁。首次手术的原因为股骨颈骨折31例，股骨头缺血性坏死22例，髋关节骨性关节炎12例，股骨头骨折3例，强直性脊柱炎并髋关节强直2例，髋臼骨折2例；其中10例为第2次翻修，4例为第3次翻修。翻修的原因：假体无菌性松动56例、术后脱位5例、假体的碎裂或折断4例，感染6例，假体周围骨折1例。前一次手术所置换的假体：44例为全髋关节置换，28例为股骨头置换（其中20例为双极头），23例假体臼、43例假体柄使用了骨水泥，其中16例臼、柄均使用了骨水泥。39例假体柄取出容易，20例假体柄取出困难。距前次手术时间间隔最短1个月，最长180个月（15年），平均76.3个月。

2. 治疗方法

翻修术所置换的假体中，全髋关节65例，置换臼加头4例，置换柄加头1例，置换假体臼2例。普通金属杯加内衬45例，大头臼杯15例，Cage加聚乙烯臼杯9例，聚乙烯臼杯3例；普通柄43例（其中12例应用骨水泥固定），加长柄29例（其中5例应用骨水泥固定，7例为组合型柄）。13例假体臼、17例假体柄使用骨水泥固定，其中10例臼及柄均使用骨水泥固定。55例假体臼、32例假体柄植骨，其中28例假体臼及柄均植骨。硬膜外麻醉52例，全麻20例。术中最多输血8U浓缩红细胞，血浆350ml，15例未输血；平均输入2.92U浓缩红细胞，血浆61.3ml。取出失败的假体，髓腔内残留的界膜必须清理干净，改变内壁表面硬化状态，重新暴露硬化表面下的骨小梁，否则髓腔内壁硬化，表面达不到机械稳定强度。由于骨髓腔的形状不规则，假体与骨水泥之间有着较紧密的结合，股骨假体柄取出困难是髋关节翻修术中常见的难题之一，同时也会丢失骨质。如果假体柄取出困难需要行股骨中上段外侧部分截骨，切忌强力打拨假体柄，以免因骨质疏松致股骨近端爆裂型骨折。

治疗过程中应注意的几个问题：①对有合并症且决定行手术的患者，在术前应经过严格的内科治疗，将患者的身体调整到最佳状态；②翻修术患者平均年龄高，合并症多，耐受力差，而手术操作复杂，需要时间较长，失血量大，这就要求有经验的医师尽可能在短时间内迅速完成手术，手术的困难程度术前有时难以预料，充分的术前准备是保证手术顺利进行的根本，否则将直接影响患者的术后康复；③术后密切观察患者的病情变化并随时处理，本组患者术中均留置引流管，术后直至每24小时引流量小于50ml后（一般术后第2、3天）拔除引流管；④翻修术患者的平均年龄高，骨质疏松，需早期进行系统的功能锻炼，可防止应力性骨萎缩加重骨质疏松。术后第2天即指导所有患者行股四头肌功能锻炼，第3~4天手术疼痛减轻即在床上坐起，4周内髋关节屈曲不要超过90°，防止脱位，1周左右可离床搀扶或扶拐部分行走，2个月后可全部负重行走。

3. 治疗结果

对本组患者进行术后随访，最长为70个月，最短为5个月，平均31.7个月。Harris评分：术前平均39.4（9~58）分，术后平均92.0（65~99）分。1例有坐骨神经受损症状，胫前及足背感觉减退，踝不能背伸，感觉于5周后恢复，32个月复查足趾背伸肌力较健侧稍差。2例术后发生深静脉血栓形成，其中1例置入下腔静脉滤网治疗，另1例进行药物治疗。3例发生股骨劈裂骨折，应用钢丝、钢缆捆扎固定。无感染、脱位患者。

例1：患者术前假体无菌性松动，髋臼骨缺损Ⅲ型（Paprosky分类），因假体柄取出困难行截骨，髋臼侧应用颗粒骨和骨屑打压植骨加Cage应用聚乙烯假体，股骨侧采用加长柄骨水泥固定。Harris评分：术前25分，术后2年95分。（图4-11）

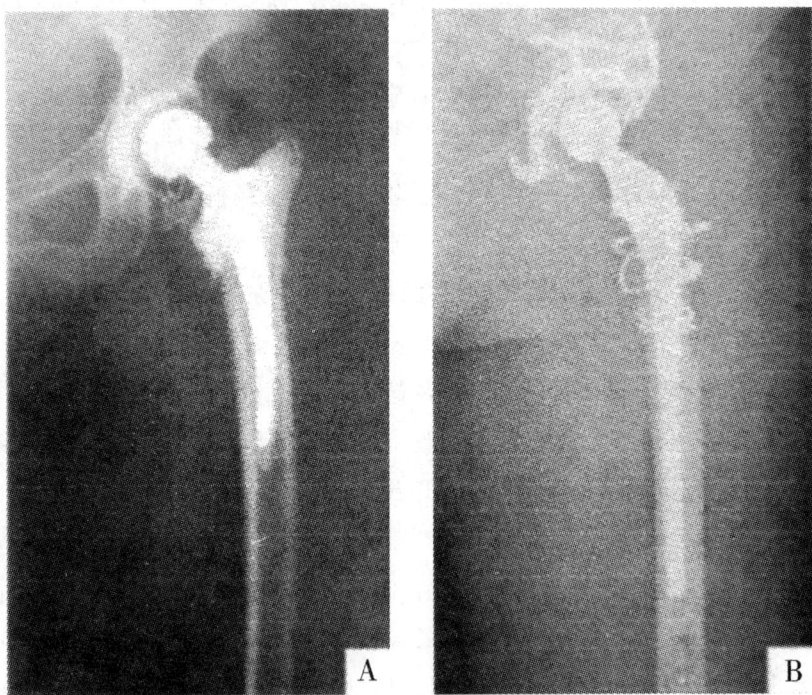

图4-11 术前假体无菌性松动，假体柄取出困难行截骨，髋臼侧植骨加Cage应用聚乙烯假体，股骨侧采用加长柄骨水泥固定

注：A. 术前X线片，B. 术后X线片。

例2：患者术前假体无菌性松动，髋臼骨缺损Ⅱ型，股骨缺损Ⅳ型，植入松质骨骨屑，应用金属大头臼假体，股骨侧采用加长柄。Harris 评分：术前 29 分，术后 2 年 3 个月 94 分。（图 4 – 12）

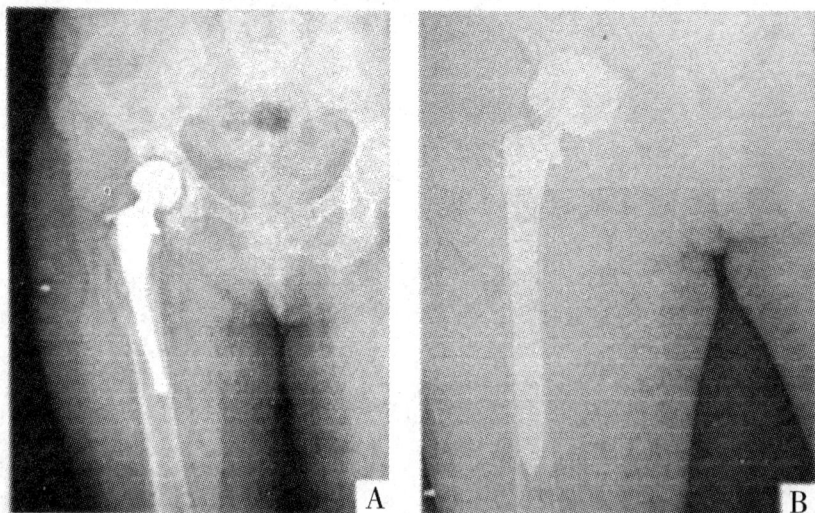

图 4 – 12　术前假体无菌性松动，髋臼侧植骨应用金属大头臼假体，股骨侧采用加长柄

注：A. 术前 X 线片，B. 术后 X 线片。

例 3：患者术前假体无菌性松动，髋臼骨缺损 Ⅱ 型，股骨缺损 Ⅲ B 型，松质骨骨屑植骨，髋臼侧植骨应用金属大头臼假体，股骨侧采用组合式加长柄。Harris 评分：术前 18 分，术后 11 个月 97 分。

例 4：患者术前假体无菌性松动，髋臼骨缺损 Ⅱ 型，股骨缺损 Ⅲ A 型，松质骨骨屑植骨，髋臼侧应用普通髋臼假体，股骨侧采用加长柄。Harris 评分：术前 41 分，术后 1 年 3 个月 91 分。

4. 临证体会

（1）本组患者翻修的原因及适应证：假体无菌性松动引起的疼痛、活动受限是本组患者翻修的主要原因（77.8%），可分为术后近期松动和远期松动。近期松动的患者在术后早期即有患髋周围疼痛活动受限，这样的患者一般在术后 3 年内假体均会失败，主要原因为假体柄松动或假体头对真臼的过度磨损所致（单纯股骨头置换术）。可通过改进手术操作及选择合适的假体使其与骨骼达到最大限度的匹配而延缓松动。

人工髋关节术后脱位的病因复杂，主要为假体安放不标准，如髋臼假体外倾角太大、前倾角太大或太小、假体柄的前倾角太大或太小；其次是髋关节周围的支持结构与软组织失去平衡，如关节囊的破坏、肌肉张力及起止点的变化、支持结构受力方向的变化；股骨颈截骨太多所致的短缩也是髋关节术后脱位的常见原因。距前

169

次手术时间间隔最短 1 个月的患者就是复发性脱位患者。本组有 2 例股骨头置换术后中心型脱位的患者，股骨头完全脱入骨盆腔。

假体的碎裂或折断可以通过改进假体的生物力学性质及改进假体植入技术来解决。本组患者翻修的假体中，有 3 例金属臼杯碎裂，有 1 例柄断裂。

对感染的人工关节治疗首先是控制感染，然后才是重新植入假体的问题。ESR、CRP 降至正常，术中可以彻底清创，一期进行翻修手术。否则需将感染假体取出后，植入 spacer（抗生素骨水泥间隔）支撑，应用敏感抗菌药物，待感染控制后，二期行人工关节翻修术。

本组 1 例假体周围骨折患者为人工股骨头置换术后 9 个月摔伤，柄远端骨折，置换普通金属环加内衬和加长柄，通过加长柄固定骨折。

综合上述，人工髋关节翻修的适应证包括：①一个或两个部件的非感染性松动，引起进行性骨质丢失所致的患髋疼痛，严重影响患者的工作和生活；②复发或不可复性脱位；③人工髋关节术后感染；④假体断裂；⑤治疗假体周围骨折。仅功能差、活动受限而无疼痛或轻微疼痛不作为手术指征。对于假体柄或臼仅有一部分松动而另一部分牢固、稳定性好、取出困难的人工关节，则仍留用原假体中稳定性好的部分，仅更换松动破坏的部分。对难以耐受翻修手术或经济条件很差而患髋疼痛难忍（如关节感染）的患者，笔者通常将假体取出，关节旷置，术后虽患肢缩短，走路跛行较重，但疼痛轻，患者生活能自理。

（2）本组患者骨缺损的处理：正确评价残端骨缺损，恢复残端有效骨量。目前美国矫形外科医师协会（AAOS）的髋臼骨缺损分类已被大家接受，因其主要适用于术中和直视下对髋臼骨缺损的评估，故在术前很难采用 AAOS 分类标准对髋臼骨缺损重建方法提出指导意见。

如果髋臼骨缺损达到 50%，采用直径 5~10mm 自体、同种异体骨颗粒骨打压植骨加 Cage 的手术方法，多用自体骨填补缺损，而尽量少用异体骨、人工骨或骨水泥。对于骨量不够的患者，笔者主张用自体骨和同种异体骨混合植入，而且大的缺损部位要有一个大块自体骨，以保证植骨的强度，周围缝隙用骨屑填充，最后要用骨水泥与假体相连接。

股骨缺损 II 型以上（Paprosky 分型标准）需要应用松质骨植骨，大的缺损部位先打压植入骨块、颗粒骨和一部分骨屑，而后置入假体柄，然后便植入骨屑、打入假体柄。

（3）假体的选择及根据：髋臼假体的选择主要依据骨质缺损的程度，骨缺损少于 50%，可通过植骨后应用普通金属杯加内衬或大头臼杯，本组 3 例因经济条件差而应用聚乙烯臼杯。如果髋臼骨缺损达到 50%，已不可能采用骨长入的紧密匹配型假体，目前主张采用打压植骨加 Cage 的手术方法，取得满意早中期临床效果。Cage 可固定在坐骨支和髂翼上，其最大优点为可能恢复有效骨量，保护植骨，恢复重建并提供稳定的髋关节旋转中心，对获得良好效果起决定性作用。

假体柄的选择也要依据骨质缺损的程度。Paprosky 分型为Ⅰ型、Ⅱ型、ⅢA 型的可以选择普通柄，以近端固定为主（Ⅱ型、ⅢA 型需通过植骨加强固定），远端固定为辅；ⅢB、Ⅳ型选择加长柄，主要依靠远端固定。

选择匹配假体（必要时定做）及植骨的基础上，笔者根据术中情况来选择是否应用骨水泥，以期达到最佳的机械稳定性。髋臼骨缺损超过 50%，应用 Cage 后需要应用骨水泥固定聚乙烯臼杯，其他情况尽量避免应用骨水泥。股骨侧尽可能不应用骨水泥，因取出假体后硬化的骨髓腔使骨水泥与骨界面结合牢固性降低，但股骨近端骨质良好亦可选择骨水泥固定假体。另外，如果患者预期寿命小于 5 ~ 10 年，也可以考虑应用骨水泥固定假体，一方面可以解决痛苦问题，另一方面手术操作相对简便、花费较少，一般不需担心假体寿命问题。

第五章　脊柱脊髓损伤

脊柱是人体的支柱，由脊椎骨和椎间盘组成，前者占脊柱长度的3/4，后者占1/4，其周围有坚强的韧带相连及很多肌肉附着，具有负荷重力、缓冲震荡、支撑身体、保护脊髓及体腔脏器的功能。

脊柱由33块椎骨和23个柱间盘连接组成，即7个颈椎、12个胸椎、5个腰椎、5个骶椎及4个尾椎，由于骶椎节和尾椎节分别融合为1个骶骨和尾骨，故脊柱也可以说是由26块脊椎骨组成。脊柱有四个弯曲的类似弹簧作用的生理弧度，即颈段前凸、胸段后凸、腰段前凸、骶尾段后凸，借椎间盘和生理弧度以缓冲外力对脊柱的冲击和震荡。

典型的脊椎骨可分为椎体和椎弓两部分，椎体在前，是椎骨的负重部分，椎体的后侧为椎弓部分，形成椎弓根、椎板、上下关节突、横突和棘突。椎体的后面与椎弓根和椎板共同围成椎孔，各椎骨的椎孔相连形成椎管，其中有脊髓和马尾神经通过。相邻的椎弓根上下切迹组成椎间孔，是脊神经的通路。自第2颈椎到第1骶椎，相邻的上位椎骨的下关节突及下位椎骨的上关节突构成关节突关节，周围有坚强的关节囊，属微动关节。脊柱各段关节突关节的形状及排列方向因其活动度而不同。颈椎关节突的关节面与椎体呈40°~45°角，颈椎前屈时，上颈椎的下关节突在下颈椎的上关节突上向前滑动，虽有利于屈伸运动，但稳定性较差。胸椎的关节突呈冠状位，下关节突位于上关节突的背侧，与椎体呈60°~70°角，棘突彼此叠掩，又有胸肋、肋椎关节加强，故稳定性良好，腰椎的关节突关节逐渐变成斜位，各关节突关节排列甚为合适，关节面光滑，如有损伤即可导致创伤性关节炎，发生慢性胸腰背痛。

各椎骨间有椎间盘及韧带相连接，椎体前面为坚强的前纵韧带，是人体最长的韧带；椎体后面为相对薄弱的后纵韧带；相邻的椎板之间有薄而坚韧的黄韧带；各棘突间有棘间韧带；棘突末端有棘上韧带，由第7颈椎棘突向上，棘上韧带移行为项韧带。除第1、2颈椎外，椎间盘位于相邻的两个椎体之间，共有23个，外围以坚韧致密的胶原纤维环紧贴于椎体软骨板上，连接相邻椎体，其中央包围着富有弹性、半流体的胶状髓核。这些椎间连接组织对脊柱运动和稳定具有十分重要的作用。

脊柱的运动和稳定不仅依赖于脊椎骨和韧带及椎间盘的完整，而且还依赖脊柱周围的肌肉舒缩和固定作用，一旦肌肉损伤变性和运动失调，即可导致脊柱稳定性减弱或丧失。可以认为肌肉是脊柱稳定的外在平衡因素，两者相辅相成、缺一不可，故在脊柱损伤的诊断和治疗中，应充分重视骨关节与软组织的相互关系和影响。

第一节　颈椎骨折脱位

【概述】

颈椎椎体骨折的同时，伴有椎节严重脱位者，称为颈椎骨折脱位。这是一种典型的完全性损伤，在临床上并不少见，多伴有脊髓损伤，好发于颈4~7三个椎间隙。伤情严重，瘫痪平面高，如颈4平面的骨折脱位有可能由于呼吸肌麻痹引起呼吸困难，并继发坠积性肺炎；腹胀、褥疮及尿路感染亦相当常见。

【分类】

1. 根据发生颈椎骨折与脱位的病因性质分

（1）直接暴力：除火器伤外，还有来自项部后方及侧方的打、砸、碰、撞等，致使颈椎的棘突、横突骨折。较重者还可造成椎板和椎弓根骨折，过于强大的直接暴力，也可致使颈椎发生粉碎骨折与脱位。

（2）间接暴力：凡来自头和身体的传达暴力，形成纵向挤压或侧斜挤压的作用力，集中在颈椎的一个节段部分，可产生颈椎压缩骨折。如高处坠下，足或臀部先着地，或重物由高落下冲击患者头部，或因翻车等事故，或游泳跳水额顶部碰撞池底，颈椎均可受到间接冲击，发生撕脱、压缩而造成骨折、脱位。间接暴力所致损伤多见。

2. 根据颈椎骨折与脱位根据损伤的部位和程度分

（1）颈椎半脱位：多发生于第4、5颈椎或第5、6颈椎，儿童则多发生于第2、3颈椎或第3、4颈椎，可因外伤或汽车急刹车的惯性作用，使颈部过度向前屈曲而引起。运动员或演员头颈部累积性外伤亦可致颈椎半脱位，后伸时可自行复位，前屈时又可再脱，严重者可引起截瘫，这种损伤常易被忽视而误诊为扭伤。

（2）颈椎椎体骨折：多发生于颈5~7椎体。由于暴力的方向以及受伤时姿势的不同，可造成不同的椎体骨折。如颈椎过度前屈，可致椎体前缘压缩骨折；颈椎过度侧弯，可致椎体侧方压缩骨折；颈椎过度后伸，可致椎体后缘压缩骨折或椎体前缘撕脱骨折等。

（3）寰枢椎骨折与脱位：在颈椎屈曲型损伤时，若枢椎齿状突基底部发生骨折，或寰椎横韧带断裂，均可致寰椎向前脱位。以上两种情况均可引起脊髓损伤，但前者因断裂之齿状突与寰椎一齐向前移位，脊髓受压的危险性较小。枢椎齿状突基底部骨折时，也可能因当时寰椎移位不明显而被忽视，骨折未能及时固定而不愈合或延迟愈合，症状减轻，患者开始活动时，可发生寰椎迟发性前脱位和迟发性截瘫。颈椎在伸展型损伤时，若齿状突基底部骨折，寰椎可向后脱位，但较前脱位少见，亦易引起脊髓损伤。暴力垂直向下，若头部受到打击或坠地，暴力纵向挤压寰椎，因其前、后弓较薄弱，故可发生寰椎裂开骨折，后弓骨折较常见。若横韧带完整，则不易损伤脊髓。若横韧带断裂，齿状突向后严重移位，可引起死亡。

（4）颈椎脱位：多由于屈曲损伤引起。一侧或两侧关节突关节可发生交锁，下一椎体压缩，椎体前缘折断而向前移位，脊髓常被挫伤或压迫。老年患者因颈椎椎间盘退化，弹性减小，遇到暴力更易引起损伤。

【治疗方法】

1. 枕颌带牵引

适于骨折移位不大者，维持过伸位 6 周。牵引中随时进行 X 线检测，复位后以石膏围领固定 8 周。

2. 颅骨牵引

适于有神经症状者，维持过伸位 6 周。牵引中进行 X 线检测，复位后改枕颌带牵引，神经症状改善后以石膏围领固定 8 周。也适于伸直型骨折脱位。

3. 手术复位内固定

适于关节突交锁牵引复位失败者或压缩骨折有神经症状者，复位后以石膏背心固定或颅骨牵引维持 8 周。

【经验传承】

（一）改良 TFC 植入治疗颈椎骨折脱位及失稳

改良 TFC（Wendeng fusion cage）是山东省文登整骨医院根据脊柱界面固定理论和神经根管扩大的理论，参照国人的解剖特点，自行改良的螺纹笼状纯钛颈椎间减压融合装置，从 1998 年 4 月开始用于临床，治疗颈椎失稳、骨折脱位 36 例，收到良好效果。

174

1. 器械介绍

（1）改良 TFC 的特点：①外形为圆柱状空心螺丝结构，嵌入椎间后有抗剪力、抗旋转效应，达到植入早期的固定作用；②笼状结构使其有充分的松质骨填充空间，其螺丝的通透部分正好与椎骨相对，提供了椎体间融合的通道，维持螺丝笼状结构的纵行加固纵臂占全圆柱体的 33%，置于椎体间隙方向，可以阻挡软组织进入笼状结构内，不干扰成骨与融合；③与椎体面相嵌合的部分为拱形结构，加大了它的安全可靠性；应力可通过椎间隙位置的纵臂吸收，与周围的组织结构有良好形状匹配性；④尾端结构设计为平面带接口结构，与配套工具结合可实现操作程序化、数字化；⑤长度以国人颈椎体上面矢状径为参考值，其最小型号长度为 10mm，常用型号长度分别为 10mm、12mm、14mm、16mm，直径大小以椎体横径为主要参考值，采用椎体横径的 1/2 ~ 2/3 为标准，最小为 12mm，常备型号为 12mm、14mm、16mm。术前测量患者 X 线片，减去放大率测出患者的椎体矢状径和横径，根据上述标准即可选择植入改良 TFC 的型号。

（2）动物试验：将改良 TFC 按操作程序植入羊的颈椎椎间，进行植入后的稳定性和拔出试验。稳定性实验过程中发现：①固定后的椎间隙，各方向上仍有 2° ~ 4° 的活动范围，这表明改良 TFC 植入虽有较好的稳定性，但术后患者应围领外固定至骨性融合。②稳定性实验研究发现，羊颈椎间隙融合后每一植入椎间均向前凸 6° ~ 8°，如果在颈椎内有两个椎间植入改良 TFC 则使前凸增加 12° ~ 16°，因此一个病例融合不能超过 2 个椎间。在临床工作中我们遵循这一原则，使颈椎可有较好的序列。③器械的疲劳试验，300N 载荷，20 万次以上的冲压，重量骨折光大于颈部负重的数倍，改良 TFC 未见任何损伤。

2. 临床资料

本组 36 例，男 29 例，女 7 例；年龄 23 ~ 65 岁，平均 43.2 岁。发病至就诊时间：1 小时 ~ 8 个月，其中 3 周以上 9 例。受伤原因：交通伤 13 例，摔伤 19 例，井下作业伤 13 例，棍打伤 1 例。损伤分类：骨折并脱位 19 例，脱位 3 例，骨折 2 例，椎间盘突出 2 例。C5 椎体前上缘骨折并 C4、5 脱位 9 例，C6 上缘骨折并 C5、6 脱位 6 例，C7 骨折并 C6、7 脱位 2 例，C2 骨折并 C6、7 脱位 1 例，C6 骨折并 C4、5 脱位 1 例，C4、5 脱位 6 例，C5、6 脱位 3 例，C6、7 脱位 3 例，C5、6 脱位并棘突骨折 1 例，C2 骨折 1 例，C5 骨折 1 例，C4、5 椎间盘突出 1 例，C5、6 椎间盘突出 1 例。

3. 治疗方法

在患者 X 线片上测量欲融合椎间隙的下位椎体上缘的左右径和前后径，再减去 X 线片的放大率。根据上述方法选择改良 TFC 的直径和长度。取颈前手术入路，皮肤横切口；进入颈椎体前方，C 形臂 X 线机透视定位，根据不同情况采用两种手术方法：①对无椎间盘明显后突的椎间失稳者，采用改良 TFC 直接植入法。切去病变椎间盘的大部分，以中点向两侧用刮匙刮除后，将与植入的改良 TFC 相配套的操作套管（也称操作平台）插入椎间隙内，用调准标尺的限深安全铰刀通过操作平台切除椎体上下端面的软骨和骨质，骨质收存用于植骨，再用调准标尺的限深丝锥通过操作平台在椎体上攻螺纹。两次收集的骨泥用于装填改良 TFC，若骨泥量不足，可在髂骨处取松质骨压成骨泥加入，填压至骨泥从笼壁的长槽中溢出；将改良 TFC 尾部与拧入器连接，通过平台拧入已攻好的螺纹孔内。C 形臂 X 线机透视检查改良 TFC 的位置和深度，称为I型手术。②椎管前方病变节段有明显后凸组织需要减压的，先将已定位好的椎间盘组织刮除，尽量达到后纵韧带前方，如果在椎间隙内已将其全部清除，可以按I型手术方法植入改良 TFC。需进行骨性减压的，完成椎间盘刮除后，可以先用直径比植入的改良 TFC 直径小 6mm 的骨圆锯，在中心位将骨质锯除一部分，收集骨泥（或骨块）植骨用。减压的范围宜小于拟植入的改良 TFC 直径，去掉椎体后缘的增生物，不破坏后纵韧带，然后植入改良 TFC。称为II型手术。I术式术后卧床 1 周，II术式卧床 2 周，佩戴领围下床活动，两个椎间隙同时手术可延长卧床至术后 2～3 周；四肢全瘫或不全瘫患者可以坐起。严禁头部旋转运动，围领佩戴至骨性融合。

4. 治疗结果

对 36 例患者进行了 9～14 个月随访，平均 12 个月，植入椎间全部骨性融合，无假关节形成。术前颈椎前凸角为 5.45°，术后为 14.46°，平均矫正 9.00°；椎体脱位率术前为 25.71%，术后为 3.89%，平均矫正 21.82%，经统计学分析术前、术后有显著性差异（$P < 0.01$）。

5. 临证体会

TFC 最早用于腰椎失稳的治疗，以后用于颈椎失稳的治疗，我国相继开展了这类手术，但到目前为止所用器械大部分为进口。由于进口器械不完全适合于中国人的解剖特点，且价格昂贵，在我国应用受到了一定的限制。改良 TFC 是根据国人的特点设计的适合国人使用的颈椎融合器，亦适合国人的消费能力。

（1）改良 TFC 植入的适应证：由于改良 TFC 通过前路植入，对病变椎节相应的椎管和神经根管有明显增加容积作用，以及较可靠的固定，能较好地恢复颈椎的生理曲线和保持椎间隙高度。该手术主要适用于：①外伤性椎体间脱位、椎间盘突出伴有神经根和脊髓受压；②脱位伴有椎体某一平面局限骨折、椎弓骨折等；③1～2 节的椎间退行性椎间失稳，非发育性椎管狭窄的 1～2 个节段的颈椎间盘病变或后纵韧带骨化，伴有神经根型颈椎病者；④椎间盘病变引起的反屈畸形需手术治疗的为首选方法。

而对椎体单纯性纵行骨折还要考虑骨折的移位和稳定程度，对于严重的骨质疏松患者不提倡使用该方法。对椎体的粉碎性骨折或半椎体以上的骨折，由于改良 TFC 失去了拱形支撑平面，会导致改良 TFC 的移位或滑脱，应视为绝对禁忌证。

（2）改良 TFC 的优点：①有良好的减压作用，达到病损椎节的椎管扩大和椎间孔的扩大。传统的减压必须通过器械对病损椎节及其周围进行组织切除而达到减压目的，并发症多，如损伤脊髓、椎管静脉，损伤椎动脉也有报道，减压范围过大造成正常生理组织的破坏。改良 TFC 植入为定位、有限减压，当植入改良 TFC 以后，椎管的容积增加，同时将椎间关节拉开，加大了椎间孔的容积，使神经根管扩大，改变了传统的减压观念。②固定与融合：颈椎前路减压融合术的重要问题就是有不少病例在手术后颈椎屈度变直，甚至出现颈椎反屈畸形，导致脊柱代偿性力线的重新排列，而长期这种畸形排列则会造成相应椎节的退行性病变，最终会导致再次手术。改良 TFC 植入融合术较好地解决了颈前路减压、融合后的颈椎生理曲线改变问题，从而提高了手术的近期和远期疗效。

（3）改良 TFC 植入治疗颈椎失稳、骨折脱位的特点：①手术过程中采用了专用限深安全器械，使手术操作简单而程序化，因此整个手术过程缩短。改良 TFC 的植入过程中椎体后侧的骨皮质未被破坏或定量切除，减少了改良 TFC 向椎管内移动的可能性，无进入椎管压迫脊髓之忧。②安装准确简便，创伤小，减少对正常骨组织的破坏。③改良 TFC 植入后不易移位和脱落，稳定性良好。④因为钛是顺磁性金属，对 CT 和 MRI 有较好的相容性，术后检查可得到良好的组织图像。⑤纯钛的弹性模量是金属植入材料中最接近人体皮质骨的材料，并且韧性好，对成骨和骨功能替代有良好的条件。钛金属是目前唯一作为骨形态发生蛋白载体并能促进其活性的材料，无过敏性，因此被用于人工假体和其他植入体内的生物材料。⑥良好的骨 - 金属界面，骨与螺钉表面直接接触面积在钛合金达 43.8% ，不锈钢仅为 29.4% ，且钛合金比不锈钢弓根钉具有较高的抗扭转力矩（$P < 0.05$）。

颈椎前路改良 TFC 植入技术改进了传统的颈椎前路减压术，增加了植入节段的椎管和神经根管的容积，解除了脊髓和神经根的受压；解决了前路手术存在的植骨塌陷、骨不连接和成角等干扰颈椎生理曲线的问题，收到了良好的临床疗效。

（二）WDFC 加椎体钢板固定治疗颈椎骨折脱位及失稳

外伤性颈椎骨折、脱位、颈椎失稳合并神经根管运动性狭窄是脊柱外科常见病。原则是若保守治疗无效应采用手术治疗，治疗的措施是使失稳的椎体间融合而稳定，从而达到对脊髓和神经根减压的目的。WDFC（wendeng fusion cage）是山东省文登整骨医院根据脊柱界面固定理论和神经根管扩大理论，参照国人解剖特点，自行改良的螺纹笼状纯钛颈椎间减压融合装置，1998 年用于临床，经 56 例随访观察，仅发现 2 例术后有部分旋出松动。2001 年 6 月来我们采用自己研制的颈前路钢板与WDFC 联合应用 16 例，疗效满意，未见并发症。

1. 临床资料

本组 16 例，男 10 例，女 6 例；年龄 28 ~ 50 岁，平均 38 岁。8 例颈椎失稳伴有肩背疼痛及感觉减弱，病程 2 ~ 4 年，保守治疗 3 ~ 6 个月无效。6 例为外伤性脱位，2 例外伤性脱位 WDFC 植入术后 1 个月有部分旋出松动。

影像学检查：本组术前均行 X 线检查，10 例进行了 MRI 检查。X 线检查：8 例颈椎屈度变直，屈伸位片示失稳椎间隙上下椎体缘相对位移 2mm 以上，失稳椎间隙有明显退行性变，与上下椎间隙比较，椎间隙变窄；6 例外伤性脱位均 >4mm，其中两例为 C2 椎弓骨折合并脱位。MRI 检查：8 例均有病变节段椎间盘变性、骨赘，对硬膜囊有一定的压迫。本组病例中 MRI 检查未见脊髓内异常信号。

2. 治疗方法

采用仰卧位，颈部过伸，外伤性脱位带颅骨牵引进行手术。局部浸润麻醉。做颈前方横弧形切口，长 6 ~ 8cm。按颈前手术入路显露椎体前方。C 形臂 X 线定位。根据减压范围和术前测量所需 WDFC 直径，选用不同型号的环锯，在病变椎间隙打出圆柱状减压通路，不提倡圆锯直达椎管内，椎体后壁向椎管内的突出物用刮匙刮出，尽量不伤及后纵韧带，显露硬膜囊。用神经剥离子检查减压彻底。置入与 WD-FC 一致的锥丝；完成后，选择合适的 WDFC，装填从髂骨取出的松质骨，装填过程中要将松质骨嵌压牢固，并有骨泥从 WDFC 的螺纹间隙中溢出。检查减压椎间隙无明显出血，拧入 WDFC 使其凹入椎体前皮质下 1mm，选择长短合适的钢板安放到融合椎体的前方，如有骨突使钢板不稳，可以用骨刀修平使钢板与融合椎体间紧密结合。采用钢板上下位临时固定，X 线 C 形臂透视看钢板位置是否合适、WDFC 植入深度，如需纠正，可以取下钢板进行纠正或更换。满意后钢板通过对角线固定方法进行固定，钢板螺钉为单皮质松质骨螺钉，必须用专用器械进行打孔，选择合适长度的螺钉拧入，最后全部螺丝进行拧紧锁定。切口内置橡皮引流条 1 根，逐层缝合。术后 48 小时拔出引流条，7 天拆线后下床活动，用颈托保护 2 ~ 3 个月。6 个月内，每月摄颈椎正侧位 X 线平片 1 次。

3. 治疗结果

本级 16 例患者进行了 6 ~ 8 个月的随访。术后 3 ~ 4 个月全部达到骨性融合，无1 例钢板及 WDFC 松动或螺丝断裂。有神经症状的 10 例患者，术后疼痛立即消失。8 例完全恢复正常，两侧相关的神经根分布仍有感觉减弱存在，考虑为时间尚短。

4. 临证体会

（1）颈椎前路 WDFC 融合与钢板联合固定的临床价值：传统的颈椎前路手术以植骨融合为主，由于植骨块界面的微动可引起植骨失败，形成假关节，骨块后移或前移，影响手术效果，近二十年来，有不少学者对植骨加钢板固定进行了探讨，由于钛及其合金在内固定中的应用，颈椎前路钢板固定有了较快的发展，在颈前路植骨同时进行钢板内固定已成为一种较新的手术方法。有学者称可以达到即时稳定。但植骨块的植入主要适用于全椎体切除减压的手术，对局限性狭窄和失稳、脱位，神经根管狭窄等则使其手术难度加大，更不能间接增加神经根管的容量，因此有一定的局限性。当螺纹融合装置（TFC）用于临床后，许多学者也认为可以达到即时稳定作用，通过几年的应用临床观察，对于植入节段能增加椎管和神经根管容量是肯定的，我院在研制 WDFC 过程中进行的生物力学实验证明了这一点，同时也证明 FC（融合装置）的植入不能使植入节段处于绝对稳定状态。同时由于融合装置有着植骨所不能替代的作用，北美脊柱外科会议提出，在颈前路手术置入融合装置的过程中，同时植入椎体钢板系统，以加强融合间隙的稳定性和融合率。我们采用自己研制的颈前路钢板与 WDFC 联合应用，达到了北美脊柱外科会议的要求。既使椎管和神经根管增加了容积，消除了神经症状，同时由于其双重固定，达到了即时稳定的要求，患者手术后第二天可带颈围下床活动。减少了患者的卧床时间和住院天数。本组患者均在 4 个月内达到了骨性融合，融合率 100%。另外由于 WDFC 本身具有较强刚性，与植骨块相比较，有着较大的优势，骨块在愈合过程中有吸收阶段，可能出现假关节、钢板或螺钉松动，而WDFC 与钢板的结合可以消除这一现象。虽然颈前路钢板和 WDFC 联合在颈椎前路手术中应用有着良好的结果，但对于操作技术必须严格认真。对于严重骨质疏松的患者慎用，故本研究无 60 岁以上的患者。

（2）颈前路钢板与 WDFC 固定融合术操作注意事项：本研究所用颈前路钢板和WDFC 均由我院自行设计，由纯钛及合金（Ti_6Al_4V）制造，钢板厚 2mm，螺钉为直径 4mm 的单质松质骨螺钉。WDFC 直径分别为 10、12、14、16mm，根据情况进行选择。在使用联合系统操作时应注意以下要点和事项：①椎间隙定位准确，需借助于 C 形臂 X 线机进行定位。②应将上位椎体前向下的骨舌凿掉，便于环锯定位，环锯的方向一定与椎间隙平行，上下椎体所锯骨质应相同或基本相同。锯取圆柱复合体时，一定不要超过椎体后缘，以防损伤脊髓。选择使用的环锯一定与 WDFC 直径相匹配。③术式的减压为间节减压，用刮匙刮去后突的椎间盘或赘生物，原则上不超过后纵韧带，以保护硬膜。④选择 WDFC 的大小，可由 CT 片或 X 线片测量数据为参考，直径＝椎间隙高度＋6~8mm，长度＝椎体前后缘长度－3~5mm，在 WD-

FC 内植入的松质骨泥，一定要填满压紧，让骨泥从螺纹孔中溢出，以备与植入上下骨面紧密结合，加快愈合速度。植入后应低于骨面 1～2mm。⑤选择颈椎前路钢板时，应视椎体高度而定，其螺钉最好固定于椎体的上下缘，以不穿过椎体为准，因为与终板临界的椎体骨质最硬，可提高最大的固定强度，选定钢板应将其弯曲与颈椎前凸度一致。钢板本身有固定的长轴弧度应与椎体的左右弧度一致。⑥置入螺钉时，一定根据 CT 片选择比椎体厚度短 1～2mm 的螺钉，以防进入椎管。

（三）颈椎损伤的颈前路手术治疗

我院脊柱脊髓外科自 1987 年 5 月～1993 年 4 月，采用颈前路手术治疗颈椎损伤伴不完全性截瘫 27 例，无脊髓神经压迫症状，但 X 线片显示损伤后椎体间不稳定者 3 例，共计 28 例。经平均 2 年 2 个月的随访观察，疗效满意。

1. 临床资料

本组 28 例，年龄 21～58 岁，平均 43 岁。损伤后距就诊时间：3 小时至 3 周以内 12 例，3 周至 2 年 4 个月 16 例。损伤部位：C4，10 例；C5，13 例；C6 3 例；C7，2 例。25 例为不完全性四肢瘫，3 例无脊髓神经压迫症状，但 X 线片显示椎体间不稳定。神经功能以 Frankel 分级：B 级 2 例，C 级 9 例，D 级 14 例，E 级 3 例。

2. 治疗方法

28 例中 3 例椎管无梗阻和脊髓受压，椎体间不稳，给予单纯椎体间融合。8 例骨折脱位早期行颅骨牵引 8～12 周复位良好，脊髓神经受压症状逐渐得到恢复，但出院后 3～5 周复诊时，经 X 线片证实原颈椎损伤椎节再脱位并出现不同程度脊髓神经受压症状而再次入院，入院后经牵引复位行颈前路手术减压植骨融合固定。另 13 例采用一个椎间隙两个椎节的部分开槽减压、髂骨块植骨融合术。4 例下颈椎损伤行两个椎间隙三个椎节部分切除开槽减压加大块髂骨植骨融合术，其中 1 例 C5 骨折脱位伤后 2 年 4 个月，患者表现为典型颈椎管狭窄症，给予 C6 椎体大部分、C5 下 1/3 及上 1/3 切除减压，髂骨植骨术后 2.5 个月，拍片示 C5、6、7，椎体间植骨完全愈合。半年后复诊，已恢复原电工工作。

3. 治疗结果

随访结果本组 28 例，术后分别获得 8 个月～5 年 10 个月的随访，平均 2 年 4 个月。颈椎体间自体髂骨植骨分别在术后 2～4 个月融合，无一例不愈合。28 例中 25 例颈椎损伤伴有不完全性截瘫术前、术后及随诊时神经功能的恢复情况见图 5-1。

4. 临证体会

对于颈椎骨折脱位并不完全性截瘫的处理，首先是解除骨折脱位或血肿机化对颈脊髓的压迫。对 3 周以内新鲜颈椎损伤，先采用颅骨牵引快速复位，然后根据情况考虑行椎管减压，重建颈椎的稳定性。本组中 8 例早期复位良好，出院后分别在 3～5 周出现再脱位，二次入院手术治疗。因此笔者认为，对于早期复位满意，且神经功能恢复良好者，亦应

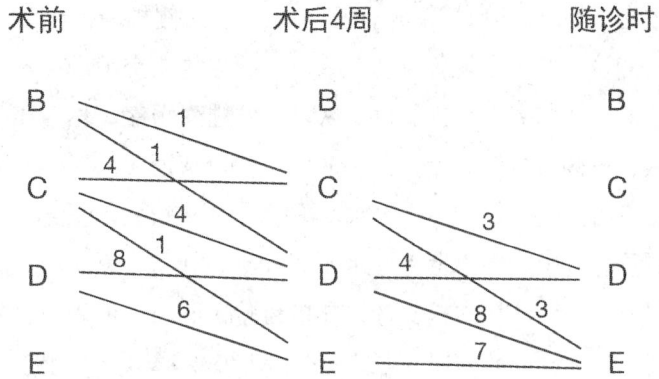

图 5-1　25 例颈椎损伤 Frankel 神经分级

综合分析其复位稳定程度，若考虑复位后不甚稳定者，应在牵引复位后早期动员患者行颈椎稳定性重建的手术，以免出现再脱位，并利于神经功能早期恢复。

（四）椎弓根钉矫形固定系统在治疗颈椎损伤失稳中的应用

自 2004 年 6 月以来，我们对收治的 268 例颈椎损伤失稳中合并颈椎管狭窄患者 7 例、难复性颈椎骨折脱位患者 11 例，应用自行研制的椎弓根钉矫形固定系统进行治疗。获得了满意效果。

1. 临床资料

内固定器械：椎弓根钉矫形固定系统［注册号：国食药监械（准）字 2004 第 3460004 号］采用钛合金制作，该系统分为钉、杆、钉杆连接装置以及配套装置；椎弓根钉分为可折式提拉钉和中间钉，钉体长 21～28mm，直径 3.0～4.2mm，提拉钉的钉棒连接结构为一弹簧座，中间钉设计成钉尾侧方弯曲，钉尾与钉体间的角度为 40°，其连接结构为一端带圆孔的横向拉力杆和一垫片；配套操作器械有手锥、撑开器、加压器、持钉器、持杆器、持垫器、内六角扳手等。

一般资料：本组 18 例，男 13 例，女 5 例，年龄 32～63 岁，平均 44 岁，病程 1 小时～15 天，平均 7.3 天，外伤后急症入院者 14 例，4 例经外院牵引后难以复位转入我院。脱位均为Ⅱ度以上，双侧关节突交锁 6 例；单侧关节突交锁 2 例；2 例 C3、C4 椎板骨折进入椎管，一侧椎弓根骨折，C3～C4 关节交锁伴有 C3 椎体旋转，1 例双侧椎弓根骨折伴 C4 脱位；11 例为单节段骨折脱位关节突交锁，7 例伴有颈椎管狭窄；C4～C5 关节交锁 2 例，C5～C6 6 例，C6～C7 3 例。全部病例均伴有不同程度的脊髓损伤，神经功能按 Frankle 分级：B 级 5 例，C 级 7 例，D 级 3 例，E 级 3 例。

2. 手术方法

气管插管全麻。患者俯卧于脊柱手术支架上，颈部屈曲，颈后正中纵切口，沿

项白线切开，骨膜下剥离显露 C3 ~ C7 两侧椎板及侧块外缘，充分暴露需融合节段的侧块；对于骨折脱位者在牵引下撬拨复位交锁的关节突或咬除部分交锁后难以复位的上关节突，将其复位，恢复颈椎排列顺序。然后于需行固定节段椎体的椎弓根内置入椎弓根钉。置钉方法采用"管道疏通法"。进钉点的选择：C3 ~ C6 椎弓根进钉点为侧块背面的中上 1/4 水平线与中外 1/4 垂直线的交点；C7 椎弓根的进钉点为侧块垂直中线与中上 1/4 水平线交点偏上方；先用一锐利手锥开口，扩大皮质后，以刮匙刮除侧块内松质骨，寻找到椭圆形椎弓根入口，换用小刮匙沿椎弓根松质骨向深层搔刮，然后以直径 2mm 手锥在 G 形臂 X 线机监视下，小心锥入椎弓根内；进钉角度为：C3 ~ C6 与矢面呈 40° ~ 45°，水平与上下终板平行；C7 与矢状面呈 30° ~ 40°，水平面与上下终板平行；确定无误后置入椎弓根钉。失稳合并椎管狭窄者：切除 C3 ~ C5 棘突的后 1/3，C6 ~ C7 棘突的后 3/5 及 T1 棘突的后 1/2，修成骨条留作植骨用，于 C3 ~ C7 棘突基底打空备用。先行单开门手术的第一步：于一侧突间关节内缘咬一"V"形骨槽，保留前侧椎板皮质骨，于另一侧突间关节内缘咬一宽约 2mm 骨槽，深达椎管；然后于失稳节段椎体的椎弓根内置入椎弓根钉。对单节段固定者 4 枚椎弓根钉均选用提拉钉；对固定多节段者，中间椎体上选用中间钉。进钉后先用骨刀切除需融合节段的双侧突间关节面，于侧块表面上制造粗糙面，装好预弯的钛合金棒，行椎弓根钉系统内固定。将切除的一部分棘突修成骨条植于门轴侧不稳节段的突间关节间、侧块间及椎弓根钉周围骨缺损处，然后将 C3 ~ C7 椎板向一侧掀开，开门宽度 1.5 ~ 2cm，以双 10 号丝线固定于对侧相应椎弓根钉和关节囊及附近筋膜上，开门侧植骨同对侧。

3. 治疗结果

本组 18 例患者均手术顺利，无手术并发症，术中及术后摄颈椎 X 线侧位显示椎弓根钉位置好，固定可靠；随访时间 7 ~ 18 个月，平均 10 个月，X 线片见椎弓根钉固定牢固，无松动。所有神经损伤的患者术均获得改善，5 例 Frankel B 级患者 3 例恢复至 Frankel C 级，2 例恢复至 Frankel D 级；7 例 Frankel C 级患者 5 例恢复至 Frankel D 级，2 例恢复至 Frankel E 级；3 例 Frankel D 级患者 2 例恢复至 Frankel E 级，1 例较术前明显恢复但仍残存部分轻微的感觉障碍。

4. 临证体会

（1）本器械设计特点

①钉体的设计：按松质骨与皮质骨的均数设计螺距，螺纹后半部内芯设计为锥形，因此称之为半锥螺纹。设计的依据为椎弓根钉越向后拉力越大，并且后半部可活动的因素增加，需要增加抗疲劳强度。新的设计使抗疲劳强度成倍的增加，可以

更好的矫形，并且减少断钉。

②钉尖设计：为半弧头并带自攻，以防刺伤椎体前缘的重要结构，同时不需要锥丝即能一次性拧入。

③钉尾的设计有三种基本形式：a. 普通钉：钉尾与钉体连接处设计为向钉尾方向为半球形，与弹簧夹座下方相容，可以在脊柱纵轴上调节钉杆角±15°。尾部的螺纹两侧各有一平面，可以限制在脊柱水平面上的活动。b. 提拉钉：在普通钉的基础上加长钉尾并且刻有可折断口，其内连接为纵行，可加强在操作过程中的刚性，又不影响其折断效能。c. 中间钉：中间钉采用钉尾"U"形开口，并且带有纹牙，可与纹牙锁片结合固定，头尾根据所用部位不同，弓根钉有不同的内倾角，胸腰段使用的为5°、7.5°、10°、12.5°倾角，颈椎侧块用钉为30°，椎弓根用钉为40°倾角。

④钉杆连接固定系统：a. 弹簧垫座：与普通钉、提拉钉、中空钉配套的为弹簧垫座。弹簧垫座的设计利用了钛合金高弹性特点，在棒通过的孔道侧块上切一楔性缺口，其缺口位于螺钉尾通过的侧块中间，侧块底部留有与螺钉半球相配合的球窝，其顶部有可在±15°以内调节的弧形纹牙，弧形纹牙可与纹牙锁片相配合，锁紧钉杆角，使之不再活动。b. 眼螺栓：眼螺栓是与中间钉配合的钉杆锁紧结构，内端有通过固定棒的圆孔，向外为带限制旋转的螺杆，其螺杆带有限制旋转的结构，通过螺帽固定钉杆。螺杆有可折断装置，螺母有锁紧装置，使固定更可靠和方便。c. 横向连接杆：横向连接杆为连接两侧固定杆的装置，在短节段矫形固定中较少使用。主要在长节段脊柱矫形中使用，以达到可靠固定。此种设计易于安装，操作方便。

该系统不但具有提拉复位、纠正侧方移位的作用，而且具有纵向撑开和压缩功能，可三维复位固定不稳颈椎。材料为钛合金，不影响术后的CT、MRI检查。

（2）手术方式优点：对颈椎损伤后失稳，颈前路减压椎间融合器置入加前路钢板固定可取得良好的治疗效果。但对合并颈椎管狭窄及难复性颈椎骨折脱位的患者，则需前后路分期或一期联合手术才能达到治疗目的，此方法需两个切口，创伤大，术中需翻身，操作不方便，而且住院时间长，医疗费用高。近年来，随着椎弓根钉技术在颈椎中的应用，其三柱固定的稳定优势得到了公认。与胸腰段脊柱相同，颈椎椎弓根是颈椎最坚固部分，对于需前后路联合固定的患者，其前路手术可因使用颈椎椎弓根钉内固定系统而省去。因此对颈椎损伤后失稳合并颈椎管狭窄的患者，本研究采用分步开门并椎弓根钉内固定。分步开门是先制造门轴和开门侧骨槽而暂不开门；先制造骨槽是避免置入内固定后的开门操作不便，暂不开门是为了减少置入内固定操作时对脊髓损伤的机会。对难复性颈椎骨折脱位的患者，在撬拨复位后直接进行椎弓根行固定并植骨融合。这样，同一入路达到颈脊髓减压和颈椎稳定两个目的，不仅减少了损伤，节约了手术时间和医疗费用，同时使颈椎管狭窄与失稳一次得到了解决。

（3）椎弓根钉置入：自 Abumi 等最早报道使用颈椎弓根钉内固定系统后，许多学者对颈椎椎弓根钉的置入方法进行了较为详细的研究。目前颈椎椎弓根钉的置入方法主要有 Abumi 法、解剖标志定位法、管道疏通法和计算机成像定位法等方法。Miller 等比较了 Abumi 法与解剖标志定位法的优缺点，认为 Abumi 方法明显优于解剖标志定位法。Ludwig 比较了 Abumi 法和计算机辅助成像定位法的准确性，其结果为：两方法的进针准确性差异无统计学意义。管道输通法在 Abumi 法的基础上应用小刮匙进一步对椎弓根内松质骨向深层刮除，明确了进钉点和进钉方向，使椎弓根钉置入成功率大大提高。我们应用管道疏通法对 18 例共 78 枚不同节段颈椎椎弓根钉进行置入，均较顺利。在置钉过程中我们体会：①术前对所选择置钉的椎弓根要有深刻的了解。颈椎椎弓根内径很小，且常有变异，Panjabi 等对颈椎椎弓根内径进行测量，发现 C3 和 C4 内径最小，平均 3mm，C7 椎弓根内径最大，平均 5mm，C5 和 C6 居中，平均约 3.5～4.5mm，有个别椎弓根内径较小且无松质骨髓腔，因此术前对椎弓根钉 CT 断层扫描十分必要，可避免因个体差异所致的椎弓根钉置入困难而引起的并发损伤。②刀口要适当扩大，充分撑开，确保 40° 以上的外展空间，以免影响置钉角度。③在初期应用"管道疏通法"切除侧块皮质骨时可适当扩大皮质骨及侧块松质骨的去除范围，因颈椎椎弓根很细、侧块形体差异较大、颈椎失稳患者棘突间关节增生严重、经验不足等原因，有时不易找准进钉点；另外，椎弓根管口内侧椎板上有一滋养血管孔，在视野小的情况下有时可误入椎管内，伤及硬膜或神经根，此时可在扩大侧块皮质骨的基础上由下到上沿侧块前侧皮质骨板找到椎弓根髓腔，刮除椎弓根髓腔内部分松质骨后可在 G 形臂 X 线机的监视下进一步确定进钉方向，确定无误后方可进钉。颈椎椎弓根内径小，椎弓根的抗拔出力主要依赖于螺钉切入椎弓根皮质骨的多少，切除侧块皮质骨及部分松质骨后对钉的稳定程度无明显影响。总之，由于颈椎椎弓根解剖上的特点及周围毗邻组织的重要性，使椎弓根钉置入具有一定的难度和危险性，需要较高的操作水平，术中应谨慎置钉过程中的每一步操作，避免因草率导致血管、神经损伤等严重并发症。由于本组病例数少，随访时间短，长期效果有待进一步随访观察。

（五）改良 Halo – Vest 支架配合颈前路手术治疗颈椎骨折脱位

自 1996 年 12 月，我们应用改良 Halo – Vest 支架配合颈前路手术治疗外伤性颈椎骨折脱位 23 例，取得了良好的治疗效果。

1. 临床资料

本组 23 例，男 17 例，女 6 例；年龄 27～58 岁，平均 41.8 岁；机动车事故伤

11 例，摔伤 7 例，砸伤 3 例，坠落伤 2 例；伤后至就诊时间 0.5 小时～32 天，其中 15 天内 18 例，16～21 天 3 例，22～32 天 2 例。该组病例均为不全瘫患者，其中重度四肢瘫者 4 例，肌力在 3 级或 3 级以下（占 17.39%）；轻度四肢瘫者 11 例，肌力均在 3 级以上（占 47.83%）；无神经症状者 8 例（占 34.78%）。23 例均有明显骨折脱位或单纯脱位，其中 18 例骨折脱位病例中 12 例骨折椎体的上位椎体向前脱位，6 例骨折椎体在下位椎体上向前脱位；5 例为单纯椎间脱位。4 例有 C5 和 C6 两个椎体骨折，2 例 C5 骨折脱位伴枢椎后弓骨折，1 例 C6 骨折伴寰椎后弓骨折。

2. 治疗方法

（1）支架改良：根据颈椎伸屈的功能特点，将传统的 Halo–Vest 架头环与架子接板双螺钉改为单螺钉，以满足颈椎复位过程中的伸屈需要；同时为了不使架子接板的固定功能降低，将与头环接触的接板面制成条纹，使头环能牢固固定在所需位置上，将头圈枕部向后上的部位改为向上，以便于带架患者的平卧。

（2）手术方法：患者剃光头，根据损伤颈椎的稳定程度采用仰卧位或坐位，选择大小合适的头圈。于两眉弓外 1/3 上缘取两点，在同一水平面后正中线两侧 6～8cm 处，与头环固定螺钉孔相对应部位另择两点，以 1% 利多卡因行局部麻醉，将头圈用 4 枚颅骨固定钉固定于颅骨外板上，把背心和支撑杆与头圈连接成一体，扶患者坐起，拧紧各部位螺钉，在牵引的同时调节颈椎的伸屈，直至复位满意后，在支架保护下取颈前横切口，摘除损伤的椎间盘，取自身矩形髂骨块行椎间植骨融合。对有关节交锁难以支架复位的患者，先行颅骨牵引，复位后带支架然后手术。术后平卧 5～7 天可带架坐位或下床活动，2.5～3 个月复诊摄 X 线片示植骨融合后解除外固定，进行颈椎的功能锻炼。

3. 治疗结果

本组病例均得到随访，平均随访 5 个月，所有病例在 3 个月内所植骨块均达骨性愈合，颈椎生理曲度恢复满意，无反屈现象。2 例 C5 骨折脱位伴枢椎后弓骨折和 1 例 C6 骨折伴寰椎后弓骨折者 3 个月后摄 X 线片，示寰、枢椎后弓骨折线消失，骨块骨性愈合。

4. 临证体会

由于颈椎所处的解剖位置及其功能特点，使颈椎损伤的治疗较为困难。随着脊柱外科技术的发展，颈椎损伤治疗方法多种多样，但基本目的是一致的，即在恢复颈椎解剖序列、充分解除颈脊髓压迫的同时，使伤段颈椎获得相对坚强的固定，以利伤后的早期功能恢复。有鉴于此，我们将传统 Halo–Vest 支架加以改良，借助支架相对坚强的外固定，以确保术后植骨块的稳定，为骨块愈合创造良好环境。另外，借助支架对颈椎伸屈功能的调节，以恢复颈椎生理屈度。在治疗过程中我们有以下体会：①治疗效果可靠。改良 Halo – Vest 支架外固定能使颈椎稳定地保持在所需要的理想位置上，摒除骨融合前椎间活动的同时，保持了颈椎的生理屈度，经临床观察，该组病例全部骨性愈合，无颈椎反屈现象。②减少了并发症的发生。应用该架后，无神经症状或有轻微上肢症状者（不合并其他骨折），可即时下床活动。对重度四肢瘫患者可带支架坐位或半卧位，从而大大减少了患者绝对卧床时间，降低了坠积性肺炎、褥疮等严重并发症的发生，对不能长期卧床的患者尤为适宜。③缩短了住院日期，减轻了患者经济负担。④该法适用于不全瘫和无瘫痪症状者，对截瘫患者因影响呼吸运动而加重呼吸困难等症状，故不宜使用。

第二节　胸腰椎骨折脱位

【概述】

胸腰椎骨折是指由于外力造成胸腰椎骨质连续性的破坏。这是最常见的脊柱损伤。在青壮年患者中，高能量损伤是其主要致伤因素，如车祸、高处坠落伤等。老年患者由于本身存在骨质疏松，致伤因素多为低暴力损伤，如滑倒、跌倒等。胸腰椎骨折患者常合并神经功能损伤，且由于致伤因素基本为高能损伤，常合并其他脏器损伤，这为治疗带来了极大的困难和挑战。

【分类】

（一）根据受伤机理分

1. 直接暴力

比较少见，打击、碰撞，弹伤、炸伤。胸腰椎多为横形或棘突骨折，骶椎为无移位的横形或粉碎骨折，脊髓容易受伤。

2. 间接暴力

（1）屈曲型：属于屈曲压缩型损伤，高处坠落下肢或臀部着地暴力向上传达，或重物高处坠落打击头部，骤然使脊柱过度屈曲，脊椎以中柱为中心向前屈曲，前柱和中柱受到挤压负荷、后柱受牵张负荷，当超过应力限度，首先使椎体发生压缩损伤，暴力继续作用发生关节突关节骨折或其他附件骨折、韧带撕裂。发生率占

90%，其中70%在胸腰段。

（2）伸直型：常发生于颈腰和腰椎，高处坠落，患者仰面落地，腰部被障碍物阻挡，使脊柱过伸，发生前纵韧带撕裂，椎体分离和附件骨折。

（3）垂直压缩型：属于爆裂型损伤，高处掉落的物体纵向打击头顶，或跳水时头顶垂直撞击地面，以及人从高处坠落臀部触地，均可使椎体受到椎间盘挤压而发生粉碎性骨折，骨折块向四周"爆裂"移位，尤其是椎体后侧皮质断裂骨块突入椎管造成椎管变形、脊髓损伤。

（4）水平剪切暴力：属于屈曲牵张型（安全带型）损伤，多属屈曲分离型剪力损伤。高速行驶的汽车在撞车瞬间患者下半身被安全带固定，躯干上部由于惯性而急剧前移，以前柱为枢纽，后、中柱受到牵张力而破裂张开，造成经棘上、棘间韧带—后纵韧带—椎间盘水平断裂；或经棘突—椎板—椎体水平骨折，往往移位较大的脊髓损伤多见。

（5）侧屈型损伤：高处坠落一侧臀部着地或重物打击一侧躯干发生椎体一侧压缩骨折，对侧受牵张暴力，引起神经根或马尾损伤牵引型损伤。

（6）屈曲旋转型损伤：脊柱受到屈曲和向一侧旋转的两种复合暴力作用，造成棘上、棘间韧带牵拉损伤，旋转轴对侧的小关节囊撕裂、关节突关节脱位，椎管变形，脊髓受压。

（7）撕脱型损伤：由于肌肉急骤而不协调收缩，造成棘突或横突撕脱性骨折，脊柱的稳定性不受破坏，骨折移位往往较小。

（二）临床分型

1. 按稳定性分

（1）稳定性：单纯椎体压缩，不合并附件骨折或韧带撕裂。

（2）不稳定性：骨折伴有附件骨折或韧带撕裂，易骨折移位合并脊髓损伤。

2. 按机制分

分为单纯压缩型、爆裂型、安全带型、骨折脱位型。

3. 按累及范围分

分为前柱、中柱、后柱。

4. 按椎管狭窄分

无狭窄指数为0分，狭窄达1/3为1分，达2/3为2分，完全堵塞3分。

5. 按损伤部位、程度和脊柱骨折脱位分

（1）胸腰椎骨折脱位

①单纯压缩骨折：如椎体楔形骨折，韧带损伤不常见。

②椎体粉碎压缩骨折：上位椎体插入下一椎体，椎间盘和韧带破裂，椎骨移位严重，易损伤脊髓。

③脊柱骨折脱位：纵向压力合并水平剪切力，使椎体压缩骨折、附件骨折和椎间盘、韧带撕裂，多伴旋转和水平移位，关节突交锁。

④后伸型骨折脱位：前纵韧带断裂，椎间盘撕裂，椎体上下分离，马尾少见受伤。

（2）附件骨折：如关节突骨折、椎间关节脱位、椎板骨折、椎弓根骨折。椎弓根骨折多见于下腰部，横突骨折以腰2、3、4椎多见，可为肌肉牵拉所致。腰7、腰1棘突骨折称为铲土者骨折。

【治疗原则】

1. 复位与矫形，恢复脊柱正常力线，为神经恢复创造条件。

2. 椎管扩容与减压，根据椎管有无压迫及压迫来自何方选择前路或后路进行减压。

3. 固定与融合，坚强的内固定有利于脊柱稳定性的重建，减少卧床时间、护理量和并发症，注意内固定的稳定是暂时的，自身骨融合才是永久的。

4. 根据不同的情况使用不同的药物治疗。

5. 对于手术时机，有人主张尽早减压，但也有不利因素。

【治疗方法】

1. 急救处理，注意搬运、止痛、抗休克，注意有无其他脏器损伤。

2. 胸腰椎骨折脱位的处理原则如下。

（1）稳定性屈曲型骨折：卧硬板床或腰背部垫枕复位，腰背肌功能锻炼（功能复位），此法安全有效。

（2）不稳定屈曲骨折

①卧硬板床或腰背部垫枕复位。

②粉碎性骨折可能日后引起腰痛，采用手术内固定或植骨辅助外固定，卧床2月。在腰围固定下练习负重。

③椎弓根断裂伴脊柱滑脱者，以哈氏棒或椎弓根钉内固定，卧床2月。

（3）伸直型骨折：避免脊柱过伸，卧床休息2月，或石膏背心固定。

【经验传承】

（一）101例胸腰椎骨折脱位伴脊髓损伤的综合分类

为使脊柱骨折分类对临床工作更具有指导意义，对我院脊柱脊髓外科1984年6

月～1992 年 7 月手术治疗的 101 例胸腰椎骨折脱位伴脊髓损伤进行临床综合分类分析。

按脊柱损伤的机制，将胸腰椎损伤归纳为单纯屈曲压缩骨折、爆裂型骨折、安全带型损伤及骨折脱位型损伤，分别以 C、B、S、F 表示。

Denis 和 Mc Affee 将脊柱划分为三条纵形柱状结构，即前柱由前纵韧带、椎体及椎间盘的前中 2/3 构成；中柱由椎体和椎间盘后 1/3、后纵韧带及椎管组成；后柱由椎板、附件及黄韧带、棘间及棘上韧带组成。前、中、后柱分别以 a、b、c 表示。

参照 Wolter 分类，将椎管经 CT 扫描的横断面三等分。用 0、1、2、3 表示其狭窄及堵塞情况，即椎管正常无狭窄者为 0，椎管受损使狭窄占横断面 1/3 者为 1，2/3 者为 2，完全堵塞为 3。

根据上述原则，对本研究的研究对象进行了综合分类诊断。

1. 临床资料

自 1984 年 6 月～1992 年 7 月，共收治 692 例胸腰椎损伤患者，101 例进行了手术治疗。患者年龄为 19～56 岁，平均 32.5 岁；男 70 例，女 31 例。致伤原因：高处坠落伤 54 例，占 53%；塌方重物压伤 31 例；车祸伤 16 例。就诊时间：最短伤后 5 小时，最长 3 年 7 个月；4 周以内 82 例，4 周以上 19 例。受累椎节 126 个，其中 T11 22 个，T12 39 个，L1 46 个，L2 19 个。

2. 临证体会

Denis 认为，含有椎体后壁的中柱对骨折的稳定性及脊髓损伤有较大意义，并把脊柱的不稳定分为Ⅲ度。即Ⅰ度为机械性不稳定，如前柱与后柱或中柱与后柱受累，可逐渐发展为后凸畸形；Ⅱ度为神经性不稳定，由于中柱受累，椎体进一步塌陷而致椎管狭窄，使无神经症状者产生神经症状；Ⅲ度兼有机械性不稳定，为三柱受累或骨折脱位。根据脊柱骨折分类判断脊柱的稳定性是制订治疗方案的主要依据。国内赵定麟则认为更主要的是由于椎体压缩引起的成角畸形，当楔形压缩超过垂直径的 1/3，椎体则有 18°左右成角，压缩 2/3 达 25°左右，如超过一节椎体则可达 40°。这种成角不仅使椎管的矢状径减小，且因椎管拉长而使椎管内脊髓变得紧张，甚至处于压缩状态。当椎体受到垂直方向的暴力，由于前方有坚韧的前纵韧带，两侧有椎弓根，因而使碎裂的椎体骨块向空虚的椎管内移位，易构成脊髓前方的致压物。因此，对于新鲜脊柱骨折脱位且不稳定者，应争取尽早手术复位内固定，最大限度地准确复位及恢复椎管正常宽度，可为神经功能恢复创造良好条件，且准确复位本身即为最有效的减压。

(二) 空心加压螺钉内固定加植骨术治疗腰椎峡部裂症

腰椎峡部裂症是引起腰痛的常见原因，及时有效的处理，可有效地防止症状的加重及滑脱的出现。我科自 2003 年 2 月开始应用空心加压螺钉内固定加植骨术治疗腰椎峡部裂症 16 例，疗效满意。

1. 临床资料

本组 16 例患者中，男 10 例，女 6 例；年龄 18 ~ 54 岁，平均 32 岁；L4 椎弓崩裂 5 例，L5 椎弓崩裂 11 例，均为双侧病变；其中有明确外伤史者 4 例。

临床表现：本组患者均有下腰痛，疼痛位于腰部正中或偏一侧。劳动或运动后加重，行走及站立时间久后出现臀部酸痛或单侧下肢痛，很少在小腿，卧床休息后疼痛减轻或消失。大小便不受影响。

体征：单纯峡部裂者体征较少，主要有病椎棘突压痛，左右推挤痛，峡部裂处深压痛，腰部后伸活动时疼痛。

影像学检查：本组患者术前摄腰椎正侧位片及左右斜位片或 CT 检查，证实存在腰椎峡部裂，不合并腰椎滑脱；还需摄腰椎过伸过屈位片，证实椎体间不存在滑动或滑动小于 2mm；另外术前要行腰椎 MRI 检查，证实椎间盘无脱水、损伤及突出，不存在椎管狭窄及其他压迫征象存在。

内置物：空心加压螺钉采用 Ti_6Al_4V 材料制造，为中空设计、

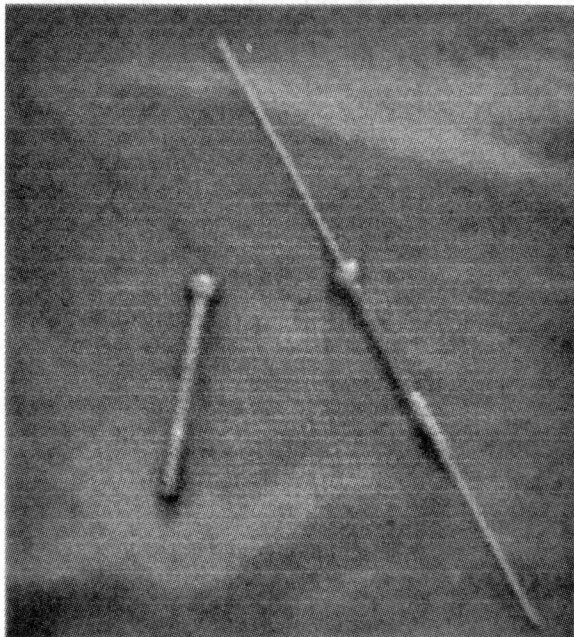

图 5 - 2 空心加压螺钉

半螺纹结构（图5 - 2）。通过对钉尖部进行阿基米德线性设计，对皮质骨和松质骨均有较高的切削力，而可进行自攻；半螺纹结构有着良好的骨折端加压固定作用，固定坚固可靠；内心导针可以引导准确的通道和确定长度；钛有着良好的组织相容性、良好的抗疲劳性，特别是经过无应力加工中心孔道的工艺，为高抗疲劳强度提供了力学基础。

2. 治疗方法

本组手术采用气管插管全麻或硬膜外麻醉。麻醉生效后，患者俯卧于脊柱手术支架上，取腰背部后正中入路，显露双侧椎板、关节突及横突，根据病椎棘突的异常活动可确定峡部裂部位。用尖嘴咬骨钳咬除峡部裂处硬化组织及增生的纤维结缔

组织，使骨端粗糙或有少许渗血。植入螺钉的方法有两种，一种选择病椎椎板下缘与下关节突内侧交点为进钉点，咬去少许骨皮质，用 1.5mm 的导针自两层皮质之间，与矢状面呈 20°～30°角向前、上、外方向经峡部裂处到达椎弓根后部，直视下可见导针通过峡部裂处，选择等长的导针测量长度，再选用合适长度的螺钉沿导针拧入。然后自髂后上棘处取自体骨植入峡部裂处，最后将螺钉的螺纹部分完全通过峡部裂处，以便旋紧螺钉时使峡部裂处轴向加压。另一种方法是进钉点选择在病椎棘突根的中部，螺钉从棘突的一侧进入，斜向前外拧入对侧同一椎体的上关节突处，同法拧入另一枚螺钉。这种方法要求进钉时两枚螺钉的位置必须设计好，以免在通过棘突时互相影响。检查无误后关闭切口。

3. 治疗结果

本组患者术后卧床休息 4～6 周后，戴腰围下床活动。16 例患者均表示术后下腰痛明显缓解，其中 13 例疼痛完全消失，3 例略有轻微不适。所有患者术后均恢复日常劳动。随访 14～26 个月，平均 19 个月，腰椎片显示内固定位置好，11 例显示峡部裂处已骨性愈合，5 例显示可见峡部裂处阴影，但也有骨小梁通过，未见骨不连及内固定断裂。

4. 典型病例

（1）典型病例 1：患者孙某，男，37 岁，因摔伤腰部疼痛 7 天入院。查体：腰椎曲度可，L5 压痛（+），双下肢肌力 5 级，感觉未见异常，双膝、跟腱反射（++），病理征（-）。诊断：L5 椎弓峡部裂症。行空心加压螺钉内固定加植骨手术治疗，术后随访 25 个月，恢复正常劳动。（图 5-3，5-4，5-5）

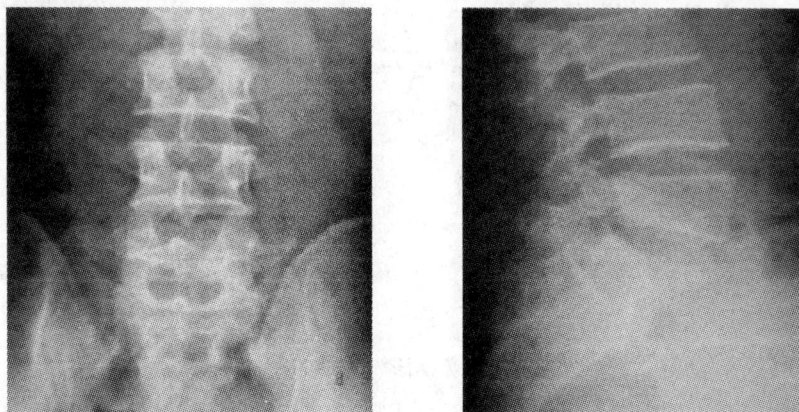

图 5-3　术前正位片、侧位片

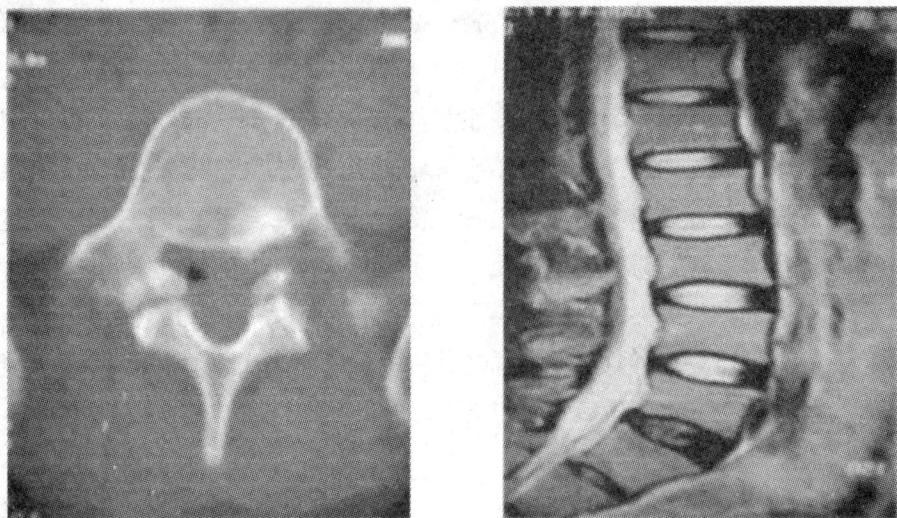

图 5 - 4　术前 CT 片 、MRI 片

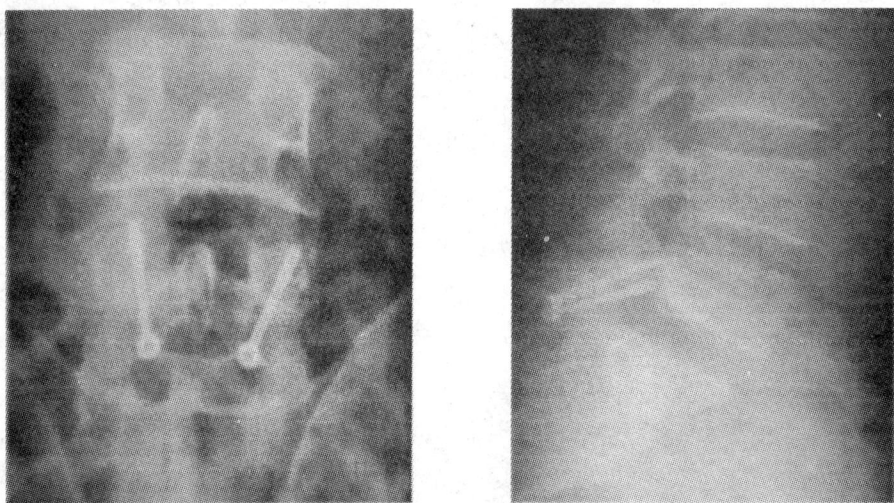

图 5 - 5　术后正位片 、侧位片

　　(2) 典型病例 2：患者王某，男，58 岁，因砸伤腰背部肿痛、活动受限 5 小时入院。查体：腰背部略肿胀，L3 压痛 (+)，双下肢肌力 4 级，皮肤感觉可，双膝、跟腱反射 (+)，病理征 (-)。诊断：①L3 爆裂骨折并不全瘫；②L5 椎弓峡部裂症。行 L3 爆裂骨折并不全瘫切开复位 ALPF 内固定术、L5 椎弓峡部裂症空心加压螺钉内固定加植骨术。术后随访 18 个月，恢复日常生活。(图 5 - 6，5 - 7)

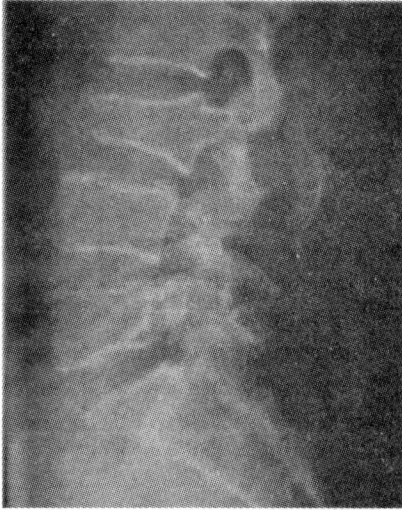

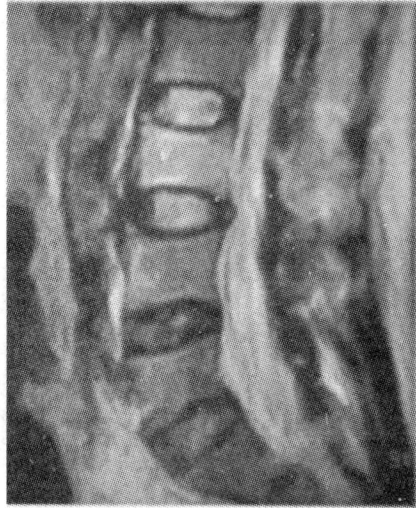

图 5-6　术前侧位片、术后 MRI

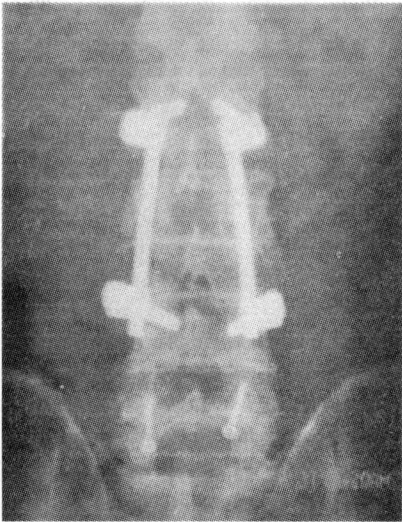

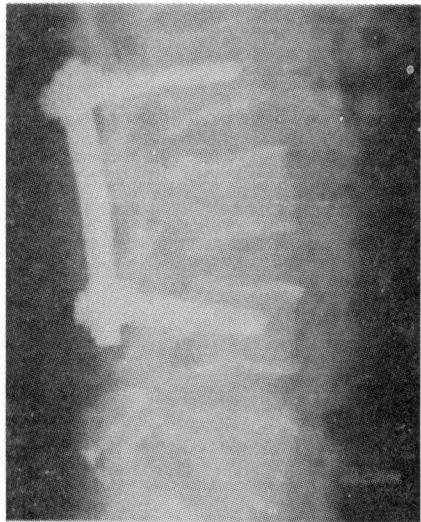

图 5-7　术后正位片、侧位片

　　（3）典型病例 3：患者王某，女，18 岁，因腰背部疼痛、活动受限 5 月入院。查体：腰椎曲度可，L5 压痛（＋），双下肢肌力 5 级，皮肤感觉可，双跟腱反射（＋），病理征（－）。诊断：L5 椎弓峡部裂症。行 L5 椎弓峡部裂症空心加压螺钉内固定加植骨术。术后随访 21 个月，恢复正常劳动。（图 5-8，5-9，5-10）

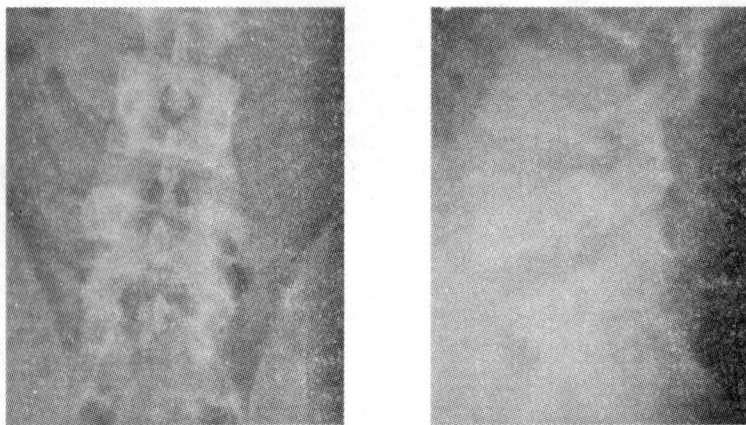

图 5-8　术前正位片、侧位片

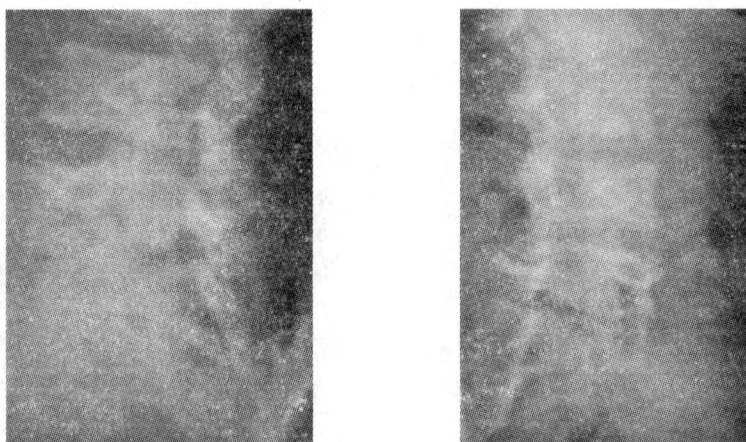

图 5-9　术前左右斜位片

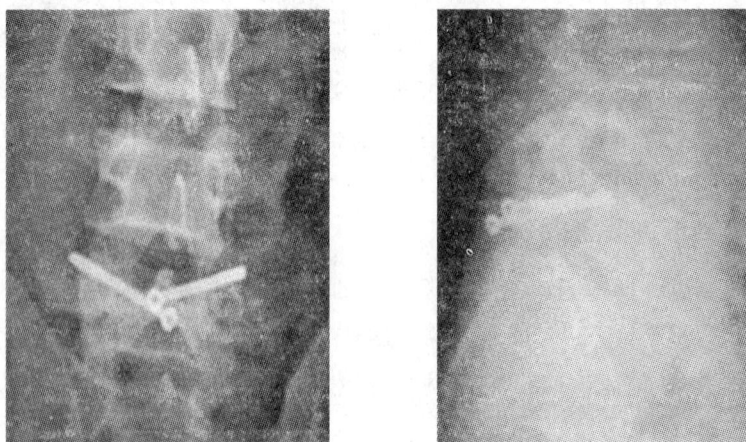

图 5-10　术后正位片、侧位片

5. 临证体会

腰椎后弓的小关节突之间由一条狭窄的皮质骨桥所构成，其将椎板和下关节突与椎弓根和上关节突连接在一起。皮质骨桥的断裂就形成腰椎峡部裂。腰椎峡部裂产生的原因有先天和后天两种。先天性原因认为腰椎弓中央及两侧各有骨化中心，在发育中未能连接而成峡部裂。有些病例先天即有椎弓峡部缺损，行走之后逐渐发生滑脱。后天性原因为腰椎峡部疲劳骨折。腰椎峡部较细小，可能为峡部裂的内在因素，相对细小的峡部，在劳动、运动或轻微外伤时，易发生疲劳骨折，由于症状轻或无症状而忽视治疗，致骨折不连续，形成峡部裂。Jackson 对 100 名女体操运动员研究发现，女体操运动员易患腰椎峡部骨折伴有或不伴有椎体滑脱，其中双侧 L5 峡部裂的发生率为 11%。Wiltse 等也报道过参加诸如足球或撑竿跳高的青少年中的峡部裂。腰椎峡部裂好发于 L5，其次为 L4。摄腰椎正侧位片，尤其是左右斜位片可以很方便地诊断腰椎峡部裂，斜位片中"狗颈断裂"可明确诊断。另外，CT 片可协助诊断。以往，对于腰椎峡部裂症多主张保守治疗，行骨盆牵引、功能锻炼、避免过度运动及佩戴支具等。但这些方法不能从根本上解决问题，无法避免症状加重或滑脱的发生。因此，许多学者主张对于有持续性腰痛，病程较长，峡部崩裂者，非手术治疗无效，可行手术治疗。目前手术多采用椎弓根钉系统固定或同时行椎间融合或椎板间融合，虽固定牢靠，但却以牺牲脊柱运动功能为代价。单纯行椎板间融合者，远期有再骨折的可能。我科曾收治 1 例 10 余年前行椎板间融合的峡部裂患者，又发生再骨折。为改变上述情况，经反复摸索，本研究采用空心加压螺钉内固定加植骨的方法治疗腰椎峡部裂症。手术前，除进行常规检查及拍摄 X 线片外，必须进行 MRI 检查，确认椎间盘无脱水、损伤及突出，不存在椎管狭窄及其他压迫征象存在，才可手术。手术中能在直视下将螺钉拧过峡部裂，确保了手术的安全性，并且只在峡部裂处植骨，完全恢复了原解剖特点，重建了腰椎运动功能单位。如典型病例 2，如果按常规手术方法将 L3 骨折及 L5 峡部裂处均行固定融合，则整个下腰椎的运动将完全丧失，但我们采用该手术方法，效果完全两样。椎体后部结构对脊柱稳定性有着重要作用。在后路结构中，小关节是主要的抗扭转结构，在腰段脊柱中是主要的抗应力结构。本研究者发现伴有坐骨神经痛者仅在站立及行走时出现，卧床后即消失，这类患者与其站立时椎体前滑神经根受牵拉有关。只要将峡部处固定牢靠后，临床症状便会消失，故不作椎板减压。

在临床工作中，我们也发现采用空心加压螺钉内固定加植骨的方法治疗腰椎峡部裂症存在一些问题。①加压螺钉要求完全经椎板两层皮质间穿过，手术要求技术严格；②该固定为有限固定，而不是坚强固定；③术后随访发现植骨有部分吸收。

因此，有待于在以后的工作中加以改进。

（三）前路减压植骨双凤尾钢板固定术治疗胸腰椎骨折伴不完全性截瘫

随着影像学的发展，特别是 CT 在临床应用，发现胸腰段骨折造成的脊髓受压大多数来自椎管前方。严重的脊柱爆裂型骨折后路彻底减压常常有一定困难。我们在分析 Kaneda、杨惠林等内固定方法的基础上，根据饶书诚椎体钉内固定术，采用前路手术椎管减压，椎体间植骨，中柱、前柱重建，并用自行设计制作的双凤尾钢板螺钉固定术治疗胸腰椎爆裂型骨折伴不完全性截瘫 48 例，随访 2 年以上 23 例，经临床观察疗效满意。

1. 临床资料

本组 23 例中，男 14 例，女 9 例，年龄 19～58 岁，平均 29 岁。受伤至手术时间 3 天～4 年。其中 2 周以内 17 例，2 周以上 6 例。损伤节段：T11 2 例，T1 29 例，L1 8 例，L2 4 例。23 例均有脊柱后凸畸形，后凸角 18°～45°，平均 27.5°。

损伤分类：参照张光铂脊柱损伤机制的综合分类和 Denis 与 Mc Afee 分类，23 例患者均为爆裂型骨折。其中前柱、中柱损伤 8 例，前、中、后柱损伤 15 例。23 例患者均行 CT 扫描，后移骨块占椎管矢状径 1/3 者 7 例，占 2/3 者 12 例，大于 2/3 不足 100% 者 4 例。神经功能损伤按 Frankel 分级：B 级 8 例，C 级 12 例，D 级 3 例。

2. 治疗方法

（1）体位与麻醉：侧卧位，气管插管麻醉。选择骨折压迫椎管重的一侧入路，对准腰桥，将手术床调成倒"V"形，直至腰部凹陷消失变平。

（2）手术显露：手术途径为经胸腹膜外显露椎体的侧前方。以 T12～L1 为例。切口起自第 10 胸椎棘突侧方 2～3cm 处，延伸至第 12 肋横突处弯向外侧沿第 12 肋下缘向前下至腹壁髂前上棘内侧 4～5cm 处。切开皮肤、皮下组织和筋膜，并分别向两侧适当剥离，显露斜方肌直达腹膜外脂肪。向后上沿第 12 肋骨切开深筋膜及骶棘肌后鞘，将骶棘肌向背侧中线牵开，显露第 12 肋骨，切除第 12 肋，保留肋骨头作为定位标志。沿肋骨床下缘切开腰方肌及腹横肌，显露膈肌脚，钳夹切断膈肌脚直达椎体前外侧。根据骨折椎体的不同节段，确定是否需要做第 11 肋骨节段性切除，以利于推开胸膜向上显露。剥开腰大肌和膈肌脚，用 Mixter 钳钳夹结扎腰横动静脉，骨膜下充分显露骨折椎体。

（3）椎管内骨块切除减压：切除肋骨头，显露椎体后缘及椎弓根，用尖嘴咬骨钳逐步咬除椎弓根。为便于操作，可使用圆凿或小平凿在椎体后外侧部紧靠椎体前缘凿一纵行骨槽，使椎体后壁成为一薄层骨片而易于切除。新鲜骨折亦可直视下切除向后移位至椎管内的松动之骨折片及破碎间盘组织。骨槽一般宽2.5cm，上下延伸至相邻正常椎体骨质为好。减压后应见到脊髓搏动。

（4）复位椎体间植骨与双凤尾钢板固定：用椎体撑开器分开椎间隙，使骨折脱位整复，并恢复原椎体高度和矫正后凸畸形。同时测量所需骨槽长度，以备取合适的髂骨。新鲜骨折脱位应避免过度伸展椎间隙而致脊髓牵拉伤。在陈旧性损伤患者常需切断前纵韧带才能矫正后凸成角畸形。然后切取宽2.5cm，长与所测骨槽长度一致的全板自体髂骨骨块备用。在椎体撑开器的维持下，以推进器将髂骨块嵌插在上、下椎体之间骨槽内，直至骨块陷入椎体内4~6mm，使髂骨块完全位于椎体的中央并略靠近椎体前缘，上、下陷入椎体终板骨质内。然后再安装双凤尾钢板。纯钛钢板有一定韧性，先使其为弓形，双凤尾部嵌入上下椎体终板内，用钢板嵌入器锤击钢板使其与髂骨块平行贴紧后，在骨块中央钻孔，用一枚螺丝钉将钢板牢固地固定在骨块上。完成减压植骨固定的全部过程后，将腰桥放平，用摇摆手法检查固定的稳定性。修复膈肌脚，腹膜后置负压引流管，分层缝合各层肌肉、皮下及皮肤。

（5）术后处理：术后负压引流管24~48小时，2周拆线，8~10周戴腰背支架下床活动，至骨折愈合方可解除支架。

3. 治疗结果

本组23例术后随访最短24个月，最长5年4个月，平均3年8个月。术前脊柱后凸畸形，后凸角18°~45°，平均27.5°，术后为0°~16°，平均6°。17例新鲜骨折患者术后基本矫正，6例陈旧骨折病例术后仍有轻度畸形。术后每月摄片1次，骨愈合时间为5~8个月，平均为6个月。术后2例患者出现气胸，均经胸腔闭式引流1周后痊愈。23例患者术前均有不同程度的截瘫，除1例D级为伤后4年，因后凸角较大，故术中做前路植骨，以重建其脊柱中柱、前柱，矫正其后凸成角为目的外，22例均有Frankel一级以上的改善。13例术前有括约肌功能障碍者术后随诊时大部或完全恢复。

4. 临证体会

（1）脊柱前路手术的依据：爆裂型脊柱骨折所致的脊髓受压大多来自硬脊膜的前方，CT扫描可发现椎体后缘骨块，Trafton等认为T12或L1的爆裂型骨折，若椎管矢状面被占据达50%或更多时，则神经损伤的危险性显著增大，并有明显的进行性加重。对严重爆裂型骨折，采用后路手术间接减压常有困难。以往单纯依靠正侧位X线片来说明中柱未受损伤，而采用过伸位复位以及后路手术方法，如"压中间撬两头"的方法（Harring-ton-Edwords）使脊柱伸直或各种短节段椎弓根钉内固定方法（Dick、CDI）等都具有一定的危险性。前路手术是在直视下切除致压物，减压彻底，椎管扩大可靠。爆裂型骨折往往前柱、中柱压缩较明显，而后柱韧带复合结构相对损伤较小，故前路手术减压对脊柱"运动单位"的解剖状态破坏最小，无椎板广泛切除后瘢痕继续压迫之忧，且最大限度重建了脊柱中柱、前柱结构，从而使椎体恢复正常序列。本组 17 例新鲜骨折术后基本完全恢复正常序列，6 例陈旧骨折也有较明显的改善。

（2）前路植骨固定的力学原理：脊柱是多椎节椎骨构成的一个活动单元，无论是在椎体或椎弓根的螺丝钉其固定作用都是暂时的，时间长了就会松动失效，螺母与螺杆之间也会随着时间的延长而自动松动。严重压缩及爆裂型骨折经后路器械整复固定及植骨融合后，经随访发现，后凸成角矫正度会逐渐丢失，即术后后凸成角复发，而前路植骨固定则很少发生再成角。用 Dick 钉末端挑在椎体矫正脊柱后凸的想法是不符合力学原理的。因站立时躯干部分重力位于运动轴线的腹面，运动节段受到向前弯曲的力矩，后路植骨固定后，不负重脊柱的瞬时旋转轴在固定段内移向背侧，因而在植骨处产生张力而影响愈合，愈合后也易在张力下损伤。Goldeman 认为后路内固定器在脊柱站立位时只吸收部分轴向压缩负荷并向背侧偏离负重线，因此不能防止后凸畸形的发生。前路植骨固定在生物力学上运动节段的负重部分，恢复了脊柱的中柱、前柱功能。即使后路固定的强度和刚度与前路植骨固定相同，前路植骨固定亦比后路固定的承载能力要好。

（3）双凤尾钢板的特点：自行设计的双凤尾钢板采用 AT1 型医用纯钛制作，其化学成分和机械性能符合国家植入物标准，结构简单，手术操作简便。术前根据每一例患者损伤节段相邻椎体高度制成符合伤椎高度的双凤尾钢板，以便术中固定植入得心应手。术中应注意：①先凿槽，后切除椎体后缘骨块，椎体后缘及上下椎间盘必须彻底切除，从前方充分显露硬膜。②在骨槽的上下端必须达到上下相邻椎体终板，显露出椎体骨质，使髂骨块顶在上、下椎体骨性终板上。③髂骨块植入椎体中央，充分发挥其支撑稳定和固定融合的作用。④用双凤尾钢板固定在植骨的上、下椎体之间，双凤尾部分分别嵌入上、下椎体终板。作者体会，经脊柱前路椎管减压双凤尾钢板固定术有以下优点：①减压、植骨、固定可同时进行，达到一期脊柱重建的目的；②在直视下切除突入椎管内的致压物，加重脊髓损伤的机会小，减压彻底；③截瘫恢复率高，即使陈旧性脊柱骨折在截瘫恢复保持恒定后，行前路减压术后神经功能仍有恢复；④对于陈旧性骨折局部成角较大者可行单纯前路植骨固定以矫正后凸畸形，重建脊柱中、前柱稳定性；⑤自制纯钛双凤尾钢板与 MRI 有良好的相容性，手术后进行植入部位的 MRI 检查，可清楚地显示椎管及其相邻的组织结构；⑥前路减压、髂骨植骨、双凤尾钢板固定符合脊柱生物力学特点，可一期手术重建脊柱稳定性，免于二次后路手术取内固定；

⑦固定可靠，减压彻底。

（四）上腰椎爆裂型骨折外侧入路的手术方法

此入路是为上腰椎爆裂型骨折设计的新入路，主要解决 L1、L2、L3 椎体爆裂型骨折，在 CT 片上可见椎体后上缘骨块和椎间盘向后进出，进入椎管内，压迫脊髓或马尾，形成截瘫或不全瘫的病例。该入路能给切除椎体后缘骨块和突出的椎间盘提供最大的方便，还能同时作椎体间植骨融合稳定脊柱。该入路要比腹膜后入路切口短、出血少、损伤小、需要的手术时间短。自 1995～2003 年采用该入路治疗上腰椎爆裂型骨折 50 例，取得了满意的疗效。

1. 临床资料

本组 50 例，男 35 例，女 15 例。年龄 17～50 岁，平均 35 岁。受伤椎体：L1 25 例，L2 21 例，L3 4 例。全瘫者 5 例，不全瘫者 15 例，单侧或双侧下肢运动障碍者 27 例，过敏性疼痛者 3 例。合并尿潴留者 22 例，合并肛门括约肌障碍者 20 例。

2. 治疗方法

（1）手术入路的选择：根据 X 线正位片和 CT 片上的表现，应选择受伤椎体高度丧失较重的一侧，也就是侧凸的凹侧，并结合患者双下肢的功能障碍和临床症状，来定左侧或右侧入路。

（2）麻醉：气管插管麻醉或局部浸润麻醉。

（3）术中卧位：一般均采用侧卧位，将手术床调成反 "V" 形，抬高腰桥，将患者下肢靠床的一侧屈膝、屈髋，上面的下肢伸直。这样才能使侧卧时塌陷的腰部伸展变平，有利于手术操作的进行。

（4）切口：自第 11 肋骨横突关节至髂嵴，沿骶棘肌外缘向前向下走行，长约 15～20cm。

（5）手术操作：切开皮肤后，用电刀切开皮下组织，直达深筋膜，沿骶棘肌外缘向上切开背阔肌和后下锯肌，暴露第 12 肋骨，切断肋椎韧带，以便将第 12 肋骨向前拉开。自第 12 肋骨向下沿骶棘肌外缘纵行切开腰背筋膜后层，将骶棘肌向后牵拉，沿腰背筋膜中层进入，暴露 L1、2、3 横突的尖端，再沿横突的尖端向后剥离，暴露关节突和椎板，向前剥离暴露椎弓根和椎体前外侧缘，探查认定受伤椎体后，自椎体前方插入撬板暴露椎体，再在横突后方用两把拉钩牵开骶棘肌，使术野显露清楚，止血彻底。自横突根部用铲刀切除横突，切除椎弓根和椎体的上 2/3 包括椎间盘和上一椎体的下终板，先在椎体上刨槽，然后沿硬膜管前方用推倒刀将突出的椎体后缘骨块和椎间盘向后推倒钳出，检查硬膜管和神经根是否已达到充分减压，如已达到减压目的，即可将取出来的松质骨块，剪碎调拌骨水泥，植于被张开的椎体间隙内，应注意用挡板隔开，以免骨水泥溢入椎管内。待骨水泥尚未硬固之前，适当放低腰桥，以免造成脊柱侧凸。手术完成后彻底止血，冲洗伤口，放置负压引流管，分层闭合切口，手术结束。

（6）术后处理：回病房卧平板床，负压引流管接床边，24～48小时拔除引流管，留置导尿，按常规翻身护理，10天拆线。

3. 治疗结果

本组50例采用该入路进行手术的患者，术中均能达到出血少、损伤小、手术时间短的目的。术中输血量只需要400～800ml，一般1.5～3小时即可完成手术的全过程。50例患者均能达到脊髓前减压彻底和椎体间植骨融合可靠的目的。术后随访6个月～3年，截瘫和下肢神经症状的恢复均能达到Frankel分级标准的1～2个档次（图5-11，5-12）。

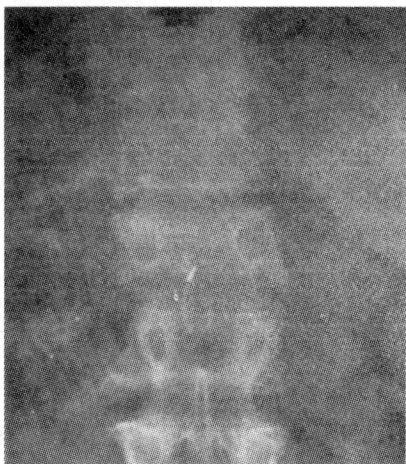

图5-11　术前正位片　　　　　　　　图5-12　术后侧位片

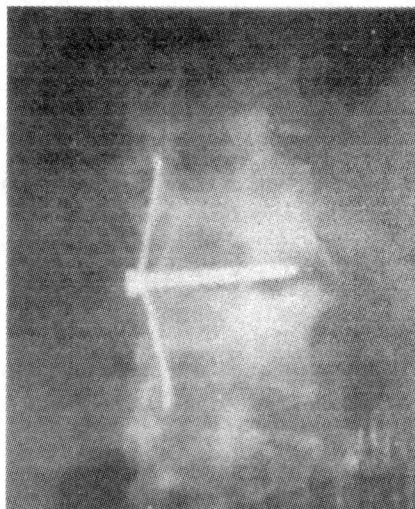

4. 临证体会

（1）爆裂型脊柱骨折常见于上腰椎。爆裂型脊柱骨折的形成多由于患者自高空坠落，两足着地所产生的垂直压缩力再加上脊柱的屈曲作用力而造成，常见于L1、L2、L3椎体。影像学所见常为前、中柱损伤，个别病例后柱也伴有损伤甚至骨折错位，对这种骨折需要解决：①对椎体后上缘和椎间盘向椎管内进出，造成骨性椎管狭窄压迫脊髓，则需要采用适当的入路切除椎管内的骨块和椎间盘，以达到彻底减压脊髓的目的。②爆裂型骨折常伴有脊柱的前、中、后柱不稳，则需要进行强有力的固定来稳定脊柱。

（2）椎体后缘骨块的切除需要适当的手术入路。经后路椎板切除减压术常因后突的椎体后缘骨块和椎间盘位于硬膜管的前方，而使经后路绕过硬膜管切除前方的骨块十分困难，如勉强牵开硬膜管和神经根，进行骨块和椎间盘的切除术，将会造成脊髓圆锥或马尾神经的损伤，术后常可导致截瘫或神经功能损害的加重，故采用后入路治疗爆裂型骨折的手术方法是不可取的。经前路腹膜后入路切口长、损伤大、出血多，还需要进行结扎节段血管等复杂操作，且暴露突入椎管内的椎体后缘骨块和椎间盘也十分困难。故作者选用了经外侧入路切除椎体后缘骨块和椎间盘的手术方法，用于上腰椎爆裂型骨折，认为该入路能在切除后缘骨块和椎间盘上比较方便，减压脊髓比较彻底，进行椎体间植骨和骨水泥固定的方法稳定可靠。本组 50 例应用此方法治疗的患者，均能达到较满意的恢复或神经功能明显的改善。

（3）爆裂型骨折需要适当的固定方法稳定脊柱。对上腰椎爆裂型骨折经前路切除致压物减压脊髓后，应采取何种方法稳定脊柱的问题值得探讨。以往常用椎体间撑开植骨加器械内固定的方法，这种方法也存在着它的不足之处，主要是在三柱骨折的情况下，椎体间撑开植骨，也可造成脊髓的过牵损伤，使术后神经功能的恢复受到影响。作者提出对爆裂型骨折当脊髓前减压彻底后，是恢复椎体的高度重要？还是稳定脊柱重要呢？根据本组 50 例患者的恢复情况，认为强有力的单纯椎体间融合固定术，要比撑开植骨加内固定所产生的远期神经功能的恢复更好。故作者对这组患者采用的椎体间固定方法有：①将取出来的骨块咬碎调拌骨水泥重新植入椎体间隙内，以达到坚固的椎体间固定和稳定脊柱的目的。②将取出来的骨块摆好压实植入椎体间隙内，然后在上一椎体的下缘和下一椎体的上缘拧入螺钉各 1 枚，再用双钢丝固定在螺钉帽上，拧紧使椎体间张开的间隙略合拢，以免造成术后脊柱侧弯的形成。最后用骨水泥包埋螺钉和钢丝，在植骨间隙的侧面做盖，以防植骨脱出。这两种方法都是简单有效的方法，而且术后稳定可靠，晚期神经功能恢复良好。

（五）胸腰椎爆裂型骨折前路减压植骨双翼挡板固定

严重的脊柱爆裂型骨折后路减压常有一定的困难。作者采用前路手术椎管减压、椎体间植骨、双翼挡板螺钉（图 5 - 13）固定术治疗胸腰椎爆裂型骨折并不完全性截瘫 62 例，随访 2 年以上 43 例，经临床观察，疗效满意。

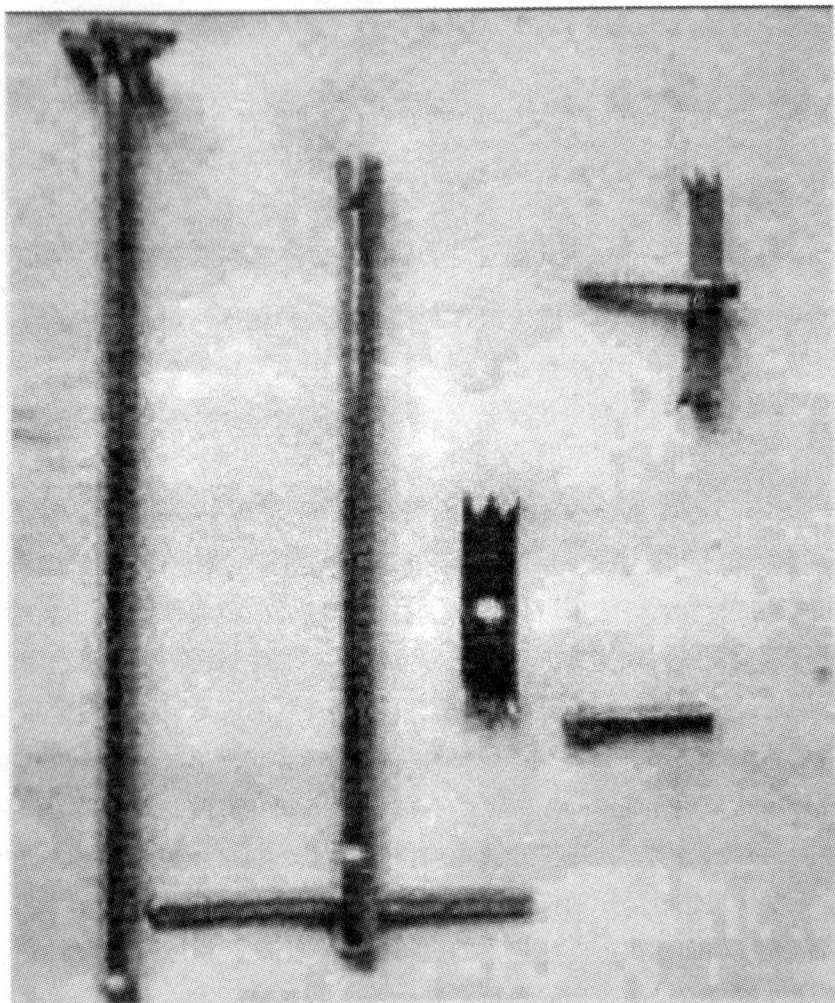

图 5 - 13　双翼挡板、螺钉及工具

1. 临床资料

本组 43 例，男 27 例，女 16 例，年龄 19～58 岁，平均 29 岁。从受伤至手术时间 3 天～4 年。其中 2 周以内 33 例，2 周以上 10 例。损伤节段：T11 2 例，T12 8 例，L1 20 例，L2 13 例。后凸畸形：43 例，后凸角（Cobb 法）16°～47°，平均 26.5°。

损伤分类：参照张光铂脊柱损伤机制的综合分类和 Denis 与 Mc Afee 分类，43 例患者均为爆裂型骨折。其中前、中柱损伤 19 例，前、中、后柱损伤 24 例。43 例患者均行 CT 扫描后发现有移位骨块，占椎管矢状径 1/3 者 12 例，占 2/3 者 24 例，大于 2/3 不足 100% 者 7 例。神经功能损伤按 Frankel 分级：B 级 12 例，C 级 20 例，

D 级 11 例。

2. 治疗方法

（1）体位与麻醉：侧卧位，气管插管。选择骨折压迫椎管重的一侧入路，对准腰桥，将手术床调成倒"V"形，直到腰部凹陷消失变平。

（2）手术显露：以 L1 为例，切口起自 T10 棘突侧方 2～3cm 处，延伸至第 12 肋横突处弯向外侧，沿第 12 肋下缘向前下至腹壁即髂前上棘内侧 4～5cm 处；切开皮肤、皮下组织和深筋膜，并分别向两侧适当剥离，切断斜方肌，背阔肌及腹外、内斜肌及腹横肌直达腹膜外脂肪。显露切除第 12 肋，剥开腰大肌和膈肌脚，用 Mixter 钳夹结扎腰横动静脉，骨膜下充分显露骨折椎体。

（3）椎管内骨块切除减压：显露椎体前缘及椎弓根，用尖嘴咬骨钳逐步咬除椎弓根。在离椎体前缘向后 1.5～2cm 处，用小平凿凿一纵行骨槽，使椎体后壁成为一薄层骨片而易于切除。骨槽一般宽 2.5cm，上下延伸至相邻正常椎体骨质为好。减压后应见到脊髓搏动。

（4）椎体间植骨与双翼挡板固定：用椎体撑开器分开椎间隙，使骨折脱位整复，然后切取宽 2.5cm，长与所测骨槽长度一致的全板自体髂骨骨块备用。在椎体撑开器的维持下，以推进器将髂骨块嵌插在上、下椎体之间骨槽内，使骨块陷入椎体缘内 4～6mm，使髂骨块完全位于椎体的中央并略靠近椎体前缘。纯钛挡板有一定韧性，先使其为弓形，双翼部嵌入上下椎体终板内 2～3mm，尔后用挡板嵌入器锤击挡板使其与髂骨块平行贴紧，使挡板双翼部嵌插入上、下终板骨质之内，用 1 枚螺丝钉将挡板牢固地固定在骨块上。完成减压植骨固定的全部过程后，将腰桥放平，用摇摆手法试验固定的稳定性后关闭切口。术后负压引流管 24～48 小时拔除，8～10 周戴腰背支架下床活动，至骨折愈合。

3. 治疗结果

本组 43 例胸、腰椎爆裂型骨折并不全瘫患者，术后随访最短 24 个月，最长 5 年 4 个月，平均 3 年 2 个月；术前脊柱后凸畸形为 16°～47°；术后 0°～16°，平均 6°。29 例新鲜骨折患者术后基本矫正，14 例陈旧骨折术后仍有轻度畸形。术后每月拍摄 X 线片 1 次，骨性愈合时间为 5～8 个月，平均 6 个月。术后有 3 例患者出现气胸，经胸腔闭式引流 1 周后痊愈。43 例患者，术前均有不同程度的截瘫，除 1 例 D 级为伤后 4 年，因后凸角较大，故术中做前路植骨，以重建其脊柱中、前柱功能外，42 例均有 Frankel 1 级以上的改善。术前有括约肌功能障碍者 18 例，术后完全恢复。

4. 临证体会

胸、腰椎爆裂骨折经脊柱前路椎管减压双翼挡板固定有以下优点：①减压植骨、固定可同时进行，达到一期脊柱重建的目的；②在直视下切除突出椎管内的致压物，加重脊髓损伤的机会小，减压彻底；③截瘫恢复率高，即使陈旧性脊柱骨折，在截瘫恢复保持恒定后，行前路减压术后神经功能仍可能恢复；④对于陈旧性骨折局部成角较大者，可行单纯前路植骨固定，以矫正后凸畸形，重建脊柱中、前柱稳定性；⑤纯钛与 MRI 有良好的相容性，手术后进行植入部位的 MRI 检查，可清楚地显示椎管及其相邻的组织结构；⑥前路减压髂骨双翼挡板固定，符合脊柱生物力学特点，固定可靠，减压彻底，对截瘫的恢复有良好的促进作用。

（六）充气式脊柱弹性固定牵引器在胸腰椎爆裂骨折后路内固定术后的应用价值

采用椎弓根螺钉系统内固定治疗胸腰椎爆裂骨折，具有解剖简单、创伤小、出血少、操作容易等优点。但也可能发生内固定松动、断裂失效，从而造成术后伤椎高度丢失，甚至出现后凸畸形。除从改进内固定器械设计、提高植入技术、术中充分植骨等方面是可以预防的，术后一定时间的卧床及良好的外固定支具也是预防这些并发症发生的重要措施。充气式脊柱弹性固定牵引器（以下简称充气支架）是我院自行研制用于治疗胸腰椎压缩性骨折的一种具有一定复位作用的外固定支具，临床应用取得了良好的疗效。为提高胸腰椎爆裂骨折复位内固定后植骨的融合率，减少术后并发症，我们采用非盲前瞻性随机对照实验，对充气支架在胸腰椎爆裂骨折后路复位内固定术后的应用价值进行了研究。

1. 临床资料

本组共 480 例。其中男 308 例，女 172 例；年龄 19～45 岁，平均 32.7 岁；致伤原因：车祸伤 307 例，坠落伤 115，砸伤 58 例。均为单椎体骨折，其中 T11 骨折 29 例，T12 骨折 82 例，L1 骨折 233 例，L2 骨折 136 例；均为爆裂型骨折，椎管狭窄 Wolter 为 1 者 51 例，为 2 者 302 例，为 3 者 127 例；神经功能按 ASIA 分级：C 级 228 例，D 级 167 例，E 级 85 例。均无其他合并伤及并发症。

分组方法：随机将患者分为 A 组（术后 3 周佩戴充气支架坐轮椅或下地）、B 组（术后 3 周佩戴普通硬质腰围坐轮椅或下地）、C 组（术后 8 周佩戴充气支架坐轮椅或下地)、D 组（术后 8 周佩戴普通硬质腰围坐轮椅或下地）四组。每组均 120 例。

2. 治疗及评定方法

采用全麻，俯卧于脊柱手术支架上。以 L1 骨折为例：后正中切口显露伤椎及其上、下各 1 个邻椎，分别在 T12 和 L2 两侧置入弧轨自锁椎弓根矫形固定器（AL-PF），安装两侧固定棒，适当撑开 L1 椎体，安装横联。对于椎管狭窄指数大于 1 且有神经功能损害的患者，切除伤椎部分椎板，探查椎管前壁如有骨块明显后突，用

文登特色整骨——朱惠芳老中医整骨经验及传承

嵌入器将突起的骨折块击平,解除来自椎管前侧的压迫。将术中咬下的棘突和椎板骨粒植于骨折节段两侧横突间和关节突关节间。四组患者术后均佩戴支具3个月。术后1年复查显示骨折愈合、融合节段已融合后取出内固定物。

随访和测量、评定方法:术后随访5年。按方法对全部患者术前和末次随访时的神经功能进行评价。术前、术后、内固定物取出前、末次随访时拍摄胸腰椎正侧位X线片。在侧位X线片上测量伤椎及其上下方相邻椎体的前、后缘高度。计算矢状面后凸校正Cobb's角:参考矢状面正常胸腰椎不同节段之间的相对前凸角,把骨折上下邻椎之间测得的Cobb's角加上该节段之间正常的前凸角作为"矢状面后凸校正Cobb's角",以反映其真正的矢状面畸形。末次随访时评价患者的腰痛情况。腰痛按Denis分级评估(P1:无痛;P2:偶有微痛,不需治疗;P3:中度痛,偶需服药,不影响工作和生活;P4:中至重度疼痛,常需治疗,偶尔不能工作和生活自理;P5:持续重度疼痛,需长期服药)。

统计学方法:计量资料多个样本均数间两两比较采用q检验。等级资料的比较采用秩和检验,$\alpha = 0.05$。

3. 治疗结果

(1)内固定断裂、松动情况:由于ALPF的螺帽具有锁定环,术后无一例发生螺帽松动。ALPF的钉杆连接采用纹牙互锁结构,在螺帽不发生松动的情况下钉杆连接处也不会发生松动。A、C两组未发生钉棒断裂;B组螺钉断裂8例(6.7%),其中有2例(1.7%)后凸畸形明显加重,矢状面后凸校正Cobb's角增加超过10°;D组螺钉断裂3例(2.5%)。11例螺钉断裂均发生在术后2~6个月,立刻取出原内固定,重新给予ALPF复位内固定。

(2)骨折复位与丢失情况(见表5-1)

表5-1 骨折高度复位与复位丢失情况($x \pm s$)

	组别	术前	术后	内固定取出前	随访时
伤椎前缘高度(mm)	A组	10.6±4.7	23.8±2.5	23.5±2.3	22.3±2.4
	B组	10.9±4.1	23.1±2.4	17.5±4.7	16.2±4.9
	C组	11.1±4.9	23.2±2.1	23.9±1.9	22.7±2.0
	D组	10.7±4.4	23.6±2.9	22.1±1.8	20.9±2.6
伤椎后缘高度(mm)	A组	20.2±2.5	25.4±1.6	25.3±1.5	25.1±1.6
	B组	20.4±2.3	25.2±1.5	22.8±2.6	22.4±2.1
	C组	20.4±2.7	25.3±1.3	25.1±1.2	25.0±1.2
	D组	20.5±2.4	25.5±1.5	24.9±1.4	24.6±1.6

	组别	术前	术后	内固定取出前	随访时
矢状面后凸校正 Cobb's 角（°）	A 组	20.1 ± 5.7	2.3 ± 1.5	2.5 ± 1.6	2.8 ± 1.7
	B 组	19.7 ± 5.9	2.8 ± 1.7	9.3 ± 3.1	9.6 ± 3.3
	C 组	20.2 ± 5.6	2.7 ± 1.6	2.3 ± 1.5	2.5 ± 1.6
	D 组	19.6 ± 6.1	2.4 ± 1.9	3.2 ± 1.7	3.7 ± 1.9

术前四组间伤椎前、后缘高度和矢状面后凸校正 Cobb's 角比较均无显著性差异（$P > 0.05$）；术后，四组伤椎前、后缘高度和矢状面后凸校正 Cobb's 角均恢复良好，与术前相比均有显著性差异（$P < 0.01$），四组间无显著性差异（$P > 0.05$）。与术后比，内固定取出前及随访时，B 组的伤椎前缘高度丢失较多，矢状面后凸校正 Cobb's 角明显增大（$P < 0.01$）。而 A、C、D 三组无明显丢失（$P > 0.05$），明显优于 B 组（$P < 0.01$）；三组间无显著性差异（$P > 0.05$）。

（3）神经功能恢复（见表 5 – 2）

表 5 – 2 4 组术前和随访时的神经功能 Franlkel 分级情况

Franlkel 分级	例数							
	A 组		B 组		C 组		D 组	
	术前	随访	术前	随访	术前	随访	术前	随访
C 级	58	0	53	2	61	0	64	0
D 级	39	13	47	21	32	11	30	15
E 级	23	107	20	98	27	109	26	105

术前四组间神经功能 Franlkel 分级差异无统计学意义。随访时，A、C、D 组神经功能恢复均好于 B 组（$P < 0.05$）。A、C、D 三组间神经功能恢复差异无统计学意义（$P > 0.05$）。

（4）各组术后并发腰痛情况：各组末次随访时，A 组腰痛最轻，仅有 1 例 P4 级，无 P5 级；C、D 组腰痛也较轻，C 组无 P5 级，有 3 例 P4 级，D 组有 1 例 P5 级，5 例 P4 级，两组 P2 ~ P3 级患者较 A 组略多；B 组腰痛患者例数最多，程度较重，有 4 例 P5 级，9 例 P4 级，P2 ~ P3 级共有 28 例。A、C、D 三组与 B 组均有显著性差异（$P < 0.01$）；腰痛程度与矢状面后凸校正 Cobb's 角呈正相关（相关系数为 0.305，$P < 0.05$）。（见表 5 – 3）

表5-3　各组末次随访时腰痛评价分布表（例）

	P1	P2	P3	P4	P5
A组	107	7	5	1	0
B组	79	15	13	9	4
C组	103	8	6	3	0
D组	98	7	9	5	1

4. 临证体会

胸腰椎爆裂骨折术后内固定失效的原因主要有：①后路手术未行植骨融合。良好的融合是防止脊柱骨折术后远期假关节形成、内固定松动断裂和后凸畸形的先决条件。Keene 等研究发现，单纯的后路椎板切除而不行融合内固定会导致医源性的后凸畸形。本研究中所有患者均常规行横突间和关节突间植骨融合。②严重胸腰椎爆裂骨折复位后内在力学结构的缺陷。胸腰段爆裂型骨折经椎弓根器械撑开复位后，椎体高度恢复，但椎体内骨小梁结构并未同时恢复，形成椎体内蛋壳样变，加上骨折椎体上下椎间盘破坏，使前、中柱丧失结构的完整性和力学的稳定性，前、中柱的机械力学性能并未恢复。王向阳等研究证实前、中柱损伤后经椎弓根螺钉器固定后前屈压缩刚度仍较正常标本减少41.9%。说明即使用经椎弓根螺钉内固定器械固定，前、中柱仍存在力学性质缺陷，不能阻止前屈压缩载荷上的变形。Deniaux 提出经椎弓根植骨重建前、中柱结构，但近期 Knop 和 Analay 等均报告在椎体内植骨并不能防止内固定失败和矫正丢失。本研究中均未行椎体内植骨。③固定节段过度撑开。后路经椎弓根撑开复位内固定技术可以恢复椎体高度，但较大的轴向撑开力本身可以在矢状面上产生后凸的倾向，同时使得脊柱前柱的支撑功能下降，也可导致后方内固定器械过度受力而发生内固定失败，远期可能出现后凸畸形。如伤椎相邻椎间隙纤维环和前纵韧带尚完整，过度撑开将导致伤椎前缘骨皮质分离，难以愈合；如前述结构不完整，则过度撑开不能获得伤椎满意复位，仅能使伤椎相邻椎间隙过度张开。这两种情况均会导致内固定负荷增加，局部假关节形成，最终导致内固定器断裂。④内固定器械设计缺陷。椎弓根螺钉的钉体与钉尾是应力集中区，该处设计不当可导致螺钉断裂。钉尾与棒之间固定力不足、缺乏锁定装置可导致钉棒松动、失效。ALPF 椎弓根螺钉的后半部无螺纹圆柱体；钉体与钉尾连接处采用增强设计，其横截面积加大。这些设计大大减小了应力集中，降低了断钉率。螺钉与棒之间采用弧形自锁块纹牙固定，纹牙互相嵌插在一起。螺帽自身带有锁定环，在螺帽不发生松动的情况下钉杆连接处也不会发生松动，解决了钉杆角的松动问题。本研究中，术后伤椎前缘高度的再丢失主要是由于椎弓根螺钉在椎体内切割骨质及伤椎相邻椎间盘塌陷所致。⑤椎弓根螺钉植入失误。椎弓根螺钉植入椎弓根之外或进入椎间隙将使固定强度降低，从而导致螺钉松动、断裂，伤椎塌陷后凸。本研究中无椎弓根螺钉植入椎弓根之外及进入椎间隙者。⑥术后未进行确实有效的支具外固定和正确的功能锻炼。术后缺乏有效的支具保护可导致内固定失败和假关节形成。

任何骨折的内固定都是临时的，即使再牢固，也不可避免会造成椎间的微动而不适当的运动，更加加重固定节段的不当负载，增加并发症发生的几率。离体实验表明当载荷位于后纵韧带前方，前、中柱破坏使脊柱载荷容量减少68%，载荷位于后纵韧带后方，前、中柱破坏时仅导致脊柱载荷容量微小变化。这也表明脊柱骨折术后载荷的传导尽量靠近后路内固定器械一侧，即尽量从后、中柱传导。佩戴普通硬腰围可以避免因躯体前屈致使椎弓根钉负荷增加进而折断，但制动作用较弱，且不能分担载荷。因此患者术后需卧床8周后方可佩戴普通硬质腰围下地。充气支架由腰围、腰背气囊、可调长弹簧支撑杆和腋托构成，具有三种作用：①夹板作用：腰围捆扎于损伤脊柱的周围，通过气囊充气，脊柱前侧有腹腔的压力，后侧有气囊的压力，左右有腰围的约束，形成坚壁圆桶，对损伤脊柱产生夹板固定的作用。②牵引作用：由于气囊、腹压和支撑杆的综合作用，胸腰段脊柱受到轴向力的作用，使患者下床后伤椎受到拉伸应力作用，而不会被压缩。③背伸力矩作用：支撑杆的轴向支撑力与气囊向前的压力联合对胸腰椎形成背伸弯矩作用，在患者下床活动后可继续矫正伤椎的残余移位。由于充气支架具有良好的外固定作用，又可分担部分载荷，且其背伸力矩作用使躯干重力线更加后移，更接近脊柱的瞬时旋转轴，进一步减小了椎弓根螺钉承受的弯曲、剪切载荷，为骨折愈合提供了良好的局部生物力学环境。因此不但显著减少了伤椎复位后高度和矢状面后凸校正Cobb's角的丢失，降低了内固定的失效率，而且大大缩短了术后卧床时间。本研究表明胸腰椎骨折术后腰痛与胸腰段后凸畸形程度呈正相关。其原因在于胸腰段后凸畸形可导致显著的代偿性腰椎过度前凸、椎体向后滑移不稳定倾向增加，使小关节容易发生应力损伤而引发下腰痛症状。力学不稳定还会导致患者出现躯干失去支撑和疲劳感以及站立姿态前倾。脊椎序列的恢复可减轻腰椎代偿性过度前凸，并显著缓解下腰疼痛。充气支架通过三种作用的综合效应，使胸腰段脊柱保持良好的序列，降低了伤椎复位丢失率，因此能够较好地预防腰痛的发生。

本研究证明在充气支架的固定和支持下，胸腰椎爆裂骨折术后卧床3周即可。与普通腰围相比，充气支架具有更好的保护作用，能有效地缩短卧床时间，降低伤椎复位丢失率和内固定失败率，避免伤后腰痛，提高手术的临床疗效。因此，它在胸腰椎骨折术后具有较高的应用价值。

（七）胸腰椎爆裂骨折后路侧前方减压钢板固定的疗效观察

随着医学的发展，对胸腰椎骨折的诊断及治疗要求更准确、更有效。胸腰椎爆裂骨折其骨块对脊髓的压迫多数来自椎管的前方。严重的胸腰椎爆裂骨折其突入椎管内的骨块大，椎体高度丢失多。通过后侧彻底减压困难较大，完全恢复椎体高度更难。本研究者采用后侧入路侧前方椎管减压、椎体植骨重建、钢板固定治疗胸腰椎爆裂骨折 85 例。临床观察疗效满意。

1. 临床资料

本组 85 例，男 57 例，女 28 例，年龄 16 ~ 57 岁，平均 30.4 岁。受伤至手术时间 2 ~ 40 天。损伤节段 T11 11 例，T12 27 例，L1 29 例，L2 18 例，85 例均有脊柱后突畸形，后突角 19° ~ 45°，平均 26.8°。椎体高度丢失均在 41% ~ 80%，平均 58.5%。CT 扫描示椎管 Ⅰ 度梗阻 16 例，Ⅱ 度 53 例，Ⅲ 度 16 例。有神经损伤 69 例，神经功能评价按 Frankel 分级：A 级 5 例，B 级 37 例，C 级 21 例，D 级 6 例。

2. 治疗方法

（1）麻醉方式与体位：气管插管全麻，侧卧位。将手术床调成倒"V"形，对准腰桥，直至腰部凹陷消失变平，选择骨折压迫椎管重的一侧入路。

（2）手术显露：采用后外侧入路，以伤椎为中心棘突旁 1 ~ 2cm 纵行切口，长约 14 ~ 16cm。切开皮肤、皮下组织、腰背筋膜、骶棘肌部分横形切断，骨膜下剥离椎板，显露出横突并咬除，结扎 1 条动脉，即可较充分显露伤椎，沿椎弓根外侧骨膜下剥离椎体一侧软组织，即可显露伤椎侧方。根据手术节段决定是否需切除肋骨。胸椎需切除肋骨后半部分，显露椎弓根及伤椎椎体侧方。

（3）椎管骨块切除减压：用尖嘴咬骨钳逐步咬除伤椎的椎板及椎弓根，用圆凿或水平凿在椎体后外侧紧靠椎体后缘凿一纵行骨槽，使椎体后壁成为一薄层骨片而易于切除。骨槽宽 2.5cm，上下延伸至相邻正常椎体的骨质。新鲜骨折可直视下切除向后移位至椎管内松动的骨片及破碎的椎间盘组织，减压后应见到脊髓搏动。

（4）椎间植骨与钢板固定：用椎体撑开器撑开骨折椎体及上下椎间隙，使骨折脱位复位，并恢复椎体高度和矫正后凸畸形，同时测量骨槽长度，以备取合适大小的髂骨块。陈旧性损伤患者常需切断前纵韧带才能矫正后凸成角畸形。然后切除宽 2.5cm、长与所测骨槽高度一致的全板自体髂骨块备用，在撑开器的维持下，用推进器将髂骨块嵌插在上、下椎体之间骨槽内，使髂骨块完全位于椎体中央并略靠椎体前缘，骨块陷于上下椎体内 3 ~ 4mm，将钢板与髂骨块平行贴紧后，将钢板固定在骨块上。

（5）术后处理：术后引流 24 ~ 48 小时。2 周拆线。8 ~ 10 周后腰围保护下床活动，至骨折愈合后解除腰围。

3. 治疗结果

随访：包括腰痛评分和影像学检查。腰痛按 Denis 分级：P1：无痛；P2：偶有微痛，不需治疗；P3：中度痛，偶需服药，不影响工作和生活；P4：中至重度疼痛，常需治疗，偶尔不能工作和生活自理；P5：持续重度疼痛，需长期服药。影像学检查包括术前 X 线、CT，有脊髓损伤症状者行 MRI 检查；术后行 X 线、末次随访行 CT 检查。在侧位 X 线片上测量伤椎椎体前缘高度、Cobb's 角。计算椎体高度、Cobb's 角恢复及丢失。

本组 85 例术后随访最短 12 个月，最长 5 年 4 个月，平均 2 年 4 个月。术前脊柱后凸畸形 19°~45°，平均 26.8°，术后为 0°~17°，平均 7.8°（表5-4）。78 例新鲜骨折术后基本矫正，7 例陈旧骨折术后仍有轻度畸形。术后每月 X 线片 1 次复查，骨愈后时间为 5~8 个月，平均 6.3 个月。术后椎体高度丢失约 5.6%。术后 4 例患者出现气胸，均经胸腔闭式引流 1 周后痊愈。78 例患者术前均有不同程度的神经损伤，70 例有 Frankel 一级以上的改善。术后 42 例神经功能完全恢复。

表5-4　Cobb's 角及椎体前、后缘高度的比较（x±s，n=85）

测量时间	Cobb's 角（°）	椎体前缘高度（mm）	椎体后缘高度（mm）
术　　前	26.8 ± 11.6	41.5 ± 13.4	81.9 ± 16.9
术　　后	7.8 ± 1.9	94.4 ± 10.7	98.6 ± 8.6
末次随访	9.1 ± 2.1	93.6 ± 19.2	97.2 ± 29.4

与术前比较，术后及末次随访时 Cobb's 角及椎体前、后缘高度差异均有统计学意义（$P < 0.01$），而术后与末次随访之间的差异无统计学意义（$P > 0.05$）。

典型病例：患者，女，23 岁，因"摔伤腰部活动受限 21 小时"入院。查体：以 L2 为中心后凸畸形，L2 棘上及棘间压痛明显，双下肢皮肤感觉及肌力均正常，生理反射存在，病理反射未引出。行后路侧前方减压钢板固定术，随访 3 年 2 个月，活动正常，恢复正常工作。（图5-14，5-15）

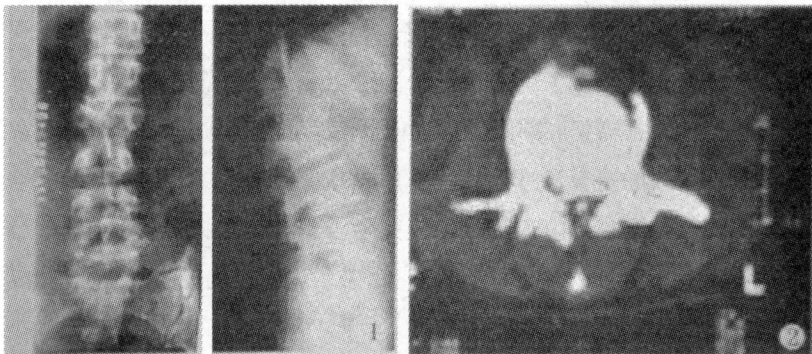

图5-14　术前 X 线片、CT 可见骨折块进入椎管，压迫脊髓

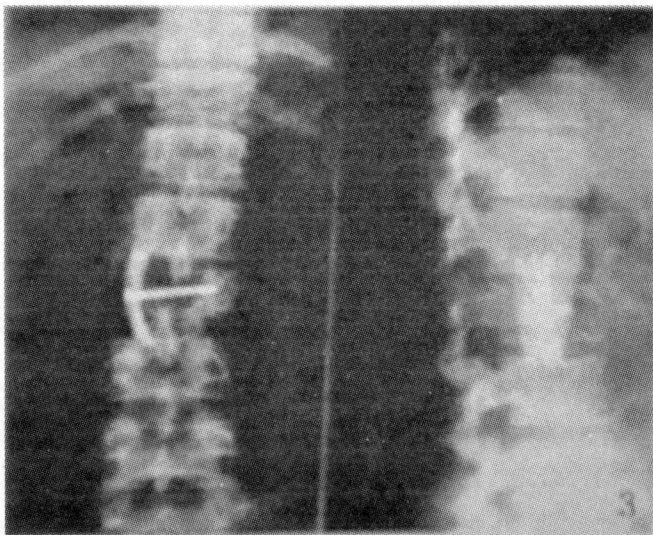

图 5-15　术后 3 年 X 线片可见椎体高度恢复好，后凸畸形得到矫正

4. 临证体会

（1）手术入路简单、创伤和危险小。采用后路棘突旁纵形切口，切口小，约 14～16cm。只切断一侧部分骶棘肌，不需切断胸腹部诸多肌肉，减小了手术创伤，减少了出血量。骨膜下剥离椎体一侧，可防止损伤交感神经干或神经节，同时该入路解剖层次简单，不会损伤腹腔脏器及大血管，手术操作较安全、简便。此手术入路可切除一侧横突或肋骨及椎弓根进入椎管，充分显露椎体侧方及一侧椎板，不仅可在直视下切除椎管前方致压物，而且可直接切除骨折塌陷的椎板，做到了椎管的侧后方与前方同时减压，减压范围广泛，减压彻底。脊髓可在直视下保护，术中不用牵拉硬膜囊，避免了脊髓的进一步损伤。在进行减压时，仅切除伤椎椎体的后 1/3～1/4 骨质，保留了椎体前部骨质、前纵韧带及椎体对侧部分骨质、软组织，保留了椎体的大部分血运，有利于骨折愈合，对防止植骨块吸收塌陷有重要意义。

（2）胸腰椎体爆裂性骨折侧前路减压固定的优点：胸腰椎爆裂性骨折主要波及脊柱前、中柱并形成侧凸或后凸畸形，同时椎体碎骨片及破碎椎间盘等组织后移占据椎管，从前方压迫损害脊髓及神经根。人体在站直时脊柱的前、中柱负载主要轴向压力，因此，重建前、中柱结构，尤其是中柱，对于恢复脊椎稳定性及承载能力极为重要。经后路手术常难以有效解除脊髓压迫，短节段椎弓根系统复位固定后的椎体可呈"蛋壳"样改变，椎体内空隙不会发生骨愈合，同时，易导致金属疲劳断裂，内固定失效，假关节形成，继发矫正度丢失而形成后凸畸形。多年来许多临床

临床篇　第五章　脊柱脊髓损伤

医师进行临床观察，认为解除来自椎管前方致压物对脊髓的压迫是迄今为止最有效的治疗。直接切除来自脊髓前方的致压物，使受压脊髓的血供得到改善或获得代偿，解除脊髓所受的各种机械刺激，恢复脊柱前、中柱的高度是外科手术的主要目的。对于病程超过3周的陈旧性胸腰椎体爆裂骨折或已行过后路手术而减压复位尚不满意并出现神经功能障碍者，侧前路减压具有后路减压术不能替代的优势。

（八）后路侧前方减压植骨双凤尾钢板固定术治疗胸腰椎爆裂骨折

随着医学的发展，对胸腰椎骨折的诊断及治疗要求更准确、更有效。胸腰椎爆裂骨折其骨块对脊髓的压迫多数来自椎管的前方，严重的胸腰椎爆裂骨折其突入椎管内的骨块大，椎体高度丢失多。通过后侧彻底减压困难较大，完全恢复椎体高度更难，我们采用后侧入路侧前方椎管减压，椎体植骨重建，双凤尾钢板固定治疗胸腰椎爆裂骨折118例，随访1年以上者78例，临床观察疗效满意。

1. 临床资料

本组78例，男51例，女27例，年龄18~59岁，平均31岁。受伤至手术时间2~40天。损伤节段T11者10例，T12者24例，L1者27例，L2者17例，78例均有脊柱后突畸形，后突角18°~47°，平均29.3°。椎体高度丢失40%~83%，平均68.5%。CT扫描示椎管Ⅰ度梗阻14例，Ⅱ度49例，Ⅲ度15例。有神经损伤72例，神经功能评价按Frankeli分级标准评定，A级4例，B级36例，C级27例，D级5例。

2. 治疗方法

（1）麻醉方式与体位：气管插管全麻，侧卧位。选择骨折压迫椎管重的一侧入路，对准腰桥，将手术床调成倒"V"形，直至腰部凹陷消失变平。

（2）手术显露：采用后外侧入路，以伤椎为中心棘突旁1~2cm纵行切口，长约14~16cm。切开皮肤、皮下组织、腰背筋膜，骶棘肌部分横形切断，骨膜下剥离椎板，显露出横突并咬除，结扎腰横动脉，沿椎弓根外侧骨膜下剥离椎体一侧软组织，即可显露伤椎侧方。根据手术节段决定是否需切除肋骨。胸椎需切除肋骨后半部分，显露椎弓根及伤椎椎体侧方。

（3）椎管骨块切除减压：用尖嘴咬骨钳逐步咬除伤椎的椎板及椎弓根，用圆凿或水平凿在椎体后外侧紧靠椎体后缘凿一纵行骨槽，使椎体后壁成为一薄层骨片而易于切除。骨槽宽2.5cm，上下延伸至相邻正常椎体的骨质。新鲜骨折可直视下切除向后移位至椎管内松动的骨片及破碎的椎间盘组织，减压后应见到脊髓搏动。

（4）椎间植骨与双凤尾钢板固定：用椎体撑开器撑开骨折椎体及上下椎间隙，

使骨折脱位复位，并恢复椎体高度和矫正后凸畸形，同时测量骨槽长度，以备取合适大小的髂骨块。陈旧性损伤患者常需切断前纵韧带才能矫正后凸成角畸形。然后切除宽 2.5cm、长与所测骨槽高度一致的全板自体髂骨块备用，在撑开器的维持下，用推进器将髂骨块嵌插在上、下椎体之间骨槽内，使髂骨块完全位于椎体中央并略靠椎体前缘，骨块陷于上、下椎体内 3~4mm，将双凤尾钢板弯成弓形，双凤尾尾部嵌于上、下椎体骨质内，用钢板嵌入器锤击钢板使其与髂骨块平行贴紧后，在骨块中央钻孔，用 1 枚自锁螺钉将钢板固定在骨块上。

（5）术后处理：术后引流 24~48 小时。两周拆线。8~10 周后皮革腰围保护下下床活动，至骨折愈合后解除腰围。

3. 治疗结果

本组 78 例术后随访最短 12 个月，最长 5 年 4 个月，平均 2 年 4 个月。术前脊柱后凸畸形 18°~47°，平均 29.3°，术后为 0°~17°，平均 8°。71 例新鲜骨折术后基本矫正，7 例陈旧骨折术后仍有约 6% 轻度丢失。术后 4 例患者出现气胸，均经胸腔闭式引流 1 周后痊愈。72 例患者术前均有不同程度的神经损伤，67 例有 Frankel Ⅰ级以上的改善。术后 34 例神经功能完全恢复。

4. 临证体会

（1）手术入路简单、创伤和危险小。采用后路棘突纵形切口，切口小，约 14~16cm，同时该入路解剖层次简单，不会损伤腹腔脏器及大血管，手术操作较安全、简便。

（2）减压充分、彻底。此手术入路除一侧横突或肋骨及椎弓根进入椎管，可以充分显露椎体侧方及一侧椎板，不仅可在直视下切除椎管前方致压物，减压范围广泛，减压彻底。脊髓可在直视下保护，术中不用牵拉硬膜囊，避免了脊髓的进一步损伤。

（3）对椎体植骨床血液供应破坏小，融合率高。在进行减压时，我们仅切除伤椎椎体的后 1/3~1/4 骨质，保留了椎体前部骨质、前纵韧带及椎体对侧部分骨质、软组织，保留了椎体的大部分血液循环，有利于骨折愈合，对防止植骨块吸收、塌陷有重要意义。

（4）符合有限弹性固定的生物学原则。侧前方减压植骨双凤尾钢板固定应用有限弹性固定原理，为上、中、下三点固定，固定可靠，避免了前路钢板的应力遮挡作用，防止钢板下骨小梁缺血坏死，符合生物学固定的原则。

（5）双凤尾钢板结构简单，安装方便。钛合金与 MRI 有良好的相容性，术后可进行植入部位的 MRI 检查，可清楚地显示椎管及其相邻的组织结构。

（九）胸腰段脊柱骨折内固定术后畸形32例分析

由于胸腰段脊柱的解剖特点，其骨折常因自高处跌落所致。常见的骨折类型为胸腰段椎体压缩性骨折，其骨折易并发脱位、后凸畸形及脊髓损伤等。早期手术治疗主要是减压、复位、植骨及内固定等。然而部分患者术后由于各种因素导致胸腰段脊柱后凸畸形，再次给患者带来痛苦。自1993年1月~1995年10月接治胸腰段脊柱骨折内固定术后发生脊柱后凸畸形32例。

1. 临床资料

本组32例中男27例，女5例；年龄19~56岁；骨折部位：T11骨折3例，T12骨折8例，L1骨折11例，L2骨折7例，T12、L1相邻型骨折2例，T12、L2非相邻型骨折1例。内固定器材：改良Dick钉23例，棘突钢板5例，鲁克棒3例，Harrington棒1例。脊柱后凸畸形程度：20°~30°14例，31°~35°7例，36°~40°6例，40°~45°4例，46°以上1例；伴有神经受压症状者9例。术后来院时间最短者6个月，最长者3年4个月。

2. 临证体会

（1）胸腰椎骨折的性质：胸腰椎骨折常为屈曲压缩性骨折，椎体垂直劈裂并互相嵌插。骨折使椎体的形态发生改变，其特点为椎体前缘变窄的楔形变，这一骨折变化使胸腰段脊柱原有的后凸加大而发生畸形，且容易并发脱位及神经受损等。病情较重者给予手术治疗，以复位、减压、内固定、植骨为主，使脊柱恢复其生理曲度，增强其稳定性。然而无论哪种后路手术方法，均难使发生楔形变的椎体恢复原来的高度。

（2）患者自身因素：部分患者过分依赖内固定，术后出院不听从医生的指导治疗，随意过早停止使用必要的外固定器材，如腰围；过早使胸腰段脊柱完全负重，如过早不使用拐杖行走；不注意坐、立、行走的姿势，加重内固定器材所承受的剪力，导致应力集中，使内固定器材弯曲断裂。本组病例中有内固定器材弯曲断裂17例，从而失去其对脊柱骨折部位的固定作用，导致脊柱后凸畸形。有的患者出院后不做定期检查，直至发现胸腰段脊柱明显后凸畸形，或出现神经受压症状才到医院检查治疗。

（3）医源性：本组病例中由于医源性导致术后畸形的发生占有较大的比例。有8例所使用内固定位置欠妥，椎弓根钉未能固定于正确位置上，其中有4例固定于椎间隙，2例固定于椎体侧外方，2例将椎弓根钉固定于骨折椎体上。有3例使用了不合理的内固定器材，其中1例利用8孔钢板做内固定，2例利用克氏针代替鲁克棒做内固定。有5例未按所利用内固定器材的要求操作，其中3例利用棘突钢板内固定，只分别用 2 个螺栓将其固定在两个棘突上，且有 1 例用钢丝取代螺栓做内固定；2 例利用鲁克棒（包括代替品）内固定时，只用钢丝将其捆绑于两个棘突上，其他棘突则利用丝线捆绑。有 13 例手术时未予植骨。胸腰椎骨折后，脊柱失去其原有的稳定结构。给予手术时，椎管扩大、减压等亦破坏脊柱的后结构。田惠忠等的研究证明，后部结构破坏，能影响脊柱稳定性。给予内固定是为了增强其稳定性，植骨对重建其稳定结构是必要的。

（十）充气弹性脊柱固定牵引系统治疗胸腰椎骨折 568 例

1986 年文登整骨医院首先将自行设计的"充气弹性脊柱固定牵引系统"用于治疗胸腰椎骨折，由于达到了良好的复位、短期卧床、远期疗效优良受到好评，并推广到全国各级中医院和综合医院。

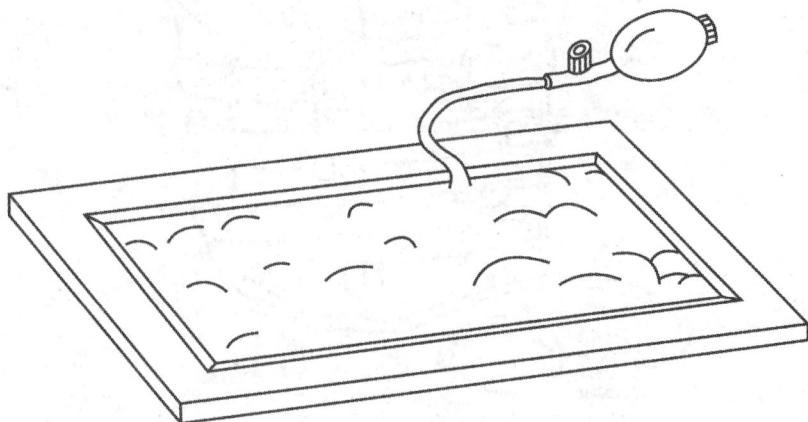

图 5 - 16　气囊托板

1. 器械和方法

（1）充气弹性脊柱固定牵引系统器械及器械结构：①气囊托板：在木板上固定一 60cm×30cm 的气囊，有充气管，可随时调节气囊的高度，用于骨折早期复位和床上维持胸腰段脊柱过伸位（见图 5 - 16）。②充气式弹性脊柱固定牵引器（以下称牵引器）：由五部分构成（见图 5 - 17）。a. 腰围：用特制皮革制成，背托和左右侧翼各一块，使用时由三条皮带扎紧固定于躯干的中下部。b. 腰背气囊：黏贴于腰围背托腹面，使用时患者根据需要自行调节内压，气囊最凸点指向伤椎。c. 弹簧撑杆：位于腰围和躯干两侧，与身体纵轴成 20° 角，下接腰围侧翼插座，上接腋托。e. 胸托：由两块弹性钢板组成，位于撑杆顶端，连接两侧撑杆起稳定作用。f. 腋托：位于弹性撑杆顶端，托柄下装有微动关节，只能在横轴上活动 10°。

215

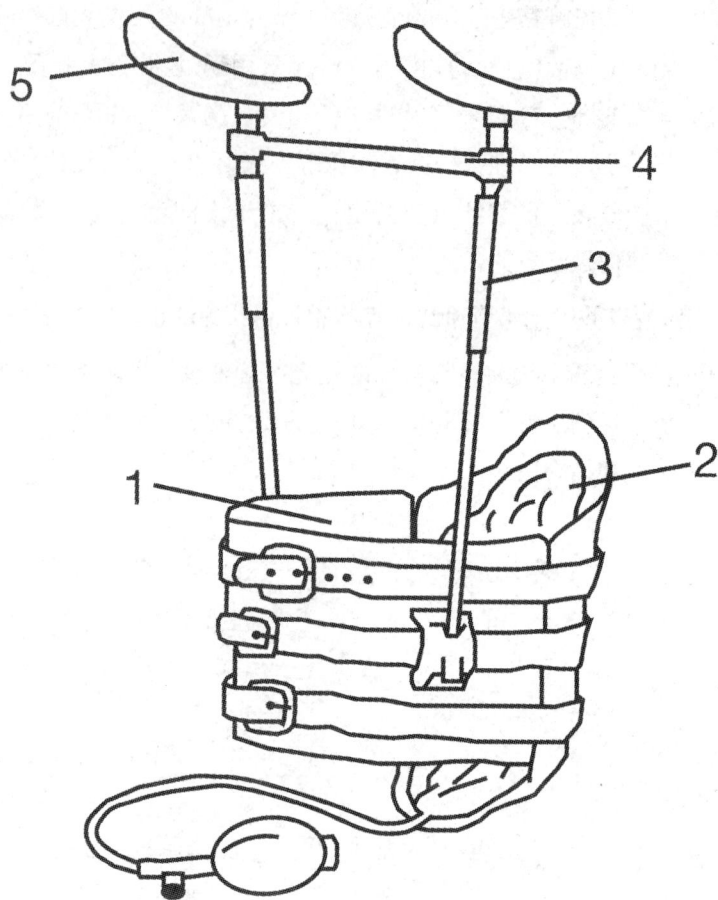

图 5-17　充气式弹性脊柱固定牵引器

注：1. 腰围；2. 腰背气囊；3. 弹簧撑杆；4. 胸托；5. 腋托

（2）治疗程序：患者入院后卧硬板床，腰背部垫气囊托板，逐渐向气囊内充气，气囊的弧顶部位于受伤的胸腰椎背侧，气囊弧顶高度由初始 10cm，在患者适应的情况下逐渐向内加压充气，24 小时后达到最大加压程度，气囊弧顶高度可达 15cm。同时进行骨盆牵引，牵引重量由 10kg 逐渐加至 15kg；为适应骨盆牵引将床尾垫高 5°~10°。一般在 24~48 小时内可很好复位。复位后牵引重量减到 10kg，维持牵引 6~10 天，患者戴牵引器下床活动。患者仰卧位时将牵引器的腰围部捆扎于腰骶部，调好撑杆长度，向气囊内充气，气压达到 16~24kPa，患者双下肢移到床边并将小腿垂下，上肢向背侧抵床面撑起上半身则可坐起，继而下床活动。活动后按下床的逆方向回到床上卧下，打开气囊阀门放出气体，松开腰带及胸托，解除牵引器。在床上可继续卧于气囊托板上，并且进行腰背肌锻炼。这样可以生活自理，使骨折复位更充分。牵引器的佩戴时间为 90~120 天。

216

2. 临床资料

（1）一般资料：随访 3 年或 3 年以上的 568 例，平均随访时间 39 个月。文登整骨医院 412 例，其他医院 156 例；年龄 16～65 岁，平均 38 岁；男 395 例，女 173 例。

（2）骨折分类：568 例患者，共损伤椎骨数 595 个，同时有两块椎骨损伤（相邻和非相邻型）27 例，占 4.75%。屈曲压缩型 468 块椎骨，占 78.66%；爆裂型 101 块椎骨，占 16.98%；座带型 26 例，占 4.36%。

（3）骨折的复位情况：本组骨折均有椎体高度的变化，为统计方便将椎体离度丢失的程度按"4 度法"分类。复位标准按"张恩忠法"测定，测量椎体高度恢复的时间在伤后 90～120 天。

（4）本组患者全部随访 3 年或 3 年以上，患者在伤后 8 个月内全部恢复原工作，并且未再进行其他治疗。随访结果按日本骨科学会下腰痛疗效评定标准"15 分法"进行评定，获 15 分为优，13～14 分为良，11～12 分为尚可，10 分或 10 分以下为差。优良率达 97.9%。评分时间在伤后 3 年。

3. 临证体会

（1）充气弹性脊柱固定牵引系统的临床生物力学特点：在复位时采用腰背部气囊垫使胸腰段脊柱前凸加大，前纵韧带伸展，由于弯曲作用，使包括前纵韧带在内的前柱承受张应力，而中后柱承受压应力，对于单纯屈曲型骨折是合理的，对于中后柱也有损伤的爆裂型骨折必须同时进行骨盆牵引，这样即使前柱有明显的张应力，也避免了因弯曲所致中后柱压应力的增加。骨盆牵引的拉伸作用，使后纵韧带、黄韧带及小关节囊紧张。可以使已骨折的中后柱骨块安全复位。因此爆裂骨折的复位也能达到优良程度，我们把这一复位机制称为"拉伸－弯曲"组合。当患者佩戴牵引器下床活动，背部的椭圆形气囊内压可达 16～24kPa，可以产生 235N 的弯曲作用力，能使脊柱胸腰段适度背伸，受伤的脊柱前柱承受张应力。由于腰围加压使腹腔形成坚壁圆桶，产生较高的腹压使受伤节段以上的体重直接传递到骨盆。同时两侧弹性撑杆也提供部分拉伸力，拉伸合力可达 390N。腰围和气囊类似于夹板固定四肢骨折所形成的足够的固定力，其固定应力可达 20kPa 左右。这一弯曲－拉伸－固定作用，是由固定牵引器与机体共同构成，保证了患者在直立、行走、下蹲时受伤脊柱的稳定性。在使用该固定牵引器的患者中无骨折再移位现象，并且在活动中矫正了骨折的残余移位。

（2）托板气囊高度和患者下床时的姿势：托板气囊垫于腰背部，其弧顶最高点位于骨折椎，高度从初始 10cm 逐渐增加到 15cm，在这一过程中脊柱的弯曲逐渐加

217

大，脊柱前部结构的张力随弯曲的增加而加大，压缩的椎体随张力的增加而膨胀；当腰背部垫枕高于15cm时脊柱前部的张力不再增加，因此气囊最高径不能超过15cm。患者下床活动时仍需保持类似于床上卧位的姿势，牵引器的腰背气囊对胸腰段脊柱向前推顶，其腋托在弹性撑杆的作用下向后上推顶，达到患者挺胸、收腹、挺直躯干的作用，因此在患者下床活动时躯干的姿势与床上平卧位的姿势相似，可以保持复位后骨折的位置，并且在活动中使残余移位得到矫正。

充气弹性脊柱固定牵引系统治疗胸腰段脊柱骨折既能达到良好的复位，又有优良的远期疗效。充分应用了动-静结合的中医治疗骨伤原则，在临床上解决了胸腰段脊柱损伤患者长期卧床的难题，使患者早期下床活动，生活自理，由原来的卧床至少6周，降至6~10天，卧床天数减少了75%~85%，患者下床活动后一系列的生理生化机能趋于正常，有利于骨折的愈合和腰背肌肌力的恢复。同时患者从心理上得到良好康复，使患者在活动中得到治疗，并且下床活动还可以使残存的移位得到良好矫正。复位优良率达90%以上。经长期随访，按日本骨科学会下腰痛治疗评定标准，优良率达97.9%，全部恢复了原工作。

充气弹性脊柱固定牵引系统治疗胸腰段脊柱骨折是一种便于推广、容易掌握的新技术，在不同层次的医院中均能推广使用，不受医院设备、条件的限制。

（十一）L3 椎体爆裂骨折合并 L5 椎弓崩裂 1 例

1. 临床资料

患者王某，男，58岁。患者于入院前5小时在劳动中被倾倒的树木砸伤腰背部，当即肿胀、疼痛、活动受限，未行处理，急诊入院。查体腰背部肿胀，以L3为中心略后凸畸形，压痛阳性，双侧胫前肌、拇背伸肌力Ⅳ级，双下肢皮肤感觉未见异常。X线检查示L3椎体爆裂骨折，L5椎弓崩裂。MRI检查示L5、S1椎间盘无脱水、损伤、突出等。诊断为L3椎体爆裂骨折并不全瘫，L5椎弓崩裂。行L3椎体爆裂骨折并不全瘫切开复位 ALPF Ⅱ型内固定，L5椎弓崩裂椎板螺钉内固定植骨术，术中见L5椎弓峡部为新鲜骨折，无硬化及瘢痕组织（图5-18）。

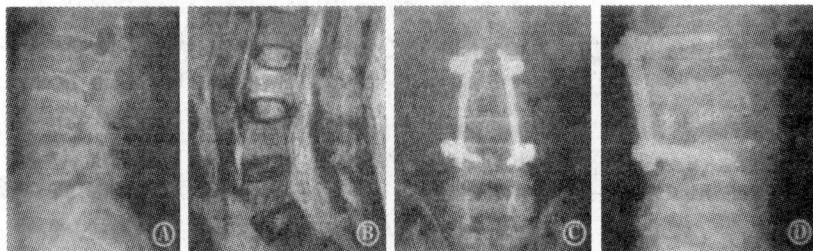

图5-18　L3椎体爆裂骨折合并L5椎弓崩裂术后影像学资料

218

2. 临证体会

腰椎骨折为骨科常见病、多发病，爆裂骨折为涉及脊柱两椎体及两椎体以上的损伤，为不稳定骨折，对脊柱稳定性影响较大，临床上多采用手术内固定治疗。但是本例患者合并 L5 椎弓崩裂，处理起来比较复杂。如果仅对 L3 椎体爆裂骨折行钢板内固定，则会形成应力集中，造成 L4～L5 及 L5～S1 椎体间活动度增大，继发性造成 L5 椎体向前滑脱；如果按常规方法同时手术固定融合 L5～S1 间隙，则下腰椎基本完全融合，腰椎活动度明显受影响。因此我们术前对患者行 MRI 检查，如果发现 L5～S1 椎间盘有脱水、损伤、突出等，则同时固定 L3 骨折并融合 L5～S1 椎间隙。但 MRI 示并没有上述损伤，因此采用我院自行研制的 ALPF Ⅱ 型钢板固定融合，并清理 L5 椎弓断端，行 L5 双侧椎板螺钉固定并植骨融合 L5 椎弓断端，以减少腰椎融合节段，最大限度的保留腰椎活动度。临床实践证明疗效较好。

（十二）侧前方减压植骨双凤尾钢板内固定治疗陈旧性胸腰椎骨折 27 例

双凤尾钢板由山东省文登整骨科技开发有限公司研制生产，材料选用钛合金（Ti_6Al_4V，规格 5.5～8cm，每间隔 5mm 一个型号）。自 2005 年 3 月以来采用侧前方减压植骨双凤尾钢板治疗陈旧性胸腰椎骨折 27 例，取得了良好的效果。

1. 临床资料

本组 27 例。其中男 18 例，女 9 例；年龄 21～61 岁，平均 37.4 岁；病程最短 10 个月，最长 24 个月，平均 15.3 个月。撞伤 4 例，高处跌伤 23 例。受伤节段 T11 者 2 例，T12 者 7 例，L1 者 12 例，L2 者 6 例。

临床表现：全部患者均有不同程度的腰背痛及腰背部后凸畸形，其中 24 例有下肢神经功能障碍，对临床疗效评价标准采用 Frankel 分类标准（表 5-5），按 Frankel 分级，A 级 2 例，B 级 2 例，C 级 10 例，D 级 10 例。所有患者均进行 X 线摄片及 CT 检查，证实所有患者均存在相应平面椎管狭窄、前方骨块或损伤椎体上方椎间盘及椎体后缘骨质压迫硬膜囊等。

表 5-5 Frankel 功能分类法

级别	脊髓损伤类型	运动感觉功能状况
A	完全性损伤	运动、感觉功能全部散失
B	不完全性损伤	仅有感觉残留、无自主运动
C	不完全性损伤	残留无用的运动功能，感觉有或无
D	不完全性损伤	保留运动功能
E	完全恢复	运动和感觉功能完全复原，可有异常反射

2. 治疗方法

（1）麻醉方法：气管插管全麻。

（2）体位：侧卧位。选择骨折压迫椎管中的一侧入路，对准腰桥，将手术床调成倒"V"形，直至腰部凹陷消失变平。

（3）手术入路：采用后外侧入路。以伤椎为中心棘突旁 1～2cm 纵行切口，切开皮肤、皮下组织，切开一侧腰背筋膜，骨膜下剥离一侧骶脊肌并切断，结扎腰动脉。骨膜下剥离一侧软组织，即可显露椎体侧方及一侧椎板。

（4）椎管内骨块切除减压：根据手术节段决定是否需切除肋骨。胸椎切除肋骨头，显露椎体后缘及椎弓根，用尖嘴咬骨钳逐步咬除椎弓根，用椎板咬骨钳切除骨折椎板，用圆凿或水平凿在椎体后外侧紧靠椎体前缘凿一纵行骨槽，使椎体后壁成为一薄层骨片而易于切除。直视下切除向后移位至椎管内的骨片及破碎椎间盘组织。减压后应见到脊髓搏动。

（5）复位椎体间植骨与双凤尾钢板（图 5 - 19）固定：用椎体撑开器撑开椎间隙，使骨折脱位复位，并恢复椎体高度、矫正后凸畸形，同时测量所需骨槽长度，以备取合适髂骨。对陈旧性损伤患者常需切断前纵韧带才能矫正后凸成角畸形。然后切除宽 2.5cm、长与所测骨槽长度一致的带有三面骨皮质的全板自体髂骨块备用，在撑开器的维持下，以推进器将髂骨块嵌插在上、下椎体之间骨槽内，使髂骨块完全位于椎体中央并略靠椎体前缘，上下嵌于椎体终板骨质内，将双凤尾钢板弯成弓形，双凤尾尾部嵌于上下椎体终板内，用钢板嵌入器锤击钢板使其与髂骨块平行贴紧后，在骨块中央钻空，用一枚自锁螺钉将钢板牢固地固定在骨块上。

（6）术后处理：术后负压引流 24～48 小时，8～10 周佩戴皮革腰围下床活动，至骨折愈合后解除。

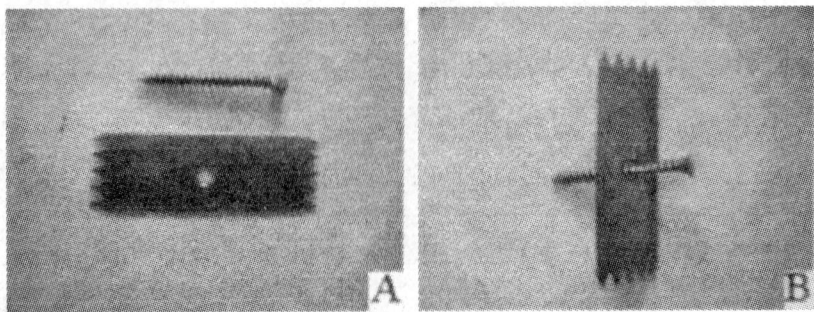

图 5 - 19　双凤尾钢板正侧位图

注：A. 正位；B. 侧位

3. 治疗结果

手术时间 140~230 分钟，出血量 500~1200ml，输血量 200~400ml。随访时间最短 15 个月，最长 27 个月，平均 19.3 个月，患者均有 1~3 级的神经功能恢复和改善，平均 Frankel 分级改善 1.6 级（见表 5-6），X 线摄片检查示所有患者在术后 3 个月均出现植骨界面的融合，内置入物无松动、断裂、位置良好、固定可靠。术前后凸 Cobb's 角 34°~53°，平均 37.8°；术后 Cobb's 角 0°~11°，平均 4.7°。

表 5-6　手术前后及随访期间神经功能 Frankel 分级结果（例）

时间	Frankel 分级				
	A	B	C	D	E
术前	2	2	10	10	3
术后	2	1	8	12	4
随访	2	2	5	14	4

4. 临证体会

（1）侧前方减压的生物学基础：陈旧性胸腰椎骨折的病理主要是骨块侵入椎管内，或后期由于伤椎高度恢复不良继发后凸畸形，使伤椎的后上角及其上方的创伤性退变、椎间盘等突入椎管，引起脊髓前方受压。外科治疗的重点是有效地解除脊髓压迫，矫正后凸畸形，重建脊柱稳定性，但具体手术方式存在较多的分歧。陈旧性胸腰椎骨折由于其后凸畸性，患者的神经功能缺陷是由于脊髓前方受到压迫，CT、MRI 检查也证实这一观点。无论是前路手术还是后路手术，目的都是彻底减压、矫正后凸畸形和坚强固定以利于脊髓功能恢复。对陈旧性爆裂骨折，后路无论手术是否同时进行后路减压，残余椎管狭窄的比例可高达 25%~42%。前路手术可以直接取出突入椎管内的致压物及充分解除脊髓压迫，减压、植骨固定可同时进行，有效矫正后凸畸形，且可同时恢复脊柱稳定性；减少脊髓术中再损伤的机会，减压彻底，截瘫恢复率高。其适应证主要包括：①患者残留不完全性神经功能障碍（包括括约肌功能障碍）；②骨折后局部椎间不稳或慢性疼痛；③影像学检查提示椎管前方压迫（包括椎体骨折块、椎间盘或后凸畸形），引起继发性椎管狭窄，脊髓、硬膜囊明显受压。

（2）侧前方减压椎体间植骨固定的生物力学基础：脊柱的运动中轴在椎体和椎间盘的中部。站立时，躯干的负重力线在中轴的腹侧，对胸腰椎骨折进行侧前方内固定，由于内固定物正处于脊柱的承重轴线上，因而可较好地恢复脊柱的承重功能。而后路固定时，内固定物只能承受轴向压缩负荷。Benzel 指出，由于脊柱的瞬时旋转轴移向背侧，后路固定植骨处产生张力而影响愈合，不能防止后凸畸形发生，

Goldeman 认为，后路内固定器在脊柱站立位时只吸收部分轴向压缩负荷，并向背侧偏离负重力线，因此不能完全防止后凸畸形的发生。椎体间植骨固定位于运动阶段的负重轴线上，恢复了脊柱中柱、前柱功能，即使后路固定的强度和刚度与前路固定相同，后者的承载能力也要大于前者。

（3）侧前方减压植骨双凤尾钢板固定治疗陈旧性胸腰椎骨折的优点：采用后路棘突旁纵行切口，切口小，约 14～16cm，不需要切断胸腹部诸多肌肉，手术创伤小，出血量少，切口解剖层次简单，操作简便；侧前方减压可以充分显露椎体侧方及一侧椎板，不仅可在直视下切除椎管侧方及前方的致压物，而且可直接切除骨折塌陷的椎板，减压更彻底；减压时保留了椎体前部、对侧骨皮质和软组织，保护了椎体的血液运行，具有促进骨折愈合和防止骨块塌陷的作用；侧前方减压植骨双凤尾钢板固定采用有限弹性固定，避免了前路钢板的应力遮挡作用，符合生物学固定原则；双凤尾钢板结构简单，安装方便。侧前方减压植骨双凤尾钢板内固定治疗陈旧性胸腰椎骨折符合脊柱生物力学特点，可一期重建脊柱稳定性，减压彻底，固定可靠。

（十三）持续骨盆牵引治疗胸腰椎骨折脱位

1. 临床资料

本组 12 例，男 9 例，女 3 例；年龄最小 25 岁，最大 62 岁；T12 骨折脱位 2 例，L1 骨折脱位 6 例，L2 骨折脱位 2 例，L3 骨折脱位 2 例；完全性截瘫 2 例，不完全性截瘫 10 例；Ⅰ°脱位 6 例，Ⅱ°脱位 4 例，Ⅲ°脱位 2 例。

2. 治疗方法

患者仰卧床上，腰部加充气垫，垫高 15cm，将骨盆牵引带固定于髂嵴处，通过床头滑轮行水平牵引，牵引重量约为体重的 70%，每日牵引 8～12 小时，牵引 3 天后摄腰椎正侧位片复查。如无神经症状牵引 3 周后予充气式弹性脊柱牵引架外固定后下床活动；如合并神经损伤，则于复位后行减压内固定术。

3. 治疗结果

本组 12 例，骨盆牵引 3～5 天后 X 线复查片示均满意复位，复位过程中患者无痛苦，未引起脊髓损伤或脊髓损伤加重。随访 1 年，骨折完全愈合，无腰痛，除 2 例截瘫患者外，均恢复原劳动力。

4. 临证体会

胸腰椎骨折脱位是一种常见的脊柱损伤，多由直接或间接暴力作用于腰椎，致腰椎前中后柱骨折，伴腰椎周围韧带及关节囊严重损伤，甚者伴有关节突骨折，造成椎体向后及侧方移位，压迫脊髓，引起神经细胞缺血、变性、坏死。尽早复位不仅可以恢复脊柱稳定性，而且可以解除脊髓受压，保护神经细胞。但快速复位法由于用力较猛，不仅增加患者痛苦，而且可能加重脊髓损伤，同时由于疼痛引起腰背肌紧张，也增加了复位的困难；如采用手术切开复位，则不仅创伤大，而且由于手术破坏了脊柱的稳定性而易致脊柱不稳。本组观察结果表明，采用持续骨盆牵引法治疗，患者痛苦小，脊髓损伤轻，治疗效果满意。通过持续牵引，可增大椎间隙，解除关节交锁。配合腰部加充气垫使脊柱过伸，可促使脱位椎体周围韧带恢复其弹性，有利于骨折复位。复位后卧床3周，以保证骨折椎体周围韧带的修复及纤维愈合，增加脊柱稳定性。另外，带充气弹性脊柱牵引架可早期下床活动，以促进骨折愈合和腰部功能恢复。

（十四）互轨自锁椎弓根钉棒矫形固定系统治疗伴小关节交锁的胸腰段骨折脱位

胸腰段脊椎骨折临床多见，但伴小关节交锁的胸腰段骨折脱位相对少见。此类损伤复杂，往往伴有脊髓神经根损伤，如认识不足，处理不及时，必将造成脊髓神经根的继发损伤，因此应引起重视。自2006年6月~2007年12月，本院共收治胸腰椎骨折脱位482例，其中伴小关节交锁36例，占7.46%。笔者采用本院自行研制的互轨自锁椎弓根钉棒矫形固定系统Ⅱ（the arc – track private lock pedicle orthope-dics fix – ation system Ⅱ，ALPF Ⅱ）治疗伴小关节交锁的胸腰段骨折脱位，椎体复位、固定及神经功能恢复均获得较好的效果。

1. 临床资料

本组36例，男27例，女9例，年龄19~63岁，平均35岁。致伤原因：交通事故伤17例，高处坠落伤14例，塌方压伤5例。损伤节段：T11者3例，T12者8例，L1者11例，L2者9例，L3者4例，T11、12者1例。单侧小关节交锁24例，双侧小关节交锁12例。合并小关节骨折26例。按Denis分型：爆裂型19例，旋转脱位12例，压缩型5例。脊髓损伤按美国脊髓损伤学会ASIA分级：A级11例，B级6例，C级9例，D级6例，E级4例。受伤至手术时间2~18天。

影像检查：X线正位片示，椎体多有侧方移位，程度不一，椎体侧缘有骨折，上位椎间隙变窄，棘突间距加大，有的有骨折、小关节紊乱。侧位片示，脊柱后凸畸形，前后移位>25%，椎体前上部骨折楔形变，小关节骨折或交锁。CT示：伤椎碎裂，前缘双弧影，椎管变小、闭锁，伤椎与上位椎体间小关节间隙紊乱、消失。MRI：脊椎脱位，楔形变，椎管受压，不连续，软组织肿胀。

内固定器械：互轨自锁椎弓根钉棒矫形固定系统为本院自行研究设计，采用钛合金制作［注册号：国食药监械（准）字2004第3460004号］，该系统分为钉、杆、钉杆连接装置以及配套装置。其中用于胸腰椎，椎弓根钉分为可折式提拉钉和中间钉，钉体长 40～50mm，提拉钉的钉棒连接结构为一弹簧座，中间钉设计成钉尾侧方弯曲，钉尾与钉体间的角度为 5°～12.5°，其连接结构为一端带圆孔的横向拉力杆和一垫片；配套操作器械有手锥、椎弓根探子、撑开器、加压器、螺钉拧入器、内六角扳手等（图 5 - 20）。

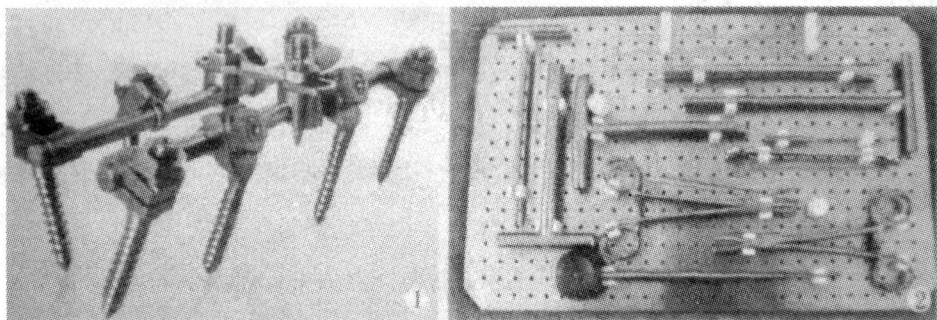

图 5 - 20　自研 ALPF 及专用工具

2. 治疗方法

气管插管，全麻，患者仰卧于脊柱手术支架上，充分显露需要固定节段的椎弓根背侧，咬骨钳咬开一侧骨皮质，手锥钻孔，椎弓根探子探入椎弓根腔，弓根螺钉循弓根内径拧入至椎体内，对短节段固定者 4 枚螺钉均选用提拉钉，对固定多节段者或侧方移位者，中间椎体上选用中间钉，进钉后先用骨刀切除需融合节段的双侧突间关节面，C 形臂 X 线机透视椎弓根螺钉位置满意，一侧装好预弯后的钛合金棒，在透视下拧紧螺帽恢复椎体的序列，纠正脱位及椎体的高度，如系交锁脱位较重者，撬拨加大后成角，当下关节突尖端到达上关节突的背侧面后，利用钉棒原理，拧紧螺帽可顺利复位。禁忌侧方移位，以防止脊髓神经根再损伤。需要减压者根据术前 X 线、CT、MRI 检查，采用不同方法对脊髓进行充分减压，然后再安放另一侧钛合金棒，将需要融合节段已咬除关节面的突间关节处植骨。

术后处理：术后常规抗炎、止血、脱水消肿、营养神经等治疗。术后 24～48 小时拔除引流管，嘱患者进行双下肢直腿抬高锻炼。截瘫者也嘱其有意识活动双下肢。3 周后在腰围外固定支架保护下起床活动。腰围外固定支架保护 3 个月左右。12 个月左右取出内固定。

3. 治疗结果

本组 36 例，随访 12 个月～2 年，平均 16 个月，术后常规查 X 线正侧位片，椎体前缘高度完全恢复 33 例，恢复至 90% 以上 3 例，脱位完全纠正。Cobb's 角由术前平均25°矫正至术后平均3°。神经功能25例有1~3级恢复（表5-7）。本组未发生钉尖进入椎间隙及断钉弯钉现象。

表5-7　神经功能 ASIA 分级恢复情况

术前	例数	术后				
		A	B	C	D	E
A	11	6	3	2		
B	6		1	2	2	1
C	9				5	4
D	6					6
E	4					4
合计	36	6	4	4	7	15

4. 临证体会

（1）胸腰椎骨折脱位并小关节交锁的特点：当躯干屈曲时应力常发生于脊柱的稳定部位与活动部位交界区的胸腰段，由于屈曲肌力大于伸肌力，加上瞬间不自主屈曲暴力较大，上位椎体紧压下位椎体前中部致椎体压缩、爆裂，继之小关节脱位、交锁，胸腰段椎弓牢固，不像颈椎管结构易发生骨折，所以椎管容积固定，上位椎板前移与下位椎体后上角嵌夹牵拉脊髓神经根，若合并侧向脱位，往往有椎体侧方压缩爆裂骨折。下位椎体上关节突移位椎管内，可造成脊髓神经根损伤。有报告指出骨折脱位一部分椎体移至另一椎体前缘，神经损伤率达75%。本组患者手术中证实若脊柱后结构及椎旁肌严重损伤，脊柱极不稳定，脊髓神经损伤无一幸免。此类损伤的影像学特点：X线片特点，椎体多有侧方移位，一侧椎体骨折，小关节紊乱，上位椎体前移常 >1/4，下位椎体前上部压缩楔变，小关节交锁。CT示：伤椎体前部碎裂，双弧形，椎管变小因素不是来自椎体后缘骨折块，小关节紊乱致间隙消失。MRI 示：脊椎脱位、楔变，椎管不连续，软组织损伤重。

（2）治疗方法：小关节交锁的胸腰椎骨折脱位为不稳型骨折，部分临床医师认为外固定结合手法复位治疗不稳定型胸腰椎骨折脱位其效果不亚于手术内固定。而作者认为，如采用垫枕或手法复位，不易成功，反而加重脊髓神经损伤，故对这类损伤禁用手法或者垫枕伸展复位，如病情允许，急诊手术复位固定脊椎植骨融合术对挽救脊髓神经损伤是必要的。另外，胸腰椎骨折脱位常伴有脊柱周围稳定结构（韧带、间盘、关节囊）的破坏，术中应在椎体复位后加压，如侧向复位不稳定应改单节段固定为多节段固定，以确保脊柱稳定性。本组患者单节段固定不稳，应用ALPF多节段固定，亦取得较好的稳定效果。

（3）互轨自锁椎弓根钉棒矫形固定系统设计特点：目前的一些内固定器械如 Steffee 钢板的螺孔为开槽式，可以有效恢复脊柱的生理曲度，但是无纵行撑开力，RF 装置通过固定并纵向撑开可以有效恢复椎体高度及生理曲度，但是都缺乏三维空间调整的能力，对于脱位的复位效果较差，本器械的优点在于设计了提拉钉和中间钉，治疗中首先固定提拉钉，然后连接预弯的连接棒，然后靠连接棒向后翘的杠杆力臂的提拉力使向前脱位的椎体复位，再进一步撑开使压缩椎体复位。如脱位或椎体压缩纠正不满意，可试行增大连接棒的弯度或再加以纵向撑开以增强向后的提拉力或纵向撑开力，从而达到三维复位的效果。中间钉采用钉尾"U"形开口，并且带有纹牙，可与纹牙锁片结合固定，根据用于不同部位的弓根钉，头尾有不同的内倾角，胸腰段使用的为 5°～12.5°，通过中间钉可有效的纠正椎体侧方移位。本器械钉杆连接固定系统的其他特点：①与提拉钉配套的为弹簧垫座，弹簧垫座的设计应用了钛合金高弹性特点，对棒有很强的把持力，其永久弹性可有效阻止螺母松动；②中间钉配合的装置设计成横向拉力杆，有纹牙锁片固定；③横向连接杆为连接两侧固定杆的装置，在短节段矫形固定中较少使用，主要在长节段脊柱矫形中使用，以达到可靠的固定。

（十五）两种脊柱内固定器械治疗严重胸腰椎骨折脱位疗效比较

自 2000 年 2 月～2008 年 5 月，采用自行研制的通用脊柱椎弓根钉棒矫形固定系统（GOSS）及弧形自锁椎弓根钉系统（ALPF）治疗 76 例严重胸腰椎骨折脱位病例。

1. 临床资料

所有病例均符合严重胸腰椎骨折脱位的诊断标准，其中男性 47 例；女性 29 例，年龄为 19～63 岁，平均为 38.4 岁。交通事故伤 39 例，高处坠落伤 31 例，塌方压伤 6 例。所有病例均有脱位，脱位节段：T10 者 11 例，T11 者 14 例，T12 者 17 例，L1 者 15 例，L2 者 12 例，L3 者 7 例；伴有关节突骨折 47 例，有关节突跳跃征 7 例，关节突骨折合并跳跃征的有 6 例。脱位椎体伴有骨折的 6 例，压缩均不超过 1/4，骨折椎体压缩超过 1/2 的有 35 例，压缩约 1/3 的有 22 例，1/3～1/4 的有 19 例。所有病例均伴有不同程度椎管梗阻和脊髓、神经损伤，按美国脊髓损伤学会 ASIA 分级 A 级 36 例，B 级 14 例，C 级 12 例，D 级 9 例，E 级 5 例。所有病例随机分为 GOSS 治疗组及 ALPF 治疗组，分别为 46 例、30 例。所有病例均常规拍摄手术前后的脊柱正侧片，拍摄需以受伤椎体为中心，根据 X 线片测量手术前后椎体前缘高度，脊柱后凸 Cobb's 角；椎体脱位采用以下位椎体后缘为基点，下位椎体上表面矢状径为测量参考数，测量并计算脱位的百分比。所有病例均常规行 CT 及 MRI 检查，根据 CT 片测量椎管横径断面的矢状径，测量其脊髓的受压指数。根据 MRI 了解脊髓神经情况、骨折块移位及硬膜囊受压情况。

2. 治疗方法

（1）内固定器械：弧形自锁椎弓钉系统（ALPF）是文登整骨医院自 1998 年研制生产并应于临床，用于治疗胸腰椎骨折脱位，对于骨折复位效果较好，技术较为成熟，国内多家医院均使用此内固定器械。通用脊柱椎弓根钉棒矫形固定系统（GOSS）是在弧形自锁椎弓钉系统之上研发的，采用钛合金［注册号：国食药监械（准）字 2004 第 3460004 号］制作，分为钉、杆、钉杆连接装置、横向连接杆；椎弓根钉设计成可折断式，胸腰椎钉体长 40～50mm，直径 4.5～6.5mm，钉杆连接结构为一弹簧座和纹牙垫片；其配套操作器械有开路锥、椎弓根钉探子、撑开器、加压器、螺钉拧入器、内六角扳手等。

（2）手术方法：采用全麻气管插管，患者俯卧于脊柱手术支架上，充分显露需要固定节段的突间关节，马头钳咬开一侧骨皮质，开路锥钻透椎弓根的骨皮质，椎弓根探子探入椎弓根四壁及底部，选择合适的椎弓根螺钉拧入至椎体内，一般在骨折并脱位椎体上及上下椎体均植入椎弓根钉，进钉后先用骨刀切除需融合节段的双侧突间关节面，C 形臂 X 线机透视椎弓根螺钉位置正确后，安装预弯后的钛合金棒，拧紧螺帽并复位，复位过程中恢复骨折椎体的高度并使脱位的椎体复位，如关节突交锁，撬拨突间关节，加大向后成角，当下关节突尖端到达上关节突的背侧后即可顺利完成复位，拧紧螺帽；若陈旧骨折脱位并关节突交锁，则将交锁的上下关节突部分切除，再行复位。根据 CT 及 MRI 检查考虑减压范围，采用不同方法对脊髓进行充分减压。根据 CT 及 MRI 选择融合节段，均采用突间关节及横突间融合，用马头钳咬除突间关节的关节软骨及横突间皮质骨，使之呈鱼鳞状，用术中切除的松质骨充分植骨。最后充分止血，冲洗，放置引流管，缝合。

（3）术后处理：术后常规抗炎、止血、脱水消肿、营养神经等治疗。术后 24～48 小时拔除引流管。3 周后戴腰围起床活动。戴腰围下地活动 3 个月后可渐撤去腰围，并进行腰背肌功能锻炼，若有脊髓损失患者，可嘱双下肢主动或被动功能锻炼。术后 1 年半左右取出内固定。

3. 治疗结果

2 组病例均随访 10～18 个月，建立随访档案，随访采用脊髓神经功能恢复情况及常规摄 X 线正侧位片，所有病例均未发生椎弓根钉进入椎间隙、断钉弯钉及断棒现象。根据 X 线片测量椎体前缘高度、后凸 Cobb's 角及滑脱百分比，并根据手术前后的相关测量指标，计算出椎体前缘高度恢复率、后凸 Cobb's 角纠正率、滑脱纠正率；所有病例均采用末次随访情况评价其脊髓神经功能恢复情况。采用 SPSS 11.0 进行统计学分析，结果见表 5-8~5-10。

表 5-8　2 组病例椎体前缘高度恢复率、后凸 Cobb's 角纠正率及向前滑移率纠正率的结果（x±s）

组别	ALPF 组	GOSS 组	P 值
椎体前缘高度恢复率	90.2% ±3.5%	98.8% ±5.7%	0.001
后凸 Cobb's 角纠正率	89.5% ±3.8%	96.8% ±4.5%	0.045
向前滑移率纠正率	97.7% ±3.7%	98.9% ±4.8%	0.313

注：上表中 2 组椎体前缘高度恢复率及后凸角纠正率比较差异有统计学意义，而 2 组的向前滑移率纠正率比较差异无统计学意义。

表 5-9　2 组病例随访椎体前缘高度丢失率、后凸 Cobb's 角丢失率（x±s）

组别	ALPF 组	GOSS 组	P 值
椎体前缘高度丢失率	5.12% ±0.75%	2.38% ±0.77%	0.046
后凸 Cobb's 角丢失率	6.05% ±0.64%	1.99% ±0.85%	0.018

注：1. 上表中 2 组椎体前缘高度丢失率及后凸角丢失率是根据手术前、后及末次随访的 X 线片测量结果计算出来的。

2. 从上表统计分析数据可见：2 组椎体前缘高度丢失率及后凸角丢失率比较，P<0.05，差异有统计学意义，说明 GOSS 在预防椎体前缘高度丢失及后凸角丢失方面具有明显优势。

表 5-10　2 组术前与末次随访脊髓神经功能 ASIA 分级情况

术前分级	GOSS 组 例数	随访分级 A	B	C	D	E	ALPF 组 例数	随访分级 A	B	C	D	E
A	15	7	0	3	2	3	11	5	0	2	1	3
B	8	0	1	1	0	6	6	0	1	0	1	4
C	6	0	0	0	2	4	6	0	0	0	3	3
D	4	0	0	0	0	4	5	0	0	0	0	4
E	3	0	0	0	0	3	2	0	0	0	0	2

注：上表中 2 组患者脊髓神经功能恢复数据比较差异无统计学意义（P>0.05），说明 2 组患者神经恢复情况与内固定器材无关。

4. 临证体会

（1）严重椎骨折脱位的治疗原则：严重骨折-脱位型胸腰椎骨折损伤机制复杂，是高能复合应力所致的脊柱三柱损伤，是胸腰椎骨折四个主要类型（Denis 分型）中最不稳定的骨折。其治疗目的是争取骨折最大限度地精确地复位及恢复椎管管径，保持椎管通畅，为神经功能恢复创造条件，同时也可预防晚期不稳定带来的一系列问题。由于严重胸腰椎骨折脱位患者不仅存在矢状面移位，而且多数伴有额状面移位，有些伴有一定程度轴向旋转，从而改变了脊柱的生理曲度，使正常脊柱生理力线发生变化；椎管形态发生改变，各种致压物导致椎管狭窄，脊髓神经受压严重；胸腰椎骨折脱位多系三柱损伤，极不稳定，治疗时结合任何内固定物均有疲劳断裂的可能，重建的脊柱稳定性早期来自器械内固定，而晚期主要来自复位椎体自然愈合的。对于胸腰椎骨折整复内固定后是否需要植骨融合各学者意见不一。大多数学者认为有必要，因为内固定的矫形与内固定只是暂时的，永久性稳定仍靠自身骨融合。但也有部分学者持反对意见，认为脊柱骨折的修复与四肢骨折一样，植骨融合反而增加了术中出血和手术创伤。笔者的观点是对不稳定的胸腰椎骨折，骨折整复内固定后植骨融合是必要的。故治疗此类骨折脱位原则是复位，充分减压，融合，坚强内固定。关于严重胸腰椎骨折脱位的手术入路选择颇有争议，多数学者主张前后联合入路和单纯后侧入路。单纯前侧入路可以最大程度重建受伤椎体形态及椎体高度，解除椎管前方致压物。但此类骨折脱位常伴有椎间小关节交锁及椎体严重骨折脱位，缺乏矢状面上的必要牵引力，往往不能使脱位得到有效纠正，且难以牢靠维持纠正位置，同时创伤大、出血多、费时、危险性大，故临床上很少采用。后侧入路通过解除后侧致压物，解除交锁，通过撬拨，椎弓根提拉、撑开加压等手法一般都能很好完成复位。再加上椎弓根固定系统属于三柱固定，其固定牢靠性可以得到保证。

（2）严重胸腰椎骨折脱位固定节段的选择：对于胸腰椎骨折脱位的椎弓根固定的固定节段选择上各学者意见不一。有主张短节段椎弓根钢板，如 AF 固定；更多学者主张采用长节段椎弓根固定，如 GOSS 钢板固定。我们认为对于胸腰段小于Ⅱ°的前后方向的骨折脱位，可选用短节段椎弓根内固定，如果合并有侧方移位或椎体旋转者主张长节段固定；对于胸腰段大于Ⅱ°的骨折脱位，原则上应采用长节段内固定。对于单纯椎体爆裂性骨折，若损伤不严重主张行短节段内固定；而椎体损伤重者，则宜选用长节段内固定。对于伤椎椎体椎弓根螺钉是否需要植入的问题，大多数学者主张在受伤椎体上植入椎弓根螺钉，并认为植入螺钉对于椎体骨折脱位的复位及固定有良好效果。临床上我们对于严重胸腰椎骨折脱位患者常采用在伤椎植入椎弓根螺钉，此螺钉通过预弯棒与上下椎体连接，能够更好地符合生理弧度，达到更好的稳定；还可利用伤椎椎弓根钉的推顶及去旋转作用，便于复位；且伤椎椎弓根钉在椎体内起到一个由完整部分撬向塌陷部分，类似于椎体成形术中气囊撑开的作用。它不仅能使在冠状面上左右移位及水平面上旋转移位的椎体复位，而且特别对施加在伤椎及上、下正常椎矢状面移位上的复位，作用尤为重大。

（3）ALPF钢板与GOSS钢板内固定系统的优缺点：ALPF钢板与GOSS钢板内固定系统均是我院在ALPF钢板的基础上自主研制而成的。ALPF钢板属于短节段固定系统类，而GOSS固定系统属于长节段固定系统。GOSS内固定系统与ALPF钢板设计具有如下特点：①根据椎弓根钉越向后所受的剪切应力越大，螺钉后半部螺纹内芯设计呈锥形，增加了钉的抗疲劳强度。钉尖设计为半弧形并带自攻，能有效防止刺伤椎体前缘的重要结构，同时不需要锥丝即能一次性拧入。增加了螺钉的把持力，能有效的固定脱位的椎体。②钉杠间采用了纹牙连接装置，钉杠间的角度可在需要的范围内任意调节，所有钉均可折断，有利于骨折椎体高度的恢复和脱位椎体的复位和锁定。③因钛合金制钉杠间有高弹性微动这一特点，可使骨折端受到应力刺激，有利于骨折断端的生长；④钉杠间的连接为弹簧底座和纹牙锁片，相比DICK钉等，其具有装置少、操作简单等特点；⑤钢板根据脊柱生理曲度可进行预弯，更适合近似生理曲度固定；⑥可通过加压撑开器完成加压撑开，能使骨折脱位更好复位。

临床观察发现：本组76例均是属于胸腰椎骨折伴脱位，中后柱损伤较为严重，均采用后路椎弓根螺钉系统复位、减压、固定及植骨融合，随机分成2组，1组采用ALPF复位固定，另1组采用GOSS复位固定，均采用同样减压融合技术，我们对2组的椎体前缘高度恢复率、后凸角纠正率、神经功能恢复率进行统计学分析发现，GOSS组在恢复椎体前缘高度及纠正Cobb′s角方面明显优于ALPF组，而2组神经功能恢复方面没有明显差异。说明GOSS系统治疗胸腰椎骨折脱位较ALPF系统具有明显优势，是治疗胸腰椎骨折脱位的最佳内固定器材。

第三节　腰椎间盘突出症

【概述】

"腰突症"是腰椎间盘突出症的简称。腰椎间盘突出症是由于腰椎间盘变性，纤维环破裂，髓核突出刺激或压迫神经根、马尾神经所表现出来的一系列临床症状和体征，是临床常见病，常给患者的生活和工作带来诸多痛苦，甚至造成残疾，丧失劳动能力。腰椎间盘突出症是腰腿痛的主要原因，为骨科临床最为多见的疾患之一，占骨科门诊下腰痛患者的10%～15%，和因腰腿痛住院病例的25%～40%，而且康复难度较大。

【分类】

腰椎间盘突出症根据其病理情况可分为3种类型。

（1）膨隆型：纤维环有部分破裂，而表层完整，髓核向椎管内局限性膨起，表面光滑，经适当的保守治疗可缓解或治愈。

（2）突出型：纤维环完全破裂，髓核突向椎管。突出多不规则，有时呈菜花状或碎片状，突出物可与周围粘连，此型常需手术。

（3）脱垂游离型：破裂突出的椎间盘组织脱入椎管内或完全游离，游离的髓核碎块可远离病变椎间隙。此型神经根刺激症状十分明显，可产生马尾神经症状，应立即手术。

【诊断】

1. 诊断

腰椎间盘突出症患者最多见的症状为疼痛，可表现为腰背痛、坐骨神经痛，典型的坐骨神经痛表现为由臀部、大腿后侧、小腿外侧至跟部或足背的放射痛。据临床统计，约95%的腰突症患者有不同程度的腰痛，80%的患者有下肢痛。特别是腰痛，不仅是腰椎间盘突出最常见的症状，也是最早出现的症状之一。

疼痛发生主要是由于突出、变性的髓核对邻近组织（主要为窦椎神经及脊神经根）的刺激与压迫，同时髓核内糖蛋白等生物物质溢出，释放组胺等引起局部化学性炎症，引起的化学性和机械性神经根炎所致，引起或轻或重的慢性腰腿痛。而且腰椎的退变也往往同时发生在腰部的其他组织，如腰椎间小关节、韧带、腰部肌肉等，造成这些组织局部的慢性炎症，引起疼痛。两个因素相互作用，互相加重，使腰腿痛进行性发展。

（1）腰痛伴下肢放射痛。下肢放射痛的特点为疼痛沿神经根分布区放射；疼痛与腹压有关；疼痛与体位和活动有明显关系，一般于活动或劳累后疼痛加重，卧床休息后好转。

（2）下肢运动、感觉异常。受累神经根所支配的区域产生肌力和感觉异常。早期感觉过敏，晚期感觉减退、消失。

（3）马尾神经受压，产生大小便功能障碍，马鞍区感觉异常。

（4）脊柱侧弯、腰部活动受限和骶棘肌痉挛。

（5）直腿抬高试验（Lasegue 征）及加强试验（Bragard 征）阳性。正常情况下

231

可抬高 60°~70°。腿抬高在 60°以内便可产生坐骨神经痛,称为直腿抬高试验阳性。

(6) CT 和 MRI 检查可明确诊断。

2. 鉴别诊断

(1) 腰肌劳损及棘上韧带和棘间韧带损伤:好发于长期弯腰工作者。主要症状为腰部酸痛,劳累后加重,卧床休息后好转,但卧床过久后,又感腰部不适,稍事活动后好转。有较固定的压痛点。

(2) 第 3 腰椎横突综合征:其主要症状为腰痛,少数可向下肢放射,第 3 腰椎横突处压痛,无坐骨神经症状。

(3) 椎弓根峡部不连和腰椎滑脱症:X 线摄片可行鉴别诊断。

(4) 腰部结核和肿瘤:腰脊椎结核或肿瘤可引起腰部疼痛,CT 检查可鉴别。

(5) 腰椎管狭窄症:有腰痛伴马尾神经或神经根受压的症状,特别是间歇性跛行。鉴别诊断主要靠造影、CT 和 MRI。

(6) 神经根及马尾肿瘤:神经根及马尾肿瘤症状呈进行性加重,无椎间盘突出症那样因动作而诱发的病史。鉴别主要靠脊髓造影、MRI。

(7) 梨状肌综合征:髋关节外展、外旋位抗阻时可诱发坐骨神经放射痛。CT 等有助于鉴别诊断。

(8) 盆腔疾病:如早期盆腔后壁的炎症、肿瘤。当其本身症状还不明显时,主要表现为腰骶部和坐骨神经放射痛,有时鉴别很困难。

【治疗方法】

1. 非手术治疗

(1) 绝对卧床休息,一般卧床 4~6 周。

(2) 持续牵引,牵引重量一般为 10kg,牵引时间 3~4 周。

(3) 理疗和按摩。

(4) 糖皮质激素硬膜外注射。

(5) 药物治疗,如非甾体类消炎镇痛药、肌松剂等可改善局部炎症、水肿;神经营养药。

2. 手术疗法

(1) 手术指征:正规保守治疗无效;虽然保守治疗有效,但反复发作者;中央型椎间盘突出者;有马尾神经功能障碍者;症状重,CT 显示髓核突出大;突出之椎间盘已脱垂;伴有椎管狭窄;合并腰椎峡部不连或腰椎滑脱者。

(2) 手术方法:全椎板、半椎板、"开窗"椎间盘摘除术;经皮椎间盘镜手术。

（一）老年性腰椎间盘突出症的术式选择

老年性腰椎间盘突出症是指 60 岁以上发病者，其发病率相对较低。患者多有较严重的腰椎退行性改变，并且多合并有其他系统的慢性疾病，故其在病理改变、临床表现、手术方式、围手术期处理等方面都有别于中、青年患者。自 1995 年 1 月 ~ 2000 年 8 月共手术治疗腰椎间盘突出症 417 例，其中老年性腰椎间盘突出症 46 例，占 11.03%。

1. 临床资料

本组 41 例，男 23 例，女 18 例；年龄 60 ~ 77 岁，平均 65.7 岁；病程 5 天 ~ 16 年，平均 2 年 6 个月。随访时间 18 个月 ~ 9 年，平均 37 个月。

临床表现：腰痛 36 例，伴下肢放射痛者 27 例，其中双侧 3 例，单侧 24 例；间歇性跛行 23 例，直腿抬高试验阳性者 26 例，下肢相应皮节感觉减退者 18 例，拇趾背伸肌力减退者 11 例，鞍区感觉减退者 4 例，括约肌功能障碍者 2 例，膝或踝反射减弱者 10 例；合并有糖尿病者 7 例，高血压病者 19 例，心电图异常者 27 例。

影像学表现：腰椎 X 线片示所有病例腰椎前凸消失，相应的椎间隙狭窄。椎体后缘骨赘者 32 例；骨质疏松者 18 例。行 Omnipaque 脊髓造影 29 例，示硬膜囊在相应椎间隙水平处受压。椎管部分梗阻、神经根袖显示不清或消失者 23 例；完全梗阻者 6 例。行 CT 或 CTM 检查 34 例，示髓核向后方椎管内突出，压迫硬膜囊及一侧或双侧神经根。黄韧带厚度大于 5mm 者 26 例，黄韧带骨化者 17 例，关节突增生内聚者 22 例，骨性椎管中央矢径小于 13mm 者 4 例，侧隐窝前后径小于 3mm 者 11 例。行 MRI 检查 12 例，示相应节段椎间盘变性，向椎管内突出，压迫硬膜囊或神经根。有 3 例行 CT 检查未发现椎间盘突出，行脊髓造影或 MRI 检查后发现，突出物位于椎间隙上方 1 例，位于下位椎体后方 2 例。

2. 治疗方法

（1）术前准备：入院后常规检查血常规、尿常规、肝肾功能、血生化、血凝试验、心电图、腹部彩超、骨密度，以明确患者是否合并有其他疾病，评估身体状况能否耐受手术，如有糖尿病、高血压病等慢性疾病，积极给予相应治疗，待血糖或血压降至正常或接近正常以后进行手术。对有明显骨质疏松症的患者亦给予相应治疗。

（2）手术方式：硬膜外麻醉，俯卧位或侧卧位。依临床表现及影像学检查结果采用相应的术式。①13 例单间隙椎间盘突出合并黄韧带肥厚或骨化者采用扩大开窗髓核摘除术，其中单侧单节段开窗 3 例，单侧多节段开窗 4 例，双侧单节段开窗 6 例。侧方突出者在患侧开窗，中央型突出者双侧开窗。术中潜行咬除黄韧带关节突

233

部，扩大侧隐窝，如有关节突增生、内聚，可咬除关节突内侧 1/3~1/2。②15 例两个以上间隙椎间盘突出合并多节段黄韧带肥厚或骨化者采用节段减压髓核摘除后稳定结构重建术，其中双节段 9 例，三节段 6 例。该术式既可彻底减压，又可重建腰椎后部稳定结构，同时还可避免发生腰背肌衰弱综合征。③7 例双间隙椎间盘突出合并同侧神经根管狭窄者采用半椎板切除髓核摘除术，其中单节段 5 例，双节段 2 例。④6 例侧方椎间盘突出合并腰椎中央管狭窄或中央型椎间盘突出同时存在较广泛的腰椎管狭窄因素者采用全椎板切除髓核摘除术，其中单节段 5 例，双节段 1 例。CT 检查示单根神经受压而有相邻根神经受压症状者，术中要探查是否有游离髓核上、下移位，必要时可在相邻间隙开窗探查。

（3）术后处理：术后切口持续引流 24~48 小时后拔除引流管。术后即日开始，常规静脉给予抗生素 7 天，以预防切口感染；同时静脉给七叶皂苷钠 14 天，以减轻神经根水肿。术后 3 天内给予氟甲强的松龙静脉点滴，以减轻神经根由于术后受到牵拉及受压解除后反应性充血和炎性反应；同时静脉点滴胞二磷胆碱 14 天，以改善受压神经的血液供应，促进神经损伤的恢复。神经损伤较重者，给弥可保肌肉注射。术后 24 小时开始进行双下肢交替被动抬高练习，方法是抬高下肢直至下肢出现疼痛后再继续上抬少许，每侧每天 20 下，分 2~3 次进行，以防止神经根和硬膜囊与周围发生粘连。切口疼痛减轻后即可开始进行双下肢主动屈伸训练，每侧每天 100~200 下，分 3~4 次进行，既可增加下肢肌力，又可预防下肢深静脉血栓形成。术后 14 天切口拆线。扩大开窗髓核及半椎板切除髓核摘除术后卧床 3 周，全椎板切除髓核摘除术后卧床 4 周，节段减压髓核摘除后稳定结构重建术后卧床 6 周即可戴硬腰围下地。能下地后要注意锻炼腰背肌，可卧床行五点式腰背伸练功以增加腰背肌力量。

3. 治疗结果

（1）疗效评价方法：采用日本矫形外科学会（JOA）下腰痛疗效评定标准（15 分法）：评分后计算改善率。改善率 =（术后得分 - 术前得分）÷（正常 15 分 - 术前得分）×100%。计算改善率时，不计入第 3 项分值。改善率 >75% 为优，50% < 改善率≤75% 为良，25% < 改善率≤50% 为可，≤25% 为差。

（2）疗效评价结果：本组 41 例，经治疗按上述标准评定，结果优 30 例，良 9 例，可 2 例。优良率为 95%。

（3）手术并发症：发生硬膜囊撕裂 2 例，术中用 5 - 0 无损伤线连续缝合，术后未发生脑脊液漏。手术节段髓核再突出 1 例，发生于术后第 5 天，再行髓核探查摘除术而愈。切口延迟愈合 2 例，经延长拆线时间而愈。无手术间隙定位错误、切口感染、椎间盘感染、神经根及马尾神经医源性损伤、腹膜后大血管损伤、硬膜外血肿形成等并发症发生。

4. 临证体会

（1）老年性腰椎间盘突出症的病理特点：腰椎椎间盘从 20 岁以后开始持续退变，在此基础上腰椎其他组成成分亦相继发生退行性改变，并随增龄而日趋严重。以后，椎间盘高度下降，椎间隙狭窄，纤维环松弛，相应关节突关节压力增加，退变加速。至老年，小关节的关节囊松弛、肥厚，关节突关节增生、肥大、内聚，黄韧带肥厚、钙化。这些变化使老年人的椎管、神经根管发生不同程度的狭窄，但大多数并不出现临床症状，说明储备容积（RSC）的存在允许椎管发生一定量的狭窄。此时，椎间盘只需突出较少即可使硬膜囊或神经根明显受压而产生症状。

（2）老年性腰椎间盘突出症的临床特点：①大多数患者无明显外伤史，起病多缓慢，病程多较长。②在出现下肢症状前，多有较长时间的腰背痛。③一般认为，椎间盘突出患者所产生的疼痛症状除来源于椎间盘突出物对神经根的直接压迫外，还与椎间盘组织所释放化学物质对神经根的炎性刺激以及自身免疫反应有关。老年人椎间盘组织中水分与蛋白多糖均明显减少，这不仅使神经根受压迫的机会减少，也可能使参与自身免疫反应的抗原及炎性介质来源减少。因此与年轻患者相比，老年性腰椎间盘突出症患者的下肢放射痛多不剧烈，甚至有不少患者无明显的下肢放射痛。直腿抬高试验的阳性率降低。④由于老年人的腰椎管储备容积不足，多伴有行走障碍，即类似于腰椎管狭窄症患者常有的间歇性跛行症状。⑤常常多个腰椎间盘发生退行性变，故多节段发病的比率较高。⑥老年患者的器官功能相对较差，多合并有其他系统疾病，如心脏病、高血压病、糖尿病，必须重视这些疾病的治疗，以保证手术安全。

（3）围手术期处理：由于老年患者的身体机能多明显下降，术前应进行仔细、全面、系统的检查，以确定患者是否有手术禁忌证。对患有糖尿病、高血压病等慢性疾病的老年患者，术前应请相应科室协助会诊，共同制订治疗方案，待血糖、血压降至正常或接近正常后方可进行手术，并且术后应继续治疗。对于有明显骨质疏松症的患者，手术前、后也应给予药物治疗，否则可能影响患者对手术效果的评价。术后静脉点滴抗生素预防感染，但应避免应用肝、肾毒性较大的药物。手术前、后常规应用脱水剂减轻神经根水肿；术后 3 天内给予糖皮质激素以减轻局部炎性反应。胞二磷胆碱可改善受压神经根和马尾神经的血液供应，促进损伤的神经恢复。腹压增高可增加椎间盘所受的压力，因此术后必须保持大便通畅，防止手术间隙的髓核自纤维环破口再突出而复发。术后的下肢主、被动功能锻炼非常重要。术后第 2 天开始交替被动抬高双下肢可牵拉神经根产生少许活动，防止神经根与周围组织发生粘连。应注意的是活动不要过度，以免神经根受到过度刺激而产生根性痛。由于老年人血管弹性较差，血液黏稠度较高，血栓形成的风险大大增加，术后较长时间卧床易发生下肢深静脉血栓形成（DVT）和肺栓塞（PE）。因此术后切口疼痛减轻后即可开始进行双下肢主动屈髋、屈膝及踝背伸活动。既有利于增加下肌力，又可促进下肢甚至全身血液循环，预防 DVT 和 PE。术后应根据术式不同而卧床相应长时间。能下地后应注意锻炼腰背肌力量。

（4）定位诊断与术式的选择：准确的定位诊断是取得良好疗效的前提。由于老年性腰椎间盘突出症患者的腰椎多存在较广泛的退变，症状、体征与影像学表现常常不相平行。术前应仔细查体，根据症状、体征结合脊髓造影、CT 或 CTM、MRI 表现进行定位诊断，明确引发症状、体征的责任椎间盘。同时还要确定有无需要处理的腰椎管狭窄因素，如黄韧带肥厚钙化、关节突增生内聚、椎板增厚、后纵韧带钙化等，依据定位诊断确定术式：①单间隙椎间盘突出合并黄韧带肥厚或骨化者采用扩大开窗髓核摘除术。侧方突出者在患侧开窗，中央型突出者双侧开窗。术中应注意潜行咬除黄韧带关节突部，扩大侧隐窝。如有关节突增生、内聚，可咬除关节突的内侧 $1/3 \sim 1/2$。②两个以上间隙椎间盘突出合并多节段黄韧带肥厚或骨化者采用节段减压髓核摘除后稳定结构重建术。该术式既可保证彻底切除多节段病变组织，又可重建腰椎后部的稳定结构，同时还可减轻或避免腰背肌衰弱综合征的发生。③双间隙椎间盘突出合并同侧神经根管狭窄者采用半椎板切除髓核摘除术。④对于侧方椎间盘突出合并腰椎中央管狭窄或中央型椎间盘突出同时存在较广泛的腰椎管狭窄因素者，采用椎板切除髓核摘除术。注意术中对关节突的切除不可超过内侧 $1/2$。无论采用何种术式都应把握一个原则，即术中所见必须足以能解释临床症状和体征。对 CT 检查示单节段神经根受压而有相邻多节段神经根受压症状者，术中要探查是否有游离髓核上、下移动，必要时可在相邻间隙开窗探查。

（5）充分减压与腰椎稳定性：吴振东分析腰椎间盘再手术的原因中，认为老年患者简单采用椎板间小开窗术式而遗漏椎管狭窄病变是主要原因。虽然生物力学研究证明，腰椎后部结构对腰椎的稳定性具有重要作用。广泛椎板切除减压术后出现腰椎不稳也有大量临床报道。但与中、青年患者不同，老年性腰椎间盘突出症往往存在发病缓慢，病程较长，椎管内粘连较严重；腰椎诸结构广泛退变、椎管相对狭窄；常常为多节段发病等病理特点。同时老年人活动与工作量相对较小。因此术式的选择既要考虑腰椎的稳定性，尽可能遵循有限减压的手术原则，同时又要保证减压充分，切不可过分强调腰椎稳定性而一味追求小范围的开窗法。对于侧方椎间盘突出合并腰椎中央管狭窄或中央型椎间盘突出同时存在较广泛的腰椎管狭窄因素者，不行全椎板切除难以充分减压，或易加重马尾神经损伤。必将影响术后疗效。本组全椎板切除6例，术后平均随访47个月，无1例发生腰椎不稳。这与王福权等的报道一致。作者认为只要术中切除关节突不超过内侧1/2，对腰椎的稳定性影响较小，不必行腰椎融合。但这并不意味着可以随意扩大手术减压范围。

（二）小切口开窗法治疗腰椎间盘突出症

1. 临床资料

268例患者中男187例，女81例；年龄27～59岁，平均年龄43.5岁；病程最短1.5个月，最长11年，平均3.6年。其中腰痛者221例（占82.5%），下肢麻痛249例（占92.9%），小腿区域性皮肤感觉减退242例（占90.3%）；伴有伸肌力减退214例（占79.8%），腰椎活动度伸屈受限187例（69.8%），间歇性跛行137例（占51.1%），跟腱反射消失或减弱112例（占41.8%），直腿抬高试验阳性231例（占86.2%），椎旁压痛及叩击痛253例（占94.4%）。

影像学检查：268例术前常规腰椎摄片，显示有骨质增生187例（69.8%），腰椎有侧弯畸形183例（占68.3%），病椎间隙变窄246例（占91.8%）；术前用欧乃派克行腰椎脊髓造影268例，其中显示腰椎间盘突出248例（占92.5%），显示神经根管狭窄20例（占7.5%）；术前行CT检查179例，显示腰椎间盘突出179例，合并侧隐狭窄120例（占67.0%）。

2. 治疗方法

手术时患者一般采用侧卧或俯卧位。采用硬膜外麻醉或局部麻醉方法。切口取腰后正中纵形切口，以病变椎间隙为中心，长约5～6cm。依次切开各层组织，骨膜下剥离，显露病变节段棘突、椎板、椎板间隙及关节突关节。切除其椎板黄韧带，咬除上位椎板的下1/2～1/3及下位椎板的1/4，并将关节突关节内侧的1/3咬除；探查硬脊膜、神经根及周围的关系；所有患者术中均摘除病变髓核后，探查其神经根管，常规扩大侧隐窝；尽量潜行清除黄韧带的起始部及其外侧部。松解神经根，向椎间孔方向显露神经根1cm左右，其活动度超过1cm。即可冲洗切口、止血、放置负压引流管，缝合切口。

3. 治疗结果

本组268例中，234例获得随访；时间为13个月～4.5年。疗效标准分为优、良、可、差。优：术后全部症状消失，下肢无神经功能障碍，恢复原工作的186例（占79.4%）。良：术后症状基本消失，劳累后仅有轻度腰酸痛或小腿轻度麻胀感，能从事原工作的35例（占15.0%）。可：术后腰腿痛大部分症状消失，患肢仍感麻木、乏力，肌力恢复差，重体力劳动不能胜任，可从事一般工作的13例（占

临床篇　第五章　脊柱脊髓损伤

5.6%）。差：术后症状无改善或加重。

4. 临证体会

腰椎间盘摘除术被临床广泛应用于治疗腰椎间盘突出症。手术方法较多，一些方法术后仍留有隐患，如使腰椎不稳、留有神经根性症状等。故手术治疗时应考虑解决好三个方面的问题：①彻底清除病灶。②保持腰椎的稳定性。③清除隐患，保持疗效。小切口开窗法治疗腰椎间盘突出症，手术切口小，椎板及关节突关节破坏少。对脊柱的稳定性影响较小，术后不会产生脊柱失稳的症状；术中显露病变间隙充分，可完全摘除后突髓核；手术时扩大了神经根的通道、侧隐窝、神经根管，避免了因"十字"切开后纵韧带修复后的瘢痕等使神经根管再次相对狭窄，而产生神经根受压症状。病侧黄韧带的起始部被潜行清除，可避免因其残留部分回缩形成的瘢痕对硬膜囊构成压迫等。从而达到优良率高，远期效果好。此法操作比较简单，容易掌握。

第四节　腰椎管狭窄症

【概述】

腰椎管狭窄症是由于黄韧带肥厚增生、小关节增生内聚、椎间盘膨隆突出、骨性退变导致的腰椎中央管、神经根管或侧隐窝狭窄引起其中内容物——马尾、神经根受压而出现相应的神经功能障碍。在临床上，腰椎管狭窄症是引起腰痛或腰腿痛最常见的疾病之一。因腰椎管或神经根管狭窄引起其中内容物——神经受压而出现相应的神经功能障碍，主要是神经性间歇性跛行，以及臀部、大腿、小腿的无力和不适，在行走或后伸后加重，另一临床特点是鞍区（会阴部）感觉和大小便功能异常。

临床统计表明，腰椎管狭窄发生最多的是L4、L5节段，其次是L5、S1节段。L4、L5和L5、S1节段位于脊柱最下面，承受的压力最大，是全身应力最集中的部位。而且由于骶骨固定，不参与产生活动时的协调缓冲作用，因此上位各节段的活动最终集中作用于这两个部位。同时腰椎各方向活动频繁，骨性和纤维性结构更容易出现增生、肥厚从而导致获得性的椎管狭窄。目前 CT 和 MRI 已广泛用于临床，从而使本病的诊断更加容易。

【分类】

分为先天发育性和后天获得性。

先天发育性腰椎管狭窄症主要是由于椎节在生长过程中发育不良造成的，导致椎管本身和（或）神经根管狭窄，致使神经受到刺激和压迫而引发一系列的临床症状，但仅占腰椎管狭窄症患者的 1% ~2%。

临床上更为多见的是后天获得性腰椎管狭窄症，多是由于腰椎的退行性变引起的，包括黄韧带的肥厚与松弛、小关节和椎体后缘骨质的退变增生肥大、椎间盘的突出与脱出等病理解剖改变，在临床上分为椎管的中央狭窄、周边侧隐窝狭窄、神经根管狭窄以及腰椎滑脱。其他如外伤、腰骶椎手术后产生的医源性因素等也可引起椎管的狭窄。

【治疗方法】

如果保守治疗 3 个月无效，自觉症状明显且持续性加重，影响正常生活和工作；或出现明显的神经根痛和明确的神经功能损害，尤其是严重的马尾神经损害；以及进行性加重的腰椎滑脱、侧弯伴随相应的临床症状出现，则需要进行手术治疗。手术方法是减压术，或同时行减压、融合术，有时加固定的稳定手术。复杂的腰椎管狭窄症，系除有腰椎管狭窄症状之外，尚伴有腰椎退变性侧弯、伴有椎间不稳定、退变性滑脱、椎间孔狭窄等，比较复杂，需要综合对症处理。

大多数的腰椎管狭窄症患者经过保守治疗，症状可以得到明显缓解，保守治疗方式主要包括：

（1）一般取屈髋、屈膝位侧卧，休息 3 ~5 周症状可缓解或消失。对于老年人长期卧床易引起肌肉萎缩、深静脉血栓及肺炎等并发症，建议不宜超过 2 ~3 周。

（2）药物治疗：给予适量的非类固醇类抗炎药物（NSAIDS）。也可在硬膜外间隙注入类固醇药物可起到局部消炎作用，但不是理想方法。部分患者可暂时缓解疼痛，曾见骶管内注射后病情加重及瘫痪的病例。多次注射易引起神经粘连，增加手术难度。

（3）功能锻炼：腰椎屈曲可使椎管容量和有效横截面积增大，减轻对马尾神经的挤压。腹肌肌力的增强也可拮抗神经组织所受到的椎管机械性压力。

（4）支具应用：腰围（或腰椎保护性支架）可减轻脊柱运动时关节突及椎间盘对马尾神经根动态的牵拉及压迫。但不宜长期应用，容易造成肌肉萎缩。

（5）其他：如牵引、局部封闭、针灸、推拿等。

【经验传承】

（一）有限减压腰椎后部结构重建治疗腰椎管狭窄症

腰椎管狭窄症由传统的全椎板切除到目前的有限手术开窗减压，手术治疗已经多样化。我们从腰椎管狭窄的因素多位于椎板、椎体间隙和关节突周围的特点，及广泛腰椎后部结构切除所致医源性腰椎管狭窄和脊柱失稳两个方面考虑，根据有限手术原则设计了"有限减压腰椎后部结构重建术"治疗腰椎管狭窄症，自 1992 年 11 月用于临床，随访时间 20 个月以上 28 例，平均随访时间 24.7 个月，效果良好。

1. 临床资料

本组 28 例，男 12 例，女 16 例，年龄 30～62 岁，平均 44.4 岁。病程 0.5～17 年，平均病程 6.4 年。其中农民 19 人，工人 7 人，干部 2 人。入院时进行腰椎正侧位和屈曲、过伸位摄片，无明显退行性变和椎体间滑移范围小于 3mm 者选入本组。

临床表现：①腰痛伴间歇性跛行 28 例。一次行走少于 100m16 例，少于 500m 9 例，1 000m 以内 3 例。②行走后肌力减弱 14 例。下肢有皮区感觉减弱 15 例，3 例有皮区感觉消失。③小便失禁 3 例，阳痿 2 例。④直腿抬高试验阳性 9 例，Kemp 试验阳性 21 例。

影像学检查：脊髓造影检查，全部患者均有不同程度的节段造影剂通过困难或完全阻塞，每人阻塞节段在 1～4 个，其中 14 个节段完全阻塞，53 个节段不全阻塞，43 条神经根管造影剂不能显示。20 例进行了 CT 或 CTM 检查，有椎间盘突出或膨出 24 个间隙，黄韧带肥厚或钙化 32 个间隙。关节突增生或内聚 8 处。椎体后缘骨赘或后纵韧带钙化 12 处。

减压和重建情况：手术中进行减压节段 67 个，黄韧带肥厚 5mm 以上 39 个间隙，切除椎间盘 32 个。椎管内静脉迂曲成团 12 个间隙，其中 4 个间隙进行了结扎。扩大根管 31 条，其中骨性根管狭窄 6 条；下关节突肥大内聚 10 个。手术出血 90～1050ml，平均出血量 335ml。术中 12 人输血，输血量 200～800ml，平均输血 350ml。每位患者脊柱后部结构重建节段（按棘突数）2～4 个，共重建 70 个，平均 2.5 个节段。手术中无神经根和硬膜囊损伤。

2. 治疗方法

（1）体位和麻醉：患者取俯卧位于脊柱手术支架上，尽量使腰椎呈屈曲位，采用连续硬外麻或局麻。

（2）切口和显露：腰椎后正中切口，沿一侧棘突旁切开腰背筋膜并保护棘上韧带和棘间韧带，切断一侧骶棘肌止点骨膜下显露椎板，纱布压迫止血，充分显露病变节段一侧的各棘突、椎板及关节突的内后侧，在病变范围的两端棘突间横切棘上和棘间韧带，将切断韧带之间的棘突从根部铲断，通过断端间隙剥离对侧椎板，显露至关节突。

（3）椎板间孔开窗减压和神经根管扩大：将狭窄节段的上位椎板下缘，从中间在黄韧带后侧向上咬除 2～4mm，保留下关节突；彻底切除黄韧带，对黄韧带起点和关节突前方要潜行咬除，大部分可以解除脊髓和神经根的后外侧压迫因素。必要时可以潜行咬除下位椎板上缘的腹侧面或上关节突的内侧部分，向中间牵开神经根及脊髓，前侧有突出的椎间盘、椎体后缘骨赘，直视下切除。对于迂曲膨胀的静脉进行结扎，无法结扎的可以扩大神经根管以减少对神经根的影响。牵动神经根有10mm 左右的活动范围为宜。多节段腰椎管狭窄可自下而上逐个节段开窗清除各种压迫因素，节段减压彻底，可见全段脊髓恢复波动。

（4）腰椎后部结构重建：减压完成后，用双 10 号丝线将切断的棘突固定，如果多个棘突重建，必须先分别打孔，再逐个固定。棘上韧带和棘间韧带用 7 号线缝合，切断的骶棘肌止点短腱固定于棘突下缘与棘间韧带移行处，缝合腰背筋膜，关闭切口。

（5）术后卧床4 周戴皮革腰围下床活动。

3. 治疗结果

疗效评定时间术后20～34 个月，平均24.4 个月。临床按日本骨科学会下腰痛治疗评价标准（15 分法）进行疗效评定：改善率25% 以下为差，25%～49% 为可，50%～74% 为良，75%～100% 为优。术前得分－4～8 分，平均3.61 分；随访得分10～15 分，平均14.3 分；改善率62%～100%，平均93.8%；良 2 例，优26 例，优良率100%。术后腰椎稳定性评定，18 个月后摄腰椎屈曲和伸展位片与入院时的屈伸位片比较，无1 例椎体间相对移位≥3mm。

4. 临证体会

（1）改变手术入路的临床意义：改变传统的手术入路，从一侧进入，减少了手术对骶棘肌和棘间韧带及棘上韧带结构的破坏；保留了韧带和棘突的血运，可以保持手术后以上各结构的组织学特性，椎管减压时术野宽阔，操作方便。本组手术无神经根和硬膜囊损伤，平均出血量335ml，输血人数占手术人数42.85%，说明该术式有较好的操作术野、组织损伤较轻。

（2）椎板间孔开窗减压的特点：腰椎管狭窄的原因是多方面的，致压物多位于椎板间孔、椎间隙和关节突周围，所以腰椎管狭窄多呈节段性。根据腰椎管狭窄的病理特点，我们采用椎板间孔开窗减压、直接切除致窄的病理因素。椎板部分切除和椎管扩大治疗腰椎管狭窄症有类似的设计特点，我们着重于更多的保留骨组织和潜行切除致压的软组织。Lawson 报道过多切除椎板可有大量的瘢痕组织填充椎板切除后的间隙，并称它为"椎板切除膜"，这些组织常捆扎硬膜及神经根引起术后腰腿痛。该手术设计为椎板和椎体间有限减压，能较大限度保留骨组织，硬膜裸露于椎管外很少，无充足的空间形成"椎板切除膜"。

（3）腰椎后部结构重建的意义：近些年由于生物力学的发展，腰椎后结构对脊柱的稳定作用越来越被重视。Asano 等指出，腰椎后部结构所承受的压力、张力、旋转应力分别是 24%～30%、21%～26%、42%～54%；并有大量报道后部结构在手术中受到破坏后，对脊柱稳定性有严重影响，并导致疗效下降。Herkowitz 报道用全椎板切除术治疗退行性腰椎滑脱并腰椎管狭窄，术后 93% 的患者腰椎滑脱加重。董凡等通过实验证明小关节突不同程度破坏后腰椎结构的刚度均有显著下降。Abu-mi 和 Mc Glasher 报告后部结构所提供的前屈刚度分别占整个运动节段刚度的 39.2% 和 52.4%，说明了腰椎后部结构骨组织和软组织对腰椎稳定的重要作用。腰椎后结构的保护或重新建立是脊柱外科的一个重要任务，因此该手术设计从组织学和生物力学两方面考虑，务必使腰椎后部结构在减压的同时得到保护和重建：①手术中未破坏保留韧带组织的血运，保持了韧带组织的生物学特性，为手术后各组织间的愈合和后部结构重建保留了组织学条件。②脊柱后部结构的力学作用是承受压、张、旋转应力，该手术过程中切除了少量椎板，关节突基本无破坏，固定棘突和韧带断端使之愈合，恢复了脊柱后部结构的骨性和韧带组织。③参与腰椎稳定的后侧肌肉以骶棘肌最为重要，我们在后路手术中见骶棘肌以短腱形式止于棘突下缘与棘间韧带的移行处，短腱长 4～6mm。将短腱固定于原止点处，骶棘肌着力点得到修复，另一侧骶棘肌止点未破坏，棘突固定后可得到骨性愈合，腰椎后部动力性稳定结构得到重建。本组随访患者最长达 36 个月，从临床和 X 线摄片均未见术后失稳征。

（4）手术疗效分析和适应证：该手术方法使用时间尚短，已经随访 20 个月以上的患者，临床按日本骨科学会下腰痛治疗评价标准（15 分法）进行疗效评定，优良率 100%，X 线和临床都未见术后腰椎失稳征。对于远期疗效能否保持较高优良率和腰椎的稳定性，需要进一步观察。在有限手术减压的同时重建了脊柱后部结构，是手术疗效好的重要原因。为得到确切的疗效分析资料和进一步改进，我们正在进行棘上和棘间韧带手术剥离后的超微结构研究。主要适用于年龄在 65 岁以下，脊柱退行性变较轻，屈曲位和伸展位摄片椎体间滑移范围小于 3mm，多节段腰椎管狭窄症和需两侧减压的中央型椎间盘突出。对于严重的先天发育性腰椎管狭窄及有明显腰椎不稳的患者不宜采用该手术方法。

（二）单节段钢板固定并椎体间融合器融合在治疗腰椎管狭窄并失稳症中的应用

腰椎管狭窄并椎间失稳症是临床常见病、多发病，对合并失稳的腰椎管狭窄症单纯采用椎管扩大减压术难以达到理想的治疗效果。自2002年以来，我院脊柱科对该类患者在施行椎管扩大减压的同时，应用单节段钢板固定并椎体间融合器融合治疗500余例，得到完整随访120例。经10个月~5年的随访，通过临床评价，近期疗效和远期疗效均取得了良好效果。

1. 临床资料

（1）诊断标准：根据以下诊断标准选取病例：①明显、反复的腰痛，及有严重的酸痛或无力感；②局限性腰痛和（或）伴下肢牵涉痛；③MRI或CT等检查可发现有明显腰椎间盘、椎间关节等退变并排除其他疾病；④X线片：椎体前缘有牵拉骨赘形成或椎间隙明显狭窄；在腰椎动力位片（过伸、过屈侧位X线平片）病变相邻2个椎体间滑移>3mm，过屈位时椎体间位移位值>6%，过伸位时椎体间移位值>9%，病变2个椎间隙角度（角度位移）>11°。

（2）病例的排除标准：①拍左右双斜位片示两侧椎弓峡部均无断裂以排除真性腰椎滑脱；②伴有脊柱侧弯、侧凸等先天或后天畸形者；③椎间隙高度狭窄；④身体状况不允许做手术者。

（3）本组120例患者中，男52例，女68例；年龄最小为26岁，最大为71岁，平均为51.4岁；病程5个月~20年，平均4.2年。本组患者均有慢性下腰痛病史及间歇性跛行病史，其中伴有坐骨神经痛者76例，有失稳交锁现象者41例；有2例为先期椎间盘突出术后，继发腰椎失稳；伴有腰椎侧弯者12例；继发腰椎滑脱者36例。

（4）影像学检查：术前摄腰椎正、侧位及过伸、过屈位X线片以观察腰椎退变情况及腰椎不稳程度；腰椎病变部位行CT和（或）MRI扫描。所有病例均摄X线左右斜位片以排除椎弓峡部裂的病例。检查结果显示：全部失稳病例均合并腰椎间盘突出或膨出，93%病例合并有黄韧带肥厚、小关节增生。Meyerding滑脱分类标准Ⅰ度72例，Ⅱ度40例，Ⅲ度8例。腰椎过伸、过屈位侧位片显示滑脱椎体滑移范围3~6mm，平均3.6mm，上、下椎体缘连线夹角11°~13°，平均12°，提示滑脱椎体失稳。120例常规CT扫描提示均存在中央管和（或）单侧或双侧神经根管狭窄。

2. 治疗方法

全麻，俯卧位，取腰后正中纵切口，显露病变节段。于失稳节段的相邻两椎体的椎弓根内置入椎弓根螺钉，行通用脊柱椎弓根钉矫形固定系统复位固定，依据患者术前X线片，采用加压或撑开，恢复腰椎正常的序列及生理曲度；切除狭窄节段的棘突、椎板及相应的突间关节内侧缘，分开神经根与周围的粘连，并将神经根向内侧牵开，环形切开纤维环，以髓核钳取出髓核组织，用绞刀及刮匙切除椎体相邻终板，选取合适大小的 WDFC（文登椎间融合器）2 枚，其内填满由局部所取的松质骨后从双侧后方拧入椎间隙，行椎体间融合术。透视确认椎弓根螺钉及 WDFC 位置正确后，锁紧所有固定系统，将剩余的骨粒植于突间关节间外缘，从而达到三柱融合。止血，置引流管 1 条，关闭切口。

术后处理：术后 12～24 小时内拔除引流管，常规抗生素预防感染，次日行直腿抬高训练，1 个半月后带腰围下床行走。3 个月内不做重体力劳动和弯腰搬重物。

3. 治疗结果

随访时间最短 10 个月，最长 5 年。疗效评定标准：采用 JOA 下腰痛诊疗评分标准对所有患者手术前、手术后 1 月及一年后进行评分并作为其近期和远期疗效评定依据。评分改善≥7 分为优，3 分≤评分改善 <7 分为良，1 分≤评分改善 <3 分为一般，评分改善 <1 分为差。近期疗效评价优 58 例，良 45 例，一般 15 例，差 2 例，优良率 85.8%，改善率 98.3%；远期疗效评价优 82 例，良 32 例，一般 6 例，差 0例，优良率 95%，改善率 100%。早期术中并发神经根损伤 1 例，术后足背外侧皮肤感觉减退，至 3 个月随访时完全恢复。影像学证实 51 例患者后外侧植骨融合率为100%，无断钉、断棒现象。椎间高度指数和腰椎前凸角手术前后有比较差异有统计学意义（$P < 0.01$），术后与随访时比较差异无统计学意义（$P > 0.05$）。随访 X 光片检查均示 WDFC 无移位，其内的植骨组织密度增加或保持不变，植骨无吸收，WDFC 周围无 X 线透明带，椎间隙维持术中高度无塌陷。根据 X 线片能判断出植骨已全部融合。本组患者治疗结果示其融合率 100%。术中复位率均达到 100%。所有病例中，无椎弓根钉误入椎管或椎间孔内、无神经根损伤及马尾神经损伤等严重并发症出现。早期手术中硬脊膜撕裂 2 例，在术中发现并修补；1 例出现切口处脂肪液化经换药后痊愈。

4. 临证体会

（1）病理与发病机制：退行性变在腰椎活动节段产生一系列改变。椎间盘退变丧失水分，使其弹性减弱，失去生理功能，椎间盘向椎管膨出，或形成椎间盘突出。椎间隙高度减低，椎间小关节出现异常活动，继而关节突增生内聚；黄韧带因椎间失稳而增厚、内摺，失去柔韧性。膨出的椎间盘、增生肥厚的黄韧带导致了中央椎管狭窄，关节突增生内聚，造成侧隐窝狭窄。这些病理改变形成腰椎管狭窄，如产生神经根和马尾受压的临床症状，称腰椎管狭窄症。实际上，腰椎退变的同时机体自身通过代偿机制，如增加腰背肌力、限制小关节活动等建立腰椎稳定的新平衡。

新的平衡在腰椎退变继续加重后可被打破，这一循环是有限的，当代偿不能适应加重的退变，平衡再被打破时，维持腰椎稳定将失去代偿，病理改变会加重，腰椎退变和腰椎不稳将同时存在，患者症状加重，不能自行缓解。

（2）治疗方法：随着腰椎不稳和腰椎管狭窄的逐渐加重，神经根和马尾神经症状也越来越明显，保守治疗已无效。只有彻底切除后突的椎间盘、肥厚的黄韧带、增生内聚的突间关节内缘等组织，才能解除对神经的压迫。但后方的充分减压无疑进一步破坏了脊柱后柱的稳定性，术后将会导致椎体间的失稳加重。因此在彻底减压后对明显失稳节段进行复位固定是很有必要的。多数学者认为：脊柱滑脱不稳是此症的主要病理解剖基础，滑脱椎体不复位，就无法解除因矢状径减小所引起的椎管狭窄，因此，滑脱椎体复位是椎板切除后进一步扩大椎管容积的措施。复位后行脊柱内固定能加强脊柱稳定性，提高脊柱融合率。Bridell 等对单纯减压、椎板减压加植骨融合及减压植骨加椎弓根螺钉内固定 3 种方法治疗腰椎滑脱的术后疗效进行比较，结果发现，减压植骨融合加内固定组的疗效最好。Yuan 对 2684 例腰椎滑脱并椎管狭窄症手术患者进行调查，结果显示：内固定组与非内固定组脊柱融合率分别为 89% 和 70%。

（3）单节段固定融合和多节段固定融合的比较：脊柱固定融合是防治腰椎不稳的有效方法，但是不应盲目地扩大固定融合节段，因为融合后影响脊柱的三维活动功能，产生邻近节段的异常活动，加速腰椎的退行性改变。我们实施的单节段固定融合优点是：①只固定融合 1 个功能节段，可最大限度地减少脊柱运动节段的丢失，进而减少相邻节段椎体退变及椎体不稳发生率。最大限度的保持了脊柱其他节段的正常的运动功能，减少了应力集中，对脊柱的生理功能影响小。②纵向连接棒（板）缩短，后柱力矩减小，可降低钉-棒应力负荷，使内固定折损几率降低，进而减少术后矫正丢失。③对老年人发病率较高的本病来说，单节段固定融合手术操作简洁、方便可行，对患者的损伤小，术中患者出血少，无疑明显降低了手术操作风险。④单节段固定融合的另一优点是内固定不需取出，为患者节省了医疗费用、避免了二次手术的痛苦。尽管腰椎多节段固定融合后缓解了局部疼痛，但严重影响了脊柱的三维活动功能，并且多节段固定后导致了相邻节段的应力集中，加速了退变的进程。我院对腰椎失稳行多节段固定的患者，随访时发现因固定节段内的应力遮挡作用，导致骨质疏松和相邻椎间盘的加速退化，使患者极不耐疲劳，腰部僵硬，几乎丧失劳动力。单节段固定融合，则对患者腰部的生理活动影响很小，未发现此类并发症的发生，更符合现代脊柱外科的观点。

（4）通用脊柱矫形固定系统固定的可靠性：本组病例中，近期疗效优良率为85.8%，远期疗效优良率为95%，且远期疗效观察中无一例出现临床症状未改善或恶化。我们认为可能与通用脊柱矫形固定系统下列因素有关：①材料的选择采用钛合金

245

（Ti_6Al_4V）作材料，有良好的韧性，高强度、高耐疲劳性；良好的组织相容性，是唯一的金属材料作为骨形态发生蛋白载体，可以促进骨形态发生蛋白活性，因此其可更好地使骨与金属界面相结合。②整体稳定性设计采用钉杠设计理论，将钉和杠通过弹簧夹座连接，钉尾在弹簧夹座中矢状面方向的可调范围为 $-15°\sim +15°$，在术中充分估计调整需要的角度可使复位更加完美，并能够恢复腰椎的生理曲度；内固定时可采用预弯连接棒，重塑腰椎生理曲度，可矫正腰椎侧突畸形及腰椎前突畸形，最大程度上重塑腰椎在矢状面和冠状面上的生理曲度。③椎弓根钉的设计有所改进。提拉钉，在标准钉的基础上加长钉尾并且刻有可折断口，其内连接为纵行，可加强在操作过程中的刚性，又不影响其折断效能，这就方便了复位、上螺帽等操作。④通用脊柱矫形固定系统采用三维融合理念，不仅对椎体间植骨融合，而且在突间关节处植入大量骨粒，经随访发现，各植骨处均已融合，使腰椎在矢状面和冠状面上都得到稳定。

（5）通用脊柱矫形固定系统固定并椎体间融合器融合的优越性：单纯椎弓根钉内固定或单纯后路 cage 椎间融合有许多优点，但各自也有缺点。我们采用通用脊柱矫形固定系统联合 WDFC 椎间融合治疗腰椎管狭窄并失稳症，并辅以后外侧植骨融合，克服了单纯椎弓根钉内固定或单纯后路 cage 椎间融合的各自的缺点，其优越性表现在：①通用脊柱矫形固定系统并 WDFC 后路椎间融合能够增加椎管的容积和椎间孔的横截面，一次性矫形复位、三维固定、椎间融合，防止椎间高度术后再次下降、减少再次手术的概率。②WDFC 后路椎间融合固定脊柱的前中后三柱结构，在肌肉及韧带和纤维环持续作用下，用螺钉将融合器镶在椎体之间，构成三维固定结构，恢复了两个病变椎体间的稳定性，根据"撑开－压缩张力带"原理也恢复了其他腰椎节段的稳定性；单节段通用脊柱矫形固定系统的联合应用使失稳腰椎达到最佳力学超静固定，有足够的抗弯支撑、抗滑动等功能，并可阻止椎间隙塌陷等优点，为植骨愈合提供最佳条件。③WDFC 后路椎间融合和后外侧的植骨融合能够尽可能地避免应力集中而经常发生钢板、螺钉的松动和断裂。④后外侧的植骨融合，更加强了通用脊柱矫形固定系统效果，最大限度的避免了假关节的形成。

（三）节段减压稳定结构重建联合短节段固定治疗腰椎管狭窄并椎间失稳

腰椎管狭窄是中老年人的常见病，目前治疗方法较多，疗效较好，但部分合并椎间失稳的病例处理起来比较复杂。自 2004 年 6 月至 2008 年 10 月，笔者采用节段减压后稳定结构重建联合短节段固定治疗腰椎管狭窄并椎间失稳患者 21 例，疗效满意。

1. 临床资料

本组 21 例，男 12 例，女 9 例；年龄 48～76 岁，平均 62 岁；病程 0.5～14 年，平均 6.2 年。所有患者均有间歇性跛行，1 次行走少于 100m 者 14 例，少于 500m 者

7 例；伴有 1 侧下肢疼痛 11 例，双侧下肢疼痛 8 例，下肢肌力减退 13 例，下肢感觉减退 16 例，大小便失禁 3 例，阳痿 2 例。术前椎管造影证实 21 例患者均存在腰椎管狭窄，动力位 X 线片显示椎体滑移均超过 4mm，相邻节段椎间隙角度相差均≥15°，其中 L3 ~ 4 椎间失稳 3 例，L4 ~ 5 椎间失稳 8 例，L5 ~ S1 椎间失稳 7 例，L4 ~ 5 和 L5 ~ S1 两个节段失稳 3 例。

2. 治疗方法

全麻或连续硬膜外麻醉，取腰背部后正中入路，沿棘突一侧切开腰背筋膜，并保护棘上韧带和棘间韧带，切断骶棘肌止点，骨膜下显露椎板，纱布压迫止血，充分显露病变节段的各棘突、椎板及关节突的内后侧，在病变范围的两端棘突间横切棘上和棘间韧带，将所切断韧带之间的棘突从中上 1/3 处铲断，通过断端间隙剥离对侧椎板，显露至关节突。确定失稳椎体，自失稳椎体及下位椎体的两侧椎弓根部按照 Weinstein 法定位，用椎弓根探子沿椎弓根纵轴探入，将椎弓根钉置入、安放钢板复位固定。C 形臂 X 线机透视复位满意后，咬除狭窄节段的上位椎板下缘及下位椎板上缘，不破坏关节突，彻底切除黄韧带，对黄韧带起点和关节突前方潜行咬除，然后向中间牵开神经根及脊髓，探查突出的椎间盘、椎体后缘骨赘，在直视下切除。潜行扩大神经根管，以牵动神经根有 10mm 左右的活动范围为宜。多节段腰椎管狭窄可自下而上逐个节段开窗清除各种压迫因素。节段减压彻底，可见硬膜囊搏动较好。分别牵开并保护硬膜囊及神经根，显露失稳椎间隙，切开后纵韧带，摘除髓核，尽量将椎间盘组织清除，用铰刀扩孔，去除部分软骨板，用丝锥攻丝，将填满碎骨的椎间融合器拧入椎间隙。椎间融合器的尾部低于椎体后缘约 3mm，固定于脊椎的前、中柱。椎间融合器的置入有两种形式：一种是使用 2 枚椎间融合器，自两侧从后向前垂直置入；另一种是使用 1 枚椎间融合器，自一侧从后向前斜形置入，向后倾斜 45°为宜。用双 10 号丝线将铲断的棘突固定，如果多个棘突重建，先分别打孔，再逐个固定。棘上韧带和棘间韧带用 7 号线缝合，切断的骶棘肌止点短腱固定于棘突下缘与棘间韧带移行处，缝合腰背筋膜，关闭切口。术后 48 小时拔除引流管，卧床 4 ~ 6 周后戴腰围下床活动。

3. 治疗结果

本组 21 例均获随访，时间 8 个月 ~ 3 年 6 个月，平均 19 个月。根据 Macnab 疗效评定标准，本组优 13 例，良 6 例，可 2 例，优良率 90.5%。所有患者间歇性跛行症状均有不同程度改善；术后 1 周失稳椎间隙高度较术前增大（图 5 - 21），术后 8 个月较术后 1 周无明显变化。术后 2 个月复查 X 线片显示铲断的棘突对合好，周围可见少量的骨痂；8 ~ 13 个月 X 线片示所有术中铲断棘突均原位融合，未见椎体前

247

后滑移。21 例均无断钉、椎间融合器下沉或脱出现象发生。术中并发神经根牵拉损伤 3 例，经药物治疗后神经症状完全恢复 2 例，留有轻度皮肤感觉障碍 1 例。

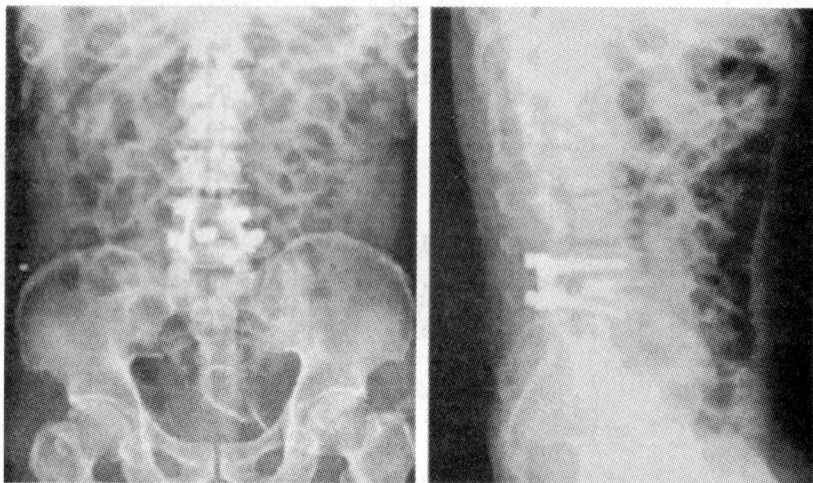

图 5 - 21　腰椎管狭窄并椎间失稳术后 1 周 X 线片

4. 临证体会

近年来，医学界对于腰椎后部韧带、棘突、肌肉等稳定结构的重视程度越来越高。Chanzal 等通过观察脊柱韧带生物力学测定的负荷曲线发现，小的应力可产生较大的应变，而脊柱韧带在降低自身损伤可能性的同时，可以在肌肉消耗最低能量的情况下提供充分的脊柱运动。因此，在手术过程中，应尽最大可能保护腰椎后部韧带的完整性。邵诗泽等对 25 具尸体多裂肌的起、止点肌束的构成及其与周围组织结构的关系、多裂肌短腱与止点及其与棘突和棘间韧带的关系进行解剖测量，证实多裂肌等腰椎后部稳定结构是保持脊柱动力性稳定的重要因素。

以往对于腰椎管狭窄的治疗多采用全椎板切除减压。该方法虽减压彻底，但在不同程度上破坏了脊柱的前、中、后柱，使椎管后半部分丧失了上下之间的应力传导，造成脊柱功能单位生理活动失稳。理想的腰椎管手术应该具备神经减压彻底、组织损伤小、保留或重建腰椎稳定性 3 个基本条件。为做到既减压彻底，又能保持或重建脊柱的稳定性，避免腰椎不稳的发生，笔者根据有限手术的原则，设计了节段减压后稳定结构重建的手术方式。先从一侧剥离多裂肌，进入手术部位，在棘突根部切断棘突并骨膜下剥离至对侧椎板，可以保护另一侧多裂肌不受损伤，剥离多裂肌重新固定到原处，使多裂肌保持较好的功能。从一侧进入手术野，并且不切断另一侧多裂肌，可以达到不损伤棘上、棘间韧带的血运，减轻或免除因缺血所致的韧带退行性改变。骨骼是人体中唯一一处一生都在不停更新和改建的组织，本组术中所有铲断棘突术后 X 线片均示原位骨性融合，达到了保留或重建腰椎稳定性的目的。对于椎间失稳的治疗，现在大多数学者主张行椎板切除减压的同时行不稳定节段的植骨融合，至于是否进行内固定，则意见不一致。笔者主张应对失稳节段进行固定。因为椎弓根内固定不仅形成脊柱的即刻稳定性，提高融合率，而且可以矫正或部分矫正腰椎滑脱和侧弯。另外，应用椎间融合器可以部分撑开椎间隙，恢复椎间孔的高度，减轻对神经根的压迫，减轻症状。本组应用短节段固定，可以减少融合节段，减轻邻近节段的应力集中，减少对邻近节段的损伤。节段减压稳定结构重建的手术方式存在以下优点：①减压充分，既能有效扩大中央椎管，又能使神经根管彻底减压；②保留棘突-韧带复合体，有效保留了腰椎后方张力带结构和功能，有助于保持腰椎稳定；③骶棘肌神经损伤减少；④死腔小，感染率低。但是本组病例少，随访时间较短，远期疗效有待于进一步观察。

第五节　腰椎滑脱症

【概述】

腰椎滑脱症多指腰椎椎体（多为腰4、5椎）因失去椎弓根的连系而向前滑脱，导致椎管内马尾神经或神经根受压，腰椎承受力变异，出现以腰痛或下肢麻痹、疼痛为主要表现的疾病。正常人的腰椎排列整齐，如果由于先天或后天的原因，其中一个腰椎的椎体相对于邻近的腰椎向前滑移，即为腰椎滑脱。因退变、外伤或先天因素等使腰椎椎体与椎弓根或小关节突骨质连续性中断者，称为腰椎峡部崩裂；椎骨出现变位致使连续性延长，以致上位椎体、椎弓根、横突和上关节突一同在下位椎节上方向前移位者，称为腰椎峡部崩裂合并腰椎滑脱。而退变因素致腰椎滑脱者占60%以上。发病年龄以20~50岁较多。

腰椎滑脱的原因可以是先天性的（出生时就存在），也可能是后天性的。主要是因各种过度的机械应力引起，诱因包括搬运重物、举重、足球、体育训练、外伤、磨损和撕裂。还有一种腰椎滑脱是退行性的，即由于腰椎各种结构老化而发生结构异常，通常发生于50岁以后，这种滑脱通常伴有腰椎管狭窄，多需要手术治疗。

发生腰椎滑脱后，患者可以没有任何症状，仅仅在是拍片时发现；也可能会出现各种相关症状，如腰痛、下肢疼痛、麻木、无力，严重时可出现大小便异常。滑脱较重的患者可能会出现腰部凹陷、腹部前凸，甚至躯干缩短，走路时出现摇摆。如果腰椎滑脱没有明显的加重，可以采取保守治疗，定期复查腰椎X线，了解滑脱

249

情况。如果有腰痛和腿部的不适，在休息后通常症状可以得到缓解。

【治疗方法】

1. 治疗

包括卧床2~3天，禁止增加腰部负重活动，如提重物、弯腰等，结合理疗如红外、热疗，口服消炎止痛药如布洛芬、芬必得等。此外，还可以佩戴腰围、支具，佩戴后能减轻腰部的负担，缓解症状。如果腰椎滑脱患者出现了神经症状，而且通过正规的保守治疗后症状无明显缓解，仍然有长期的腰痛和其他滑脱的伴随症状，即保守治疗无效，且严重影响生活和工作，就应该考虑手术治疗。腰椎滑脱的手术方法有很多种，如后路滑脱复位、椎弓根螺钉内固定、椎间植骨融合术等。如果有神经根的压迫症状，需要进行神经根管及椎管的减压，从而消除因腰椎滑脱引起的下肢疼痛麻木等。

2. 预防

（1）加强腰背肌肉的功能锻炼。腰背肌肉的强劲可增加腰椎的稳定性，拮抗腰椎滑脱的趋势。腰背肌肉的锻炼可用下列两种方法。其一是俯卧位，两上肢呈外展状、抬头、抬胸、上肢离开床面，同时双下肢亦伸直向后抬起呈飞燕状。其二是仰卧位，两膝屈曲，双足踩于床面，吸气时挺胸挺腰，使臀部离开床面，呼气复原。

（2）减少腰部过度旋转、蹲起等活动，减少腰部过度负重。这样可减少腰椎小关节的过度劳损、退变，在一定程度上避免退行性腰椎滑脱的发生。

（3）减轻体重，尤其是减少腹部脂肪堆积。体重过重增加了腰椎的负担及劳损，特别是腹部脂肪堆积，增加了腰椎在骶骨上向前滑脱的趋势。

【经验传承】

（一）退行性腰椎滑脱症的发病及其诊治

1. 临床资料

（1）流行病学：退行性腰椎滑脱症（DS）与椎弓崩裂滑脱明显不同。椎弓崩裂滑脱90%累及L5，而DS则以L4最常见，为L3和L5的4~10倍。DS发病年龄大多在40岁以上，文献中报道最年轻的DS患者为33岁，最大滑脱程度为32%，L5骶化者DS发病率为正常人的4倍，但其准确的发病率尚无统计资料。Inoue检查76例脊柱标本发现2例DS（占2.6%），在35例尸检中发现3例DS（占8.6%），Newman报道一组319例滑脱患者中DS占80例，崩裂滑脱164例，DS为崩裂滑脱的 1/2。Rosenberg 对 40 岁以上尸体尸检后发现 DS 的发病率，黑人约为白人的 3 倍，与崩裂滑脱正好相反（黑人约为白人的 1/3），说明两者有明显种族差异。

（2）病因病理

①椎间盘退变导致小关节磨损：Inos 认为椎间盘在 DS 的发病中占相对重要的作用。一般认为椎间盘退变所致的不稳定和关节突骨关节炎是导致本病的主要原因。正常情况下，脊柱屈伸活动时，上位椎骨在相邻下位椎骨上产生一定程度的前后滑移，作用在椎间盘上的前向剪力多被小关节间的前后压力所拮抗。但是在 40 岁后，小关节韧带开始退变，椎间盘水分逐渐吸收，纤维环松弛。失去原有弹性，缓冲作用消失，下腰椎旋转时所产生的应力由髓核移至小关节。小关节的过度活动和受载荷的增加特别是作用于其上的前屈旋转应力使得关节面重新塑形，小关节软骨面破坏，骨质吸收，在塑形过程中，关节面吸收变得更加明显，滑脱得以进展。

②腰椎结构及曲度的改变：DS 多发生于 L4，与该部位的解剖学特点有关。DS 患者下腰部脊柱稳定性降低而受力及活动性增大，腰骶角较正常人明显增大，正常人为 130°，而 DS 患者平均达 145°。因 L5 相对稳定，并且有强壮的肌肉、韧带支持，压力就集中在 L4。加之 DS 患者 L4 通常高于两髂嵴连线，缺少骨盆及其软组织的保护作用，且支持韧带少而弱，椎弓及椎间关节水平化，小关节阻挡 L4 前滑力小所以易引起滑脱。郭云良等通过对腰椎关节解剖特点的研究发现女性关节面稳定性较男性差，认为这是 DS 在女性多见的主要原因。

③椎板及小关节的结构特点：Sato 等在前后位 X 线片上测量了 98 例腰椎 DS 患者和 257 例下腰痛患者的椎板形态。主要有：小关节突关节间距（IAPD）是否宽于椎板；腰部和小关节间隙是否显示出来。根据上述条件将其分为 W1、W2 和 N 类三型进行对照。IAPD 宽者为 W 类，其中 W1 为无小关节突间隙，W2 为有小关节突间隙，N 类为 IAPD 不宽于椎板，腰部和小关节间隙能分辨清。结果：对照组中 W 类最常见，占 65%，N 类占 3.5%，而 DS 组中 N 类占 46%。滑脱程度在 W1、W2 类平均为 4.9±2.2mm，N 类为 6.4±2.6mm，有显著性差异。为了确定小关节面方向，他们又对 15 例 DS 和 38 例对照组作了 CT 检查，发现了对照组中 W1 类小关节面角最大，平均 47.8°±10.6°；W2 为 36°±11.2°；N 类为 21°±9°。小关节的方向在 15 例 DS 患者中有 1 例为冠状位，12 例为矢状位，另 2 例为 1 侧冠状位，1 侧矢状位；而对照组中所有 W1 类均为冠状位，W2 类大多数为冠状位，N 类多为矢状位。观察结果说明 DS 发生与椎板形态有一定关系。

④其他：DS 多见于老年女性，可能与月经期或绝经期后内分泌变化导致韧带松弛、骨质疏松及脱钙等有关。Matsunaga 发现 65% 的 DS 患者伴有全身关节松弛，而同年龄对比组仅有 8.0% 的患者有全身关节松弛，这一现象说明 DS 可能系关节松弛

症中一种病变。

（3）临床表现

①症状：DS 最早症状是腰痛或臀痛及大腿痛等，其性质为酸痛、牵拉痛、沉重痛、麻木等，一般不严重。疼痛在劳累后加重，休息后缓解。还可出现一侧或两侧的下肢放射性疼痛麻木、无力和步态异常（蹒跚、笨拙）等，有些人出现间歇性跛行，少数患者出现会阴麻木及小便失禁。

②体征：腰背部僵硬，活动受限，腰部屈伸时出现腰痛或下肢不适，滑脱部位棘突间可触及台阶感，高位腰椎向前致生理弧度增大，部分患者小腿外侧或大腿外侧痛觉减退或肌萎缩，膝腱反射减弱或消失，有时亦会出现直腿抬高试验阳性及弓弦试验阳性。

③X 线检查：凡对长期腰痛不愈的老年患者或主诉有坐骨神经压迫症状而无明显体征者，都要想到有无 DS 的可能，一般摄正侧位 X 线片可明确诊断，必要时摄斜位或最大屈侧位片，一般 DS 患者 X 线片可见椎间隙狭窄，边缘硬化，骨质增生，脊柱侧弯、扭转等。

④滑脱百分比：滑脱椎体与下位椎体后缘差距除以下位椎体上平面矢径 × 100%，即滑脱百分比，一般 DS 滑脱程度不超过 30%。

⑤四度分类法：将滑脱下位椎体上缘分为 4 等份，每份为Ⅰ度，DS 多为Ⅰ度，很少超过Ⅱ度。

⑥造影检查：椎管造影可显示脊髓硬膜外受压、硬膜囊缩窄、背侧受压、蜂腰状改变及受阻等情况。

⑦CT 检查：在 CT 片上可清楚显示硬膜囊在椎间盘后缘及其上方的移位，椎体后弓之间受压引起中央椎管狭窄，黄韧带肥厚，关节突肥大等征象。Inoue 等测量小关节角后发现，DS 为 59°±15°，椎管狭窄患者为 48°±12°，椎间盘突出症为 40°±9.2°，DS 小关节角最接近矢状位，虽然与 Safo 测量小关节角方法不同，但结果相似。椎间盘部位扫描还可显示椎间盘的旋转失稳。

⑧MRI 检查：MRI 能清楚显示硬膜囊受压情况及椎间盘变性程度。

2. 治疗方法

（1）保守治疗：对于症状轻，无间歇性跛行及马尾神经压迫体征者，采用卧床休息，中草药热敷，腰部理疗，骨盆牵引，硬膜外封闭等治疗。By1 用计算机分析腰痛患者，发现身体重心多有偏移，从而为力学治疗法提供了依据。Esses 采用脊柱外固定器治疗腰背疾患，取得一定疗效。

（2）手术治疗：治疗 DS 的手术方法很多，最常见的有：①单纯椎管减压：适用于一般患者，特别是高年龄患者。由于骨性关节炎和滑脱同时存在，有时减压手术异常困难，减压从滑脱的下一个椎板开始进入椎管，中央椎管狭窄时应切除全椎板。侧隐窝狭窄者，可据情况选用开窗半椎板或全椎板切除，然后再切除关节突前内部，直至神经根周围压迫全部消除、神经根牵向中线时无张力为止。关于是否同时采用融合，Srmln 和 Rosemberg 等认为，DS 减压术后，滑脱虽倾向于加重，甚至有的在术后第 1 年滑脱可增加 10%，但患者腰痛无加重现象，因而高龄患者不必融合。对于滑脱同时伴有多节性椎管狭窄，为避免滑脱加重，应尽量保持其后稳定结构的完整性，亦可施行椎板间孔减压棘上与棘间韧带重建，或保持脊柱关节突椎管、根管扩大减压术为宜。②单纯融合：少数 DS 患者腰痛严重，椎体后外侧融合可能有一定疗效，如出现神经根压迫症状或体征，则同时还应椎管减压，Inoue 认为腰椎不稳是 DS 一个重要问题，他们的前路椎间盘切除加椎体间融合手术治疗 DS，取得满意临床疗效。这种手术能切除病变椎间盘，使脱位复位，恢复椎间隙的高度和扩大狭窄的椎管，解除神经根前后的压迫。Slenklewic 也认为前路融合是一种行之有效的手术。③减压后加融合：目前多主张凡能耐受较长时间手术、体质较好的患者，均应行这类手术，主要适用于有明显腰椎失稳的临床表现且年龄较小的患者。一般明显腰痛可行脊柱后外侧融合；单纯神经根受压可行患侧半椎板切除或开窗及部分关节突切除，一次完成自棘突及横突间的融合。此外，还可行横突间，小关节间融合，手术时在充分减压情况下，尽量保留小关节，以取得脊柱足够的稳定性。④复位加融合：有的学者认为 DS 复位固定后，脊柱节段稳定，能减轻患者的腰脊背痛，但有些学者对 DS 手术复位并不完全同意。尤其是对老年 DS 患者似无必要，因其滑脱一般不重且多有椎骨骨质增生，椎间趋于稳定，一般主张 DS 手术时并不试行复位。我们认为对脊柱滑脱按 Edmonson 法计算，滑脱 <25% 或应力滑移率（SSR） <30% 者，主张术中不复位，单纯椎管扩大加植骨融合。若按 Edmonson 法其滑脱 ≥25% 或 SSR≥30% 者，我们采用术中轴向牵引复位 Steffac 钢板固定，可取得了满意的效果。

综上所述，国外在 DS 研究方面的报道较多，国内文献量少，对国人的发病机理是否与国外报道一致，有待进一步研究。至于本病的诊断和治疗，将随着医疗要求的提高，不断充实完善。

（二）单钉－沟槽柱翼钢板加文登椎间融合器治疗腰椎滑脱症的远期疗效观察

腰椎滑脱症是腰腿痛常见的病因之一，其治疗方法很多。以往采用减压后植骨融合术、手术复位内固定后路植骨融合术，以及前路融合内固定等治疗，经远期观察，疗效不甚理想。自 1999 年 3 月 ~2005 年 5 月，采用单钉－沟槽柱翼钢板加文登椎间融合器（WDFC）治疗腰椎滑脱症 132 例，其中临床资料完整者 109 例，临床治疗效果满意。

1. 临床资料

在资料齐全的 109 例腰椎滑脱症中，男 63 例，女 46 例；年龄 18～68 岁，平均 39.7 岁。病程 5 天～23 年，平均 3.3 年。6 例曾行腰椎后路减压植骨术，术后植骨未愈合；2 例手术钢板固定后，再脱位。109 例均有明显的腰痛史，伴有一侧或双侧下肢麻痛，均有跛行或间歇性跛行。49 例合并有鞍区皮肤感觉减退，14 例大小便受影响，68 例腰部活动受限，足趾背伸力减弱 32 例，骨盆性摇摆式鸭步 21 例。

影像学资料：所有病例均摄腰椎正侧位、左右斜位及应力位 X 线片。滑脱节段：L3 者 5 例，L4 者 33 例，L5 者 68 例，L4、5 两节段 3 例。按 Meyerding 滑移分度法，Ⅰ度 31 例，Ⅱ度 59 例，Ⅲ度 17 例，Ⅳ度 2 例。测量椎体向前滑移率和应力滑移率（stress splippage rate，SSR）：［（站立位向前滑移率 - 轴向牵拉位向前滑移率）］／站立位向前滑移率×100%。SSR≥50% 69 例，25%≤SSR＜50% 36 例，SSR＜25% 4 例。

2. 治疗方法

采用硬膜外麻醉或气管插管全身麻醉。患者俯卧于脊柱手术支架上，腰部后正中纵行切口，长约 12cm，切开皮肤、皮下组织和筋膜，沿棘突两侧纵行切开骶棘肌，骨膜下剥离两侧椎板，纱布压迫止血，用自动拉钩向两侧拉开切口，显露椎板、关节突关节及横突。确定滑脱节段，自滑脱椎体的两侧椎弓根部按照 Weinstein 法定位，用椎弓根探子沿椎弓根纵轴探入，将椎弓根钉置入，钢板的尾钉置入滑脱椎体下位椎体的椎弓根内，同时将沟槽钢板套在滑脱椎的椎弓根钉的尾部。然后，同时拧紧两侧螺帽，向后提拉滑脱椎体，复位。C 形臂 X 线机透视证实钢板位置正确，复位满意。咬去滑脱椎的棘突、椎板、黄韧带等，行椎管、神经根管扩大减压，分别拉开保护硬膜囊及神经根，显露椎间隙，切开后纵韧带，摘除髓核，用铰刀扩孔，去除部分软骨板，用丝锥进行攻丝，将填满碎骨的 WDFC 拧入椎间。WDFC 的尾部低于椎体后缘约 3mm。WDFC 的置入有 2 种形式：一种是使用 2 枚 WDFC，自两侧从后向前垂直置入；另一种是使用 1 枚 WDFC，自一侧从后向前斜形置入，向后倾斜角 45°为宜。术后 24～48 小时拔除引流管，1 周内摄片复查，2 周后拆线，术后卧床 4～6 周，戴腰围下床活动。

3. 治疗结果

手术时间 2～3 小时，平均 2.4 小时，出血量 200～600ml。术后随访 18 个月～4 年 7 个月，平均 28 个月。109 例均无断钉，WDFC 无下沉、脱出现象发生。术中并发神经根牵拉损伤 4 例，其中术后药物治疗后神经症状完全恢复 3 例，只有 1 例留有轻度皮肤感觉障碍。有 7 例Ⅱ度滑脱术后留有Ⅰ度滑脱。3 例Ⅲ度滑脱术后留有Ⅰ度滑脱。2 例Ⅳ度滑脱术后，其中 1 例留有Ⅰ度滑脱，另 1 例留有Ⅱ度滑脱。其他患者术后完全复位。根据 Nakai 评分标准，本组优 87 例，良 16 例，可 6 例，优良率 94.5%。术前、术后和随访时拍摄腰骶部正侧位及屈伸位 X 线片，本组病例均无椎体滑脱复发（图 5 - 22）。

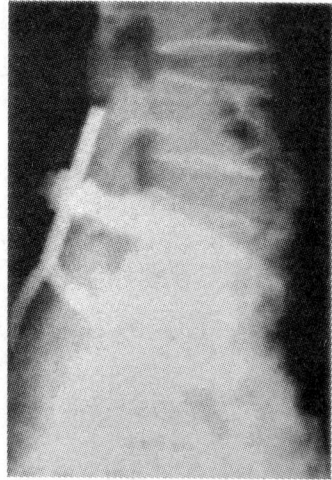

图 5 - 22　腰椎滑脱症
手术后侧位 X 线片

4. 临证体会

（1）单钉 - 沟槽柱翼钢板与 WDFC 的协同作用：腰椎滑脱应用椎弓根内固定技术治疗可使滑脱复位，但需提防复位丢失。WDFC 设计基于"撑开 - 压缩"原理，通过螺纹或齿状结构可产生很好的即时稳定作用，为椎间融合创造了良好的生物力学环境。同时，融合器位于前中柱上，是在脊柱最大承重轴上的融合。单钉 - 钢板的复位固定为 WDFC 的融合提供了良好的条件，而 WDFC 的支撑作用及椎体间的融合又避免了应力过分集中于单钉 - 钢板的螺钉上，两者具有协同作用。使用 WDFC 可以很好地恢复椎间隙高度，促进载荷通过前柱传导，阻止了椎体向前滑移的倾向，增加了神经根管的容积，防止传统椎体间植骨发生的植骨块突出、椎间隙塌陷等并发症。

（2）减压彻底、复位优良、固定可靠、方法简单：本手术采用后路正中切口，能充分显露双侧椎板及突间关节，利用椎弓根钉可在钢板槽内上下移动，将滑脱椎体彻底复位的同时，也使病变间隙的高度部分恢复，其弹性固定为 WDFC 的置入及进一步恢复病变间隙的高度提供了良好的条件，减少了椎弓根钉的置入数量，操作简便；可在直视下切除椎管内的致压物并安放椎间融合器，可靠固定。

（3）对脊柱的稳定性破坏小：在减压时，仅切除部分椎板，保留了双侧的关节突，可恢复脊柱正常关系，改善外观，更能满足腰骶部的生物力学，有利于脊柱的远期稳定性。该法手术时间短，破坏性小，出血少，较以往其他固定复位效果好。

（4）符合有限弹性内固定的生物学固定原则：单钉 - 沟槽柱翼钢板加 WDFC 固定无应力遮挡效应，其弹性固定有利于椎间的愈合，符合有限弹性内固定的生物学固定原则，是符合 BO 理论的内固定方法。其具有良好的强度、理想的三维固定，术后不会出现内固定松动及脱落，椎体不易滑动。

（5）单钉 - 沟槽柱翼钢板及 WDFC 优良的金属性能：单钉 - 沟槽柱翼钢板及

255

WDFC 采用钛合金制成，无过敏反应，具有良好的组织相容性，避免了在体内发生电解反应。同时，还有良好的 MRI、CT 相容性，术后可进行各种影像学检查，以观察脊髓及椎管内的情况。

（三）单钉－沟槽柱翼钢板联合 WDFC 治疗腰椎滑脱症

自 2001 年 2 月采用单钉－沟槽柱翼钢板联合 WDFC（Wendeng fusion cage）（图 5-23）治疗椎弓峡部裂并腰椎滑脱症，取得满意效果。

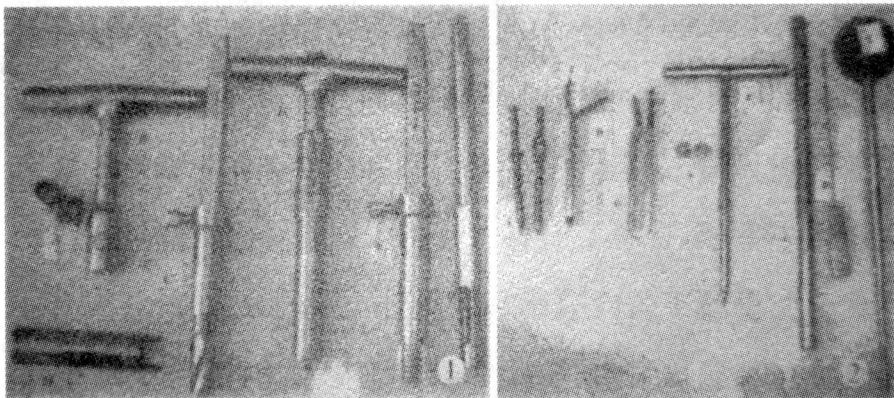

图 5-23　手术器械

1. 临床资料

本组 62 例。其中男 35 例，女 27 例。年龄 18～62 岁，平均 38.2 岁；病程最短 14 个月，最长 6 年，平均 4.7 年。

临床表现及体征：就诊时患者均有长期下腰痛，疼痛放射到臀及大腿后侧 18 例，放射到小腿及足踝部 17 例；行走 100m 内双下肢有显著麻、酸、无力，不能继续行走 21 例，100～500m 以上出现症状加重者 24 例；足趾背伸减弱 21 例，有骨盆摇摆性鸭步 26 例，12 例行走后出现小便失禁；31 例腰部活动受限。按 Meyerding 滑移分度法 I 度滑脱 24 例，II 度 31 例，III 度 6 例，IV 度滑脱 1 例；滑脱节段为 L3 者 3 例，L4 者 21 例，L5 者 35 例，L4、5 两节段 3 例。应力滑移率（SSR）均≥25%。

2. 治疗方法

（1）根据 X 线正、侧位片及应力位片，腰椎 CT 或 MRI 腰椎管造影，选择大小合适的 WDFC，直径 = 椎间隙高度 + 6～8mm，长度 = 椎体最大矢径 - 3～5mm。

（2）手术方法

①体位与麻醉：患者俯卧于脊柱手术支架上，气管插管全麻。②切口与显露：以滑脱椎体为中心作后正中切口，沿棘突两侧切开腰背筋膜，剥离两侧骶棘肌，显露包括上下各 1～2 个椎节的椎板及关节突。③椎管内减压：摇动棘突定位峡部裂的

椎弓，上提滑脱椎体的棘突，清除椎板周围韧带及下关节突周围韧带，切除黄韧带，将椎板完整摘下，剥离硬膜外脂肪，显露神经根，保护神经根和硬膜囊，直视下切除对神经根造成压迫的增生骨质、黄韧带、瘢痕组织等，并潜行扩大神经根管，行神经根彻底减压。④复位固定：分别于滑脱椎体两侧安放椎弓根螺钉。尾柱与钢板角度为127°，根据骶骨角与骶骨椎板的形态用器械调整尾翼，先在 S1 椎弓根处打孔，用夹持器将钢板套在椎弓根钉尾上，并保持钢板与椎板平行，用尾柱打入器抵于钢板的后联合处，将尾柱逐渐打入 S1 椎弓根内，打入过程中调整角度使尾翼与骶骨椎板平行，并且打入后紧贴骶骨椎板。打入后的钢板成为悬梁结构。拧紧两侧椎弓根钉螺帽，即可使滑脱椎体复位，并且改变原已增大的腰骶角。⑤后路植入 WD-FC 行椎间融合：牵开并保护硬膜囊和神经根，切开后纵韧带，用比选定 WDFC 直径小 2mm 的绞刀在椎间隙扩孔，并取出全部椎间盘组织。然后用与选定 WDFC 相同直径的丝锥进行攻丝。将术中咬下的椎板、棘突剪碎，取其中的松质骨填入已选好的 WDFC 内，并适度压紧，然后将 WDFC 拧入已攻好的椎间通道中，使其底部低于椎体后缘 3mm。另一侧按相同方法置入另 1 枚 WDFC。

3. 治疗结果

随访时间最短 17 个月，最长 35 个月，平均 24.3 个月，按邹德威疗效评定标准，优 47 例，良 11 例，可 2 例，差 2 例，优良率 93.5%，改善率 96.8%，影像学证实全部 62 例患者椎体间融合良好，植骨融合率 100%，无断钉、断棒现象，无 WDFC 松动及下沉现象发生。

4. 临证体会

（1）单钉-沟槽柱翼钢板的复位作用：腰椎滑脱的治疗目的是减压、复位内固定、椎间融合，以达到恢复脊柱的生理功能，确保脊柱永久性稳定，有利于神经功能的恢复。既往对腰椎滑脱是否需要复位争议较多。现在大多数学者认为脊柱不稳是此症的主要病理解剖基础，特别是对重度滑脱的患者而言，如果滑脱的椎体不能复位，则无法解除因矢状径减小所致的椎管狭窄，也不能重建脊柱的正常序列和恢复其基本功能。因此，复位是治疗腰椎滑脱症的基础。本院在 Steffee 钢板螺钉复位固定的基础上，根据脊柱滑脱向下移位的应力特点，设计了单钉-沟槽柱翼钢板，其尾钉直接打入骶骨椎弓根或 L5 椎弓根，根据脊柱滑脱向前下移位的应力特点，设计时每侧钢板只用 1 枚椎弓根钉来完成复位和固定。由于复位时主要由椎弓根钉提供向背侧的拉力，牵拉过程中，脊柱逐渐恢复原来的排列关系，脊柱的纵轴加长，钢板的沟槽提供了椎弓根向上滑移的条件，使滑脱椎体逐渐恢复正常序列而达到复位目的。该复位方法与牵引提拉法类似，不仅符合生物力学原理而且有更好的复位效果。分析本院用单钉-沟槽柱翼钢板复位内固定治疗的病例，术后摄片显示完全复位率为90.2%，椎间高度、腰椎生理前凸有明显恢复。

（2）WDFC后路椎间融合：腰椎滑脱治疗中容易被忽略的问题是前中柱的缺损。后路内固定后，特别是恢复腰椎生理前凸后，前中柱缺损更趋明显，绝大部分轴向应力及剪力由内固定装置承载，易导致内固定断裂、松动。内固定去除后，由于缺乏前中柱的支撑作用，后侧、后外侧植骨区承受较强张力，如有假关节存在，腰椎滑脱极易再加重。即使植骨已坚强融合，在长期反复剪切应力作用下，也可出现融合区拉长或疲劳骨折，使腰椎滑脱加重。临床和实验研究已证实，脊柱运动单位在承受压缩、剪切和旋转应力时，前柱和中柱起主导作用。因而椎体间植骨融合对脊柱的稳定性帮助最大，况且重力产生的纵向应力可以促进植骨后椎体间发生骨性融合，这是后外侧融合无法比拟的。后路椎间植骨融合术一直是腰椎滑脱症手术中最经典的手术方法，但术中植骨块要求严格，并且稳定性不够，另外还有术后供骨区酸痛、出血量大及植骨块被吸收等问题，融合器（Cage）的出现较好地解决了上述问题，以多孔螺纹椎间融合器行腰椎椎体间融合术作为一种新型术式，术中将其旋入椎间隙，通过周围环形螺纹固定于椎体间上下软骨下椎体松质骨内，具有较强的抗弯、支撑、抗滑作用，可起到即刻固定作用，最大限度地避免植骨块吸收、椎间隙塌陷及减少附加内固定的应力。有学者报道，Cage具有加速成骨、爬行取代和通过孔隙使Cage内外骨性连接等优点。WDFC（Wendeng fusion cage）是本院根据脊柱界面固定理论，按照国人的解剖特点，自行改良的螺纹纯钛笼状椎间融合装置，采用圆柱状空心螺丝结构，嵌插椎间后具有抗剪力、抗旋转效应，达到置入早期的固定作用。笼状结构可以有充分的松质骨填充空间，其螺丝的通透部分正好与椎骨相对，提供了椎体间融合的通道。

第六章　四肢骨折

第一节　股骨干骨折

【概述】

多数股骨干骨折是由强大的直接暴力所致，如撞击、挤压等；一部分骨折由间接暴力所致，如杠杆作用、扭转作用、由高处跌落等。儿童的股骨干骨折可能为不全骨折或青枝骨折；成人股骨干骨折后，引起的出血可达 500～1000ml，出血多者，在骨折数小时后可能出现休克现象。由挤压伤所致股骨干骨折，有引起挤压综合征的可能性。

对于意识清醒的患者，股骨干骨折的诊断常常是比较明显的。但是，对于因钝器或锐器致伤的所有患者应有条理地检查肢体，以确保对这些患者的诊断是及时而又准确的。影像学检查（如 X 线平片、CT）有助于诊断的明确和骨折的分类。

【治疗原则】

目前股骨骨折治疗方法较多，治疗方法的选择必须考虑骨折部位、类型及患者年龄等因素，且必须遵从恢复肢体力线及长度，无旋转，尽量行微创治疗，并尽可能保护骨折局部血供，促进愈合等原则，选择采用生物学固定方法及早期进行功能锻炼。

【治疗方法】

根据骨折的形态可分为横行骨折、斜行骨折、螺旋形骨折、青枝骨折。

1. 非手术治疗

骨牵引法：由于需长期卧床，住院时间长，并发症多，目前已逐渐少用。骨牵引现在更多的是作为常规的术前准备或其他治疗前使用。

2. 手术治疗

近年来，由于内固定器械的改进，手术技术的提高以及人们对骨折治疗观念的改变，股骨干骨折多趋向于手术治疗。内固定的选择应考虑到患者的全身情况、软组织情况及骨折损伤类型。内固定材料包括钢板螺钉固定和髓内钉固定。

3. 术后功能锻炼

（1）术后应尽早开始活动并进行髋、膝、踝关节活动度的锻炼，早期的功能锻炼对于促进循环、消退肿胀、防止深静脉血栓具有重要的意义。

（2）伤后早期疼痛稍减轻后，即可开始物理治疗和在体疗师指导下做四头肌强度训练。股骨干骨折在使用匹配良好的交锁髓内钉固定后，只要患者的主动肌肉力量能控制下肢和膝关节时，可在医生指导下下床活动，2个月内可完全负重，3个月内做非接触性的运动。

【经验传承】

（一）磁力导航交锁髓内钉治疗严重股骨干粉碎性骨折

股骨干骨折属临床常见病、多发病，随着我国工农业及交通业的发展，高能量损伤的机会越来越多，股骨骨折的损伤程度也越来越复杂，给治疗增加了很大的难度，骨不连、残疾的发生率也越来越高。多年来，骨伤科医生都在积极研究行之有效的治疗方法，技术较以前有了很大进步。自2005年6月~2007年4月，我们应用交锁髓内钉治疗股骨粉碎性骨折37例，远端锁钉采用磁力导航定位锁定技术，取得满意疗效。

1. 临床资料

本组37例，男25例，女12例，年龄18~65岁，平均38.7岁，左侧19例，右侧18例，双侧3例。骨折原因：车祸伤24例，重物砸伤10例，坠落伤3例；骨折部位：股骨中段27例，中上段4例，中下段6例。骨折类型均为粉碎性骨折，按Winqnist分型：Ⅱ型12例，Ⅲ型18例，Ⅳ型17例，37例均为新鲜骨折，开放性骨折6例，其中Gustilo Ⅱ型4例，ⅢA型2例，合并其他部位骨折15例，内脏伤2例，均另行处理。伤后至就诊时间0.5小时~12天。

2. 治疗方法

闭合性骨折（其中2例开放性骨折在外院已行伤口清创缝合，按闭合骨折处理）住院后均予胫骨结节牵引，牵引时间3~7天，视伤肢肿胀情况给予消肿止痛胶囊口服和复方甘露醇静滴，开放骨折同时给予抗生素预防感染。完善入院检查，拍摄双侧股骨标准全长正侧位片，按健侧测量其长度和直径，以指导髓内钉的选择，同时避免漏诊同侧股骨颈等骨折。

手术方法：硬膜外麻醉，患者取仰卧位，常规术野消毒铺巾，取患肢外侧的骨折端为中心的纵切口，切口以显露骨折端为宜，不需过大，依次切开皮肤、皮下组织、阔筋膜及髂胫束，切开肌膜，钝性分开股外侧肌，显露骨折端，清理折端嵌入的软组织，保护骨膜而不做骨膜剥离，尤其是各骨折块骨膜均最大限度保留，将翻转及移位较远的骨块按原解剖位置大致理顺。提起股骨近折端逆行用9mm扩髓器手动扩髓，适当内收近折端，使扩髓器自大粗隆部穿出至皮下，以手触摸扩髓器头部，在大粗隆后上方作一约5cm斜形口，依次切开分离，使扩髓器通畅穿出，扩髓器每次增加1mm。所选髓内钉主钉的直径，近折段扩髓器应超过主钉直径2mm。同法提起远折端依次自9mm扩髓至较主钉直径大1mm，远端扩髓达髌骨中点即可，勿使其穿入膝关节。扩髓后髓腔流出的骨髓、骨屑混合物不宜用吸引器吸走而应注意收集使其集中于骨折端，或直接用50ml注射器抽吸备用。如存在中间骨段且具有超过1/2直径或完整的髓腔，因中段髓腔最细，亦需扩髓以保证髓内钉顺利通过和骨折满意复位，但必须保证稳定夹持后依次扩髓，严防扩髓时骨块扭转使骨膜剥离。钉道准备完毕后，手术器械使用潍坊三维骨科医疗器械研究所生产的带锁髓内钉及磁力导航系统和配套器械。选定术前按X线和健肢测量所选合适长度和直径的髓内钉，首先在台上体外安装带锁髓内钉和定位杆，磁力导航探头与远端第二孔对应，将带磁块探针插入交锁髓内钉内芯，旋转探针并调整定位杆，使与磁力导航探头相连的蜂鸣器发出连续不断的蜂鸣声，证明各锁钉及钉孔已完美对应，此时拧紧髓内钉尾端的探针固定螺母，卸下定位杆，取出探针，将安装手柄的髓内钉自大粗隆部切口穿入股骨髓腔经中间骨段至远折段髓腔，插入时不应有太大阻力，主钉插入远折段髓腔时复位骨折端主要骨块，保持远折段力线勿使旋转，此时髓内钉尾与梨状窝相平，重新安装定位杆及磁力导航探头，锁紧各关节螺丝，在远端锁钉处做股外侧皮肤纵形切口长约2cm，分离后将磁力导航探头贴紧骨面，将带磁块探针再次插入髓内钉并于手术前位置原位锁定，再次调整定位杆的微调螺丝使蜂鸣器发出连续不断的蜂鸣声，在蜂鸣声中电钻打通髓内钉远端第一孔，用代钉器固定，卸下磁力导航探头，取出探针，打通髓内钉远端第二孔，分别锁钉，按常规尾端加压，锁近端锁钉，取下定位杆及手柄，经 C 形臂 X 线机检查锁钉情况及骨折复位状况。不主张大量盐水冲洗，复位其余次要骨块，视骨块游离粉碎及骨膜剥离情况取髂骨一期植骨。不强求各骨块解剖复位，如相距过远可给予丝线或可吸收线捆扎固定，不主张用钢丝环扎固定，可用针管收集扩髓髓内流出物注射于骨折端周围，放负压引流，依次缝合各层，术毕。开放性骨折在急诊清创时即可按上述步骤施术，但一期植骨需慎重。

术后处理：对于不合并同侧膝关节损伤病例，术后不待麻醉消除即放置下肢多功能支架，在大腿获得稳定支撑的前提下，膝关节保持屈曲 70°~80°，48 小时拔除引流后即可使用 CPM 行患膝持续被动功能锻炼，幅度由小到大，结合股四头肌舒缩练习，有效减少关节僵硬、静脉血栓形成等并发症。采用早锻炼、晚负重的原则，待 X 线显示骨痂明显生长，术后约 3~4 月后方可负重。

3. 治疗结果

37 例患者术中远端锁钉均一次锁定成功，无失锁现象。远端锁钉时间平均为 10 分钟，最短锁钉时间为 3 分钟，所有病例均获随诊，时间 10 月~2.5 年，平均 19 个月，全部骨性愈合，临床愈合时间平均为 8 个月，已有 29 例取出内固定，无再骨折病例。除 1 例开放性骨折伤口创缘出现部分坏死，轻度红肿渗液，经换药治愈外，无感染病例发生。患肢均无短缩跛行及旋转畸形，无断钉及松动。患髋、患膝功能满意，因一期植骨（仅 4 例开放性骨折未植骨）所有病例无骨不连发生，亦无需变静力锁定为动力锁定。下肢功能按膝关节 Merchant 评分标准优 30 例，良 6 例，可 1 例（为合并脊柱骨折并下肢不全瘫患者）。

4. 临证体会

（1）远端磁力导航锁定装置的优越性：髓内钉应用于临床以后，其优越的生物力学性能和突出的疗效，使其成为骨干骨折治疗的首选，而交锁髓内钉的出现，扩大了普通髓内钉的适应证，使骨干多段骨折、严重粉碎性骨折等原来不适于髓内固定的骨折亦有了良好的适应证。而股骨干骨折应用交锁髓内钉固定时，远端锁钉的失败及反复多次钻孔锁定造成的松动断钉等问题一直困扰着骨科医生。有报道远端锁定失败率为 8%~29.1%。虽经临床不断地总结和改进，目前国内经常使用的各种交锁髓内钉远端锁钉失锁和松动现象仍时有发生，而且使用徒手锁钉时不可避免大量接触 X 线，对患者和医生均造成不良影响。医生易于形成心理上的畏惧感，一旦锁定失败则需重复再锁，造成手术时间延误、出血增加，临床新方法如计算机辅助导航激光定位、磁力导航等技术应用于临床，取得了较好的效果。结合临床报道和我们应用的体会，由潍坊中医院研制的磁力声控导航交锁髓内钉具有定位准确，远端锁定成功率高的特点，结束了远端锁钉困难的状况。

磁力导航髓内钉是对现有髓内钉的改进，其磁力导航探头与髓内钉远端第二个锁孔相对，可精确确定最远端锁孔的位置。当磁力导航探测器与锁孔精确对应后即可激发蜂鸣器，产生连续不断的蜂鸣声。因此只要术前将髓内钉各组件安装紧固并调节使蜂鸣器产生连续不断的蜂鸣声，那么术中将髓内钉插入髓腔后再次紧固各螺丝并调节蜂鸣器再次不断发声，即代表锁钉孔已完美定位，锁钉就会成功。常规的交锁髓内钉系统属三维框架系统，定位的准确性受体位、入钉点、扩髓、髓内钉置入、压杆、钻孔等环节的影响。因影响因素多，一旦发生形变则失败率高，磁力导航髓内钉为二维空间定位，影响因素减少，磁力探测器灵敏高，不易受形变的影响，只要安装正确，打孔过程中锁钉主轴额状面上无偏差，即可保证锁钉成功，大大降低了失败率。具有操作简便、定位准确、成功率高的优势。本组 37 例全部一次锁定成功。

（2）关于交锁髓内钉治疗股骨粉碎骨折的应用体会

①髓内钉的选择：交锁髓内钉长度及直径的合理选择是手术成功的一个重要方面，在股骨粉碎骨折往往存在患肢短缩，因此健侧肢体的测量是一个重要参考，测量长度是大粗隆尖至髌骨中点，而术前拍摄双侧股骨的等比例 X 线片亦为股骨直径和长度的测量提供重要参考。理论上，远端第二个锁钉离骨折线至少需 5cm，髓内钉在远折段内需超过骨折线 10cm。我们体会是髓内钉长度要尽量长，因髓内钉与髓腔不是 100% 吻合，肢体运动时有一定摆动，髓内钉超过骨折线越长，抗摆动力臂越长，即抗摆动能力越强，反之则抗摆动能力越弱。若髓内钉摆动幅度大则会影响骨折端愈合。有时即使形成骨痂，因摆动引起的侧向不良应力也可造成骨痂断裂。临床上见到的个别髓内钉固定患者骨折端形成大量骨痂，而骨折线清晰，同时骨折端硬化，甚至形成假关节，形成所谓增生性（肥大性）骨不连，应该与此有关。

②关于扩髓的问题：虽然非扩髓髓内钉近年应用有增加的趋势，但与之相应的断钉等并发症的发生亦有较多的临床报道。目前肯定的是应用于合并肺部损伤的患者可有效降低肺栓塞的发生。通过大量的临床对比研究表明，扩髓钉仍是目前临床应用的主流。现在的结论是扩髓钉可降低骨折不愈合率、内固定失效率，并减少骨折愈合时间。因为扩髓所产生的骨碎屑充当了骨移植物，其中含有大量成骨细胞，有利于骨折的早期愈合。扩髓还增加了所插入髓内钉的直径及其髓腔的接触面积，从而提高了固定的稳定性。扩髓意味着损伤了骨内膜，好像对骨折不利，但研究表明，扩髓使骨折局部充血，刺激骨膜的成骨作用，使局部的血运超过了扩髓前。我们体会对粉碎性骨折这些效应仍然存在。传统交锁髓内钉扩髓时强调不宜分段扩髓，因为分段扩髓难以保证在一条线上，髓内钉置入后骨折处对位可能欠佳，如果施以

外力改善骨折对位则髓内钉可能产生轻度形变，远端锁钉失败率则相应增加。对于粉碎骨折，尤其是有中间骨段和劈裂骨折，为方便扩髓，不得不使用钢丝捆扎等方法，为维持骨折各段的对位不得不增大切口，后果是骨折端血运进一步破坏，骨不连发生率相应增加，而且大大增加了手术的难度。应用磁力导航系统后，髓内钉的轻度形变对远端锁钉成功的影响几乎可以忽略，分段扩髓具有良好的可操作性，大大减少了骨折端血运的破坏。另外，对于扩髓我们主张手动扩髓，以降低因热损伤造成的骨坏死。

③关于植骨问题：扩髓产生的骨屑是良好的植骨材料，应注意收集，鉴于此，闭合骨折在固定完毕后不主张大量盐水冲洗，不会增加感染几率。对开放骨折，清创同时一期植骨不被推荐，应慎重。对闭合性粉碎骨折，我们主张一期植骨，理由是不但可以促进骨折愈合，亦为后期负重锻炼提供了可靠保证。否则骨痂形成少，愈合慢，一旦下地负重产生相应的摆动则可能影响骨折愈合。另外，不主张应用人工骨，临床遇到的植入人工骨而骨不连的病例不少，再次手术时可发现人工植入物引起排斥反应或在局部根本不吸收，但病例数少，尚需临床资料的积累和收集以判断其机制。

④关于中间粉碎骨块钢丝捆扎的认识：在股骨干粉碎骨折的固定中，不应过分强调骨折块之间的解剖复位，为追求解剖复位的过度剥离和暴露只能妨碍骨折愈合。正确的做法应该是在主要骨块复位后，将其余骨折块靠紧，剩余的骨缺损和骨缝隙应植骨充填。不剥离或尽量减少骨膜剥离，防止骨块游离，更不能随意摘除骨折片。反对钢丝捆扎，因为如此势必造成骨膜剥离较大，进一步破坏血供；与髓内钉属不同的材料，必然存在电位差，发生电解反应从而影响愈合。如果按上述处理后仍有骨块分离较远，丝线或可吸收线的缝合捆扎约束也比钢丝的效果要好。一个因钢丝捆扎形成解剖复位的游离骨块远远不如复位稍差保留血运的骨块可取。我们收治的外院髓内钉固定术后骨不连病例很多都有钢丝捆扎，手术中可发现类鼻涕样分泌物及肉芽组织，即为异物反应所致。

⑤关于术后管理及功能锻炼的指导：术后管理及功能锻炼的指导是患者能够顺利康复的保证，必须贯彻患者治疗的全过程。我们的经验是认真做好病情的宣教工作，以书面宣传材料和真人示范等方法让患者充分认识病情和学习正确康复动作，使患者与管床医生之间结成一对一的指导关系，全程跟踪指导和督促，并定期随访复查，落实早锻炼、晚负重的原则，可确保骨折顺利愈合，并有效减少了关节僵硬、血栓形成、再骨折等并发症。强调：患肢肌肉主动收缩，可充分发挥肌肉夹板作用，纠正残余移位，使骨折块靠拢靠紧；可增加骨折部位应力刺激，促进骨折愈合；可促进局部血液循环和代谢，促进骨折愈合；足跟沿下肢轴线的纵向叩击，可代替负

重，增加骨折端应力刺激，促进骨折愈合；肢体摆放位置：宜外展中立位放置，膝关节可稍屈，严禁肢体外旋位放置，严禁内外侧抖动、摆动，这与股骨外成角，内固定断裂有一定关系。康复工作必须重视，本组病例全部获得长时间随访，与这一理念的践行直接相关，这也充分体现了中医"动静结合、筋骨并重"的治疗原则。

（3）磁力导航髓内钉操作要点：我们的经验是：①熟悉交锁髓内钉操作的常规，熟悉器械的部件和性能，才能得心应手；②该髓内钉必须体外安装和调校，保证准确性，减少器械本身误差；③锁钉过程中要有效维持组装形成的框架的稳定性和稳固，不能产生微动，钻头要锋利，手要稳，不能使钻头在骨面上滑动；④远端两个锁钉孔切口连成一个，充分剥离，避免软组织对套筒及钻套的干扰推移；⑤必须在蜂鸣器不间断的蜂鸣声中钻孔，探测器及钻套等一定要顶紧骨皮质，确保不产生偏移和微动，以免影响锁钉的精确度。

（二）闭合复位自锁钉固定治疗股骨干骨折 28 例报告

1. 临床资料

本组 28 例，男 16 例，女 12 例。年龄 18～65 岁，平均 35 岁。车祸伤 12 例，重物砸伤 10 例，高处坠落伤 2 例，摔伤 4 例。股骨中上段骨折 12 例，中段 16 例。横断形骨折 11 例，短斜形 10 例，粉碎性 7 例。合并胫腓骨骨折 6 例。均为新鲜骨折。伤后至来诊时间最短 1 小时，最长 7 天。

2. 治疗方法

采用硬膜外麻醉，患者仰卧于手术台上，患侧臀部垫高，自大转子顶向上做纵形切口约 4～5cm，显露大转子顶部。在顶端梨状窝的外缘，用三刃锥钻孔，扩髓器（9mm）插入髓腔，在通过髓腔狭部后，依次打入扩髓导针，清理髓钉通道，然后插入定位器。导引杆进入后向下击入，取出定位器，选用长度适宜的股骨自锁钉安装在打拔器上，将内钉回抽，安装整钉打入器，整钉打入器下端拧入内钉，上部紧压住打拔器上部，将髓钉从梨状窝开孔处进入，使髓钉侧刃与侧刃定位器在梨状窝部皮质骨打出的两侧线形痕迹相吻合，击打整钉打入器，髓钉整体沿股骨近段髓腔下行，使髓钉到达骨折部，在 X 线透视下手法复位后，将髓钉进入股骨远端髓腔，当外钉上部连结的打拔器下端顶住梨状窝皮质骨，髓钉即打不进去，卸下整钉打入器，拧入内钉打拔器，助手顶住膝部，将内钉打入，然后将防短缩螺旋拧入外钉尾部。术后伤肢抬高，给抗生素等药物预防感染及脂肪栓塞。术后第 1 天即开始床上活动患肢，幅度逐渐加大，14 天拆线后下地扶拐不负重行走，4 周后部分负重，6 周后完全持重。

3. 治疗结果

本组28例均获随访，随访时间最短14个月，最长24个月，平均15个月。6例合并胫腓骨骨折者，术中行闭合复位胫骨自锁钉固定术，10个月后1例股骨愈合胫骨未愈合，行切开复位植骨内固定后愈合。28例中5～10个月骨性愈合20例，11～15个月6例，2例6个月断端折线清晰，无明显骨痂生长，行骨折局部搔刮自体红骨髓移植术后愈合。28例中膝关节功能正常者21例，屈膝90°～110°者6例，85°者1例。

4. 临证体会

（1）本法优点：股骨干骨折因所致外力的大小及方向的不同而有不同类型的骨折，随着内固定材料的改进，固定技术的进步，疗效变化明显，譬如钢板、髓内针、弓形钉及外固定支架固定等，而其应用各有其不同优缺点。钢板固定虽然较牢靠，但剥离较多，影响骨折愈合速度；带锁髓内针固定可靠，但其操作较复杂。我们采用闭合复位最大限度地避免对骨折断端血液循环的破坏，组织及血管损伤小，出血少，肢体肿胀不著，有利于患肢早期功能锻炼及关节功能的恢复。因为目前研究认为促进骨折愈合的因素主要分为两大类：生物学因素和生物力学因素。生物学因素主要是指保持骨折端充足的营养供应，维持骨折端的血液供应。包括骨形态发生研究发现新的血管生成可能与多种生长因子诱导有关，蛋白（BMP）、β-转化生长因子（β-TGF）、碱性成纤维细胞生长因子（bFGF）、血管内皮细胞生长因子（VEGF）、类胰岛素生长因子（IGF）等。这些因子具有诱导骨折周围细胞发生趋化反应，诱导间质细胞转化为骨系细胞，刺激骨细胞DNA和蛋白质合成，调节细胞增殖和骨基质合成等作用，从而促进骨折的愈合。VEGF可特异作用于血管内皮细胞，促进其增殖和血管的生成，增加血管的通透性，因此有利于骨折端血液供应的维持，保证骨折端能够获得骨折愈合所需的营养供应。自锁髓内钉治疗股骨骨折采用闭合穿钉技术，手术时不打开骨折断端及骨折端血肿，国外研究表明骨折形成的血肿含有较多的生长因子，尤其是VEGE，因此可提高骨折愈合率和降低感染率。从生物力学观点上看骨折的愈合需要一定的应力刺激。自锁髓内钉采用髓内固定，固定轴线近股骨的中心轴，髓钉所受的张应力和压应力最小。在髓内固定的同时允许应力沿骨皮质向下传导通过骨折断端，骨折断端有一定的应力作用以刺激骨折愈合。与传统的钢板固定相比，自锁髓内钉造成的应力遮挡作用要小，有利于骨折的愈合及骨强度的改善。自锁髓内钉属于弹性固定，可以保证骨折端在达到足够稳定性的同时具有少量微动，利于骨折愈合。

（2）适应证的选择：股骨自锁钉的侧翼可防止骨折断端旋转移位，尾钉能防止髓钉后退，因此股骨从较远端的股骨髁上（关节面上 10cm）到转子下的横、短斜骨折，有蝶形骨片或轻度粉碎骨折，新鲜骨折，且体形较瘦者较适宜。

（3）关于是否扩髓的问题：扩髓之后，增加了骨与钉的接触面积，并通过增加摩擦力以提高固定的稳定性；其次，扩髓后可插入直径更大、强度更高的髓内钉；且扩髓之后，可在骨折处留植骨碎屑，具有良好的成骨作用，可促进骨折愈合。但扩髓亦存在产生脂肪栓塞的危险，且破坏了髓腔血液供应，降低了骨的抗弯曲、抗扭转强度，可谓利弊共存。作者认为本组病例采用闭合复位，没有破坏骨膜血液循环，且股骨髓内钉其强度要求相对较高，扩髓使骨折处留骨屑以促进愈合，因此应适当扩髓以选用粗一点的髓内钉增加其强度。

（4）注意事项：①此技术操作，手术室设备要求较高，需有 C 形臂 X 线透视机。②进针点的选择对于手术的成功至关重要，进针点应选择在大转子内后侧的梨状窝，不应偏内或偏外，偏内时，打孔后股骨颈抗应力作用减弱易致骨折，且手术不慎时易损伤股动脉；偏外时，进针点与骨髓腔不在同一轴线上，髓内钉不易进入，强力进入时易致小转子脱落、股骨上段后侧劈裂及大转子骨折。③扩髓导针应位于髓腔中央，以免扩髓时造成皮质劈裂。④髓内钉钉入时应在 X 线透视下，确定髓内钉确实在髓腔内并在保持准确复位的情况下进行。所选髓内钉的长度、直径要适宜。尾部一定要上防短缩螺帽，以防髓内钉退出、折断。

（三）双侧股骨干骨折并双侧坐骨神经损伤 1 例

1. 临床资料

患者时某，男，21 岁。于入院前 1 小时骑摩托车与一拖拉机相撞致双下肢肿痛不能活动来诊。检查：T 37.2℃，P 80 次/分，R 18 次/分，BP 13/9kPa，神清，语利。胸腹部查体未见异常。双大腿肿胀明显，畸形，有明显异常活动。右大腿中段后侧皮肤瘀血明显，双侧小腿无肿胀及异常活动，双侧足背动脉及胫后动脉搏动良好，足趾血液循环良好。双侧股四头肌及绳肌肌力正常，右侧胫后肌、腓肠肌、比目鱼肌、蹈屈及屈趾肌肌力Ⅱ级，胫前肌、伸趾肌及腓骨长短肌肌力Ⅰ级，左侧小腿伸肌及屈肌肌力为Ⅱ级。皮肤感觉检查双侧除小腿内侧及踝部皮肤感觉正常外，余感觉减退。X 线检查示双侧股骨干中下段粉碎骨折，骨折远端向后移位明显。诊断为双侧股骨干骨折并双侧坐骨神经不全损伤。急诊行肌电图检查示双侧胫神经及腓总神经轻度损伤。CT 结合临床检查，排除由腰椎骨折脱位引起的双下肢肌肉瘫痪，考虑坐骨神经损伤系股骨干骨折断端移位压迫所致。遂于受伤后 4 小时行双侧坐骨神经探查、双侧股骨干骨折切开复位梅花针内固定术。患者俯卧位，取双侧大腿后侧纵形切口，检查示双侧坐骨神经在骨折平面有挫伤，骨折远端压迫神经，神经的连结性存在，将骨折复位后用梅花针固定，再进行双侧坐骨神经外和神经内松解，封闭切口。术中输血400ml。术后用2个行双侧长腿石膏夹板外固定，常规应用神经营养药物及抗生素抗感染治疗，2周后切口Ⅰ期愈合。1个月后改用双侧大腿小夹板外固定。3个月后复查骨折复位良好，骨痂中量，左侧小腿肌力Ⅲ级，右侧胫前肌、伸趾肌及腓骨长短肌肌力Ⅱ级，屈肌肌力Ⅲ级。6个月后复查骨折复位良好，骨痂大量，左侧小腿肌力Ⅳ级，右侧小腿伸肌肌力Ⅲ级，屈肌Ⅳ级。1年后骨折骨性愈合。左侧小腿肌力Ⅴ级，皮肤感觉正常，右侧小腿伸肌Ⅳ级，屈肌Ⅴ级，皮肤感觉正常。

2. 临证体会

股骨干骨折合并坐骨神经损伤在临床上不少见，而双侧股骨干骨折合并双侧坐骨神经损伤则不多见。股骨干骨折是否合并坐骨神经损伤必须结合病史、受伤机制、骨折类型及骨折移位方向，并排除腰椎骨折脱位引起的双下肢肌肉瘫痪及骨盆骨折，髋关节脱位引起的坐骨神经损伤。本例患者系外力从前侧作用于大腿致骨折，股骨断端向后移位致坐骨神经受压损伤，诊断一确定，应及早手术检查并将骨折复位内固定，以解除骨折断端对神经的压迫，并进行神经的松解，术后应用神经营养药物及抗生素抗感染。

（四）股骨下端骨折68例临床治疗体会

股骨下端骨折在临床中不为少见，特别近年来，随着交通工具的改善而明显增加。自1988～1994年以来共收治此类型的患者68例，根据不同的情况而采用保守与手术治疗，收到满意效果。

1. 临床资料

本组68例，男54例，女14例。其中左侧45例，右侧23例。年龄在7～67岁之间，平均36.4岁。车祸41例，坠落伤12例，其他15例。伤后入院时间最短半小时，最长1周。闭合骨折39例，开放性骨折29例。在治疗中保守治疗17例，手术治疗51例。手术组分Ⅲ类：Ⅰ类为单侧踝部骨折8例，Ⅱ类为股骨踝部T型、Y型骨折24例；Ⅲ型为股骨踝上粉碎，踝部完整14例。股骨下端骨折合并腘动脉损伤或其他膝关节部位的损伤5例。

2. 治疗方法

（1）保守治疗：儿童或合并皮肤挫伤严重者，治疗以骨牵引，夹板固定。儿童4～5周，成人6～8周，解除牵引，X线片示有少量骨痂后方可开始练功。

（2）手术治疗：Ⅰ类采用切开复位后2枚交叉克氏针固定。Ⅱ型采用骨栓加3枚克氏针固定，骨栓防止踝部分离，其中1枚克氏针与骨栓平行，以防止踝部前后移动，而使踝部成为一整体，另2枚交叉克氏针分别自内、外踝侧方斜向近折端以固定整体踝部。如粉碎严重，则采用钢板加骨栓，必要时植骨。Ⅲ型为防止切开后小骨折块缺损，采用"L"形加压钢板予以固定，必要时同期植骨。如合并腘动脉损伤则急诊手术，合并膝关节部位其他损伤则择期按上述手术治疗。术后石膏夹板固定4周后，去掉石膏夹板行关节功能锻炼。

3. 治疗效果

经保守治疗9例达到功能复位，占52.88%，7例达解剖复位，占41.18%。1例畸形愈合后行手术治疗而得到矫正，占5.94%。经手术治疗9例达到功能复位，占17.69%，42例达到解剖复位，占82.35%。随访时间最短6个月，最长5年，68例全部骨性愈合。61例膝关节屈伸自如，占89.71%，手术组有3例为踝部粉碎性骨折合并腘动脉损伤或股骨踝上骨折，屈伸0°～80°，占手术组5.88%，保守组有4例，2例屈伸0°～80°，2例屈伸0°～40°，占保守组23.54%。

4. 临证体会

上述治疗，较多采用手术治疗，有人认为手术治疗能增加感染率，内固定增加损伤度，并且认为骨折的治疗越简单越好。开放骨折的治疗目的是变开放骨折为闭合骨折后，行骨牵引、石膏及夹板固定，而骨不连、畸形愈合及关节强直、创伤性关节炎等后遗症则屡屡可见。股骨踝部骨折，属关节内骨折，治疗原则要求关节面平整，闭合复位对踝部 T 型、Y 型及粉碎性骨折往往达不到关节面平整，且石膏与夹板固定不牢靠，易发生上述后遗症。切开复位内固定在直视下进行，牢固的内固定，术后用适当的外固定，可避免畸形愈合及关节面不平整的发生，并且能早期行关节功能锻炼。而保守治疗需在6～8周以后行动能锻炼。近20年来，国内外许多学者认为骨折需要坚固的内固定或外固定器治疗，事实也证明即使采用损伤较大的内固定手术也并不增加感染率，且由于骨折得到牢靠的内固定后，避免了骨折端运动所致骨坏死吸收和软组织再损伤及皮肤压迫坏死，有利于骨折及外伤的愈合，防止发生骨不连、伤口感染及皮肤坏死，促进肢体的功能恢复。

（五）锁定加压钢板内固定治疗股骨远端骨折

锁定钢板内固定治疗股骨远端骨折，固定稳固，允许早期功能锻炼，功能康复满意，是治疗不稳定股骨远端骨折理想的内固定方法。大腿下段的解剖特点决定了股骨远端骨折治疗的复杂性，因此，对该部位内固定物的选择要求较高，既要确保稳定的内固定，又要尽量减少对骨折部位血液循环的干扰，减少膝粘连发生率。自2003～2005年，应用锁定加压钢板（Locking compession plate，LCP）内固定治疗股骨远端骨折39例，取得满意疗效。

1. 临床资料

本组 39 例,男 33 例,女 6 例。年龄 17 ~ 56 岁,平均 36.9 岁。车祸致伤 29 例,高处坠落伤 4 例,砸伤 6 例。开放性骨折 8 例,闭合性 31 例。根据 Me Müller 股骨远端骨折分类 C2 型 29 例,C3 型 10 例。合并伤 20 例,其中脑挫裂伤 7 例,硬膜外血肿 3 例,多发性肋骨骨折并气血胸 7 例,肝脾破裂者各 2 例,创伤性休克 9 例。胫腓骨骨折者 3 例,双侧股骨髁间及股骨颈骨折者 1 例。伤后来诊时间 3 小时 ~ 26 天。

2. 治疗方法

(1) 手术方法:患者仰卧位。硬膜外麻醉,于骨折远端股骨前内侧做长约 12cm 小切口,深达骨膜不需剥离骨膜,显露股骨髁部,清理髁间软组织及瘀血块,复位股骨髁部并用一钳夹临时固定。术中勿剥离髁上碎骨折块所附着的骨膜,以免破坏碎骨块的血液供应。清除血肿及碎骨片,不剥离骨折块相连的软组织,用骨膜剥离器在皮下深筋膜与骨膜之间分离皮下隧道。然后在 C 形臂 X 线机监视下牵引间接复位,复位后用克氏针暂时固定,有骨质缺损者予以植骨支撑。将锁定钢板安放于股骨关节面上 1.5cm,放置导向装置及 LCP 钻头导向器,钻孔,位置满意后,将 LCP 钢板近端部分由切口向上经隧道穿入,跨过骨折部位,至骨折近端。在 LCP 推进的同时对抗牵引小腿以维持复位。用 1 块等长的 LCP 定位器在皮外准确定出远折端螺钉置入的位置,各取一切口 0.7cm,用另一带锁导向器固定钢板近端锁定孔,依次钻孔,并用自攻钉锁定固定。在股骨骨折两端将 LCP 钢板依骨折端稳定情况,各拧入 4 枚螺钉即可。手术时间短,手术出血量少。对开放性骨折,先予彻底清创,然后再行钢板固定。检查膝关节韧带、关节囊,修补,活动膝关节无碍,冲洗伤口,置引流管,接负压引流器,关闭切口。术后无需任何外固定。

(2) 术后处理:术后患肢不做外固定处理,术后 6 小时嘱患者做足趾及踝关节活动,2 天后拔除引流管,3 ~ 5 天后行膝关节功能锻炼,4 ~ 6 周开始扶拐下床不负重行走锻炼,6 ~ 8 周拍摄 X 线片复查,根据骨折愈合情况,进行适当的功能锻炼以促进骨折愈合。根据中医三期用药原则,给予中药内服。

3. 治疗结果

本组 39 例,术后 X 线片示骨折解剖复位 28 例,功能复位 11 例,固定稳定无松动。切口均一期愈合。39 例均获随访,随访时间 5 ~ 12 个月,平均 10 个月。骨折愈合时间 8 周 ~ 9 个月,平均 3.6 个月。未发生畸形愈合、骨不连及断钉等并发症。按 Merchan 评分标准评定,优 31 例,良 7 例,可 2 例,优良率为 97.4%。

4. 临证体会

锁定加压钢板(Locking Compression Plate,LCP)是于 2001 年研发出来的一种全

新的骨折接骨板内固定系统。锁定加压钢板（LCP）内固定系统中，LCP 钢板设计了独特的结合孔，呈长椭圆形，结合孔的一侧为动力加压孔的 3/4，可以在该孔使用标准螺丝钉，通过其在螺孔内的偏心滑动，达到骨折块间的动力加压固定；另一侧为带内螺纹的锁定螺钉孔，可以经皮拧入自攻、自钻型螺丝钉，当作一种锁定内固定支架。这样 1 块钢板可以满足锁定、加压或两者结合的内固定方式，接骨板与骨面无接触和压迫，可以防止任何对骨血液循环的破坏。钢板可以经皮置入，对骨外膜的损伤更少，出血量更小，更符合微创原则，被认为是邻近关节的干骺端骨折和骨质疏松患者较为理想的固定材料。根据 AO 的内固定原则（解剖复位、相对稳定、保护血供、早期锻炼），结合股骨远端局部解剖特点和损伤的病理改变，采用锁定加压钢板治疗股骨远端骨折具有以下优点：锁定钢板外形设计合理，无需预弯；体积较小，作为一种内固定支架，最大程度保留了股骨的血液供应，减少对软组织刺激，便于对骨折块的复位及固定；螺丝钉与接骨板具有成角稳定性；螺丝钉的松动发生率更低。锁定钢板治疗股骨远端骨折适应证广，可广泛应用于各类股骨远端骨折，特别是对粉碎性骨折及骨质疏松的患者有良好的固定效果。如果过分追求解剖学的重建，其结果往往是既不能获得足以传导载荷的固定，还使现已损伤组织的血液循环遭到进一步的破坏。只要重视膝韧带损伤的修复，术后早期连续的功能锻炼，功能恢复满意。

股骨远端为松质骨与皮质骨的交界处，容易发生骨折，因其邻近关节，骨折后除局部形成血肿外，常伴有关节囊损伤，其周围损伤的软组织易发生粘连，骨折移位后直接影响关节面的平整。锁定加压钢板减少了局部软组织再损伤，减少粘连机会，可以保证骨折复位良好，内固定能提供最大的稳定性，手术后不影响膝关节进行早期活动，故膝粘连发生率低。应用 LCP 术中应用微创技术、保护血液循环及软组织，最大限度恢复骨与关节生物力学环境；保证骨折良好复位，尤其关节内骨折及关节脱位的解剖复位很重要；正确选择标准螺丝钉与加压螺丝钉进行适宜的锁定内固定和动力加压固定，钻孔必须经钻头导向器进行，以免破坏钢板上的钉孔螺纹而丧失锁定功能，股骨远端固定股骨髁至少要 4 个锁定螺钉，近端股骨干至少要 4 个皮质螺钉固定，才能保证坚强固定；螺丝钉头达股骨髁软骨面上 1 ~ 1.5cm 合适，不能穿出软骨面；术中要重视膝韧带关节囊损伤的修复；骨缺损严重的必须同时植骨；术后早期功能锻炼是全面恢复关节功能的关键环节，临床亦应重视。

（六）LISS 钢板治疗股骨近段粉碎性骨折

股骨近段粉碎性骨折多由车祸等高能量引起，尤其是粗隆下粉碎性骨折。由于解剖学上该区由坚硬的皮质骨构成，加之肌肉的牵拉，极易出现畸形愈合、延迟愈合、感染等并发症。自 2005 年 6 月 ~ 2007 年 12 月，应用 LISS 内固定系统治疗 15

例股骨近端粉碎性骨折，获得满意的治疗效果。

1. 临床资料

本组15例，男12例，女3例；年龄25～65岁，平均38岁。致伤原因：车祸伤13例，高处坠落伤2例。合并其他部位骨折6例，包括同侧股骨干骨折、股骨髁间骨折、胫腓骨骨折及骨盆骨折等。15例均为闭合性、粉碎性不稳定骨折，其中股骨粗隆间－粗隆下骨折4例，粗隆下骨折11例。

2. 治疗方法

（1）术前准备：所有患者入院后均予胫骨结节牵引，同时纠正休克等并发症及高血压、糖尿病等合并症，待病情稳定后再行手术。一般患者在入院后5～7天内手术。

（2）手术步骤：采用硬膜外麻醉或全身麻醉。患者仰卧于骨科牵引手术床上，于C形臂X线机透视下牵引复位，确认骨折对位对线良好，测量患肢无短缩后，于股骨大粗隆外侧作长6～8cm的纵切口，直接切开皮肤、阔筋膜及股外侧肌至股骨，锐性剥离部分股外侧肌的附着，显露股骨大粗隆，在肌腹下用骨膜剥离器沿股骨向远侧分离，骨膜外插入长度适宜的LISS钢板，透视下见钢板位置适宜后，利用瞄准器分别于骨折远、近端各打入3～5枚自锁螺钉。

（3）术后处理：术后无需外固定，常规抗感染。次日行股四头肌等长锻炼，3～4天后逐渐行髋、膝关节主、被动屈伸活动。4～6周后扶拐下地患肢部分负重练习，根据复诊X线片骨折愈合情况逐渐完全负重。

3. 治疗结果

本组随访时间8～24个月，平均11个月。患者伤口全部一期愈合。手术时间90～120分钟，出血量80～200ml，平均150ml。骨折愈合时间3～7个月（图6－1），平均6个月。髋关节采用Parker活动评分法评估为8.0±0.6分。按Lysholm方法评价功能：优13例，良2例。

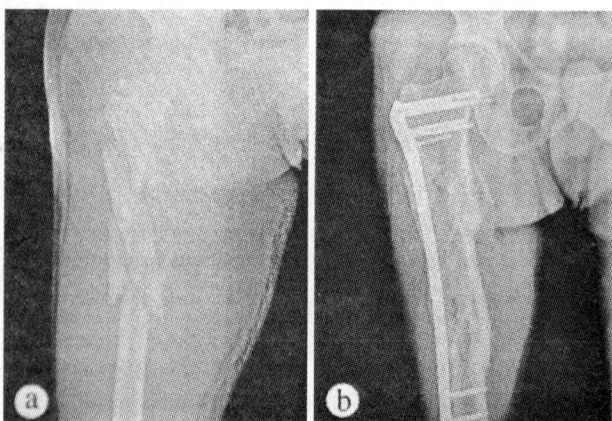

图6－1　股骨近端粉碎性骨折手术前后X线片

注：a. 术前，b. 术后8个月。

272

4. 临证体会

股骨近段骨折多发生于青壮年，受伤外力一般较大，粗隆下周围肌肉止点多，骨折后移位明显。非手术治疗时，骨折复位后外固定困难，且卧床时间长，并发症较多，现多推荐手术治疗。手术的基本要求是恢复股骨长度和对位，矫正颈干角，恢复适当的行走能力。术前应充分牵引，分析骨折类型，根据不同的骨折选取合适的内固定。目前对股骨近端骨折手术治疗采用髓外固定和髓内固定 2 大类，其中髓外固定有 DCS、DHS 及解剖型钢板等，髓内固定有 Gamma 钉和 PFN。DCS、DHS 及解剖型钢板都需要切开暴露骨折端进行复位，术中出血量及术后引流量增加，而且过多剥离骨折端使骨折愈合时间延长。髓内钉固定时，严重的粉碎性骨折闭合穿钉时极易造成碎骨片移位，也难以通过大块骨碎片的髓腔，往往导致骨折复位不良，且损伤骨内膜血运，也易出现骨折不愈合及断钉等并发症。以上 2 种方法，术中要特别注意保护股骨外侧骨皮质及大粗隆，必须一次成功，因此，技术要求较高，且需要有较好的监测设备，否则会使固定失败。

LISS 是由 1 块可以通过微创小切口置入的钢板和可以与钢板锁定在一起的螺钉组成，当螺钉与钢板锁定后，与钢板构成一个整体，具有角度稳定性，在轴向负荷时，不会发生螺钉松动。其近端呈蛇头状，并与远端钢板呈约 15° 的弧形角度，以适应大粗隆的需要，近端有多个方向不同的螺钉固定孔，在股骨近端固定较牢固。

(1) 手术创伤少：LISS 的置入属于微创手术，是经皮从股骨近端外侧向远端插入，LISS 接骨板的每个锁定螺钉可借助于精确瞄准器经皮拧入，因此在不暴露骨折区域的情况下，经皮插入接骨板并完成锁定螺钉的固定，体现了微创外科技术的原则。手术创口少，避免暴露骨折端，减少骨折部位的再损伤，在一定程度上减轻了患者的疼痛，而且术中出血少，术后感染少，加快了骨折的愈合。

(2) 固定可靠：LISS 钢板的形状设计与骨的解剖轮廓一致，手术中无需预弯、塑形，应用方便，节省了手术时间；近端多枚不同方向的自钻锁钉的位置与角度经过精确的计算，和钢板组合锁定后有很强的角稳定性，特别是对骨质疏松性骨折的固定也能提供足够的稳定性。且螺钉直径较细，一次性打入避免了反复打入对股骨颈骨质的破坏，解决了 DHS、DCS 的螺钉切割等并发症。

(3) 加快骨折愈合：该手术复位时骨折端不暴露，局部血运破坏少，同时，LISS 位于肌下骨膜外，与骨膜之间有一层薄薄的缝隙，带锁定头的螺钉被牢固地锁扣于接骨板上，在骨面上不会产生额外的压力，降低了接骨板对骨膜的压迫性损伤，尽可能多地保留了骨的血运，肌肉下置入减少了伤口的并发症与感染率。这与传统的开放复位钢板固定广泛剥离骨膜，且接骨板下骨血运由于受压而进一步受阻，形

273

成了鲜明的对照。

（4）术后恢复快：术后能早期开展功能锻炼，一般患者手术后第 2 天可以在非负重状态下进行膝关节、踝关节活动，如果没有疼痛，可以扶双拐站立，并逐渐过渡到用双拐步行，缩短了治疗的时间。

（5）术中注意事项：由于 LISS 钢板经皮置入，术中术野较小，容易出现一端紧贴骨面而另一端远离骨面的情况，常见的有远端钢板放置偏前或偏后，术中应用 X 线机检查确定。术中复位后测量髂前上棘至足第一、二趾间连线是否通过髌骨中点，防止出现旋转畸形；测量髂前上棘至内踝尖的距离，防止出现肢体短缩。

（七）微创股骨远端外侧钢板固定治疗股骨近段粉碎性骨折

股骨近段粉碎性骨折是临床上常见的骨折，治疗方法虽然较多，但极易出现成角、旋转及短缩畸形，且骨折不愈合率较高，影响下肢功能。自 2003 年 6 月～2007 年 6 月我们采用有限切口、股骨远端外侧钢板微创固定治疗 14 例，取得满意疗效。

1. 临床资料

本组 14 例，男 11 例，女 3 例。右侧 9 例，左侧 5 例。年龄 28～62 岁。致伤原因：车祸伤 10 例，高处坠落伤 3 例，重物砸伤 1 例。均为闭合性粉碎性骨折，无血管及神经损伤。受伤至手术时间 5～10 天，平均 7 天。术前（图 6 - 2）均行股骨髁上牵引，重量 6～10 kg。

2. 治疗方法

全部患者均采用硬膜外麻醉，仰卧于骨科牵引手术床上，应用 C 形臂 X 线机透视下牵引复位，确认骨折对位对线良好，测量患肢无短缩后，于股骨大转

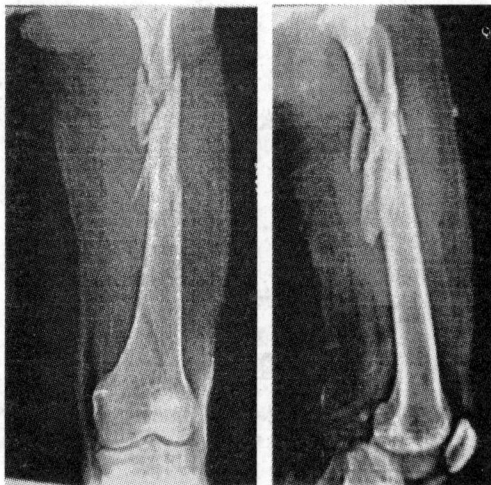

图 6 - 2 股骨近段骨折术前

子外侧做长约 6～8cm 的纵切口，直接切开皮肤、阔筋膜及股外侧肌至股骨，锐性剥离部分股外侧肌的附着，在肌腹下用骨膜剥离器分离，骨膜外倒置插入长度适宜的股骨远端外侧钢板，于骨折近端打入一枚螺丝钉后，透视下转动钢板使其与骨干长轴一致，避免钢板远端出现前后偏差，再打入第二枚螺钉，然后透视下于骨折远端做长约6cm 的纵切口，显露骨折远端，打入远端螺钉，再打入近端剩余的螺钉。冲洗并缝合切口（图 6 -3）。

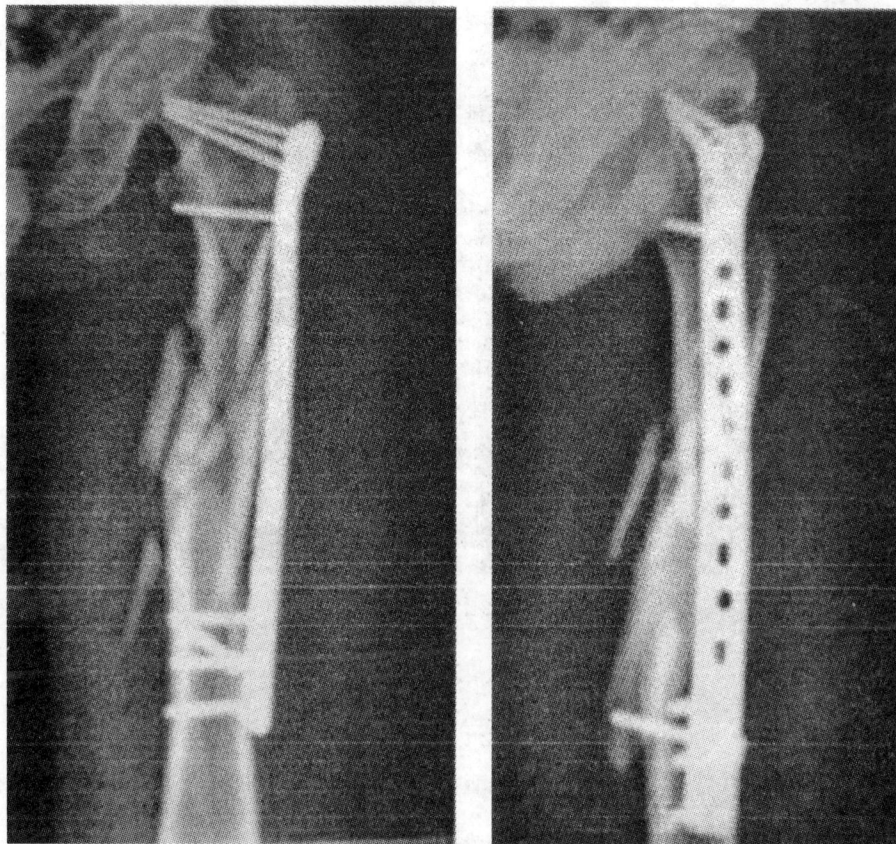

图 6-3 股骨近段骨折术后

术后处理：术后常规使用抗生素预防感染，次日开始股四头肌等长锻炼。10～14 天拆线后行髋、膝关节功能锻炼，6～8 天后扶拐下地部分负重，根据骨折折愈合情况逐渐增加负重量。

3. 治疗结果

本组 14 例均得到随访，时间 6～18 个月，平均 10 个月。14 例骨折全部愈合，愈合时间 5～8 个月（图 6-4），平均 6.5 个月。按 Lysholm 功能评价方法：优 13 例，良 1 例，中 0 例，差 0 例，本组病例优良率 100%。1 例良系因合并同侧股骨髁间骨折，术后膝关节功能轻度受限。

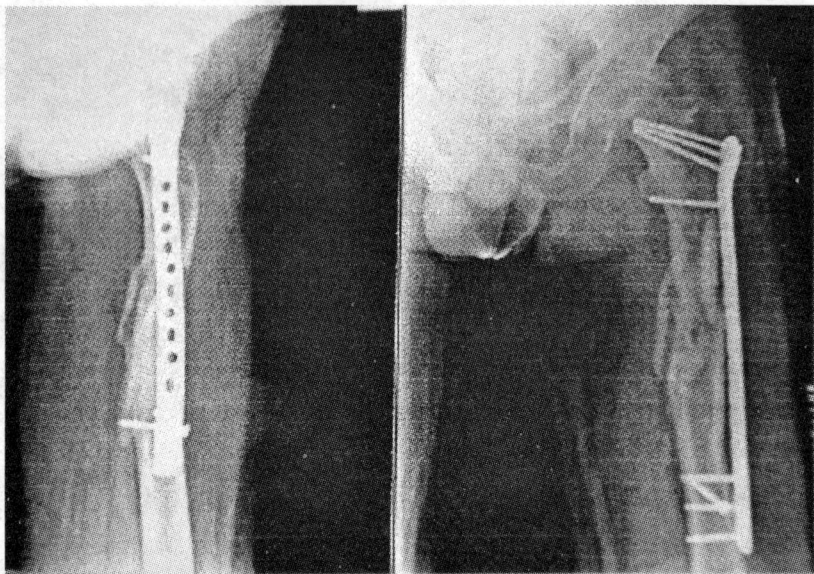

图 6-4 术后 3 个月，骨痂大量

4. 临证体会

股骨近段粉碎性骨折多由车祸等高能量引起，尤其是重度转子下粉碎性骨折，骨片数目多、骨折线长，软组织损伤重，现有的内固定物有时无法达到有效的复位及坚强的固定。而且由于肌肉的牵拉、固定的复杂性，极易引起畸形愈合、延迟愈合、感染等并发症。以往常用股骨近端髓内钉、交锁髓内针、重建钉、加压钢板等治疗，取得一定效果。对于股骨近段粉碎骨折，手术成功的关键之一是骨折有效的复位及坚强有效的内固定，尽量保留骨膜，以及恢复股骨力线和保留骨折部位血运，并不要求将每一个骨块都恢复到解剖位置，只需要恢复肢体的长度、轴线，纠正旋转移位即可。行切开复位时，由于骨折范围广，为达复位需广泛剥离骨膜，加重了软组织损伤，使骨折端血运进一步破坏，骨折不愈合率增加，有时需一次或多次手术植骨才能达到骨愈合，治疗时间长，费用高。

闭合复位内固定治疗股骨近端粉碎性骨折，由于对软组织和血运破坏小，创伤小，出血少，骨折固定稳固可靠，有利于骨折愈合，是治疗是较为理想的选择。近年闭合复位交锁髓内钉技术应用较广，由于髓内钉是弹性固定，既能维持一定的强度又能保持骨折愈合所需要的应力，有利于骨折愈合，符合 BO 技术理念。但因髓内钉为髓内固定，严重的粉碎骨折闭合穿钉时极易造成碎骨片移位，也难以通过大块骨碎片的髓腔，往往导致骨折复位不良，且损伤骨内膜血运，也易出现骨折不愈合及断钉等并发症。交锁髓内钉通过大粗隆顶或梨状窝进针，有时可造成股骨颈骨折，并影响髋关节功能。

微创钢板固定手术属于 MIPO 技术中的关节外骨折经皮接骨板固定（MIPPO）技术，利用牵引间接复位，骨膜外钢板跨骨折部位固定，避免了对骨膜的破坏，减少了对骨折端血供的干扰，提高了骨折折愈合率。此外，MIPPO 技术所达到的也是一种弹性固定，骨折块间一定程度的微动促进了骨折的愈合。患者创伤小，恢复快，并可早期功能锻炼，有效地避免了髋、膝关节僵硬，虽不能早期负重，但疗效仍较满意。通过对本组 14 例患者的观察，术后 4 周骨折端即可见明显的外骨痂形成，8 周后骨痂生成量明显增加，骨折愈合较快，缩短了骨折愈合时间。术后无伤口感染、内固定断裂及松动，下肢功能恢复良好，这与手术创伤小、愈合快有密切的关系。

术中应注意的几个个问题：①术中复位后测量髂前上棘至足第一、二趾间连线是否通过髌骨中点，防止出现旋转畸形；②测量髂前上棘至内踝尖的距离，防止出现肢骨短缩，考虑到牵引中关节被牵拉增加的长度，以较健侧长 1cm 为宜；③术中显露大转子时，仔细操作，防止损伤旋股外侧血管；④股骨颈内拧入 2～3 枚螺丝钉，以增加固定效果。

第二节　胫腓骨骨折

【概述】

胫腓骨骨折为直接暴力和间接暴力所致。直接暴力多见压砸、冲撞、打击致伤，骨折线为横断或粉碎型；有时两小腿在同一平面折断，软组织损伤常较严重，易造成开放性骨折。间接暴力多见于高处跌下、跑跳的扭伤或滑倒所致的骨折，骨折线常为斜型或螺旋型，胫骨与腓骨骨折多不在同一平面。

【治疗原则】

胫腓骨骨折的治疗原则主要是恢复小腿的长度和负重功能。因此，应重点处理胫骨骨折；对骨折端的成角和旋转移位，应予以完全纠正。

【治疗方法】

1. 稳定性骨折

可考虑保守治疗。

（1）无移位的胫腓骨干骨折：采用石膏或小夹板固定。

（2）有移位的横形或短斜行骨折：手法复位，石膏或小夹板固定。固定期间均应注意石膏和夹板的松紧度，并定时行 X 线检查，发现移位应随时进行调整，或重新石膏固定，6~8 周可扶拐部分负重行走。

（3）单纯胫骨干骨折：由于有完整腓骨的支撑，多不发生明显移位，用石膏固定 6~8 周后可扶拐部分负重行走。

（4）单纯腓骨干骨折：若不伴有上、下胫腓联合损伤，亦不需要特殊治疗。为减少下地活动时疼痛，用石膏固定 3~4 周。

2. 不稳定性骨折

建议手术治疗，主要方法如下。

（1）钢板螺钉内固定术：不适合开放性骨折。

（2）髓内钉固定：不适合髓腔太过狭窄的患者。儿童胫骨骨折可使用弹性髓内钉，如 Enders 针。

（3）外固定架固定：适合开放性骨折的临时或长期固定。

关于以上 3 种手术固定方式的优劣尚有争论，建议根据病情及医生经验选择最合适的手术方式。

3. 功能锻炼

（1）踝泵练习：患者活动足踝（如石膏固定踝关节则活动足趾），用力、缓慢、尽可能大范围地活动足踝（足趾），对于促进循环、消退肿胀、防止深静脉血栓具有重要的意义。

（2）伤后早期疼痛稍减轻后，即应开始练习肢四头肌等长收缩，每小时不少于 100 次，以防肢四头肌粘连、萎缩、伸膝无力，为下地行走打好基础。如无禁忌，应随时左右推动髌骨，防止髌骨与关节面粘连，练习踝关节和足部关节活动。

（3）石膏或夹板外固定患者，尽早行股四头肌功能锻炼，未固定的关节应适当进行功能锻炼。

（4）坚强内固定或外固定架固定患者，术后不需石膏托外固定，可以早期练习关节活动功能。

【经验传承】

（一）切开减张自锁钉固定治疗胫腓骨骨折合并骨筋膜室综合征

胫腓骨骨折合并骨筋膜室综合征临床很常见，若不能早期发现，正确处理，将导致小腿肌肉坏死，重者截肢甚至死亡。自 1999 年 2 月~2006 年 10 月，作者应用胫骨自锁钉固定并植皮治疗胫腓骨骨折合并骨筋膜室综合征（Ostrofascial Comart-ment Syndrom，OCS）34 例，取得较好临床效果。

1. 临床资料

本组 34 例，男 22 例，女 12 例。年龄 18～62 岁，平均 45.5 岁。机动车撞伤 19 例，重物砸伤 10 例，高处坠落伤 5 例。均系闭合性骨折。胫腓骨中段骨折 24 例，中下段 4 例，中上段 6 例。4 室受累者 30 例，2 室者 4 例。伤后至入院时间 1～6 小时，平均 2.5 小时。伤后至发生骨筋膜室综合征时间 2～3 小时者 14 例，4～6 小时者 15 例，超过 6 小时者 5 例。本组 34 例均表现有患肢持续性剧痛。小腿肿胀明显，皮肤张力大，有绷紧感。足趾主动活动进行性减弱或消失，被动牵拉痛明显。其中 13 例足背动脉搏动较健侧减弱，3 例消失。8 例小腿皮色苍白，皮温降低。5 例局部皮肤感觉障碍或异样感觉。

2. 治疗方法

（1）综合征的处理：本组 34 例中，28 例急诊行切开减压术，6 例入院时 OCS 症状和体征不典型，先行跟骨牵引，辅以半量甘露醇脱水治疗后皮肤张力未缓解，伤肢持续性剧痛，进行性加重，足趾被动牵拉痛，即行切开减压术。后侧室减，张口位于内后侧，尽量避免与骨折端直接相通，切开后仍要密切观察足背动脉搏动和足趾血液循环、活动及皮肤温度、感觉，有局部缺血加重表现，则为减压不彻底或血管损伤，要扩大减压范围或进行血管探查，以免延误病情影响治疗效果。切开减压后创面均敞开，其深筋膜保持开放，创面渗出较多，覆盖油纱引流，每天常规换药，本组病例由于密切观察，切开减压及时彻底，未出现 1 例神经及肌肉组织的不可逆性改变。5 例创面有轻度感染，作细菌培养及药物敏感实验，更换敏感抗生素后感染控制。5～8 天后待肿胀减轻后关闭外侧减张口。术前 1～2 天伤口清洁换药，局部应用抗生素湿敷，以保持抗生素浓度，为后期进一步处理作准备。

（2）骨折处理：患者仰卧位，股神经＋坐骨神经阻滞麻醉，皮肤消毒后先用护皮膜将伤口封闭，以防污染其他术野。沿髌腱外缘做长约 5cm 弧形切口将髌腱拉向内侧，膝关节屈曲 90°，于胫骨结节上缘正中用取孔器刺入，用髓腔扩大器自钻孔处沿髓腔进入扩充胫骨近段髓腔，临近骨折处，闭合整复骨折后，将扩髓器进入胫骨远段髓腔扩髓，取出扩髓器，维持复位，将选好的髓内钉打入固定，直至距胫骨远端关节面 1cm 左右为止。打入髓内钉，钉尾安装防短缩螺丝，关闭伤口。

（3）内侧减张口处理：先用Ⅲ型安尔碘冲洗伤口，修剪皮缘约 2.0mm，用刀片搔刮创面，使创面保持新鲜。再用安尔碘、生理盐水交替反复冲洗伤口。本组 2 例由于骨折局部肌肉挫伤较重，局部软组织液化，致使骨折与减张口相通，为减少感染机会，彻底清创后将损伤肌肉缝合，伤口与骨折隔绝。缝合部分伤口，根据剩余伤口纵轴与横轴取腹部相应全厚皮瓣移植于减张口处，纱布包加压固定。

3. 治疗结果

（1）疗效评定标准：根据 Johner – Wruhs 评价标准，优：皮片一期成活，X 线片示骨折解剖复位或接近解剖复位并骨性愈合，膝关节功能完全恢复正常；良：皮片部分坏死，X 线片示骨折解剖复位或接近解剖复位，骨折延迟愈合，膝关节功能范围受限≤20°；可：皮片部分坏死，X 线片示骨折解剖复位或接近解剖复位，骨折愈合不良或骨不连须行 2 次手术治疗，膝关节功能活动范围受限＞20°；差：术后小腿感染，骨折愈合不良或骨不连须行 2 次手术治疗，膝关节功能活动范围受限＞20°。

（2）围手术期情况：经前期治疗 3～5 天（平均 3.5 天）肿胀开始减轻，5～8 天（平均 6.8 天）关闭外侧减张口，皮片一期成活 29 例，部分坏死 5 例，经换药后愈合，平均成活天数 10.2 天。6～9 天（平均 7.2 天）行骨折复位固定术。

（3）疗效评定结果：本组 34 例术后 X 线片示 29 例解剖复位，5 例近解剖复位。均无并发症发生，肢体均成活。14～16 个月骨折愈合 30 例，17～20 个月 4 例（平均愈合时间 17 个月）。经 1～4 年，平均 18 个月随访，按上述标准评定，结果优 29 例，良 3 例，可 1 例，差 1 例，优良率 94.1%。

4. 临证体会

（1）早期诊断 OCS 至关重要：OCS 起病急，发展快，若延治或误治，轻者致肌肉挛缩和神经功能不可逆损害，重者致肢体坏死，肾功能衰竭危及生命。因此早期正确诊断尤为重要。对 OCS 的诊断不应等待 5P 出现，否则将失去减压的最佳时机。当小腿骨折合并严重软组织损伤时，要高度警惕 OCS 的发生，软组织受损伤程度与 OCS 发生率成正比。密切观察患肢症状和体征的变化是早期诊断的关键。早期彻底切开筋膜室减压是目前有效防止肌肉和神经发生缺血性坏死的唯一方法，一经确诊应立即切开减压，宁可切开过早，而不可失于延误。若彻底切开减张后局部血液循环无明显改善，则可能是血管损伤或晚期骨筋膜室综合征致动脉闭塞。

（2）充分及时切开减张：关于减压切口长度，应以彻底充分为原则，术中探查紧张的深筋膜都要彻底切开。减压应该彻底，切口应大，深筋膜、肌间隔及肌膜都要彻底切开。对每个受累间隔均应减张，不可遗漏。如发现末梢温度降低、紫绀、麻木及疼痛等逐渐加量，首先考虑是手术减压不彻底，应及时采取相应措施。

（3）密切观察生命体征：胫腓骨骨折合并骨筋膜室综合征除肢体损伤严重外，亦可引起全身的创伤反应，坏死肌肉释放出大量代谢产物，加重肾脏损伤程度，发生肾功能衰竭，危及生命。早期要定期检查血常规、尿常规，如有异常及时处理，以免发生肾功能衰竭。切开筋膜减压的目的，是打断其病理改变中的恶性循环，改善血液循环，避免肌肉及神经组织缺血性坏死，从而避免肾功能衰竭发生。既往认为甘露醇无明显不良反应，但近 10 年来它诱导 ARF 的病例报道较多，故本组 34 例均用半量甘露醇以减少不良反应发生。

（4）术中封闭死腔：骨折固定伤口关闭后再处理减张口，减张口彻底清创，恢复局部肌肉组织覆盖，无张力缝合，消灭死腔。减张口与骨折相通者，术中要修补骨折部位损伤肌肉组织，将骨折与减张伤口隔离，开放骨折转为相对闭合骨折，并可改善局部血液循环，为骨折的愈合打下良好基础。

（5）胫骨自锁钉固定治疗胫腓骨骨折合并骨筋膜室综合征的优势：闭合复位胫骨自锁钉固定能最大限度保护骨折断端血液循环，不干扰骨折愈合的生物内环境，减少感染的机会，尽可能少地干扰关节功能，保证早期关节活动，促使关节功能恢复。且胫骨自锁钉内固定为弹性固定，无应力遮挡，有利于骨折的顺利愈合及患肢功能的早期恢复。而钢板内固定需广泛剥离骨膜，有可能对局部软组织及骨折血液供应产生一定影响，从而影响骨折愈合，并且需于骨折端切开，常可引起与减张口相通，容易导致感染，骨折不愈合率高。而传统的跟骨牵引治疗方法，需长期卧床，由于有减张口无法进行相应的外固定以维持复位，临床疗效较差。采用胫骨髓内自锁钉固定术治疗胫腓骨骨折可以有效缩短患者卧床时间，感染率低，骨折愈合快，功能恢复好，值得在临床中大力推广应用。

（二）闭合复位自锁钉固定治疗胫腓骨骨折 58 例报告

1. 临床资料

本组 58 例，男 42 例，女 16 例。年龄最小 21 岁，最大 78 岁，平均 42 岁。左侧 30 例，右侧 28 例，均为闭合性骨折。其中中段骨折 32 例，中下段 26 例。横断形骨折 23 例，斜形 24 例，粉碎性 11 例。车祸伤 24 例，跌落伤 34 例。就诊时间最早伤后 1 小时，最晚伤后 6 天，平均 1.5 天。

2. 治疗方法

患者取仰卧位，皮肤常规消毒，铺无菌巾。止血带充气。膝关节 90°屈曲，在髌骨下极至胫骨结节之间做长约 5cm 切口，将髌腱拉向外侧，以胫骨结节为标志，在胫骨平台前缘前 0.5cm 处用三刃锥刺入，刺入方向与髓腔平行。分别用 8mm 及 9mm 软杆扩髓器自钻孔处进入扩胫骨近段髓腔，到达骨折处，透视下整复骨折后，将扩髓器进入胫骨远段髓腔扩髓，取出扩髓器，维持好骨折位置，将选好的髓钉装入髓钉打拔器，用内钉打拔器将内钉张开翼抽回，并拧入整钉打入器，将髓钉凸面向后，由所钻孔击入，一直到骨折近端。透视下整复骨折后，快速击打髓钉通过，直到外钉至距胫骨远端关节面1cm左右为止。将整钉打入器取出，上内钉打拔器，由助手顶住患者足跟，将内钉击入展开。钉尾上防短缩螺旋及钉尾螺帽后关闭切口，无菌敷料包扎，小腿石膏托固定1~2周。去除石膏后，扶拐下地行走，逐渐负重锻炼，术后6~10个月取钉。

3. 治疗结果

早期X线片示骨折均达解剖复位或近解剖复位。骨折平均临床愈合时间为15周。58例均获得随访，随访时间10~18个月。最终结果评定采用Johner – Wruhs评分标准，优45例，良11例，差2例，优良率96.5%。结果差的2例经再次手术治疗骨折愈合。

4. 典型病例

王某，男，52岁，农民。高处跌伤，以左小腿疼痛、肿胀、活动障碍3小时为主诉来诊。X线片示左胫腓骨中下段骨折。以胫腓骨骨折收住入院。在股神经合坐骨神经阻滞麻醉下闭合复位，自锁钉固定。术后X线片示骨折端近解剖对位。石膏托固定3周，去石膏换夹板并扶双拐部分负重行走。6个月后骨折愈合，自锁钉取出。随访1年，功能恢复正常。

5. 临证体会

胫腓骨骨折的临床治疗要求尽可能地恢复胫腓骨长度，维持良好骨折对位对线以及固定牢靠等。对于胫腓骨骨折应用钢板螺丝钉固定容易并发术后感染，手术创伤大，需较为广泛的骨膜剥离，严重破坏软组织及骨血液供应，骨折不愈合率高；带锁髓内针固定操作复杂，目前，基层医院还未普遍开展；多根髓内针内固定效果更差，不利于骨折愈合及还需外固定；维持跟骨牵引的传统方法，需长期卧床，容易出现并发症，护理负担大；石膏外固定治疗无法维持肢体长度及骨折对位对线，还可能造成关节僵硬。故作者根据胫骨自锁钉特点，结合本组病例特殊的临床特征，采用胫骨髓内扩张自锁钉固定术治疗胫腓骨中下段骨折，临床证明其疗效满意，且具有以下优点：①除粉碎严重骨折外，绝大多数新鲜骨折可以闭合完成内固定。②出血量极少。③手术时间大大缩短。④不损害任一关节功能。⑤弹性固定，无应力遮挡。⑥抗疲劳强度好。

（三）腓骨手法复位穿针固定治疗胫腓骨远端粉碎骨折38例报告

胫腓骨远端粉碎性骨折在临床上很常见，处理方法很多，但疗效都不很满意。自1995年至今，采用腓骨穿针内固定结合胫骨手法复位、石膏外固定的方法治疗该类型骨折38例，收到了满意的疗效。

1. 临床资料

本组 38 例，男 28 例，女 10 例。年龄 20～50 岁，平均 37 岁。骨折类型为胫骨远端粉碎骨折，累及踝关节面。腓骨下段短斜形骨折 28 例，横断骨折 7 例，两段骨折 3 例。致伤原因有纵向挤压伤 15 例，直接暴力撞击伤 23 例。开放伤 7 例，31 例闭合骨折。18 例在伤后 1 小时内就诊，13 例在伤 2 小时后就诊。

2. 治疗方法

18 例（均为闭合骨折）伤 1 小时内就诊者，入院做常规检查，股神经、坐骨神经阻滞麻醉。患者仰卧于手术床，两助手固定伤肢足及膝关节，对抗牵引。消毒术区后，术者用两把锁骨钳通过皮肤钳夹固定腓骨骨折远近端，端提复位，保持位置。另有助手用手提 X 光机透视，证实腓骨复位后，协作者用手摇钻将 1 枚 2.5mm 克氏针从外踝尖进针，顺行穿入腓骨髓腔，越骨折线，达腓骨头皮质骨。操作者自觉有一定硬度后，经透视证实进针达腓骨头皮质，针尾弯曲，埋于皮下。牵引状态下根据胫骨移位情况采用对挤、折顶等手法复位后，包足超膝石膏固定患足 90°，膝关节屈曲 20°位。患肢足趾外露，以利观察血液循环。13 例伤后 2 小时就诊者，就诊时小腿肿胀严重，给手法复位增加了难度，因担心复位加重损伤，引发小腿骨筋膜室综合征。故先行跟骨牵引，小腿肿胀处外敷中药活血化瘀，每日更换 1 次，5～7 天肿胀消退，去掉牵引。处理骨折时，术者钳夹腓骨远近端，先行端提、旋转等活动，将包绕骨折端的血肿等软组织去掉后，同前处理。7 例开放损伤，入院后急诊清创，常规处理伤口。5 例皮肤裂口累及腓骨骨折者，清理骨折断端嵌入组织后，将骨折复位，直视下从外踝尖顺行穿入克氏针固定腓骨；2 例皮肤裂口未累及腓骨骨折者，以骨折为中心，作 3cm 长纵切口，暴露骨折后，复位固定。胫骨骨折块大体复位后，不用内固定，单纯修整皮缘，缝合皮肤。石膏夹固定伤肢于功能位。

术后处理：所有患者入院后均应用脱水剂及温通经脉、活血化瘀中药，开放损伤加用抗生素。无感染、骨不连等并发症发生。术后 4～6 周去石膏，结合中药熏洗，不负重情况下主动活动踝关节。10～12 周逐渐负重活动。骨折愈合后去克氏针。

3. 治疗结果

38 例均得到随诊，时间 1～3 年，平均 14 个月。1 例因踝关节疼痛严重，保守治疗无效，伤后 2 年行踝关节融合术；6 例活动量大时踝关节酸胀不适；余无明显不适。21 例踝跖屈大于 30°、背伸大于 15°；跖屈在 10°～30°、背伸 10°～15°者 17 例。

283

4. 临证体会

胫腓骨远端粉碎骨折在临床处理上方法很多，疗效都不很满意，这主要因为骨折涉及踝关节面，原则上要求解剖复位，但由于骨折位于松质骨部位，选用钢板或克氏针交叉固定均不很牢固，容易出现关节面的倾斜，早期即出现创伤性关节炎。再者，胫骨前侧仅位于皮下，软组织不丰富，用钢板固定，势必加大皮肤张力，易导致皮肤坏死、骨质外露感染，并且受胫骨营养血管分布的影响，胫骨下端血液循环差，手术又必将剥离骨膜及骨折周围软组织，破坏骨折端血液循环，不利于骨折愈合；而选择常用的骨牵引、夹板固定，又受骨折部位的限制，难以获得牢固固定。我们采用的腓骨闭合穿针、胫骨手法整复结合石膏外固定法即是利用腓骨下段外侧肌肉不丰富，容易触摸及断端情况，便于钳夹复位，并且胫腓骨通过下胫腓韧带及二者之间骨间膜相连，腓骨复位后，通过这些软组织的夹板作用，对胫骨起支撑、复位、维持长度的功效，避免了手术切开复位对血液循环的影响，缩短了骨折愈合时间，减少了感染的发生。由于腓骨有内固定，故在骨折稳定后即主动活动踝关节，对关节面起磨造作用，有利于关节面恢复平整，减少了创伤性关节炎的发生。

（四）胫腓骨骨折合并后交叉韧带损伤漏诊 35 例分析

胫腓骨骨折合并膝关节后交叉韧带损伤是下肢一种严重复合伤，在临床上较少见。若单纯行胫腓骨骨折切开复位内定，未能及时对后交叉韧带损伤作出有效的诊治，造成漏诊，使膝关节功能恢复不良。

1. 临床资料

本组男 27 例，女 8 例，年龄 20 ~ 45 岁，平均 33 岁。左侧 21 例，右侧 14 例。致伤原因：车祸 27 例，重物砸伤 5 例，坠落伤 3 例。后交叉韧带在胫骨起点处撕脱骨折 9 例，胫骨起点处撕裂 12 例，中央部断裂 8 例，股骨止点处撕裂 6 例。胫腓骨开放性骨折 7 例，闭合性骨折 28 例。手术时间：受伤后 1 天以内 5 例，2 周以内 30 例。

2. 治疗结果

本组随诊 8 ~ 20 个月，胫腓骨骨折均愈合，膝关节无明显自症状，行走基本正常，抽屉试验阴性。

3. 临证体会

若后交叉韧带损伤后未得到及时有效的治疗，因后交叉韧挛缩，关节内瘢痕增生，致膝关节功能不稳，继发半月板、软损害和骨性关节炎。Clancy 报道，后交叉韧带有缺陷的者，当修补或重建推迟 4 年后膝关节镜观察发现 80% 患者有骨关节炎发生。早期修复后交叉韧带对恢复和保持膝关节功能有非常重要的意义。

对于合并膝关节后交叉韧带损伤漏诊的原因是多方面的，漏诊原因：①对损伤机制掌握不够，大多数损伤多见于车祸，由来自膝前方外力所致，受伤时下肢处于屈膝屈髋外展位，高速运动时直接暴力伤及小腿上部同时胫骨后移使后交叉韧带形成损伤。②从 X 线片上发现胫骨平台后侧有骨片，容易诊断为胫骨髁间隆骨折，多数忽略了后交叉韧带损伤，造成漏诊，延误了手术时机。所以多数病例是在胫腓骨骨折手术复位固定后作抽屉试验时发现而确诊。③胫腓骨骨折症状体征明显，而同侧膝关节损伤临床症状体征往往不明显，易使医生忽视膝部检查；因而导致在诊断上的武断，因此在临床检查上就缺乏全面性和细致性，从而致使一些能够早期做出诊断的膝关节损伤被漏诊。④患者入院时所拍摄 X 线片有时包括膝关节，但由于韧带损伤在 X 线下不显影，医生经验不足，未及时检查，也是造成漏诊的一个重要原因。故对于胫腓骨骨折患者，除拍摄 X 线片还应包括同侧膝关节试验检查，才能做出正确诊断，避免漏诊。⑤由于经验不足，膝关节 X 线片未见异常，而膝关节肿胀明显的未做 CT、MRI 检查。MRI 是一种无创性检查，具有较高的软组织分辨率、多方位成像等特点，对膝关节韧带损伤的诊断有重大使用价值。

对于杜绝胫腓骨骨折合并后交叉韧带损伤的漏诊是很困难的，但是认真了解受伤时肢体的姿势、外力作用的方向和部位、外力的大小等就可掌握此类骨折的损伤机制。体检仔细全面，对于外伤后窝处有压痛、青紫、瘀斑，应考虑后交叉韧带于胫骨附着处撕脱性断裂。对于双侧胫骨缩节高度比较也有助于诊断。X 线照片应常规包含膝关节，若 X 线片上发现胫骨平台后侧有骨片，可明确诊断后交叉韧带损伤。对于临床体征不明显，又高度怀疑的病例，还可通过 CT 扫描、MRI、关节镜等检查进一步确诊。在手术固定胫腓骨骨折后应常规作抽屉试验检查，明确诊断，早期手术修复。在临床工作中发现，手术时机对于膝关节功能恢复非常重要。所以强调早期诊断、早期治疗、减少漏诊，同时胫腓骨骨折合并后交叉韧带损伤手术应选择坚强的内固定，为膝关节早期功能锻炼提供保障，利于膝关节功能恢复。

（五）钳夹复位经皮加压螺钉内固定治疗斜型螺旋型胫腓骨干骨折 59 例

斜形及螺旋型胫腓骨干骨折，临床颇为多见，传统的骨牵引及手法复位小夹板外固定术因住院时间较长，患者不易接受，现代多采用切开复位钢板内固定，自锁钉、交锁钉内固定或单臂外固定架固定，但价格昂贵，很多患者无经济负担能力。自 2001 年以来，我们对 59 例患者采用钳夹复位经皮加压螺丝钉内固定治疗，具有住院时间短、创伤小、骨愈合快的特点，取得满意效果。

1. 临床资料

本组 59 例中，男 38 例，女 21 例；年龄最大 73 岁，最小 14 岁；斜型骨折 44

例，螺旋型骨折15例；胫骨上1/3骨折7例，中段骨折19例，下1/3骨折33例。入院后骨折得到治疗的时间为2~4天。59例均为新鲜闭合性胫腓骨干骨折。

2. 治疗方法

（1）复位钳的制作：复位钳的制作极为简单，非常类似髌骨钳，只是型号上比髌骨钳大得多，且必须强调钢材强度好，见图6-5。

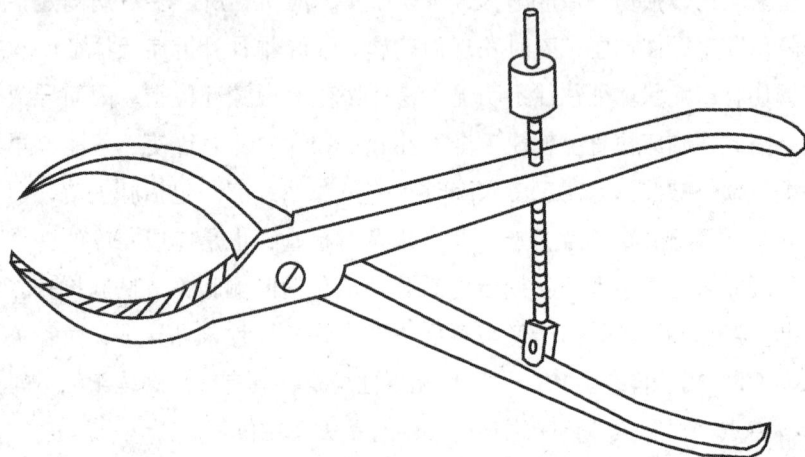

图6-5　复位钳

（2）确定进针部位：术前认真阅读X线片，采用自胫骨内缘向外缘，或前内缘向后外缘方向拧入螺丝钉，一般以骨折斜面长度的中点为进钉点，并在皮肤上做好标记。

（3）具体操作：股神经加坐骨神经阻滞麻醉生效后，首先施行手法复位，胫骨骨嵴为复位标志，以复位钳夹持固定，C形臂X线机透视下示对位对线良好后，于皮肤标记处作一长1cm切口，直切至骨膜，远近二助手保持好复位后位置，以电钻钻透两侧骨皮质，攻丝后快速拧入一枚加压螺丝钉，再次透视证实骨折固定稳定后将切口缝合一针，无菌敷料包扎，若患肢肿胀不著，可直接行小夹板外固定；若患肢肿胀严重，则先行石膏夹外固定，肿胀消减后改行小夹板固定术。

3. 治疗效果

（1）本组59例中，解剖对位48例，近解剖对位7例，失败4例。骨临床愈合时间最长20周，最短9周，无一例迟缓愈合及不愈合，亦无畸形愈合。

（2）失败的原因：①加压螺丝钉长度不够，未穿透对侧骨皮质，对此应更换加压钉。②钳夹位置移动，或远近二助手未能控制骨折远端的旋转，螺丝钉拧入一侧骨皮质后，由于牵引不稳断端移动，钉尖未进入对侧皮质孔，此时应重新复位，以探针探查，直到两骨孔能顺利插入探针，方可拧入螺钉。③原系潜在粉碎骨折，在复位或穿针过程中骨片分离，对此型宜改用跟骨牵引或手术治疗。

4. 病案举例

男，43岁，因骑车摔倒伤及左小腿来院就诊，查左小腿肿胀著，中下段可及明显之骨异常活动，足趾活动及血运好，足背动脉搏动减弱，X线片示左胫骨下 1/3 螺旋型骨折，腓骨无骨折。入院第 2 天，在股神经加坐骨神经阻滞麻醉下，实行钳夹复位加压螺丝钉内固定，术后 X 线片示骨折解剖对位，10 天拆线出院，10 周后临床愈合，17 周骨折线消失，患肢踝膝关节活动好，取出加压钉。

男，18岁，踢球时被人踢伤左小腿来诊。查左小腿肿胀显著，中下 1/3 处有骨擦音及明显的骨异常活动，足趾活动及血运好，足背动脉搏动好。X线片示左胫骨下端斜行骨折，远端后移 2/3，腓骨上端骨折无移位，入院后第 2 天，在股神经及坐骨神经麻醉下，采用钳夹复位加压螺丝钉内固定术，一次固定成功，X线片示骨折对位对线好。术后 10 天拆线，7 周临床愈合，15 周骨折线消失，取出内固定。

5. 临证体会

钳夹复位经皮加压螺丝钉固定治疗斜型螺旋型胫腓骨干骨折，符合现代微创及有限固定原理，是中西医结合治疗骨伤的优势体现，断端之间既有加压固定的相对稳定，又不损伤断端间的骨膜和血运，有利于骨折早期愈合，同时患者住院时间短，经济负担小。本方法操作简单，基层医院容易开展，尤其对经济来源不富裕的患者，不失为一种行之有效的方法。

（六）小切口插入闭合复位经皮钢板内固定治疗胫腓骨骨折

近年来微创技术逐渐应用于临床，取得了良好的效果。自 2003~2007 年 4 月，采用小切口插入闭合复位经皮钢板内固定治疗胫腓骨骨折 28 例，疗效满意。

1. 临床资料

本组 28 例，男 21 例，女 7 例。年龄 16~63 岁，平均 36.5 岁。左侧 11 例，右侧 17 例。闭合性骨折 26 例，开放性 2 例，均为 Gustilo 分类 I 型。交通伤 8 例，坠落伤 7 例，压砸伤 13 例。OA 分类 A 型 10 例，B 型 13 例，C 型 5 例。开放性骨折均在伤后 6 小时内急诊手术，闭合性骨折分别在伤后 7~10 天，平均 8 天手术。

2. 治疗方法

（1）术前准备：入院后即行跟骨骨牵引，重量 5~7.5kg，完善术前检查。3~5 天后床边拍摄 X 线片，调整牵引重量，确定手术方法及钢板类型和长度，钢板长度原则上正常骨质每端不少于 3 枚螺钉。术前平均牵引 8.5 天，术前 1 天常规应用抗生素。

（2）手术方法：股神经加坐骨神经阻滞麻醉。AO分型的B、C型先行腓骨切开复位内固定。原则上B型采用骨圆针髓内固定，C型1/3管型钢板内固定，以维持胫骨的长度，增加稳定性。先在C形臂X线机透视下采用闭合复位技术，复位骨折，不强求解剖复位，1~2枚骨圆针在不妨碍钢板插入的部位经皮临时固定。根据骨折远、近端至少3~4枚螺钉固定的原则选用不同长度的钢板2枚。胫骨近端骨折切口选在胫骨平台下，胫骨远端骨折切口选在内踝上，中段骨折切口位于骨折处。切口长约1.5~2cm。达深筋膜下、骨膜外，用骨膜剥离器在深筋膜与骨膜之间分离，建立皮下隧道，钢板经皮下隧道插入胫骨内侧骨膜外。插入后必须纠正钢板倾斜，小腿内侧肿胀消退、体型较瘦者，通过皮肤扪及钢板的轮廓，矫正钢板倾斜较易。通过皮肤扪及不清者，则通过骨圆针经皮探查钢板近端2个钉孔。方法是当骨圆针沿钢板纵轴滑移时突有落空感，在此握住钢针向四周少许滑移均有阻挡感，即为钢板的钉孔。当找到钢板远近的钉孔后，即可通过2枚探针调节钢板倾斜度，使之与胫骨嵴平行，并将2枚探针接电钻钻入胫骨，固定钢板。将另1枚相同的钢板模板，于皮外套入2枚探针，用尖刀于模板钉处戳孔0.5cm，在骨钻指引保护下依次钻孔、攻丝及螺丝钉固定。C形臂X线机正侧位透视确认手术成功。

（3）术后处理：术后应用抗生素7~10天，中老年人应用活血药物预防下肢静脉血栓形成。术后第2天即进行肌肉等长收缩，术后4~6周行关节功能锻炼并逐渐扶拐行走。对C型骨折可根据X线片显示的骨痂情况，决定何时离床扶拐行走。

3. 治疗结果

本组28例均得到随访，随访时间6~12个月，平均8个月，骨折无延迟愈合、不愈合及畸形愈合，骨折临床愈合时间15~20周，平均16.3周，无内固定断裂。膝、踝关节功能均正常。

4. 临证体会

近年来，AO学派提出了生物学固定的原则，其核心思想是达到骨折坚强内固定的同时，更要充分保存骨折局部的血液循环，以利于骨折的愈合。既往认为，应力遮挡是由于力不经过骨折端，而是经钢板的传导导致了骨质疏松。近年研究表明，钢板下骨质疏松的主要原因是骨膜和骨皮质的血液循环受到钢板的阻挡，造成血液供应障碍所致。为此AO派在此理论基础上设计了LC-DCP钢板。王亦璁也认为，随着骨折治疗观念由AO向BO转变，人们认识到合理的骨折治疗方法除了维持骨折端机械稳定的同时，还应充分重视骨折局部软组织血液供应的保护和骨折周围骨膜等组织的保留，也就是达到生物学固定的要求。胫骨骨皮质的血液供应内2/3由髓

288

内血管供应，外 1/3 由周围软组织供应。当胫骨发生骨折，髓内血液供应完全中断，皮质血液由残留的骨膜和周围软组织供应。

Borrelli 等通过尸体灌注表明，常规切开复位钢板固定技术可影响骨周围血管对骨的血液供应，加之骨折引起的血管断裂，易发生骨折延迟愈合或不愈合。这一实验为经皮穿钢板技术提供了有利的依据。经皮钢板固定由三个主要环节组成，即闭合复位、微小软组织剥离及长钢板有限螺钉固定。应用此方法能最大限度地保护周围软组织对骨的血液供应及骨折端的血肿，为骨折愈合提供良好的条件。此方法不直接或有限度地暴露骨折区，较少剥离及破坏骨折端软组织的血液供应，已获得良好的临床效果。经皮钢板内固定，皮肤切口小，骨膜剥离或不剥离，最大限度地保留了骨折部位的血液供应，使软组织再损伤降低到最低程度，有利于骨折愈合。符合骨折治疗的微创原则，即尽可能保护骨折局部血液供应的生物学观点。胫骨虽无固定的张力侧，但就骨折的创伤机制和肌肉收缩的继发作用而言，胫骨的张力侧在其内侧，内侧置入钢板符合张力带内固定原则。钢板置于胫骨内侧既可使内侧的张应力转变为压应力，又可以利用外侧的软组织铰链增强骨折复位后的紧密接触及稳定。同时，胫骨内侧无重要结构，利于螺钉的经皮拧入，胫骨内侧面平整也利于钢板置入与塑形。钢板位于骨膜外，减少了对骨折处血液供应的破坏，特别是胫骨中下 1/3 骨折，远侧骨折段失去髓腔内滋养动脉的血液供应，保留骨膜外小血管网有利于骨折愈合。

作者认为，应用经皮钢板时应注意以下几个问题：①胫骨远端从踝上逆行穿钢板时，先标出大隐静脉的走行方向，以防做切口或拧螺钉时损伤大隐静脉。②对反复复位不成功者，可加一有限小切口，半直视下辅助复位。③钢板越长，固定强度越大。骨折端两侧各有 3 枚螺钉即可，且螺钉越分散，固定越牢靠，不一定每一个螺孔都要打入螺钉，因为它并不能增加稳定性，而且能增加感染的机会。④钢板塑形一定要合适，如弯度过大，对侧骨皮质可能自行张开。⑤尽量选用 LC－DCP 钢板，因为它较普通钢板对供应外骨膜的血管损伤小。⑥保护骨折端的血肿非常重要，因为它是成骨的基础。⑦要严格掌握手术适应证，有骨缺损需植骨及长段粉碎骨折者慎用此术式。小切口插入经皮钢板内固定治疗胫腓骨骨折，创伤小，骨折端血液供应得到最大程度保护，有利于骨折愈合，并发症少。使用国产钢板，费用低廉，减轻了患者和社会负担。

（七）清创后跟骨骨牵引治疗胫腓骨远端开放粉碎骨折

自 1995～2000 年 3 月，我们采用清创后跟骨骨牵引治疗无法做固定的胫腓骨远端开放粉碎骨折 18 例，收到良好疗效。

1. 临床资料

本组 18 例中男 13 例，女 5 例。年龄 16 ~ 65 岁，平均 39 岁。致伤原因车祸致伤 10 例，重物砸伤 8 例。按损伤程度分型 Ⅰ 型 12 例，Ⅱ 型 4 例，Ⅲ 型 2 例。受伤至就诊时间最短半小时，最长 16 小时，平均 6 小时。

2. 治疗方法

均在股神经加坐骨神经阻滞麻醉下彻底清创，Ⅰ 型及较清洁的 Ⅱ 型伤口一期缝合，污染较重的 Ⅱ 型及 Ⅲ 型伤口，3 ~ 5 天后延迟缝合。经跟骨部水平打入一骨牵引针，同时将分散、倾斜的粉碎骨块在直视或闭合下沿胫骨干纵轴理顺，石膏夹保护下将患者送入病房。去石膏，行跟骨骨牵引，重量 4 ~ 6kg，复位后重量逐渐减半维持。伤口愈合行夹板外固定，牵引时间 4 ~ 6 周。自术前即开始常规应用广谱抗生素。3 ~ 5 天伤口疼痛减轻后即行踝关节被动功能锻炼。

3. 治疗结果

本组 18 例，随访 5 ~ 14 个月，平均 10 个月，伤口甲级愈合 15 例，乙级愈合 3 例，其中 2 例术后感染，局部软组织坏死。经清创后中药生肌橡皮膏换药治愈。骨折均对位对线良好。17 例骨折愈合时间为 16 ~ 30 周，平均 23 周，1 例骨不连经植骨愈合。16 例踝关节活动正常，无疼痛，2 例发生创伤性关节炎行踝关节融合术。

4. 临证体会

胫腓骨远端开放粉碎骨折一直是临床上比较棘手的问题，治疗方法也各不相同。本文应用清创后跟骨骨牵引的方法治疗这种类型骨折，显示出一定的优越性：①手术操作简单，不加重骨折端骨膜及周围软组织的破坏，有利于骨折的愈合。本组 18 例，除 1 例骨不连外均骨性愈合，平均愈合时间 24 周。②手术不使用内固定（大多数病例也无法使用），不在原创口的基础上扩创，大大缩短了手术时间，避免了组织长时间暴露，降低了感染率。而对于术后一旦感染的病例，不但克服了由于内固定物刺激，伤口经久不愈的弊端，反而可以解痉止痛，减少局部刺激，防止感染的扩散。本组感染率为 9%。③便于软组织损伤的观察和处理。④可以在手术设施不全的基层医院开展。

总之，清创后跟骨骨牵引治疗胫腓骨远端开放粉碎骨折，降低了钢板、外固定支架、石膏固定等骨折不愈合、创口及针眼感染、内固定物松动、骨折再移位或旋转等并发症的发生。方法简便易行，动静结合，骨折治疗与功能恢复并进，骨与软组织兼治，免除再次手术，减少感染机会，是治疗胫腓骨远端开放粉碎骨折的一种有效方法。

（八）应用锁定接骨板及带蒂骨膜移位治疗胫骨中下段 C3 型骨折

胫骨 C3 型骨折多为高能量损伤，常导致粉碎性骨折、骨缺损、骨膜合页剥脱挫伤严重，尤其是胫骨中下段骨折，极易出现骨折端缺血坏死、硬化，容易发生骨折不愈合，预后较差。自 2005 年 3 月～2007 年 9 月，应用锁定接骨板及带蒂骨膜移位的方法治疗胫骨中下段 C3 型骨折 27 例，取得满意的疗效。

1. 临床资料

本组 27 例，男 19 例，女 8 例；年龄 24～51 岁，平均 37 岁。创伤原因：车祸伤 16 例，高处坠落摔伤 7 例，压砸伤 4 例。骨折部位：胫骨中段 8 例，中下 1/3 交界处 15 例，下段 4 例。骨折按 AO 分型均为 C3 型，每例胫骨骨折部位存在 2 个以上骨块，所选病例均为闭合性骨折，均伴有腓骨骨折，其中 2 例合并同侧股骨干骨折，13 例胫前皮肤挫伤较重。伤后至手术时间：8 小时内手术 7 例，伤后 2～6 天手术 16 例，8～14 天 4 例，其中 8 天以后手术者均为软组织挫伤较重，伤后患侧小腿遍布张力性水泡。

2. 治疗方法

（1）手术操作：手术分两步进行。先行骨折复位内固定，术中牵引恢复肢体长度轴线，矫正旋转及成角，利用存留的软组织使骨块复位，放置锁定钢板，钢板可仅接触骨面或不与骨面接触，尽量不形成对骨面的压迫，先固定近远两侧各 1 枚锁定螺钉，维持长度和轴线，轻轻撬拨骨折块，使之进一步复位，使粉碎骨块充分接触，最后固定所有锁定螺钉。以上操作均尽量少剥离或不剥离放置钢板侧的软组织及骨膜。内固定完成后，于胫骨放置钢板的对侧行带蒂骨膜移位术。于骨折线的远端或近端 3～5cm 区域设计合适大小的骨膜瓣，以有较好血运的筋膜部位为蒂，长宽比例为 2∶1～3∶1，设计好拟移位的点和线，切取的骨膜瓣可顺行或逆行旋转30°～120°，覆盖粉碎骨折端。如移位角度较小，蒂部骨膜可不切断或部分切断；如移位角度较大，蒂部骨膜扭转过大或转位不理想，需切断之，仅保留筋膜，用移位骨膜瓣覆盖除钢板外的骨折周径。对骨折端附近骨膜破损严重或无筋膜附着，无条件形成合适筋膜蒂骨膜瓣者，可将其一端合适长度骨膜环形切断，连同表面筋膜推进形成套袖状筋膜蒂骨膜瓣覆盖骨折断端，将上述筋膜蒂骨膜瓣与周围残存骨膜或筋膜缝合固定。对于胫骨中下段 C3 型骨折，粉碎面积较大，骨膜缺损大的病例，单向带蒂骨膜移位尚不足以覆盖粉碎骨折端，可采取从远近两侧同时切取带蒂骨膜瓣向骨折粉碎区会合的方法，以达到充分覆盖骨折粉碎区的目的。

（2）术后处理：术后常规应用抗生素，均行负压引流，以防血肿压迫骨膜瓣蒂部的血运。术后 1 周开始行 CPM 功能锻炼，后期根据 X 线片指导患者进行适宜的主动功能锻炼。

3. 治疗结果

本组随访 25 例，随访时间 12～17 个月，平均 13.4 个月。于术后 4 周骨膜覆盖区有明显骨痂出现，12 周时 24 例达到临床愈合，5 例术后 32 周 X 线片显示骨性愈合。在随访期所有病例均骨性愈合，术后至取内固定时间为 9～15 个月，平均 12 个月。其中有 1 例取内固定后 3 周因搬运重物出现再骨折，行 2 次手术。

4. 临证体会

胫骨中下段 C3 型骨折是较为复杂的骨干骨折，存在 2 个及 2 个以上的中间骨块，伴有广泛爆裂，软组织挫伤严重，容易发生骨折不愈合、内固定物断裂及螺钉脱出等。而 C3 型骨折预后差的一个重要原因是局部血供差，粉碎骨折区的骨膜有较大缺损。其治疗原则是复位后提供一个持续稳定的固定及具有良好血运的软组织环境。由此，笔者围绕内固定物选择及改善骨折粉碎区血运两个方面，进行最优组合治疗胫骨中下段 C3 型骨折。在骨折治疗中，钢板能够提供一个稳定的力学环境，有利于骨折愈合及关节功能锻炼。但传统钢板的稳定性是依靠钢板的底面与骨面之间通过螺钉的轴向压力形成的巨大摩擦力来得到保证的，破坏了骨外膜的生骨作用，钢板直接压迫骨皮质，受压皮质骨的缺血将影响骨折的愈合，易出现骨质疏松、骨折延迟愈合、再骨折等问题。而锁定接骨板在螺钉和钢板的螺孔之间设计了相匹配的螺纹，螺钉旋紧后，螺钉和钢板形成坚强的金属框架结构，对骨折块进行固定后，接骨板－螺钉－骨块形成一个牢固的整体，从而达到牢固固定的效果，使患肢可以早期进行功能锻炼。锁定接骨板类似外固定支架性质的内固定物，最大限度保留了骨折断端的血运，从而缩短了骨折愈合的时间。应用锁定接骨板时，只要求贴近骨面甚至不接触骨面，因此不需要严格塑形，放置时不必剥离骨膜，不会对骨膜形成压迫，从而避免了对骨膜血管的破坏，达到保护骨骼血运的目的。

骨膜在骨折愈合中起着至关重要的作用，骨膜的生发层主要为具有高活性的间充质细胞，可分化为成骨细胞参与骨形成。骨膜受到外界刺激后，处于静止状态的间充质细胞可重新活跃并转化为成骨细胞，并促进骨组织及血管的生成。如骨折部位存在较大的骨膜缺损，则外骨痂生成减少，从而影响骨折的愈合。基于上述理论，本组在锁定接骨板牢固固定的基础上，在接骨板对侧采用骨膜覆盖的方法治疗胫骨中下段 C3 型骨折。采用相对安全的带蒂骨膜瓣移位的方法，局部带蒂骨膜转移，操作简单实用，无需另作切口，无需吻合血管，手术可一次完成。对于较大面积粉碎骨折区，可采用远近两侧带蒂骨膜瓣向骨折粉碎区会合转移覆盖的方法，解决了单侧骨膜覆盖面积小、覆盖不足的问题。骨膜转移后，供区可再生骨膜，且供区骨质还存在其他血供系统，因此对供区骨质血供影响不明显。进行局部带蒂骨膜瓣旋转移位覆盖粉碎骨折区操作中，重点要保证骨膜瓣的血运，因此，切取骨膜瓣之前要确定好骨膜瓣的蒂部。无论是单向或远近两侧转移，都要以软组织条件较好的部位作为蒂部，切取时尽量携带浅层筋膜组织，以保证筋膜瓣的血供充分。切取骨膜瓣要在松止血带的条件下进行，这样就可以在切取过程中观察骨膜瓣的血运。带蒂局部骨膜瓣转移覆盖粉碎骨折区方法的优势是显著改善了局部的微循环，增加了骨折端的血供及外骨痂的生成，且增加了骨折端的稳定性，加速了骨折的愈合及骨缺损的修复速度。此外，带蒂骨膜瓣可以阻挡周围的结缔组织长入骨折断端，修复后相对完整的骨膜可以提高骨的抗感染能力，减轻骨折断端处炎症反应，促进骨折愈合。

本组 25 例随访结果显示，应用锁定接骨板系统结合带蒂骨膜移位的治疗方法，达到了牢固固定，最大限度保护、改善粉碎骨折端血运的目的，缩短了骨折愈合时间，且具有较强的可操作性，是胫骨中下段 C3 型骨折的理想有效的治疗方法。

第三节　跟骨骨折

【概述】

跟骨的解剖非常复杂，它具有多个关节面和骨性突起结构，因此，跟骨骨折的治疗较为困难，因治疗不当或延误治疗而出现创伤性关节炎以及跟骨负重时出现疼痛的患者也很常见。只有合理选择治疗方案和正确的功能康复训练才是获得满意疗效的保障。

常见临床表现：患者多有明显足部外伤史，多为高处坠落或车祸等高能量损伤所致。伤后出现足部的疼痛，足跟着地站立和行走困难，检查一般可发现足部的肿胀、瘀斑和压痛、足跟部畸形，或者触及骨擦感（音）。

【分类】

根据骨折部位以及影像学表现的检查，跟骨骨折通常有以下几种常见类型：跟骨前突骨折、跟骨结节的垂直骨折、载距突骨折、跟骨压缩性骨折、跟骨粉碎性骨折。

【治疗原则】

跟骨骨折的治疗目标是恢复整个关节的形态，尤其是跟骨的高度、长度和跟骨的宽度。需要注意在跟骨结节与整个关节和内、外侧皮质之间存在一定的扭转。若未能恢复这一相对位置，即使在术中解剖复位距下关节，仍无法使其运动恢复正常。

在处理跟骨骨折时应全面评估骨折的类型、损伤程度以及软组织情况。软组织的保护和处理也是非常重要的一环。在选择手术方式、手术入路和内固定材料时，必须对此有所考虑，以尽可能低降低软组织相关的并发症发生，即便如此，在跟骨骨折病例中，皮肤损伤的风险仍将持续存在。

【治疗方法】

1. 非手术治疗

根据目前的经验和研究结果，采用闭合复位等非手术治疗策略，很难达到上述治疗目的。但非手术可在缓解疼痛并保持距下关节的运动功能的同时，避免皮肤相关并发症的发生。采用非手术治疗时，应尽早开始物理治疗，以促进所有小关节的全范围活动。骨折术后 8 ~ 12 周，若 X 线检查证实骨折愈合，则可以开始逐步增加负重功能训练。闭合复位的效果取决于跟骨骨折的类型，部分病例可能无法达到关节的解剖复位，通过非手术治疗往往也可使患者在穿鞋时觉得较为舒适。但是，老年、吸烟、重度糖尿病、重度血管疾病、酗酒和治疗依从性差的患者并不适合接受非手术治疗。

2. 手术治疗

适应证：①后关节面移位骨折，一般认为 Sanders 分类中的两部分及三部分移位骨折，移位超过 3mm 者。②跟距角 < 10，或完全消失。③跟骨严重畸形者。④严重粉碎骨折。

手术方式包括闭合或小切口辅助复位外固定、有或无关节镜辅助复位微创内固定和经典的切开复位内固定三种术式，术中应行透视以确认骨折复位和固定的效果。微创技术应用于跟骨骨折，旨在避免传统切开复位内固定术中所出现的伤口或软组织相关并发症，但其在关节面复位准确度方面弱于切开复位内固定术。切开复位内固定术仍是跟骨骨折治疗的金标准，适用于无法通过微创式复位的、伴有复杂移位的关节内跟骨骨折病例。切开复位内固定术是最好的恢复跟骨小关节正常解剖和形态的术式，有内侧、外侧和内外侧联合等三种入路。

【经验传承】

（一）有限切开复位克氏针固定治疗跟骨骨折

跟骨骨折是一种常见骨折，占整个跗骨骨折的 60%~65%，占全身骨折的 2%，且大部分都涉及距下关节。损伤后易遗留伤残，处理较为棘手。目前多主张手术治疗，但术后易发切口皮肤坏死、感染、切口延迟愈合、跟骨及其周围疼痛等并发症。自 2001 年 8 月~2005 年 8 月，我们采用有限切开复位克式针内固定治疗跟骨骨折 36 例（41 足），患足功能恢复满意，并发症较少。

1. 临床资料

本组 36 例，男 31 例，女 5 例。年龄 16~65 岁，平均 35 岁。高处坠落伤 29 例，车祸伤 4 例，扭伤 2 例。单侧 31 例，双侧 5 例。闭合性损伤 34 例，开放性 2 例。按 Sanders 分型 Ⅱ 型 8 足，Ⅲ 型 29 足，Ⅳ 型 4 足。合并胸腰椎骨折 8 例，胫腓骨骨折 4 例，骨盆、股骨干、胫腓骨远端骨折并创伤性休克 1 例，胫骨平台骨折 1 例。受伤至手术时间 3 小时~18 天，平均 8.4 天。

2. 治疗方法

采用腰麻或硬膜外麻醉，上止血带。做跟骨外侧"L"形切口，其纵形切口位于外踝和跟腱之间，始于外踝最高点处，水平切口位于外踝尖和足底皮肤之间，止于第 5 跖骨基底近侧 2cm 处，切开皮肤后，骨膜下锐性剥离，皮瓣内包含腓肠神经及腓骨肌腱，克氏针插入外踝及距骨颈以牵开皮瓣，切断跟腓韧带和距跟外侧韧带，显露距下关节及跟骨外侧壁，骨膜剥离器插入到跟骨外侧壁的骨折线内，向外撬开外膨的跟骨外侧壁，注意不可完全撬下。观察跟骨后关节面塌陷及旋转情况，小骨膜剥离器插入到塌陷的后关节面骨块下方，托起塌陷的骨块，同时下压跟骨结节部骨块，恢复足弓及贝雷角，1~2 枚直径 2.0~2.5mm 克氏针自跟骨结节向前上穿经后关节面骨块至距骨，维持正常的贝雷角，防止后关节面骨块再塌陷。C 形臂 X 线机 Broden 位观察后关节面复位情况，同时观察贝雷角及 Gissance 角恢复情况。自体髂骨块植骨充填骨缺损处，支撑后关节面骨块，再将外侧壁骨块复位，向内锤击挤压复位，恢复跟骨的宽度，1 枚直径 2.5~3.0mm 克氏针自跟骨结节向前穿至骰骨，维持骨折复位的稳定。必要时横向以 1 枚直径 3.5mm 空心钉自跟骨外侧壁经后关节面下方斜向内上方固定至载距突。再行各方向透视检查，满意后针尾剪短留于皮外，修复韧带，伤口加压包扎，石膏夹外固定。术后抬高患肢，2~3 周拆线，围手术期常规应用抗生素。6~8 周撤除石膏夹，同时拔除内固定钢针，积极行踝关节及足趾关节功能锻炼，3 个月后开始部分负重，1 个月内逐步增加至完全负重。

3. 治疗结果

本组随访 6~36 个月，平均 12.5 个月。41 足骨折全部愈合，足外形基本正常，行走灵活且无明显疼痛。其中感染 1 足，为车祸开放性骨折，经换药伤口愈合。2 足跟骨塌陷及跟骨增宽纠正不良，晚期出现距下关节慢性疼痛，明显影响行走，于术后 1 年行关节融合术，术后疼痛消失。按 Maryland 足部评分标准评定，优 21 足，良 14 足，可 4 足，差 2 足，优良率 85.4%。

4. 临证体会

（1）足跟部皮肤软组织的解剖特点：跟骨外侧软组织相对较薄，显微镜下见足部皮肤血管分布不规则，分支如树枝，当其接近表面时，呈斜形或水平方向走行，虽有吻合，但仍明显保持独立，血管数目较足底明显减少。跟骨外侧切口的远侧上下方皮肤分属两套供血系统，上方由腓动脉穿支及跗外侧动脉供给，下方距部皮肤由来自胫后动脉的足底外侧动脉供给，切口部位皮肤软组织血液循环较差。手术切开复位时，由于需显露整个跟骨外侧面，对周围组织损伤较大，术后易引起创口边缘皮肤坏死或继发感染，导致创口皮肤坏死及不愈合的发生。Zwipp 等报道皮肤坏死率为 8.3%，切口不愈合率为 1.3%。张家红等报告皮肤坏死率为 8.3%。而采用有限切开钢针固定，由于无需显露整个跟骨外侧壁，切口小，剥离较轻，对局部血液循环影响较少，避免了切口不愈合的可能。

（2）内固定物对切口愈合及感染的关系：由于骨折系高能量损伤作用于主要由松质骨组成的跟骨，常造成粉碎性骨折并伴有骨折块的压缩，骨折复位较困难，且不易固定。目前多数学者主张使用重建钢板固定，而跟骨外侧皮肤弹性较差，且由于伤后肿胀等原因张力较大，置入钢板后张力加大，且钢板为较大的异物，术后易出现皮肤切口闭合困难、皮肤坏死或感染。而采用克氏针固定则避免了上述缺点，皮肤切口较易愈合，避免了二次手术取内固定的痛苦。

（3）复位与固定不良：由于跟骨大部分为松质骨，仅在后关节面前下方及跟骨结节后下方骨皮质稍厚，其他部位骨皮质极薄。跟骨骨折大多为压缩骨折，关节面严重塌陷，这决定了跟骨的固定为有限固定，而非坚强内固定。钢板固定时由于松质骨对螺钉的把持力不够，仅靠螺钉难以有效地支撑起塌陷的后关节面。而克氏针固定时由于将后关节面骨块与距骨固定在一起，支撑作用相对较强，容易复位及维持固定效果。跟骨增宽明显时，空心钉或松质骨螺丝钉横向固定也可起到有效的固定作用。本组仅 2 足由于为 Sanders Ⅳ 型骨折，骨块粉碎较重，复位困难，致钢针固定效果不理想，出现跟骨塌陷及创伤性关节炎。

（4）手术时机的选择：手术时机的选择应视局部软组织、并发损伤及患者的全身情况决定。俞光荣等认为，跟骨骨折后肿胀严重，其高峰期在伤后 3 天左右，极易出现张力性水泡，故其手术时间应在肿胀高峰期前或后。对于闭合性损伤多主张在肿胀明显消退后再进行手术，但通常于 10 天以内，不能延迟到伤后 14 天以上，否则可出现更多的软组织问题，且结果相对较差。对伴有足部骨筋膜室综合征或骨折块严重移位造成软组织嵌入的闭合性骨折则应急诊手术，最好在严重的肿胀或张力性水泡出现之前进行。开放性骨折应急诊手术，根据软组织条件进行清创、临时固定或可靠固定等。

（二）改良切口跟距后关节融合术治疗跟骨关节内粉碎性骨折

跟骨骨折约占全身骨折的 2%，而关节内的跟骨骨折占所有跟骨骨折的 70%。跟骨为松质骨且解剖结构复杂，跟骨骨折治疗困难、预后较差。2006 年 6 月至 2008 年 6 月，笔者采用改良切口跟距后关节面融合术治疗跟骨关节内粉碎性骨折 47 例，疗效满意。

1. 临床资料

本组 47 例 52 足，男 43 例 47 足，女 4 例 5 足。年龄 26 ~ 72 岁，平均 49.5 岁。左足 28 足，右足 24 足。所有骨折均为高处坠落伤所致，且均为 Sanders Ⅳ 型跟骨关节内粉碎骨折。伤后至就诊时间 0.5 ~ 48 小时，平均 4 小时。

2. 治疗方法

（1）术前准备：所有患者入院后均常规做 X 线及 CT 检查。抬高患肢，口服消肿止痛丹，静脉滴注脱水剂。伤后 1 周左右，患侧踝及足肿胀明显减轻，皮肤出现皱褶后进行手术。

（2）手术方法：单足骨折患者采用股神经 + 坐骨神经阻滞麻醉；双足骨折患者采用硬膜外阻滞麻醉。患者健侧卧位（单足骨折者）或仰卧位（双足骨折者），应用气囊止血带，常规消毒手术区皮肤，铺无菌巾。取跟骨外侧"L"形切口：自外踝上 3 ~ 5cm 腓骨后缘与跟腱后缘连线的中点，向下至足背与足底皮肤交界上方 0.5cm 处，向前横行至第 5 趾骨基底平面。全层剥离跟骨外侧软组织，在跟骨的外侧壁锐性向上剥离并切断腓骨下支持带、距跟外侧韧带和跟腓韧带。分别在腓骨尖端、距骨颈穿入直径 2.5mm 克氏针，向近端外侧折弯做皮瓣牵拉，显露距下后关节面。在跟骨骨折区向外翻开跟骨骨壳，充分显露跟骨后关节面塌陷及骨折压缩区，用直径 4mm 斯氏针（或钻头）通过跟距间隙从不同方向向距骨关节面钻多个骨孔，以破坏关节面，撬顶跟骨塌陷关节面使之复位。另在跟骨结节偏内或外与足底平行穿入 1 枚直径 3mm 克氏针做牵引针向足跖侧牵拉，恢复跟骨结节角，对挤跟骨纠正侧方移位。透视下将牵引克氏针穿过跟距关节固定于距骨，再将锁定钢板放在复位后的跟骨外侧固定。经透视，确定跟骨轴位、侧位复位满意后，留置橡皮引流条，全层缝合切口，克氏针针尾折弯留在皮外，弹力绷带适当加压包扎，石膏夹固定踝关节于功能位。

（3）术后处理：术后患肢抬高15°，使用抗生素5天左右，24小时后切口换药、拔除引流条，继续石膏夹及弹力绷带固定。术后4~6周拔除克氏针，8~10周去掉石膏夹，扶拐部分负重行走，12周后逐渐负重活动，6个月后取出固定钢板。

3. 治疗结果

本组均获随访，时间6~24个月，平均9.5个月。术后12~16周跟距关节融合，无感染病例。其中6例"L"形切口拐角处部分皮缘坏死，钢板无外露，经换药切口在3个月内完全愈合。按Kerr标准评定，优37足，良12足，可2足，差1足。功能评定为差的1例患者骨折粉碎严重，钢板无法固定，去掉距骨关节面，对挤塑形后石膏外固定，遗留跟骨跖侧面不平整，经局部封闭、骨突切除等治疗，行走、工作能力得到改善。

4. 临证体会

跟骨骨折多由垂直压缩及剪切暴力联合作用所致。当患者由高处坠落足跟着地时，身体向下的重力与足跟向上的反冲力对跟骨形成压缩力；同时，足着地时足跟常有一定的内、外翻角度，使跟骨受到剪切暴力的作用。楔形暴力可致跟骨劈裂，同时撞击跟骨的后关节面，造成跟骨后关节面的塌陷及跟骨的压缩。粉碎的骨折块在暴力的作用下向内、外侧壁突出，使跟骨增宽、Bhler角减小甚至成为负值，Gissane角也同时减小。我们用克氏针做牵引针，向足底牵拉，有利于纠正骨折后跟骨的压缩变短。另外，复位后将钢针打入距骨，能稳定跟距关节。通过锁定钢板对骨块的挤压作用纠正侧方移位，并借助锁定螺钉支撑塌陷的关节面，维持跟骨的形状。皮瓣坏死是跟骨骨折手术后最常见的早期并发症。我们所用的改良切口，将足外侧切口的横向部分向足背移位。由于足背侧软组织血供相对丰富，而且我们在术中对手术区内的软组织全层剥离、全层缝合，用克氏针代替拉钩牵开皮瓣，使皮瓣坏死明显减少。本组有6足皮瓣在"L"形切口拐角部位发生皮缘部分坏死，但未影响骨折愈合。这提示我们还需要对跟骨的解剖及病理做进一步研究，提高手术技巧。笔者认为进行该手术时应注意以下几点：①用钻头或粗钢针通过跟骨骨折间隙从不同方向向距骨面钻孔，造成关节面软骨的破坏、出血。这种方法对去除距骨关节面软骨时所造成的创伤较小，有利于融合关节的愈合。②通过血肿机化，新骨可很快填充缺损，而且锁定钢板能支撑并维持跟骨形状，所以跟骨关节面的塌陷不需进行植骨。③跟距后关节融合术治疗跟骨关节内粉碎性骨折疗效较好，但患者也会因此丧失部分距下关节的功能，对需要进行大量运动的患者不太适合。

（三）开放复位重建钢板治疗 Sanders Ⅱ ~ Ⅳ型跟骨骨折——附 32 例报告

跟骨是人体最大的跗骨，在负重和行走中起重要的作用。由于跟骨形态结构较复杂，存在力学薄弱点，易骨折，约占全身骨折的 2%，处理不当常引起严重的患肢功能障碍，致残率高达 30%。目前在疗法选择、手术指征及术后的处理等方面存在争议。自 2000 ~ 2005 年，作者采用开放复位解剖钢板固定治疗 Sanders Ⅱ ~ Ⅳ型骨折 32 例，收到良好的效果。

1. 临床资料

本组 32 例，男 23 例，女 9 例。年龄 22 ~ 56 岁，平均 38 岁。均为高处坠落伤。Sanders 分型 Ⅱ型 16 例，Ⅲ型 13 例，Ⅳ型 3 例。伤后至就诊时间最短 1 小时，最长10 天，平均 2.5 天。

2. 治疗方法

手术方法：一般伤后 5 ~7 天行手术治疗，严重骨折要密切观察是否合并足骨筋膜室综合征，待肿胀减轻后再行手术治疗。均采用股神经加坐骨神经阻滞麻醉。通常采用外侧"L"形延长切口，切口上部分沿跟腱前缘向下并弧形向前，切口后部分沿跟骨轴线延伸向远端，根据骨折类型决定切口长度。紧贴跟骨外侧壁在骨膜下将整块皮瓣向上做锐性剥离。外侧壁充分显露后，用钢针寻找骨折线，并插入到外侧壁的骨折线内，完整撬开外膨的跟骨外侧壁，显露塌陷关节面，在对后关节面骨折块复位前，跟骨的后粗隆骨折块必须先间接复位，用骨膜剥离器钝性分离撬开骨折面，在缺损区植入自体髂骨或其他成骨材料。重建正常的跟骨高度和内外翻排列，以保持跟骨的高度使关节平整，用钢针临时固定。术中用 C 形臂 X 线机进行透视检查关节面复位情况及 Bhler 角、Gissane 角恢复情况，选用重建钢板固定，根据骨折的情况、跟骨的形状对钢板做适当的修整，其中中间孔的螺钉需从后关节面下向内侧固定到载距突上。完成固定后，需检查距下关节的活动范围。全层缝合伤口。其中 3 例Ⅳ型一期融合距下关节。

术后处理：术后抗生素、甘露醇等药物进行消炎、消肿治疗，注意观察跟骨皮瓣血液循环及愈合情况。3 ~6 周后解除石膏固定，进行功能锻炼，3 个月开始负重行走。1 年后行内固定取出术。

3. 治疗结果

疗效评定标准：优：Bhler 角 >30°，Gissane 角 >120°，跟骨体无增宽，足外形正常，无疼痛，无跛行。良：Bhler 角 15° ~30°，Gissane 角 100° ~120°，跟骨体轻度增宽，行走时有疲劳性疼痛，跛行不明显，能满足生活和工作。差：Bohler 角 <

15°，Gissane 角<100°，跟骨体明显增宽，行走疼痛重，影响生活和工作。本组 32 例，30 例一期愈合，2 例伤口愈合不良，经换药延迟愈合。术前后均拍摄跟骨侧、轴位 X 线片以便比较，Bhler 角术前平均为 10.8°，术后平均为 34.5°；Gissane 角术前平均为 104.2°，术后平均为 135.3°。重建钢板固定牢靠，未发现关节面继发性塌陷。经 1~2 年（平均 1.5 年）随访，骨折均愈合，骨性愈合时间平均为 3 个月，踝关节活动均不受限。按上述标准评定，优 28 例，良 1 例，差 3 例，优良率 90%。

4. 临证体会

（1）治疗原则：跟骨复杂的几何形态决定了骨折的复杂性，力求恢复骨折后跟骨的正常形态成为治疗跟骨骨折的关键。跟骨骨折多由垂直暴力所致，来自距骨的楔状压力可劈裂撞击跟距后关节面，跟骨内骨松质居多，极易压缩，常使跟骨形态畸变严重，对骨折复位固定造成严重的障碍，非手术治疗很难纠正这样的畸形。跟骨骨折的治疗效果一直不甚理想，损伤的严重性、不恰当的非手术治疗是跟骨骨折畸形愈合的主要原因，从而引起距下关节创伤性关节炎、腓骨肌腱炎及腓肠神经炎等后遗症。

（2）手术适应证与手术要点：Melcher 等对 16 例跟骨骨折的手术疗效进行了长达 10 年的随访，跟骨骨折的预后一方面取决于骨折的严重程度，也与良好复位和可靠内固定密切相关。对跟骨骨折的治疗，由于对一些基本观点认识的差异，以及对治疗方法的不同选择，各文献报道的疗效有较大的差异。本组 II~IV 型骨折均采用切开复位解剖钢板内固定术，对其中 22 例骨缺损较多的进行了植骨填充，3 例 IV 型骨折由于关节面破坏的比较严重进行一期距下关节融合术。手术时除要遵循无创技术外，在跟骨骨折发生以后，其外侧壁往往形成一个包壳包绕着塌陷碎裂的关节面，在术中要尽量保留外侧壁的完整性，并向内积压使之复位，恢复跟骨原有的宽度。若复位后感到跟骨中间骨缺损较多或估计固定后存在明显的强度问题，则可以进行自体骨植骨或人造骨填充。术中复位时，避免骨折块成为游离骨块，不可随意摘除游离骨块。术中跟骨双侧挤压，纠正跟骨变宽畸形，尤其外踝部位，预防外踝管狭窄及腓骨长肌腱鞘炎。植骨时应注意外高内低，纠正跟骨外翻。

（3）内固定材料的选择：应用重建钢板，形状的特异性能够适合跟骨在多个平面多个方向骨折的需要，并可以根据跟骨的形状进行必要的弯曲，根据骨折线的形状进行必要的取舍。既可以有效固定大多数后关节面骨折块，也可延伸固定跟骰关节，并通过对跟骨前方的骰骨、后侧的跟骨结节和内侧的载距突，使塌陷的后关节面得到有效的支撑固定。复位固定后能予外侧壁坚强的支持作用，且符合跟骨的解剖形态。

（4）切口的选择及注意事项：在跟骨手术时，用外侧入路能有效地减少皮瓣感染、坏死及腓肠神经损伤等并发症发生。此入路既可避免损伤足部重要的血管神经，又能充分显露跟骨整个外侧壁和距下关节的后关节面。跟骨周围软组织覆盖少，手术并发症也是影响开放复位内固定手术开展的重要原因之一。Stromsoe 等对 46 例跟骨骨折进行了内固定治疗，术后出现皮肤问题者 12 例，3 例不得不将内固定物拆除。Zwipp 等报告，切口不愈合 1.3%，感染 1.9%。术后要加强切口的护理，勤换敷料，保持切口干燥。本组病例均采用外侧"L"形延长切口，其中 2 例皮缘坏死经换药延迟愈合。

（5）手术的意义：因其复杂而多样的变化而使其治疗存有较大的争论，跟骨骨折的手术治疗经过了否定与肯定的艰难历程，现已基本达成手术治疗的疗效要优于非手术治疗的共识。跟骨骨折若得不到理想的复位，必将严重影响患肢的功能。80年代初以来，随着对跟骨骨折的解剖学、病理解剖学和损伤机制等研究的不断深入，加上内固定器械的不断改进，以及 CT 对跟骨骨折的观察和分类等等，使手术治疗跟骨骨折的疗效得到了显著提高，而受到越来越多学者的重视。我们认为，跟骨关节内骨折的治疗应与其他关节内骨折的处理原则一致，即解剖复位、坚强内固定和早期功能锻炼。手术的目的是力争获得距下关节的解剖复位、跟骨形态和列线的恢复，以及外侧壁膨隆的复位，以避免撞击综合征。给予坚强内固定的目的是为早期功能锻炼创造条件。通过切开直视下复位，使复位更满意，而植骨内固定使复位稳定可靠，同时能更好地纠正跟骨变宽及内翻畸形，恢复跟骨的正常形态及跟骨关节面的平整，避免跟距关节创伤性关节炎、外踝管狭窄及腓骨长肌腱鞘炎引起的疼痛，才能较好地恢复足的功能，获得满意的临床效果。

（四）经皮钢针撬拨复位内固定治疗跟骨外侧关节面塌陷骨折 21 例

自 1995 年～2000 年 3 月，我们采用经皮钢针撬拨复位内固定治疗跟骨外侧关节面塌陷骨折 21 例，收到良好疗效。

1. 临床资料

本组 21 例中男 16 例，女 5 例。年龄最大 65 岁，最小 17 岁，平均 38 岁。左侧 9 例，右侧 12 例。X 线显示均为跟骨外侧关节面塌陷骨折。

2. 治疗方法

股神经加坐骨神经阻滞麻醉下，患者侧卧，屈膝 20°。一助手握住小腿，另一助手握前足，呈极度跖屈。术者用直径 3mm 的钢针，自跟韧带止点偏外进针。用手摇钻钻入骨折块后，用力向下撬拨。助手用双手掌鱼际扣挤跟骨，以矫正跟骨体增宽。C 形臂 X 线机下见复位满意后。术者把持针尾角度，助手用锤将钢针锤入距骨，根据需要可用多针固定，针尾剪短埋入皮下。石膏固定 6 周后，拔针去石膏行不负重功能锻炼。

3. 治疗结果

疗效评定标准：优：关节面平整，贝雷角正常，跟骨横径不宽，行走自如，无疼痛。良：关节面基本平整，贝雷角稍小，行走时足跟偶感不适。可：关节面轻度塌陷，贝雷角变小，走路偶感疼痛，但 X 线无创伤性关节炎改变。差：走路疼痛，X 线示创伤性关节炎。

本组 21 例均得到随访 14 年，平均 25 年，根据上述疗效标准评定，优 15 例，良 3 例，可 2 例，差 1 例，优良率占 85.7%。

4. 临证体会

跟骨是人体最大的跗骨，呈不规则长方形，前窄后宽，上面有三个关节面，其中后关节面最大。跟骨结节上缘与跟距关节面呈 30°~45°的结节关节角，即贝雷角。跟骨骨折多由压缩外力所致，从高处坠下或跳下，中跟先着地，身体重力从距骨下传至跟骨，跟骨被压缩或劈开。跟骨骨折占全部跗骨骨折的 60%。可分为不波及距跟关节面及波及距跟关节面两类。总的治疗原则是恢复贝雷角及关节平整，矫正跟骨体增宽，治疗不当极易造成创伤性关节炎。跟骨外侧关节面塌陷骨折，单纯闭合复位石膏外固定，很难恢复关节面的平整及正常的贝雷角。切开复位髂骨块填充，虽然得到较好复位，但由于跟骨部皮肤缺乏皮下组织，血运差，术后极易发生皮肤坏死及感染。Zwipp 等报道，皮肤坏死感染率达 96%。采用经皮钢针撬拨复位内固定既达到了上述骨折治疗原则，又不损坏皮肤，不剥离骨膜及软组织。操作简单易行，创伤小。但本法对全关节面粉碎塌陷骨折应慎用。

（五）Paley Ⅱ 型跟骨骨折的微创手术治疗

跟骨骨折是临床较常见的复杂骨折之一，对其分型与治疗方法较多。自 2002~2006 年，我们采用闭合复位经皮穿针小切口植骨的微创手术方法治疗 Paley Ⅱ 型跟骨骨折，发现疗效满意。

1. 临床资料

本组患者 56 例，男 36 例，女 20 例；左侧 23 例，右侧 30 例，双侧 3 例；年龄最大 65 岁，最小 21 岁，平均 42 岁。均为坠落伤，合并有腰椎压缩性骨折 8 例。伤后至就诊时间 0.5 小时~2 天，平均 10 小时。临床表现为足跟部剧烈疼痛、肿胀、明显畸形，跟骨外侧高突、皮下可见瘀斑。侧、轴位 X 片可见跟骨关节内骨折，后距关节面处骨块呈舌状，Bohler's 角减小。根据 Paley 分类，全部属于 Ⅱ 型跟骨骨折，其中 21 例为 Ⅱa 型，35 例为 Ⅱb 型。

2. 治疗方法

（1）麻醉及体位：采用股神经加坐骨神经阻滞麻醉或硬膜外麻醉，取侧卧位，患肢在上，常规消毒铺巾。

（2）手法复位：先用一枚直径为 3～4mm 的骨圆针在跟骨结节上的跟腱附着点外侧进针，把针尖朝向前下方偏外侧，待针尖到达骨折间隙处时，可感到阻力顿减。术者一手使足跖屈，同时另一手持钢针将塌陷的关节面撬起，再十指交叉双手掌根部如钳状叩挤跟骨内外两侧，手下可有明显复位感，并可听到骨擦音，让助手一手扶持撬拨钢针，一手握患肢前足，反复有节律地屈伸踝关节，同时术者用双掌根部反复叩挤摇摆，二者配合。直至踝关节屈伸流利、骨擦音消失，提示复位成功。用手提 X 光机透视关节面恢复平整，证实骨折已达良好复位。如叩挤手法力量不足以使之复位，可用"击打"手法。以无菌纱布折叠成宽度、厚度适宜之方块状，垫于跟骨内、外侧面，内侧在下、外侧在上，以骨锤击打外侧面，每击打一下，屈伸踝关节数次。如此反复，直至跟骨外侧面突起消失，骨擦音消失，证实复位成功。如有轴向短缩，可加用牵引手法。以自制跟骨复位钳夹持跟骨结节，手握前足对抗牵引；也可用斯氏针穿过跟骨结节代替跟骨复位钳作牵引。

（3）经皮穿针内固定：维持复位下，助手取直径为 2.5mm 的钢针安装于手摇钻上，自跟骨结节后下缘进针，向跟距后关节面方向斜钻入距骨。钢针突入跟距关节间隙时有突破感，进入距骨后阻力会增大，在距骨中前进时持续存在较大阻力，至阻力突然增大时说明针尖已达距骨的胫距关节面下。此位置下钢针位置最佳，且固定最牢靠。初次操作者手感不清晰时，应在 X 光机透视下进行穿针。对固定钢针位置满意后，将针尾折弯剪短置于皮外，拔除撬拨钢针。

（4）小切口下植骨：于跟骨外侧壁扣及骨折缺损的凹陷处，切开皮肤长约 1cm，避开足背外侧皮神经、腓骨肌肌腱，钝性分离直达骨折端，以血管钳探及骨折缺损凹陷后，取自体髂骨或异体骨条，填充骨缺损，最后缝合切口。用石膏夹把足外固定于跖屈 30° 位，足底石膏应塑出足弓外形。

（5）术后处理：术后预防性应用抗生素 3 天；对异体骨植入者应静脉点滴激素 3 天，以防止排异反应。口服活血化瘀、促进骨折愈合药物。7～10 天后拆线。4 周后拆除石膏，开始练习踝关节活动及坐位踩脚、滚轴练功，可扶拐不负重行走。4～6 周后 X 线检查骨折愈合后，拔除骨圆针。2～3 个月后视骨折修复情况逐步负重行走。

3. 治疗结果

本组中 56 例均得到随访，随访时间最短术后 4 个月，最长 50 个月，平均 28 个月。按 Kitaoka 评分系统评价治疗结果，90 分以上者 30 例，80 分以上者 17 例，70 分以上者 8 例，60 分以上者 1 例，平均得分 84 分。总体疗效满意。

4. 临证体会

跟骨骨折为跗骨骨折中最常见者，约占跗骨骨折的 60%。关节内骨折约占所有跟骨骨折的 70%。通常是由高处坠落致伤，其机制是坠落时足跟着地，重力和足跟撞击地面产生的反冲力集中在跟骨上，使跟骨挤压引起。临床可分为距下关节外骨折和距下关节内骨折两型，后者按 Paley 分类有：Ⅰ 型，无移位骨折；Ⅱ 型：舌状骨折、粉碎性舌状骨折；Ⅲ 型：关节压缩型、粉碎性关节压缩型。用闭合复位经皮穿针内固定方法治疗 Paley Ⅱ 型跟骨骨折由来已久，用该法能有效恢复跟骨后关节面及 Bohler's 角的解剖结构，较之切开复位内固定，该法具有创伤小、痛苦少、住院时间短、治疗费用低等优点。但是由于复位后遗留骨缺损空腔，很难在短时间内有新生骨充填，常常在负重行走后再度出现关节面塌陷，导致创伤性关节炎的发生。

采用闭合复位经皮穿针加小切口植骨的手术方法治疗 Paley Ⅱ 型跟骨骨折，综合了闭合与开放两种手术方法的优点，闭合钢针撬拨能有效达到复位目的，小切口植骨既解决了骨缺损的问题，又避免了切开复位常见的皮肤坏死等问题。

（六）跟骨骨折经皮穿针小切口植骨与非植骨治疗的比较研究

跟骨骨折是临床较常见的复杂骨折之一，对于后距关节面骨块呈舌状塌陷的 Paley Ⅱ 型骨折，2002 年以前，我们采用闭合复位经皮穿针治疗，取得了一定效果，但是部分病例出现拔除钢针后关节面再度塌陷，为解决这一问题，2002 年以后，我们采用闭合复位经皮穿针再加小切口植骨的微创手术方法治疗 Paley Ⅱ 型跟骨骨折，与既往的非植骨方法比较，疗效显著改善。

1. 临床资料

112 例 Paley Ⅱ 型跟骨骨折，分为植骨组与非植骨组，经 χ^2 检验，两组性别构成、骨折类型、受伤原因差异无统计学意义，具有可比性；经 t 检验，两组年龄分布、伤后至手术时间比较无统计学差异，具有可比性。

2. 治疗方法

（1）麻醉及体位：股神经加坐骨神经阻滞麻醉或硬膜外麻醉，取侧卧位，患肢在上，常规消毒铺巾，无菌操作。

（2）手法复位：先用 1 枚直径 3～4mm 骨圆针在跟骨结节相当于跟腱附着点处外侧进针，针尖朝向前下方偏外侧，待针尖进入到骨折间隙处，可感到阻力顿减，术者一手使足跖屈，同时另一手持钢针将塌陷的关节面撬起；再用双手十指交叉，双掌根部如钳状对抗叩挤跟骨内外两侧，手下可有明显复位感，由助手一手扶持撬拨钢针、一手握前足，反复有节律地屈伸踝关节，术者同时双掌根部反复叩挤、摇摆，二者配合，至踝关节屈伸流利、骨擦音逐渐消失后，提示复位成功，手提 X 线机透视关节面恢复平整，进一步证实骨折已达良好复位。如叩挤手法力量较弱，不足以有效复位，可用"击打"手法：以无菌纱布折叠成大小、厚度适宜之方块状，垫于跟骨内、外侧面，内侧在下、外侧在上，以骨锤击打外侧面，每击打一下，屈伸踝关节数次，如此反复，直至跟骨外侧面突起复平，骨擦音消失，证实复位成功。如有轴向短缩，可加用牵引手法，以自制跟骨复位钳夹持跟骨结节，手握前足对抗牵引；也可用斯氏针穿过跟骨结节代替跟骨复位钳作牵引用。

（3）经皮穿针内固定维持复位，助手取直径 2.5mm 钢针安装于手摇钻上，自跟骨结节后下缘进针，斜向后跟距关节面方向钻入距骨，钢针突入跟距关节间隙时有突破感，进入距骨后阻力增大，在距骨中前进时持续存在较大阻力，至阻力突然增大时说明针尖达距骨的胫距关节面下，此时针尖位置最佳、固定最牢靠。初次操作经验不足者手感不清晰，可配合 X 线机透视。固定钢针位置满意后，针尾折弯剪短置于皮外，拔除撬拨钢针。视粉碎骨块数量补穿 1 枚或数枚钢针加强固定，或经皮自跟骨结节后侧顺跟骨长轴钻入 1～2 枚直径 2.5mm 钢针（非植骨组治疗过程到此结束，植骨组继续下一步治疗）。

（4）小切口植骨：植骨组经皮于外踝下方跟骨外侧壁扪及骨折缺损凹陷处，切开皮肤约 1cm，避开足背外侧皮神经、腓骨肌腱，钝性分离直达骨折端，以血管钳可探及骨折缺损凹陷，取自体髂骨或同种异体骨条植入，填充骨缺损，缝合切口。石膏夹外固定于足跖屈 30°位，将足底石膏塑出足弓外形。

（5）术后处理：两组术后均预防性应用抗生素 3 天，口服活血化瘀、促进骨折愈合药物。4 周后拆除石膏，练习踝关节活动，坐位踮脚、滚轴练功，可扶双拐不负重行走。4～6 周 X 线检查有明显骨痂形成后拔除骨圆针。术后 3 个月逐步扶双拐保护负重行走。植骨组 7～10 天刀口拆线，异体骨植入者静脉点滴激素 3 天，以防止排异反应。典型病例 X 线片见图 6-6，6-7。

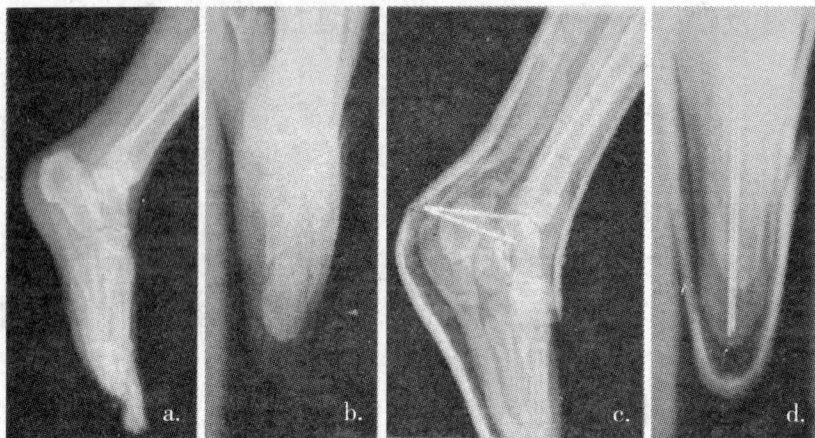

图 6-6　男，43 岁，高处跌下导致左跟骨骨折，

行闭合复位经皮穿针小切口植骨术

注：a. 术前侧位 X 线片；b. 术前轴位 X 线片；c. 术后侧位 X 线片；d. 术后轴位 X 线片。

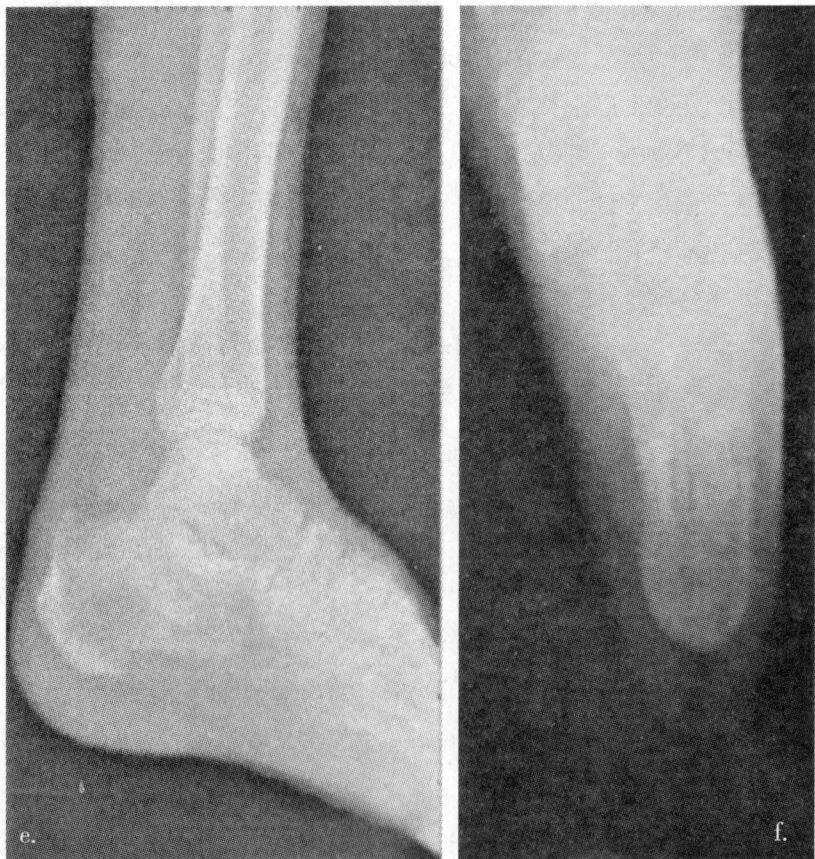

图 6-7　行闭合复位经皮穿针小切口植骨术后

注：e. 骨折愈合后侧位 X 线片；f. 骨折愈合后轴位 X 线片。

（6）观察项目和方法：采用闭合复位经皮穿针固定跟骨骨折后再加用小切口植骨的目的在于防止复位后关节面再度塌陷，因此观察重点在于两组手术后的再度塌陷情况，采用严格的质控方法，所有病例手术前后均由同一位经验丰富的高年资放射技师用同一台 CR 机在相同条件下拍片，控制胶片放大倍数相同，术后即刻 X 线片与下地行走 1 个月后 X 线片比较，观察跟骨球状关节面前下缘的位置变动，下移超过 2mm 视为骨折术后再度塌陷。

（7）疗效评价标准：采用适合国人的张铁良评分标准，评分标准见表 6－1，总分 85 分以上为优，71～85 分为良，51～70 分为可，51 分以下为差。

表 6－1　张铁良评分标准（分）

评价内容	评分	评价内容	评分
疼痛		**跟骨增宽**	
无痛	25	＜2 mm	10
偶有疼痛	20	2～4 mm	5
步行超过 1.5km 有痛胀感	10	＞4 mm	0
明显疼痛，步行不能超过 0.5km	0	**跟骨后关节面塌陷**	
日常生活工作能力		无	10
恢复伤前水平	10	≤2 mm	5
绝大部分恢复	8	＞2 mm	0
部分恢复	5	**Bohler 角**	
明显受限	0	≥30°	10
走凹凸不平路		25°～29°	5
无障碍	10	≤24°	0
轻度障碍	8	**踝关节活动范围**	
中度障碍	5	50°～70°	10
不能	0	25°～49°	5
行走辅助		0°～24°	0
不需要	5	**跛行程度**	
鞋垫或矫形鞋	3	无	10
手杖	1	轻度	5
双拐	0	严重	0

3. 治疗结果

评分结果：两组病例均得到随访，时间 5～53 个月，平均 28 个月。植骨组拔针

307

后关节面无再度塌陷病例，非植骨组 3 例发生再度塌陷。经 t 检验，两组在疼痛、日常生活工作能力、走不平路、行走辅助、跟骨后关节面塌陷、Bohler 角、踝关节活动范围、总分等方面差异有统计学意义（$P < 0.05$），植骨组明显优于非植骨组；在跟骨增宽、跛行程度两方面无统计学差异（$P > 0.05$）。参照评分标准，植骨组优 43 例，良 12 例，可 1 例；非植骨组优 37 例，良 16 例，可 2 例，差 1 例。两组优良率经 Ridit 分析，差异有统计学意义（$P < 0.05$），植骨组疗效明显优于非植骨组。

4. 临证体会

对于移位的跟骨关节内骨折，单纯闭合复位很难达到完全的解剖复位。因此，从 20 世纪 70 年代以来国外许多学者提倡对跟骨关节内骨折采取切开复位内固定。然而尽管在切开复位直视下，对于严重粉碎的骨折，也很难恢复跟骨后关节面的平整。即便骨折得到复位，对于粉碎的跟骨外侧壁有时也很难做到坚强的内固定，故术后仍需使用石膏一类材料作较长时间的外固定来限制患肢足踝关节活动。根据文献统计，切开复位的合并症，如对位不良、固定松动、足蹠关节粘连、皮缘坏死及感染等，平均可达 30% ~40%。因而，也有部分研究者主张伤后早期行距下关节融合术或三关节融合术，然而随访发现这一类手术后遗症更多，如前足萎缩、跛行等。因此，许多学者主张采用闭合复位经皮撬拨穿针内固定治疗，据报道疗效优于切开复位内固定。我院自 20 世纪 70 年代后期开始采用闭合复位经皮撬拨穿针内固定治疗跟骨关节内骨折，经 30 余年临床实践，该技术已经非常成熟，复位及穿针主要凭借手法、手感，操作过程中不需 X 线机持续透视，减少了术者及患者的放射损伤。该法能有效恢复跟骨后关节面及 Bohler 角的解剖结构，较之切开复位内固定，具有创伤小、痛苦少、住院时间短、治疗费用低等优点，但是，随着大量病例的积累，发现有的患者在负重行走后再度出现关节面塌陷，导致创伤性关节炎的发生。考虑是由于骨折撬拨复位后遗留骨缺损空腔，很难在短时间内有新生骨充填，因而导致关节面再度塌陷。

采用闭合复位经皮穿针小切口植骨的微创手术方法治疗 Paley II 型跟骨骨折，综合了闭合与开放两种手术方法的优点，闭合钢针撬拨能有效达到复位目的，小切口植骨既解决了骨缺损的问题，又有利于促进骨折愈合，且避免了切开复位常见的皮肤坏死问题。本组 56 例，无一例出现关节面再度塌陷或切口皮肤坏死。

第四节　肱骨骨折

【概述】

肱骨，俗称上臂骨，是典型的长骨，由"一体两端"组成。上端的肱骨头及下端的肱骨远端分别组成肩关节、肘关节的一部分；中间为肱骨体，其中有解剖颈。肱骨的"一体两端"都容易发生骨折，尤其是骨质疏松的老年人。另外，肱骨周围有很多重要的血管、神经，肱骨骨折可能损伤这些结构，引起严重的后果。

疾病特点：①有明确的外伤史，如跌倒、撞击等。②上臂疼痛明显。③肿胀、瘀斑、水泡。④上臂畸形，异常活动。⑤可能患肢合并脉搏触摸不到、上肢活动障碍等。

【治疗方法】

1. 急救处理

避免不合理地活动患肢，以木板、棍棒等将患肢固定，立即送医院。

2. 保守治疗

只有少数移位不明显、对功能影响不大的肱骨骨折行保守治疗。将骨折复位后，用石膏、夹板、支具外固定材料等将骨折固定牢固，并要求定期复查，了解有无移位及骨折愈合情况，并结合后期康复锻炼。

3. 手术治疗

肱骨骨折如有明显移位、关节内骨折、合并血管神经损伤等情况则需手术治疗。手术将移位的肱骨重新复位，用内固定或外固定材料将肱骨固定。如有血管、神经损伤，则需要将其修复。同样，后期的康复锻炼很重要，影响着愈合情况及关节活动。

【经验传承】

（一）肱骨髁间骨折的治疗探讨

肱骨髁间骨折属于复杂的关节骨折，多由直接暴力造成，多见于青壮年。该部位解剖形态复杂，骨折类型种类较多。肱骨髁间骨折的发生率虽不到成人骨折的

1%，但却是肘关节一种严重损伤，对肘关节功能影响较大，复位和固定均较困难。以下对其治疗方法进行探讨。

1. 手位石膏外固定

由于肱骨髁间骨折情况复杂，手术治疗难度较大，故1930年以前绝大多数学者选择应用闭合手法复位石膏外固定治疗此种骨折。单纯用闭合手法复位石膏外固定可以整复髁间分离和旋转，但很难纠正髁上骨折重叠和嵌插，且缺乏整复后的稳定性，容易再移位。故单纯石膏外固定适用于无移位的肱骨髁间骨折或移位较小经闭合手法复位能达到满意复位且较稳定者。

2. 尺骨鹰嘴骨牵引加小夹板外固定

此种方法曾被认为是治疗各种类型肱骨髁间骨折的首选方法。牵引可使骨折复位或使手法复位后骨折维持对位。肱骨髁间骨折为关节内骨折，通过牵引骨折远端，结合关节囊及肌肉的收缩后的挤压作用，能使部分骨折块在牵引过程中自行复位。牵引加小夹板固定可早期屈伸肘关节，既可防止关节粘连，又可使关节模造，使骨块残存的移位得到进一步的纠正，关节面平整。缺点是卧床时间较长，不适合于老年患者。

3. 闭合复位穿针内固定术

此种方法可避免尺骨鹰嘴牵引需长期卧床的缺点，比切开复位内固定的损伤小。其优点如下：①对于骨折局部采用闭合复位，不切开软组织，不剥离骨膜，减少对骨折局部的血运破坏，降低术后感染和骨折不愈合的发生率；②不需使用止血带，术中出血量很少；③相对于切开复位，不需行尺骨鹰嘴截骨或肱三头肌舌行切开，无需尺神经前移，减少对肘部的医源性损伤，避免尺骨鹰嘴骨折不愈合、肘关节周围粘连和骨化性肌炎的发生；④缩短患者住院时间，降低治疗费用，避免2次住院取内固定手术。不足之处在于：①术中患者和术者接受的放射线量大，特别对医务人员造成蓄积损害；②术中有可能造成血管神经损伤；③克氏针尾留于皮外造成患者生活不便，有松动退出可能。

4. 切开复位内固定材料的选择

（1）切开复位带螺纹克氏针交叉内固定术：固定优点：①克氏针交叉固定对抗弯曲移位应力，可有效防止旋转；②经内外髁处向肱骨远端叉状支柱固定，屈肘时对抗骨折端所产生的分离力，与肱三头肌协同消除骨折端的分离趋势；伸肘时，通过内外侧的张力带固定传递对内外髁产生拉伸载荷，对骨折部产生压力，稳定骨折端；③不论粉碎或骨质疏松，凡能容纳1枚克氏针的空间均可采用此种方法内固定；④肱骨远端骨折块复位钢板螺钉内固定时，往往需克氏针临时固定，较之减少中间程序，缩短了手术时间；⑤避免钢板螺钉可能对鹰嘴窝或冠状窝造成的干扰，影响肘关节屈伸功能。不足之处是：①术中有可能造成血管神经损伤；②克氏针尾留于皮外造成患者生活不便，有松动退出可能。

（2）切开复位双髁钢板：双钢板在肱骨内外侧髁两个相对平行的平面上固定，通过钢板上的长螺钉交锁固定肱骨远端骨折块，最大限度维持髁部与肱骨干骺部的稳定。双钢板平行内固定的原则是：①固定肱骨远端骨折块的螺钉必须通过一个钢板；②每枚螺钉必须连接固定于钢板的对侧骨折块；③使用尽可能多的螺钉固定远端骨折块；④每枚螺钉应该尽可能长；⑤每枚螺钉应该连接尽可能多的带关节面的骨折块；⑥螺钉应该互相交叉锁定，形成稳定结构；⑦钢板放置应该对肱骨髁上平面的双柱有加压作用；⑧钢板具有足够的抗疲劳强度和硬度直至骨折愈合。Steffee等通过生物力学试验，在前后屈曲、内外侧屈以及扭转方面证明双钢板内固定牢靠性最强，不足之处是未能完全符合双髁生理弯曲，所以钢板未能完全紧贴，这将影响到解剖复位 - 牢固固定的需要，最终因疼痛影响肘关节功能锻炼。

（3）切开复位 Y 型钢板内固定：钢板长臂安置于肱骨下段，双短臂安置于双髁，钻孔旋进 6~7 枚短螺丝钉。骨折复位应遵循先髁间再髁上的顺序，先将骨折块复位，克氏针临时固定，Y 型钢板应按照肱骨远端生理曲度塑形，注意螺丝钉不能进入鹰嘴窝或冠状窝。重建滑车及肱骨小头，特别是恢复滑车的宽度。术中如发现滑车及肱骨小头有缺损或压缩，必须充分植骨，但禁忌用拉力螺钉横形固定内、外髁，否则易引起滑车及肱骨小头狭窄。该方法的优点：①能保持肱骨远端关节面正常前倾角（30°）；②可维持滑车关节面宽度；③争取关节面解剖复位，操作简单，避免因对侧软组织的剥离而加重对骨骼血运的破坏。但 Y 型钢板固定同样存在由于肱骨皮质薄，旋进螺丝钉后生物力学固定仍不牢固的缺点。

（4）切开复位锁定钢板内固定：锁定具有成角稳定性，通过锁定钢板螺孔的内螺纹和螺钉钉尾的外螺纹锁定形成整体，避免了因螺钉松动或拔出造成的 2 期骨折复位的丢失，特别是在骨质疏松和粉碎性骨折，螺钉具有较好的锚合力和抗拉力。生物力学研究发现，锁定双钢板固定刚度和抗疲劳强度优于非锁定双钢板，但是螺钉置入角度限制了锁定钢板在肱骨远端骨折的应用。

5. 手术入路的选择

（1）经肱三头肌舌状瓣入路显露复位内固定：肱三头肌舌状瓣显露入路为传统的手术入路。该手术入路对肱骨髁上显露充分，而对于肱骨髁间关节面，由于尺骨近端等组织对手术视野的覆盖遮挡，不能充分显露，而影响肱骨髁间骨折的复位，尤其对于粉碎性的髁间骨折，难以保证关节面的解剖复位，造成复位不良，影响疗

311

效。同时由于肱三头肌的大面积切断，术后外固定至少需3周；术后肌肉断面渗出、肿胀、纤维化及周围粘连等病理变化的发生，使患肘不能早期屈伸锻炼，关节粘连、僵直发生率增加，严重影响肘关节功能。肱三头肌劈开入路和肱三头肌舌形瓣入路优点为：操作简单、暴露充分，通过切开软组织进行显露，避免损伤关节面软骨和因尺骨鹰嘴截骨造成的不愈合，患者易于接受。缺点是对肱三头肌的损伤较大，术后不能早期进行功能锻炼，主要并发症为肱三头肌肌力下降及肘关节后方粘连。

（2）经尺骨鹰嘴截骨入路显露复位内固定：尺骨鹰嘴截骨入路能充分显露肱骨远端结构，易行骨折复位、固定；避免损伤肱三头肌，利于早期肘关节功能锻炼，术后粘连及僵硬程度轻，尤其适于复杂骨折的整复操作。其缺点为人为造成关节内骨折，增加创伤性关节炎的发生、尺骨鹰嘴延迟愈合及骨不连。目前常用的截骨方法有3种：经尺骨纵轴垂直平面截骨、不经关节面的斜面截骨和尖端在远端的多平面"V"形截骨。其中"V"形截骨因截骨接触面广泛，固定后侧方移位倾向性小，术后不愈合的可能性较小，目前应用广泛。采用经尺骨鹰嘴截骨显露的方式，保留了肱三头肌舌状瓣入路显露的优点，去除了尺骨近端及肱三头肌舌状瓣对手术视野中心的遮挡，使肱骨髁间显露更加充分，骨折整复更加方便，并在侧副韧带连续性完整的情况下可直接观察肱骨远端前方关节面的损伤情况，有利于关节面的解剖复位；同时该方式不做肱三头肌的斜性切断，避免了术后大面积肌肉断面的渗出、肿胀而使部分肌肉纤维化以及伸肌滑动装置与肱骨远端的粘连，减少了术后疼痛及关节僵硬的发生。此外，避免了肱三头肌的损伤，可早期进行肘关节功能锻炼，利于肘关节功能的最大恢复。但经鹰嘴截骨入路虽不截断肱三头肌，仍需将尺骨鹰嘴切断再予固定，有增加骨折创伤及手术费用之弊端，亦存在尺骨鹰嘴不愈合的风险，有时不为患者所接受。有学者认为，此入路操作易造成关节内骨折，增加创伤性骨关节炎的发生率。

（3）经三头肌两侧入路：通过从内侧和外侧肌间隙切开剥离肱三头肌，暴露肱骨远端，能完整保留伸肘装置，同时满足髁间骨折和髁上骨折的复位固定，不损伤伸肘肌力，但其对肱骨滑车的显露有一定的局限，故只适用于Riseborough Ⅱ、Ⅲ型肱骨髁间骨折部分类型的骨折和肌肉较为薄弱的部分女性患者。总之，对严重粉碎的肱骨髁间骨折，积极手术治疗、重建关节解剖结构、可靠固定、术后早期锻炼是良好治疗结果的基础。治疗骨折最终目的在于恢复肢体的功能。迄今为止，尚无一种术式和一种内固定材料能够广泛地适用形式多样的肱骨髁间骨折。做好手术入路、手术操作及内固定材料的最佳组合与运用，利用微创骨科技术以求降低手术过程中的医源性损伤，实现肘关节功能最大程度的恢复，是骨科医师需要继续探索的课题。

（二）肱骨近端骨折并肩关节脱位的临床研究进展

肱骨近端骨折并肩关节脱位是肩关节的严重创伤，临床上少见，大多为强大暴力或在受伤过程中受到 2 次或 2 种以上复合暴力所致。好发于老年骨质疏松患者。骨折脱位易造成肱骨头血供明显受损，严重妨碍肩关节功能，对其治疗一直存有争议。

1. 临床分型与损伤机制

临床分型对手术方法的选择和预后的判定具有指导意义。目前临床上常用的是 Neer 和 AO 分型。Neer 根据 Codman 的 4 部分区，提出肱骨近端骨折的 4 部分类法，并将此分类的创伤病理特点作了描述。Neer 分类法包含有骨折的解剖部位、骨块移位的程度和不同组合等因素在内，可概括肱骨上端不同种类的骨折，并可提供肌肉附着对骨折移位的影响和对肱骨头血液循环状况的估计，从而可更加准确地判断和评价肱骨近端骨折脱位的预后，以便指导选择更合理的治疗方法。AO 分型是根据骨折的部位和对关节的影响分类，并依据损伤的严重性分成亚型，它的优点是数字化，便于登记和资料的储存。AO 分型是对 Neer 分型的改良，分型时更加重视肱骨头的血液循环供应状况，因为肱骨头的血液循环状况与缺血坏死的发生和骨折治疗的预后有密切关系。

损伤机制：张安桢等认为：此种损伤机制是由于先骨折后脱位，即肩外展时，间接暴力经肱骨干传导于肱骨近端，首先造成嵌插骨折或骨折远端顶住肱骨头，传导暴力继续作用于肩关节，使其向前下方脱位，在暴力停止作用时，由于肢体的重量作用，骨折远端可回复原位；另一些学者则认为：该损伤机制是由于肩过度外展位受伤，传导暴力使肱骨头穿破关节囊前下方，停于肱二头肌短头和喙肱肌之后，形成喙突下或盂下脱位，暴力继续，则对肱骨颈形成一外翻的应力而造成骨折。骨折后，骨折端的假关节活动以及肢体的重量使上肢自然下垂，而肱骨头仍处于脱位时的外展位。梅氏倾向于后种说法，认为若先发生骨折，骨折端即为力学的最薄弱点，继续传导的暴力必将加大骨折的移位而不是推动肱骨头穿破关节囊而造成脱位。万豫尧也赞同这一看法，并对肩关节脱位后产生 2 种不同的骨折形式的机理提出如下意见：①肩关节脱位后上臂仍处于过度外展位，暴力对肱骨颈形成一种外翻的应力而使肱骨外科颈发生骨折，这类骨折多为从外上向内下的短斜形骨折或者在大结节处产生一个三角形碎片的粉碎性骨折；②关节脱位后，由于人体向外倾倒而使肩关节外展减少，那么暴力沿着肱骨干轴线向上传导，由于肱骨头受到了关节盂或喙突的阻挡，使应力集中在解剖颈处，故造成肱骨解剖颈骨折，这类骨折的骨折线与肱骨轴线的夹角往往小于第 1 种。此外，在肩关节脱位的整复中，因术者的操作不当，在没有充分松解肱骨头与关节盂的咬合就匆忙地内收、内旋上臂，往往可能在肱骨颈处形成内翻应力而引起肱骨外科颈骨折，这种类型的肩关节脱位合并肱骨颈骨折，在老年性的肩关节脱位的整复过程中的确有可能发生。

2. 治疗方法

（1）非手术治疗：顾英华、马莉认为手法整复是治疗肱骨外科颈骨折合并肩关节脱位的首选方法，其关键在于手法进行的顺序及使用的力度，尤其避免暴力整复和反复整复。强调首先必须纠正脱位，复位时适当力度外展牵引，避免过度牵引而致肩关节囊破口以及喙肱肌、二头肌短头变紧，不利复位。易元成等对 15 例肩关节前脱位合并肱骨外科颈骨折患者以闭合手法复位治疗，获得满意疗效，认为复位的关键是使脱位的"通道"重新开放，再加之适当的外展牵引。梅氏等认为，由于骨折脱位后，骨折远段在外侧受胸背肌肉的牵拉而向内挤压肱骨头。若不牵引使骨折远端与肩胛盂之间产生间隙，也将会阻碍肱骨头的复位。报告 16 例肩关节前脱位合并肱骨外科颈骨折，也主张采用适当的外展牵引。而雍宜民等认为，复位时牵引可使关节囊紧张，造成关节囊破坏处闭锁，封锁了脱位通道而增加复位的困难，主张在无牵引条件下以拇指自腋下向后外上用力推压肱骨头即可复位。尽管有些学者提出"先复位脱位，再复位骨折"的治疗观点，但由于手法的效应力很难准确有效地作用于肱骨头，无法使肱骨头顺利地通过已闭锁的关节囊"通道"，难以还纳于肩胛盂内。汪万全通过 13 例手术发现，造成闭合整复困难的主要因素有以下几点：①由于肱骨头严重翻转脱出于关节囊外，将骨折远端推挤于一侧，卡锁于狭窄的关节囊破裂口之外；②粉碎性骨折者，由于移位的肱骨小结节等粉碎骨块嵌卡，阻碍了肱骨头回位；③由于肱二头肌长头及关节囊兜绕肱骨头，而影响复位；④前脱位者，由于肩部前侧的肌肉改变了原有力线的方向，使肩胛下肌或肱二头肌短头及喙肱肌嵌入骨折断端之间，而影响前脱位的肱骨头还纳复位。年宏仁提出手法治疗的适应证：除了开放性外科颈骨折、外科颈粉碎性骨折、长斜型等不稳定性外科颈骨折，高龄患者患有外科颈骨折、难复性外科颈骨折并肩关节脱位不适宜手法治疗，需行切开复位内固定或肱骨头置换术外，其余均应首先采用手法整复方法予以治疗。

（2）手术治疗：对于难复性肱骨近端骨折脱位，目前主要的手术治疗方法包括切开复位内固定和人工关节置换术。肱骨近端复杂骨折的治疗原则应是尽量减少软组织的剥离，避免造成肱骨头的缺血坏死；适当的内固定提供早期骨折愈合的条件；修补好损伤的肩袖，力争获得最好的功能恢复。肩关节囊及临近软组织的完整对术后肩关节功能恢复有很重要的意义。由于肱骨近端的解剖学特点，骨折后来自旋肱前动脉分支的血供已经遭到破坏，而来自旋肱后动脉的后内侧分支常常使肱骨头免于缺血坏死，保护联系肱骨头的残留软组织是关键。因此术中切不可因为强调解剖复位，而剥离后内侧的软组织，操作时尽量采用间接复位技术。

Ruth 等通过生物力学试验证实接骨板仍是肱骨近端骨折最稳定的固定措施。董黎强等报告17例应用三叶草钢板治疗难复性肱骨近端骨折脱位，优良率88.2%，其中两部分骨折脱位优良率100%，三部分骨折脱位优良率87.5%，四部分骨折脱位优良率75%。陈富强报告用"T"形钢板内固定治疗骨折脱位，满意率达87.5%。魏世隽等回顾性总结27例难复性肱骨近端骨折脱位病例资料。按 Neet 分型，两部分骨折脱位16例行切开复位"T"形钢板或三叶草钢板内固定，三部分骨折脱位11例行切开复位克氏针张力带内固定，疗效评价标准参照 Constant – Murley 绝对值评分方法，优良率达85.2%。近年来，陈康乐，李志杰使用 AO 肱骨近端锁定接骨板治疗肱骨近端骨折脱位，疗效满意。马斌、刘裕昌认为肱骨近端骨折合并肩关节脱位如果整复困难或合并肩袖损伤，应及时切开复位内固定，同时检查肩袖的损伤情况，及时修复。肩袖功能恢复的好坏决定肩关节疾病的远期疗效，把肩袖修补与骨折固定放在同等重要位置，这样肩关节才能获得良好功能。

人工肱骨头置换术主要适用于有不可修复的肩部骨折脱位患者，如发生四部分骨折。手术细致、术后早期被动锻炼、患者积极配合康复治疗，对避免术后关节僵直都非常重要。Friedman 认为严重的肱骨近端粉碎性骨折伴或不伴肩关节脱位患者，肱骨头血供破坏严重、肱骨头缺血坏死率很高，对此应用半肩关节置换的疗效优于开放复位内固定手术。Hattrup 等研究证实，对于肱骨近端四部分骨折脱位，肱骨近端骨折引起的肱骨头坏死、创伤性关节炎等，全肩关节置换术较半肩关节置换术应用时间长，缓解疼痛的效果佳，其远期效果更好。Arman 认为，半肩关节置换与全肩关节置换的选择，应根据患者关节盂的形态、肩袖损伤情况、骨折病因、年龄及期望活动度来确定。杨胜武等报告12例人工肱骨头置换高龄新鲜肱骨近端四部分骨折伴肱骨头脱位，平均随访时间16.6个月，术后未发生感染、神经损伤、关节脱位和假体松动以及周围骨折。采用 Neer 评分系统评估人工关节功能，平均为84.4分，满意率为83.3%，认为人工关节在减轻创伤后肩关节疼痛方面效果显著，与多数作者报道相符，但在恢复肩关节活动度仍欠满意。

（3）微创治疗：在肱骨近端骨折并脱位的治疗中，以往只有2个选择：保守治疗和手术整复。而曾冰等用经皮撬拨复位、克氏针内固定治疗老年性肱骨近端骨折伴前脱位7例，功能恢复满意，并发症少。经皮穿针固定可以避免骨折周围软组织的过度剥离破坏，有利于骨折愈合和降低肱骨头缺血坏死的风险，并且在正确操作的前提下维持良好的骨折对位，以及为患者进行早期肩关节功能锻炼提供满意的稳定性。虽然较单纯手法复位外固定治疗是一大进步，但是克氏针本身易松动、退出、游走等固定不牢缺点亦严重影响治疗效果，并且反复撬拨易损伤臂丛血管神经束。杨茂清等采用自行设计的尾部加压调角空心螺纹钉经皮导入内固定术治疗肱骨近端骨折并肩关节前脱位 62 例，从疼痛、功能、活动度、解剖位置 4 个方面评分，优良率 96.8%，表明经皮导入内固定治疗肱骨近端骨折并肩关节前脱位复位成功率高，骨折复位与固定可靠，术后不需复杂外固定，可早期活动肩关节，有效防止粘连，达到了骨折愈合、关节稳定与功能恢复并进的目的，是目前治疗肱骨近端骨折并肩关节前脱位的创新性方法。

总之，对于肱骨近端骨折并肩关节脱位的治疗，临床上方案很多。手法治疗由于缺乏可操纵肱骨头复位的肱骨"杠杆"而不能带动肱骨头循原脱位的"通道"还纳复位，即使偶尔可获得复位成功，但常因外固定不牢而影响肩关节功能，导致不可避免的病废。切开复位内固定，尤其是接骨板内固定能使肱骨上端移位骨折获得满意复位，起稳定骨折作用，但手术操作创伤大、并发症多，疗效也有待提高。近年来，人们对损伤修复程度的要求越来越高，痛苦少，损伤小，少影响或不影响美观的微创手术越来越受到推崇。生物力学、材料科学等学科的发展创新，必将导致新的治疗方法不断涌现。临床工作者应该综合其骨折类型、患者的一般状况等多方面因素，以便作出准确的临床评估，选择合适的治疗方案，才能获得满意的治疗效果。

（三）肱骨髁间粉碎骨折 18 例治疗体会

肱骨髁间骨折是临床常见的关节内骨折，其中粉碎性骨折在临床上处理起来较为棘手，自 2002～2004 年，作者采用切开复位内固定治疗肱骨髁间粉碎骨折 18 例，术后配合中药治疗取得了满意疗效。

1. 临床资料

本组 18 例，男 12 例，女 6 例。年龄 21～61 岁，平均 32 岁。按 AO/ASIF 分型均为 C3 型。伤后至手术时间，闭合性骨折 1～7 天，平均 4 天；开放骨折或肿胀严重的骨折 8～15 天，平均 12 天。合并颅脑损伤 7 例，桡骨骨折 5 例。

2. 治疗方法

（1）手术治疗：采用臂丛神经阻滞麻醉，患肢常规消毒，铺巾。患者仰卧，术肢胸前位。取肘后正中入路，筋膜下分离皮瓣，在尺神经沟解剖出尺神经后拉开保护，在鹰嘴两侧切开关节囊后，穿入线锯，在鹰嘴切迹靠近侧 1/3 处截断鹰嘴后，将骨块连同肱三头肌向近端翻开，显示骨折端、髁部，清除断端血块后，直视下解剖复位，先用克氏针固定，使骨折变为髁上骨折。髁部复位后将远近骨折端复位后，后侧采用重建钢板固定。骨折复位固定后冲洗切口，复位鹰嘴截骨端并用克氏针钢丝张力带固定，将尺神经前置。手术切口清洗干净后关节腔内置生物蛋白胶，以减少关节粘连。留置负压引流，切口一期缝合。

（2）术后处理：术后长臂石膏托固定于肘关节屈曲 90° 功能位 1～2 周。早期指导握拳、肌肉收缩活动，肘部肿胀明显消退后，在主动锻炼基础上，辅以肘关节被动功能锻炼。

（3）中药治疗：①中药内服：按中医骨折三期治疗原则治疗，早期予以活血化瘀、消肿止痛，方用桃仁四物汤加减。中后期予以接骨续筋，补肝肾、壮筋骨，药用仙灵脾、熟地、山茱萸、续断等。②中药外用：局部有明显青紫瘀血者，外用活血通络搽剂，药用乳香、没药、红花、当归、马钱子等。

3. 治疗结果

本组 18 例中 16 例获得随访，随访时间 5 个月～4 年。骨折均愈合，骨折愈合时间 3～6 个月，按改良 Cassebaum 评分系统评定疗效，优 10 例，良 3 例，可 2 例，差 1 例。

4. 临证体会

（1）中药治疗的优势：骨折必使血脉受损，恶血停滞，血不活则瘀不能去，瘀不散则折不能续，故骨折复位后治宜活血散瘀，接骨续筋。许多研究表明，中药可降低全血黏度，改善血液流变性，具有活血化瘀作用，可抗炎、镇痛，促进骨折部位骨基质钙盐沉积，刺激骨生长因子的分泌与合成，刺激骨折局部毛细血管形成，增加成骨细胞的活性和指数，使骨折愈合时间提前并提高骨痂质量和生物力学性能，抗折力增强，促进骨折愈合。

（2）治疗要点

①解剖复位关节面：该骨折属于关节内粉碎性骨折，复位要求高，需采取积极的手术治疗力求关节面解剖复位，减少创伤性关节炎的发生。

②手术入路：经典的后正中入路因舌形切断肱三头肌，术后外固定至少 3 周，使患者不能早期屈伸锻炼，关节僵直发生率高。鹰嘴截骨并用张力带固定，消除了因切口而阻碍早期锻炼的因素，而且提高了复位质量，从而提高疗效。

③固定方法：骨折复位后，根据骨端具体情况选用 Y 形重建钢板，并辅以克氏针。尽可能坚强固定，为早期功能锻炼提供保证。治疗的效果取决于原始损伤的程度、复位的质量和固定的稳定性。

④手术时机的把握：肱骨髁间骨折后会造成肘关节部的严重肿胀，甚至有些患者出现局部皮肤水泡，所以我们对肿胀严重的肱骨髁间骨折在 2 周左右再行手术，对肿胀不明显的则伤后 4 天之内即行手术，早期或 2 周左右手术有利于减少骨化性

肌炎的发生。

⑤功能锻炼的重要性：肱骨髁间骨折术后最大的并发症是骨不连和关节僵直。积极和主动的功能锻炼有利于功能的恢复。肘关节作为一个骨化性肌炎高发部位，切忌早期进行强力被动屈伸，而应以主动锻炼为主。

（四）经皮内固定治疗复杂性肱骨骨折

肱骨干骨折是临床常见病、多发病，随着高能量损伤机会增多，肱骨骨折的损伤程度也越来越严重，给治疗增加了很大的难度，多年来，骨伤科医生都在积极探索行之有效的治疗方法，自2002年以来采用经皮内固定方法治疗复杂性肱骨骨折15例，取得了良好的疗效。

1. 临床资料

本组15例，均为复杂性肱骨干骨折，年龄25～55岁，男13例，女2例。其中左侧6例，右侧9例。肱骨干合并肱骨外科颈骨折3例，肱骨干两处骨折12例，其中6例中间段劈裂，15例中均不合并血管神经损伤。

2. 治疗方法

（1）手法复位经皮穿针内固定：在臂丛麻醉下无菌操作。取患肘后平尺骨鹰嘴窝上缘偏肱骨外髁处为第1进针点，偏肱骨内髁处为第2进针点。沿肱骨轴线方向将钢针自第1进针点钻入肱骨髓腔，通过手法将远骨折端复位，将钢针穿入中间段髓腔直至近骨折处，通过手法将近骨折处复位，将钢针穿入骨折近段髓腔，直至肱骨头，以钢针尖部不穿出肱骨头为宜，第2根钢针自第2进针点以相同的方法进入，再用手法矫正残余移位，理顺骨折块，术后针尾折弯埋于皮下，给予肱骨夹板外固定，屈肘90°悬吊。手法复位与固定过程中借助X线透视观察、证实复位与固定情况。

（2）功能锻炼：术后麻醉消退后即开始手部及肩部的主动结合被动的功能锻炼，1周后开始用健侧手托扶下进行肘关节屈伸活动，一般3周后可行肩肘关节自主功能训练。8～12周视骨折愈合情况可取出内固定钢针。

3. 治疗结果

（1）疗效评定标准：根据患肢功能恢复情况将疗效分为4级。优：骨折愈合，无畸形，肩、肘关节活动正常。良：骨折愈合，局部稍有畸形，成角小于15°，肩关节、肘关节活动受限小于10%。可：骨折愈合，肩肘关节功能受限小于25%。差：骨折未愈合，或肩肘关节功能受限大于25%。

（2）治疗结果：本组15例病例中，骨折愈合时间为5～8个月，平均6个月。优11例，良2例，一般2例，未出现骨折不愈合情况，优良率86.7%。

4. 临证体会

随着交通业及建筑业的高速发展，高能量损伤机会越来越多，骨伤科临床复杂性肱骨骨折越来越多，给治疗带来诸多问题。传统的手法复位外固定已不能达到骨折满意的复位效果。目前常采用手术切开复位内固定治疗，但手术广泛的剥离导致血运本已受损的中段骨折段完全游离，因血运中断而形成无血运的"死骨"，骨折不愈合率很高，加之内固定所固有的各种弊端导致整体治疗效果差。常需多次反复手术治疗，常因手术的并发症及后遗症导致肢体病残。因此，目前各种常见治疗方法已不能满足人们对治疗越来越高的要求。手法复位经皮穿针内固定治疗复杂性肱骨干骨折的原则是在不增加骨折端周围损伤的前提下，取得尽可能可靠的内固定效果，以利于骨折的顺利愈合。该疗法不切开皮肤，不剥离骨膜及软组织，采用较细的克氏针行髓腔内固定，对髓腔内的血供影响不大，从而最大限度地保留了骨折端的血液供应。具有创伤小、并发症及后遗症少、骨折愈合率高、功能恢复好等优点，值得在临床中推广应用。

临床操作中应注意以下问题：①选择合适的进针点，自肱骨远端进针较自近端进针复杂，笔者体会是进针点尽量靠近肱骨远端，以肱骨外上髁近端约0.5cm、屈肘90°位时尺骨鹰嘴桡侧约1cm为宜。尺侧进针点为平尺骨鹰嘴窝上缘偏内侧约0.5cm处为宜。选择该进针点可不受肱骨下端前倾角的影响，有利于钢针顺利进入肱骨髓腔内，简化了操作。若选择肱骨外髁或肱骨内髁进针需考虑前倾角度，进针难度加大，且自肱骨髁进针时极易损伤尺神经。②因肱骨远端有一前倾角，钢针进入时常在后侧皮质骨表面滑脱，不易直接进入，进针时应逐步调整进针方向直至钢针平行进入肱骨远折段髓腔内。③当钢针进入第二段骨折髓腔内时，因手法难以准确控制游离的骨折端，应以骨钻带动钢针缓缓进入，手法利用骨折端紧密挤压的稳定性维持对位。④手法复位经皮穿针内固定并不是坚强内固定，术后必须辅以夹板外固定，以防骨折端可能存在的分离、成角、旋转及侧方移位。⑤肱骨干骨折不同于股骨干骨折，其治疗的主要目的是骨折的愈合及肩、肘功能的充分发挥，所以，肱骨干骨折治疗出现轻微的短缩、成角，对后期的功能不会出现明显的影响，不必为矫正较小的侧向及短缩移位而反复整复，加重局部组织的损伤，甚至造成血管神经损伤。⑥早期功能训练应注意避免骨折端的旋转与分离。必要时行弹力绷带悬吊肘关节以防骨折端分离，3周内即使出现小于30°的成角也不必急于矫正，3周后去除弹力绷带行肘关节功能锻炼时，肢体的重力作用会矫正大部分成角。

第五节　尺桡骨骨折

【概述】

尺桡骨双骨折在前臂骨折中居第二位，仅次于桡骨远端骨折，可发生侧方移位、重叠旋转、成角畸形，治疗较为复杂，不同形式的暴力所致骨折的类型亦不同。

【分类】

1. 尺桡骨双骨折

（1）直接暴力：多见于打击或机器伤。骨折为横型或粉碎型，骨折线在同一平面。

（2）间接暴力：跌倒手掌触地，暴力向上传达桡骨中或上1/3骨折，残余暴力通过骨间膜转移到尺骨，造成尺骨骨折。所以骨折线位置低。桡骨为横型或锯齿状，尺骨为短斜型，骨折移位。

（3）扭转暴力：受外力同时，前臂又受扭转外力造成骨折。跌倒时身体同一侧倾斜，前臂过度旋前或旋后，发生双骨螺旋性骨折。多数由尺骨内上斜向桡骨外下，骨折线方向一致，尺骨干骨折线在上，桡骨骨折线在下。

2. 桡骨干骨折

幼儿多为青枝骨折。成人桡骨干上1/3骨折时，附着在桡骨结节肱二头肌及附着于桡骨上1/3的旋后肌使骨折近段向后旋转移位。桡骨干中1/3或下1/3骨折时，骨折线在旋前圆肌止点以下，由于旋前及旋后肌力量相等，骨折近段处于中立位，而骨折远段受旋前方肌牵拉，旋前移位，单纯桡骨干骨折重叠移位不多。

3. 尺骨干骨折

单纯尺骨干骨折极少见，多发生在尺骨下1/3，由直接暴力所致，骨折端移位较少。

【治疗方法】

尺桡骨干双骨折需将两骨近远段正确对位，矫正四种畸形，恢复两骨的生理长度。这种骨折复位比较困难，复位后容易移位。但是中西医结合治疗骨折经验证明，手法复位，适当外固定多数病例可以治愈。单纯尺骨或桡骨骨折治疗相同。

1. 手法复位

手法复位比较困难，要求高，复位后容易移位。

（1）儿童青枝骨折：多有成角畸形，可在适当麻醉下，轻柔手法牵引纠正，石膏固定 6~8 周。亦可用石膏楔型切开法纠正成角畸形。

（2）有移位骨折：先纵向牵引纠正重叠和成角畸形，并在持续牵引下，如系上 1/3 骨折（旋前圆肌止点以上），前臂要置于旋后位；中下 1/3 骨折（旋前圆肌止点以下），前臂要置于旋转中立位，以纠正旋转畸形。然后在骨折处挤压分骨，恢复骨间膜的紧张度和正常间隙，最后使骨折端完全对位。复位后用长臂石膏管型固定 8~12 周，石膏成型后立即切开松解，固定期间要注意观察肢端血液循环，防止发生缺血挛缩。肿胀消退后，及时调整外固定松紧度，注意观察和纠正骨折再移位。

2. 开放复位内固定

适用于手法复位失败者或复位后固定困难者、上肢多处骨折骨间膜破裂者、开放性骨折伤后时间不长污染较轻者、骨不连或畸形愈合功能受限者。

【经验传承】

（一）手法复位闭合弹性钉内固定治疗尺桡骨干双骨折 73 例

1. 临床资料

本组 73 例中，男 54 例，女 19 例；年龄 14~66 岁，平均 34.2 岁；最短愈合时间 3 个月，最长 5 个月，平均 4.2 个月。

2. 治疗方法

全部患者均采用臂丛神经阻滞麻醉。施用手法复位前分别将弹性钉自尺骨近端及桡骨远端经髓腔穿至骨折处，手术消毒及操作与常规手术相同，手术在 X 线机或 C 形臂 X 线机透视下进行，术者及助手均穿防护铅衣。

（1）手法复位：①矫正旋转移位：患者端坐在整复椅上，肩略外展，远端助手握住患者大小鱼际肌部位，近端助手握住患者肘部，使前臂置于水平位，以手提式 X 线机或 C 形臂 X 线机透视，观察正位像上尺桡骨骨间距是否等宽，远端助手慢慢旋后，若尺桡骨间距由小变等宽，继续旋后则尺桡骨间距变窄，此时尺桡骨间距等宽时的位置即说明旋转畸形充分矫正，远端助手将前臂维持在此位置上。②拔伸牵引：在上述固定位置上，远近二助手持续均匀用力，沿前臂纵轴对抗牵引患肢 3 分钟，矫正成角及部分重叠畸形。必须注意牵引时勿时紧时松，用力宜匀，切勿旋转。

③夹挤分骨：为整复之主要步骤，术者可自桡骨远端沿骨嵴向近端以拇指触摸，以使"心会"，尔后在骨折部位之上下将尺桡骨以拇、示、中三指分别向尺侧和桡侧分骨，据正位片骨折移位情况来矫正侧方移位，务必使尺桡骨折端成前后错位，理论上要求此时骨折位置只是前后错位，正侧位透视骨折对线应好。必须注意，由于伤后肢体肿胀，分骨时手指勿在皮肤上来回搓揉，以防引起皮下剥脱。④折顶复位：这是整复尺桡骨干双骨折的最关键手法，上述各种手法都是为折顶复位作准备。由于前臂上段肌肉较丰满，单靠牵引不能完全矫正重叠移位，在手摸心会基础上以拇指及示、中、环指据骨折远端向掌背侧移位情况，即若远端向掌侧错位，则双手拇指放在近折端，余指提住远端，在拇指向掌按压近端成角时，凭手感觉两骨折端相接触，向上陡提远端，向后反折即可复位；反之则将双手拇指放在远折端。

（2）弹性钉固定：复位成功与否之关键是折顶必须到位，在加大成角时，两骨折端应顶在一起，此时将弹性钉顺行打入尺桡骨的髓腔，进针深度最好距桡骨小头及尺骨小头 0.5cm，针尾埋入皮下，石膏托超腕肘固定，6 周后撤掉石膏，改换前臂小夹板固定。

3. 临证体会

（1）据前臂解剖分析骨折移位情况：正常情况下，尺骨乃前臂之轴心，尺桡二骨通过上下桡尺关节及骨间膜相连，桡骨绕尺骨旋转，自最大旋前位转至最大旋后位约有 150° 左右旋转范围，旋转运动是前臂特有属性，这就决定了旋转移位是尺桡骨中上段骨折需手法解决的主要矛盾。因旋后肌止于桡骨上 1/3 段，旋前圆肌止于桡骨中段，旋前方肌止于桡骨下 1/3 段，故尺桡骨干中上段双骨折后，桡骨约上 1/3 骨折即旋前圆肌止点以上骨折，骨折端介于两旋转肌群之间，近折端旋后、远折端旋前；若桡骨中段或中下 1/3 骨折，近折端有旋后肌和旋前肌附着，其拮抗作用的结果致近折端仍处于中立位，远端由于旋前方肌的作用而相对旋前，若旋转移位不矫正，尺桡骨骨间膜松紧不均，二骨相对稳定性丧失，则其他成角、重叠、侧方移位等畸形不可能矫正。因此，整复尺桡骨干中上段双骨折的关键所在是矫正旋转移位。

（2）矫正旋转移位是复位的关键：认真阅读 X 线片，据 X 线片分析骨折旋转情况。我们一般根据观察，骨折上下段弯曲度是否一致、尺桡骨两骨间距有无突然变化、骨折端的粗细是否相等来判断骨折的旋转情况。若骨折上下段的弯曲度不一致或两骨间距不等宽或骨端粗细不均，均为骨折有旋转移位。究竟如何矫正旋转移位观点较多。很早以前 Reginald Wason - Jones 就认为："尺桡骨干双骨折如发生旋转移位，在 X 线侧位影像上盲断端的位置可能良好，但前后影的 X 线片上显示远折端两骨间的骨间隙宽度与近端比较有显著差别"。但是未给出正确处理旋转移位治疗措施。我们采用在手提 X 线机或 C 形臂 X 线机下通过活动骨折远端，观察尺桡骨间距变化矫正旋转移位，方法简捷，易于掌握。尺桡骨干中上段骨折，旋转移位是出现在其他成角、短缩、侧方移位之后，也是整复其他移位之前提，临床必须引起重视，否则即使骨折对位再好，也不能恢复前臂正常旋转功能。

（3）弹性钉的末端在穿针之前要做一弯曲，以便调整钉尖方向。弹性钉的钉尖弯曲较钝，可据骨折情况随意调整针尖角度，不像克氏针那样不易调整角度而且易穿透骨皮质形成假道。对于一些短斜型难以复位的骨折，在折顶复位加大成角时，骨折对合较严，可先将弹性钉锤入对侧骨端髓腔约 0.5cm，再矫正成角。锤入弹性钉时一定要轻柔，以防断端皮质崩裂成为粉碎骨折，从而降低骨折的稳定性。

（二）经皮穿针内固定治疗桡骨远端陈旧骨折

桡骨远端陈旧骨折一般需要采用切开复位内固定治疗，才能恢复正常的解剖关系，自 2003 年 2 月 ~ 2007 年 3 月采用经皮穿针内固定治疗桡骨远端陈旧骨折 48 例。

1. 临床资料

本组 48 例，男 28 例，女 20 例；年龄 20 ~ 65 岁，平均为 44.5 岁；左侧 31 例，右侧 17 例。致伤原因：摔伤 26 例，坠落伤 10 例，车祸伤 12 例。受伤时间 21 ~ 42 天，平均 35 天。

2. 治疗方法

均采用臂丛神经阻滞麻醉，常规消毒铺巾。手法折断桡骨远端陈旧骨折之骨痂，对于断端折断困难者用克氏针撬拨。在助手强力对抗牵引下手法复位，选用 2 枚直径 2.5mm 克氏针自桡骨茎突处进针斜行固定至桡骨近端对侧，对于下尺桡关节有分离的选用直径 2.0mm 的克氏针自尺骨茎突进针横行固定下尺桡关节。术后辅以石膏夹外固定 4 周，石膏起自肘下 10cm 至腕关节以远 5cm，不超过掌指关节为宜，石膏固定以不限制肘关节及手指活动，同时能固定腕关节为目的。术后第 2 天即开始手指及肘关节的功能锻炼，术后 4 周拔除下尺桡关节固定针。

3. 治疗效果

本组 48 例术后均获随访，时间 10 ~ 15 个月，平均 11.7 个月。骨折均愈合良好，愈合时间 6 ~ 10 周，平均 7.5 周。疗效按 Dienst 等功能评估标准（见表 6 - 2），优 27 例，良 17 例，可 4 例，优良率达到 91.7%。典型病例手术前后 X 线片见图 6 - 8，6 - 9。

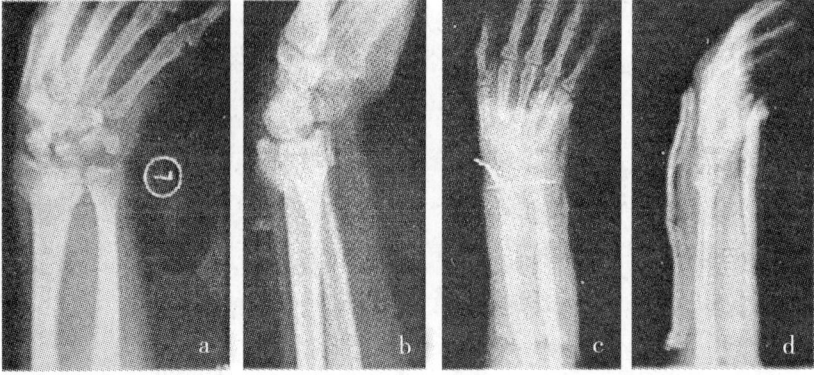

图6-8　女，22岁，因跌伤致左桡骨远端粉碎性骨折33天
注：a、b. 术前正侧位X线片；c、d. 术后2天正侧位X线片

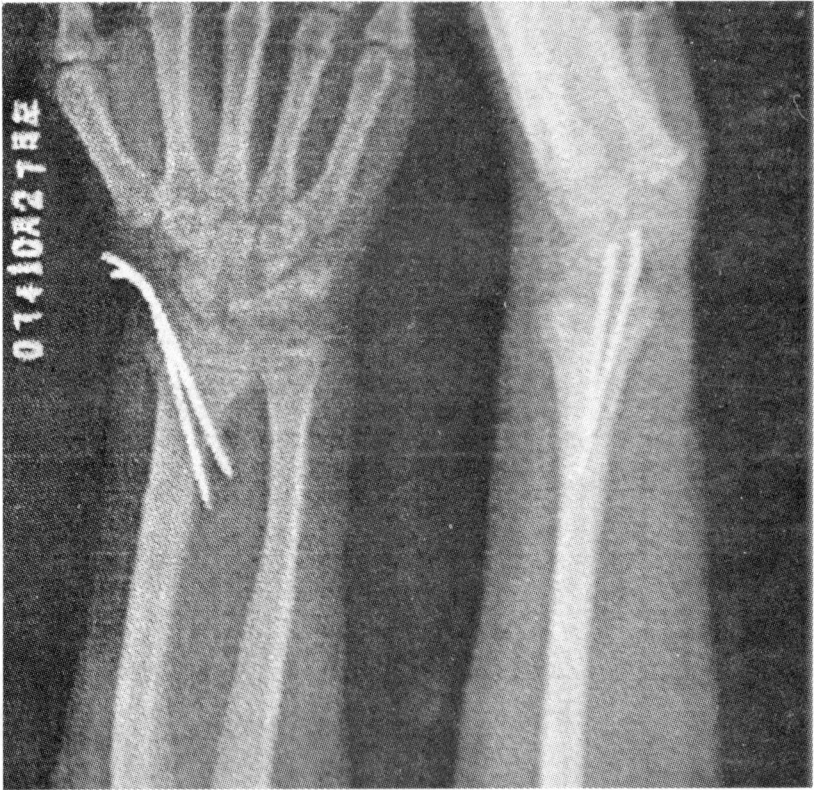

图6-9　左桡骨远端粉碎性骨折，术后28天正侧位X线片，
已拔除下尺桡关节固定钢针

324

表 6 - 2　稳定性桡骨远端骨折术后 Dienst 功能评分

评级	主观评价	客观评价			
	疼痛	活动	功能	握力	腕屈伸度丧失
优	无	无受限	正常	正常	≤15°
良	偶尔	剧烈活动时受限	接近正常	接近正常	15°～30°
可	经常	工作能力轻度受限	减弱	减弱	15°～30°
差	持续	日常生活受限	明显减弱	明显减弱	≥50°

4. 临证体会

桡骨远端骨折是最常见的骨科损伤之一，通常定义为桡骨茎突上 3cm 以内的骨折，一般经初期手法复位，夹板、石膏固定均能达到功能复位的要求。但是因为各种原因导致的桡骨远端陈旧骨折，目前的治疗方法一般是切开复位，作者采用手法折断及克氏针经皮撬拨复位，在对抗牵引下手法复位选用 2 枚直径 2.5mm 克氏针自桡骨茎突处进针斜行固定至桡骨近端对侧，对于下尺桡关节有分离的选用直径 2.0mm 的克氏针自尺骨茎突进针横行固定下尺桡关节。这种方法既能防止桡骨的轴向短缩，又能把损伤降低到最小，减少了患者的痛苦，促进了骨折愈合，最大程度恢复了腕关节的功能。具有手术简单、取出容易、较少影响肌肉功能等特点。

桡骨远端陈旧骨折存在的最大问题是：①桡骨远端轴向短缩、嵌插；②桡骨远端成角移位。这两个问题不仅增加了应力接触部位继发退行性骨关节炎的危险，而且可导致下尺桡关节不稳。对于不稳定骨折，单纯外固定难以维持其稳定性，也有再移位的倾向，而且固定时间较长，拆除外固定后容易造成肌腱粘连、关节功能受限等并发症。我们采用的方法不仅有效地解决了上述问题，而且由于术后早期即开始手指及肘关节的功能锻炼，避免了手握力下降、Sudeck 骨萎缩以及手指僵直等并发症。本方法有其独特的适应证：应用于受伤后 3～6 周的桡骨远端陈旧性骨折，收到了较好的疗效。

（三）闭合复位双克氏针固定与钢板固定治疗盖氏骨折的比较

盖氏骨折是发生在桡骨中下 1/3 段、合并下尺桡关节脱位的骨折，在临床上为多发骨折。自 1997～2004 年，采用闭合复位双克氏针固定法治疗盖氏骨折 23 例，随机抽取同一阶段同类型盖氏骨折切开复位钢板固定治疗者 23 例，作一比较。

1. 临床资料

（1）闭合复位组：23 例，男 15 例，女 8 例；年龄最小 20 岁，最大 62 岁，平均 46.6 岁。直接暴力伤 9 例，间接传导伤 14 例；横断骨折 7 例，斜形骨折 16 例。就诊时间最早伤后 0.5 小时，最晚伤后 10 天，平均伤后 17 小时。

（2）钢板固定组：23 例，男 19 例，女 4 例；年龄最小 16 岁，最大 70 岁，平均 39 岁。直接暴力伤 13 例，间接传导伤 10 例；横断骨折 8 例，斜形骨折 15 例。就诊时间最早伤后 1 小时，最晚伤后 15 天，平均伤后 20 小时。

（3）统计学处理：采用 SPSS 软件系统，对两组患者年龄、就诊时间分别进行了 t 检验，t 值分别为 1.51 及 0.33，$P > 0.05$；对暴力情况及损伤类型分别进行了 χ^2 检验，χ^2 值分别是 1.39 及 0.33，$P > 0.05$。结果显示两组患者在以上方面差异无显著性统计意义。

2. 治疗方法

（1）闭合复位：3 例入院在受伤 2 天以后、软组织肿胀严重，于伤后 1 周手术，其余 20 例在入院 6 小时内手术。方法：在臂丛神经阻滞麻醉下，消毒手术区，患肢屈肘 90°，略旋后位，做对抗牵引，一术者手法分骨、折顶、对挤，使骨折移位的桡骨复位，另一术者选择直径 2.5mm 克氏针自桡骨茎突背侧用手摇钻穿入桡骨髓腔，达桡骨小头皮质，同时选择 1 枚直径 2 mm 克氏针偏第一进针点略外侧进针，穿入桡骨髓腔，过骨折线，达桡骨对侧皮质，针尾均折弯埋于皮下。用 X 线机透视下尺桡关节，若下尺桡关节仍有脱位，则挤压复位，自尺骨茎突近端约 1cm 向桡骨穿入 1 枚直径 2.5mm 克氏针以固定下尺桡关节。根据术前骨折移位方向，加薄纸压垫，用尺桡骨小夹板固定骨折前臂。术后 3、7 天拍摄 X 线片，及时调整小夹板松紧度，向患者交代注意事项，准予出院；14、28 天分别复诊拍摄 X 线片，若有小的移位，则根据骨折移位情况调整纸压垫的位置。以后每月复查，指导进行手及腕部的功能活动。术后 2 个月可适当做推掌运动。根据拍片情况，中量骨痂则去除外固定夹板，结合中药熏洗锻炼腕关节。骨折愈合后及时局麻下取出克氏针。

（2）钢板固定：4 例入院时软组织肿胀严重、10 天后手术，其余均在入院 6 小时内手术。方法：臂丛麻醉下采用前臂背侧切口，用 6 孔或 4 孔钢板固定，若下尺桡关节未复位，则手法复位，从尺骨向桡骨穿针固定，前臂后侧石膏托固定 2 周，2 周后手术切口拆线，出院。1 个月复诊，指导锻炼腕及手部功能。骨折愈合后在臂丛神经阻滞麻醉下手术取出内固定钢板。

3. 治疗结果

（1）疗效评定：治疗结果从前臂旋转范围、关节活动范围及有无疼痛等方面分析，旋转范围在 150° 以上，腕掌屈、背伸 60° 以上，正常活动腕关节无疼痛为优；旋转范围在 90° ~ 150°，腕掌屈、背伸在 30° ~ 60°，正常活动腕关节轻微疼痛为良；旋转范围小于 90°，腕掌屈、背伸小于 30°，正常活动腕痛明显为差。

（2）闭合复位组：23 例中 21 例获得随访，随访时间 4 ~ 18 个月，骨折均临床愈合，骨折愈合时间平均 4.5 个月。17 例优，3 例良，1 例差。

（3）钢板固定组：23 例中 19 例获得随访，随访时间 6~24 个月，1 例骨折未愈合，平均骨折愈合时间 6.7 个月。优 16 例，良 3 例。

（4）两组骨折愈合时间比较：用 SPSS 软件，对骨折愈合时间做了成组设计定量资料的 t 检验，$t=5.79$，$P<0.01$，差异有显著性统计意义。

4. 临证体会

盖氏骨折因影响前臂的旋转功能，治疗上要求骨折解剖复位。单纯手法复位外固定，因前臂肌肉的牵拉力，骨折很容易发生短缩移位，从而造成下尺桡关节的分离。用 1 枚髓内针固定，因桡骨远端髓腔宽大，固定不牢固。加压钢板固定能弥补以上不足，可以早期进行功能锻炼，但加压钢板手术中需要剥离骨折周围软组织，势必破坏骨折端血运，不利于骨折愈合，并且手术时间长、创面暴露，增加了术后感染的可能，骨折愈合后又需切开取出内固定，这一系列操作增加了患者的痛苦，加重了患者的经济负担。闭合复位双克氏针固定法是根据骨折部位软组织不丰富、手法整复容易复位、进针点易触摸确定的特点，操作简单，不需要剥离骨折断端软组织，基本上不因为手术操作破坏骨折端血运；双克氏针固定克服了单枚髓内针固定不稳的缺点；小夹板结合纸压垫外固定，便于进一步调整骨折位置，在骨折中期进行的推掌运动，适时地给骨折端以应力，均有利于骨折愈合，这在骨折愈合时间上得到证实。骨折愈合后局麻下即可以取出内固定物。通过对治疗结果的分析，我们看到闭合复位组有 1 例疗效差，主要表现在腕背伸差，前臂旋转方面不满意。这与克氏针针尾对腕部皮肤的摩擦影响患者锻炼有关，另外与克氏针的稳定性较钢板差有关，因为克氏针固定不像钢板牢固，医患在骨折早期不敢大幅度锻炼，从而影响前臂的旋转。该方法还有一定的局限性，例如不适合于粉碎骨折，而且要求术者必须有娴熟的技巧，术中注意避开伸拇长肌腱，以免造成损伤；要有高度的责任心，术中克氏针针尾尽可能折弯，术后及时发现问题，督促患者做功能锻炼；若针尾影响活动严重，可在骨折稳定后，拔出克氏针，在前臂小夹板固定下进行腕关节的功能活动。

第六节　股骨髁部骨折

【概述】

股骨髁周围有关节囊、韧带、肌肉、肌腱附着；股骨髁后方有腘动脉、腘静脉

327

和腘神经通过；股骨髁与胫骨平台、髌骨共同构成了膝关节。股骨髁部骨折占全身骨折脱位的 0.4%，其包括了腓肠肌起点上 2~4cm 范围内的股骨髁上骨折以及股骨髁间骨折，因该类骨折临近膝关节，治疗效果常不甚满意，易造成膝关节粘连而影响关节的屈伸功能，后期易出现创伤性关节炎。

【分类】

按骨折部位分类：分为股骨髁上骨折、股骨髁骨折（单髁骨折、髁间骨折）

按骨折类型分类：分为单髁骨折、髁间骨折、髁上骨折。

【治疗方法】

1. 非手术治疗

股骨髁上骨折：股骨髁上骨折通过非手术治疗可以收到良好的效果，但应防止断端成角畸形。

屈曲型骨折：牵引＋手法＋四夹板固定。采用股骨髁上牵引两侧夹板超膝关节固定，患肢相对处于伸直位。

伸直型骨折：牵引＋手法＋四夹板固定。采用胫骨结节牵引两侧夹板超膝关节固定，患肢应处于屈曲位。

无移位骨折（单髁骨折、双髁骨折、髁上骨折）：不需复位，夹板固定或石膏固定。

2. 手术治疗

手术方式有髁钢板固定，钢板螺丝钉固定，螺钉、螺栓、加压螺钉固定，施氏针、克氏针、三角针固定，髁螺钉钢板固定，DCS（加压髁螺钉固定）。

【经验传承】

（一）95°髁部钢板加骨栓治疗股骨髁间 C 型骨折

1. 临床资料

本组 28 例中男 19 例，女 9 例。年龄 16~65 岁，平均 42 岁。交通事故伤 23 例，劳动事故 5 例。闭合伤 24 例，开放伤 4 例。按 AO 分类 C1 型 13 例，C2 型 8 例，C3 型 7 例。合并脑外伤 1 例，腹部脏器损伤 2 例，四肢其他骨折 4 例，均无血管神经损伤。病程最短 1 小时，最长 7 天，平均 4 天。

2. 手术方法

患者仰卧，采用连续硬膜外麻醉。取膝关节前内侧切口，沿股四头肌腱内缘至髌骨，绕过其内缘后再纵行向下至胫骨结节。显露股骨下端及膝关节。先复位髁间骨折，用钢针临时固定。然后屈膝 90°，在股骨外髁前后径的后半部用骨钻钻孔，拧入骨栓。内外髁如有前后骨折者加用松质骨螺钉固定，使髁间骨折变成髁上骨折。选择适宜长度的 95°髁部钢板，经股骨外髁前后径上半部中点距下关节面 1.5~2cm 处打入髁钢板的刃板。复位骨折，钢板远孔拧入 2 枚松质骨螺钉，其余为普通螺钉。术后 C1 型及较轻的 C2 型不用外固定，余石膏外固定 6 周。早期行 CPM 锻炼，3 个月后扶拐负重行走。

3. 治疗结果

（1）疗效评价标准：优：关节活动范围大于 120°，伸直受限 0°，内外翻小于 5°，行走无疼痛。良：活动范围小于 120°，伸直受限大于 5°，内外翻大于 5°，活动有轻微疼痛。中：关节活动范围小于 75°，伸直受限大于 10°，内外翻大于 5°，活动时疼痛。差：关节活动范围小于 50°，需扶拐行走并伴有疼痛。

（2）疗效评定结果：本组 28 例均得到 6~18 个月，平均 10 个月的随访。骨折全部愈合，愈合时间 4~8 个月，平均 5 个月，无 1 例感染及断钉等并发症。按上述标准评定，结果优 6 例，良 18 例，中 4 例，无 1 例差，优良率 85.4%。

4. 临证体会

股骨髁间骨折属关节内骨折，多由较严重的间接暴力所致，直接暴力偶有发生。当暴力造成髁上骨折后，因该处骨质为松质骨，骨折近端在暴力继续作用下，嵌插于股骨髁之间，将其劈成内、外 2 块，成为"T"或"Y"形。其处理原则是，解剖复位，牢固内固定，早期活动，防止关节粘连僵硬。其牢固内固定，是早期活动、防止关节粘连僵硬的基础，也是临床上的一大难题。临床常用的内固定方法有髓内钉（如 Ender 钉、Zickel 钉）、普通加压钢板、角钢板、Judet 钢板、Hall Richard 钢板以及角钢板加动力髁螺丝钉（DCS）等，其稳定性差，成角、旋转、短缩畸形愈合等并发症多。近几年采用逆行股骨髁上交锁髓内钉（IMSC），虽然固定可靠，但手术操作复杂，费用高，且需在 C 形臂 X 线机下操作，难以全面推广。单用髁部钢板固定，对髁上骨折固定可靠，但在髁间骨折，由于胫骨嵴像一枚楔子置于两髁之间，造成术后骨折移位，采用 95°髁钢板顺骨栓固定。能很好地对抗这一剪力，使髁上、髁间骨折均得到良好固定。

应用本法术中注意事项：①刃板的长度不能以 X 线正位片股骨髁的横径为准，应在此基础上减去 10~20cm，否则将穿透内侧皮质。②刃板打入的位置应在股骨外髁前后径前半部的中点，如果偏后，钢板与股骨干纵轴将不在一条直线上，致远端向前错位。③刃板打入的倾斜角度应与上面的髌股关节面一致，否则必将穿透髌股关节面。④对局部有骨缺损者，应适当植骨。

（二）L 形髁钢板治疗股骨髁部骨折

1. 临床资料

本组 68 例，男 47 例，女 21 例。年龄最小 17 岁，最大 70 岁，平均 33 岁。车祸 41 例，坠落伤 8 例，砸伤 16 例，跌伤 3 例。闭合性骨折 41 例，开放性 27 例。按 AO 分型，A1 型 20 例，A2 型 4 例，A3 型 6 例。C1 型 19 例，C2 型 4 例，C3 型 15 例。其中合并动脉损伤 4 例，髌骨骨折 21 例，胫腓骨骨折 9 例，踝部骨折 4 例，腰椎骨折 4 例，尺桡骨骨折 2 例，股骨颈骨折 2 例。伤后至来诊时间 0.5 小时～7 天，平均 10 小时。

2. 治疗方法

以 C3 型髁间 Y 形骨折为例，行硬膜外麻醉，大腿根部扎无菌止血带，取股前外侧切口，膝关节屈曲，髌骨及骨外侧肌向内侧牵开，暴露股骨髁部及股骨下段，首先将股骨内外髁复位，用 2 枚长度适中松质骨螺钉偏前、偏后固定内外髁，不要影响髁钢板的位置，将股骨髁部骨折复位。屈膝 90°插入第 1 枚克氏针穿过膝关节，标明膝关节轴，第 2 枚克氏针由内外髁前方插入，标明髌股关节的倾斜，第 3 枚克氏针距关节 1.5～2cm 处插入，其方向正位像平行第 1 枚克氏针，轴位像平行第 2 枚克氏针，以第 3 枚克氏针为导向打入座凿导向器，导向器必须与股骨干纵轴在一条线上，选择适当长度 L 形髁钢板打入。靠近刀刃部第 1 螺孔用 1 个骨栓横向加强固定髁间骨折，依次螺丝钉固定近端。术后长石膏托固定，术后 1 周后股四头肌锻炼，2 周后用 CPM 行膝关节功能锻炼。髁上粉碎骨折者，应植骨。合并血管神经损伤者，手术要取俯卧位，经膝关节后侧切口，探查修补血管，术后应屈膝 60°～90°管形石膏固定 4 周。

3. 治疗结果

本组 68 例，随访 50 例，随访时间 6 个月～4 年，平均 1 年 8 个月，骨折均骨性愈合，按邱广义等报道的疗效评判标准评定，优 48 例，良 13 例，可 5 例，差 2 例，优良率 90%，2 例疗效差均为 C3 型粉碎骨折合并胫腓骨骨折。

4. 临证体会

L 形髁钢板强度大，抗折弯力强，钢板与刀刃的夹角为 95°，并有向外弧形突起，符合股骨远端的解剖结构，具有抗弯、抗扭、抗剪刀等作用。刃板上方有孔，

330

可拧入长松质骨螺丝钉，增强髁部固定作用，充分控制骨折远端移位，能恢复股骨远端的解剖力线及生理角度，充分控制骨折远端向外成角畸形，其内固定强度较其他材料坚强，在负重时，重力沿钢板分布于各螺丝钉，避免应力集中造成螺丝钉松动或断裂。术后不用外固定，可早期功能锻炼。

股骨远端横断面形状类似不规则四边形，内侧倾斜 25°，外侧倾斜 10°，后径比前径长，其前面向内侧与髌股关节倾斜一致，因此打入任何装置都要平行这个倾斜，否则将进入髌股关节。从侧方观股骨远端后侧皮质向远端投射一条线，髁很明显在股骨干的后方突出，任何插入干骺端与骨干一条线的钢板，必须在股骨髁前半的中部打入，正确入点为髁部前半中点距关节面 1.5 ~ 2cm 处。L 形钢板与刀刃的夹角为 95°，当刀刃平行关节面打入，钢板将与骨干在 1 条线上，骨干与膝关节的生理角度不会改变。否则会造成膝内翻。所以术中准确确定刀刃入口位置和刀刃击入方向，是内固定效果好坏的关键，入口应位于股骨干轴线前方，距膝关节面、髌骨及侧副韧带止点各 1.5cm，其钢板应与股骨干平行，刀刃与膝关节面及髌骨关节面平行。对于粉碎骨折，在击入刀刃时，防止骨块分离，可结合骨栓或长松质螺丝钉固定髁部，术中争取一次刀刃准确打入，如反复则松动。粉碎骨折者可取自体骨植骨，防止术后肢体短缩或骨不连。早期功能锻炼是恢复膝关节功能的关键，术后第 2 天锻炼股四头肌及利用 CPM 行膝关节锻炼，4 周后不负重行关节锻炼。

（三）动力髁钉板治疗股骨髁间骨折

股骨髁间骨折是一种膝关节周围严重而复杂的损伤，处理困难。术后易出现骨折不愈合、延迟愈合及膝关节功能受限等并发症。针对 2000 年 8 月 ~ 2003 年 6 月收治的 18 例患者，采用动力髁钉板（DCS）固定，疗效满意。

1. 临床资料

本组 18 例，男 17 例，女 1 例。年龄 21 ~ 54 岁，平均 38.5 岁。受伤原因：车祸伤 14 例，坠落伤 2 例，砸伤 2 例。其中开放性骨折 7 例，合并同侧髌骨骨折 4 例，同侧胫骨骨折（漂浮膝）2 例，同侧股骨中上段骨折 1 例，均系新鲜骨折。本组病例中无膝关节半月板及交叉韧带损伤。

2. 治疗方法

本组 7 例开放性骨折患者入院后立即行清创内固定术。其余均行胫骨结节牵引或跟骨牵引，待病情稳定，肿胀开始消退后行切开复位内固定。一般距伤后 4 ~ 10 天，平均 7 天。硬膜外麻醉下取大腿下段外侧纵切口，至股骨外上髁后略向前下延长，将髌上囊深层的脂肪垫推向内侧保护。首先将内外髁骨块复位，克氏针分别自前髁和后髁临时贯穿固定，使其成为一体，恢复关节面和髌股沟的形状，然后紧贴股骨内外髁远端的关节面放置与膝关节平行的标志针，再于髌骨中部后侧放置横行的第 2 枚标志针，于股骨外髁关节面上 1.5 ~ 2cm，距前缘最高点 2cm 处，钻入与标志针平行的导针，沿导针扩孔，拧入长度适宜髁螺钉，将骨折复位，安装并固定钉板。根据骨质缺损情况决定是否植骨。

术后处理：术后 3 ~ 4 天行股四头肌主动舒缩锻炼，1 周后逐渐行膝关节主被动功能锻炼。根据复诊 X 线片等决定下地负重的时间和重量，一般应于 6 ~ 8 周后逐渐下地负重。

3. 治疗结果

随访 6 ~ 24 个月，平均 18 个月。术后 X 线片示 18 例均达到或接近解剖复位，16 例骨折愈合，其中 7 例同时自体髂骨移植，2 例行人工骨移植。骨折愈合时间 3 ~ 9 个月，平均 5.5 个月。2 例开放性骨折由于骨缺损较大且因伤口污染重而未行植骨者分别随诊 8 个月和 10 个月未愈合，行植骨术后半年愈合。1 例术后 18 天伤口破溃感染，行切开引流及置管冲洗 15 天后伤口愈合。骨折愈合后膝关节屈曲 70° ~ 90° 5 例，> 90° 8 例（其中 > 110° 3 例），< 70° 的 5 例中有因骨不连行植骨术后愈合的 2 例。屈曲 < 90° 的 10 例在骨折愈合后取钢板时，同时行伸膝装置粘连松解术，术后膝关节屈曲均 > 90°（其中 > 110° 8 例）。18 例患者中伸直受限 3 例，均 < 10°，无膝内外翻及膝关节疼痛影响行走者。

4. 临证体会

股骨髁间骨折是通过关节面的复杂骨折，治疗措施直接影响膝关节功能的恢复，因而关节面解剖复位、固定坚强、同时膝关节能早期功能锻炼是恢复关节最佳功能的先决条件。而股骨髁间骨折多为直接暴力所致，骨折常粉碎严重，多在冠状面、矢状面及横断面均有骨折，骨折面多嵌插及缺损，造成骨折复位困难，且难以可靠固定。传统的骨栓加克氏针或折弯的钢板固定，由于固定不够坚强，螺钉容易拔出而导致钢板折弯等而疗效不佳。近几年应用 L 形髁钢板固定的报告较多，但 L 形髁钢板击入时易造成两髁分离，且其宽厚的刃板加重了股骨髁部骨质的损伤，增加了骨折的不稳定性，同时对分离的两髁缺乏足够的固定力量，难以达到有效的固定，临床应用也受到了一定的限制。

股骨髁间骨折除内外髁骨块外，常有单髁冠状面的骨折，应首先复位，松质骨螺钉或克氏针固定。临时固定髁间的钢针或螺钉应注意进针位置和方向，避免其影响髁螺钉的打入。同时由于髁间常有碎骨片及骨缺损，因此髁螺钉固定时需注意维持适当的加压力量，防止两髁内聚。在髁螺钉固定好后，应将其间的碎骨片排列复位，可用数枚细克氏针固定，以维持股骨下端的正常外形。骨缺损较明显的患者，应行自体、异体或人工骨移植，以恢复股骨髁的完整性，促进骨折愈合，避免剪切应力引起骨不连或钢板疲劳断裂。骨缺损严重的患者可于髁上区适当短缩，但应不超过2cm。由于腓肠肌内外侧头的牵拉，股骨髁上有向后成角的倾向，如术中纠正不充分，可引起屈膝障碍和创伤性关节炎的发生，因此术中复位时应把持临时固定骨折远端的克氏针复位，充分纠正成角，钢板远端除髁螺钉外尚需至少1枚松质骨螺钉固定。固定结束后，应活动膝关节，观察有无过伸现象，如出现明显的膝反张，则提示骨折向后成角，应重新复位固定。

根据股骨远端生物力学特点，该部位骨折所受剪切应力较大，而髁钉板属于偏中轴固定，钢板承受的弯曲应力较大，因此应根据骨痂生长情况拟定下地行走时机。但在组织反应高峰期后，即应在 CPM 上行膝关节屈伸功能锻炼，以减轻膝关节内粘连，促进关节面修复及模造，争取获得良好的关节功能。动力髁钉板为95°钉板结构，符合股骨远端的解剖结构，适用于股骨髁间及髁上骨折，操作方便，钢板易于与骨干轴线一致，便于复位，固定坚强可靠，是治疗股骨髁间骨折的一种疗效较好且非常实用的方法。但对于内髁粉碎严重、骨块直径 <2cm，影响髁螺钉稳定性的股骨髁间骨折，不适宜用 DCS 固定，可考虑支持钢板固定。

第七节　髌骨骨折

【概述】

髌骨骨折是以髌骨局部肿胀、疼痛，膝关节不能自主伸直，常有皮下瘀斑以及膝部皮肤擦伤为主要表现的骨折。

发病原因：骨折为直接暴力和间接暴力所致。直接暴力多因外力直接打击在髌骨上造成髌骨骨折，如撞伤、踢伤等，骨折多为粉碎性。间接暴力，多由于股四头肌猛烈收缩、牵拉所致，如突然滑倒时，膝关节半屈曲位，股四头肌骤然收缩，牵拉髌骨向上，而髌韧带固定髌骨下部，造成髌骨骨折，多为横行骨折。

【治疗方法】

1. 无移位或移位在0.5cm以内的髌骨骨折

可采用保守治疗。早期冷敷，加压包扎，减少局部出血。保持膝关节伸直位，用石膏托或下肢支架固定4~6周，即可开始股四头肌等长收缩。6周后开始作膝关节主动屈伸活动训练。固定过程中，若关节内血肿张力大，可在严格无菌条件下抽出积血，加压包扎。

2. 移位大于0.5cm的髌骨骨折

建议手术治疗。髌骨骨折的内固定方法多种，可分为两类，一类行内固定后仍需一定时间的外固定；另一类内固定比较坚强，不需外固定。

（1）张力带钢丝内固定术：①适应证：髌骨横行骨折、能复位的髌骨粉碎性骨折。②手术方法：髌前纵行或横弧行切口，显露骨折线，自远折端骨折面，逆行穿出两根直径1.5mm的克氏针固定骨折端，手伸入关节腔内，触髌骨关节面平整后，用钢丝或钢缆作"8"字或环形缠绕克氏针固定。③术后处理：不用外固定，术后第二天练习股四头肌收缩，多数骨折患者在术后2周能屈膝90°并下地行走。

（2）髌骨上极或下级切除，股四头肌腱重新附着术：①切除较小骨块或骨折粉碎部分，将髌韧带附着于髌骨上段，或将股四头肌附着于髌骨下段骨折处。②术后处理：用多量敷料包扎，长腿石膏伸直位固定3周，去石膏后不负重练习关节活动。6周后扶拐逐渐负重行走，并加强关节活动度及股四头肌肌力锻炼。此法可保全髌骨作用，愈合快，股四头功能得以恢复，无骨折愈合及关节面不平滑问题。

（3）髌骨全切除：适用于不能复位，不能部分切除的严重粉碎性骨折。切除粉碎骨折块时，应尽量保护其骨膜及股四头肌腱膜。切除后缝合撕裂的扩张部及关节囊，使其恢复到正常松紧度。然后，将股四头肌腱下拉与髌腱缝合。不能直接缝合者，可用股四头肌腱翻转修补缝合。在股四头肌腱上做"V"形切口，把切下的腱瓣下翻，修补切除髌骨后新形成的缺损。也可用股外侧肌及股四头肌腱外侧部的肌腱瓣向下翻转修补切除髌骨处的缺损。术后石膏托固定4周，练习膝关节伸屈活动。

3. 功能锻炼

（1）踝泵练习：患者活动足踝——用力、缓慢、尽可能大范围地活动足踝，对于促进循环、消退肿胀、防止深静脉血栓具有重要的意义。

（2）伤后早期疼痛稍减轻后，即应开始练习肢四头肌等长收缩，每小时不少于100次，以防肢四头肌粘连、萎缩，伸膝无力，为下地行走打好基础。如无禁忌，应随时左右推动髌骨，防止髌骨与关节面粘连，练习踝关节和足部关节活动。

（3）膝部软组织修复愈合后开始练习抬腿。伤口拆线后，如局部不肿胀无积液，可带着石膏托扶双拐下地，患肢不负重。

（4）4~6周后去除外固定，开始练习膝关节屈伸活动。经过长时间固定，膝关节都有不同程度的功能锻炼障碍，因此应采取多种形式、多种方法的锻炼，如主动锻炼和被动锻炼结合，床上锻炼和床下锻炼结合，用器械锻炼和不用器械锻炼结合等。刚去除外固定时，主动屈膝较困难，可多采用被动启动形式，如别人帮助屈膝；待有一定活动度后改为主动活动。患者可在卧床时主动伸屈膝关节，也可下地扶床边或门框下蹲以练习膝关节伸屈功能。压砂袋法也很简单，即让患者坐在床边，将患肢伸出床沿，在踝部压3kg左右砂袋，每次15分钟，每日2~3次，但应注意被动活动力量要缓和，以免造成新的损伤，同时锻炼的强度应因人而异，以不引起疲劳为宜。

（5）术后不需石膏托外固定者，则可以早期练习关节活动功能。

【经验传承】

髌骨纵行骨折9例报告

髌骨纵行骨折临床少见，其特点是症状轻，体征少，患者多能行走。

1. 临床资料

1988年3月~1995年3月共收治髌骨骨折271例，其中髌骨纵行骨折9例。占髌骨骨折的1/30，男7例，女2例，新鲜骨折8例，陈旧骨折1例，骨折有分离移位7例，无移位2例，年龄20~35岁，边缘性骨折6例，其中内侧3例，外侧3例，近中央性骨折3例，6例为屈曲位受伤，3例为半屈曲位受伤。

症状及体征：膝部疼痛轻重不一，大部分能行走，膝关节伸屈活动部分受限。1例陈旧骨折者上下楼梯感疼痛。骨折分离移位及中央型骨折肿胀较无分离移位及边缘型重，局部压痛明显，偶尔可触及骨擦感，部分皮肤有出血斑。

X线检查：除1例中央型骨折并分离移位者，膝关节正侧位发现骨折外，余8例无异常发现，经髌骨轴位片发现骨折。骨折分离约3~5mm，关节面不平。

2. 治疗方法

2例无移位者行石膏固定4周，有移位者2例行手法复位，抱膝圈加石膏托固定4周，对移位明显，手法复位失败者行切开复位，2根细克氏针交叉固定，术后4周拔除内固定。1例陈旧骨折为边缘性骨折，骨折块比较小，不影响关节面，给予骨折块切除。外固定解除后，患肢主动功能锻炼。

3. 治疗结果

经半年以上随访，患肢行走有力，无疼痛，膝关节伸屈功能正常，骨折线经X线片示消失，关节面平整。

4. 临证体会

髌骨纵行骨折是屈膝位同时伴有内翻或外翻动作时髌骨被拉向内侧或外侧，在股骨内踝或外踝处形成支点，造成髌骨纵行骨折。以青壮年多见，其特点是症状轻，体征少，患者大多可行走，膝关节功能受限不明显，压痛点局限于骨折部，范围小，肿胀轻，检查易忽略。由于 X 线正侧位片骨性重叠，故膝关节正侧位片易漏诊，髌骨轴位片可证实。髌骨纵行骨折时，内外侧纤维腱性扩张部及关节囊一般保持完整，髌前筋膜为纵行损伤，对膝关节伸屈功能影响较小。诊断应注意与副髌骨鉴别，特别是陈旧骨折。副髌骨多在髌骨外上角，为一孤立、边缘整齐光滑的小骨块，且多为双侧性，拍摄双膝 X 线片可证实，同时副髌骨无外伤史，无压痛及骨擦感。

第八节　胫骨平台骨折

【概述】

胫骨平台骨折（fracture of tibial plateau）是膝关节创伤中最常见的骨折之一。膝关节遭受内或外翻暴力的撞击或坠落造成的压缩暴力等均可导致胫骨髁骨折。由于胫骨平台骨折是典型的关节内骨折，其处理与预后将对膝关节功能产生很大的影响。同时胫骨平台骨折常常伴有关节软骨、膝关节韧带或半月板的损伤，遗漏诊断和处理不当都可能造成膝关节畸形、力线或稳定问题，导致关节功能的障碍。因而，对于胫骨平台骨折的诊断与处理是膝关节创伤外科中的重要课题。

胫骨上端与股骨下端形成膝关节。与股骨下端接触的面为胫骨平台。胫骨平台是膝的重要负荷结构，一旦发生骨折，使内、外平台受力不均，将产生骨关节炎改变。由于胫骨平台内外侧分别有内、外侧副韧带，平台中央有胫骨粗隆，其上有交叉韧带附着，当胫骨平台骨折时，常发生韧带及半月板的损伤。

病因：胫骨平台骨折可由间接暴力或直接暴力引起。高处坠落伤时，足先着地，再向侧方倒下，力的传导由足沿胫骨向上，坠落的加速度使体重的力向下传导．共同作用于膝部，由于侧方倒地产生的扭转力，导致胫骨内侧或外侧平台塌陷骨折。当暴力直接打击膝内侧或外侧时，使膝关节发生外翻或内翻，导致外侧或内侧平台骨折或韧带损伤。

临床表现：伤后膝关节肿胀疼痛，活动障碍，因系关节内骨折均有关节内积血，应注意询问受伤史，是外翻或内翻损伤，注意检查有无侧副韧带损伤。关节稳定性检查常受到疼痛、肌肉紧张的限制特别是双髁粉碎骨折者。单髁骨折者，侧副韧带的压痛点的对侧，即为其损伤的部位，在侧副韧带断裂者，侧方稳定性试验为阳性。

清晰的膝正侧位 X 线片，可显示骨折情况，特别对于无移位骨折。

【分类】

Schatzker 将胫骨平台骨折分为 6 型。

Ⅰ型：外侧平台的单纯楔形骨折或劈裂骨折

Ⅱ型：外侧平台的劈裂压缩性骨折。

Ⅲ型：外侧平台单纯压缩性骨折。

Ⅳ型：内侧平台骨折，可以是劈裂性或劈裂压缩性

Ⅴ型：包括内侧平台与外侧平台劈裂的双髁骨折。

Ⅵ型：同时有关节面骨折和干骺端骨折，胫骨髁部与骨干分离，即所谓的骨干－干骺端分离，通常患者有相当严重的关节破坏、粉碎、压缩及髁移位。

【治疗方法】

胫骨平台骨折的治疗以恢复关节面的平整和韧带的完整性，保持膝关节活动为目的。胫骨平台为松质骨，位于关节内．骨折的类型多种多样，无论用什么方法治疗，都难以绝对恢复软骨面的平滑，再加上损伤软骨的再生能力极低，后期常遗留骨关节炎改变或关节稳定性差。

1. 非手术治疗

（1）适应证：胫骨平台骨折无移位或者骨折塌陷 <2mm，劈裂移位 <5mm 的粉碎骨折或不宜手术切开复位骨折。

（2）牵引方法：跟骨牵引，重量 3～3.5kg，并做关节穿刺，抽吸关节血肿，牵引期 4～6 周。依靠牵引力使膝关节韧带及关节紧张，间接牵拉整复部分骨折移位纠正膝内翻或外翻成角，在牵引期间积极锻炼膝关节活动，能使膝屈曲活动达 90°，并使关节塑形。

（3）关节镜下辅助复位及固定：关节镜下辅助复位及固定技术正在开始使用，关节镜下手术的软组织损伤少，提供较好关节面显露并能诊断及治疗并发的半月板损伤。首先将患肢置于股部固定架上上气囊止血带，关节镜入口位于膝关节前外侧，并在膝关节间隙上方约 2cm 处，然后灌洗膝关节，抽出关节内积血，去除游离骨及软骨碎片，如果外侧半月板嵌入骨折部位可用钩将其钩出，半月板撕裂者通常可修复。评估骨折块塌陷及劈裂情况，对劈裂骨折采用大巾钳向关节中部挤压劈裂骨折片，将之复位，待关节镜下证实复位满意后经皮拧入 6.5mm 松质骨螺丝钉固定。塌陷骨折者，在其下方开一骨窗，插入克氏针入骨块内然后通过带套管的挤压器打入，

将其抬高，待关节镜观察复位满意后，拔除克氏针及套管挤压器，所形成骨腔用自体骨及骨水泥充填，最后经皮拧入 6.5mm 松质骨螺丝钉。术后早期开始 CPM 被动活动锻炼功能。

2. 手术治疗

（1）适应证：平台骨折的关节面塌陷超过 2mm，侧向移位超过 5mm；合并有膝关节韧带损伤及有膝内翻或膝外翻超过 5°者。

（2）手术入路：外侧或内侧平台骨折用相应的前外侧或前内侧纵向入路，内外两侧平台骨折用前正中或 Y 形切口；尽量减少皮下组织分离，以免影响皮瓣血运；保护半月板，对塌陷骨折、劈裂骨折、双髁骨折，在半月板下方分离；对内、外两侧平台骨折必要时行髌腱切断或胫骨结节截骨，以显露关节面。

（3）外侧平台骨折显露：外侧显露自膝外侧副韧带前开始，沿关节线向前内做切口，经髌腱外缘处拐向下，达胫骨粗隆外缘，切开后将胫前肌起点骨膜下向下外翻开，显露胫骨上外侧及外髁，沿半月板下切开关节囊向上牵开，探查胫骨外侧平台、关节面。

（4）内侧平台骨折显露：在膝内侧自膝关节线上 1cm 侧副韧带后起向下前达胫骨粗隆内缘做弧形切口，切开皮肤、皮下，分开鹅足腱。骨膜下显露胫骨内髁骨折线，关节的显露方法及骨折块复位同外侧显露。

（5）两侧平台骨折显露：膝前 Y 形切口，向上翻髌腱显露双髁。沿膝前关节线做横弧向下的切口，切口两端在侧副韧带前，再于此切口中点向下做纵切口，使之成 Y 形，切开皮肤皮下组织，同前法骨膜下显露胫骨内外髁及胫骨结节，将髌腱止点连同胫骨块凿下，将其向上翻开，半月板下方横切开，关节囊前角止点可以切开，但前交叉韧带止点必须保留于原位，将半月板向上牵开，则胫骨内外髁关节面及骨折移位情况完全显露，探查胫骨平台下陷情况，复位骨折也可用膝正中纵切口及髌腱 Z 形切开延长方法。

（6）胫骨平台骨折内固定

①劈裂骨折（Ⅰ型）：先整复骨折远端，再由后向前上推挤整复骨折近端，用克氏针暂固定，骨折近端用拉力松质骨螺钉沿平台关节面软骨下至内侧皮质固定，骨折远端可用拉力皮质骨螺钉穿内侧皮质骨固定。

②塌陷骨折（Ⅱ型）：在胫骨上端的前外侧皮质骨，用骨凿形成骨洞，用骨冲击器，由骨孔插入，向上至塌陷骨折片下面抬起骨折块在塌陷区空腔植骨，可不用内固定或用一枚松质骨螺丝钉由外向内沿塌陷骨块的软骨下皮质骨固定。

③劈裂塌陷型骨折（Ⅲ型）：先将劈裂骨折向外翻转，显露塌陷骨折片，用骨

膜起子抬起塌陷骨折片复位，塌陷空腔植骨，再将劈裂骨折复位，用两枚螺丝钉固定，对老年骨质疏松者亦可用 L 形和 T 形的支撑钢板固定。

④内外髁的 T 形和 Y 形骨折（Ⅳ型）：与整复一侧平台劈裂塌陷及劈裂塌陷折片相似，但先整复移位较重侧平台的主要骨折面，后整复较轻移位侧平台的主要骨折片及其他较大的碎骨片，尽可能恢复平整的平台关节面。在移位重侧用 T 形和 L 形钢板固定，移位轻的一侧用短钢板固定。

（7）用外固定架治疗复杂胫骨平台骨折：使用外固定架治疗复杂的胫骨平台骨折能较好维持关节复位及轴向对线，并允许早期治疗，但其条件是必须施以有限的手术，如塌陷骨折开骨窗行植骨垫高；劈裂骨折行空心螺丝钉固定，使关节面平整，才能进一步使用外固定架，另外外固定架的针必须尽量在关节面下 1.5cm 的关节囊外，以免置针感染进入关节。

（8）合并韧带损伤的平台骨折治疗：胫骨平台骨折并发侧韧带损伤，如果未予治疗尽管胫骨平台骨折愈合良好，仍可出现关节不稳且晚期结果较差。Bennett 和 Browner 报道，骨折合并半月板损伤为 20%，20% 有侧副韧带损伤，10% 有前交叉韧带损伤，3% 有外侧韧带损伤，3% 有腓总神经损伤。内侧副韧带损伤最常见于胫骨平台Ⅱ型骨折，而半月板损伤常见Ⅳ型骨折，如果胫骨髁间隆突骨折并移位，可通过骨性隧道将其用钢丝固定，前交叉韧带中部断裂给予缝合，半月板完全断裂给予切除，边缘游离，行缝合。

【经验传承】

（一）后正中入路 T 型锁定钢板治疗胫骨平台后髁骨折

胫骨平台后髁骨折是比较少见的关节内骨折。多由于膝关节在屈曲位受到轴向暴力，造成胫骨平台后髁在冠状面上劈裂或塌陷，暴力严重时可使胫骨相对于股骨向前移位，从而造成交叉韧带损伤或髁间隆突撕脱骨折，甚至造成半月板或邻近血管的损伤。目前，对于其治疗的手术入路和内固定物，还没有形成统一的认识。2007 年 1 月至 2009 年 3 月，我院采用后正中入路 T 型锁定钢板固定治疗胫骨平台后髁骨折 6 例，疗效满意。

1. 临床资料

本组 6 例患者均为男性。年龄 28 ~ 47 岁，平均 35 岁。车祸伤 4 例，坠落伤 1 例，运动伤 1 例。骨折类型：胫骨平台后外侧髁骨折 2 例，后内侧髁骨折 3 例，双侧后髁骨折 1 例。本组均为闭合性骨折，合并胫骨平台髁间隆突撕脱骨折 3 例，合并半月板损伤 1 例。受伤至手术时间 4 ~ 7 天，平均 5.5 天。所有患者术前均摄膝关节正侧位 X 线片，4 例行 CT 扫描和三维重建。

2. 治疗方法

（1）术前准备：患者入院后垫高患肢，其中 2 例予跟骨结节骨牵引，配合使用脱水消肿和抗凝药物。完善相关检查，待患肢肿胀基本消退后进行手术。

（2）手术方法：采用硬膜外麻醉或蛛网膜下腔麻醉。患者俯卧位，患侧大腿上气囊止血带，患膝稍屈曲。自股二头肌后缘切开，向下至关节处，顺皮肤横纹越过腘窝达关节内侧，再沿腓肠肌内侧头向下延伸。将切口的全厚筋膜皮瓣向两侧牵开，在切口的下端、小隐静脉的内侧切开腘筋膜，分离小隐静脉外侧的腓肠内侧皮神经，然后扩大腘筋膜切口至腘窝上角，逆向分离腓肠内侧皮神经至胫神经发出处，沿股二头肌内侧缘由近至远找出并适当分离腓总神经。最后将半腱肌、半膜肌牵向内侧，股二头肌及腓总神经牵向外侧，显露腘动、静脉和胫神经。后内侧髁骨折者，将腓肠肌内侧头自起点处剥离并牵向内下方，腘动脉、静脉和胫神经牵向外侧，暴露关节囊后内侧和平台后内侧部；后外侧髁骨折者，将腓肠肌外侧头自起点处剥离并牵向外下方，腘动脉、静脉和胫神经牵向内侧，暴露关节囊后外侧和平台后外侧部。显露过程中注意结扎穿支动静脉。完全显露后，观察交叉韧带、髁间隆突和半月板损伤情况。必要时用钢丝或丝线固定损伤交叉韧带、髁间隆突，修补或次全切除损伤的半月板。直视下复位胫骨平台后髁骨折，塌陷骨折骨缺损明显时可植骨。复位后先用克氏针作临时固定，C 形臂 X 线机透视确认骨折复位满意后，再用 T 形锁定钢板固定。固定后再次透视确认钢板及螺钉位置、长度适宜，固定牢靠后，冲洗切口，松止血带，彻底止血，关闭切口。固定不够牢固者加用石膏外固定。

（3）术后处理：术后常规应用抗生素及抗凝药物。术后第 3 天起进行股四头肌功能锻炼，6 周后开始指导患者行膝关节屈伸锻炼，扶拐不负重行走，3 个月后开始逐渐负重行走。术后 6 周、3 个月、6 个月及 1 年时常规摄 X 线片复查。

3. 治疗结果

本组 2 例加用细钢丝、1 例加用可吸收线固定髁间隆突撕脱骨折，1 例因半月板前后完全撕裂予以次全切除。6 例均未植骨，1 例双侧后髁骨折患者予石膏制动。6 例患者均进行 1 年随访，术后切口均一期愈合，无感染、深静脉血栓形成等并发症发生。术后 6 个月复查时，骨折均获骨性愈合，无关节面塌陷。膝关节功能按 Hohl 标准评定，优 5 例，良 1 例。

4. 临证体会

由于胫骨平台后髁骨折比较少见，目前还没有明确的概念和很好的分型方法。胫骨平台后髁骨折主要累及胫骨内、外侧髁的后部，常合并后交叉韧带胫骨止点

340

（即髁间隆突）撕脱骨折。在临床诊断过程中，大多都将此病笼统地定义为胫骨平台骨折。累及胫骨平台后髁的骨折线主要在冠状面上，正位 X 线片上的表现并不明显。准确的诊断必须依靠标准的侧位片或 CT 扫描。CT 扫描三维重建能直观、立体地展示骨折线的走向和骨折片的移位方向，即使局限的后髁塌陷骨折也能清晰显示。依据 AO 分型，胫骨平台后髁骨折属 B3 型，但很难将其归入 Schatzker 分类中的任何一种。Khan 依照形态学分布将累及胫骨平台后髁的骨折划为单独一型，即 P 型平台后髁骨折，并进一步将其细分为 P1 后内髁骨折和 P2 后外髁骨折 2 种亚型。总之，只有依据 AO 和 Schatzker 两种分型方法，结合全面的影像学检查，才能准确、有效地对胫骨平台后髁骨折做出诊断和分型，从而更好地指导临床治疗。

对于胫骨平台后髁骨折，传统的前内侧或前外侧入路，无法充分显露后关节间隙以及胫骨平台后髁，影响复位和固定，甚至达不到功能复位的要求。而后侧入路则解决了这一问题，为骨折的复位和内固定提供了良好的操作空间，是一种适合胫骨平台后髁骨折的手术入路。标准的后内侧或后外侧手术入路，能直达骨折部位进行复位固定，但需要剥离肌肉起止点、显露游离腓总神经，损伤较大；而后正中入路同样能充分暴露胫骨平台内、外髁的后侧，直接对骨折块进行解剖复位和固定，对胫骨平台后髁骨折合并腘动静脉损伤或膝关节交叉韧带、髁间隆突撕脱骨折及半月板损伤的修复具有明显优势。但该入路局部解剖结构较复杂，要求术者具备全面的理论知识和熟练的操作技巧。

胫骨平台后髁解剖特殊，轮廓不规则，干骺端移行区弯度较大，目前临床上常用的各种钢板难以与骨折端完全贴合。有些学者尝试使用有限接触加压接骨板、重建钢板、T 形钢板、小型 T 形钢板及三叶草钢板等适度预弯后进行支撑固定，并取得了一定的经验。本组 6 例胫骨平台后髁骨折，我们全部应用 T 型锁定钢板固定（其中 1 例双侧后髁骨折，内侧用 T 型锁定钢板固定，外侧用 2 枚空心加压螺钉固定），术中不用预弯钢板，依靠其相对坚强的"内支架"固定作用，完全起到了牢靠的固定效果，术后无 1 例出现骨折块移位或塌陷。

除了选择合适的手术入路和内固定材料，治疗过程中还应注意以下几点：①对后髁骨折有塌陷者，术前应常规行 CT 检查，以明确关节面损伤和骨质缺损程度，决定术中是否需要植骨；②术中使患膝稍屈曲，以松弛肌肉，扩大术野；③术中操作要仔细，从正确的肌间隙进入，注意结扎穿支动静脉，保持术野清晰；④对后外侧髁骨折，需要显露并保护好腓总神经，不要过度牵拉小腿三头肌，以免损伤胫前动静脉；⑤骨折块复位后一般需用克氏针作临时固定，钢板固定后应透视确认螺钉位置、长度；⑥关闭切口前一定要彻底止血，直到没有搏动性小血管出血为止；⑦术后要指导患者进行系统、规范的功能康复锻炼。

本组 6 例患者虽然取得了很好的临床疗效，但样本量较小，这些临床经验还不足以形成统一、完整的治疗方案。对于胫骨平台后髁骨折的形态学概念、诊断、分型及手术入路的解剖学基础以及解剖内固定物的研制等一系列问题，还有待于进一步深入研究和探讨。

（二）撬拨复位双头空心钉治疗胫骨平台骨折

自 1997 年以来，采用撬拨复位、双头空心钉固定的方法治疗胫骨平台骨折 55 例，疗效满意。

1. 临床资料

本组男 40 例，女 15 例；年龄 19～70 岁，平均 38.6 岁。左侧 38 例，右侧 17 例。车祸伤 42 例，跌伤 9 例，砸伤 4 例；伤后至就诊时间 1～40 小时，平均 8.9 小时。骨折按 Schatzker 等分类：Ⅰ型单纯劈裂型 8 例，Ⅱ型劈裂塌陷型 27 例，Ⅲ型单纯中央塌陷型 3 例，Ⅳ型内髁骨折 7 例，Ⅴ型不合并骨干及干骺端分离的平台骨折 7 例，Ⅵ型合并骨干及干骺端分离的平台骨折 3 例。

2. 治疗方法

采用股神经加坐骨神经阻滞麻醉，无菌操作，患者取仰卧位，膝关节常规消毒铺巾。一助手握大腿，一助手握前足，屈膝 15°牵引。如为胫骨内髁骨折，则外翻位牵引，胫骨外髁骨折则内翻位牵引，合并胫骨干及干骺端分离型，则中立位牵引。在 X 线机引导下，首先手法复位，纠正骨折块横向移位，根据骨折块大小及骨折部位，经皮穿针撬拨复位。以胫骨内髁骨折为例，在内侧平台前内侧，沿骨折线部位，经皮插入 4mm 骨圆针 2 根，骨圆针前径抵达平台塌陷骨片的下面，利用杠杆原理或直接向上撬拨复位，恢复关节面的平整，术中能感觉到骨折移位的骨擦感，外观畸形逐渐消失，由助手持续牵引，一助手持续撬拨钢针的位置，再次挤压内外侧，纠正横向移位，在 X 线机的配合下经关节面下 2cm 处，切开 1cm 切口，旋入 1 枚直径 2.0mm 导针，选好长度适中的空心钉沿导钉拧入固定，空心钉尾部不超出对侧骨皮质，使骨折端对合紧密，经透视证实骨折复位好、关节面平整、内固定牢固后，拔除撬拨用的克氏针，缝合伤口 1 针，包扎伤口。如骨折块接近关节面，空心针无法固定，可将撬拨用的克氏针撬拨复位后，直接垂直穿入松质骨中，起到支撑作用，缺损部分靠骨膜化骨填塞，若缺损部分超过 5mm，则需取局部小切口用人工骨或自体髂骨填塞。克氏针尾留在皮外，6 周拔除。也可用 2mm 克氏针直接固定撬拨后的小骨片，撬拨复位用的克氏针继续起支撑作用，手术结束前，拍膝关节正侧位片，证实骨折复位良好，固定牢固，石膏夹固定膝关节屈膝 15°6 周，然后解除石膏固定，如克氏针固定则 6 周拔除，空心螺钉可待骨折完全骨性愈合后取出，配合中药烫洗，不负重功能锻炼，12周后逐渐负重行走。

3. 治疗结果

本组 55 例，随访 1~4 年，按于学均等拟定的疗效标准从 6 个方面加以综合评定，即按膝关节活动范围、疼痛、稳定性、膝轴线、负重区关节面的复位程度以及患者步行能力分成优、良、可、差 4 个等级加以评定，结果本组 I~Ⅵ型骨折的优良率分别为 100%、98.77%、94.44%、83.33%、92.86%、72.22%。

4. 临证体会

（1）治疗方法选择：治疗方法主要有手术治疗与保守治疗。手术治疗根据不同骨折类型有不同的手术入路，切开关节囊，暴露骨折后，根据骨折类型不同而采用相应的内固定材料，必要时需要植骨垫高关节面。对手术适应证，目前尚无统一标准。常风玉等认为胫骨平台单髁或双髁骨折超过关节面 1/3，骨折块移位超过 10mm，压缩骨折关节凹入超过 5mm，为手术指征。刘军等认为塌陷超过 10mm 需手术抬高塌陷关节面，如塌陷 6~8mm 是否手术，可根据患者的年龄及膝关节功能要求做决定，如塌陷少于 5~6mm 应保守治疗。除非患膝合并交叉韧带及半月板损伤，即使塌陷移位超过 10mm 者，在做好术前准备工作的同时，可先行撬拨复位，如失败，则手术切开复位。唐坚等报导应用松质骨拉力空心钉在关节镜下复位固定治疗胫骨平台骨折取得满意效果。沈侠等报导经皮空心螺纹钉治疗胫骨平台骨折取得满意效果。

（2）本疗法优点：避免关节囊及关节滑膜的再次破坏，降低了关节粘连程度和减少关节僵直的发生，膝关节损伤后其僵硬的发生除了与关节固定时间的长短有关之外，与关节的创伤程度，尤其是周围组织的创伤亦有很大关系，膝部骨折已造成关节的损伤，手术切开复位将进一步加重这方面的伤害，其结果是使关节内创伤性瘢痕增加，粘连加重。同时减少骨膜的破坏程度，有利于骨折愈合，特别对于部分压缩骨折、骨折复位后部分骨质缺损（若缺损超过 5mm，则需骨填塞）者效果较好。双头空心加压螺钉采用 317L 型钢制成，能承载高强度负荷和弯曲力矩，而且还有自攻能力。它前段为松质骨细螺纹，中段光滑面，后段为带有皮质骨细螺纹的圆锥形体。由于骨折两端均有螺纹固定，在拧入时前后螺纹进度不同，加上尾部的圆锥形体，能在骨折端产生轴向压力，使骨折面紧密接触，甚至嵌插。骨折端剪力变小，压力增加。空心钉中心有直径 2mm 孔道，空心具有减压作用，能促进骨折愈合。最大限度减轻患者手术的心理压力，无手术瘢痕，住院时间短，感染机会小，也减轻患者的经济负担。

（3）注意事项：术前应仔细分析 X 线片，常规 CT 扫描，因为 CT 对骨折在横

临床篇　第六章　四肢骨折

断面的移位程度、骨折块大小和塌陷的程度有十分精确的数据，同时还可以检查半月板是否有损伤，为进一步治疗提供帮助。如肿胀重，首先要抬高患肢，药物消肿，肿胀减轻后再手术，以防出现骨筋膜室综合征。手术操作应严格无菌，空心螺钉进入方向应垂直或接近垂直骨折线，如留有钢针内固定，针尾要弯曲剪断留皮下，防止钢针进入骨折内造成取出困难。术后 7~10 天复查防止骨折再移位，术后 1 周进行股四头肌锻炼，对于复杂的胫骨平台粉碎骨折并发韧带及半月板损伤者，需切开复位内固定。

（三）微创治疗 Schatzker Ⅱ、Ⅲ型胫骨平台骨折 24 例

胫骨平台骨折较为常见，约占各种骨折的 4%，治疗不当将出现关节疼痛、关节不稳或关节僵硬，严重影响关节功能。2005 年 9 月至 2009 年 9 月，我们采用微创手术治疗 Schatzker Ⅱ、Ⅲ型胫骨平台骨折患者 24 例，疗效满意，现报告如下。

1. 临床资料

本组 24 例，均为外伤后 2 周内的新鲜骨折，男 16 例，女 8 例。年龄 18~73 岁，平均 37 岁。车祸伤 10 例，高处坠落伤 14 例。Schatzker Ⅱ型 16 例，Ⅲ型 8 例。左侧 11 例，右侧 13 例。外侧平台骨折 16 例，内侧平台骨折 8 例。开放性骨折 2 例，闭合性骨折 22 例。术前 CT 及 MRI 检查未见侧副韧带、交叉韧带及半月板损伤。

2. 治疗方法

（1）手术方法：患肢上气囊止血带，采用膝下前外侧切口（外侧平台骨折）或前内侧切口（内侧平台骨折）。自胫骨平台向下作弧形切口至胫骨结节下约 2cm 处，依次切开皮肤、皮下组织。胫骨平台内、外侧于骨膜外锐性剥离，胫骨平台下骨干部做骨膜下剥离，勿切开关节囊。Schatzker Ⅱ型骨折者将外侧楔形骨块翻开，显露塌陷的平台。如果塌陷处的骨折线清晰，直接用骨刀撬起；如骨折线不清，则用骨刀在塌陷软骨下深层凿一新骨折线，使塌陷关节面前、内、外侧游离，然后用骨刀撬起塌陷的骨块，使关节面平整，关节面撬起后遗留的空腔植以自体髂骨。外侧楔形骨块用复位钳夹挤复位，再以 T 型或 L 型钢板固定。Schatzker Ⅲ型骨折者则根据术前 CT 检查，在塌陷骨块下方胫骨平台的骨皮质处开骨窗，骨窗大小根据 CT 所示塌陷面积而定。再用同样方法用骨刀凿一新骨折线，然后用圆而钝的器物如螺丝刀柄探入并由下往上轻轻撬拨，至 C 形臂 X 线机下见关节面平整为止。植骨与固定同前。放置硅胶管负压引流，棉垫加压包扎。

（2）术后处理：术后常规使用抗生素预防感染，石膏托固定 2~3 周。石膏固定期间积极行股四头肌收缩锻炼及足趾主动活动。石膏拆除后立即行被动（借助

CPM 机）和主动膝关节屈伸活动。术后 3 个月患肢开始逐渐负重。

3. 治疗结果

本组 24 例均获随访，时间 12 ~ 48 个月，平均 18 个月。所有患者骨折均在 12 ~ 18 周内骨性愈合。未出现植骨坏死、切口感染、皮肤坏死及内固定松动、断裂等。按 Hohl 疗效评分标准评定，优 12 例，良 10 例，中 1 例，差 1 例。

4. 临证体会

胫骨平台骨折是一种由高能量损伤所致的关节内骨折，治疗不当易导致创伤性关节炎、关节不稳和关节僵硬等并发症。传统方法需切开关节囊，直视下观察关节面的复位程度，损伤大，影响关节功能恢复。因此，有限切开、直接或间接复位、生物学固定已成为治疗胫骨平台骨折的发展方向。郭润栋等在关节镜下复位内固定治疗胫骨平台骨折，优良率达 90%。但由于设备及技术的限制，该方法不易在基层医院推广。我们所采用的微创治疗方法，通过有限切开，配合使用 C 形臂 X 线机，复位准确、固定牢固，并且能早期进行功能锻炼，有利于患者关节功能恢复。采用本方法进行治疗时需要注意下几点：①X 线片显示关节面有塌陷，身体状况允许者均能进行该手术。②术前应进行 CT 或 MRI 检查，充分了解骨块移位情况和关节面塌陷程度。③植骨时先填入少量松质骨颗粒，再植入自体带皮质的髂骨，作为塌陷部位的支撑，使关节面平整。伍书民等提出，植骨时应使塌陷部位高于平台 1 ~ 2 mm，以防术后填充骨吸收，负重行走致骨折部位再次塌陷。笔者认为只要将塌陷的关节面撬拨平整、充分植骨，且在 3 个月后开始负重，就无需使塌陷部位高出正常关节面。④功能锻炼应尽早进行，并且应将借助 CPM 机锻炼和主动原位肌肉锻炼相结合。

（四）胫骨平台骨折分期治疗的体会

胫骨平台骨折是临床常见的关节内骨折，治疗较为困难。依照其临床分期采用不同的方法治疗胫骨平台骨折 55 例，取得了较好的疗效。

1. 临床资料

本组 55 例，男 39 例，女 16 例。年龄 16 ~ 65 岁，平均 39 岁。依据创伤机制分型，非平台关节面骨折 7 例，平台关节面骨折 37 例（其中外翻 I 度骨折 8 例，Ⅱ 度 10 例，Ⅲ 度 9 例，Ⅳ 度 10 例），垂直型 6 例，内翻型骨折 5 例。单纯胫骨平台骨折 43 例，合并其他骨折 12 例。伤后就诊时间 1 小时 ~ 6 天。

2. 治疗方法

外翻 I 度骨折和移位不大的内翻型骨折，膝关节屈曲 15°，行长腿石膏固定，6

周去除外固定，不负重屈曲活动膝关节，12周后逐渐负重。

部分外翻Ⅱ度和移位较大的内翻骨折采用股神经加坐骨神经阻滞麻醉，无菌操作。对抗牵引下对挤胫骨内外髁，在骨折压缩侧、骨折线近端，经皮钻入4mm骨圆针，边进针边向远端压针尾，撬拨塌陷关节面，X线机透视证实解剖复位，骨圆针达对侧骨皮质，临时固定，再在进针侧，离关节面1cm皮肤纵形切1cm切口，选择长短合适的松质骨拉力螺钉平关节方向进针固定，透视复位满意，若骨圆针仍有固定作用，针尾屈弯留于皮外，否则可拔除。如果骨折靠近关节面，骨折块较小，撬拨复位后，用2～3mm克氏针靠近关节面水平进针，穿过对侧骨皮质，起固定、支撑作用。

外翻Ⅱ度压缩2cm以上者，采用胫前外侧直切口，若无半月板、韧带损伤，X线透视下，从骨折线开骨窗，用特制器械通过骨窗抬顶塌陷关节面，关节面下骨压缩处植自体髂骨块。靠近关节面用3mm克氏针固定骨折。

对外翻Ⅲ～Ⅳ度、垂直型骨折，关节面压缩，半月板、韧带多有损伤，如果创伤重，软组织高度肿胀，先行跟骨骨牵引，应用药物（外敷中药＋静脉用药）促进消肿，然后经膝前"S"切口，翻开髌骨，清楚显露关节，将与胫骨有正常连接的骨块临时用细克氏针固定，再通过撬拨、抬顶，使塌陷、移位的关节面复位，压缩缺损处植自体骨，用髁间钢板或钢针、螺丝钉固定。对于关节面粉碎严重，甚至缺损的，我们试用髂骨外板顺应关节面弧度代替关节面，用克氏针固定植骨块。半月板轻度破损者，给予修补；严重破裂者，则切除。伴韧带有损伤的，行修补术或通过骨隧道固定起止点。

术后均行石膏夹固定，根据内固定的可靠程度选择4～8周去除固定，屈伸活动膝关节。骨折愈合后开始负重活动。

3. 治疗结果

本组55例，51例得到随访，随访时间6～16个月，骨折均骨性愈合。按马元璋的疗效评定方法，折愈合前，关节面向下塌陷大于3mm者8例。骨折愈合后，35例功能良好，膝关节活动正常；8例较好，膝关节屈曲受限不超过20°，无明显膝内、外翻，大量活动后，膝关节酸胀不适；一般5例，主要表现为膝关节屈曲受限，屈膝小于60°，股四头肌肌力Ⅳ～Ⅴ级，上下楼梯受限；不良3例，2例膝关节外翻，1例膝内翻，角度超过15°，行走严重受限。4例X线片示关节面明显不平整，而患者自觉症状很轻。

4. 临证体会

（1）分期治疗的优点：胫骨平台骨折是关节内骨折，治疗的目的是获得一个活

346

动正常、无痛、稳定的膝关节。我们按骨折类型治疗，对移位小、无韧带损伤的骨折，采用外固定或经皮撬拨复位、结合外固定，减少了手术对关节囊和关节滑膜的再度损伤，有利于膝关节的恢复；对于骨折严重的患者，先行骨牵引，一方面有利于软组织消肿，另一方面可以使脱位的关节恢复正常力线。术前做 MRI 检查，了解骨折、半月板及韧带损伤情况，以判定手术方案；术中从各个方向透视，使关节面平整，并植骨填充骨缺损，尽可能恢复膝关节面的解剖关系，防止、减少膝关节创伤性骨关节炎的发生。

（2）术后异常的原因分析：在治疗中我们观察到，部分严重的骨折术中及术后早期摄 X 线片关节面平整，但常逐渐出现凹陷，分析认为这与骨折愈合过程中部分骨吸收有关，我们采取的办法是在靠近关节面皮质骨处穿钢针、充分植骨，垫高关节面，使之稍高于正常部分；早期不负重屈伸活动膝关节很必要，这样通过磨造，使创伤后的平台关节面尽可能与股骨髁关节面相适应，另可减少膝关节屈伸障碍的发生。本组发生膝关节内、外翻者 3 例，究其原因一是骨折严重，二是患者不合作，在骨折尚未全愈时负重，并未能按要求定期复诊，虽经二期手术纠正了畸形，但加重了患者的痛苦，也加重了经济负担，治疗效果明显不如一期手术的患者，所以我们一定向患者说明定期复诊、晚负重的重要性。

（3）采用特殊术式的原因：作者曾采用自体髂骨外板代替缺损的关节面，因患者经济困难，并且为老年女性，考虑患者以后从事大体力活动的机会较少，又无力支付做人工关节面置换的费用，关节面缺损太大，不手术势必影响日常生活，故采用这一术式，在随访中我们看到治疗效果还是满意的。

第九节　踝部骨折

【概述】

踝部骨折多由间接暴力引起，如外翻、内翻或外旋等。根据暴力作用的大小、方向和受伤时足的位置而产生不同类型和程度的骨折。踝关节是负重关节，骨折均为关节内骨折，若对位不好，将形成创伤性踝关节炎，伤踝僵硬疼痛、行走困难。

【分类】

1. 根据骨折发生的原因分

（1）内翻骨折

Ⅰ度：外踝骨折或外侧韧带损伤。

Ⅱ度：在Ⅰ度基础上加内踝骨折 内侧半脱位（双踝）。

Ⅲ度：在Ⅱ度基础上再加上后踝骨折（三踝）。

（2）外翻骨折

Ⅰ度：内踝骨折或内侧韧带损伤。

Ⅱ度：在Ⅰ度基础上加外踝骨折，或下胫腓韧带断裂，下胫腓分离或腓骨下端骨折，内侧半脱位（双踝）。

Ⅲ度：在Ⅱ度基础上再加上后踝骨折（三踝）。

（3）外旋骨折

Ⅰ度：外踝斜形或螺旋形骨折

Ⅱ度：在Ⅰ度基础上加内踝撕脱骨折（双踝）。

Ⅲ度：在Ⅱ度基础上再加上后踝骨折（三踝）。

（4）垂直压缩型骨折：足跟着地，足背屈致胫骨前缘骨折、距骨前脱位，或胫骨及两踝粉碎骨折。

2. Danis – Weber 分类

根据腓骨骨折的水平位置和胫距关节面的相应关系，将踝关节骨折分为 A、B、C 3 型，腓骨骨折位置越高，胫腓韧带损伤越重，踝穴不稳的危险性越大。

A 型：腓骨骨折线在踝关节平面以下，多为横行撕脱性骨折，亦有仅撕脱外侧副韧带者，内踝无骨折，胫骨后缘及下胫腓韧带联合多半完整无损。

B 型：位于下胫腓韧带联合水平的腓骨骨折，可伴有内踝撕脱骨折或三角韧带损伤；胫骨后缘可以完整或显示有后胫腓韧带撕脱的三角骨块。

C 型：腓骨骨折在下胫腓韧带联合与腓骨头间的任何部位，内踝有撕脱骨折或三角韧带损伤；胫骨下端后外侧有骨折块；下胫腓韧带联合多为撕裂。此型是外旋应力和某种冲击暴力的合并作用。

Weber 认为踝关节有一处以上的骨折或韧带损伤即是手术适应证。

3. Lauge – Hansen 分类

Lauge – Hansen 通过尸体解剖和临床实践研究，将踝关节骨折分为 5 类。这种分类可反映出受伤时足的姿势、外力的方向、韧带损伤与骨折间的关联，并同时能阐明骨折的严重程度，对指导手法整复，大有裨益，但较复杂。

（1）旋前外展型：又称之谓 P－A 型（pronation－abduction type）发生机制为当足部处于旋前位时遭受外展暴力所致，分为以下 3 度。

Ⅰ度：引起内踝骨折或内侧三角韧带撕裂伤。

Ⅱ度：在前者基础上，因外力持续作用而引起下胫腓前韧带（或下胫腓其他韧带）损伤，或后踝撕脱骨折。

Ⅲ度：在Ⅱ度基础上再加上外踝骨折，此系外力持续作用所致。

（2）旋后内收型：又称为 S－A 型（supination－adduction type）。此型的损伤机制主要因为足部在旋后位时突然遭受内收的暴力所致，一般分为以下 2 度。

Ⅰ度：外踝骨折（少见），或外侧副韧带断裂（多见）。

Ⅱ度：Ⅰ度损伤加内踝骨折。

（3）旋前外旋型：又称 P－E－R 型（pronation－external rotation type），系足部处于旋前位再加外旋暴力所致，一般分为 4 度。

Ⅰ度：内踝骨折或三角韧带撕裂。

Ⅱ度：Ⅰ度加下胫腓韧带及骨间韧带断裂。

Ⅲ度：Ⅱ度加骨间膜撕裂和腓骨下方螺旋形骨折（外踝上方 6~8cm 处）。

Ⅳ度：Ⅲ度加后踝撕脱骨折。

（4）旋后外旋型：简称 S－E－R 型（supination－external rotation type），系足处于旋后位受外旋暴力所致，临床上多见。

（5）垂直压缩型：由高处落下所引起的踝部压缩性骨折，一般分为单纯垂直压缩型与复合外力压缩型两类。

①单纯垂直压缩型

a. 背伸型：引起胫骨前下缘骨折。

b. 跖屈型：常引起胫骨后下缘骨折，以及胫骨远端粉碎性骨折，亦可伴有腓骨下端骨折。

②复合垂直压缩型：多因旋转、内收、外展等暴力相结合而引起压缩骨折的同时，内外踝等处亦伴有不同类型的骨折。

【治疗方法】

1. 内踝骨折

无移位的内踝骨折一般采用石膏固定治疗，对踝关节功能要求较高的患者，可以采取内固定以促进骨折愈合及康复。移位的内踝骨折应采取手术治疗，因为持续

349

的移位可以造成距骨倾斜并导致足内翻畸形。内踝尖端撕脱骨折与踝穴受累者不同，前者稳定性较好，除非有明显的移位，一般不需内固定。如果症状明显，可行延迟内固定。常用2枚松质骨加压螺丝钉在垂直于骨折的方向固定内踝；较小的骨折块可用1枚松质骨加压螺丝钉及1枚防止旋转的克氏针固定；对于骨折块太小或粉碎性骨折不能用螺丝钉固定者，可用2枚克氏针及张力带钢丝固定；对于延伸至干骺端的垂直型骨折，则需采用小型弧形支撑钢板进行稳妥固定。

2. 外踝骨折

在内踝固定之前，先将外踝或腓骨骨折复位内固定。通过前外侧纵行切口显露外踝及胫骨干远端，保护腓肠神经及腓浅神经。如果骨折线完全为斜行，且两骨折端完整无碎骨片，可用2枚拉力螺丝钉由前向后拧入，以使骨折块间产生加压作用。螺丝钉间隔约1cm。当应用髓内钉固定时注意勿使外踝向距骨倾斜。髓内钉的进钉点宜选在外踝尖部的外侧面，因为髓内钉为直行，不注意可引起外踝向距骨倾斜，造成踝穴狭窄，踝关节活动度减小。将髓内钉塑形可避免这类错误。如果骨折在胫骨关节面以下，远端骨块较小且骨质正常，可用髓内型踝螺丝钉固定，较高大的患者可用6.5mm拉力螺丝钉。

3. 双踝骨折

双踝骨折同时破坏了内、外侧的踝关节稳定结构，移位减少了胫距关节接触面积，并改变了关节运动力学。虽常能做到闭合复位，但消肿后不能维持正常的解剖位置。故几乎所有的双踝骨折，都应行双踝切开复位及内固定治疗。在手术中，如果软组织过度肿胀，必要时可延迟关闭切口或植皮。对于那些有严重闭合性软组织损伤及骨折部位皮肤起水泡的患者更为合适。骨折脱位需延迟切开复位者，应立即行闭合复位和夹板固定，以防止皮肤坏死。

4. 三踝骨折

三踝骨折较其他类型的踝部骨折更常需要切开复位，三踝骨折切开复位的原则及指征与前面列出的双踝骨折相同，后踝或胫后骨折块切开复位的指征主要取决于骨折块的大小及脱位程度。如果后踝骨折块累及25%～30%的负重面，应行解剖复位及内固定。如果骨折块累及的关节面小于1/4，此时胫骨前部关节面较大，足以提供稳定的负重面，并且距骨能被保持在正确位置，因此，一般不会出现后遗症。

5. 踝关节胫骨前缘骨折

踝部胫骨骨前缘骨折与后缘骨折虽然骨折位置相反，但治疗上大致相同。然而有一点不同：因为前缘骨折通常由高处坠落使足和踝极度背屈所引起，这种骨折使胫骨下关节面受到的挤压更为严重，所以，胫骨踝关节面可能难于达到完全恢复。

如果需要，合并内、外踝骨折的治疗如前所述。手术应在伤后 24 小时内或延迟至软组织条件改善后进行。

【经验传承】

（一）踝部骨折脱位的治疗进展

踝部骨折是最常见的关节内骨折之一，约占全身骨折的 3.92%，青壮年最易发生。踝关节是个高度适配的鞍状负重关节，又是下肢负重最大的关节，在人体行走、跳跃等过程中，全身的力量及由此所产生的地面冲击力都集中于踝关节；而踝关节自身却存在着一定的结构不完整的生理特点，使得踝部在外力作用下极易导致损伤，在下肢所有关节中仅次于髋关节。损伤时多具有两个特点：①均为关节内骨折；②损伤机制复杂且多合并韧带损伤。治疗上方法繁多，但每一种治疗方法均有其各自的适应证。

1. 踝部骨折脱位的分类

踝部骨折脱位，由于受外力作用的方向、作用力的大小及受伤时肢体的姿势不同，可造成各种不同类型的骨折脱位。其分类应该说走过了一条由解剖学或形态学到病因学再到病理生理学的过程。1922 年 Ashurst 和 Bromer 最先按照骨折的病因，把踝部骨折分为内翻（内收）型、外翻（外展）型、外旋型及垂直压缩型。又根据骨折的严重程度分为单踝、双踝和三踝骨折。此分类方法虽在形态学上有长足的进步，至今仍在临床上应用，但其忽视了骨折所合并的下胫腓联合分离。Lauge 与 Hansen（1942）在尸体解剖和临床实践研究的基础上，根据受伤时足部所处的位置、外力作用的方向以及不同的创伤病理改变将踝部骨折分为 5 类，即旋后 - 外旋型（SE）、旋后 - 内收型（SA）、旋前 - 外展型（PA）、旋前 - 外旋型（PE）和垂直压缩型（VC），每类又根据伤力大小及骨折部位不同，分为不同的度。此分类法既说明了伤时足所处的姿势、暴力方向，又注重了韧带和骨的损伤范围、程度以及二者的关联，同时亦阐明了踝关节骨折的病因病机，对指导踝关节骨折脱位的治疗、预后大有裨益，因此在临床上被广为采用。此后，Danis（1949）又介绍了一种新的踝部骨折分类法，后经 Weber 予以改进，并为 AO 组织所采用，即 AO - Danis - Weber 分类法，其主要根据腓骨骨折的水平将其分为 A、B、C 三型。A 型：腓骨骨折线位于下胫腓联合平面以下，由内旋内收力引起；B 型：腓骨骨折线位于下胫腓联合平面处，自前内侧向后外侧延伸旋转力引起；C 型：腓骨骨折线位于下胫腓联合平面以上，通常为斜骨折，由外展外旋力引起。腓骨骨折水平越高，表示损伤越严重，踝穴不稳的可能性也越大。此法较简明，对手术适应证的选择明确、实用、方便、易于掌握，在临床上，被主张踝关节骨折应以手术治疗为主的学者所大力推崇。由于影响预后的因素是多方面的，目前缺少一种有效而全面判断预后的分类方法。因而作者认为，Lauge－Hansen 分类法，其在诊断上体现了"筋骨并重"的治疗原则，无疑可帮助人们完整地理解踝部骨折的病因病机，从而指导临床治疗。

2. 治疗方法

Philips（1985）曾提出踝部骨折的复位标准：①踝关节内侧间隙不大于胫骨下端关节面与胫骨下端与距骨顶的间隙 2mm；②内踝向任何方向移位不超过 2mm；③腓骨骨折远端向后、外移均不超过 2mm，④侧位 X 线片上后踝骨折片累及胫骨下关节面不大于 1/4，或大于 1/4 而其移位小于 2mm。现在多数学者认为此只能是踝部骨折治疗的最低标准。王栋梁以主、客观并重为原则，参考各家意见，兼顾疼痛、解剖因素、关节活动度、骨关节炎等主要部分进行评分，认为术后评估与术后复位程度、损伤类型等相关。我们认为，踝部骨折脱位治疗的目的应是重建踝穴解剖结构，获得一个功能良好、无痛的踝关节。

（1）单纯外踝骨折：外踝骨折是踝关节骨折中最常见的类型。临床治疗观察表明，外踝骨折复位并不困难，关键在于能否维持复位后的位置，采用手术切开复位内固定，其疗效并不比非手术治疗优越。早期 Ramasy 等在实验中发现，外踝骨折少许移位即可造成胫距关节面积显著减少，从而使单位接触面积所受负荷增加而引起创伤性关节炎。Yablon 等提出外踝是维持踝关节稳定的重要因素，大于 2mm 的外踝移位必须手术以达到解剖复位。90 年代 Michelson JD 等人为地在内踝和距骨间放置衬垫物使距骨外移而不符合正常生理活动，CT 断层扫描也显示骨折后 X 线平片上所见的外踝外旋畸形实际上是腓骨干近断端内旋所致，而外踝与距骨的解剖关系并未发生改变，这是由于外踝与距骨间存在坚强的软组织连接的缘故。Pereira 等的实验证明，在直立轴向受力时，踝穴与距骨紧密接触，从而使稳定性大大增强。近年运用模拟负重的动态实验模型对踝关节动力学进行研究，发现单纯外踝骨折对踝关节运动无明显影响，手术观念也发生改变，认为对于无粉碎的单纯外踝骨折仅用 1枚拉力螺钉固定即可。曹朋等对经手术治疗的 34 例单纯外踝骨折的统计也显示，手术治疗与单用手法复位石膏外固定相比，并无明显优点。周玉宽为探讨单纯外踝骨折的手术与非手术治疗效果，回顾分析了 80 例单纯外踝骨折的病历资料，结果手术组优良率 82.6%，非手术组为 87.7%。表明单纯的外踝骨折以行非手术治疗为宜。

（2）单纯内踝骨折：虽然 90 年代初期仍有文章强调外侧结构是维持踝关节稳定性的关键，但近年来生物力学研究结果基本倾向于踝关节内侧结构对维持踝关节稳定性起重要作用。对单纯内踝骨折如果无移位，一般石膏固定即可；如果移位明显，会影响距骨的稳定性，则应达到解剖复位。方法是闭式固定和开放内固定。Rovinsky 等提出使用 2 枚带螺纹的克氏针固定是一种简单、可靠的方法。对骨折间隙中嵌有软组织或肌腱者，可采用撬拨复位经皮穿针内固定。

（3）双踝骨折：实验证明，内踝撕脱与三角韧带断裂对踝关节动力学的影响相似。故外踝骨折伴内踝骨折或三角韧带损伤都可归为双踝骨折。Tornetta 在临床研究中发现，双踝骨折尽管进行了可靠的内外固定，但仍有 26% 的病例应力位 X 线片出现内侧不稳，提示三角韧带功能障碍。要求术后将踝关节固定于内侧韧带松弛位，以利于骨折愈合。

（4）后踝骨折：一个广为接受的观点是，越过 1/3 胫距关节面积的后踝骨折应行手术内固定，对负重面 <1/3 的后踝骨折是否需要手术内固定存在不同见解。

（5）下胫腓联合损伤：Ebrahein 认为固定下胫腓联合的绝对指征是对腓骨和内踝进行固定后仍存在下胫腓联合的不稳定。但如有三角韧带损伤或内踝不能牢固固定，多数学者认为需根据腓骨骨折的水平决定是否固定下胫腓联合。有实践证实，下胫腓联合分离而内外踝完整（或被可靠固定）对踝关节负重功能无明显影响。踝穴增宽并不显著影响胫距关节接触面积以及重心轴线的位置，这是因为在体重作用下距骨将被调节到与踝穴最匹配的位置，而固定下胫腓联合却可显著增加胫距关节面负荷。目前广泛接受的观点是下胫腓联合分离不应当行坚强固定。以往曾流行的下胫腓关节融合或者用拉力螺钉固定下胫腓联合都是不可取的，因为这将限制腓骨相对于胫骨干的位移和旋转，从而影响踝穴对距骨运动的顺应性调节。Kennedy 等认为，如果腓骨骨折在踝关节水平间隙上方 3 ~ 4.5cm 以上，则不需固定下胫腓联合，否则需要固定。关于固定下胫腓联合时踝关节的位置，因为距骨上方关节面略呈前宽后窄状，所以多数临床医师认为应在踝关节最大背伸位时进行下胫腓联合的固定，以防止踝穴过紧影响术后背伸活动。踝部骨折合并下胫腓分离的治疗近来引起人们的重视，有人甚至认为下胫腓联合分离应作为手术的绝对指征，但在具体治疗措施上，仍有一定分歧。传统手术方法是用螺丝钉或骨栓将下胫腓固定。最近，有学者主张采用皮质骨螺丝钉固定，而不提倡使用松质骨螺丝钉或腓骨髓内钉。但有学者认为固定下胫腓联合没有必要。丁占云建议在下胫腓韧带完全断裂时内旋60°双侧对比拍摄 X 线片，如下胫腓间隙明显增宽时才作螺丝钉或螺栓固定。

（6）闭合复位石膏、夹板外固定：20 世纪 70 年代，大多数学者认为手术比非手术治疗有明显优势，因为手术能达到解剖复位，稳定固定，术后可早期锻炼，恢复更快。但到了 80 年代，通过对远期疗效比较分析后，许多学者发现手术和非手术治疗间的差别并不十分明显，而且很难对二者的优劣作出确切的评价。多数学者主张简单骨折采用闭合复位外固定，复杂者进行切开复位内固定。但也有人认为，较复杂的骨折采用手法复位，也可获得良好的效果。王培栋等分析了 217 例踝部骨折的治疗效果，结果显示跟骨牵引配合手法复位并加强踝关节功能锻炼，比手术切开复位、石膏外固定功能活动好，疗程短，也有利于矫正距骨倾斜和移位。Federici 等对各类型的踝关节骨折均采用闭合复位石膏外固定的非手术治疗，仅有 8 例因软组织嵌入，复位失败转而手术，结果发现，尽管只有 32.4% 的病例得到复位，且其中 26.2% 的病例复位后再度移位，但优良率仍达 77%，与手术治疗满意率相近。因而认为不论患者情况及骨折情况如何，均可考虑闭合复位石膏外固定。Wei 等认为，良好且稳定的复位是保证良好愈合的关键。

（7）手法复位闭式穿针内固定：手法复位闭式穿针内固定是治疗踝部骨折的有效的方法。李盛华（1996）采用闭合手法复位经皮空心螺丝钉固定、切开复位克氏针内固定和闭合手法复位石膏托外固定三种治疗方法做对照，结果显示闭合手法复位经皮空心针内固定组的各项指标均优于另外两组，特别是关节功能恢复速度明显加快。赵清臣等采用闭合手法复位，经皮针胫骨下段前内侧穿入固定外踝的方法治疗不稳定踝部骨折 100 例，获得 6~74 个月随访的 68 例中，治愈 61 例，好转 7 例。认为踝部解剖复位的根本是整复和固定外踝，本法具备了闭合手法复位损伤小、痛苦小和切开复位内固定对位好、固定牢等优点，克服了非手术治疗易错位、固定时间长和切开手术损伤大、并发症多之不足。可早期进行关节功能锻炼，有利于骨折愈合和关节功能恢复。潘乐意等在此基础上采用多枚骨圆针治疗闭合性三踝骨折，结果优良率达 93.6%。总之，在踝部骨折的治疗上，多数学者基于踝关节的主要功能是负重，且踝部骨折又均属关节内骨折，而坚持踝部骨折治疗必须达到解剖复位，何时邺等认为三踝骨折是复合性的踝关节骨折，应尽早手术，解剖复位内固定，才能保证踝关节功能恢复，防止创伤性关节炎发生。刘渤辉等强调使用 AO 钢板和器械内固定，包括下胫腓关节的固定，且必须对骨折端加压。张继东等采用 5 种不同内固定方式进行手术治疗踝部骨折，结果松质骨加压螺丝钉效果最好，普通螺丝钉及克氏针效果差，强调踝关节骨折治疗应当精确复位，坚强内固定维持及早期功能锻炼。但 Bauer（1985）对手法复位治疗的 143 例踝部骨折患者平均 29 年的随访则表明，并不是所有的踝部骨折均需解剖复位，在其治疗的病例中，82% 在 X 线片上无骨性关节炎征象，83% 也无骨性关节炎的临床症状。陈永强等采用经冷冻干燥处理的同种异体骨内固定物（骨螺钉和骨钉）治疗 25 例踝骨骨折，并进行了随访，随访时间 15~38 个月，结果表明，同种异体骨内固定物的力学强度在石膏固定下足以维持踝部骨折解剖对位，直至临床骨折愈合，且对创口及骨折愈合无影响。同种异体骨内固定物在 2 年左右可被吸收替代，从而避免了二次手术取出。目前，手法复位、小夹板或石膏外固定仍是治疗踝部骨折的有效方法。如手法复位不能达到满意效果时，可行手法复位或撬拨复位闭式穿针内固定。以筋骨并重为原则，根据骨折病因病机不同而采用不同的方法治疗，争取解剖复位，可靠的固定也是踝部骨折功能恢复的关键。

（二）手术治疗 Pilon 骨折 34 例

Pilon 骨折是涉及胫骨踝关节面损伤的胫骨远端干骺端骨折，近年来随着高能量损伤的增多，该类型骨折有增加的趋势，自 2000～2005 年，采用切开复位内固定的方法治疗 Pilon 骨折 34 例，疗效满意。

1. 临床资料

本组 34 例，男 28 例，女 6 例；年龄 13～73 岁，平均 40.6 岁。车祸伤 16 例，高处坠落伤 18 例。开放骨折 4 例。合并颅脑损伤 2 例，胸腰椎骨折 5 例，跟骨骨折 1 例，腓骨下 1/3 骨折 19 例、中段骨折 7 例。其中按 Rüedi - Allgwer 分型：Ⅱ型骨折 13 例，Ⅲ型骨折 21 例。伤后就诊时间 1 小时～5 天，伤后至手术时间 2 小时～14 天，平均 9.5 天。

2. 治疗方法

（1）闭合骨折：软组织肿胀严重者，先行跟骨骨牵引，肿胀减轻后，行手术切开复位内固定。患者仰卧位，采用股神经加坐骨神经阻滞麻醉，腓骨骨折患者，先取小腿外侧切口，将骨折复位。稳定型骨折，选择克氏针固定；不稳定骨折，则选择 1/3 管形或直钢板固定。胫骨取下段前内侧切口，显露胫骨下端及胫距关节，清理关节腔内软组织及碎骨块，将带关节面的部分复位，临时用细克氏针固定，选择合适的胫骨远端解剖钢板固定，近关节面部分因松质骨压缩遗留间隙，取自体髂骨填充植骨，必要时保留部分克氏针。合并内踝及后踝骨折者，采用胫骨远端后内侧切口，牵开内踝，先将后踝关节面复位，从胫骨前缘向后穿入克氏针固定，再复位内踝骨折。后踝骨折而内踝无骨折者，为复位后踝骨块，用电锯锯断内踝，复位后踝后，原位固定内踝。术中 C 形臂 X 线机透视，证实关节面解剖复位后，关闭切口。术后石膏夹固定踝关节于中立位，4 周去掉外固定，不负重活动踝关节，8～10 周扶拐逐渐负重活动。

（2）开放骨折：急诊清创内固定。常规清创，术后抗感染治疗，应用甘露醇、七叶皂苷钠联合静脉点滴，促进消肿。其他治疗与闭合骨折相同。

3. 治疗结果

34 例均得到随访，时间 6～24 个月，平均 15 个月。1 例合并颅脑损伤的开放骨折，患者早期不配合，伤口未愈合，3 个月后，取出钢板，结合石膏外固定、局部转移皮瓣，伤口及骨折愈合。本组无感染病例。按 Mazur 等的踝关节功能评价标准：

355

优，>92 分，踝关节无肿胀，步态正常，活动自如；良，87～92 分，踝关节轻微肿痛，正常步态，活动可达正常的 3/4；可，65～86 分，活动时疼痛，活动度仅为正常的 1/2，正常步态，需服用非甾体类抗炎药；差，<65 分，行走或静息痛，活动度仅为正常的 1/2，跛行，踝关节肿胀。本组优 27 例，良 3 例，可 4 例。术前术后典型 X 线片见图 6-10。

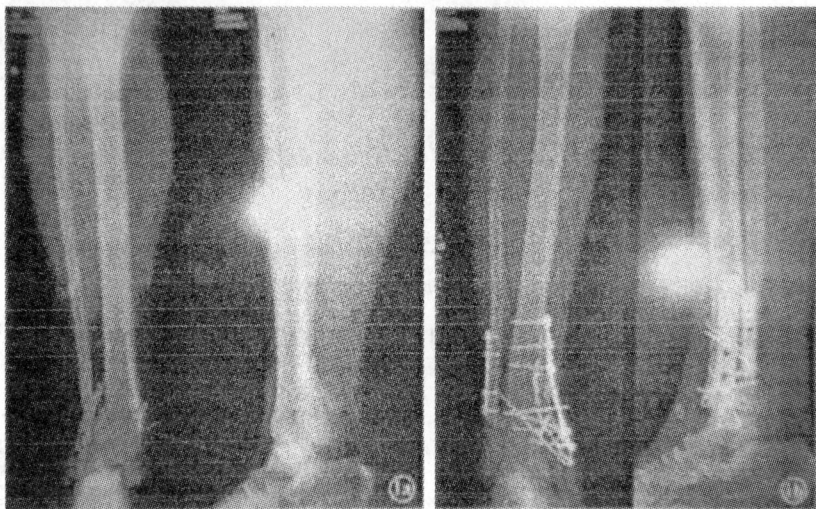

图 6-10　患者，男，41 岁，坠落伤致 Pilon 骨折，术前术后 X 线片

4. 临证体会

（1）手术时机的选择：Ⅱ、Ⅲ 型 Pilon 骨折多由高能量损伤造成，软组织损伤重，因胫骨远端软组织相对薄弱，损伤时肿胀严重，多在极短的时间内出现张力性水泡，此时手术，可能切口无法关闭，并且皮肤很可能坏死。因此对开放骨折或骨折断端刺伤组织，容易造成皮肤坏死，血管、神经损伤的病例我们选择了急诊手术，其余闭合损伤的患者行跟骨骨牵引，结合药物治疗，等肿胀消退后，一般伤后 10 天左右手术。

（2）手术要点：Pilon 骨折治疗的要点是恢复胫骨远端关节面的解剖结构，为了对骨折情况有充分估计，应在术前做踝关节 CT 检查，根据检查情况选择取自体髂骨或人造骨（压缩轻），术中尽可能备齐各种解剖钢板，根据骨折情况选用合适的钢板固定。合并腓骨骨折者先固定腓骨，有助于恢复肢体的长度及踝穴的平整。切开复位可以在直视下将涉及关节面的碎骨片一一复位，并用细克氏针固定。对于松质骨压缩明显的取自体髂骨植骨，一方面有利于骨折愈合，另一方面防止骨折愈合过程中由于骨质的吸收，关节面再塌陷。对关节面粉碎严重或骨质疏松，单纯螺钉钢板固定不牢固的，可结合克氏针固定，钢板起支撑及固定双重作用。根据我们的经验，对开放骨折只要清创彻底，术后合理应用抗生素和脱水剂；闭合损伤者术中严格无菌操作，均可避免感染的发生。近年来随着解剖钢板技术的进步，各种胫骨远端钢板越来越薄，越来越牢固，这减少了软组织张力，既防止软组织坏死，又能达到牢固固定的效果，患者可以早期活动踝关节，有利于关节的磨造，减少软组织挛缩，对日后踝关节的功能恢复至关重要。

（三）手术治疗三踝骨折 32 例体会

三踝骨折是严重的关节内骨折，常合并下胫腓联合分离，距骨向外脱位，踝穴的正常解剖遭到破坏，踝关节失去稳定性，治疗不当，常给患者留下严重的后遗症。

1. 临床资料

本组 32 例，男 13 例，女 19 例。年龄 27～70 岁，平均 46.5 岁。左踝 17 例，右踝 15 例。扭伤 16 例，车祸伤 14 例，高处坠落伤 2 例。32 例均为单肢体骨折。合并距骨撕脱骨折 7 例，其中合并踝关节向后、向外半脱位 31 例。X 线片示后踝骨块均大于踝关节面的 30%，移位均大于 5mm。伤后至就诊时间 30 分钟～2 天，平均 7 小时。所有病例入院初期均试行手法复位失败。

2. 治疗方法

所有患者入院后，口服中成药消肿止痛丹，抬高患肢，静脉用脱水剂，促进消肿，在受伤 1 周左右，踝关节肿胀减轻后，手术切开复位内固定。采用股神经加坐骨神经阻滞麻醉，取外踝后外侧、内踝后内侧切口，切开深筋膜后将皮瓣向前后两侧拉开，外踝骨折复位，以预弯 10°钢板固定，合并下胫腓联合分离者钢板远端第 2 或第 3 枚螺钉，相当于踝关节面近端 1.5cm 左右的位置，用 3.5～4mm 拉力螺钉贯穿腓骨、胫骨 3 层皮质固定。外踝复位固定后，透视后踝骨块未能自行复位，内踝骨折块较大者，则将内踝骨块牵向前侧，将胫后肌、趾长屈肌、拇长屈肌向后牵拉，暴露胫骨后面骨折线，直视下复位，以直径 4.5mm 可吸收螺钉 2 枚平行关节面由后向前固定。对手术切口小，螺钉固定困难者，可在透视下自胫骨前缘向后踝骨折块交叉穿入 2 枚直径 2.5～3.0mm 克氏针固定。最后复位内踝骨折，用松质骨螺钉或克氏针交叉固定，克氏针针尾均屈弯埋于皮下。术后前后石膏夹固定踝关节于中立位，4～6 周去除外固定，不负重活动踝关节，手术后 8～10 周取出固定下胫腓联合的螺钉，之后开始负重活动，骨折愈合后取出其他内固定。

3. 治疗结果

本组 32 例均得到随访，随访时间 6～18 个月，平均 10 个月。术后 X 线片示内外踝骨折块均解剖复位，踝关节间隙正常，后踝骨折块复位后移位 <2mm 者 23 例，在 2～5mm 之间者 9 例。术后无感染发生。经 6～18 个月，平均 10 个月随访，骨折

均骨性愈合，平均愈合时间 5.5 个月。踝关节功能按 Cedell 评估标准评定，好 28 例，可 2 例，差 2 例。

4. 临证体会

（1）手术时机的选择：踝部软组织薄弱，在骨折早期肿胀就很明显，往往有张力性水泡，我们选择患者入院时先行手法整复，如果整复成功，结合适当的外固定，即便整复失败，也可以使骨折及脱位部分得到复位，减轻对软组织的压迫，同时给以石膏托临时固定。口服及静脉用药，促进肿胀消退，一般在受伤后 1 周左右，肿胀明显减轻后切开复位。

（2）手术切口及内固定方法的选择：明江华提出根据后踝骨折片偏内、偏外而分别采用内、外踝的偏后侧切口来显露后踝，但在实际操作中，因矢状位，腓骨远端在胫骨之后，从外踝后缘显露后踝困难。采用切断跟腱的方法，不易显露胫骨远端关节面，且损伤重，术后还易有跟腱粘连，影响关节活动。我们用内踝后侧弧形切口，牵开内踝后软组织，将内踝骨块牵向前，可清楚显露胫骨远端关节面，切口向近端延长可显露后踝骨折块的近端，背伸踝关节，结合牵拉，比较容易复位。如果手术野允许，后踝骨折块尽可能用可吸收螺钉固定，一方面相对牢固，另一方面不需要 2 次取出；对切口小，上螺钉困难者，用克氏针自胫骨前侧向后交叉固定，加上内外踝的内固定及石膏外固定，也可以满足牢固固定的要求，且 2 次取出容易，但术中需要有 X 线机透视，以确定进针位置。用钢板固定外踝，是在钢板固定外踝骨折的同时，利用它的外侧遮挡作用，抵消距骨对外踝的部分向外压应力，有利于关节的复位及稳定。下胫腓关节以长拉力螺钉贯穿腓骨、胫骨三层皮质，增加了固定的牢固性。内踝骨折块大，可用松质骨螺丝钉固定；对于较小的骨块，为避免螺钉使骨块劈裂，用克氏针固定，交叉穿过对侧皮质，可以达到牢固固定的目的。

（3）选择手术切口及固定的依据：对手术过程中所见后踝骨折多向侧上方移位，有作者认为是踝关节损伤时胫骨向上后的反作用力和下胫腓后韧带牵拉产生的侧方移位、跟腱紧张、踝关节跖屈位的共同作用所致，因为后踝骨折几乎均为非直接暴力所致，故移位不大，且随外踝、下胫腓联合的复位，能部分复位，在手术过程中背伸踝关节，协助器械向远端牵拉后踝骨折块，容易使之复位。故手术时不必要广泛剥离后踝骨块，尽量减少对骨膜、软组织的损伤。因外、后踝参与了踝穴的构成，是防止距骨向后移位的骨性阻挡物，下胫腓后韧带连结外踝至胫骨后结节，对保证外、后踝正常连结起重要作用，虽然对是否固定下胫腓联合存在争议，但在实践中我们观察到下胫腓联合分离不固定，多数患者伤后下胫腓联合部位出现疼痛、乏力等症状，故我们选择对下胫腓联合分离用拉力螺钉固定。

（4）提前取出固定下胫腓联合螺钉的必要：对固定下胫腓联合的拉力螺钉，我们在 8~10 周取出，本组有 2 例患者不同意提前取出固定下胫腓联合的拉力螺钉，6个月后取内固定时固定下胫腓联合的螺钉断裂，断裂位置基本位于胫骨内平下胫腓联合部位，分析原因认为下胫腓联合为微动关节，长期的微动，造成螺钉的疲劳骨折，临床上取出困难，造成不应有的损伤，故我们主张在踝关节解除外固定，开始负重前即取出固定下胫腓联合的螺钉。踝关节由胫骨、腓骨下端和距骨构成，属于屈成关节，结合紧密，以屈伸为主要动力方向，以负重为主要功能。我们认为外踝的长度和对位是踝关节整复中最重要的一环，其次是内踝、后踝，下胫腓联合的固定对维持踝关节的稳定也有重要意义。

（四）改良前入路治疗复杂踝关节骨折脱位的临床观察

复杂踝关节骨折脱位大多合并后踝骨折，目前此类损伤的治疗效果都不能令人满意。自 2002 年 1 月~2006 年 9 月，我们通过改良前入路对难以复位的后踝骨折块采用间接复位，临床应用 73 例，经 1~4 年的随访观察，效果满意。

1. 临床资料

本组 73 例，男 41 例，女 32 例。年龄 16~77 岁，平均 41.3 岁。左侧 45 例，右侧 28 例。按 AO 踝关节骨折分类 A3 型（腓骨于下胫腓联合以下损伤伴内、后踝骨折）21 例，B3 型（经下胫腓联合的腓骨骨折伴内侧损伤和胫骨后外侧骨折）13 例，C1 型（下胫腓联合以上腓骨干简单骨折并内踝骨折及胫骨外后唇骨折）22 例，C2 型（下胫腓联合以上腓骨干粉碎骨折伴内踝骨折及胫骨外后唇骨折）10 例，C3 型（下胫腓联合以上腓骨近端骨折伴内踝骨折及胫骨外后唇骨折）7 例。损伤原因：交通事故损伤 39 例，从高处跌下摔伤 18 例，运动中损伤 11 例，日常生活中损伤 5 例。伤后就诊时间 24 小时内来诊者 53 例，2~7 天来诊者 14 例，8~15 天来诊者 6 例，伤后超过 15 天者，骨折处已纤维连接者，不采用此方法治疗。

2. 治疗方法

（1）术前处理：入院后采用手法大体整复并应用石膏简单外固定，以稳定骨折端并促进肿胀消退，应用甘露醇脱水，并用抗生素以防感染，骨折错位严重复位后不稳定者可暂行跟骨牵引以防骨折端压迫皮肤坏死，待 5~7 天肿胀消退后行手术治疗。

（2）手术方法：采用股神经加坐骨神经阻滞麻醉。患者取仰卧位，患肢抬高 3~5 分钟后应用气囊止血带止血。前内侧切口（适用于内踝骨折严重者）始于胫骨前侧踝关节水平以上 6~8cm，远端达踝关节水平后弧形斜向内后侧至内踝远端 1cm。在拇长伸肌腱及趾长伸肌腱之间切开伸肌支持带，于拇长伸肌腱的深处找出腓深神经、胫前动脉及其伴行静脉，将拇长伸肌腱及血管神经束牵向内侧，趾长伸肌腱牵向外侧，充分显露胫骨远端前侧关节面及骨折端。前外侧切口（适用于外踝骨折严重或后踝骨折块偏向外侧者）始于胫骨前侧踝关节以上 6～8cm 处，远端达踝关节水平后弧形斜向外后侧至外踝远端 1cm 处，自趾长伸肌腱及第 3 腓骨肌腱之间切开伸肌支持带，将趾长伸肌腱及血管神经束牵向内侧，第 3 腓骨肌腱牵向外侧，显露胫骨远端前侧关节面及骨折端。沿前内侧或前外侧切口可以清楚显露胫骨远端前侧的全部关节面。然后用一枚骨膜剥离器伸入胫距关节之间，以胫骨远端前侧为支点向远端撬拨距骨近端关节面以加大胫距之间的间隙，便可于直视下清楚地显露后踝骨折块及整个胫骨远端的关节面，此时由于后侧关节囊及周围软组织的牵拉作用，后踝骨折块一般已经自行复位，此时后踝骨块与胫骨远端前缘之间往往存在一定间隙，可以于直视下由后向前挤压后踝骨块使之复位，直至胫骨远端关节面对合良好，然后根据骨折的具体情况，如果后踝骨折块较大则应用松质骨拉力螺丝钉自前向后旋入固定，骨折块较小用螺丝钉不易固定时，可应用克氏针固定后踝骨折块。然后注意维持踝关节 90° 位，依次复位内、外踝骨折及下胫腓联合，并视具体情况采用钢板、克氏针、松质骨螺丝钉或克氏针钢丝张力带固定。固定完成后，逐层缝合伤口，小腿石膏前后夹固定踝关节于中立位或轻度背伸位。

（3）术后处理及康复训练：术后常规应用抗生素以防感染。手术当天麻醉消失后即可进行足趾的跖屈背伸活动及膝关节的屈伸运动，由于单纯应用螺丝钉或克氏针固定不是坚强的内固定，故不主张主动抬高患肢，以免由于重力作用导致踝关节跖屈，距骨近端关节面压迫后踝骨块使后踝再移位，影响骨折愈合及后期的功能恢复。术后 6 周骨折端已基本愈合，可去除外固定，进行踝关节全面的功能锻炼并扶双拐下地不负重行走。术后 8～10 周视骨折的具体情况逐渐负重行走。

3. 治疗结果

（1）疗效评定标准：根据后期疼痛和踝关节活动受限的情况，将疗效分为 4 级。优：踝关节活动完全恢复正常，劳累后无疼痛及肿胀，恢复原来工作；良：踝关节活动范围基本正常，或屈伸活动受限不超过 15°，劳累后或天气不好时偶有疼痛，可基本胜任原工作；可：踝关节屈伸活动受限不超过 30°，活动后偶有疼痛，可从事轻体力劳动；差：时有疼痛，踝关节活动受限大于 30°或僵直。

（2）疗效评定结果：本组 73 例均获得随访，随访时间 1～4 年，平均 29 个月。X 线片显示骨折均于术后 6 周达到临床愈合，12 周内达骨性愈合。其中解剖复位 61 例，近解剖复位 9 例，功能复位 3 例。63 例患者于术后 2 个月内踝关节基本恢复正常功能，7 例患者于术后 4 月内基本恢复正常功能。按上述标准评定，结果优 65

例，良 5 例，可 2 例，差 1 例。1 例疗效差者为踝关节严重粉碎骨折，骨折复位并用克氏针固定术后患者自行解除石膏固定致使骨折再移位，关节面不平，关节活动受限并伴有疼痛，后经行踝关节融合术后康复。

4. 临证体会

踝关节骨折脱位是创伤骨科中最常见的骨折之一，治疗需要精确的复位和坚强的内固定，以确保关节早期活动以及促进关节软骨的修复，如果踝关节骨折早期未能达到良好的复位，可导致迟发性踝关节不稳定和创伤性关节炎。三踝骨折时要恢复踝关节功能，首先要使骨折解剖复位，关节面轻微不平或内外侧间隙的轻微增宽或变窄，都会引起负重疼痛或关节不稳定。对于重度踝关节骨折脱位，国外大多主张行切开复位内固定治疗，国内部分学者主张行手法整复外固定或牵引等非手术治疗，在非手术治疗失败后才考虑手术治疗。然而重度踝关节骨折脱位大多极不稳定，保守治疗很难使这种复杂的关节内骨折达到满意的复位及可靠的固定，往往需要多次进行整复固定，这势必加重局部的软组织损伤，甚至不得不延长外固定的时间，使得关节不能早期进行功能锻炼，易造成关节功能障碍或骨折病，最终影响疗效。内固定能够在直视下恢复关节的解剖关系，使患者早期功能锻炼，预防关节功能障碍和骨折病的发生。因而对于重度踝关节骨折脱位，切开复位内固定已成为国内外绝大多数学者的共识，然而由于踝关节的特殊解剖关系，后踝骨折处位置深在，周围解剖结构复杂，踝关节骨折脱位中比较困难的是后踝骨折的处理，通常采用的治疗方法是在内、外踝复位固定之前，根据后踝骨折块所处的位置，利用延长的踝关节内侧或外侧切口显露后踝骨折块，剥离骨折块周围的软组织，用骨膜剥离器剥离附着于后踝骨折块周围的骨膜，使骨折块具有一定的移动度，将骨膜剥离器插入骨折间隙，撬向后方，将间隙内的血肿及破碎的骨膜等纤维组织清除干净，由于受到后关节囊的牵拉，后踝骨折块常向近侧移位，有时还伴有距骨向后半脱位，复位困难，这时可用骨膜剥离器将后踝骨折块向前下方推压，如果复位仍困难，可以横断部分后关节囊，复位后用螺钉自前向后进行固定。最后将后关节囊的横断部分缝合。常规手术常需患者于术中改变体位，容易污染手术野导致感染，患者需长时间处于俯卧或其他非常规体位上，很不舒服，操作医生也很别扭。且常规入路非常不容易清楚地显露后踝骨折块，达到骨折端后也只能显露骨折块外侧或内侧的一个侧面，而对于最能影响踝关节日后功能恢复的胫骨远端关节面则无法显露，且由于后侧关节囊及周围软组织的牵拉，后踝骨折块常向近端后侧移位，有的还伴有距骨向后半脱位，复位困难，为了达到骨折的复位，往往需要剥离骨折块周围的软组织甚至横断部分后关节囊。而踝关节骨折脱位是一个立体概念，即使骨折块在一个侧面上达到解剖复位，也很难确保胫骨远端的关节面是平整的，因而不易达到完美的复位和可靠的固定，从而影响治疗效果。由于体位的不适，显露的困难及复位的复杂往往大大延长了手术时间，这也是容易引起感染，影响治疗效果的一个重要方面。我们在临床上曾经见过 1 例三踝骨折患者在当地医院手术治疗，历时 9 个小时，后踝骨折复位也不是很满意，17 个月后来我院行踝关节融合术。

改良前入路治疗复杂踝关节骨折脱位较好地解决了这一问题，切口自踝关节的前内侧或前外侧进入，由于位置表浅，并不增加周围的软组织损伤，该切口巧妙地利用了杠杆的力量，以胫骨远端前侧为支点，用骨膜剥离器向远端撬拨距骨近端关节面，以增加胫骨远端关节面与距骨近端的间隙，从而可以较清楚地显露胫骨远端关节面及后踝骨折块的移位情况，并且通过骨膜剥离器撬拨，使附着在后踝骨折块上的踝关节后侧关节囊及周围软组织紧张，向远端牵拉后踝骨折块使其在胫骨远端关节面上达到解剖复位，恢复了踝关节面的平整、光滑，便于骨折端达到可靠的固定，这又为踝关节早期功能锻炼打下了很好的基础，后踝骨折块的解剖复位和可靠的固定可以极大地改善治疗结果并可以有效地降低创伤性关节炎的发生率。

改良前入路治疗复杂踝关节骨折脱位术中应注意以下几点：①手术时机的选择：踝关节周围软组织较薄弱，重度踝关节骨折脱位由于存在着明显错位，早期未及时处理，往往出现严重肿胀，甚至于受伤后 24 ~ 72 小时左右形成张力性水泡，并且由于骨折端的压迫常常引起局部皮肤坏死，这将大大影响早期的手术治疗甚至由于皮肤条件差而失去手术时机。我们的经验是，入院后常规采用手法大体整复并应用石膏简单外固定，防止明显移位的骨折端直接压迫皮肤，稳定骨折端以免加重局部的软组织损伤，并应用甘露醇脱水以促进肿胀消退，骨折错位严重复位后不稳定者可暂行跟骨牵引以防骨折端压迫皮肤坏死，待 5 ~ 7 天肿胀消退后行手术治疗。②术中显露清楚后，通过撬拨距骨使踝关节后侧关节囊及周围软组织紧张牵拉后踝骨块使之复位时，有时往往只是恢复了后踝骨折块的长度，即只是在肢体纵轴方向上使之复位，此时后踝骨块往往还存在着在矢状面或冠状状面上的旋转（即前后成角或内外成角），此时通过 X 线透视往往不易显示错位，但只要引起重视，直视下一般很容易发现，要注意及时纠正错位，以免复位不满意，影响关节后期疗效。③手术内固定次序：AO 组织主张手术应先固定腓骨，后固定后踝和内踝。陆维举等通过对新鲜标本的测量，认为通过后内侧切口暴露后踝后，手术顺序应为外踝、后踝、内踝。Harper 等认为当外踝骨折复位固定后，后踝常能满意复位并可得到维持。主张取前内侧切口固定内踝，后外侧切口固定后踝及外踝，并强调在内外踝复位之前先复位固定后踝。我们总结临床经验认为，由于采用了改良前入路及间接复位方法，大大简化了后踝骨折的复位及固定程序，如果先复位内踝，则会影响对后踝骨块的显露及复位固定，因而，正确的手术次序应为后踝、内踝、外踝。

改良前入路治疗复杂踝关节骨折脱位具有以下优点：①损伤小：由于踝关节前侧位置浅在，切开皮肤后将踝前的肌腱及血管神经向两侧牵开即可较好的显露关节结构，对周围软组织损伤较小，术后恢复快，有助于关节功能的早期恢复；②显露清楚：前入路治疗踝关节骨折脱位术中通过骨膜剥离器的撬拨，可以较好的加大胫距之间的间隙，直视下便可清楚地看到后踝骨折块关节面的复位情况，有助于胫骨远端关节面的解剖复位，这是其他手术入路所不能达到的，也是本治疗方法最显著的优势之一；③间接复位：改良前入路治疗踝关节骨折脱位术中不用游离后踝骨折块，在显露过程中即可通过骨膜剥离器的撬拨，通过踝关节后关节囊及周围软组织的牵拉作用使后踝骨折块被动复位，这样在不加大局部软组织损伤，不损伤后踝骨折块血运的基础上便可使之取得解剖复位或近解剖复位，良好的复位又为骨折的顺利愈合及关节功能的早期锻炼打下了坚实的基础，这也是本疗法取得良好效果的主要原因。

（五）改良入路治疗三踝骨折 57 例报告

踝关节是人体最重要的负重关节之一，其稳定性与灵活性十分重要，踝关节骨折脱位早期处理不当，可导致肢体的严重病残。踝关节骨折脱位是骨伤科临床上最常见的骨与关节损伤之一，其中大多数合并后踝骨折，而目前对后踝骨折的治疗方法都不能令人满意。自 1998 ~ 2002 年 1 月，我们根据踝关节的解剖学特点，通过采用改良前入路，对 57 例三踝骨折进行了手术治疗，取得满意疗效。

1. 临床资料

本组 57 例，男 33 例，女 24 例。年龄 18 ~ 71 岁，平均 37.1 岁。左侧 19 例，右侧 38 例。车祸伤 27 例，跌落伤 11 例，运动损伤 9 例，其他 10 例。按 AO 踝关节骨折分类 A3 型（腓骨于下胫腓联合以下损伤伴内、后踝骨折）13 例，B3 型（经下胫腓联合的腓骨骨折伴内侧损伤和胫骨后外唇骨折）9 例，C1 型（下胫腓联合以上腓骨干简单骨折并内踝骨折及胫骨外后唇骨折）19 例，C2 型（下胫腓联合以上腓骨干粉碎骨折伴内踝骨折及胫骨外后唇骨折）15 例，C3 型（下胫腓联合以上腓骨近端骨折伴内踝骨折及胫骨外后唇骨折）1 例。伤后 24 小时内来诊者 31 例，2 ~ 7 天来诊者 18 例，8 ~ 15 天来诊者 8 例。

2. 治疗方法

（1）手术方法：采用股神经加坐骨神经阻滞麻醉。患者取仰卧位，气囊止血带止血。内踝骨折严重者采用前内侧切口，近端始于胫骨前内侧踝关节以上 6 ~ 8cm，远端达踝关节水平后弧形斜向内后侧至内踝远端 1cm。在拇长伸肌腱及趾长伸肌腱之间切开伸肌支持带，于拇长伸肌腱的深处找出腓深神经、胫前动脉及其伴行静脉，将拇长伸肌腱及血管神经束牵向内侧，趾长伸肌腱牵向外侧，充分暴露胫骨远端前侧关节面及骨折端。外踝骨折严重或后踝骨折块偏向外侧者采用前外侧切口，近端始于胫骨前外侧踝关节以上 6～8cm 处，远端达踝关节水平后弧形斜向外后侧至外踝远端 1cm 处，自趾长伸肌腱及第 3 腓骨肌腱之间切开伸肌支持带，将趾长伸肌腱及血管神经束牵向内侧，第 3 腓骨肌腱牵向外侧，显露胫骨远端前侧关节面及骨折端。沿前内侧或前外侧切口可以显露胫骨远端前侧的全部关节面。然后用骨膜剥离器伸入胫骨远端关节面及距骨之间，直至胫骨远端后缘或后侧关节囊，向远端撬拨距骨近端关节面便可以清楚地显露后踝骨折块及胫骨远端关节面，此时由于后侧关节囊及周围软组织的牵拉作用，后踝骨折块一般已经自行复位，如果残留部分移位，可于直视下复位，直至胫骨远端关节面解剖复位。然后根据骨折的具体情况，如果后踝骨折块较大则应用松质骨螺丝钉固定，骨折块较小用螺丝钉不易固定时，可应用克氏针固定后踝骨折块。内踝及外踝骨折及下胫腓联合韧带损伤可视具体情况采用克氏针、松质骨螺丝钉或克氏针钢丝张力带固定。固定完成后，伤口内置引流条，关闭伤口，小腿石膏前后夹固定踝关节于中立位或轻度背伸位。

（2）术后处理：手术当天麻醉消失后即可进行足趾的跖屈背伸活动及膝关节的屈伸活动，但由于单纯应用螺丝钉或克氏针固定不是坚强的内固定，故不主张主动抬高患肢，以免由于重力作用促使后踝骨折块再移位，影响骨折愈合及后期的功能恢复。术后 6 周骨折端已基本愈合，可去除外固定，进行踝关节全面的功能锻炼。术后 8～10 周视骨折的具体情况逐渐下地负重行走。

3. 治疗结果

（1）疗效评定标准：根据后期疼痛和踝关节活动受限的情况，将疗效分为 4 级。优：踝关节活动完全恢复正常，劳累后无疼痛，恢复原来工作；良：踝关节活动范围基本正常，或屈伸活动受限不超过 15°，劳累后偶有疼痛，可基本胜任原工作；可：踝关节活动受限不超过 30°，活动后偶有疼痛，可从事轻体力劳动；差：时有疼痛，踝关节活动受限大于 30°或僵直。

（2）疗效评定结果：本组 57 例，获得随访者 44 例，随访时间 6～41 个月，平均 21 个月。X 线片显示骨折均于术后 6 周达临床愈合，12 周内达骨性愈合。其中解剖复位 39 例，近解剖复位 3 例，功能复位 2 例。39 例患者于术后 2 个月内踝关节基本恢复正常功能，4 例患者于术后 4 个月内基本恢复正常功能。按上述标准评定，结果优 36 例，良 6 例，可 1 例，差 1 例，为踝关节严重粉碎骨折，复位固定术后患者自行解除石膏固定致后踝骨折再移位，关节面不平，关节活动受限并伴有疼痛。

4. 临证体会

踝关节是人体最重要的负重关节之一，它是人体与地面接触的枢纽，既有负重功能，又是人体在运动中变化最复杂的合力中枢。因而一定的稳定性和灵活性对踝关节来说是至关重要的。踝关节骨折脱位是创伤骨科中最常见的骨折之一，它是一种关节内骨折，治疗需要精确的复位和坚强的内固定，以确保关节早期活动以及促进关节软骨的修复，如果踝关节骨折未能达到早期的复位，可导致踝关节早期退行性关节炎和迟发性踝关节不稳定。因而其治疗目的在于最大限度地恢复踝关节的功能，尽可能使其达到解剖复位并进行可靠的固定，以便早期进行功能锻炼，促进其功能恢复。

目前临床上对于此类损伤的治疗多为闭合复位石膏外固定，手法复位经皮穿针内固定及切开复位内固定。三踝骨折多为不稳定性骨折，单纯采用闭合复位石膏外固定或经皮穿针内固定治疗，很难达到满意的复位且固定不可靠，往往需要不止一次地进行闭合复位，更换石膏或调整外固定物，势必加重关节部位的损伤以及肿胀的程度，甚至不得不延长外固定的时间，关节不能早期进行功能锻炼，最终影响疗效。因而目前临床上对于不稳定性踝关节骨折脱位的治疗，切开复位内固定已成为国内外绝大多数学者的共识，然而由于踝关节处特殊的解剖关系，后踝骨折处位置深在，周围解剖结构复杂，故而踝关节骨折脱位中比较困难的是后踝骨折的处理，通常采用的踝关节后内侧及后外侧切口非常不容易清楚地显露后踝骨折块，且达到骨折端后也只能显露骨折块后外侧或后内侧的一个侧面，而对于踝关节损伤后最能影响其日后功能恢复的胫骨远端关节面则无法显露，且由于后侧关节囊的牵拉，后踝骨折块常向近端后侧移位，多数还伴有距骨向后半脱位，复位困难，为了达到骨折的复位，往往需要剥离骨折块周围的软组织甚至横断部分后关节囊，而踝关节骨折脱位是一个立体概念，即使骨折块在一个侧面上达到解剖复位，也很难确保胫骨远端关节面的平整，因而不易达到完美的复位和可靠的固定，从而影响治疗效果。改良前入路治疗踝关节骨折脱位较好地解决了这一问题，此切口自踝关节的前内侧或前外侧进入，由于位置表浅，相对于标准踝关节前入路来说，并不增加周围的软组织损伤，本切口巧妙地利用了杠杆的力量，通过骨膜剥离器向远端撬拨距骨近端关节面，以增加胫骨远端关节面与距骨近端的间隙，从而可以较清楚地显露胫骨远端关节面上后踝骨折块的移位情况，并且通过骨膜剥离器撬拨，使附着在后踝骨折块上的踝关节后侧关节囊及周围软组织紧张，向远端牵拉后踝骨折块使其在胫骨远端关节面上达到解剖复位，恢复了踝关节面的平整、光滑，便于骨折端达到可靠的固定，这又为踝关节早期的功能锻炼打下了很好的基础，后踝骨折块的解剖复位和可靠的固定可以极大地改善治疗结果，并可以有效地降低创伤性关节炎的发生率。

（六）微创间接复位内固定治疗三踝骨折

三踝骨折属关节内骨折，是创伤骨科中最常见的骨折之一，常由直接暴力或间接的旋转、传递及轴向暴力所致，导致内、外踝及胫骨远端后唇发生骨折，距骨向后、向外侧移位。其治疗较困难，需要解剖复位、坚强内固定，以利于早期功能锻炼及骨折修复，否则可导致关节不稳定，创伤性关节炎等。自 2003 年 1 月～2007年 12 月，采用微创技术间接复位内固定治疗三踝骨折 30 例，疗效满意，。

1. 临床资料

本组 30 例，男 19 例，女 11 例；左侧 14 例，右侧 16 例；年龄 18～57 岁，平均 36.7 岁。按 Lauge - Hansen 分型：旋后外旋型 18 例，旋前外旋型 10 例，无法分类 2 例。按 Denis - Weber 分类：B 型 19 例，C 型 11 例。致伤原因：扭伤 15 例，交通伤 8 例，高处坠落伤 7 例。开放性损伤 4 例，其中 Gustilo 分型 Ⅰ 型 2 例，Ⅱ 型 3例。受伤至手术时间 2 小时～12 天，平均 5 天。延迟手术患者给予闭合手法复位石膏托固定，抬高患肢及脱水药物应用；待踝关节肿胀基本消退、手术部位出现皮纹征时进行手术。

2. 治疗方法

（1）手术方法：腰麻或连续硬膜外麻醉后，患者取仰卧位，患侧臀下置沙袋，上气囊止血带。手术复位固定顺序为后踝、内踝、外踝、下胫腓联合。后踝骨折采用踝关节前侧纵行入路，长约 2～3cm，显露踝穴，将骨膜剥离器插入胫距关节间隙，C 形臂 X 线机监视下，在背伸踝关节的同时通过骨膜剥离器将距骨向前下方撬拨，通过踝关节后关节囊等组织牵拉后踝骨折块复位，复位满意后由前向后穿入 2枚克氏针临时固定，撤出骨膜剥离器，C 形臂 X 线机透视踝关节侧位及外旋 50° 侧位证实后踝解剖复位后，根据后踝骨块大小采用 AO 加压技术置入 1～2 枚 3.5mm空心螺钉或皮质骨螺钉。内踝骨折在 C 形臂 X 线机透视下经皮闭合复位，必要时采用内踝前内侧小切口显露骨折及踝穴内上角，达解剖复位后，用点式复位钳临时固定，采用克氏针张力带固定，或者 2 枚 3.5mm 空心螺钉固定，亦可采用 1 枚空心螺钉加 1 枚克氏针固定防止骨折旋转。然后取标准外侧切口解剖复位腓骨，恢复腓骨长度及旋转，采用重建钢板固定骨折；对斜形骨折，首先以 1 枚螺钉采用加压技术垂直骨折线固定骨折，然后行钢板固定。三踝骨折固定后，术中行腓骨牵拉试验及外旋应力下透视以判断下胫腓联合是否存在残余不稳定；如有不稳定，则使用 1 枚皮质骨螺钉经钢板或单独贯穿四皮质固定下胫腓联合。固定完成后，行踝部正侧位及踝穴位透视，复位满意的标准为：①踝穴的正常关系恢复，②踝的负重排列与下

肢纵轴呈直角，③关节面的外形轮廓光滑。(图6-11，6-12，6-13)

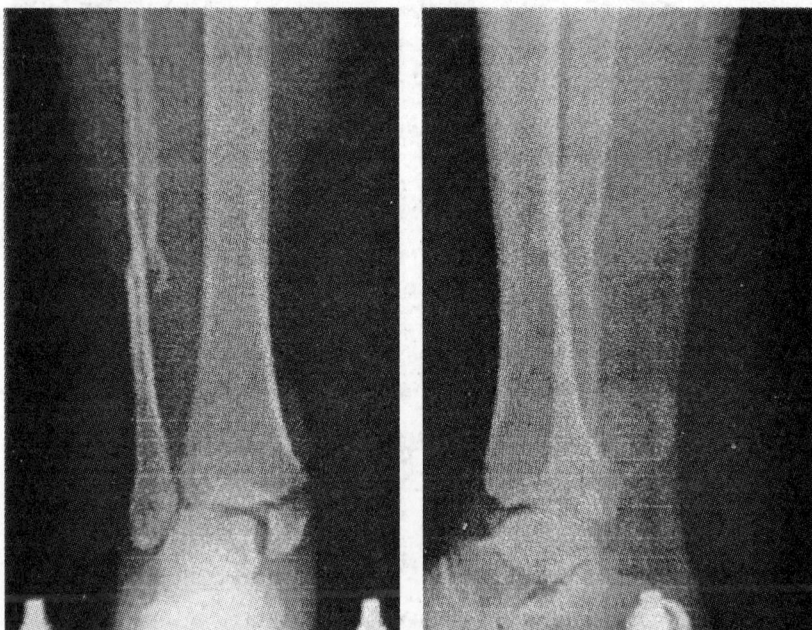

图6-11　术前X线片 [三踝骨折，Lauge-hansen分型：旋前外旋型（Ⅳ度）；Denis-Weber分类：C型]

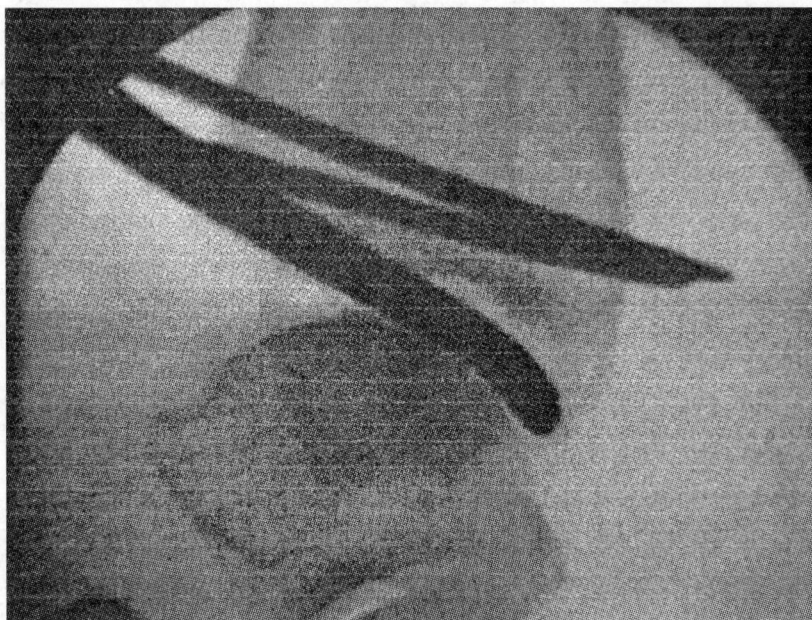

图6-12　术中透视（后踝复位，克式针临时固定）

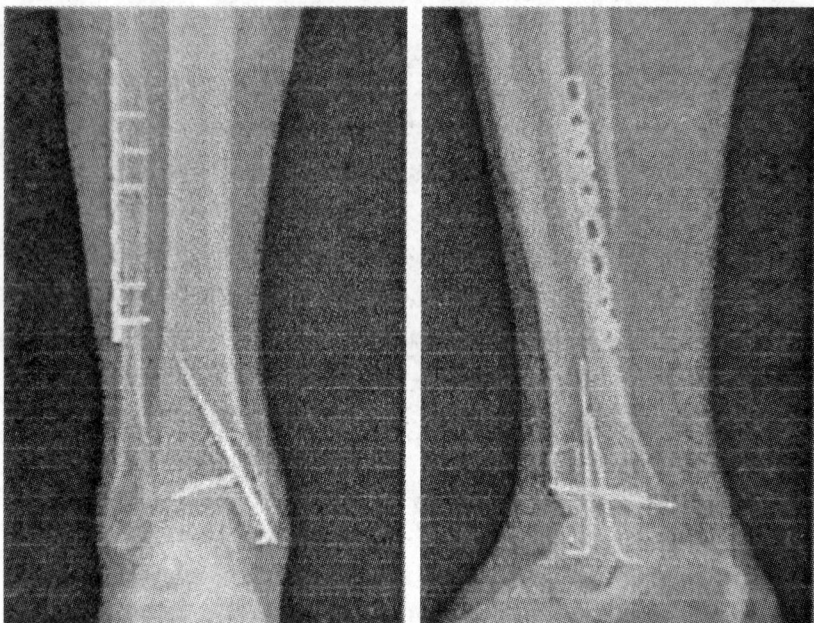

图 6-13　术后 X 线片（术后 12 个月，骨折愈合，踝关节功能良好，
Baird - Jackson 评分 100 分）

（2）术后处理：术后小腿石膏托固定踝关节于功能位 3～4 周，以利于踝部韧带及软组织修复。去石膏后逐渐进行踝关节功能锻炼，8～10 周后保护下逐步负重行走，待骨折愈合后完全负重。

3. 治疗结果

本组 30 例均获随访，随访时间 8～36 个月，平均 12 个月。骨折愈合时间 10～16 周，平均 12 周。根据 Baird - Jackson 评分系统（包括疼痛、踝关节稳定性、行走能力、奔跑能力、工作能力、踝关节活动范围及 X 线测量等评定指标）进行疗效评定，优 17 例，良 10 例，可 2 例，差 1 例，优良率为 90%。本组病例术后 2 例发生下胫腓联合固定螺钉断裂，未发生感染、骨不连、骨折畸形愈合、创伤性关节炎等并发症。

4. 临证体会

（1）后踝骨折的处理：后踝骨折的处理主要依据骨折块的大小及移位情况。后踝骨折累及胫骨远端关节面小于 25%，如距骨无向后半脱位，则无需处理；如后踝骨折累及关节面大于 25%，大多学者建议行切开复位内固定以稳定踝关节，避免距骨半脱位，从而避免踝关节不稳及创伤性关节炎的发生。实验证明，胫骨后唇骨折块累及关节面超过 25% 即可引起踝关节的后向不稳定。由于后踝骨折块常为胫骨后

368

外侧通过下胫腓联合后韧带造成的撕脱骨折，而后踝骨折时下胫腓联合后韧带常保持完整，因此有学者认为在腓骨骨折解剖复位合坚强固定时，后踝骨折即能达到满意复位。而我们发现，单纯腓骨骨折的解剖复位及坚强内固定难以使后踝达到满意复位。有研究表明，复位及固定后踝骨折有利于外踝的解剖复位及下胫腓联合的稳定。因此，我们认为三踝骨折时应首先处理后踝骨折，然后处理内、外踝及下胫腓联合。对后踝骨折的显露及复位最常采用 Gatellier - Chastang 后外侧入路，该入路显露及复位后踝骨折常需要剥离骨折块上附着的软组织，并且该入路无法直视关节面的复位情况。我们采用踝前方小切口，通过骨膜剥离器向远端撬拨距骨近端关节面，以增加胫骨远端关节面与距骨近端的间隙，从而可以较清晰地显露胫骨远端关节面上后踝骨折块的复位情况，并且在撬拨显露的过程中，通过踝关节后侧纤维韧带牵拉后踝骨折块，使其在胫骨远端关节面上达到解剖复位，这又为踝关节早期的功能锻炼打下了良好的基础，后踝骨折块的解剖复位和可靠的固定可以极大地改善治疗结果并可以有效地降低创伤性关节炎的发生率。

（2）内外踝骨折的处理：内踝解剖复位牢固固定后，距骨多可获得满意复位，有利于外侧结构的解剖复位。内踝骨折的解剖复位应以前侧及踝穴骨折线的对合为准，精确恢复踝穴的解剖关系。Ramsey 等的研究证实，距骨残留 1mm 的向外移位，胫距关节的接触面积将减少 42% ~ 51%。在内踝解剖复位后，我们采用张力带技术或螺钉加压固定，避免骨折再移位。腓骨外踝骨折必须解剖复位以确保恢复腓骨的长度及旋转，我们对 B、C 型骨折常规选用重建钢板固定腓骨骨折，使用钢板时下方向外预弯成 10° ~ 15°角，适合外踝解剖，避免踝穴压力过大。腓骨外踝骨折的复位要点是：①恢复腓骨长度，避免外踝上移使踝穴增宽；②恢复腓骨干轴线与外踝轴线 10° ~ 15°夹角，避免踝穴变窄；③完全纠正外踝旋转移位。

（3）下胫腓联合损伤的处理：关于下胫腓联合固定的指征，许多学者认为在内、外踝骨折均能达到解剖复位并坚强固定的情况下，无需行下胫腓联合固定术。腓骨和内踝固定后 X 线片提示明显的下胫腓联合分离或下胫腓联合的不稳定是下胫腓联合固定的指征。我们也认为，下胫腓联合是否需要进一步固定取决于其稳定性。腓骨复位固定、内侧结构重建后，此时若下胫腓联合仍不稳定，则需进一步固定。判断下胫腓联合是否稳定取决于术中牵拉试验。即用骨钳或骨钩拉住腓骨，检查胫腓骨间是否有明显的残余不稳定。此外，术中应做外旋应力下测试，如果内侧关节间隙增大 2mm 以上，提示下胫腓联合不稳定。如胫腓联合不稳定，需要从腓骨向胫骨固定螺钉。螺钉的方向由后向前 25° ~ 30°，平行于胫骨关节面，螺钉恰好位于胫腓关节的近端。由于螺钉无需加压，所以要完全持住腓骨和胫骨，在不加压解剖复位的情况下用 3.5mm 的皮质骨螺钉固定。在固定过程中，足应放在背伸位，在这个位置下，距骨的前部正好嵌入踝穴，可防止踝穴变窄，否则可造成踝关节的永久性背伸丧失。关于下胫腓螺钉的去除，我们认为去除下胫腓螺钉的时间为骨折愈合以后，与 Moore 的观点一致。过早去除下胫腓螺钉可造成下胫腓联合再次发生分离，而后期的下胫腓分离比断钉造成的临床问题更难处理。另外，我们对下胫腓联合进行四皮质固定，即使发生断钉，可通过内侧小切口取出，较为容易。

（七）前入路和传统入路手术治疗三踝骨折的比较

踝关节骨折是临床常见损伤。复杂的踝关节骨折，尤其合并后踝骨折者常需手术治疗。自 2003 年 2 月~2009 年 4 月，分别采用改良前入路和传统入路治疗三踝骨折各 23 例。

1. 临床资料

本组 46 例，其中男 31 例，女 15 例；年龄 16~78 岁，平均 38 岁。左侧 21 例，右侧 25 例；损伤原因：重物砸伤 7 例，车祸伤 24 例，间接暴力致伤 15 例。按 AO 踝关节骨折分类：A3 型 7 例，B3 型 9 例，C1 型 11 例，C2 型 13 例，C3 型 6 例。手术时间：入院后 4~9 天。46 例均为闭合性骨折，随机分为 A 组与 B 组各 23 例。

2. 治疗方法

（1）A 组采用股神经加坐骨神经阻滞麻醉，患者取仰卧位。前内侧入路（适用于内踝严重骨折或后踝骨折块偏向内侧者）近端始于胫骨前内侧踝关节以上 6~8cm，向远端于内外踝连线中点处越过关节 1cm 后弧形斜向内后侧至内踝远端 1cm。在拇长伸肌腱及趾长伸肌腱之间切开伸肌支持带，于拇长伸肌腱的深处找出腓深神经、胫前动脉及其伴行静脉，将拇长伸肌腱及血管神经束牵向内侧，趾长伸肌腱牵向外侧。前外侧入路（适用于外踝骨折严重或后踝骨折块偏向外侧者）近端始于胫骨前外侧踝关节以上 6~8cm 处，向远端于内外踝连线中点处越过关节 1cm 后弧形斜向外后侧至外踝远端 1cm 处。自趾长伸肌腱及第 3 腓骨肌腱之间切开伸肌支持带，将趾长伸肌腱及血管神经束牵向内侧，第 3 腓骨肌腱牵向外侧横行切开并剥离踝关节前侧关节囊，用 1 枚自行研制的后踝骨折间接复位器（亦可以用钢针或骨膜剥离器），在踝关节极度跖屈、牵引位插入胫骨及距骨关节面之间，以胫骨远端前侧为支点向远端撬拨距骨近端关节面以加大胫距之间的间隙，便可于直视下清楚地显露后踝骨折块及整个胫骨远端的关节面。此时由于后侧关节囊及周围软组织的牵拉作用，后踝骨折块一般已经自行复位，此时后踝骨块与胫骨远端前缘之间往往存在一定间隙，可以于直视下手法由后向前挤压后踝骨块使之复位，直至胫骨远端关节面对合良好，然后根据骨折的具体情况，应用松质骨拉力螺钉或空心钉由前向后固定，骨折块较小不易固定时，可应用克氏针固定后踝骨折块。然后注意维持踝关节90°位，依次复位内、外踝骨折及下胫腓联合，并视具体情况采用相应的固定，小腿石膏前后夹固定踝关节于中立位或轻度背伸位4~6周。

（2）B组采用股神经加坐骨神经阻滞麻醉，患者取仰卧位。根据后踝骨块偏内或偏外采用后内侧或后外侧入路。注意勿损伤胫后动脉及胫后神经。向外侧拉开跟腱（如跟腱妨碍暴露，可暂做"Z"形切断）。直视下将后踝复位，用1枚长螺钉或空心钉自后向前固定。内、外踝骨折及下胫腓联合视具体情况采用相应的固定，小腿石膏前后夹固定踝关节于中立位或轻度背伸位4~6周。

3. 治疗结果

（1）手术时间：A组48~72分钟；平均58分钟。B组72~96分钟；平均81分钟。

（2）骨折的对位情况：整复后X线片显示，达解剖对位者A组22例，B组18例；近解剖对位者（后踝移位<1mm）A组1例，B组3例；复位差者（后踝移位>1mm），B组1例。

（3）临床愈合时间：以下列3项作为判定临床愈合的标准进行评定：①骨折局部无压痛、无纵向叩击痛；②局部无异常活动；③X线片显示骨折线模糊，有连续性骨痂通过骨折线。观察结果显示两组病例全部临床愈合，无一例迟延愈合或不愈合者。其中A组愈合60~88天，平均71天；B组愈合73~102天，平均94天。

（4）关节功能恢复情况：46例均获得随访，随访时间16~51个月，平均38个月。依据AOFAS踝与后足功能评分：A组好20例，可2例，差1例；B组好18例，可4例，差1例。

4. 临证体会

踝关节承重面积小于髋、膝关节，而承重量却大于髋、膝关节，故踝关节骨折后更易发生创伤性关节炎。因此，对于此类骨折的治疗必须要求精确复位。笔者查阅大量的国内外文献，发现在三踝骨折的治疗上对后踝骨折处理重视程度不够。一般认为后踝骨折影响胫骨关节面超过25%，且向后上移位>1mm才需手术治疗，也有学者认为后踝骨折影响胫骨关节面超过15%即需手术治疗。朱仲庚等认为，后踝骨折累及胫骨远端关节面25%以上时，距骨稳定性显著下降，易向后上方脱位。后踝骨折块的解剖复位和可靠的固定可以极大地改善治疗结果并有效地降低创伤性关节炎的发生率。在切口选择上，大多都采用踝关节内后侧或外后侧切口显露后踝骨折块，达到骨折端后也只能显露骨折块外侧或内侧的一个侧面，对于最能影响踝关节日后功能恢复的胫骨远端关节面则无法显露，由于后关节囊的牵拉，后踝骨折块常向近侧移位，有时还伴有距骨向后半脱位，复位困难。这时需用骨膜剥离器将后踝骨折块向前下方推压，如果复位仍困难，则横断部分后关节囊，对骨折周围的血运破坏较大，且踝关节骨折脱位是一个立体概念，后踝骨折块在一个侧面上达到解剖复位，也很难确保胫骨远端的关节面是平整的。本研究 B 组即出现 1 例后踝移位 >1mm，2 年后因踝关节创伤性关节炎而行关节融合术。后踝骨折位置深在，周围解剖结构复杂，处理起来比较棘手。笔者采用前入路治疗三踝骨折较好地解决了这一问题，切口自踝关节的前内侧或前外侧进入，由于位置表浅，并不增加周围软组织损伤，该切口巧妙地利用了杠杆的力量，以完整坚固的胫骨远端前侧缘为支点，用间接复位器向远端撬拨距骨近端关节面，以增加胫骨远端关节面与距骨近端的间隙，从而可以较清楚地显露胫骨远端关节面及后踝骨折块的移位情况，并且通过间接复位器撬拨，使附着在后踝骨折块上的踝关节后侧关节囊及周围软组织紧张，向远端牵拉后踝骨折块使其在胫骨远端关节面上达到解剖复位，恢复踝关节面的平整、光滑，便于骨折端达到可靠的固定，这又为踝关节早期的功能锻炼打下了很好的基础。

前入路较传统入路治疗三踝骨折具有以下优点：①损伤小。踝关节前侧位置浅在，切开皮肤后将踝前的肌腱及血管神经牵开即可较好地显露关节内结构，对周围软组织损伤较小。②显露清楚。术中通过后踝骨折间接复位器的撬拨，可以较好地加大胫距之间的间隙，直视下便可清楚地看到后踝骨折块在关节面上的复位情况，有助于胫骨远端关节面的解剖复位，这是其他手术入路所不能达到的，也是本方法最显著的优势之一，尤其适用无术中透视设施的基层医院开展。③间接复位。术中不必游离后踝骨折块，骨折端周围的血运得到了较好的保护，大大缩短了骨愈合时间。

（八）多元微创技术治疗复杂踝部骨折脱位

踝关节骨折是最常见的关节内骨折，大约占全身骨折的 3.92%。高能量创伤使复杂踝关节骨折脱位处理起来比较棘手，传统治疗治疗方法复位困难，损伤重，不易达到良好的复位和可靠的固定，影响了骨折的正常愈合及早期的功能锻炼。针对以上情况，自 2004 年我们开始进行多元微创技术治疗复杂踝部骨折脱位，取得较好效果。

1. 临床资料

本组 60 例，男 41 例，女 19 例。年龄最大 71 岁，最小 15 岁，平均 34.3 岁。走路扭伤 16 例，运动中损伤 18 例，车祸致伤 6 例，自高处跌落致伤 20 例。三踝骨折并脱位（后踝骨折块需要处理）26 例（其中合并下胫腓关节分离 8 例，合并踝关节半脱位 14 例，二者兼有 4 例），为 A 组。Ⅲ型～Ⅴ型（Ovadia 和 Beals 分型）pilon 骨折 34 例（其中胫骨远端前内侧柱严重粉碎骨折关节面塌陷 18 例为 B1 组；前外侧柱严重粉碎骨折关节面塌陷 10 为 B2 组；B1、B2 组统称为 B 组）。全关节面严重粉碎骨折关节面塌陷 6 例为 C 组。伤后 24 小时内来诊者 47 例，2～7 天来诊者 8 例，8～10 天来诊者 5 例。

2. 治疗方法

（1）手术切口：取踝前侧小切口（根据骨折实际情况切口偏内或偏外），沿切口方向切开，逐层进入，至踝关节前侧后，横行切开踝关节前侧关节囊等软组织，以显露胫骨远端前侧的全部关节面。

（2）经皮桥接钢板固定腓骨：闭合复位腓骨骨折（复位要求恢复力线与长度，不必解剖复位），C 形臂 X 线机证实复位满意，可以临时钢针固定。根据腓骨骨折类型及长度来选择合适重建钢板，在骨折的远端纵切口长 3cm，骨膜下剥离。插入钢板（钢板远端塑形，使其符合外踝膨大部），并置入相应锁定螺钉，在骨折的近端纵闭合置入相应枚数螺钉。

（3）外固定支架应用于胫骨及踝关节的固定：于胫骨近端内外侧平行固定 2 枚螺钉，跟骨内外侧平行固定 2 枚螺钉，牵引踝关节保持踝关节一定间隙，并使踝关节保持背伸中立位，安放支架主体，通过加压 - 牵引器调整，进一步纠正畸形恢复力线，使胫骨断端稳定。

（4）间接复位及固定胫骨远端关节面：用 1 枚自行研制的骨折间接复位器伸入胫距关节之间，在 A 组中，胫骨远端的前侧缘往往是完整的，术中充分利用前侧缘的完整性及坚固性，以胫骨远端前侧缘为支点向远端撬拨距骨近端以加大胫距之间的间隙，此时后踝骨折块由于关节囊及周围韧带牵拉，一般已经复位，但后踝骨块与胫骨远端之间在矢状面上往往存在着一定间隙，可以于直视下由后向前挤压后踝骨块使之复位，直至胫骨远端关节面对合良好。在 B 组中，胫骨远端的后侧缘往往是完整的，术中可以充分利用后侧缘的完整性及坚固性，与 A 组相反方向撬拨距骨近端关节面以加大胫距之间的间隙，同样利用踝关节周围未被破坏的关节囊、韧带及软组织紧张牵拉作用，带动前踝骨折块向远端前侧移位，使前踝骨块复位。C 组中由于全关节面塌陷，严重者失去解剖标志，只能利用 C 形臂 X 线机术中定位根据正常胫骨远端弧度来作为复位依据，由于整个关节面塌陷，无法利用踝关节本身作为支撑点来复位，在术中我们充分利用固定胫骨及踝关节的外固定支架作为撬拨复位支撑点来完成复位。A、B、C 三组中根据骨折块的大小、骨折线的走向及粉碎情况采取相应的内固定。

3. 治疗结果

本组 60 例，手术时间 45～85 分钟，平均 54.5 分钟；术中出血量均少于 50ml；

随访时间 14～51 个月，平均 39 个月；疗效依据 Leeds X 线标准、AOFAS 踝与后足功能评分标准进行评估。结果：术后 X 线评定好 57 例（96.3%），可 3 例（3.7%）。AOFAS 踝与后足功能评分好（≥90 分）55 例（93.8%），可（80～89 分）4 例（4.9%），差（<80 分）1 例（1.3%）。

4. 临证体会

复杂踝关节骨折脱位受伤机制复杂，治疗难度大，并发症多。如果早期未能达到良好的复位，关节面轻微不平或内外侧间隙的轻微增宽或变窄，都会引起负重疼痛或关节不稳定，导致迟发性踝关节不稳定和创伤性关节炎，致使伤踝僵硬疼痛，行走困难，给患者带来极大痛苦。手术目的不单是直接恢复关节完整负重面，而且要加强关节的稳定性。传统的手术方法往往不能达到良好的复位和可靠的固定，从而明显影响了治疗效果。多元微创技术治疗复杂踝关节骨折脱位具有更小的手术切口、更佳的内环境稳定状态、更轻的全身反应、更少的瘢痕愈合、更短的恢复时间，从而提高治疗效果。以下从切口、内固定等几方面探讨微创技术在治疗中的体现。

（1）微创小切口：复杂踝关节骨折脱位均为高能量损伤，皮肤及软组织损伤较严重，手术时尽量减少再次损伤，微创技术切口小，对皮肤软组织损伤小，术后不易引起皮肤坏死及感染等并发症。

（2）前入路间接复位的优点：前入路间接复位内固定治疗复杂踝关节骨折脱位切口自踝关节的前内侧或前外侧进入，由于位置表浅，并不增加周围的软组织损伤，巧妙地利用了杠杆的力量，较清楚地显露胫骨远端关节面及后踝骨折块的移位情况。因而，间接复位内固定治疗复杂踝关节骨折脱位具有以下优点：①损伤小：由于踝关节前侧位置浅在，切开皮肤后将踝前的肌腱及血管神经向两侧牵开即可较好的显露关节内结构，对周围软组织损伤较小，术后恢复快，有助于关节功能的早期恢复；②显露清楚：前入路治疗杂踝关节骨折脱位术中通过后踝或前踝骨折间接复位器的撬拨，可以较好的加大胫距之间的间隙，直视下便可清楚地看到骨折块在关节面上的复位情况，有助于胫骨远端关节面的解剖复位，这是其他手术入路所不能达到的，也是本疗法最显著的优势之一。③间接复位：间接复位不必游离骨块，减少骨折块周围的软组织损伤，骨折端周围的血液循环得到了较好的保护，并且在显露过程中即可通过间接复位器的撬拨，巧妙地利用尚完整的踝关节后关节囊及周围软组织的牵拉作用使骨折块间接复位，这样在不加大局部软组织损伤，不损伤骨折块血液循环的基础上便可使之取得解剖复位或近解剖复位，良好的复位又为骨折的顺利愈合及早期的功能锻炼打下了坚实的基础，这也是本疗法取得良好效果的主要原因。

（3）腓骨骨折复位内固定有利于踝关节的稳定性：有助于恢复下肢的长度和力

线，而对于 B、C 组患者，手术的目的是最大限度恢复下肢的力线和长度，不剥离骨膜，骨膜外插入减少对骨膜血运的破坏，骨痂生成较早。能通过小切口经皮植入，最大程度的保护患肢血运，具有成角稳定性，有限接触骨膜，保护骨膜及骨块血运，促进骨折愈合，属于生物学内固定。

（九）新式微创手术治疗后踝骨折 30 例

踝关节骨折是临床上常见的关节内骨折，需要精确的复位和坚强内固定，特别是后踝骨折，因显露困难，不易操作，往往复位欠佳。自 2000 年 5 月至 2009 年 2 月，笔者采用新式微创手术治疗后踝骨折患者 30 例，疗效满意。

1. 临床资料

本组 30 例，男 19 例，女 11 例。年龄 34～82 岁，平均 37.2 岁。损伤原因：高处坠落伤 5 例，骑车摔伤 4 例，扭伤 16 例，下楼梯跌伤 3 例，运动伤 1 例，重物砸伤 1 例。单纯后踝骨折 5 例，外后踝骨折合并踝关节半脱位 19 例，三踝骨折合并踝关节半脱位 6 例。

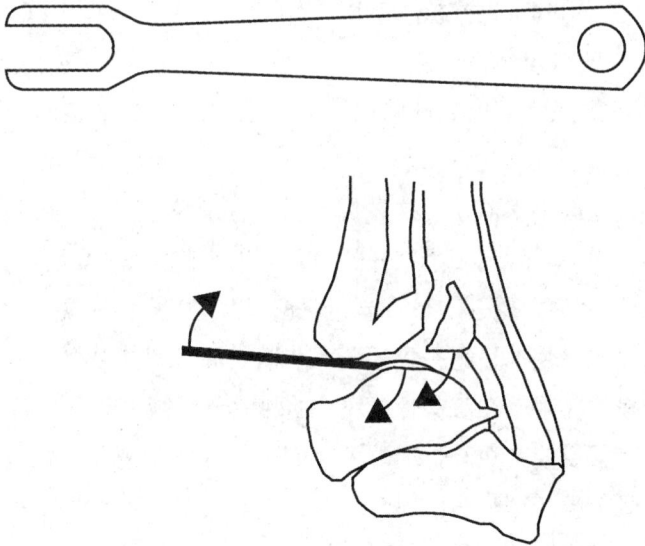

图 6 - 14　自制间接复位器、撬拨复位示意图

2. 治疗方法

经踝前小切口将自制间接复位器（图 6 - 14）伸入胫距关节之间，踝关节跖屈位，向远端撬拨的过程中，直视下由后向前挤压后踝骨块使之复位，直至胫骨远端关节面对合良好（图 6 - 14）。临时穿入 2 枚克氏针防止后踝骨折块在冠状面上的旋转，然后根据骨折块的大小、骨折线的走向及粉碎情况采取相应的内固定。拧入踝部螺钉或其他合适的螺丝钉及空心钉，将骨块经骨折端间加压紧密固定。然后依次

复位内、外踝骨折，并视具体情况采用相应的固定。

3. 治疗结果

手术时间平均58分钟，整复后X线片显示，达解剖对位者29例，近解剖对位者（后踝移位＜1mm）1例。骨折均达临床愈合，无1例迟延愈合或不愈合，愈合时间平均71天。30例均获随访，随访时间16～51个月，平均38个月。依据AO-FAS踝与后足功能评分：优26例，良3例，差1例，优良率为96.7%。

4. 临证体会

踝关节承重面积小于髋、膝关节，而承重量却大于髋、膝关节，故踝关节骨折后更易发生创伤性关节炎。后踝骨折块的解剖复位和可靠固定可以极大地改善治疗结果，并有效地降低创伤性关节炎的发生率，因此对后踝骨折要优先处理。传统手术方法多选择踝关节内后侧或外后侧切口，到达后踝骨折端后只能显露骨折块外侧或内侧的一个侧面，对于最能影响踝关节日后功能恢复的胫骨远端关节面则无法显露。由于后关节囊的牵拉，后踝骨折块常向近侧移位，有时还伴有距骨向后半脱位，复位困难。传统手术中多横断部分后关节囊，以达到复位目的，对骨折周围的血运破坏较大。且踝关节骨折脱位是一个立体概念，后踝骨折块在一个侧面上达到解剖复位，也很难确保胫骨远端关节面是平整的，易导致踝关节创伤性关节炎的发生。

我们采用新式微创手术治疗后踝骨折，切口位于踝前，位置表浅，并不增加周围软组织的损伤；术中巧妙利用了杠杆的力量，以完整坚固的胫骨远端前侧缘为支点，用间接复位器向远端撬拨距骨近端关节面，以增加胫骨远端关节面与距骨近端的间隙，从而可以较清楚地显露胫骨远端关节面及后踝骨折块的移位情况；并且通过间接复位器撬拨，使附着在后踝骨折块上的踝关节后侧关节囊及周围软组织紧张，向远端牵拉后踝骨折块使其在胫骨远端关节面上达到解剖复位，恢复踝关节面的平整、光滑，便于骨折端达到可靠的固定，这又为踝关节早期的功能锻炼打下了很好的基础。早期的功能锻炼能使微小的不平整关节进一步复位或重新塑形模造出关节面，减少了创伤性关节炎的可能。

新式微创手术治疗后踝骨折同传统的手术方法相比较，具有创伤小、显露清楚、术中出血少、手术时间短、复位质量好、术后功能恢复快的优势。具体分析如下：①微创操作，复位优良。创伤小，切口平均长3cm，踝关节前侧位置浅在，对周围软组织损伤较小。直视下间接复位，可以加大胫骨与距骨之间的间隙，可清楚地看到后踝骨折块在关节面上的复位情况，有助于胫骨远端关节面的解剖复位，这是其他手术入路所不能达到的，也是本治疗方法最显著的优势之一。②骨折愈合时间短。

不用游离后踝骨折块，特别是不用为了取得较好的复位而人为地破坏踝关节后侧的关节囊等软组织，较好地保持了骨折端内环境的稳定性，保护了骨折块的血运，有利于骨折的顺利愈合。③术后功能恢复快。良好的复位和生物学内固定为骨折的顺利愈合及关节功能的早期锻炼打下了坚实的基础，有助于关节功能的早期恢复。

第七章 闭合整复

【概述】

手法复位是指医者用指、掌、腕及臂的劲力，结合身功辅以器械，随症运用各种技巧，作用于患部，整复移位的一种治疗方法。手法在骨伤科治疗中占有重要地位，是骨伤科的手法、固定、药物、练功四大治疗方法之一。《医宗金鉴·正骨心法要旨》说："夫手法者，谓以两手安置所伤之筋骨，使仍复于旧也。"

正骨手法应注意以下几点。

（1）充分了解病情，明确诊断后实施。

（2）施术时需密切注意全身情况的变化。

（3）掌握复位标准。骨折在整复后无重叠移位，旋转、成角畸形得到纠正，肢体的力线正常，长度相等，骨折愈合后肢体的功能可恢复到满意程度，不影响患者在工作或生活上的要求。

（4）抓住整复时机，一般以伤后4~6小时最好。

（5）选择适当麻醉，如0.5%~2%普鲁卡因局麻。

（6）做好整复前准备工作。

（7）参加整复人员精力要集中。

（8）切忌使用暴力。

（9）尽可能一次复位成功。

【治疗方法】

（一）正骨手法

施法时应以早期、稳妥、准确、轻巧为原则。我们常用的正骨手法有下列8种。

1. 拔伸牵引

主要用于矫正骨折的重叠移位，以达"欲合先离，离而复合"之目的（图7-1）。可由两助手分别握持骨折的远、近段，先沿肢体原来的畸形体位顺势牵引，之后再沿肢体纵轴用力对抗牵引，用力要轻重得宜，持续稳妥。一般3~5分钟即可将重叠牵开。若患者过于紧张，术者可与其交谈，令其张口呼气等分散其注意力。对肌肉发达或下肢骨伤患者，徒手牵引难以奏效者。可暂时用机械方法牵拉。常用的有皮肤牵引、骨牵引。

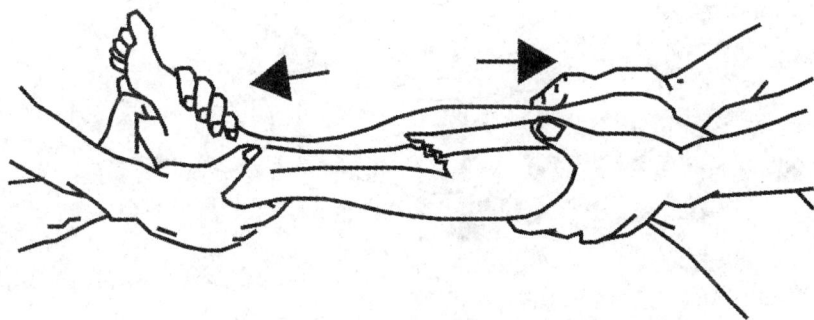

图7-1　拔伸牵引

2. 推挤提按

主要用于整复骨折的左右、前后移位（图7-2）。术者先用手掌或拇指从两侧推挤，以矫正侧方移位；然后再用一手托骨折凹陷端，手按翘起端，利用提按以纠正前后移位，使之平复。

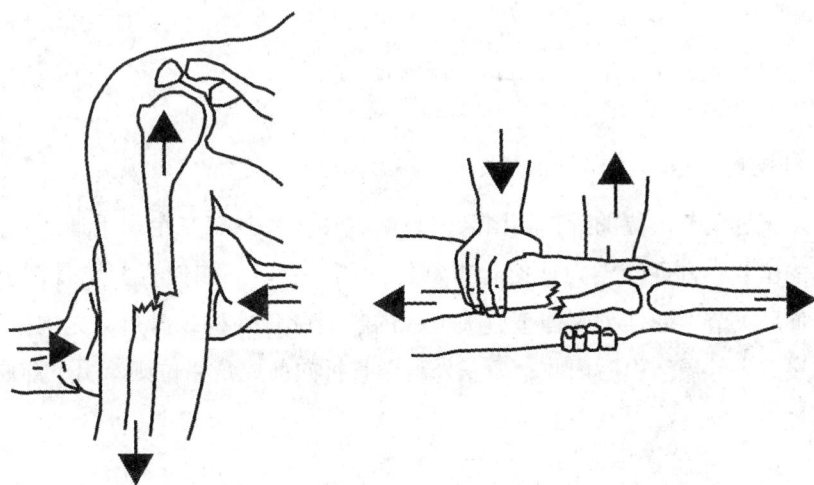

图7-2　推挤提按

3. 折顶成角

主要用于横断骨折且拔伸手法难以牵开者。术者双拇指抵于骨折突出的一端，示、中、环 3 指托于骨折凹陷的一端，双拇指用力推挤折顶，使成角加大，当手下感到两骨折端皮质相对持时，反折回来，使两断端相对，复位就比较省力（图 7 - 3）。此法操作时要仔细，以免骨峰损伤软组织。

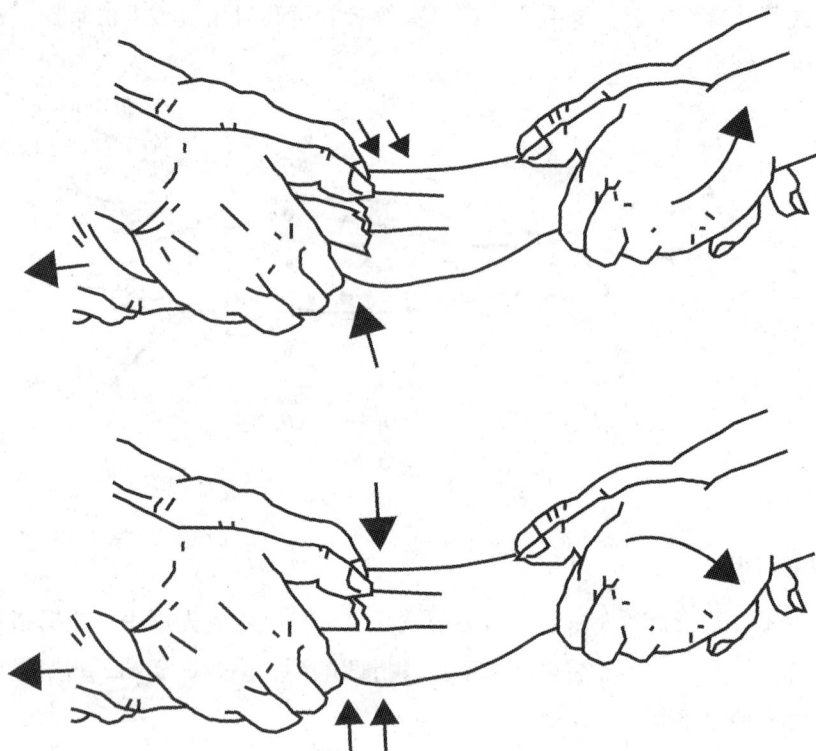

图 7 - 3 折顶成角

4. 屈伸收展

主要用于近关节部位的骨折，因某一折断段短小，只有在牵引下通过屈伸收展改变肢体的位置，方可较省力地使骨折复位（图 7 - 4）。如伸直型肱骨髁上骨折，手引下屈伸肘关节，屈伸型则伸直肘关节；内收型肱骨外科颈骨折，先内收牵引后外展，外展型先外展牵引后内收；矫正外科颈骨折向前成角错位则牵引下前屈上臂，甚至高举过头等。

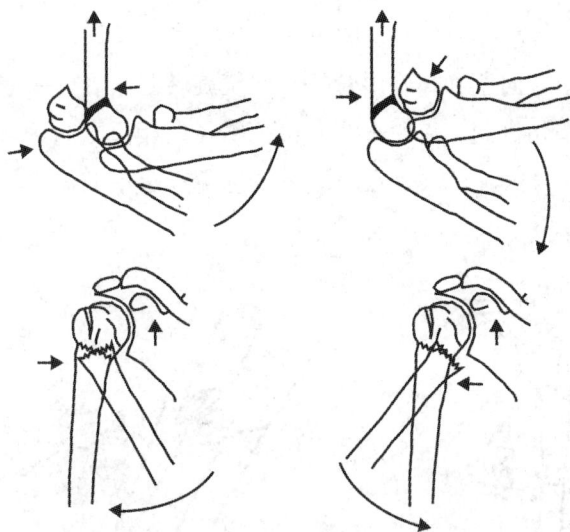

图 7-4　屈伸收展

5. 夹挤分骨

用于有 2 根以上骨骼并排的肢体发生的骨折，且有靠拢移位，使骨间隙变窄者。术者双手拇指与示、中、环 3 指构成钳形，在两骨之间用力钳夹挤压，使之分开；若不成功或时间稍久者，可用一骨圆针握制成钩状，经皮刺入直接挂于骨折成角处，向反方向（凹侧）牵拉，即可使骨间隙分开，此谓挂拉分骨（图 7-5）。

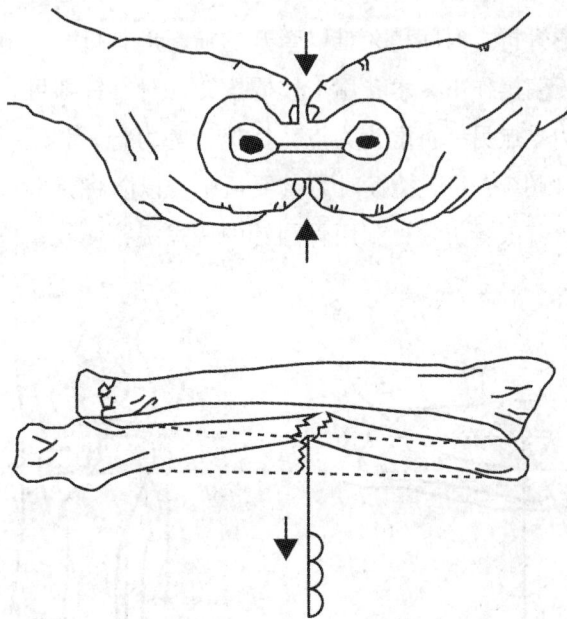

图 7-5　夹挤分骨

6. 回绕旋转

主要用于长斜形背向荐和螺旋形骨折。回绕旋转是术者一手握近折端，另一手握远折断端，结合受伤机制，沿原来背向移位路径的相反方向进行回绕，使背向移位得到矫正（图7-6）。旋转法是在牵引下令远端助手沿肢体纵轴内外旋转，使螺旋荐形叩合。

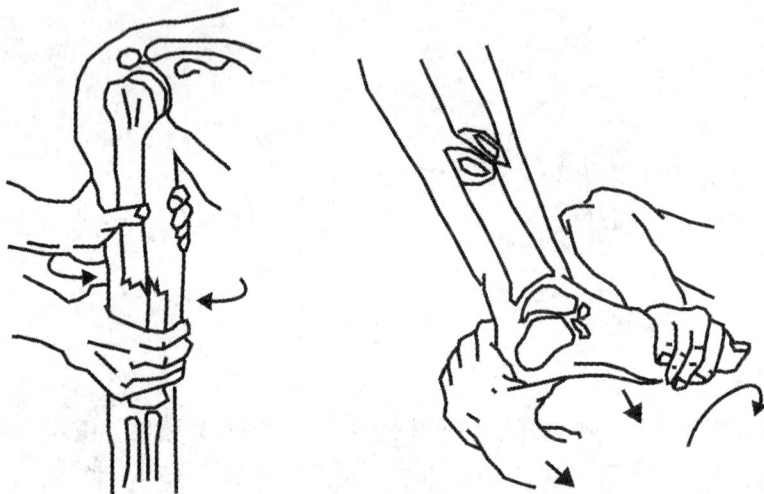

图7-6 回绕旋转

7. 撬拨复位

主要用于嵌插形骨折，时间稍久难以牵开的横断形骨折和关节附近的撕脱骨折等。在对抗牵引和无菌操作下，术者用1枚撬拨针（骨圆针即可）经皮刺入两骨折端之间，以一折端为支点另一折端为力点，撬拨针为力臂，利用杠杆原理，向错位的反方向撬拨复位（图7-7）。撬拨时力量要适中，以防将折端撬劈裂。对关节附近的骨折先将骨圆针钉入骨折块，利用骨圆针的撬拨提拉使其复位，之后顺势击入钢针固定。

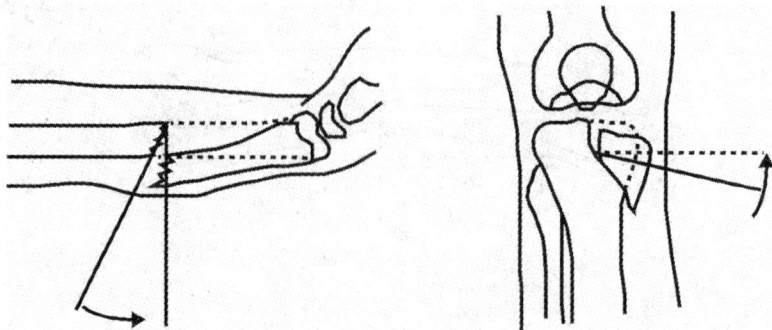

图7-7 撬拨复位

8. 摇摆纵压

此为整理手法，主要用于纠正骨折残余移位和折端分离，也是对整复是否成功的检验；斜形和粉碎性骨折不可用此法，以免招致错位。对横断或锯齿形骨折、前后及侧方移位已经矫正者，术者一手固定折端，另一手握远折段，轻轻地前、后、左、右摇摆，可使骨折茬吻合更加紧密；然后沿骨干纵轴轻轻挤压，使两折端嵌插，有利于愈合。若骨折复位优良，则摇摆时有碰触感，纵压时有抵触感（图7-8）。

（二）固定

1. 穿针固定

大多数骨折经手法整复可以达到理想对位，但要保持骨折整复后的位置就较困难。往往反复错位，需多次手法整复，甚至需手术切开复位内固定，这无疑要增加患者痛苦和经济负担；而采用手法整复，穿针固定，则取二者所长，

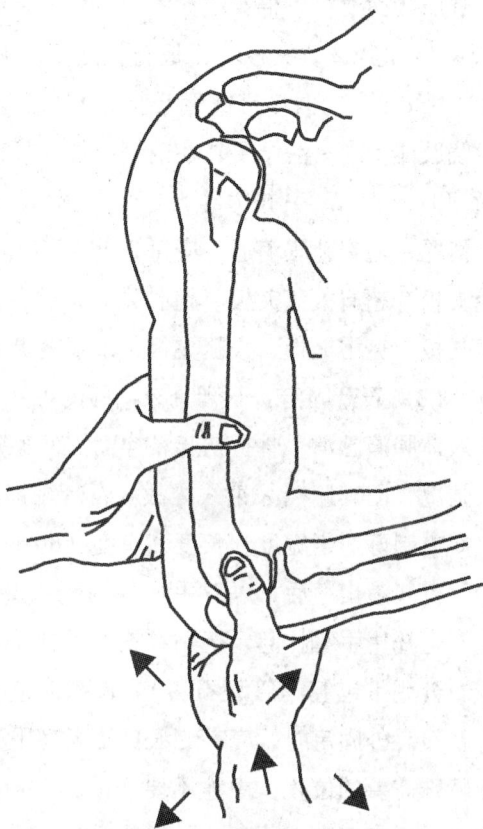

图7-8 摇摆纵压

可使骨折在良好的固定环境中不再移位。迅速愈合。

适应证：闭合穿针固定主要适用于四肢新鲜的、手法能够复位的骨折脱位，或经撬拨可以复位者；忌用于陈旧性、手法整复不能复位者。主要并发症是针道感染，偶可伤及血管、神经和撬碎折端。只要严格掌握操作原则。这些并发症是完全可以避免的。

2. 外固定

钢针内固定只起到"内夹板"作用，维持骨折的对位和轴线，并不能控制旋转等，所以必须配合坚强的外固定。钢针一般只固定到骨折粘连，不会因肌肉牵拉和轻度外力而移位时即可拔除，改用单纯外固定。临床常用的外固定是夹板固定和石膏固定。

（1）夹板固定：夹板是外固定的主要器材，以有弹性和可塑性好的柳木为佳。

383

小夹板的长度一般为所要固定的肢体段或接近该肢体段的长度，每块宽度为不超过所要固定肢体周径的1/4，每块夹板厚度0.3～0.5cm，要根据肢体的正常形态塑形，贴近肢体面要衬以棉花或薄海绵，外套针织套；一般用4块小夹板，个别骨折有用3块、5块或2块夹板者，板与板之间要有0.5～1cm的间隙。固定带一般为4根，用1～2cm宽的白扁带或绷带折叠制成，依次捆扎中间、远端、近端，每根带子都要绕肢体2周，活结要扎在前侧或外侧板的边缘。扎带的松紧以可在夹板上面上下活动1cm为宜，其拉力约为800g。固定后要注意肢体远端的颜色、温度、感觉和活动情况，随着肿胀消退，应每2～3天调整松紧一次，直至骨质愈合。四肢常用的固定夹板有超肩关节夹板、超肘关节夹板、超肩肘关节夹板、肘关节半伸直夹板、前臂夹板、克雷夹板、大腿夹板、小腿夹板和踝关节翻转夹板等。

（2）石膏固定：石膏具有良好的可塑性，固定范围大，不需反复调整，尤适用于肢体肿痛已消，骨折初步粘连而需回家疗养的患者。缺点是影响拍片检查骨折愈合情况，因其遮挡X射线之故。石膏绷带已有专业厂家生产，按需购买即可；使用时要先制好适当宽度、长度和厚度（8～12层）的石膏托，平放于30℃～40℃温水中，待气泡出净后，以双手握其两端。挤出多余水分，将平并放置好棉垫及衬垫，将石膏托用手掌托起，抚贴在伤肢要求的位置上。然后用纱布绷带包缠（石膏托）或石膏绷带包缠（管型石膏）。包缠时应在石膏上滚动缠绕而不可用力牵拉过紧。施行石膏外固定时，应有专人自始至终用手掌（忌用手指）扶持固定肢体在功能位或特殊需要的位置，中途不要变动，以免引起石膏折裂。临床常用的管型石膏有：肱骨骨折打肩人字石膏，肘部骨折打从腋至腕横纹管型石膏，前臂骨折石膏固定自上臂中段至掌指关节，手舟骨骨折石膏固定自肘下至掌指关节，股骨干骨折打单髋人字石膏，膝部骨折石膏固定自腹股沟至踝关节上，小腿骨折石膏固定自大腿中上段至足前（尖），踝足部骨折打石膏靴。

外固定后要抬举患肢，以利静脉回流和消肿；还应定期检查远端肢体的循环、运动和外固定的松紧，以防压伤甚至肢体坏死。

（三）骨折临床愈合标准

骨折局部无压痛、纵轴叩击痛和异常活动（不可故意寻找）；X射线片有连续性骨痂出现，折线模糊；患肢负重或活动后无不良反应。

【经验传承】

（一）端提回旋复位经皮逆行穿针内固定治疗锁骨骨折253例临床观察

锁骨骨折为常见骨折之一，尽管治疗方法一再改进，但效果仍不令人满意。自

1986 ～1992 年，我们采用自行设计的端提回旋复位经皮逆行穿针内固定法治疗锁骨骨折 253 例，并与传统疗法进行对比观察。

1. 临床资料

本组 253 例，其中男 165 例，女 88 例；左 134 例，右 119 例，年龄 15～20 岁 56 例，21～45 岁 118 例，46～65 岁 79 例；斜形骨折 81 例，粉碎型骨折 107 例，横断型骨折 65 例；外 1/3 骨折 42 例，中 1/3（中外 1/3 交界处）骨折 208 例，内 1/3 骨折 3 例。合并肋骨骨折 11 例，肩胛骨骨折 7 例，上肢骨折 5 例，下肢骨折 3 例，臂丛神经不全损伤 2 例，内脏损伤 1 例；伤后至就诊时间最短 4 小时，最长 14 天。其中 3 日内就诊 127 例，4～7 日内就诊 98 例，8～10 日内就诊 16 例，11～14 日内就诊 12 例。

2. 治疗方法

（1）固定材料：①自制锁骨端提钳 1 把（形似布巾钳，长 20cm，钳环内径 2.3cm，钳夹间距 0.4cm，钳尖直径 0.1cm，根部直径 0.25～0.3cm，成锥形），②两端有扁平尖，直径 0.2～0.25cm，长 10～12cm 的克氏针数枚。③常规消毒用具及骨锤、骨钻各 1 把。

（2）操作方法：臂丛神经阻滞麻醉（肌间沟）或局部浸润麻醉。常规消毒铺巾，患者取坐位或仰卧位（患侧肩部垫高约 30°），患侧上肢置于胸前。术者立于患者侧前方，一手轻按揉骨折肿胀处以驱散血肿，另一手持锁骨端提钳经皮夹持锁骨外折段，并回旋提起使断端明显翘起于皮下。摸清远折端断面后用一枚 2～2.5mm 克氏针经皮自断端由内向外插入，钢针进入髓腔时针下有滞涩感。然后用骨锤击打，或缓缓摇动骨钻，使钢针向背部保持一定弧度，以保证针尖沿肩锁关节内后方，自肩胛冈上缘穿出皮肤（出针点距肩锁关节 3～4cm 为宜）。至针尾与断面平齐时（如图 7-9），可根据锁骨远折段向下、向外、向前，近折段向上、向外及向后旋转重叠移位的机理，一手拇食指扣捏近折段向下向前牵拉，一手持钳将远折段向外牵拉纠正重叠移位。同时向后回旋去对近断端，当触摸确定骨峰连续后，顺行将钢针击入或钻入近折段髓腔内（如图 7-10）。若为粉碎型骨折，可根据移位方向摇摆或回旋远端，并加以手法理顺使之复位。然后以手捏住骨片维持位置，在向外牵引锁骨远端的同时，将针徐徐击入近折段髓腔。至进针有明显阻力时，再击入 2～3mm 即可，针尾弯曲埋于皮下，无菌包扎，颈腕带悬吊前臂于胸前。

临床篇 第七章 闭合整复

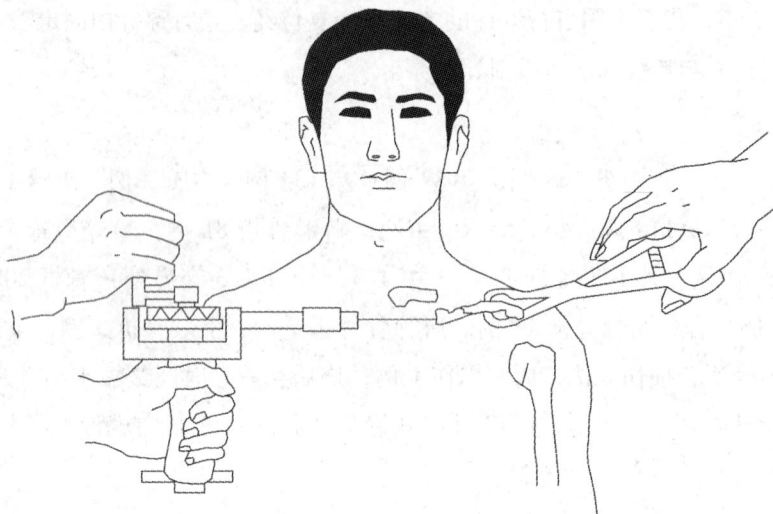

图 7 - 9　针尾与断面平齐

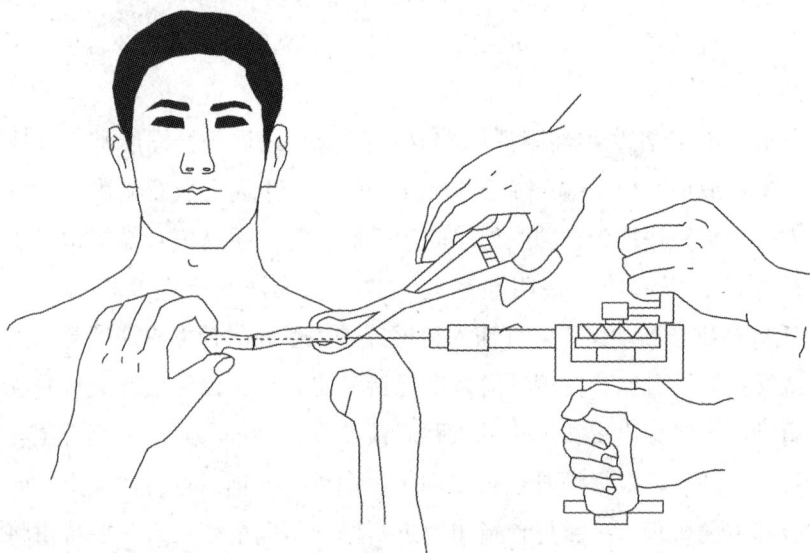

图 7 - 10　顺行将钢针击入或钻入近折段髓腔内

（3）术中注意事项：①依据 X 线片显示髓腔粗细而选择直径 2～2.5mm 克氏针，过粗进针困难，过细抗应力差，易成角及旋转移位。②钢针刺入皮肤时，应严格控制其深度，防止发生意外。选定髓腔时，应用针在骨折端滑触，如果针尖触及髓腔的周壁均有阻力时，方可进行。进针深度以超过骨折线 3～4cm 并进入骨皮质为宜，过浅固定不牢，过深穿破骨皮质时易损伤其他组织。③在操作中应防止端提钳夹持过深，以免误伤锁骨下的重要神经和血管，一般夹持锁骨前后缘上下径的1/

2 ~ 2/3 为宜。④手法理顺碎骨片时不要用力按压，以免损伤骨膜及其周围的软组织。

3. 治疗效果

（1）疗效评定标准：依照 X 线片表现、功能恢复及外形情况进行疗效评定。优：骨折解剖复位，愈合良好，功能正常，局部平坦无不适。良好：骨折近解剖对位，愈合良好，功能正常，局部平坦，无不适。尚可：骨折错位 1/3 及轻度成角，局部轻微隆起，劳累后偶有酸痛。差：骨折严重重叠或旋转移位，畸形愈合或不愈合，肩部常有酸痛，功能受限。

（2）疗效评定结果：本组 253 例，经 3 ~ 60 个月，平均 23 个月随访，按上述标准评定，优 242 例，占 95.65%；良 7 例，占 2.77%；尚可 4 例，是初开展此疗法时收治的，除可能初期经验不足外，其中 1 例 58 岁，2 例 60 岁，与年老体弱功能活动差有一定的关系，随访时发现导致肩周炎而影响患肩功能 1 例，另 1 例因取内固定过早，出现向 10°成角。

4. 临证体会

（1）对锁骨骨折治疗方法的评价：锁骨骨折是临床常见的损伤之一，约占全身骨折的 6.8%。其好发于中 1/3 段（本组占 85% 以上），治疗上目前常用的外固定方法有单"8"字绷带固定法、双圈固定法、胶布加"8"字绷带固定法等，因难以掌握固定的松紧度，很难维持对骨折端的恒定压力。往往整复固定后，开始尚有一定的维持作用，但几经起卧活动使绷带松动或拧成一股绳时即失去固定作用，最后还是在重叠旋转位中畸形愈合。不仅影响美观，而且因锁骨短缩和锁骨旋转轴的改变，影响肩关节的正常功能。日久，肩锁关节和胸锁关节在非解剖位置上磨损，关节增生、软组织损伤、创伤性关节炎等并发症在所难免。再者，因这种长期强迫姿势的外固定较痛苦，使患者往往在固定的中途自行解除，势必造成畸形愈合或不愈合。

手术治疗虽然可获得解剖对位和牢固的内固定，但切开复位不仅切口瘢痕影响美观，而且由于软组织及骨膜损伤大，势必影响骨折愈合，增加了创伤性无菌性炎症的发生率。

80 年代始，国内外部分学者对传统方法治疗锁骨骨折之弊病有了充分认识，开始探索新疗法，继日本安藤谦一利用闭合复位穿针内固定法治疗锁骨体部骨折后，又有人发明了锁骨外固定器，包括单平面钳夹与架式和多平面架式两类。这些疗法虽比传统疗法先进，但均需垂直锁骨穿针，危险很大，而且手术复杂繁琐，常因切口外露增加感染机会。

端提回旋复位经皮逆行穿针内固定法，是在上述疗法的基础上提出的，扬长避短。本法不仅具有穿针内固定法所具有的：①钢针能对抗各方向再移位的应力，减少了折端剪力，从而保证了骨折在正常位置上愈合；②能早期进行功能锻炼，加速骨折愈合速度，有效地防止肩周炎的发生等优点。而且操作简便，穿针顺利，安全性大，创伤小，痛苦小，疗效好。尤其是对粉碎性骨折的治疗具有更明显的优越性。通过尸体解剖及手术中了解到，粉碎性骨折的较大的骨片都与骨膜及周围的软组织相连。骨端提钳夹持锁骨远段沿锁骨的纵轴向外牵拉时，一般均可归回原位，比切开复位，用钢丝或缝线捆绑碎骨片容易得多。

（2）对锁骨骨折的治疗原则的认识：无论何种骨折，治疗的最终目的是要恢复其功能及正常解剖形态。过去认为锁骨只是连结肩胸的桥梁，骨折后畸形愈合对肩部功能影响不大，现在看来这种认识是肤浅的，缺乏科学性。通过对肩部功能解剖及锁骨生物力学分析，认为锁骨不仅是连接肩胛骨与躯干的桥梁，而且是人体重要的承载之一，在肩关节活动中起着十分重要的作用。若锁骨成角10°、重叠移位1cm者，除幼儿通过塑造能自行矫正外，成人将遗留永久性畸形。这不但造成锁骨缩短，也改变了锁骨本身的旋转轴，使肩锁、胸锁关节面上受力分布发生改变，产生过大的局部应力，造成关节软骨扭伤，最终导致创伤性关节炎。我们曾对200余例锁骨骨折畸形愈合的患者进行长期随访，发现从事体力劳动者有30%的5年内出现不同程度的肩部功能障碍，如肩锁关节处疼痛、胸锁关节锁骨端高起、压痛、肩关节外展受限、患侧侧卧局部疼痛不适及继发肩关节周围炎等，有鉴于此，我们认为对锁骨骨折的治疗，亦必须力求良好的对位，并维持使其在解剖对位下愈合。这不仅仅是为了美观，更重要的是为了恢复其功能。实践证明采用本法是可以达到这一目的的。

（3）使用本法的有关问题：首先应严格掌握适应证，凡新鲜的锁骨骨折，只要皮肤完好，均是本法的适应证。实施闭合穿针之前，一般不需要特殊准备或检查，但对多发骨折及有颅脑、胸腹外伤史的患者应详细检查以防漏诊。对于伤后超过2周的锁骨骨折，用此法要慎重，因锁骨处血运丰富，骨痂新生快，2周时折端瘢痕粘连，已有骨痂形成，远折端不易提起，会造成手法复位和穿针的困难，所以对锁骨骨折应及时采用本法处理，而且处理得越早越好。术后，为了防止肩周炎的发生（尤其对老年患者），要加强功能锻炼。但内固定钢针不能取得过早。

（二）经皮穿针内固定治疗肱骨中下段骨折60例报告

肱骨中下段骨折临床常见，自1992～1996年，我们采用手法复位经皮穿针内固定配合小夹板铁丝托外固定的方法治疗此类损伤97例，经1～5年的随访观察，效果满意。

1. 临床资料

本组 60 例中，男 47 例，女 13 例；年龄最大 75 岁，最小 14 岁，平均 43.1 岁；横形骨折 11 例，螺旋形 16 例，粉碎性 25 例，长斜形 8 例，骨折端均有明显移位；其中 7 例患者合并桡神经损伤，1 例合并对侧三踝骨折；伤后 24 小时内来诊者 38 例，2～7 天来诊者 14 例，8～15 天来诊者 8 例。

2. 治疗方法

（1）手法复位经皮穿针内固定：在臂丛神经阻滞麻醉无菌操作下行整复固定。患者端坐于方凳上，一助手双手把持远骨折端以固定其位置，术者以 1 枚 3.0mm 克氏针自肱骨远端，桡骨小头近端 1.0cm 处，尺骨鹰嘴桡侧刺入皮下，触及骨质后，用骨锤缓缓向前内侧击入，边进针边调节进针方向使克氏针进入远折端骨髓腔，术者双手把持两骨折端，根据骨折移位的具体情况采用相应的手法使之复位。维持复位，一助手缓缓将克氏针击入近折端骨髓腔。针尾屈曲 90°剪断，残端留于皮下，无菌纱布包扎。以自制肱骨髁上夹板及纸压垫固定骨折端，铁丝托固定肘关节于屈曲 90°位。

（2）术后处理及功能锻炼：术后常规服用抗生素 3 天，以防感染。麻醉消失后即可行患腕及手部各关节的功能锻炼，术后 2 周待骨折端已基本粘连后可以在保护下行肩关节的功能锻炼。术后 10 周左右骨折达临床愈合后去除外固定，逐渐进行肘关节功能锻炼。

3. 治疗结果

（1）疗效评定标准：根据后期功能恢复情况将疗效分为 4 级。优：无症状，肩、肘关节功能完全恢复正常，可从事体力劳动及体育锻炼。良：肩关节功能完全恢复正常，肘关节活动受限小于 15°，日常活动无明显受限。可：肘关节活动受限小于 45°，肩关节活动受限小于 20°。差：肘关节活动受限大于 45°，肩关节活动受限大于 45°，时有疼痛。

（2）疗效评定结果：本组 60 例达解剖复位 31 例，近解剖复位 17 例，功能复位 12 例。39 例术后 12 周内达骨性愈合，18 例术后 6 个月内达骨性愈合，3 例患者骨不连接，后行切开复位植骨内固定术骨折愈合。7 例桡神经损伤者，有 6 例于术后 3 个月内桡神经功能恢复，1 例于 4 个月时行桡神经探查，术中见桡神经于骨折处断裂，给予吻合后桡神经功能部分恢复。按上述标准评定，优 47 例，良 10 例，可 2 例，差 1 例。

4. 临证体会

肱骨干骨折临床常见，对于此类损伤的治疗，常用的方法为手法复位小夹板或石膏外固定及切开复位加压钢板内固定，但这些方法均有一定的不足之处。对于肱骨干中下段骨折手法复位后单纯行小夹板或石膏外固定，一方面因为肢体的自然体位是远端下垂，由于重力作用，骨折端存在分离趋势；另一方面由于外伤后肢体的肿胀，夹板及石膏对骨折部位的挤压力会通过周围的软组织转变成促使骨折端分离的应力，使骨折端减少接触面甚至分离，从而影响骨折的复位固定，这是闭合复位外固定治疗肱骨中下段骨折不愈合的主要原因。

切开复位加压钢板内固定治疗肱骨干骨折是目前较为常用的治疗方法，它可以取得骨折端的解剖复位及可靠的内固定，但骨折本身有损伤骨营养动脉的可能性，而手术切开复位又进一步增加了可能损伤的机会。术中由于剥离了骨折端周围的骨膜及软组织，影响了局部的血液供应，使本来已缺血的骨端又失去了由骨膜而来的部分血液供应。如果术中不能达到坚强的内固定，则手术本身就更突出了对骨折愈合不利的一面，从而更易导致骨折不愈合及迟延愈合，影响治疗效果。据统计肱骨干骨折患者约5%～10%合并桡神经损伤，我们认为，大多数桡神经损伤是由于牵拉和挫伤造成的不完全损伤，在数天到数月内是能够自然恢复的。即便是完全性桡神经损伤，其二期修复结果也是满意的，甚至比早期修复的病例结果更好。因而对合并有桡神经损伤的肱骨干骨折，可以先行手法复位经皮穿针内固定术以促进骨折愈合，并等待桡神经功能恢复，观察3个月无明显恢复者再行桡神经探查术。

手法复位经皮穿针内固定疗法治疗肱骨干中下段骨折的原则是在不增加骨折端损伤的前提下，取得尽可能可靠的固定，以便于骨折的顺利愈合。此疗法不切开皮肤，不剥离骨折端周围的骨膜及软组织，而我们采用的内固定钢针较细，不会影响骨内膜血管，从而最大限度地保留了骨折端的血液供应，故具有感染率低、骨折愈合率高、功能恢复快等优点，值得在临床上推广使用。但在临床上采用此法时应注意以下几点：①选择合适的进针点及控制好进针方向：自远端进针较自近端进针复杂，我们的体会是进针点应尽量靠近肱骨远端，最好自肱骨外上髁端0.5～1.0cm、桡骨小头近端1.0cm、尺骨鹰嘴桡侧进入，先垂直骨面进针约0.5cm后再逐渐向后、内侧压针尾使克氏针进入远折端骨髓腔。克氏针压得太早则易自骨皮质滑脱，压得太晚则易穿透肱骨后、内侧皮质。②手法复位经皮穿针内固定并不是坚强的内固定，术后必须辅以可靠的外固定，以防止骨折端可能存在的分离、成角、旋转及侧方移位。肱骨中下段骨折，最常见的是骨折的分离移位及向外侧的成角移位。向外侧的成角移位，一般通过夹板及纸压垫便可以较好地矫正。如果术后透视或摄X线片见骨折端有分离移位，可以在肘部以较轻柔的力量向近端作纵向叩击，并以肩肘弹力带固定。③术中不应过分依赖X线透视：目前临床上有一种在术中滥用甚至是依赖X线的倾向，X线的使用贯穿手术过程的始终，这样不仅加大了患者及术者接受X

线照射所引起的损害，而且会影响手术的无菌操作，增加感染的可能性，甚至使术者陷于进退两难的困难境地。我们在术中一般只在两种情况下使用 X 线，一是克氏针进入约 5～6cm 时，用 X 线检验克氏针是否已进入远折端骨髓腔，同时观察针尖离骨折端的距离及骨折端的相对位置，做到心中有数，然后复位并打入克氏针；当针尖已超过骨折线 2～3cm（长斜形及螺旋形骨折 5～6cm）时，再验证一下克氏针是否已进入近折端骨髓腔，然后继续打入克氏针固定。④对于肱骨干骨折，整复后存在 20°左右的成角移位或有小于 2.5cm 的短缩移位是可以接受的，晚期一般不会导致关节功能障碍，没有必要为了追求解剖复位而过度地劳时费力，否则不仅不能达到原有目的，甚至会加重损伤，导致骨折不愈合。⑤由于肩关节及前臂的旋转作用可以在很大程度上代偿由于肱骨旋转畸形所引起的旋转功能受限，因而轻度的旋转移位可不必刻意纠正。

（三）经皮导入内固定治疗肱骨近端骨折并肩关节前脱位临床观察

肱骨近端骨折并肩关节前脱位是一种复杂而严重的创伤，闭合治疗极为困难，常因失去可操纵肱骨头的"杠杆"，使留滞于囊外的肱骨头不能从脱出的"通道"还纳复位。因此，目前国内外对该损伤的治疗大都采用切开复位内固定方法，但均存在着创伤大、易感染、肩关节功能恢复差、手术瘢痕影响美观等缺点。我们在以往闭合治疗新鲜肩关节脱位并肱骨大结节骨折的经验基础上，自 1999～2004 年，应用经皮导入内固定的方法治疗肱骨近端骨折并肩关节前脱位 62 例，疗效满意。

1. 临床资料

（1）本组 62 例，男 45 例，女 17 例。年龄最小 23 岁，最大 79 岁，平均 43.3 岁，其中 21～30 岁 11 例，31～40 岁 8 例，41～50 岁 24 例，51～60 岁 8 例，61～70 岁 7 例，71～80 岁 4 例。病程最短 1 小时，最长 12 天，平均 1.6 天。车祸伤 21 例，高处坠落伤 30 例，走路摔伤 9 例，单纯肩关节脱位治疗不当形成骨折脱位者 2 例。合并尺桡骨骨折 3 例、桡骨远端骨折 6 例、肋骨骨折 1 例、臂丛神经不全损伤 3 例。

（2）临床表现：患侧肩部肿胀明显，上臂及胸部有广泛皮下瘀斑，无肩关节脱位特有固定畸形。触诊时肩部广泛压痛，肩峰前下方空虚，可在喙突下、腋窝内侧壁触及脱位的肱骨头。被动活动时疼痛加重，头部常倾向患侧以缓解疼痛。

（3）临床分型：本组病例均常规摄肩关节正位及侧位（穿胸位）X 线片，按 Neer 分型，两部分骨折脱位中解剖颈骨折脱位 6 例，外科颈骨折脱位 5 例；三部分骨折脱位中解剖颈骨折脱位并肱骨大结节骨折 26 例，外科颈骨折脱位并肱骨大结节骨折 12 例；四部分骨折脱位 13 例。

2. 治疗方法

（1）适应证的选择：凡年龄在 20 岁以上，肱骨近端骺已闭合，身体状况良好，局部皮肤条件不影响操作，无严重血管神经损伤，脱位时间在 2 周以内，肱骨头无碎裂，肱骨折端外侧骨皮质劈裂不超过 3~4cm，不影响螺纹钉进入的肱骨近端二、三、四部分骨折并肩关节前脱位，均为本法适应证。

（2）器械准备：①尾部加压调角空心螺纹钉：由六钛四铝钒（Ti$_6$A1$_4$V）材料加工而成，外径 6mm，内径 2.6mm，长度 50~85mm，分 5 个型号。前半部分螺纹长均为 30mm，特点是容屑空间大，把持力强，尖端有自攻槽，拧入时切割有力；螺纹钉其余部分为普通公制螺纹，配有 45°角垫圈，以与骨皮质紧密接触，尾端有固定螺帽及宽度为 1.5mm 的一字槽，与配套的专用操作工具相匹配（图 7-11）。②导针：长 250mm，直径 2.5mm，尖端扁平，针身有刻度。③备有直径 2.0~2.5mm 克氏针、骨钻及常规消毒用具。尾部加压调角空心螺钉、导针及专用工具由山东省文登整骨科技开发有限公司生产。

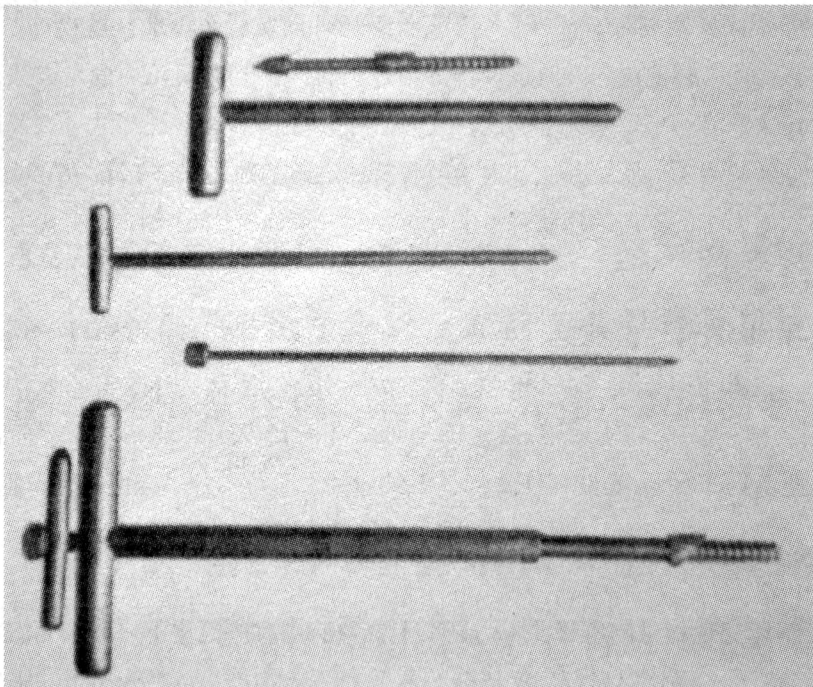

图 7-11　尾部加压调角空心螺纹钉及其配套工具

（3）操作方法（图 7-12）：在肌间沟臂丛神经阻滞加腋窝内浸润麻醉下，取仰卧位，患肩垫高约 30°，局部皮肤常规消毒，铺无菌巾。用直径 2.5mm 导针自肱骨折端外下 3~4cm、肱骨前后缘中点、并保持与骨干成 45°角进入达肱骨折端断面。

然后用形似反"?"号手法复位，即将上臂外展30°、内旋45°并向外后牵拉，以紧张的肱二头肌长头腱为中心，在持续牵引力下，使上臂近端由外后向前内作弧形环绕的同时，顺势沿脱位的肱骨头折面方向将上臂外展、后伸及外旋使其与肱骨头折面相对。然后术者以双手拇指从腋窝抵于肱骨头外下球形面，余四指环绕肩峰处作反向力点，用力向外、上、后推顶肱骨头，使之与折端紧密对位后，方可使导针继续进入固定肱骨头，当出现较大阻力且导针进入深度与肱骨头的高度基本相一致时，再将尾部加压调角空心螺纹钉在导针引导下缓缓拧入达肱骨头软

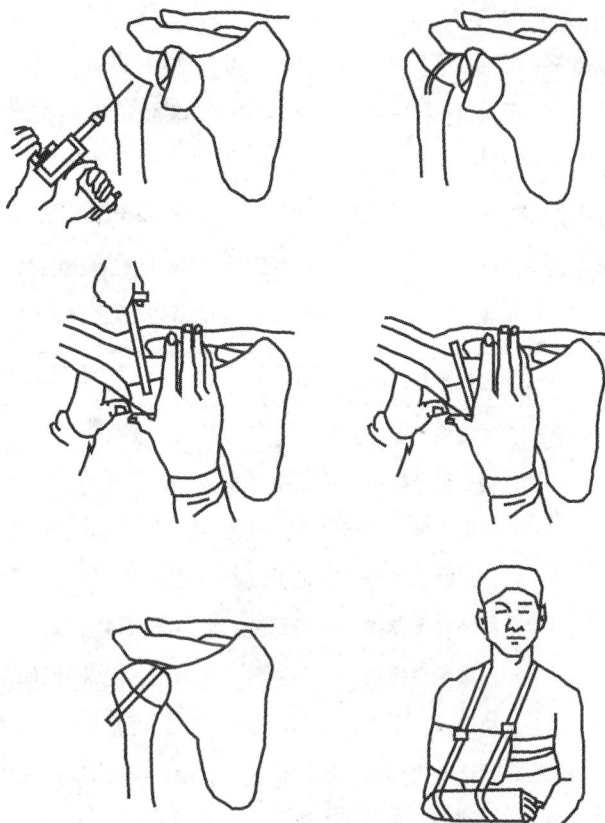

图 7-12　复位过程示意图

骨下，安放垫圈并拧入螺帽加压，退出导针，即将骨折脱位变为"单纯"脱位。再按肩关节脱位手法复位，利用一助手固定躯干作对抗，另一助手环抱肘部并使肘关节屈曲90°、上臂外展60°，作持续牵引，此时术者协助用力向外、上推顶肱骨头，并逐渐外展肩关节达90°～100°、外旋30°，当迫使肱骨头离开肩胛盂的阻挡，且手下感觉肱骨头已移至肩胛盂平面时，助手逐渐内收内旋上臂，此时即感（听）肱骨头的滑动入臼声，视方肩畸形消失，Dugas征阴性，则证明复位成功。如伴有肱骨大结节骨折并仍有移位时，则可利用克氏针撬拨复位固定，钉尾留于皮下，无菌包扎。上臂环绕固定于胸壁，前臂颈-腕带悬吊胸前。术后不需特殊护理，2周后行肩关节屈伸活动，3周后行关节外展活动并逐渐加大活动范围，8周后取出螺纹钉，继续行肩关节功能锻炼。

3. 治疗结果

本组62例均获得随访，随访时间最短8～55个月，平均29个月，参照Neer肩关节百分评分标准（表7-1），从疼痛、功能、活动度、解剖位置四个方面评分：

393

90～100分为优，80～89分为良，70～79分为可，＜70分为差。结果优50例，占80.6%；良10例，占16.1%；可2例，占3.2%，优良率为96.8%。其中2例可者，1例因术后未遵医嘱进行功能锻炼而诱发肩关节周围炎，评分为75分。另1例术后3周因患心肌梗死，延误了功能锻炼，而致肩关节活动受限，评分为70分。不同类型骨折的疗效比较（表7-2），两部分较三、四部分骨折治疗效果好，而四部分骨折脱位疗效稍差，与原始损伤程度是相关的。

表7-1　肩关节百分评分标准

项目	症状体征	分值
疼痛	无疼痛	35分
	偶有轻度疼痛，不影响活动	30分
	轻度疼痛，一般活动不受影响。较剧烈活动时疼痛加重	25分
	休息时无疼痛，一般活动时有轻度疼痛	20分
	持续轻度疼痛，但可忍受，偶尔需服镇痛药	15分
	持续中度疼痛，仍可进行一般活动，经常服用镇痛药	10分
	持续重度疼痛，影响一般活动，需经常服用强镇痛药	5分
	持续重度疼痛，影响休息与睡眠，需按时服用强镇痛药	1分
功能	无功能受限	30分
	仅有轻微活动受限，但能进行高于肩部的活动	25分
	部分活动受限，但能进行多数家务，及驾车、梳头、穿衣、脱衣等活动	20分
	部分活动受限，仅能进行少数家务及部分日常活动	15分
	肢体明显活动受限，仅能进行少数日常活动	10分
	肢体明显活动受限，多数活动受限	5分
	肢体不能进行功能活动	1分
活动度	前屈、外展＞150°，并可做充分内旋动作	25分
	前屈、外展范围为120°～150°	20分
	前屈、外展＞90°，主动抬臂困难	15分
	主动外展、前屈障碍，仅达45°	10分
	上臂完全不能抬起，前屈活动仅达30°	5分
	上臂完全不能抬起，尽全力活动仍不能达到30	1分
解剖位置	肱骨头解剖或近解剖复位，肱骨头旋转、倾斜在15°以内	10分
	骨折端对位2/3以上，肱骨头旋转、倾斜在30°以内	5分
	骨折端对位2/3以下，肱骨头旋转、倾斜在30°以上	1分

表7-2　肱骨近端骨折并肩关节前脱位疗效分析

分类		例数	优	良	可	差	优良
一部分骨折	解剖颈	6	4（66.7%）	2（33.3%）	0	0	100.0%
	外科颈	5	3（60.0%）	2（40.0%）	0	0	100.0%
三部分骨折	解剖颈	26	21（88.5%）	2（7.7%）	1（3.8%）	0	96.2%
	外科颈	12	10（83.3%）	2（16.7%）	0	0	100.0%
四部分骨折		13	10（76.9%）	2（15.4%）	1（7.7%）	0	92.3%
合　计		62	50（80.6%）	10（16.1%）	2（3.6%）	0	96.8%

4. 临证体会

肩关节是全身活动范围最大的关节，肱骨头大而关节盂浅，关节囊及韧带结构薄弱松弛，这一解剖特点使肩关节既具有很大的灵活性又具有潜在的脱位因素。当外力致肱骨近端骨折并肩关节前脱位时，若不能使骨折脱位复位与固定及关节囊、韧带等组织的良好修复，将严重影响肩关节的功能。

目前对该损伤的治疗，非手术方法一直没有解决复位与固定这一难题。近几年来，尽管李炎川等采用了手法复位治疗肱骨近端骨折并肩关节前脱位的方法，并提出"先复位脱位，再复位骨折"的治疗观点，但由于手法的效应很难准确有效地作用于肱骨头，无法使肱骨头顺利地通过已闭锁的关节囊"通道"，难以还纳至肩胛盂内。雍宜民等利用以肱骨折端撬顶肱骨头进行复位的方法，虽然重新开放了闭锁的关节囊"通道"，但由于缺乏可操纵肱骨头复位的肱骨"杠杆"而不能带动肱骨头循原脱位的"通道"还纳复位，并且反复撬顶极易造成臂丛神经及血管损伤。即使偶尔可获得复位成功，但常因外固定不牢而影响肩关节功能。

因此，国内外学者大都采用手术切开复位内固定方法，手术方法多种，但各有其不足和缺点。如切开复位克氏针内固定，虽在一定程度上减小了手术显露的范围，减轻了组织再损伤，但因骨折固定不牢而影响肩关节早期活动，易造成肩关节的粘连。用"T"形钢板内固定虽可达到骨折良好复位与可靠固定，但由于术中广泛的剥离，对肱骨头残存的血液循环及关节囊、韧带及肩袖组织造成严重破坏，不仅影响骨折的正常愈合，且易加重肱骨头缺血性坏死的发生率；张力带钢丝内固定虽然减小了手术创伤，但由于张力带钢丝固定压应力不均衡，使骨折端产生不稳，难以获得满意的肩关节功能。各种手术方法均存在着手术操作复杂、创伤大、感染机会多、遗留瘢痕影响美观等弊端。

我们在总结分析以往治疗肩关节脱位并肱骨大结节骨折过程中骨折脱位复位成

临床篇　第七章　闭合整复

功率高、肩关节功能恢复好的经验基础上，结合手术治疗与观察认为，肱骨近端骨折并肩关节前脱位复位困难的主要原因在于肱骨头与肱骨干的连续性破坏，在复位过程中不能充分发挥手法对肱骨头的有效操纵作用，要想使肱骨头顺利复位，就要重新建立完整的肱骨杠杆。我们经过反复的尸体模拟实验及临床实践，在深入研究肱骨近端骨折并肩关节前脱位的创伤机制、病理特点及以往手法复位经皮穿针内固定治疗肩关节脱位并肱骨大结节骨折的成功经验基础上，创造性地提出肱骨近端骨折并肩关节前脱位"先复位固定骨折，再复位脱位"的治疗观点。研究出经皮导入内固定治疗肱骨近端骨折并肩关节前脱位的新方法，目前国内外未见相同或类似报道。先将骨折脱位变为真正意义上的"单纯"脱位，再复位"单纯"脱位提高了骨折脱位的复位成功率，解决了以往先复位脱位再复位骨折方法所存在的复位成功率低的问题。手法复位经皮导入内固定实现了由开放到闭合的革新，利用尾部加压调角空心螺纹钉在导针引导下能准确进入并结合系列手法对骨折端行牢固固定，恢复骨折的连续性，有利于肩关节脱位的复位，解决了以往手术方法创伤大、并发症及后遗症多、皮肤瘢痕影响美观及非手术方法复位成功率低、固定不可靠等缺点，为骨折正常愈合及损伤组织的良好修复提供了可靠保证。将形似反"?"手法创新性应用于肱骨近端骨折并肩关节前脱位的治疗，解决了复位骨折时因肱二头肌长头腱对肱骨折端的缠绕与嵌入阻挡而影响折端的对位的问题，为恢复肱骨的连续性创造必需条件。复位与固定过程不损伤肩关节周围组织，复位后的肩关节囊、韧带破裂口可自然对合，有利于良好修复愈合。组织学实验也证明，只要为损伤的关节囊、韧带及肩袖组织提供良好稳定的修复环境，就可通过血肿机化并在生理应力下达到良好修复愈合，最终恢复其组织的生物力学性能，其肩关节的稳定性足以达到静力与动力间的持续平衡。

该法治疗肱骨近端骨折并肩关节前脱位，解决了以往手术创伤大、并发症及后遗症多、肩关节功能恢复差及非手术方法多年来一直没有解决的骨折脱位复位与固定难题，复位成功率高，骨折复位与固定可靠，术后不需复杂外固定，可早期活动肩关节，有效防止关节粘连，达到了骨折愈合、关节稳定与功能恢复并进的目的。是目前治疗肱骨近端骨折并肩关节前脱位的创新性方法。为肱骨近端骨折并肩关节前脱位开辟了一条新的治疗途径，具有广阔的推广应用前景。手术中应注意以下问题：①应用形似反"?"手法避开或解脱肱二头肌长头腱的缠绕或嵌入阻挡时，手法应轻巧准确，切不可盲目粗暴操作，以免造成不应有的损伤。施行手术的范围要以紧张的肱二头肌长头腱为中心进行，手法环绕的范围过大，易损伤周围组织，过小达不到避开其缠绕或嵌入阻挡的目的，手法复位成功标志是手下无韧性阻力感，且肱骨折端能顺利通过肱骨头原脱位"通道"与肱骨头折面相对。②手法整复在纠正肱骨折端与肱骨头折面上下对位的同时应注意纠正前后移位，判断指征是手下推顶肱骨头有明显接触稳定感，导针进入的深度与肱骨头的高度基本一致并有明显阻力感，则证明复位良好。③尾部加压调角空心螺纹钉的粗细以直径6mm为宜，过细把持力不足，抗应力差，达不到牢固固定的效果，过粗无疑加重了组织的损伤。尾部加压调角空心螺纹钉进入的经路与深度应恰好通过肱骨折端内侧骨皮质上缘达肱骨头中、下部的软骨下为宜。过浅则固定不牢，过深易损伤关节面及周围组织。

（四）经皮内固定治疗陈旧性肩锁关节全脱位临床观察

肩锁关节全脱位系骨伤科常见病、多发病，由于伤后延迟治疗或治疗不当而造成的陈旧性肩锁关节全脱位临床并非少见。对于陈旧性肩锁关节全脱位的治疗，目前国内外广泛采用手术疗法，但手术疗法存在着创伤大，并发症及后遗症多等缺点。我们自1982年在以往闭式治疗新鲜肩锁关节全脱位的基础上，经过近10年的潜心研究及临床实践，研究出经皮内固定治疗陈旧性肩锁关节全脱位的新方法，通过146例临床观察，效果满意。

1. 临床资料

自1988~1995年12月，利用本法共治疗陈旧性肩锁关节全脱位146例。其中男124例，女22例。年龄最小18岁，最大55岁。18~28岁56例，29~39岁78例，40~55岁12例。病程最短4周，最长7个月，4~6周35例，7~9周63例，10~12周29例，13~16周11例，17~20周5例，21~28周3例。伤侧左侧87例，右侧59例。

治疗情况：105例曾经在当地应用肩肘带胶布黏贴、双肩"8"字绷带固定及石膏背心固定等保守疗法治疗，23例漏诊，18例因其他原因而延迟治疗。合并臂丛神经不全损伤1例，喙锁韧带骨化2例。

症状体征：本组病例均有伤侧肩部力量减弱，肩关节外展、上举受限，局部疼痛不适感，锁骨外端明显向上翘起，肩锁关节处凹陷，触压锁骨远端时，活动范围明显增大，X线片显示锁骨外端完全脱离肩峰而向上移位。锁骨与喙突间距离均在2cm以上（正常1.1~1.3cm）。

分类：按Auman法分类。一度：肩锁韧带及关节囊的部分纤维撕裂，X线片示关节间隙正常或稍宽。二度：肩锁韧带及关节囊撕裂，但喙锁韧带完整，X线片示肩锁关节半脱位。三度：肩锁、喙锁韧带均撕裂，X线片示肩锁关节完全脱位。本组均系三度陈旧性脱位患者。

2. 治疗方法

（1）器械的准备：①自制小针刀：用直径$3mmC_1N_{18}T_9$的骨圆针加工而成，长度 6cm，针刀部直径 2mm，长 2.5cm，两面留有刀刃（图 7 – 13）。②自制缝合针：针柄长 3cm，直径 1mm，由不锈钢材料制成。针身的骨圆针加工成半月状，长 5cm，直径 2.5mm，可根据需要而改变弯度。针尖较锐，呈三棱形，其尖端有一小圆孔（图 7 – 13）。小针刀及缝合针均由山东文登骨伤研究所实验厂制作。③其他器械：直径 2mm 的克氏针 2 枚，长约 10cm。骨钻、骨锤各 1 把，10 号尼龙缝合线 30cm 长及常规消毒用具。

（2）操作方法：臂丛神经（肌间沟）阻滞麻醉，患者取坐位或仰卧位（患肩垫高 30°），局部常规消毒，铺无菌巾，患肢屈肘 90°。前臂置于胸前。先摸清脱位的锁骨外端，然后在其与肩峰关节面间，将小针刀经皮刺入关节内，

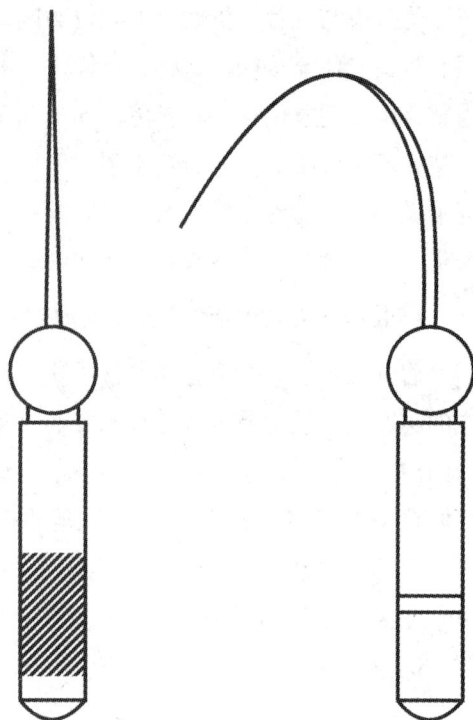

图 7 – 13　自制小针刀和缝合针外形图

并保持与锁骨外端关节面倾斜度一致。由浅及深，由内向外的顺序横行（矢状面）切割，当小针刀进入的深度达 1.5cm，且手下触及有韧感（喙肩韧带），试压锁骨外端活动范围明显增大时，则证明连接韧带及关节囊的瘢痕组织已完全切断，然后再用小针刀分别作肩峰及锁骨外端的骨膜外环形剥离 1cm，同时剥除关节内的瘢痕和纤维软骨盘。试行关节复位顺利，将 10 号尼龙线系于缝合针上，在锁骨后缘距锁骨外端 1.5cm 处，经皮进针深度达 2.5cm 左右，将缝合针的尖端转向前，并利用针尖触探喙肩韧带，当手下触之有同样韧感（喙肩韧带）时。即穿过其间并绕至锁骨前缘将缝线引出皮外。然后空针退至进针眼皮下，再绕过锁骨上皮下达锁骨前缘，把留置皮外的缝线引到进针眼处皮外。暂不系紧和打结，用 1 枚直径 2mm 克氏针，从肩峰外侧缘上 0.5cm、肩峰前后缘之中点经皮垂直刺入达骨膜下。缓缓摇动骨钻并逐渐调整进针角度，使钢针保持水平并与锁骨外段轴线方向一致进入。当钢针达肩峰关节面时，术者两手拇指按压锁骨外端向前下，余四指抱腋下向外上提拉肩关节，同时令助手推顶肘部向外上，并行肩关节前屈后伸活动。当触摸肩锁关节前上恢复平整，且肩锁关节间隙正常时，再将钢针穿入锁骨外段，当出现较大阻力时再进入少许，此时钢针恰好穿透骨皮质。为预防旋转，可在距第 1 枚钢针的前或后侧 1cm 处再穿针 1 枚，其方向与第 1 枚钢针交叉 10°，针尾折弯埋入皮下。将留置皮外

的缝线拉紧后在皮下打结，不剪断皮外多余缝线，再利用该线引针，从锁骨后缘第1针眼进入，以肩锁关节为中心由后外向前内方将锁骨上韧带、关节囊及斜方肌、三角肌腱性组织作环形缝合，使缝合针再次从第1针眼穿出，并系紧缝线打结于皮下，无菌纱布包扎，前臂颈腕带悬吊于胸前。

（3）术中注意事项：①扩新时要充分彻底，扩新的范围仅限于关节缘周围，小针刀进入时不宜过深或过浅，以触及喙肩韧带为止。过浅既达不到扩新的目的，也不利于关节的复位及韧带等组织修复；过深则易损伤重要血管神经。②缝合针经皮缝合时，应小心准确进行，切忌粗暴盲目操作，以免造成不应有的损伤。弯针进入喙肩韧带之深度一般在 2.5cm 左右，刺入韧带组织时手下有韧性感。③克氏针的粗细以 2mm 为宜，过细抗应力差，达不到牢固固定的效果；过粗无疑加重了软骨面的损伤。进针的深度以超过肩锁关节 4～5cm，并恰好穿透骨皮质为宜。过浅固定不牢，钢针易外退，过深易损伤其他组织。④手法整复在纠正上下分离的同时应注意纠正前后移位。判断指征是肩锁关节上恢复平整，在上臂内收内旋贴于胸壁时，肩峰前缘与锁骨外端前缘骨峰连续。

（4）适应证：凡年龄在 55 岁以下，脱位时间在 6 个月内者，年龄超过 55 岁，患者身体状况良好，对矫正畸形、恢复功能有强烈愿望者，脱位时间在 6 个月以上，X 线片显示肩锁关节面无退行性改变者为本法的适应证。

3. 治疗结果

（1）疗效分级标准：按照肩部外形、功能恢复情况及 X 线片表现，从 5 个方面 4 个等级进行疗效评定。优：肩部外形正常，肩关节活动良好，肩锁关节无疼痛，臂部力量无减弱，X 线片示肩锁关节无脱位。良好：肩部外形正常，肩关节活动良好，劳累后偶感疼痛，肩部力量无明显减弱，X 线片示肩锁关节无脱位。尚好：肩部外形轻度高起，肩关节上举受限在 20° 以内，但其他方向活动正常，臂部力量较健侧减弱，劳累后肩锁关节时感疼痛，X 线片示肩锁关节有半脱位。差：肩部外形明显高起，肩关节活动受限，肩锁关节常有酸痛，臂部力量减弱。X 线片示肩锁关节完全脱位。

（2）治疗效果与分析：本组 146 例，随访时间最短 6 个月，最长 72 个月，平均34.6 个月。其中随访 2 年以上 108 例，占 74%，按上述标准评定，结果优 128 例，占 87.7%，良 11 例，占 7.5%，尚好 7 例，占 4.8%。优良率 95.2%。7 例尚好者中 2 例为患者肩关节活动范围过大而造成锁骨外端骨质劈裂，但均系在 1～4 周后出现，所以仅出现半脱位；3 例由于拔除钢针后，过早提携重物而导致半脱位，2 例系年老患者因未遵医嘱进行功能锻炼而诱发肩周炎。

4. 临证体会

肩锁关节是上肢与躯干唯一的骨性关节，由肩胛骨向外侧延伸成的肩峰与锁骨外端的斜坡样关节面构成。正因为这一解剖特点，使锁骨肩峰关节面极不稳定，始终具有一种潜在的分离因素。在正常情况下，肩锁关节的稳定除了靠关节囊及其加厚部分形成的肩锁韧带、喙锁韧带（锥状韧带、斜方韧带）外，尚有三角肌和斜方肌的部分腱性组织参与，共同组成一个稳定的动力结构系统，以克服上肢重力及斜方肌、胸锁乳突肌的牵拉对肩锁关节产生的分离力和剪切应力，使肩锁关节保持在正常的解剖位置上。当外力致这些稳定关节的韧带、关节囊及腱性组织断裂后，肩锁关节即发生全脱位。因此，良好的复位及可靠的固定和断裂组织修复的质量，将直接影响肩锁关节的稳定及其功能的恢复。但到目前为止，非手术疗法一直没有解决复位与稳定关节这一难题，国内外学者仍广泛采用手术疗法。但这些方法都存在着严重不足，如锁骨外端切除术，虽在一定程度上解决了创伤性关节疼痛及改善了外观畸形，但不能改善其功能，而且由于切除了锁骨外端，常导致锁骨的上翘及不稳，甚至残留后遗症；用螺丝钉将锁骨固定到喙突和锁骨喙突间的钢丝固定术，不仅限制锁骨正常的活动度，影响肩关节的功能，而且手术操作复杂。肌肉动力移位术是用喙肱肌和肱二头肌短头上移至锁骨使骨折复位和稳定肩锁关节的，但 Katznei-son 认为，此法存在着创伤大、螺丝钉易松动等缺点。

近十年来，较多学者采用切开复位内固定、韧带修复或移位术来重建和恢复肩锁关节的功能，认为肩锁关节在肩胛带功能和动力学上起着非常重要的作用，为上肢运动的支点和力的传导中介，参与了肩关节几乎所有活动。如 Neviaser 主张直接修复或利用喙肩韧带移位来加强肩锁韧带，以弥补喙锁韧带的悬吊功能丧失，只是此法仍存在创伤大、感染机会多、遗留瘢痕影响美观等不足。

由于上述方法所存在的不足和缺点，故有些学者认为不如不加任何治疗，让其锻炼恢复，致使在肩锁关节全脱位的治疗上，对是否修复或重建喙锁韧带形成了两种不同的观点。我们通过尸体解剖实验证明，只要肩锁上韧带、关节囊和它的腱性加强组织保持完整，肩锁关节是不会发生脱位的。以往采用手法复位闭合穿针内固定治疗新鲜肩锁关节全脱位，也证明了不需手术修复或重建喙锁韧带，一旦关节复位并得到持久可靠的固定，这些损伤的组织可通过血肿机化而形成的瘢痕韧带化组织来达到关节的重新稳定。因此，我们认为对陈旧性肩锁关节脱位的治疗重点也应是确保肩锁上韧带、关节囊及关节周围的腱性组织得到良好修复。我们在手术中了解到，陈旧性肩锁关节脱位与新鲜肩锁关节脱位不同之处在于未复位的关节局部的血肿已机化形成了瘢痕组织，并充填于断裂的韧带及关节间隙内，不仅给手法复位增加了难度，而且也给损伤的组织再修复带来困难。要想使肩锁关节复位并维持于良好的位置上，就必须完全切断连接肩锁韧带及关节囊间的瘢痕组织，同时剥除关节内影响复位的瘢痕及软骨盘，创造一个新鲜创面，即将陈旧性脱位变为新鲜脱位。但由于断裂的韧带、关节囊及其腱性组织是在脱位病理状态下修复的，所以较正常韧带组织的长度有所增加，导致对关节的约束力下降，甚至完全达不到控制关节稳定的平衡力。所以，在扩新复位的同时还应紧缩韧带、关节囊及腱性组织。这既能保证关节的顺利复位，又为韧带及其周围腱性组织的良好修复创造了有利条件。

我们经过反复尸体模拟实验及临床实践，研究出经皮内固定治疗陈旧性肩锁关节全脱位的新方法，它不仅能有效地将关节间的瘢痕粘连组织扩新，有利于关节的复位，更重要的是改善了局部的血液供应，促进了新鲜肉芽、血管组织的再生，为组织再愈合创造了必要条件。钢针内固定能可靠地对抗锁骨的剪翘力和上肢下垂分离的重力，保证了关节复位后的稳定，为扩新后的组织提供了良好稳定的修复环境。经皮环形缝合，使松弛的肩锁上韧带、关节囊及其周围腱性组织在保持一定紧张度下紧密接触，避免了肩关节活动时对肩锁韧带所产生的分离力，从而保证了扩新后韧带等组织在生理应力刺激下健康修复，起到了充分支持和约束关节的作用。利用10号缝线行锁骨上及喙肩韧带间的环绕固定，使缝线产生一种跨越关节而作用于关节面的应力，克服了胸锁乳突肌的向上牵拉力和肩胛骨及上肢向下的重力。使肩锁关节在拔出钢针后，瘢痕组织尚未达到最大抗牵拉力（瘢痕韧带化）之前，通过缝线的作用，仍可使肩锁关节得到稳定，达到了韧带修复与功能恢复并进的目的。

临床观察结果表明，该法具有以下优点：①操作简便易行、安全可靠。②保证了肩锁关节的良好复位与稳定。③能早期活动肩关节，有效防止肩周炎的发生。④患者在治疗期间生活可自理，并可从事一般工作。⑤不需手术切开皮肤，创伤小，感染机会少。⑥局部平坦，不留瘢痕，满足了美学要求。

（五）手法复位小夹板钢托外固定治疗儿童肱骨骨折 80 例

肱骨髁上骨折是儿童常见的骨折之一，约占儿童肘部损伤的60%。由于肱骨下端较扁薄，髁上部处于疏松骨质与致密骨质的接壤部，前有冠状窝，后有鹰嘴窝，两窝之间仅为一层薄骨片，跌倒时，身体重力经上臂与地面反作用，故易造成此类骨折。若治疗不当，可致肘关节强直、骨化性肌炎、肘内外翻畸形等并发症。2002年1月～2007年12月，运用手法复位＋小夹板钢托外固定＋康复训练三联疗法治疗儿童伸直型髁上骨折80例，取得较好疗效。

1. 临床资料

本组80例，男性60例，女性20例，年龄1～2岁，直接暴力致伤15例，间接暴力致伤 65 例。裂缝骨折 10 例，单纯伸直型骨折 15 例，伸直桡偏型 20 例，伸直尺偏型 19 例，粉碎性骨折 9 例，开放性骨折 4 例，神经损伤 3 例。就诊时间距离受伤时间最短 30 分钟，最长 3 天。

2. 治疗方法

（1）手法复位：患者取仰卧位，在臂丛神经阻滞麻醉下，两助手分握患儿的上臂和前臂，将肘关节伸直，取前臂中立位或旋后位顺势拔伸牵引 3~5 分钟，纠正重叠移位，然后术者两手分别握住远近端，沿骨折的移位方向反向推挤远端，先纠正桡偏、尺偏移位。若骨折远端旋前或旋后有移位，先纠正旋转移位。但应注意尺偏型需推至轻度桡偏，桡偏型可保留部分桡偏。之后术者以两拇指从肘后抵于骨折远端，其余四指环抱骨折近端，拇指用力推挤远端向前，其余四指将近端向后压。同时令助手在牵引下徐徐屈曲肘关节，纠正骨折端的前后移位。复位成功后，轻轻纵叩断端，使骨折断端能充分接触。

（2）小夹板钢托外固定：术后固定肘关节于屈曲 90°~110°位 3 周。小夹板长度应上达三角肌中部水平，内外侧夹板下达或超过肘关节，前侧夹板至肘横纹，后侧夹板至尺骨鹰嘴，以布带捆扎，松紧适度。为防止肘内翻，可在骨折近端外侧及远端内侧分别加塔形垫。为防止骨折远端后移，可在鹰嘴后方加一梯形垫，再将钢丝托板弯曲至 90°~110°，置于伤肢后侧绷带包扎固定。对于合并有神经损伤者，若为闭合骨折，则待症状好转后，再手法整复，若为开放性骨折，则先清创缝合后再进行整复与固定。裂缝骨折无移位者，无需手法整复，行小夹板、钢托外固定即可。

（3）康复训练：早期以握拳、屈伸腕关节及肌肉静止性收缩活动为主。固定期间多做握拳及腕关节屈伸活动。外固定解除后主动进行肘关节屈伸锻炼。配合轻柔手法按摩与麝香舒活灵药酒外擦。外固定解除后，指导患儿循序渐进进行肘关节屈伸活动功能锻炼。

（4）疗效评价指标：本组 80 例，固定时间最短 2 周，最长不超过 4 周。分别在 3 个月和 1 年后测量肘关节的关节活动度，评价其近期和远期疗效。

（5）统计学分析：数据用 SPSS13.0 统计软件处理，计量资料以（$x \pm s$）表示，自身治疗前后计量资料比较用 t 检验，计数资料用卡方检验，$P < 0.05$ 为差异有统计学意义。

3. 治疗结果

（1）疗效评定标准：参照文献拟定。优：肘伸屈活动受限 10°以内，携带角改变 5°以内；良：肘伸屈活动受限 11°~20°，携带角改变 6°~10°；可：肘伸屈活动受限 21°～30°，携带角改变 11°～15°；差：肘伸屈活动受限 30°以上，携带角改变15°以上，伴有肌肉萎缩，肌力减弱。

（2）参与者数量分析：本组 80 例，治疗 1 年后完成随访纳入统计分析 60 例。

（3）近期和远期疗效比较：差异有统计意义 $P < 0.05$，总有效率无显著差异，$P > 0.05$。见表 7－3。

表 7－3　近期、远期临床疗效比较　（n = 60）

时间	优	良	可	差	优良率（%）	总有效率（%）
近期	34	11	10	5	75.00	91.67
远期	40	12	6	2	86.67	96.67

（4）治疗前、治疗后近期、远期肘关节活动度比较：差异显著，$P < 0.05$。见表7－4。

表 7－4　近期、远期肘关节活动度比较　[度（x±s）]

时　间	肘关节屈曲	肘关节伸直	前臂旋前	前臂旋后
治疗前	63.2±5.3	29.1±6.8	36.7±7.4	42.6±7.9
近期	109.7±7.8	48.5±7.1	67.3±9.2	67.4±8.3
远期	130.6±8.3	63.6±9.6	86.4±5.6	88.6±7.5

4. 临证体会

肱骨髁上骨折多发生于儿童，因其临近关节，血液供应丰富，儿童处于生长发育阶段，愈合较快，但骨折后局部肿胀严重，移位复杂，远端容易旋转移位，给整复带来一定的困难。作者认为，对儿童肱骨髁上骨折的治疗，特别是骨折远端尺偏内翻成角的整复应力求达到完全复位，或者达轻度桡偏"矫枉过正"的程度，以防止日后发生肘内翻畸形。在手法整复前必须详细阅读肘关节 X 片，掌握骨折是尺偏还是桡偏，以及骨折远端旋转移位的方向，为手法整复提供可靠依据。由于儿童处于生长发育阶段，骨折愈合迅速，还应该掌握好手法整复的时机。在骨折损伤的早期，肿胀不明显时及时行手法整复；对局部肿胀较重、有张力性水泡者，待肿胀减轻后尽早手法整复。在整复的过程中，一次性复位成功很重要，反复整复会加重肘部的肿胀，影响骨折的愈合。骨折整复后，屈曲肘关节与前臂固定的位置对骨折端的再移位有很大影响。对于伸直型的髁上骨折，肘部前面的骨膜被破坏，而后面的组织仍相对保持完整，当骨折复位屈曲肘关节 90°～110°时，肘后的组织被拉紧，对骨折前方形成的挤压有利于骨折的稳定。可见，屈肘小于 90°固定，关节稳定性差，大于 90°固定，关节较稳定而且屈曲度数越大则稳定性越强。

骨折整复后，骨折远端向内侧移位者，前臂应屈肘旋前位固定，使外侧的骨折面受压，减轻肘内翻畸形的倾向；外侧移位者，应屈肘并旋后位固定，使内侧的骨折面受压，防止肘外翻的发生。肱骨髁上骨折外固定材料通常用小夹板与钢丝托板。小夹板加压垫的外固定方法有利于骨折的固定，通过压垫的作用可防止骨折远端旋转及调节内外侧移位，超肘关节的小夹板还不影响肘关节的早期功能活动。但在早期，小夹板布带绑扎过紧容易出现张力性水泡，如果出现血液循环或神经功能障碍应及时处理。对于移位不明显的骨折，外敷消肿止痛药膏，钢丝托板外固定屈肘90°悬吊于胸前即可。对于斜形骨折，固定不易稳定，容易移位，使用小夹板加压垫固定，通过夹板和压垫的作用，使骨折断端达到良好的对位对线，促进骨折的愈合。对肘部骨折关节功能障碍，以前多让患者自行功能锻炼。目前越来越多的人认识到包括运动疗法在内的康复训练的重要性。本研究通过有计划、有目的的康复训练，有效地减少了废用性肌萎缩的发生，促进了患儿骨折愈合和关节功能的恢复。

（六）Colle's 骨折闭合复位外固定体位的探讨

Colle's 骨折为骨伤科常见病、多发病，临床常采用手法复位石膏或小夹板外固定治疗，随着对该病治疗方法的研究深入，对该类型骨折复位后的外固定方法产生了各种不同的观点，特别是闭合复位外固定后腕关节的体位问题，更是存在很大的分歧，许多人主张腕关节处于掌屈位、中立体，亦有人主张固定于背伸位。我们在多年的临床治疗观察的基础上，对腕关节生理解剖、病理解剖、生物力学特点进行了深入研究，经临床反复验证，认为 Colle's 骨折的外固定采用掌屈位更符合局部的生物力学特点，更有利于腕部功能的恢复。

1. 临床资料

（1）Colle's 骨折复位后骨本身的稳定性：Colle's 骨折发生时，腕关节处于背伸位，桡骨远端掌侧受拉伸力作用，而背侧受到压缩力作用，故背侧常见粉碎性小骨块或表现为骨质的嵌插，这在老年患者中表现非常典型。当骨折复位后，掌侧常可达到准确对位，而背侧则因骨质压缩不能完全矫正，形成一个由背向掌的楔形骨质"丢失区"，X 线片表现为背侧折线较掌侧宽，或形成一密度明显减低的区域，即背侧骨质对复位后骨折的支撑作用明显减低，这就存在着一个潜在的再移位因素，而掌屈固定在背侧形成了拉力作用、掌侧形成压力作用，有效对抗远骨折端向背侧移位。这是一种逆损伤机制的固定方法。

（2）骨折端周围组织损伤情况：当损伤发生时，伴随骨质的断裂，掌侧骨膜等组织亦发生完全或不完全断裂，并随骨折的移位而出现分离或拉长；背侧的骨膜等组织因骨质的嵌插出现松弛、卷曲，当远骨折端出现向背侧明显移位时，由于背侧骨膜与伸肌腱鞘结合紧密，常不发生断裂，而只形成近骨折段骨膜一定范围的剥离。

骨折复位后背侧骨膜处于紧张状态，并且由于水肿而张力较正常时增大，始终存在着将桡骨远骨折端背侧拉向近端的趋势，掌侧骨膜只是松散的对合，没有任何张力，要使其得到良好的修复，只有在掌屈位时才能为掌侧骨膜提供良好的修复条件，同时将背侧骨膜拉伸至正常长度并持续抵消其拉力。

（3）骨膜、肌腱对骨折的复位与固定作用：在 Colle's 骨折复位过程中，对抗牵引时骨膜、肌腱受到强烈的拉伸，对骨折端形成有力的夹束作用，即"软夹板"作用，促使骨折的复位，复位后楔形骨质"丢失区"内存在许多游离的小骨块，其余空间由血肿充填，不能形成有效的支撑，一旦受到挤压力则骨块会连同血肿溢出骨折端，充填到松弛的骨膜下。掌屈位固定时，背侧的骨膜、肌腱仍然保持一定张力，对骨折端背侧的夹束作用仍然存在，不仅能使背侧的碎骨块在正确的位置愈合，而且由于骨膜紧张时与背侧骨质紧密相连，排出了留存其中的血肿，避免了广泛的骨膜下化骨对腕背侧肌腱滑动造成的阻碍。

（4）桡腕关节运动力学特点对维持骨折端稳定的作用：屈腕时，腕骨围绕月骨及头状骨在额状轴呈铰链状运动，头状骨和月骨分别均向掌侧倾斜并略后移，此时月骨远侧凹面向前略有倾斜，而近侧面向后略有滑出，仅前半部分与桡骨凹面嵌合，此时由腕骨传导的对桡骨远端关节面的压力位于桡骨远端前侧；伸腕时则正好相反。因此，当屈腕位固定时由腕骨传导的对桡骨远端关节面的压力作用在骨折端支撑作用良好的掌侧，与背伸位时正好相反。桡骨远端与腕骨间有广泛的韧带、关节囊连接，腕关节屈伸活动时，只在很小的范围内韧带与关节囊是无张力的，一旦超出该范围，则腕骨与桡骨远端由于韧带的紧张作用形成"一体"，屈伸腕的力量沿桡骨上传达骨折断端形成剪撬力，掌屈时这种剪撬力作用于骨折端形成与损伤发生时完全相反方向的力，增加了骨折的稳定性。

2. 临证体会

Colle's 骨折有多种骨折类型，骨折断端无粉碎性骨块或骨质嵌插者，复位后骨折的稳定性好，对于外固定的体位要求并不严格，但对于骨折断端存在不稳定因素时，外固定就显得十分重要。仔细分析其他两种体位固定的特点，可以得出这样的结论：由于失去了掌屈位固定时对骨折端的稳定作用，甚至对骨折端的稳定形成负面影响，所以骨折端的稳定则更多的依赖其他措施，如通过纸压垫的作用增强夹板对骨折端的效应力，丰建民等则采用了特殊的石膏塑形方法以防骨折的成角与短缩，并对赵定麟方法分型中的四型骨折进行辅助牵引固定，Bohier 虽然指出了腕关节固定于掌屈尺偏位，有压迫正中神经的危险，但采用其主张的伸腕、中度尺偏位方法固定不稳定的粉碎性骨折易出现再移位，Lidstrom 针对这个问题提出了一个先掌屈，骨折稳定后再中立位的折中的方法，实际上亦成为了掌屈位固定的支持者。这些方法过多地依赖外固定对骨折局部的效应力，对外固定的要求是非常严格的外固定，略微松动即可导致骨折的明显移位，而过紧的外固定又可带来诸多并发症，对于门诊治疗的患者，医生与患者都很难把握准确的尺度，常导致骨折不能维持复位后的位置或反复的复位与固定。掌屈位固定时，即使患者复诊时外固定已部分松动，只要患者能正确维持掌屈尺偏的体位，一般不会造成明显的再移位。因为在骨折复位后尚未进行外固定时我们经常采用托起近骨折端，利用手的重力作用保持腕部的掌屈尺偏位的方法维持复位后的骨折对位。但对于掌背侧骨皮质均呈粉碎状态，骨折失去了自身的稳定性时，进行石膏良好的塑形可达到自身牵引作用，以防骨折端短缩是必要的。我们所采用的掌屈位不是极度的屈曲位，而是屈曲 25°~40°，不会对掌侧组织造成继发性损害，由于没有过度紧固的外固定，不仅不会对正中神经形成威胁，亦避免了局部的压疮。并且这种体位符合前臂悬吊于胸前时的自然体位，患者没有一种强迫感。另外，腕背侧新的血肿及移位的小骨块将形成局部的不平整，影响肌腱的滑动，甚至造成自发性断裂，掌屈固定时腕背侧骨膜、肌腱均处于紧张状态，骨膜下不易形成血肿小的碎骨块移位，紧张的肌腱进行活动时可进一步驱散骨膜下血肿，抚平尚未完全复位的碎骨块，并能对已遭到破坏的骨纤维管进行早期模造，以利于手部功能的恢复。

（七）闭合复位穿针内固定治疗伸直尺偏型肱骨髁上骨折

肱骨髁上骨折是儿童肘部最常见的骨折，而肘内翻畸形又是其最常发生的并发症。我们采用闭合矫枉过正复位手法，经皮穿针内固定的方法治疗伸直尺偏型肱骨髁上骨折 67 例，疗效满意。

1. 临床资料

本组 67 例中，男 37 例，女 30 例；年龄 6~10 岁，平均 8.2 岁；右侧 32 例，左侧 35 例；摔伤 43 例，坠落伤 16 例，跌伤 8 例。均为闭合性骨折，其中伴正中神经损伤 2 例，伤后到就诊时间在 0.5 小时~3 天之间。

2. 治疗方法

手术采用无菌操作，患侧臂丛神经阻滞麻醉。患儿坐位，将上臂置于旋前 90°。先行手法摸清骨折移位方向，两助手握持骨折远近端，沿上肢纵轴方向拔伸牵引 3~5 分钟，矫正骨折端重叠移位；术者一手把持上臂，另一手把持前臂近端，向骨折旋转移位的反方向用力扭转，以矫正骨折端的旋转移位；然后双手四指环抱近骨折端前侧向后拉，拇指抵于肘后尺骨鹰嘴处向前推顶，同时在远端助手牵引下屈肘，以纠正骨折的前后错位；再采用两点捺正手法纠正骨折端的尺侧移位及倾斜，并尽力造成远折端的轻度桡偏及桡侧嵌插。术者拇指沿肱骨下端外侧骨嵴触摸，触及远骨折端略向外侧高起的台阶感证实尺偏移位矫正，复位满意。维持复位，一助手取一枚 2.0mm 克氏针上手摇骨钻自肱骨外髁最高点刺入皮肤，触及骨质后在冠状面上与肱骨纵轴呈 45°角，在矢状面上与纵轴呈 15°角进针，直至穿透肱骨近折端的对侧骨皮质。检查骨折端的稳定性，如果不稳，则同法交叉穿入另一枚克氏针。C 形臂 X 光机透视复位固定满意后，将针尾弯曲 90°剪短，残端留于皮外，无菌包扎，自制铁丝托于屈肘 90°前臂旋前位固定。麻醉消退后，即开始指导分期功能锻炼，术后 3 周骨折达到临床愈合，去掉内外固定，行肘部功能锻炼。

3. 治疗结果

（1）疗效评定标准：参照由国家中医药管理局编写的《中医病证诊断疗效标准》：①治愈，骨折解剖复位或骨折远折端向桡侧移位 1/5 以内，有连续性骨痂形成，功能完全或基本恢复，携带角正常。②好转，骨折对位尚满意，骨折愈合，肘关节伸屈受限在 30°以内，携带角减少在 20°以内。③未愈，伤肢畸形，携带角减少 20°以上，功能障碍。

（2）治疗效果：本组 67 例，随访时间 6 个月~1 年，平均 8 个月。治愈 60 例，好转 7 例，无一例肘内翻发生。

4. 临证体会

我们通过对尺偏型肱骨髁上骨折的受伤机制、骨折后 X 线表现以及肘部功能解剖的分析，得出复位时将骨折远端适度桡偏能够从根本上预防肘内翻畸形的发生。在长期治疗过程中逐渐形成了采用低损伤手法整复及可靠的经皮穿针内固定方法，使患儿肱骨髁上骨折闭合手法复位与牢固内固定的问题得到了很好的解决。首先手法整复上贯彻矫枉过正的思想，尽量完全矫正旋转与前后移位，侧向移位达到过度复位，即形成桡倾，可以通过两种途径实现：①骨折复位达到解剖复位过程中，将远骨折端向桡侧倾斜，使尺侧嵌插解脱，甚至形成轻度分离，而桡侧骨质紧密接触或嵌插，使携带角较健侧加大大约 10°；②在矫正侧向移位时将远折端向桡侧移位 0.5cm 的同时矫正尺侧骨质嵌插，以远折端的桡侧移位弥补桡倾的不足，使桡侧骨皮质有嵌插，尺侧皮质分离或骨折远端适度桡偏，从而避免肘内翻畸形的发生。其次闭式穿针内固定达到了骨折复位后的牢固固定，且操作简便，创伤轻。轻便的铁丝托外固定不仅能够良好维持患肢的体位，而且有利于对骨折局部及整个患肢的观察。可靠的内固定与轻便的外固定相结合，允许患者进行早期功能锻炼，达到了骨折愈合及功能恢复并进的目的。本法操作简便，易于推广应用。

（八）闭合复位多针内固定治疗不稳定性尺桡骨干骨折

1. 临床资料

本组 215 例，男 147 例，女 68 例。年龄最大 67 岁，最小 19 岁，平均 37 岁。交通事故伤 108 例，摔伤 45 例，砸伤 24 例，击打伤 27 例，绞伤 11 例。尺桡骨干双骨折 113 例，桡骨干骨折 45 例（包括盖氏骨折），尺骨干骨折 57 例（包括孟氏骨折），均为不稳定性新鲜闭合性骨折。伤至手术时间 4~9 天，平均 5 天。所有患者术前常规行尺桡骨 X 线正侧位片检查，包括腕关节和肘关节。

2. 治疗方法

（1）手术方法：以成人尺桡骨中远 1/3 骨折为例，患者取坐位或仰卧位，采用臂丛神经阻滞麻醉，术野常规消毒铺无菌巾。选用直径 2.5mm 的克氏针上手摇骨钻自桡骨远端 list 结节桡侧进针，边进针边调整方向，使克氏针进入髓腔并向前滑行达骨折断端，两助手对抗牵引，术者手法复位，对位良好后另一助手将克氏针锤入或钻入近折端髓腔并继续进入达桡骨颈；再复位尺骨骨折，自尺骨鹰嘴处进针，用 1 枚克氏针即可良好固定。手法试探桡骨骨折的稳定性并配合 X 线透视检查桡骨的对位情况，桡骨对位不良者，另选 1 枚克氏针自桡骨远端尺侧进针并进入髓腔，复位骨折达解剖对位并将第 2 枚克氏针进入近折端髓腔，继续进入直至有很大阻力时为止。针尾均折弯剪短锉平埋入皮下，无菌包扎。术后用夹板固定前臂于中立位防止旋转。

（2）术后处理：麻醉消退后即可行手指屈伸活动及肩、肘关节活动，但骨折愈合前，前臂旋转活动需严格控制。术后按骨折三期辨证用药。常规抗生素应用 7 天以防感染。所有病例术后每月复查 1 次，摄 X 线片观察愈合情况。

3. 治疗结果

（1）疗效评定标准：参照《中医病证诊断疗效标准》对治疗效果进行评价。优：骨折解剖对位或近解剖复位，有连续性骨痂形成，功能完全或基本恢复。良：骨折对位 1/3 以上，对线满意，前臂旋转受限在 45°以内；差：伤肢畸形愈合或不愈合，功能障碍明显。

（2）疗效评定结果：本组 215 例均达解剖复位，无感染及断钉情况。随访时间 4~10 个月，平均 7 个月，术后 5~6 个月骨折达到骨性愈合。按上述标准评定，优 197 例，良 15 例，差 3 例，均为不遵医嘱害怕疼痛而影响功能锻炼所致。

4. 典型病例

患者腾某，男，25 岁，因为机器绞伤左前臂肿痛、活动受限 3 小时入院，诊为左尺桡骨干下段骨折（图7-14），在臂丛神经阻滞麻醉下行手法复位经皮穿针内固定治疗。尺桡骨髓腔内各用1枚直径2.5mm克氏针固定，术中透视见复位好，术后X线片发现尺骨对位对线好，桡骨对位不良，遂行进一步复位，自桡骨远端尺侧进针，用另1枚克氏针固定，骨折达解剖复位。

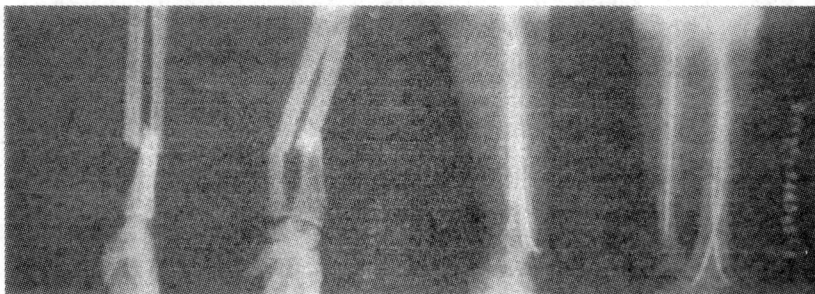

图7-14　左尺桡骨干双骨折术前、术后X线片

5. 临证体会

尺桡骨干骨折临床常见，治疗上不仅要求对位良好，而且要求恢复其固有的生理曲度，特别是桡骨干旋转弓的恢复日益受到重视。国内外学者研究桡骨干骨折的治疗时，采取了切开复位钢板内固定或预制适宜弧度的髓内针进行固定，操作过程复杂且损伤严重，有时会因钢板或髓内针的弧度不适宜而导致骨干的旋转弓变形，从而影响前臂的旋转功能。采用普通克氏针行尺桡骨干骨折髓腔内固定，一般选用直径2.0～2.5mm克氏针，弹性适宜、顺应性好，可按骨干形状改变方向，不必预先制作。当进入髓腔后可自行顺髓腔形状形成相适应的曲度，不仅可维持骨折的对位，而且可使骨间膜良好的"撑开"，从而恢复骨干的正常形态。但是在应用过程中，部分尺桡骨干骨折（特别是桡骨中远1/3、尺骨近中1/3骨折），折端呈斜形、粉碎性或螺旋形，骨折复位后自身稳定性差，并且髓腔宽大，穿针内固定后，折端仍处于摆动状态；有时选用较大直径克氏针，则因克氏针顺应性差而出现进入髓腔困难，而且固定后克氏针很强的弹性易使桡骨干的生理弧度改变。因此出现这种情况时，一般采用穿针术后配合纸压垫、夹板固定以进一步矫正残余移位，或行切开复位钢板内固定。

高能量导致的尺桡骨干骨折越来越多，不仅骨折类型复杂，而且骨折周围组织损伤严重，从而导致骨折复位难、复位后稳定性差。为解决这一问题，国内外学者进行了广泛的研究，取得了显著的成绩。由于在AO的坚强内固定思想指导下，切开复位接骨板内固定治疗尺桡骨骨折经过近年来的临床应用显示了其固有的缺点：①钢板固定存在应力遮挡问题；②手术切开损伤大，易发生骨不连等并发症；③严重影响美观。Palmar指出："骨折的治疗必须着重于寻求骨折稳定与软组织完整之

临床篇　第七章　闭合整复

间的一种平衡，特别是对于严重粉碎的骨干骨折，过分追求骨折解剖学的重建，其结果往往是既不能获得足以传导载荷的固定，而且使原已损伤组织的血液循环遭到进一步的破坏。"在这种概念的指导下，为摆脱复位方法的限制，利用新型材料及构形内固定物的设计与应用，手术切口的改良、固定技术的调整等，形成了一套新的术式——微创术式。这些观点是经 AO 探索改进，克服原有不足与误导，同时对原有技术的优势与精华加以提高，逐渐构成并日趋成熟的又一重大进展。采用闭合手法复位经皮多针固定治疗尺桡骨骨干骨折正是这种观点的很好体现。克氏针弹性好，穿针固定后对骨折的固定为弹性固定，可有效的抵消骨折局部的成角、侧移、旋转应力，没有应力集中点，不易发生断裂，是一种生理固定方法。

多数尺桡骨骨干骨折行手法复位经皮穿针内固定治疗后可达到解剖或近解剖复位，并可获得骨折端的稳定，但由于尺骨近段、桡骨远段髓腔宽大、前臂肌群的影响，常发生骨折的侧移和旋转，严重影响了治疗效果，所以许多该部位的骨折经穿针固定后还需要配合纸压垫、夹板固定，克氏针内固定效果较差，多针固定是在发扬了髓内单针固定优点的基础上很好地解决了单针固定不能防止骨折端侧移、旋转等问题，使髓腔宽大的骨折部位得到良好的复位与固定，不再需要繁琐的外固定及反复的调整复位。

手法复位多针固定不仅仍然具有单针髓内固定的优点，如损伤小，不需切开，对骨折端没有进一步的损伤；无应力遮挡，前臂肌肉的张力可传达到骨折端促进骨折愈合；钢针为弹性固定，不易发生成角，而且具有更强的防骨折侧移及旋转作用。多针固定不是采用简单地增加针数充填宽大的髓腔，而是充分分析了骨折部位的解剖特点、骨折发生机制，利用 2 枚不同方向的克氏针经髓腔前进，两针头部紧密接触（甚至互相缠绕）而尾部位于不同的针孔内，从而有效地防止了骨折端的旋转，由于 2 枚针进针方向相对，克氏针进入髓腔前进时改变的方向相对，形成了类似弓形针的 4 点固定作用，从而有效防止骨折侧移与旋转。

（九）手法复位经皮穿针结合外固定支架外固定治疗青少年陈旧性胫腓骨骨折

青少年胫腓骨骨折临床较常见，治疗不当易遗留骨折成角畸形，影响外观及造成下肢功能障碍。2006 年 5 月至 2009 年 5 月，我们采用手法复位经皮穿针结合 KW 型支架外固定治疗青少年陈旧性胫腓骨骨折患者 25 例，获得了满意的疗效。

1. 临床资料

本组 25 例，男 16 例，女 9 例。年龄 10～16 岁，平均 13 岁。均为闭合性胫腓骨骨折。交通事故伤 13 例，高处坠落伤 7 例，压砸伤 5 例。横断形骨折 3 例，斜形骨折 11 例，螺旋形骨折 7 例，粉碎性骨折 4 例。X 线片示：骨折断端均成角并有少量骨痂形成。受伤至就诊时间均超过 3 周。

2. 治疗方法

采用股神经阻滞麻醉加坐骨神经阻滞麻醉或硬膜外阻滞麻醉，患者取仰卧位，常规消毒铺巾。2 名助手分别于骨折远、近端握住患侧膝部及踝部拔伸牵引，术者反复采用折顶、分骨或摇摆手法复位骨折，破坏影响骨折复位的骨痂，矫正骨折断端成角。局部骨痂多者，用 1 枚直径 2.5mm 的钢针经皮穿入到骨折线中，顺骨折间隙反复钻入，破坏骨痂，增加骨折断端间的异常活动。手法检查骨折断端有较大的异常活动后，术者和 2 名牵引助手复位骨折并维持断端位置。透视见骨折对位对线满意后，另一助手用 1 枚直径 2.5mm 克氏针自内踝前侧避开大隐静脉经皮穿入胫骨髓腔内固定。骨折端加穿 1~2 枚克氏针以增加断端稳定性，将针尾折弯剪短埋于皮下。用电钻夹持螺钉分别于胫骨骨折远近端前内侧交叉穿入 2 枚支架螺钉，并穿入到对侧皮质，在离皮肤 2cm 的地方安装 KW 外固定支架。透视复位固定满意后，消毒针眼，无菌包扎。术后常规应用抗生素预防感染，麻醉消退后活动足趾，术后 3 天行膝关节被动伸屈锻炼，术后 3~4 周扶拐无负重下地活动，定期摄 X 线片，有骨痂生长时逐步负重行走。

3. 治疗结果

本组患者均获得随访，随访时间 6~12 个月，平均 8 个月。达解剖复位者 21 例，功能复位者 4 例。骨折于术后 8~12 周愈合，针眼无感染，骨折无再移位。患者踝、膝关节功能好，无肌肉萎缩。

4. 临证体会

对于青少年胫腓骨斜形、螺旋形、粉碎性骨折，即使在骨折早期 X 线片示对位对线良好，也应警惕中后期会出现骨折再移位和断端成角畸形。采用传统石膏夹板外固定治疗青少年胫腓骨骨折，存在夹板松动、固定不牢靠等缺点。采用跟骨牵引结合夹板外固定治疗，很难满足有效复位固定、早期关节活动等要求。这些非手术疗法均存在骨折固定不确切、并发症多、不利于皮肤和软组织损伤的观察和护理等缺点，易造成相应肢体功能障碍。

目前常选用切开复位钢板内固定治疗青少年陈旧性胫腓骨骨折，虽然该方法能使骨折达到解剖复位，但由于切开手术显露广泛，而且内固定物占据原先的软组织空间，使已有创伤造成的局部血液循环损害进一步加剧，软组织损伤大，进一步破坏了骨折周围的血供，术后切口感染及骨折不愈合的发生率高。而且骨折愈合后还需 2 次手术切开取出钢板，患者及家长不愿接受。因此，选用一种既可达到骨折满意复位固定又可减少损伤的微创方法是患者、家长及医护人员的迫切要求。

骨折外固定技术治疗胫腓骨骨折是一种简单有效的治疗方法。使用该固定方法的原则是必须适合肢体的解剖形态，能够满足损伤肢体的力学要求，让患者感到舒服。KW 外固定支架在骨折近端和远端可以进行独立的钢针布局，设计中应用弹簧载荷预咬合机制，可以缩短术中操作时间，具有设计紧凑、体积小、重量轻的框架，符合生物力学原理，可灵活多方向矫正各种移位，既能牵伸延长又能缩短对骨折端的加压，结构简单，实用性强，装卸方便，易于操作。

采用手法复位穿针结合 KW 外固定支架固定治疗青少年陈旧性胫腓骨骨折具有以下优点：①外固定架具有独特的牵开作用，根据"关节韧带牵引术"的原理，即通过支架的纵向牵引带动关节韧带及骨膜来协助骨折复位并维持胫骨的长度。在牵开过程中还可以利用肌腱复位作用使粉碎性骨折更好地复位，使骨折间隙恢复正常。②外固定支架为桥式固定，跨越骨折断端，不破坏骨折断端软组织的血液循环，有利于骨折断端血液循环的重建和骨愈合。③固定装置不影响软组织覆盖，既可减少异物刺激引起的感染，又便于对皮肤和软组织损伤的观察和护理。④胫骨骨骺在骨质长度发育上有着十分重要的作用，KW 外固定支架不存在损伤骺板的问题，故对胫骨发育无影响。⑤克氏针内固定是外固定支架的有益补充，外固定架可以快速恢复患肢力线，内固定可以进行精细复位，有效地减少骨折不愈合的发生，便于对骨折、创面软组织进行修复，使骨折断端获得满意的坚强固定，防止骨折断端错位成角。⑥术后可先撤掉外固定支架，待骨折完全愈合后再取出克氏针，避免了单独使用外固定支架固定因螺钉松动带来的骨折断端不稳定。

综上所述，采用手法复位经皮穿针结合 KW 外固定支架固定治疗青少年陈旧性胫腓骨骨折，有利于创面及骨折的愈合，利于患肢的恢复，且无须植骨，减少了切口感染、骨不连、皮肤坏死等并发症的发生，具有损伤小、固定简单可靠、手术时间短、疗效确切等优点，值得在临床推广应用。

（十）回旋手法整复掌指关节脱位 14 例报告

掌指关节脱位临床常见，其手法复位较为困难。自 1994 年以来，作者运用回旋手法整复传统手法复位失败的掌指关节脱位 14 例，取得满意疗效。

1. 临床资料

本组 14 例，男 10 例，女 4 例；年龄最大 44 岁，最小 12 岁，平均 28.7 岁；右手 9 例，左手 5 例；拇指 11 例，食指 3 例；伤后至来诊时间最短 30 分钟，最长 4 小时；经 6 个月~2 年，平均 1.2 年随访，14 例均功能正常。

2. 治疗方法

以右侧拇指掌指关节脱位为例，患者取坐位，患肢前臂旋前位，手背向上。术者立于患侧，右手握患手拇指，左手握持手掌大鱼际及第 1 掌骨背侧，先在不牵引下加大脱位向掌侧成角畸形，然后用力将患手拇指基底向桡侧后向掌侧作圆弧轨迹运动，同时左手做与其相反方向协调运动，用力要大，可感觉到或闻及复位弹响声，患指可做屈伸运动，畸形消失，表明复位成功。复位后用手掌环抱绷带卷方法固定掌指关节屈曲位10天，10天后去外固定逐渐功能训练。

3. 临证体会

掌指关节脱位，多是由于掌指关节受到极度背伸暴力引起，掌骨头向掌侧关节囊薄弱部分突破，穿出达皮下，近节指骨基底向背侧脱位。传统的整复方法是过伸牵引患指后，将患指基底处向掌侧推挤并屈曲掌指关节使其复位，由于牵引手指时，掌骨头周围软组织更加紧张，加之掌侧关节囊纵形撕裂套住掌骨颈，以及脱位后肌腱、韧带、肌肉组织的"纽扣孔"作用，而拇长屈肌腱嵌夹于拇指基底与掌骨头之间，拇指掌指关节处籽骨嵌在关节之间。回旋手法是在不牵引下使关节周围组织相对松弛，两骨端间相向环绕运动，既可推挤松脱关节间嵌夹的组织，又可使套住掌骨颈的"纽扣孔"样作用暂时增宽，如同解衣扣机理一样，以利复位。复位时注意不要早期用力牵引，以免造成嵌夹组织紧张。本法不宜作为整复掌指关节脱位的首选方法，而应在传统方法无效时应用。

（十一）3种闭合复位内固定法治疗新鲜肩锁关节全脱位的疗效比较

肩锁关节全脱位是运动系统常见伤病。以往我们采用单纯闭合复位经皮"肩峰－锁骨"双枚钢针固定治疗，去除钢针后有一定的脱位复发率；后来，加用经皮缝合肩锁关节囊的方法，脱位复发率有所降低；近年来，我们在这两种治疗方法的基础上，采用经皮"锁骨喙突"空心螺钉固定（"三联固定"），收到了满意的疗效。为进一步比较上述3种治疗方法的疗效，回顾性分析了2000～2006年收治的136例新鲜肩锁关节全脱位患者的诊治资料。

1. 临床资料

全部研究对象共136例，男88例，女48例；年龄18～50岁，平均35.1岁。全部病例肩关节应力位X线片均示患侧肩锁关节间隙较健侧明显增宽，锁骨远端完全移位于肩峰之上，符合Tossy Ⅲ型肩锁关节脱位。A组31例患者，闭合复位后采用经皮"肩峰－锁骨"双枚钢针固定；B组45例患者，闭合复位后采用经皮"肩峰－锁骨"双枚钢针固定、经皮缝合肩锁关节囊；C组60例患者，闭合复位后采用经皮"肩峰－锁骨"双枚钢针固定、经皮"锁骨－喙突"空心螺钉固定（"三联固定"）、经皮缝合肩锁关节囊。3组患者性别、年龄比较，差异无统计学意义。

2. 治疗方法

（1）闭合复位经皮"肩峰－锁骨"双枚钢针固定：经皮触摸呈扁薄弧形的肩峰

外缘，按长度均分为 4 份，标记其 3 个分界点，由前向后的第 1、2 分界点分别作为 2 枚钢针的进针点。经皮扪及脱位的肩锁关节，用针刀自肩锁关节间隙刺入，挑拨嵌夹于其间的关节软骨盘等组织。患者屈肘 90°、肩关节屈曲 30°、上臂略内收，一助手将肘关节顺上臂轴线向后上方推顶，另一助手双手拇指将翘起的锁骨外端向前下方推按，复位肩锁关节。术者手法检查肩峰及锁骨外端前缘连成一凸向后的平滑曲线，证实复位成功，迅即以直径 2.0mm 斯氏针经皮钻入第 1 进针点，抵达肩峰骨质后感觉有明显阻力，瞄准锁骨外端方向钻入，突破骨皮质。放松复位手法，锁骨外端不再翘起，手法检查肩峰及锁骨外端前缘连成的平滑曲线，并经手提 X 线机透视证实肩锁关节复位良好。同法于第 2 进针点钻入另一枚直径 2.0mm 斯氏针，与第 1 枚斯氏针在水平面交叉约 10°。

（2）经皮"锁骨－喙突"空心螺钉固定：经皮触及肩胛骨喙突，向上至锁骨外端引一垂线，将此垂线与锁骨外端的交点作为空心螺纹钉的"进钉点"。取直径 2.5mm 斯氏针安装于手摇钻或电钻上，经皮粗略测量喙突至"进钉点"的长度，手摇钻或电钻前端斯氏针外露长度与此长度相等。于"进钉点"瞄准喙突方向钻入斯氏针，斯氏针穿过锁骨两侧皮质时均有突破感，穿过锁骨下侧皮质后缓慢、平稳进针，到达喙突后阻力明显增加，钻入深度约 0.5cm 时停止，勿钻透喙突下侧皮质。于斯氏针皮肤进针点处切开皮肤长约 0.5cm，退出斯氏针，顺针道插入直径 1mm 导针，测量针道长度，选用直径 3.5mm 空心钛制自攻螺纹钉，螺钉长度比针道长度大 2mm。顺导针拧入空心螺钉，到达喙突后手感阻力明显，拧入螺钉全长后觉力量可靠，提示操作成功，退出导针。手提 X 线机透视证实螺钉位置满意，进钉点皮肤缝合 1 针。

（3）经皮缝合肩锁关节囊：用自制弯针引双 10 号丝线经皮"8"字缝合撕裂的肩锁关节囊及韧带，线结留于皮下，术区无菌包扎。

（4）术后处理：以上臂固定带固定上臂于中立位、贴于侧胸壁，腕颈带悬吊前臂于屈肘 90°位。术后 2 周，解除上臂固定带，保留腕颈带，行主动肩关节屈伸活动，前屈、后伸各约 45°；术后 4 周，去除腕颈带，加大肩关节活动范围；术后 8 周，取出内固定钢针及螺钉，进一步加大肩关节活动范围，尤其是外展、上举活动。

3. 治疗结果

随访 11 个月至 6 年 7 个月，平均 5 年 6 个月。参照 Karlsson 等的疗效标准，3 组疗效之间的差异有统计学意义（$\chi^2 = 21.623$，$P = 0.002$），C 组疗效优于 B 组（$u = 2.014$，$P = 0.002$），B 组疗效优于 A 组（$u = 2.781$，$P = 0.006$），见表 7-5。全部病例均未出现胸腔脏器损伤、臂丛神经及腋动脉损伤等严重并发症。

表 7-5　3 组疗效的比较

组别	临床疗效			合计
	优	良	差	
A 组	8	13	10	31
B 组	25	15	5	45
C 组	48	10	2	60
合计	81	38	17	136

4. 临证体会

肩锁关节全脱位的治疗方法较多，非手术疗法有 60 余种，手术方法多达 70 种以上。近年来推出的锁骨钩钢板，能够维持垂直和水平两个方向的稳定，在肩锁关节脱位的治疗中取得了令人满意的效果；但钢板钩部对软组织和骨膜的反复压迫可引起疼痛，钢板或钛板价格昂贵，通常还需再次手术取出，整体治疗费用高，尤其在经济欠发达地区不易推广。经皮"肩峰-锁骨-喙突"三联固定治疗新鲜肩锁关节全脱位，综合了闭合复位与切开复位的优点，创伤小，费用低，不影响美观；内固定牢靠，为肩锁关节囊、韧带的修复提供了稳定的环境；掌握了手术指征及闭合穿针的操作技巧，则手术风险极低；只要对患者提供科学的术后康复训练指导，即能避免术后肩部功能障碍，收到满意的治疗效果。本研究结果提示，"三联固定"治疗新鲜肩锁关节全脱位疗效确切，疗效优于经皮"肩峰-锁骨"钢针固定＋经皮缝合肩锁关节囊，更优于单纯"肩峰-锁骨"钢针固定，值得临床推广应用。

（十二）闭合复位经皮缝合内固定治疗肩锁关节Ⅲ度脱位

肩锁关节脱位临床常见，约占肩部损伤的 12%。该损伤临床治疗方法很多，对于 TossyⅢ度的完全性脱位，目前多采用开放复位的方法治疗。自 2001 年 3 月至 2005 年 6 月，我们采用闭合复位经皮缝合内固定术治疗 Tossy Ⅲ度肩锁关节脱位 30 例，取得了满意疗效。

1. 临床资料

本组 30 例，男 18 例，女 12 例。年龄 20～64 岁，平均 42.3 岁。右侧 21 例，左侧 9 例。车祸伤 8 例，跌倒摔伤 15 例，坠落伤 5 例，打击伤 2 例，均为Ⅲ度（Tossy 分型）肩锁关节脱位。合并肋骨骨折 4 例，肱骨近端骨折 2 例，肩胛骨骨折 1 例。伤后就诊时间最短 1 小时，最长 7 天。

2. 治疗方法

（1）手术方法：采用臂丛神经阻滞（肌间沟入路）麻醉，取端坐位，有不能端

415

坐的合并伤者仰卧位，患侧肘关节屈曲90°，前臂置胸腹部。以坐位为例，助手一手持肘关节上顶，使患肩恢复到与健侧同一水平高度，另一手向外推按肩胛骨下角，矫正肩胛骨旋转、下移，使肩胛骨先复位，术者两手拇指置于锁骨外端前后缘对准肩峰关节面向前下按压，余四指分别置于腋下向上托起肱骨头，同时令助手行肩关节前屈后伸活动，当触摸肩锁关节前上缘恢复平整即复位成功。用骨钻带动直径2mm克氏针，从肩峰前后缘及外缘之中点垂直刺入达骨膜下，缓缓摇动骨钻并逐渐调整进针角度，使钢针保持水平并与锁骨外段轴线方向一致进入，越肩锁关节穿入锁骨外段，从锁骨外1/3向后的弯曲处突破骨皮质。在距第1枚钢针的前或后侧1cm处再穿入1枚直径2mm克氏针，其方向与第1枚钢针在水平方向相交叉10°~15°。经手法触摸及X线透视判断复位成功后，将针尾折弯剪短埋入皮下。将双10号丝线穿于自制缝合弯针上，在锁骨后缘距锁骨外端1.5cm处，经皮进针深度达2.5cm左右，将缝合针的尖端转向前，并利用针尖触探喙肩韧带。当手下触之有韧感（喙肩韧带）时，即穿过其间并绕至锁骨前缘将缝线引出皮外。然后空针退至进针眼皮下，再绕过锁骨上皮下达锁骨前缘，将留置皮外的缝线拉紧后在皮下打结，不剪断皮外多余缝线。再利用该线引针，从锁骨后缘第1针眼进入，以肩锁关节为中心由后外向前内方将锁骨上韧带、关节囊及斜方肌、三角肌等腱性组织作环形缝合，使缝合针再次从第1针眼穿出，并系紧缝线打结于皮下。无菌包扎，结束手术。

（2）术后处理：术后颈腕带悬吊前臂于胸前，麻醉消退后即可进行肘、腕关节活动，3~5天局部肿胀减轻后，可开始行不负重肩关节功能锻炼，术后6周取出克氏针，3个月内患肢不过度负重。以后每2~3个月复诊1次。

3. 治疗结果

（1）疗效评定标准：A级（优）：无痛，肌力正常，肩关节活动自如，X线片未见脱位。B级（良）：微痛，功能活动受限，肌力中等，肩关节活动范围90°以上，X线片示肩锁关节间隙5~10mm以内。C级（差）：疼痛且夜间加重，肌力差，肩关节活动范围<90°，X线片示肩锁关节仍脱位。

（2）疗效评定结果：本组30例，术后锁骨外端上翘畸形均消失，X线片示肩锁关节间隙恢复正常，锁骨外1/3下缘骨皮质的弧线与肩峰下缘皮质的线性影像相连续，未发生锁骨下神经、血管损伤，术后无感染、内固定脱出或松动等现象。经9~17个月，平均15.4个月的随访观察，X线片示肩锁关节无再脱位发生，按上述标准评定，优24例，良6例。

4. 临证体会

肩锁关节是一个由肩峰内缘与锁骨外端并连的关节，在肩胛带功能和动力学上有非常重要的位置，是肩关节灵活运动的支撑点。当发生肩锁关节脱位时，不仅会产生肩锁关节疼痛、异常活动等症状，而且极大影响整个上肢的力量和运动的灵活性。肩锁关节的稳定主要依赖于肩锁韧带和喙锁韧带，此外，附着于肩峰及锁骨的三角肌及斜方肌也有加强稳定肩锁关节的作用。肩锁韧带主要维持肩锁关节水平方向的稳定，而喙锁韧带主要是维持锁骨外端垂直方向的稳定。Tossy Ⅲ度肩锁关节脱位，其肩锁韧带及喙锁韧带完全断裂，斜方肌和三角肌的腱性附着部自肩峰和锁骨上撕裂，肩锁关节水平方向和垂直方向均不稳定。以往国内外学者对 Tossy Ⅲ度肩锁关节脱位多主张开放复位手术治疗方法，但随着人们对治疗效果和美学要求的不断提高，各种微创治疗方法相继出现，其中闭合复位经克氏针内固定方法成为较常用的微创治疗方法，其具有创伤小、无切口瘢痕影响美观等优点。随着该方法的广泛应用，其缺点和不足逐渐显现，其中主要是内固定取出后再脱位。我们曾尝试通过延长内固定时间以期关节周围组织修复更好来降低再脱位发生率，通过观察不能降低再脱位的发生率，反而增加了克氏针断裂的发生率及肩关节功能恢复的困难。通过对再脱位病例切开手术观察发现，肩锁关节周围关节囊、韧带等组织修复较差，呈明显松弛状态，对肩锁关节的固定作用较差，喙锁韧带卷曲、回缩。分析认为，闭合复位经皮克氏针内固定虽然恢复了正常骨性解剖对应关系，但关节周围撕裂的韧带及软组织未恢复正常的解剖形态，致使其在修复过程中挛缩变形或拉长，未恢复其正常生理张力，导致拔针后出现脱位或半脱位。怎样解决关节囊、韧带等组织松弛愈合抗应力差的问题成为提高经皮内固定治疗肩锁关节脱位疗效的关键。我们将以往治疗陈旧性肩锁关节脱位的经皮缝合方法，引用到新鲜肩锁关节脱位的治疗中。闭合复位固定脱位后，将撕裂的关节囊、韧带等组织经皮环形缝合拉紧，使损伤后卷曲、回缩的肩锁上韧带、关节囊及其周围的腱性组织在保持一定紧张度下紧密接触愈合，从而保证了缝合后的组织能在符合生理应力刺激下健康修复。

利用丝线行锁骨远端与喙肩韧带间的环绕固定，使喙锁韧带与锁骨外端粘连愈合，既达到了利用喙肩韧带重建喙锁韧带的目的，也达到了加强肩锁下韧带的效果，进一步增加了关节的稳定性。同时缝线产生一种跨越关节而作用于关节面的应力，克服了胸锁乳突肌的向上牵拉力和上肢下垂的重力作用，尤其是在克氏针拔出后，瘢痕组织尚未达到最大抗牵拉力之前，通过缝线作用，进一步加强了关节的稳定，达到了韧带健康修复与功能恢复并进的目的。该治疗方法是在恢复了关节的正常骨性解剖对应关系后，利用经皮缝合的方法，修复并重建了肩锁关节的稳定结构，并使其恢复了正常生理张力，有效地提高了治愈率，避免了拔针后再脱位，本组 30 例中，拔针后无再脱位发生。

治疗体会：①如反复复位不成功，则可能为纤维软骨盘或撕裂的关节囊、腱性組织阻挡复位，遇此情况，则可用克氏针刺入肩锁关节间进行剥离，将纤维软骨盘推开，关节囊、腱性组织挑出关节间隙或采用边复位边挑拨的方法进行，经上述方法处理后可复位满意。②必须确认钢针穿入骨质中，避免钢针处于肩峰上缘骨膜下或仅在骨膜下将骨质钻成1道骨槽而不是1个骨隧道，否则长时间应力刺激下，骨膜开始水肿拉长、断裂，克氏针必然滑脱。③避免反复穿针使局部骨质破坏，导致固定不稳或骨质劈裂。④复位成功的标志是在上臂内收内旋贴于胸壁时，手法触摸锁骨外端上缘与肩峰上缘恢复平整，肩峰前缘与锁骨外端前缘骨嵴连续，透视见锁骨外1/3下缘骨皮质的弧线与肩峰下缘皮质的线性影像相连续。综上所述，该方法具有操作简便、脱位复位充分且稳定、可早期进行肩关节功能训练、创伤小、并发症及后遗症少、局部平坦不留瘢痕等优点。是目前微创治疗肩锁关节脱位的理想方法，值得推广应用。

（十三）手法整复矫形石膏外固定治疗肱骨髁上骨折

肱骨髁上骨折是儿童临床上最常见的骨关节损伤，约占肘部骨折的50%~65.4%。该类损伤治疗困难，若处理不当，常遗留肘内翻畸形、肘关节功能障碍等并发症，肘内翻发生率尤以伸直尺偏型为高。自1997~2001年，采用手法整复矫形石膏外固定治疗伸直尺偏型肱骨髁上骨折56例，获得满意疗效。

1. 临床资料

本组56例，男32例，女24例。年龄3~12岁，平均6岁。右侧38例，左侧18例。均为伸直尺偏型骨折。伤后至就诊时间1.5~5天，平均2.5天。

2. 治疗方法

（1）早期处理：对于伤肢肿胀严重，末端血液循环差及有神经卡压症状者，先及时给予复位，力争达到解剖复位，但不必强求，用铁丝托固定患肢于半屈曲位，并抬高患肢。给予消肿类药物口服，待患肢肿胀消退，排除血管、神经损伤后再施行进一步治疗，这一过程一般需要5~10天。

（2）复位方法：患者仰卧位或坐位，患肢外展30°~40°肘伸直位。两助手分别握住上臂及腕部，行对抗牵引（远折端外旋移位者，前臂可稍旋前，远折端内旋移位者，前臂可稍旋后位）。待骨折端嵌插分离及重叠移位纠正后，术者一手掌大鱼际肌靠骨折近端，另一手掌大鱼际肌靠骨折远端，用"捺正手法"矫正尺侧移位。之后术者双手分别握持骨折远近端，按骨折旋转移位方向逆行施力，矫正旋转移位。然后术者下蹲，两拇指置于肘后鹰嘴处，其余四指置于肘前，嘱远端助手维持牵引力同时，徐徐屈肘至90°位，术者同时双拇指推顶远折端向前，四指拉近折端向后，纠正前后移位。最后术者双手分别握持骨折远近端，一手稳定住骨折近端，一手扳

418

远折端外展，纠正尺侧倾旋，并造成 $5° \sim 10°$ 的桡侧倾旋角。透视下达到尺侧微微张口，肱骨内髁与肱骨干内缘基本在一条直线上，桡侧骨质嵌插，肱骨外髁与肱骨干有一弧形凹陷。

（3）固定方法：将患肢肩关节前屈 $90°$，肘关节屈曲 $90°$，前臂旋前位，于骨折近端外侧、远端内侧分别放置一棉垫，外套棉布衬套。两助手分别握持上臂及腕部，术者握持骨折端维持位置。用石膏绷带自腋窝至腕部缠绕患肢 $5 \sim 6$ 层，石膏凝固前术者双手掌分别置于骨折近端外侧、远折端内侧对顶，使石膏塑形为肘关节屈曲 $90°$ 位和肘外翻位。摄 X 线片复位满意后将患肢悬吊于胸前，肘内侧放置一棉垫卷，将上臂用穿胸弹力带固定于胸壁。

（4）术后处理：固定期间鼓励患儿做握拳及耸肩活动，忌做外展上肢活动。间隔 1 周复诊，$3 \sim 4$ 周后摄 X 线片有外骨痂生成，即去外固定，指导患儿行肘关功能锻炼。

3. 治疗结果

（1）疗效评定标准：优：肘屈伸受限 $10°$ 以内，肘内翻 $5°$。良：肘屈伸受限 $11° \sim 20°$，肘内翻 $6° \sim 10°$。可：肘屈伸受限 $21° \sim 30°$，肘内翻 $11° \sim 15°$。差：肘屈伸受限 $30°$ 以上，肘内翻 $15°$ 以上。

（2）疗效评定结果：本组 56 例，固定 $3 \sim 4$ 周后去除外固定，行功能锻炼。经 6 个月 ~ 2 年随访，按上述标准评定，结果：优 41 例，良 12 例，可 2 例，差 1 例。

4. 临证体会

（1）早期并发症的预防：肱骨髁上骨折早期并发症主要有血管神经损伤及缺血性肌挛缩。肱骨髁上骨折多由于移位的骨折端机械性卡压所致的肱动脉痉挛及正中神经挫伤，而断裂伤并不多见。只要及时整复骨折解除卡压，血管神经损伤症状可很快缓解。由于肘关节血液循环丰富，损伤后出血较多，肿胀严重，如早期即行坚强的外固定，对患肢造成卡压，加重了患肢缺血症状，从而引发缺血性肌挛缩；再者，骨折端由于血肿的漂浮作用而不稳定，即便行夹板、石膏等外固定，亦可因患肢肿胀消退后外固定松动，而致骨折再次移位。故我们对于骨折移位大、肿胀严重及有血管神经损伤症状者，先及时复位，解除骨折端对血管神经的卡压，给予铁丝托绷带松松缠绕的退让性较好的外固定，并抬高患肢，口服消肿止痛类药物，密切观察有无"5P"征出现。待排除血管、神经损伤，肿胀基本消退，骨折端血肿吸收，已有少许纤维连结形成，骨折端相对稳定时，再做进一步处理，这样可以有效的预防早期并发症的发生。

（2）晚期并发症的预防：肱骨髁上骨折的晚期并发症主要是肘内翻畸形的发

生，关于肘内翻形成的原因有很多观点，如远折端尺偏移位、尺侧骨质塌陷、远折端旋转、前臂重力和力矩作用、远折端尺侧倾旋等。我们认为，骨折远折端沿上臂矢状轴向尺侧倾斜、旋转，是造成肘内翻畸形的根本病理基础，而远折端尺偏移位、尺侧骨质塌陷、远折端旋转、前臂重力和力矩作用等都是造成远折端向尺侧倾旋（斜）的因素。肘内翻的形成是由上述一种或多种因素共同作用，使远折端形成持续存在的向尺侧倾旋运动所造成的。肘内翻的预防有赖于骨折的准确复位和合理的固定。对伸直尺偏型肱骨髁上骨折，我们的复位标准是纵轴方向旋转、前后移位完全纠正，并造成远折端桡倾状态，即尺侧微微张开，肱骨内髁与肱骨干内缘基本在一条直线上，桡侧骨质嵌插，肱骨外髁与肱骨干有弧形凹陷。桡倾角控制在5°～10°之间，并随年龄增长而递减。对于尺偏移位，尽力达到解剖复位，但尺偏型骨折多为尺侧近端斜向桡侧远端的内高外低斜形甚至梯形骨折线，且尺侧骨膜多未断裂，想要完全纠正尺偏甚至造成桡偏，势必造成新的损伤，导致骨折端更加不稳定。我们通过临床观察认为，远折端尺侧移位与肘内翻畸形的发生之间并无必然因果关系。本组曾有3例是内高外低的梯形骨折线，几度整复亦不能完全纠正尺偏移位，最终遗留尺偏移位约一个皮质的畸形，但其他方向移位完全纠正，并造成桡倾。骨折愈合后，随访2年均未发生肘内翻。分析认为，通过整复，有效地缩短了远折端杠杆的内侧力臂，而使造成远折端尺侧倾旋力减小，且其他方向移位完全纠正，并造成桡倾，配合良好的外固定，可有效地预防肘内翻畸形的发生。

准确复位是预防肘内翻形成的基础，而有效的固定是维持良好复位直至骨折愈合预防肘内翻的关键。目前的外固定主要有夹板及石膏两种，经长期临床观察认为，小夹板存在塑形差，易松动，不易管理及不能很好控制远折端向尺侧倾旋等缺点，故我们采用矫形石膏外固定。本法的优点在于：①石膏的固定是通过整个石膏的塑形而产生的，而不是作用在几个局限的点上，与肢体接触面积大，故造成皮肤压疮机会少。且肢体肿胀已消退，石膏不易松动，固定牢靠，整个肢体被严格地限制在石膏管道内，直至骨折愈合，从而有效地预防因骨折端微动而造成的肘内翻；②塑形性能好，可使骨折远端塑成向桡侧倾旋，并维持不变，对尺侧骨皮质塌陷者，内侧石膏起到支撑作用；③上臂悬吊于胸前，肘内侧垫一棉垫卷，并用弹力穿胸带将上臂固定于胸壁，可抵消因前臂重力及外展上臂造成的尺侧倾旋力；④前臂旋前位固定，对于肱骨髁上伸直型骨折固定效力最大，断端最稳定，移位倾向最小，能有效防止肘内翻发生。

（3）注意事项：采用本法治疗应注意以下几点：①必须待患肢肿胀基本消退，方可采用矫形石膏固定，否则易出现"空壳"现象，致骨折再错位；②缠绕石膏绷带时必须塑形，且禁止肩关节外展位，否则当肢体悬吊于胸前时，石膏管形外侧与肢体间会留有空隙；③石膏塑形时宜用手掌忌用指尖，以防皮肤压疮；④3～4周去石膏后，指导家长协助患儿正确练功，以尽快恢复患肢功能。对于练功时可能出现的情况应向家长交代清楚，以免引起不必要的惊慌。本组有1例患儿练功时因惧怕疼痛及家长对功能恢复速度不满意，请人行局部推拿、按摩，造成肘部骨化性肌炎。1个月后复诊时发现，最终仅能达到屈伸85°～160°的活动范围，这对于我们应引起足够的警示。

（十四）手法整复上臂弹性固定带外固定治疗肱骨外科颈骨折

肱骨外科颈骨折临床常见，治疗上多以手法整复超肩夹板或搭肩石膏固定。骨折固定不可靠，舒适性差。自1997～1999年，采用手法整复上臂弹性固定带外固定治疗该骨折58例，收到满意效果。

1. 临床资料

本组58例，男33例，女25例。年龄最小10岁，最大78岁，平均54岁。右侧39例，左侧19例。外展型37例，内收型21例。合并肩关节脱位4例，合并同侧Colle's骨折5例，合并胸部损伤2例。伤后至就诊时间最长8天，最短2小时，平均1.5天。

器材结构：上臂弹性固定带由我院自行设计制作，该器材由棉垫卷和固定带两部分组成，固定带又分上臂部及胸部。上臂部外层用人造革制成，内衬有棉布，夹层中垫有薄海绵，其首尾两端各缝有2个铁环。胸部由2条弹力绷带组成，其首端穿固定带上臂部尾端两铁环返折后用铁滑扣固定，其尾端缝有尼龙搭扣。棉垫卷由中空海绵卷外包棉布制成（图7-15）。该器材设有大中小3种型号，适用于不同年龄组患者。

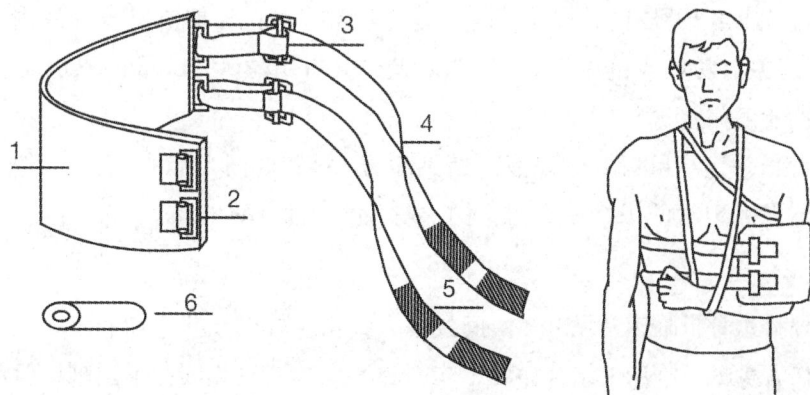

图7-15 肱骨外科颈骨折上臂弹性固定带固定示意图

2. 治疗方法

（1）整复方法：一般不需麻醉，必要时采用臂丛神经阻滞麻醉或血肿内麻醉。以右侧为例，患者端坐于方凳上，一助手用布带绕过腋窝向上提拉，患肢屈肘90°前臂中立位，另一助手握其肘部，沿其上臂纵轴拔伸牵引，纠正短缩移位。术者站于患侧，首先纠正侧方移位及成角。外展型者，术者左手掌抵于远折端内侧，用力向外扳，右手在肘外侧，用力向内按压，并令助手牵引下徐徐内收上臂，利用杠杆原理，即可轻松纠正远折端向内移位成角。内收型者，与上述手法相反，可矫正远折端向外移位及成角。最后矫正向前成角，术者站于患侧，双手握住骨折端，两拇指在远折端，余指在近折端，两拇指向后按压，余指向前端提。内收型令助手在牵引下外展并前屈上臂，外展型者则内收前屈上臂，即可矫正向前成角及移位。若远折端向前成角移位过大，可采用过顶法整复，复位后将患肢放下。合并肩关节脱位者先整复脱位，后整复骨折。

（2）固定方法：复位成功后，外展型骨折将棉垫卷放置于腋下，并斜吊于颈部。将固定带上臂部放置于上臂下段，将弹力带绕胸后于上臂部首端铁环处穿出，返折后与尼龙搭扣黏贴固定。通过铁滑扣调节弹力带长度，使下端弹力带较上端弹力带稍紧。固定好后将前臂悬吊于颈部。内收型骨折，将棉垫卷放置于肘内侧，固定带上臂部放置于上臂上段，上端弹力带较下端弹力带稍紧。

（3）功能锻炼：术后即可行手、腕部功能锻炼，1周后即可行上臂肌肉等长收缩及耸肩运动，4周后去固定带，用烫洗药熏洗，并行患肢全面功能锻炼。

3. 治疗结果

（1）疗效评定标准：优：骨折解剖对位，肩关节功能恢复正常。良：骨折错位0.5cm以内，成角10°以内，肩关节功能基本正常。可：骨折错位1cm以内，成角15°以内，肩关节功能较健侧差30°以内。差：骨折错位大于1cm，成角大于15°，肩关节功能较健侧差30°以上。

（2）疗效评定结果：本组58例均得到随访，随访时间5个月～3年。按上述标准评定，结果优51例，良3例，可2例，差2例，优良率93%。

4. 临证体会

肱骨外科颈骨折临床常见，多由间接暴力致伤，好发于儿童和老年人，合并神经血管损伤者少见。临床上结合病史、体征及X线检查，诊断并不困难。但对疑为肱骨外科颈骨折病例，均应拍患侧肩部正位及穿胸位或腋位片，方能对骨折的移位及成角有全面了解，以便更好地指导临床整复与固定。以往肱骨外科颈骨折手法整复后多以超肩夹板或搭肩石膏固定。由于肩关节外形浑圆，超肩夹板固定，夹板极易松动、滑脱，护理不便，固定不可靠。搭肩石膏固定是将肩关节完全固定，其舒适性差，不利于功能锻炼，且肿胀消退后，石膏松动，需再次更换石膏，对骨折愈合不利。晚期合并肩关节僵硬者多见。因此，我们依据杠杆原理设计制作了上臂弹性固定带。该器材以棉垫卷为支点，以肱骨干为力臂，以弹力带为作用力，以固定带上臂部为作用力点，根据骨折移位成角不同，而调整支点、作用力点位置及作用力大小。以外展型骨折为例，远折端向内移位成角，上臂处于外展位。手法整复后，将棉垫卷（支点）置于腋下，固定带上臂部（作用力点）置于肘外侧，根据移位成角程度，调整弹力带松紧（作力大小）。利用杠杆原理将上臂固定于相对内收位。内收型骨折则相反，将患肢固定于相对外展位。

此种固定方式，在力学上符合骨折的逆损伤机制复位固定原则。该法具有以下优点：①由于上臂弹性固定带是以弹力带的弹力做复位和固定的作用力，其力量持续柔和，能据复位固定的需要，任意调整，固定可靠，舒适性好，便于护理。②避免了因手术治疗而出现的肱骨头坏死、关节强直、骨骺发育不良、感染等诸多并发症。③该固定带结构简单，操作简便，容易掌握，易于在临床上推广。应用该法时应注意以下几个方面：①肱骨外科颈骨折，骨折端血液循环丰富，易于愈合，且位于松质骨与管状骨交界处，外骨痂形成不明显，故不能以外骨痂量估计愈合程度，一般经过 4 周的可靠固定，即可临床愈合。应消除患者恐惧心理，鼓励患者积极渐进地进行肩关节的全方位功能锻炼，以免延误时机，影响了患肢功能恢复。本组 2 例疗效差者均因害怕疼痛或骨折再移位而拒绝早期功能锻炼，延误时机而影响疗效。②骨折 2 周内处于不稳定状态，应随时复诊，调整固定带，2 周后可适当地延长复诊时间。③对于儿童内收骺离型骨折的不稳定型及严重粉碎型骨折断端极不稳定者，几经调整，仍复位无法满意者应考虑经皮穿针固定或手术疗法。但肩关节活动范围广泛，即使存在一定程度的侧方、旋转及成角移位，骨折愈合后，因肩关节的代偿作用，并不明显影响其功能，特别对于老年患者我们不主张随意扩大手术范围，与其冒诸多术后并发症的危险，不如通过保守治疗获得一个无痛稳定而有功能的肩关节。

（十五）钳持端提回旋手法复位经皮逆行穿针内固定治疗锁骨骨折技术

1. 临床资料

锁骨骨折为骨伤科临床常见病，约占全身骨折的 6.8%。由于锁骨的解剖形态特殊，骨折好发于中 1/3，青壮年居多。锁骨骨折传统的外固定治疗方法因不能维持骨折良好的对位及长期强迫姿势固定，患者难以接受。目前国内外广泛采用的切开复位内固定法，虽可达到骨折的解剖或近解剖复位，但该方法不仅存在切口瘢痕影响美观的缺点，而且由于手术对软组织及骨膜损伤大，导致骨折不愈合率较高或愈合时间延迟。

钳持端提回旋手法复位经皮逆行穿针内固定治疗锁骨骨折是根据锁骨的生理解剖特点及生物力学原理，通过反复的模拟试验而应用于临床。锁骨端提钳结合手法复位，使锁骨干各段各型均能达到解剖对位或近解剖对位。经皮逆行穿针内固定能可靠地维持复位后的位置，从而保证了骨折在解剖或近解剖位置上愈合，克服了其他疗法所存在的不足，达到了恢复锁骨正常形态和功能的目的，具有骨折复位好、固定牢固、操作简便、易于推广等优点。

2. 治疗方法

（1）术前准备：术前常规检查血常规、肝功能、心电图、血凝四项，确认无手术禁忌证；术前清洁皮肤，监测患者生命体征，确认其无严重并发损伤，符合课题纳入标准；签订各项协议书。

（2）麻醉方式：抽取 2% 利多卡因 10 ~ 15ml，用 0.9% 氯化钠注射液稀释至1%。采用臂丛神经（肌间沟）阻滞或局部浸润麻醉。

（3）手术体位：患者取端坐位，坐于高度适宜的椅子上，双手各指相互交叉置于胸腹部，双上臂自然下垂于体侧。采用仰卧位时，患肩应接近手术床的边缘并垫高约30°，肩胛冈上缘悬空，以利于克氏针从肩后侧穿出。

（4）消毒与铺巾：采用肩部手术常规消毒方法进行消毒。坐位时用无菌巾遮挡患侧头面部，于肩部铺无菌洞巾，充分显露骨折端及肩胛骨上缘。仰卧位时，按常规肩部手术铺巾，注意肩后侧应充分暴露。

（5）器械选择：根据患者体形及 X 线片所示锁骨形态选择适宜的锁骨端提钳及克氏针。

（6）复位与固定（以端坐位治疗右锁骨骨折为例）

①钳夹远折端：术者站于右侧，手法按揉骨折端周围肿胀区，驱散血肿，并通过手指的触摸确定骨折断端的位置，通常可清楚触及近折端及远折段外侧部分，而远折端多因位于近折端后下方而无法触摸。用锁骨端提钳于远折段前后缘距近折端约1cm由上向下刺入皮肤，进而通过各层软组织，两钳齿探及远折段上缘骨皮质。此时，把两钳齿在骨质表面滑动张开，逐步沿远折段前后缘向深部滑动，直至钳齿尖深度达远折段上下径1/2 ~ 2/3 时，扣紧钳齿，使两钳齿夹持住远折段，试行向上提拉端提钳以确定夹持牢靠。

②回旋骨折端：术者用左膝部向上轻顶患者右肘部（或令一助手托起），使下移的肩部恢复正常高度，以利于复位操作。术者左手提端提钳带动锁骨外折段先向

424

后轻轻牵拉，紧接着向上提拉，同时右手拇指、食指捏住近折端向下前方按压，以解除近折端对远折端的阻挡，使远折端绕过近折端的阻挡达到近折端的前上方，手法可清楚触摸到位于皮下的远折端。回旋提起远折端时，如手下感到有明显弹性阻挡感时，则证明断端被软组织阻挡，应在回旋的同时向外牵拉远折端，通过矫正重叠移位解脱软组织对断端的阻挡。

③逆行穿针：手法维持回旋提起的位置。手法摸清远折端断面的形态，结合 X 线片使克氏针自远骨折断端刺入皮肤，探及骨质，通过针尖在骨端滑动触探的方法确定断面的形态及范围，从而确定髓腔的位置。将克氏针刺入髓腔内，刺入时手下有明显的涩滞感时则证明克氏针在髓腔内，用骨锤击打针尾，至阻力明显增大时，改用骨钻带动克氏针钻入，边进针边调整方向，使克氏针保持弯向后侧的弧形，以利于针尖沿髓腔外折段髓腔方向前进，最终从锁骨外侧向后的弯曲处突破，并从肩锁关节内侧 3cm 以内肩胛冈上缘穿出皮肤（检查针尖处可见少量骨屑，有助于确定克氏针通过外折段髓腔，而不是通过骨膜下或软组织内）。用骨钻自肩胛骨上缘夹持并带动克氏针向后退，直至针尾平外折段断面。

④骨折端复位与固定：术者左手持端提钳提起远折段向后下绕过近折端，右手拇指、示指捏住近折端维持其正常的解剖位置不动。当远折端达近折端后下方时，左手持端提钳带动外折段向上提拉，并向外牵拉，同时矫正侧向移位与重叠移位。当手下有明显的骨折复位感，且手下触摸锁骨骨嵴连续，则证明复位准确，两手分别维持远近折端位置，助手用骨锤自外向内击打克氏针，使其顺行进入近折段髓腔，如顺利进入，可听到胸腔的共鸣音，克氏针进入 3～5cm 后停止；如克氏针进入 2～3cm 后阻力明显增大而继续进入困难时，则为克氏针尖抵于锁骨前侧弯曲处，可用骨钻带动克氏针突破骨皮质；如开始即出现很大阻力，且克氏针进入不明显，则为克氏针抵于近折端骨皮质，应轻微调整方向再进入；如克氏针无明显阻力，且无进入髓腔内所特有的共鸣音时，则为克氏针进入软组织内，应立即停止操作并退出克氏针。

（7）术后处理：复位与固定成功后，克氏针进入近折段应达 3～5cm 以上，或从其前方突破骨皮质。手法检查骨折端的稳定性好，将针尾折弯剪短、锉平埋于肩胛骨上缘皮下。手法理顺骨折端周围旋转移位的骨片，顺皮纹方向捏挤针孔使其自然闭合，消毒，无菌包扎。检查桡动脉搏动，颈腕带悬吊前臂。结束手术。

（8）治疗时间及疗程：一般操作时间为 5～10 分钟，术后麻醉消退后患者即可行一般活动，生活完全可自理。术后 3 天针孔即可闭合，4～6 周骨折可达临床愈合，内固定可取出。

425

（9）关键技术环节

①锁骨端提钳夹持锁骨远折段时，钳夹点应尽量位于喙锁韧带粗隆内侧，以利于回旋提起远折段；提起远折段时，应将远折端自近折端后下方回旋上提，并用另一手拇指、食指向下前方按压近折端，以利于远折段避开近折段的阻挡回旋提起至皮下。

②克氏针刺入远折端时，应用克氏针在骨端滑顶的方法，当针尖触及髓腔的周壁均有阻力感时，手下有明显涩滞感，方可进针。进针方向应尽量调整克氏针沿肩锁关节方向自内向外穿出，以针尖自肩锁关节后内方 3cm 以内、肩胛冈上缘穿出皮肤为宜，以利于将克氏针进入近折段髓腔。

③复位时，按骨折断端类型及移位方向复位，同时要注意持锁骨端提钳向外牵拉锁骨远折端，以矫正其重叠移位。

④复位的判断方法：手下触摸锁骨骨嵴连续，无成角畸形时，即证明复位良好，方可将克氏针顺行击入或钻入近折段髓腔。

（10）注意事项

①内固定克氏针的选择，应据 X 线片所显示锁骨髓腔粗细而选择直径 2 ~ 2.5mm 克氏针，过粗则进针困难，过细则抗应力差，易发生成角或旋转移位。

②操作中锁骨端提钳应夹持锁骨远折段前后缘上下径的 1/2 ~ 2/3 为宜，过深易伤及锁骨下血管、神经，过浅则夹持不牢固。克氏针刺入皮肤时，应严格控制其深度，防止发生意外。

③手法理顺粉碎性骨折片时，切勿用力按压，以免损伤锁骨下重要组织。

④应在无菌条件下进行操作。

（11）可能的意外情况及处理方案：坐位操作过程中，少数患者可能发生晕倒，可立即采取平卧位，给予吸氧等处理，必要时可采用针刺人中穴的方法治疗，患者即可恢复。对已发生晕倒或可能发生晕倒的患者可采用仰卧位治疗。

（十六）两种方法治疗肱骨近端骨折并肩关节前脱位对比研究

肱骨近端骨折并肩关节前脱位是一种复杂的肩部损伤，常遗留严重的肩关节功能障碍，自 1999 年 7 月 ~ 2005 年 1 月，采用经皮导入内固定及切开复位 LCP 钢板内固定方法治疗 138 例，回顾性分析不同治疗方法的疗效。

1. 临床资料

本组 138 例，男 92 例，女 46 例；年龄 23 ~ 73 岁，平均 42.3 岁。致伤原因为车祸伤 91 例，高处坠落伤 17 例，走路摔伤 11 例，医源性损伤 6 例，其他原因致伤 13 例。按肱骨近端骨折 Neer 分型：两部分骨折脱位中解剖颈骨折脱位 21 例，外科颈骨折脱位 12 例；三部分骨折脱位中解剖颈骨折脱位并肱骨大结节骨折 47 例，外科颈骨折脱位并肱骨大结节骨折 33 例；四部分骨折脱位 25 例。

分组：按照采用的治疗方法不同分为经皮导入内固定治疗组（81 例）和切开复位 LCP 钢板内固定组（57 例）。经皮导入内固定组 81 例，男 56 例，女 25 例；年龄 24～73 岁，平均 43.2 岁。Neer 分型：两部分骨折脱位中解剖颈骨折脱位 15 例，外科颈骨折脱位 7 例；三部分骨折脱位中解剖颈骨折脱位并肱骨大结节骨折 26 例，外科颈骨折脱位并肱骨大结节骨折 22 例；四部分骨折脱位 11 例。切开复位 LCP 内固定组 57 例，男 36 例，女 21 例；年龄 23～71 岁，平均 41.0 岁。Neer 分型：两部分骨折脱位中解剖颈骨折脱位 6 例，外科颈骨折脱位 5 例；三部分骨折脱位中解剖颈骨折脱位并肱骨大结节骨折 21 例，外科颈骨折脱位并肱骨大结节骨折 11 例；四部分骨折脱位 14 例。两组经 χ^2 检验或 t 检验，在性别组成、年龄分布、分型组成等方面具有可比性（$P > 0.05$）。

2. 治疗方法

（1）手术方法：患者入院后均完善化验检查及对症治疗，入院后 1～4 日在臂丛或全麻下进行手术治疗，经皮导入内固定组采用"端推回绕"手法结合尾部加压调角空心螺纹钉复位与固定。切开复位 LCP 内固定组采用 Thompson 与 Henry 切口显露，部分切开关节囊进行复位，将 LCP 钢板置于肱二头肌长头腱外侧，肱骨头部至少用 3 枚螺钉固定。

（2）术后处理及随访：术后采用抗炎及中药活血化瘀、促进骨愈合治疗。术后即开始患肩肌肉等长收缩锻炼，肘、腕关节及手部主动活动。视局部肿胀情况，于第 3～5 日用健手托扶患侧前臂行肩关节轻度前屈活动，并在 2 周内逐步加大前屈活动范围，直至 3 周后达到前屈 90°以上。定期复查 X 线片，了解骨折对位及愈合情况，术后 5～6 个月后视骨折愈合情况取出内固定。

（3）观察项目：包括手术时间、骨折愈合时间、术后并发症及肩关节功能评分。

3. 治疗结果

资料用统计软件 Sigma Stat 2.03 处理。定量资料以均数 ± 标准差（$\bar{x} \pm s$）表示，组间比较采用单因素方差分析（ANO - VA），等级资料采用秩和检验，$P < 0.05$ 表示差异有显著意义。

所有病例均获随访，时间 25～61 个月，平均 37.6 个月。两组手术时间、骨折愈合时间有统计学意义（表 7-6）。经皮导入内固定组无手术部位感染病例，切开复位 LCP 组有 5 例切口软组织感染。

临床篇　第七章　闭合整复

骨折不愈合与肱骨头坏死：经皮导入内固定组无骨折不愈合及肱骨头坏死肱骨头坏死病例，切开复位 LCP 内固定组 8 例骨折不愈合，其中 6 例发生肱骨头坏死，另有 3 例四型骨折脱位病例于术后 18 个月后骨折已愈合，发生了肱骨头坏死。术后并发症两组之间差异有统计学意义（表 7-7）。

表 7-6　两组手术时间、骨折愈合时间比较

组别	手术时间（分钟）	骨折愈合时间（周）
经皮导入内固定组	50 ± 19	13 ± 3.2
切开复位 LCP 组	125 ± 35	16 ± 5.3

注：两组比较手术时间、骨折愈合时间差异有统计学意义，$P < 0.05$。

表 7-7　两组并发症发生率（%）

项目	经皮导入内固定组	切开复位 LCP 组
手术部位感染	0	8.8（5/57）
肱骨头坏死	0	15.8（9/57）
骨折不愈合	0	14.0（8/57）
固定失效	1.2（1/81）	1.8（1/57）

注：两组比较手术部位感染、肱骨头坏死、骨折不愈合方面差异有统计学意义，$P < 0.05$；固定失效方面差异无统计学意义，$P > 0.1$。

参照 Neer 肩关节百分评分标准，从疼痛（35 分）、功能（30 分）、活动度（25 分）、解剖位置（10 分）四个方面评分，90～100 分为优，80～89 分为良，70～79 分为可，< 70 分为差。经皮导入内固定组：优 66 例，占 81.5%，良 13 例，占 16.0%，可 2 例，占 2.5%，优良率为 95.5%。切开复位 LCP 钢板内固定组：优 39 例，占 68.4%，良 6 例，占 10.5%，可 9 例，占 15.8%，差 3 例，占 5.3%，优良率为 78.9%。两组比较肩关节优良率有显著性差异，$P < 0.05$。

4. 临证体会

肱骨近端骨折并肩关节前脱位在骨伤科临床中并不少见，因肩关节生理解剖特点及其受伤机制的复杂性与严重性，导致目前尚未形成能为大多数医生与患者所接受的理想治疗方法。

国内外学者一直围绕该类型损伤的复位与固定方法进行不同方向的深入研究，已形成了三种类型较常用的治疗方案：①手法复位外固定治疗：采用传统的"牵引"、"推顶"等手法进行骨折脱位的复位，并结合石膏或夹板进行外固定。该类型方法最大的缺点在于手法复位成功率低及单纯外固定不可靠，常因早期功能训练发生骨折脱位而复发或延迟功能训练导致严重肩关节功能障碍；②切开复位内固定：

切开复位后直视下采用不同的内固定方法进行固定，具有复位准确，固定可靠的优点，近几年开展的切开复位 LCP 钢板内固定方法可明显减少手术部位的创伤，钢板对局部骨质表面无加压固定，有效保留了局部的血运，较传统类型钢板有明显的优势，是目前切开复位内固定治疗肱骨近端骨折较理想的方法。但切开复位对骨折-脱位周围组织的干扰仍是影响该类型损伤治疗效果的最主要原因。③肱骨头置换术：利用人工假体重建盂肱关节，由于目前对肩关节运动的生理与病理研究仍不能真实反映肩关节活体运动情况及假体材料与设计制作水平的限制，肩关节置换治疗该类型损伤仍存在诸多不成熟的因素，从而大大影响其疗效。经皮导入内固定治疗肱骨近端骨折并肩关节前脱位是在对各种传统复位方法进行深入的分析研究并结合微创内固定的优势，根据骨折脱位的病理特点，采用了"先复位与固定骨折，再复位脱位"治疗方案，将"端推回绕"手法应用于骨折的复位过程，使肱骨折端避开肱二头肌长头腱等组织的缠绕与嵌入阻挡，顺利与脱位的肱骨头断面相对，达到骨折准确复位。再结合自行设计的尾部加压调角空心螺纹钉经导针引导准确进入并结合系列手法对骨折端行牢固固定，恢复折端骨的连续性，将骨折脱位变为"单纯"脱位，再按肩关节前脱位进行手法复位，提高了骨折脱位的复位成功率，解决了以往"先复位脱位，再复位骨折"方法所存在的复位成功率低的问题。复位与固定过程不损伤肩关节周围组织，复位后的肩关节囊、韧带破裂口可自然对合，有利于良好修复愈合。组织学实验也证明，只要为损伤的关节囊、韧带及肩袖组织提供良好稳定的修复环境，就可通过血肿机化并在生理应力刺激下达到良好修复愈合，最终恢复其组织的生物力学性能，其肩关节的稳定性足以达到静力与动力间的持续平衡。

该法治疗肱骨近端骨折并肩关节前脱位，解决了以往手术创伤大、并发症及后遗症多、肩关节功能恢复差及非手术方法多年来一直没有解决的骨折脱位复位与固定难题，复位成功率高，骨折复位与固定可靠，术后不需复杂外固定，可早期活动肩关节，有效预防关节粘连，达到了骨折愈合、关节稳定与功能恢复并进的目的。是目前治疗肱骨近端骨折并肩关节前脱位的创新性方法。

（十七）髌股固定经皮缝合治疗髌骨骨折

1. 临床资料

本组 23 例，男 17 例，女 6 例；年龄 18~73 岁，平均 32.4 岁；伤后至就诊时间 30 分钟~72 小时，平均 22 小时。按 Rockwood 分类：Ⅱ型 11 例，Ⅲ型 7 例，Ⅴ型 5 例。合并Ⅱ型糖尿病 9 例，高血压、冠心病 9 例，其他部位损伤而不影响髌骨骨折治疗 5 例。

2. 治疗方法

（1）器械：用直径 2.5mm 骨圆针制成弯锥，为半径 30mm 的 1/2 圆弧形，一端磨成尖并在侧方钻一小孔，尾部与弧形针体相垂直并安装长约 5cm 手柄。

（2）髌股固定：患肢处于屈曲 15°位，用 9 号注射针头经髌骨断端刺入关节腔内，抽出关节内血肿。选用直径 2.0mm 克氏针自髌骨中、上 1/3 处垂直髌骨钻入达近髌股关节面处。术者双手拇、食、中指分别捏挤髌骨上下极向中间推挤，当断端接触良好，且髌韧带完全拉直时，双手临时维持复位状态，将克氏针穿过髌骨进入股骨髁部骨质约 2cm。将膝关节置于屈曲 10°位，放松复位的双手，X 线透视下确认髌骨无明显前后成角即可，如有则调整克氏针矫正成角，此时骨折块可达良好对位。

（3）穿针固定：选用直径 2.0mm 克氏针自髌韧带侧方进针，探及髌骨下极并轻轻钻入骨块达断面，用克氏针经皮挑出嵌夹于断端的软组织，手法结合克氏针挑拨进一步复位下极骨折块，复位准确后将克氏针钻入近端骨折块内，X 线检查骨折应达解剖或近解剖复位，力求关节面平整。有时下极骨折块较大也可从上极进针固定。

（4）经皮缝合：用弯锥引双 10 号丝线自髌骨上极股四头肌腱外侧垂直进入达关节滑膜浅层，并沿髌骨侧缘走行至髌韧带外侧穿出皮肤，并再次自穿出针孔进入，自髌韧带内侧穿出，同法再经股四头肌内侧穿过髌骨上极，并最终从第 1 针孔穿出，双手分别持两线头反复抽拉丝线，尽量拉紧，皮下打结。再引 7 号丝线自髌骨内侧缘穿入，探及撕裂的髌旁支持带，分别穿过远近端并从针孔旁引出皮肤，进一步将两端从第 1 针孔引出并拉紧打结。剪去一端线头，另一端留 15～20cm，再由第 1 针孔引入皮下，弯锥由内向外交替穿过远近端髌前腱膜，最终从髌骨外侧缘穿出，一助手协助将丝线在皮外拉紧，按前述方法将丝线再次穿过髌旁支持带并从针孔引出，最后拉紧打结、埋入皮下。

（5）术后处理：术后石膏托或支具固定膝关节于屈曲 10°位，并应用抗生素 3 天，2 周后去除固定髌股关节克氏针。一般术后 4 周去除外固定行膝关节屈伸功能训练，5～6 周后取出内固定克氏针并加强膝关节功能训练。

3. 治疗结果

本组均获随访，时间 6～38 个月，平均 11 个月，均达解剖或近解剖复位并骨性愈合。术后 4～5 个月行功能评定。按髌骨骨折疗效（Astman 等）临床评分标准：运动范围（ROM），＞120°6 分，90°～120°3 分，＜90°0 分；疼痛，无或劳累时轻微疼痛 6 分，劳累时中度疼痛 3 分，日常活动疼痛 0 分；工作，一般工作 4 分，工作困难 2 分，不能工作 0 分；萎缩（髌骨近端 10cm），＜12mm 4 分，12～25mm 2

分，>25mm 0 分；辅助物，不需要 4 分，部分时间需要 2 分，所有时间需手杖 0 分；积液，无 2 分，据报告有 1 分，有 0 分；打软腿，无 2 分，有时有 1 分，经常 0 分；爬楼梯，正常 2 分，困难 1 分，不能 0 分。28～30 分优秀，20～27 分良好，< 20 为失败。20 例评分为 30 分，2 例糖尿病患者因对早期功能训练疼痛耐受力较差，股四头肌萎缩较明显，最终评分为 27 分；另 1 例老年患者合并严重糖尿病，治疗期间血糖水平较高，术后功能训练延迟至 5 周，最终膝关节屈曲部分受限，疗效评分为 22 分。23 例中优秀 20 例，良好 3 例。

4. 临证体会

（1）复位方法的解剖学基础：我们在分析与实践了多种微创治疗方法之后发现：髌骨为一孤立的、可向各个方向活动的籽骨，复位过程中手法仅能勉强触及其前缘，很难在复位与固定的反复操作过程中准确控制骨折位置，往往出现初步复位时骨折位置尚好，固定结束后骨折出现了再移位。本法采用膝关节屈曲 15°位复位并固定髌股关节，防止股四头肌牵拉骨块上移及侧向滑动，使髌骨骨折的近折端成为一稳定的断面，有利于"以子求母"。髌骨下极在膝关节屈曲 10°～15°时，已与股骨髁部关节面接触，更增加了其稳定性，不会因手法维持复位的力量不足而导致复位不良或再移位。操作中还发现，缝合时有时髌骨下极骨折块也可发生轻度旋转，但随着缝合线反复拉动收紧，骨折块逐步重新"复位"。

（2）本疗法的优点：①该方法通过髌股固定简化了骨折复位与固定操作，提高了复位质量，在固定早期完全消除了股四头肌牵拉的影响，有利于骨折的早期愈合。②自行设计的弯锥可经皮行髌骨周围环形缝合及髌前腱膜连续缝合，对骨折块起到了良好的固定及对抗早期功能训练过程中骨折端拉力的作用，保证了髌骨顺利愈合与膝关节功能的早期恢复。③创伤小、并发症少、无手术切口瘢痕影响美观。

（十八）两种方法治疗肩锁关节Ⅲ°脱位比较

1. 临床资料

本组中男 177 例（179 个关节），女 62 例（63 个关节）。年龄 20～64 岁（平均年龄 42.3 岁）。右侧肩锁关节 161 个，左侧肩锁关节 81 个。其中 120 例（120 个关节）行经皮穿针缝合内固定治疗，119 例（122 个关节）行经皮穿针内固定治疗。所有病例均为Ⅲ°肩锁关节脱位（Tossy 分型）。

2. 治疗方法

（1）经皮穿针内固定：采用臂丛（肌间沟入路）麻醉，取患者坐位或仰卧位。以右侧肩锁关节脱位为例，术者用左膝部向上轻顶患者右肘部（或令一助手托起），使下移的肩部恢复正常高度，以利于复位操作，一助手站立于对侧，用双手拇指向下用力按压锁骨外端复位，当锁骨外端明显下移，且手下感到锁骨外端与肩峰上缘相平或略低时，可认为复位。如复位过程中有弹性阻挡感，复位不够时，一般为纤维软骨盘和撕裂的关节囊、韧带等组织卷入关节隙所致，可用自制针刀经皮刺入关节间隙内将其拔出即可。复位准确后，用骨钻夹持直径为 2mm 克氏针从肩峰外缘进针，边进针边调整方向，直至克氏针呈水平位通过肩峰关节面进入锁骨外端，继续将克氏针进入并从锁骨外 1/3 向后的弯曲处突破骨皮质，同法进入另一枚克氏针，两针在水平面上交叉约 10°。X 线下见复位准确后，将针尾折弯，留皮下，结束手术。

（2）经皮穿针缝合内固定：在经皮穿针内固定的基础上，进行肩锁关节周围撕裂的关节囊、韧带等组织缝合与重建。具体方法是：用自行设计的缝合弯针以肩锁关节为中心，引双 10 号丝线在锁骨后缘距锁骨外端 1.5cm 处，经皮进针深度达 2.5cm 左右，将缝合针的尖端转向前，并利用针尖触探喙肩韧带，当手下触之有明显韧性感时（即触及喙肩韧带），即穿过其间并绕至锁骨前缘将缝线引出皮外，然后空针退至进针点皮下，再将针绕过锁骨上缘皮下达锁骨前缘，把留置皮外的缝线引退到进针眼皮外，将留于皮外的缝线两端拉紧后在皮下打结，不剪断缝线，再利用该线引针，从锁骨后缘第一针眼进入，以肩锁关节为中心由后外向前内方将锁骨上韧带、关节囊及斜方肌、三角肌腱性组织作环形缝合，使缝合针再次从第一针眼穿出，并系紧和打结于皮下，结束手术。

（3）术后处理：术后用颈腕带悬吊患侧前臂，麻醉消退后即可进行腕关节活动，肘、肩关节在疼痛可忍受的情况下进行活动，但应注意避免过度负重和活动。术后第 2 天即可开始日常生活，第 6 周取出内固定克氏针，3 个月内患肢不过度负重。

3. 治疗结果

所有病例均得到 9~23 个月的随访观察，平均为 16.4 个月，无克氏针断裂及脱出。6~7 个月内按 Karlsson 术后功能评价：A 级，优，不痛，肌力正常，肩活动正常，X 线片上未见脱位。B 级，良好，微痛，功能活动受限，肌力中度，肩关节活动范围 90°~180°，X 线片示肩锁关节间隙 5~10mm 以内。C 级，差，疼痛且夜间加重，肌力差，肩关节活动范围 <90°。

4. 临证体会

肩锁关节是一个由肩峰内缘与锁骨外端并连的关节，在肩胛带功能和动力学上有非常重要的位置，是肩关节灵活运动的支撑点。当发生肩锁关节脱位时，不仅会产生肩锁关节疼痛、异常活动等症状，而且极大影响整个上肢的力量和运动的灵活性。

国内外学者对肩锁关节脱位治疗方法的研究一直没有间断，设计出了不同的手术方法，取得了良好的治疗效果，随着人们对治疗要求的不断提高，各种微创治疗方法得到了长足的发展，其中经皮穿针内固定方法成为较常用的微创治疗方法，具有创伤小、无切口瘢痕影响美观等优点。随着该方法的广泛应用，大家逐渐认识到：肩关节功能恢复差及内固定取出后再脱位为其主要缺点并最终影响其疗效。我们曾尝试通过延长内固定时间以期关节周围组织修复更好来降低再脱位发生率，通过观察，不能降低再脱位的发生率，反而增加了克氏针断裂的发生率及肩关节功能恢复的困难。通过对再脱位病例切开手术观察发现：经皮穿针内固定治疗者肩锁关节周围关节囊、韧带等组织修复较差，呈明显松弛状态，对肩锁关节的固定作用较差，这也是该方法治疗肩锁关节脱位术后再脱位发生率高的主要原因。怎样解决关节囊、韧带等组织松弛愈合抗应力差的问题成为提高经皮穿针内固定治疗肩锁关节脱位疗效的关键。

我们将以往治疗陈旧性肩锁关节脱位的经皮缝合方法引用到新鲜肩锁关节脱位的治疗中，将撕裂的关节囊、韧带等组织经皮环形缝合拉紧，使损伤后卷曲、回缩的肩锁上韧带、关节囊及其周围的腱性组织在保持一定紧张度下紧密接触愈合，从而保证了缝合后的组织能在符合生理应力刺激下健康修复。利用丝线行锁骨远端与喙肩韧带间的环绕固定，使缝线产生一种跨越关节而作用于关节面的应力，克服了胸锁乳突肌的向上牵拉力和上肢下垂的重力作用，尤其是在克氏针拔出后，瘢痕组织尚未达到最大抗牵拉力之前，通过缝线的作用，进一步加强了关节的稳定，达到了韧带健康修复与功能恢复并进的目的。该方法具有操作简便、脱位复位充分且稳定、可早期进行肩关节功能训练、创伤小、并发症及后遗症少、局部平坦不留瘢痕等优点。与经皮穿针内固定方法相比，术后肩锁关节再脱位发生率及功能评价有明显差别，是目前微创治疗肩锁关节脱位的理想方法，值得推广应用。

（十九）锁骨外端骨折合并肩锁关节全脱位 1 例

1. 临床资料

患者，男，因被从约 3m 高处坠落的砖头（重约 2.5kg）击伤右肩 2 小时就诊，X 线片显示肩锁关节全脱位，锁骨远端裂纹性骨折，无明显移位。此锁骨骨折按 Neer 分型为 I 型骨折。行闭合复位经皮穿针内固定治疗，随访 14 个月，恢复好。

2. 临证体会

锁骨外 1/3 I 型骨折，多为垂直暴力直接作用于锁骨外端所致，因肩锁、喙锁两韧带均未断裂，故骨折无明显移位，其骨折线多为横形或短斜形。肩锁关节全脱位则是由于肩峰在受到向下内方向的暴力作用下，其与锁骨共同下移的过程中，受第1肋骨阻挡，肩胛骨继续向下运动，而使肩锁、喙锁韧带断裂以及斜方肌、三角肌在肩峰和锁骨上的腱性附着部撕裂所致。两种损伤受力方向、受伤机制类似，只是力的作用点不同而出现不同的结果。从表面上看，二者只能存在一种，二者合并出现从理论上讲是矛盾的，但是，经过对肩部生理解剖的进一步认识及对该病例仔细分析，此种特殊类型损伤发生机制即可明确：该患者在受重物的击打过程中头部本能地向健侧摆动，以防头部受击，同时身体前屈、向对侧倾斜、移动，在身体向对侧倾斜移动过程中，患侧肩部相对对侧肩部上移，患肩由正常的水平位置变为外高内低的倾斜状态；重物作用力的方向并未改变，此时肩部承受外力的部分由锁骨外端变为肩峰外侧，外力作用于肩部的方向由垂直于锁骨外端向下变为沿肩胛冈向下、内方向，这种改变不是由于外力的方向发生了改变，而是由于患者在躲避打击的过程中改变了体位，使肩部受力方向发生改变，而使锁骨外端和肩锁关节依次受到损伤，出现这种特殊类型的损伤。该病例告诉我们：一个外力作用于机体的方向及大小不是一成不变的，不能套用简单的公式来分析这个动态的变化过程，而应在深入了解局部生理解剖的基础上，仔细分析损伤发生的过程，才能得到正确的结论。这在骨科临床实践中对疾病的诊断、治疗及对预后的估计方面均有重要意义。

（二十）小针刀治疗肱桡关节创伤性滑囊炎 20 例报告

肱桡关节创伤性滑囊炎临床常见。自 1997～1998 年，我们采用小针刀治疗该病20 例，取得满意疗效。

1. 临床资料

本组 20 例，男 14 例，女 6 例；年龄最大 71 岁，最小 20 岁；病程最长者 4 年，最短 7 天；单侧发病 18 例，双侧发病 2 例，共 22 肘。

症状体征：本组 20 例均有明确的肘关节损伤史，均有肘关节酸胀、疼痛，主动屈肘及前臂旋前、旋后时症状加重，其中 9 例患者自诉夜间及休息时症状加重，变动体位无明显缓解，8 例患者在局限范围内被动活动肘关节时疼痛稍缓解。20 例 22 肘在肘关节伸直位时，于肱二头肌的止点前侧（即桡骨粗隆处）压痛明显，前臂旋后时压痛加剧，肘关节被动活动范围正常，局部无明显红肿。其他辅助检查可排除骨折及其他性质的滑囊炎。

2. 治疗方法

（1）术前准备：采用北京人民手术器械厂生产的 I-3 型小针刀，其针柄为扁平葫芦形，长 20mm，针身圆柱形，直径 1.0mm，长 70mm，针头为楔形，末端扁平带刃，刃口线 0.8mm，刀口平齐。

（2）操作方法（以右侧为例）：患者端坐，无菌条件下，肘关节伸直，掌心向上，平放在治疗台上。术者左手自压痛点处用拇指尖向下按压，同时向外扳肱桡肌，以分离深层的组织，直至拇指尖触及骨面，即桡骨粗隆处；右手持针刀沿左手拇指指甲平面自压痛点中心垂直骨面按压，使刀口线与桡骨纵轴平行，轻微放松左手拇指，但仍维持向外扳肱桡肌，针刀即自行刺入，周围的软组织自动弹起，刀口继续深入刺破滑囊前壁达骨面。纵向摇动针刀，使刀口在接近骨面处作纵向切割 2～3 次出针，按压止血。被动过伸过屈患肘 1～2 次，创可贴敷盖针孔。对疼痛耐受性差者，可于进针点处用 0.5% 的利多卡因局部麻醉后进针，可取得同样疗效。

3. 治疗效果

本组 20 例 22 肘，均 1 次治愈。其中 2 例双侧发病患者分两次先后治愈双侧。术后均得到随访，随访时间最短 3 个月，最长 2 年，未见复发。

4. 临证体会

肱桡关节滑囊，又名肱二头肌桡滑囊，位于肱二头肌肌腱止点与桡骨颈之间的间隙中。囊壁为滑膜组织，有分泌滑液的功能，囊内充满的滑液可通过囊壁分泌到囊外，以减少肌腱与骨膜间的摩擦，特别是肱二头肌收缩及前臂旋后运动时其作用更显突出。生理状态下，滑液的生成与分泌形成动态平衡。

在肘关节频繁的活动中，滑囊壁易受到损伤，滑膜可很快完成自身的修复。在反复的损伤与修复过程中，滑囊壁的微孔被新生的滑膜或瘢痕封闭，逐渐使整个滑囊闭锁，滑液的生成－分泌平衡被破坏，囊内压力逐步升高，使肘关节疼痛、酸胀不适，肘关节屈曲活动时疼痛加剧，尤其是前臂旋后运动时更明显。这是因为运动时肱二头肌肌腱对滑囊挤压、摩擦，使囊内压力进一步升高所致；而休息时，囊内压力并不能完全消除。

针灸、理疗及封闭疗法对缓解滑囊炎的早期症状有一定效果，主要是通过加快局部血液循环、促进炎症消退，而达到减轻局部症状的目的。但不能使已闭锁的滑囊恢复正常功能，故症状反复发作。手术切除久治不愈的滑囊，可治愈滑囊炎，但手术后该部位缺少了正常的保护性结构，术后的粘连易致关节强直。用针刀治疗，对滑囊进行数次切割，使滑囊壁形成很大的裂孔，达到即刻的引流减压作用，症状可立即缓解；引流到组织间隙的滑液很快被周围的组织吸收。由于滑囊壁的裂孔较大，难以完全修复，滑囊壁裂孔边缘与周围组织也发生粘连，这样破损的滑囊被周围的正常组织"修补"成"新"的滑囊，滑液可通过这部分"新"囊壁渗出而维持正常的生成－分泌平衡。这样一次性的治疗就达到了早期减压和后期通畅引流的双重目的。如果切开的裂孔太小，在修复过程中被封闭而致复发，可重复施术，不影响进一步治疗。

由于肘关节结构复杂，为避免造成损伤，操作中应注意：①采用齐平口细针刀，刀口相对较钝，既不易损伤附近神经、血管，又能顺利切开滑囊；②操作中将肱桡肌向外扳，并按压皮肤将皮下组织分开；③进针时针刀垂直皮肤逐步用力，由于针刀刀口较钝，不能顺利刺破皮肤，这样可进一步分开皮下组织，当针刀突破皮肤时，即达骨面，避免了意外损伤；纵向切割时幅度应小，并控制深度。该组治疗20例22肘，无并发症。

（二十一）经皮"肩峰－锁骨－喙突"三联固定治疗新鲜肩锁关节全脱位

肩锁关节脱位是运动系统常见伤病，2000～2006年，我们采用闭合复位经皮"肩峰－锁骨－喙突"三联固定治疗成人新鲜肩锁关节全脱位96例，收到了较好的治疗效果。

1. 临床资料

本组96例，男68例，女28例；年龄18～50岁，平均35.1岁。左侧42例，右侧54例；骑自行车、电动车或摩托车摔伤41例，奔跑及走路滑倒摔伤25例，车祸撞伤16例，肩部压砸伤7例，高处坠落伤5例，其他原因2例。排除偏瘫等影响功能评价的合并症。从受伤到手术时间1～10天，伤后患肩均肿胀、疼痛、外展、耸肩、提重物乏力；查体发现患肩锁骨部隆起，肩前方喙锁韧带处明显压痛，肩锁关节弹性固定、压痛，琴键征（pianosign）阳性，患肩活动受限。本组全部病例肩关节应力位X线摄片示患侧肩锁关节间隙较健侧明显增宽，锁骨远端完全移位于肩峰之上，符合Tossy分类Ⅲ型肩锁关节脱位。

2. 治疗方法

（1）中药辨证论治：治则为活血化瘀消肿止痛。方药用口服消肿止痛胶囊（院内制剂），每次1.8g，每日三次。

（2）"三联"固定操作方法：臂丛神经阻滞麻醉，患者取端坐位，无菌操作。取直径2.0mm克氏针安装于手摇钻备用，钢针前方外露于骨钻的长度与术者手握钻柄、食指伸直的长度等长，便于操作过程中以食指控制进针深度及方向，避免损伤重要组织结构。经皮可触及肩峰外缘呈扁薄的弧形，将此弧线按长度均分为四份，标记其三个分界点，由前向后的第一、二分界点分别作为两枚钢针的进针点。手法检查肩锁关节脱位情况，经皮可扪及脱位的肩锁关节间隙，用针刀自间隙刺入，挑拨嵌夹于其间的关节软骨盘等软组织。一助手于屈肘90°、肩关节屈曲30°、上臂略内收位将肘关节顺上臂轴线向后上方推顶，另一助手双手拇指将翘起的锁骨外端向前下方推按，复位肩锁关节，术者手法检查肩峰及锁骨外端前缘连成一平滑的凸向后的曲线，证实复位成功。术者迅速以钢针经皮钻入第一进针点，抵达肩峰骨质后感觉有明显阻力，瞄准锁骨外端方向钻入，阻力明显减轻时为钢针钻入关节间隙，嘱助手加大复位力量，继续钻入钢针，阻力增加时为钢针进入锁骨外端，随后又觉阻力稍减，为钢针进入锁骨外端骨髓腔（有时此感觉不明显），手感阻力明显增加时为针尖抵达锁骨外端后侧骨皮质，维持进针方向平稳钻入，至有突破感、阻力明显减轻时立即停止摇钻，系钢针恰好钻出骨皮质，长度适中，把持力强，且针尖外露部分不至于引起术后患者明显不适。此时令助手放松复位手法，锁骨外端已固定、不再高起，检查肩峰及锁骨外端前缘形成的平滑曲线无形态改变，证实复位成功，手提 X 光机透视可见肩锁关节复位良好，钢针进入长度适中。同法于第二进针点钻入另一枚直径 2.0mm 克氏针，与第一枚克氏针在水平面交叉约 10°。至针尖到达关节间隙、即将钻入锁骨外端时仍需助手重复前述复位手法，直至针尖突破锁骨外端后侧皮质。此时脱位的肩锁关节已达解剖复位，克氏针尾端折弯剪短埋入皮下。经皮触及肩胛骨喙突，向上至锁骨外端引一垂线，此垂线与锁骨外端的交点为空心螺纹钉的"进钉点"。取直径 2.5mm 克氏针安装于手摇钻或电钻上，经皮粗略测量喙突至"进钉点"的长度，克氏针前端外露长度与此长度相等。于"进钉点"瞄准喙突方向钻入钢针，钢针突破锁骨两侧皮质时均有穿空感，穿破锁骨下侧皮质后进针应缓慢、平稳，到达喙突后阻力明显增加，钻入约 0.5cm 停止钻入，切勿钻透喙突下侧皮质。于钢针皮肤进针点处切开皮肤约 0.5cm，退出钢针，顺针道插入直径 1mm 导针，测量针道长度，选用直径 3.5mm 空心钛制自攻螺纹钉，长度比针道长度大 2mm。顺导针拧入空心钉，到达喙突后手感阻力明显，拧入螺钉全长后觉力量可靠，提示操作成功，退出导针。手提 X 光机透视证实螺钉位置满意。进钉点皮肤缝合 1 针。用自制弯针引双 10 号丝线经皮 "8" 字缝合撕裂的肩锁关节囊韧带，线结留于皮下，术区无菌包扎。以上臂固定带固定上臂于中立位、贴于侧胸壁，腕颈带悬吊前臂于屈肘 90° 位，术毕。

（3）术后处理：术后口服抗生素 3 天以防止感染，口服消肿止痛胶囊 2 周。术后 2 周，解除上臂固定带，保留腕颈带，行主动肩关节屈伸活动，活动范围前屈、后伸各约 45°；术后 4 周，肩关节主动屈伸活动范围增加至前屈、后伸各约 90°，主动外展范围约 45°；术后 6 周，在上述活动的基础上，主动外展范围增加至 90°；术后 8 周，局麻下取出内固定钢针及螺钉，手术小切口一般 1 周后即可愈合，嘱患者逐渐加大肩关节活动范围，尤其是外展、上举，指导患者操练"壁虎爬墙"功。一般操练 2 周后肩关节功能可基本恢复正常。整个术后康复过程约 10 周。

（4）适应证：①伤后 2 周内的新鲜肩锁关节脱位；②心肺功能正常，辅助检查无手术禁忌；③年龄50岁以下的成人；④无重度骨质疏松症。

（5）操作要点及注意事项：①闭合操作有一定风险，为避免克氏针、螺钉钻入过程中误伤重要组织结构，首先应熟悉手术区解剖特点。锁骨下动脉第三段位于本术式螺丝钉"进钉点"的内侧，其间距超过2cm，因此按上述操作方法，不易损伤；臂丛神经包绕腋动脉、外有被膜形成腋鞘，当上肢外展时，此血管神经束紧张并紧贴于喙突的内下方，上臂内收时，此血管神经束则松弛并远离喙突。操作时助手注意维持上臂于略内收位，穿针严格瞄准喙突方向，勿突破喙突下侧皮质，即可避免损伤臂丛及腋动脉；锁骨"进钉点"与喙突连线远离胸廓，只要控制钢针前端长度，即可避免进入胸腔、引起胸腔脏器损伤。②根据我们多年闭合穿针的经验，固定肩锁关节的钢针直径以2mm为宜，过细则强度不足，过粗则易穿出扁薄的肩峰、或在后期引起肩峰骨质劈裂。③本法将肩峰 - 锁骨 - 喙突完全固定，因此术后应限制肩关节活动，以免钢针及螺钉松动、滑脱。

3. 治疗结果

（1）疗效评价标准：参照Karlsson的报道制定疗效标准如下：优：不痛，有正常肌力，肩关节能自由活动，X线检查肩锁关节解剖复位或半脱位间隙小于3mm；良：满意，微痛，功能受限，肌力中度，肩关节活动范围90°~180°，X线检查肩锁关节解剖复位或半脱位间隙3~5mm；差：疼痛并在夜间加剧，肌力差，肩关节在任何方向均受限，并小于90°，X线检查肩锁关节脱位间隙大于5mm。

（2）疗效评价结果：随访11个月~6年7个月，平均5年6个月，按上述评价标准，本组优79例，良14例，差3例。优良率为96.8%。全部病例均未出现胸腔脏器损伤、臂丛神经及腋动脉损伤等严重并发症。疗效差的3例患者，均由于术后过早活动，致螺钉、钢针松动、滑脱，其中1例术后3天自动出院，患肢自由活动，术后1个月，螺钉、钢针均松动、后退，螺钉高耸于皮下，钢针后退磨穿皮肤，针尾外露，有表浅感染，取出螺钉、钢针后，钉孔、针孔1周愈合，改行切开复位韧带修补、锁骨钩钢板内固定，术中见经皮缝合线断裂。1例运动员，术后4周拍片未见明显异常，术后6周以"钢针后退、突起于皮下，疼痛不适"复诊，考虑系主动行肩关节外展后，由于患者肩周肌力强大，活动导致钢针、螺钉滑脱。复以上臂固定带固定，完全限制肩关节活动，术后8周取出钢针、螺钉。康复训练1个月后功能不满意，改行切开复位韧带修补锁骨钩钢板内固定，术中亦见经皮缝合线断裂。1例年龄50岁女患者，骨质疏松，术后3周拍片见螺钉有松动、后退迹象，加强外固定，术后6周螺钉后退高耸于皮下，取出螺钉，保留钢针至术后8周取出，患者未出现钢针、螺钉滑脱进入胸腔的严重并发症；患者生活能自理，对治疗结果尚能接受，未行进一步处理。

4. 临证体会

（1）"三联"固定法的形成过程：肩锁关节全脱位的治疗方法较多，笔者粗略统计，杂志报道的非手术疗法有60余种；10年前的报道，可供选择的手术方法已达70种以上，大致可分为以下几类：①肩锁关节的复位、内固定及重建，内固定物有钢针、螺纹针、钢针－钢丝张力带、锁骨钩钢板等；②喙锁韧带的修复、重建或喙锁间固定，内固定物有钢丝、螺钉等；③锁骨外端切除；④喙突－肌肉动力转位。无论是保守疗法或切开手术疗法均有一定不足，保守疗法缺点：①外固定压迫皮肤造成发炎、溃破；②外固定易松动，残留肩锁关节半脱位；③固定时间久易产生肩锁关节僵直，影响肩关节的活动；④肩锁关节退化性关节炎、肩锁关节疼痛症。切开手术疗法缺点：①发生感染机会大；②创伤大，费用高，患者不易接受；③关节干扰大，易产生肩锁关节僵硬，肩锁关节疼痛。近年来推出的锁骨钩钢板，能够维持垂直和水平两个方向的稳定；弯钩可以在肩峰下滑动，保留了肩锁、胸锁关节的微动，且内固定不经过肩锁关节面，术后并发创伤性关节炎的几率降低；允许喙突、锁骨间相对运动，不影响肩关节功能。因而在肩锁关节脱位的治疗中取得了令人满意的效果，但钢板钩部对软组织和骨膜的反复压迫可引起疼痛，钢板或钛板价格昂贵，通常还需再次手术取出，整体治疗费用高，尤其在经济欠发达地区不易推广。数十年来，我们始终致力于四肢骨与关节损伤的闭合复位经皮内固定，积累了数千例肩锁关节脱位的诊治经验。早年，我们曾试用锁骨外端放置压垫、单肩肘臂"8"字弹力绷带外固定的方法治疗肩锁关节全脱位，出现了皮肤压迫坏死等并发症，且外固定不可靠，难以达到完全复位，因而效果不理想。后来采用经皮单枚钢针固定，因单枚钢针不能控制锁骨外端旋转，改用双枚钢针交叉固定，钢针固定操作简单，对肩锁关节面的创伤小，但偶有断针、退针等不良后果。近年来，我们在闭合复位肩锁关节穿针的基础上，加用经皮缝合，疗效较单纯穿针显著改善。2000年以来，我们反复研读中外文献，综合切开复位肩锁关节囊及韧带修补、锁骨喙突间固定等术式的优点，采用闭合复位经皮"肩峰－锁骨－喙突"三联固定、经皮缝合肩锁关节囊、韧带的方法，取得了较好效果。

（2）"三联"固定法的优缺点

"三联"固定的优点：①绝对稳定是软组织损伤修复的最佳条件，"三联"固定法控制了肩峰－喙突－锁骨间的活动，为肩锁关节囊及其周围韧带的修复提供了良好的环境；单用钢针固定，即使是两枚交叉钢针，亦不能完全控制锁骨的轴向旋转，且在垂直方向上对肩锁关节的控制力不足，锁骨－喙突间的螺钉固定解决了垂直方向的稳定，经皮缝合进一步确保关节囊、韧带修复，整套术式更加完整、可靠。本组钢针、螺钉松动的两例患者，改行切开复位时均发现关节囊及韧带的缝合线断裂，足以佐证牢固的固定是关节囊及韧带修复的保证。术后8周取出内固定，时间长短适中，既为肩锁关节周围软组织的修复提供了足够的时间，又不至于因固定时间过长导致钢针、螺钉松动、断裂。至于部分病例出现轻微的创伤性关节炎，应是创伤本身造成的关节软骨面缺损、软骨盘损伤和脱位状态下关节对合不良以及关节不稳等综合因素所致，直径2mm克氏针的损伤极小，目前尚无证据表明创伤性关节炎是由于穿针所致，据我们的经验，即使保守治疗，关节未遭受人为破坏，也有许多病例出现创伤性关节炎。②局麻下小切口取出钢针、螺丝钉，不需住院，克服了切开复位创伤大、二次切开手术取内固定物的弊端，痛苦小，其治疗费用仅是其他切开术式的1/3~1/2，易于在基层医院，尤其是经济欠发达地区推广。③愈后局部无显著瘢痕，满足了美学要求，尤其适用于爱美的年轻女性及演员、运动员等。④对于肩锁关节区域有皮肤损伤、不宜采用切开复位者也可采用本法，扩大了适用范围。

"三联"固定的缺点：本法行肩峰－锁骨－喙突间绝对固定，由于正常喙突、锁骨间存在较大范围的活动，因此术后必须加用外固定限制肩关节活动，以间接控制肩锁关节、胸锁关节及喙突－锁骨间的运动，避免出现钢针、螺钉松动或断裂；而限制肩关节活动后必然导致其功能障碍，特别对于老年患者，易于继发肩周炎；骨质疏松患者易出现钢针、螺钉固定失败；因而本法的适用对象年龄越低越好，一般不宜超过50岁。对于50岁以下的患者，尽管短期内遗留肩部功能受限，但只要经过正确的功能康复训练，一般都能恢复。

（3）结论：经皮"肩峰－锁骨－喙突"三联固定治疗新鲜肩锁关节全脱位，综合了闭合复位与切开复位的优点，创伤小，费用低，不影响美观；内固定牢靠，为肩锁关节囊、韧带的修复提供了稳定的环境；掌握手术指征及闭合穿针的操作技巧，几乎无风险；只要对患者提供科学的术后康复训练指导，即能避免术后肩部功能障碍，收到满意的治疗效果。因而，"三联固定"是一种疗效确切的新鲜肩锁关节全脱位治疗方法，适合我国国情，值得推广应用。

（二十二）本奈骨折合并月骨脱位1例报告

1. 临床资料

王某，男，35岁。1997年9月24日用电泵给卸下的汽车轮胎充气时，轮胎爆裂，致钢毂弹起击伤右腕部，伤后2小时就诊。检查见右腕部肿胀明显，腕掌侧正中部压痛剧烈，腕部活动明显受限。第 1 掌骨基底部肿胀、压痛，可触及骨擦感及异常活动，各手指感觉正常。X 线片示右腕月骨以掌侧缘为轴向前旋转 90°凹面向前，位于头状骨前方。右第 1 掌骨基底部骨折，骨折线通过关节面，内侧有一三角形骨折块，无移位，其余基底部向背、外侧移位。诊断为右本奈氏骨折合并月骨脱位。在臂丛神经阻滞麻醉下，先行月骨脱位手法复位。患者取坐位，患肩外展 60°，屈肘 90°，前臂旋前。两助手分别牵引患手及前臂，术者双手环抱腕部，双拇指按压腕背部，双中指末节叠加，指腹勾提腕横纹中点处皮下的月骨背侧缘，先下压腕部使腕关节极度背伸，然后双中指迅速向上提拉，使腕部掌屈，月骨复位。然后无菌操作，手法使第 1 掌骨头外展并向内前方推按其基底部，X 线透视下自掌骨头外侧经皮穿入 1 枚直径 1.5mm 钢针，经髓内将基底部固定于大多角骨上。术后石膏外固定腕关节于掌屈 30°位，第 1 掌骨外展位。拍片示复位良好。1 周后改为腕关节中立位固定。4 周后去外固定并取出第 1 掌骨内固定钢针。开始行腕、指功能锻炼。随访 1 年，功能恢复良好，月骨无坏死。

2. 临证体会

该例患者腕部被高速运动的重物击伤，拇指首先受纵向传导暴力引起第 1 掌骨基底部骨折脱位，暴力继续作用使腕关节极度背伸，在桡骨远端与头状骨的挤压下使月骨向前脱位。月骨向前旋转 90°，桡月背侧韧带断裂，桡月掌侧韧带完整，月骨血液供应未完全中断，提示预后较好。治疗以手法复位结合经皮穿针内固定，方法合理，达到预期目的。

（二十三）经皮巾钳复位逆行穿针内固定治疗儿童锁骨骨折

采用传统的手法复位外固定治疗儿童锁骨骨折，骨折往往不能达到良好的复位。自 1994 年 8 月～1999 年 6 月，我们采用麻醉下闭合巾钳复位，经皮逆行穿针内固定的方法治疗 27 例，经 4 个月～2 年的随访，效果满意。

1. 临床资料

本组 27 例，男 8 例，女 19 例；年龄 8～13 岁，平均 11.3 岁；均为中外 1/3 段交界处骨折，横形骨折 13 例，斜形 14 例，皆完全错位；伤后至就诊时间 0.5 小时～4 天，平均 4.3 小时。

2. 治疗方法

（1）器械准备：山东省新华医疗器械厂生产的规格为 14cm 巾钳 1 把；直径 1.5mm 或 2mm 钢针 1 枚，长度大于 12cm；手摇骨钻 1 把；钢丝钳 1 把。

（2）治疗方法：在肌间沟臂丛麻醉下无菌操作整复内固定。术前肌注鲁米那钠 5mg/kg。患儿由他人抱坐于椅子上。常规皮肤消毒，铺手术巾。术者站于患者前方,与患儿面对。用手扪清位于皮下的近折端及向下移位的远折段的走向,进巾钳点为近折端稍外侧约 0.5cm 处,两进钳点的连线与远折段走向相垂直,方向为由上向下。巾钳尾环朝向肩峰。巾钳尖突破皮肤、皮下组织及深筋膜后,巾钳两尖端贴锁骨外折段骨质向下滑动,直至两钳弓将锁骨环抱住后扣紧巾钳。一手外科大把抓式握持巾钳,另手经皮捏持近折段,两手配合利用回旋手法将远折端经近折端后方绕至上方皮下,用手扪清远折端骨折断面,经皮插入 1 枚直径为 1.5mm 的钢针,用针尖触及骨折断面中心,用手摇钻向外后方锁骨走向方向钻入髓内,直至从肩外后方肩胛冈上方突破皮肤。退下手摇钻,用钢丝钳将针尾处斜形剪断。用手摇钻自肩外后方将钢针退至与远折端骨折面平齐。巾钳辅助及手法配合共同作用,利用回旋端提法复位后,助手用手摇钻将钢针钻入近折端髓内约 3~5cm。利用手摸骨折处检查骨折对位情况,利用巾钳向上提拉检查内固定的稳定情况,满意后将钢针剪短打弯埋入皮下,退出巾钳。敷料覆盖针眼处。颈腕带悬吊同侧上肢。

(3) 术后处理及功能锻炼:术后 2 日后换药 1 次。口服抗生素 3~5 日。7 日后逐渐活动患侧肩关节,2 周后去颈腕带加大患肩及上肢活动范围。4 周后局麻下在肩外后方针尾处用直径 2mm 钢针扎破皮肤皮下组织,探及针尾,利用血管钳或持针器将针尾经此皮肤针眼引出后拔除内固定钢针,针眼处敷料覆盖 5 日。

3. 治疗效果

(1) 疗效评判标准:依照 X 线片表现,功能恢复及外观情况进行疗效评定。优:骨折解剖复位,愈合良好,功能正常,局部外形平坦,无压痛,无冲击痛。良:骨折近解剖复位,愈合良好,功能正常,局部外形平坦,无压痛,无冲击痛。尚可:骨折错位 1/3 及轻度成角愈合,局部轻微隆起,劳累后偶有酸痛。差:骨折严重重叠或旋转移位,畸形愈合或不愈合,局部有阶梯感、隆突畸形成异常活动,肩部有酸痛,功能受限。

(2) 疗效评定结果:本组 27 例,经 4 个月~3 年平均 8.5 月随访。按上述标准评定,优 26 例,占 96%;良 1 例,占 4%。

4. 典型病例

例 1:鞠某,男,12 岁,跌伤左肩部肿痛、不敢活动 1 小时于 1994 年 10 月 14 日来诊。查体左肩内侧肿胀,畸形,压痛阳性,可触及锁骨异常活动及骨擦感。X线片示左锁骨中外 1/3 段交界处斜形骨折,远折端向下全错位,重叠 1cm(图 7 - 16)。诊断为左锁骨骨折。在肌间沟臂丛麻醉下经皮巾钳复位逆行穿入 1 枚直径 1.5mm 钢针。术后摄片示复位好(图 7 - 16)。4 周后拔除内固定钢针。2 年后随访,外观及功能正常。

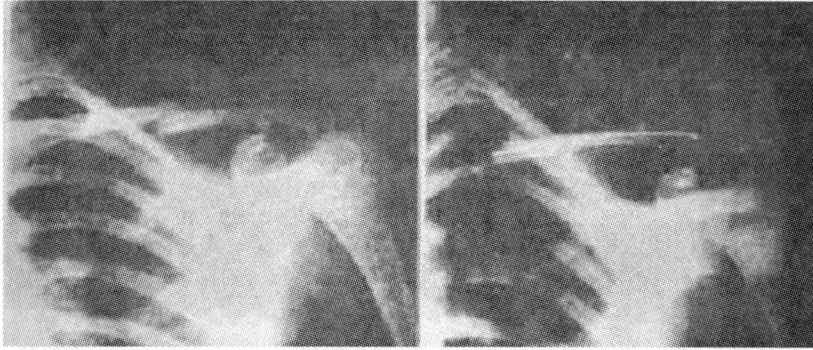

图 7 - 16 鞠某, 左锁骨骨折术前、术后 X 线片

例 2: 王某, 女, 13 岁, 跌伤左肩部致肿痛、不敢活动 1 天于 1998 年 10 月 16 日来诊。查体左肩内侧肿胀、畸形, 压痛阳性, 可触及锁骨异常活动。X 线片示左锁骨中外 1/3 段交界处横断骨折, 远折端向下全移位, 重叠约 1.5cm (图 7 - 17)。诊断为左锁骨骨折。在肌间沟臂丛麻醉下经皮巾钳复位逆行穿入 1 枚直径 1.5mm 钢针。手术后摄片示复位好 (图 7 - 17)。4 周后拔除内固定钢针。1 年后随访, 外观及功能正常。

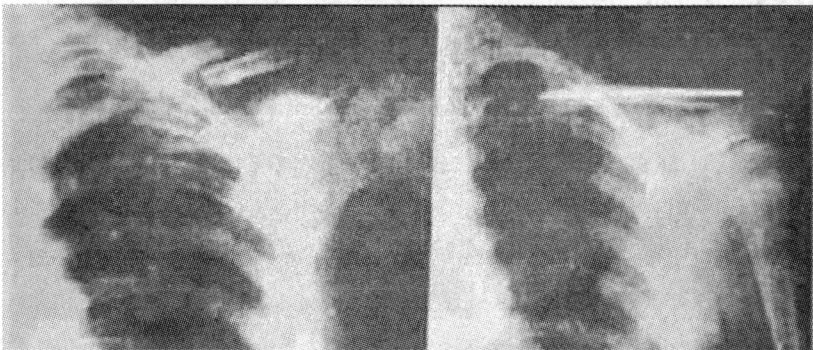

图 7 - 17 王某, 左锁骨骨折术前、术后 X 线片

5. 临证体会

(1) 优点: 儿童期锁骨骨折, 可分为青枝型和完全骨折型。青枝型给予颈腕带悬吊制动 3 周即可, 完全型多需复位固定。单纯手法复位时因患儿年龄小多不配合, 而外固定如 "8" 字绷带外固定或锁骨带外固定皆为不牢固外固定, 骨折位置可因患儿生活起居而移位。切开复位内固定虽能达到良好复位, 但因有感染的可能性并遗留难看的手术瘢痕, 一般不被患儿家长所接受。一般 6 岁以下儿童锁骨骨折, 不需手法复位, 形成的骨痂一般在 6 ~ 9 月内再塑形并消失。随着儿童年龄的增长, 完

全再塑形的能力减少，特别是矫正任何明显成角畸形的能力减少。经皮巾钳复位逆行穿针内固定治疗儿童锁骨骨折，克服了上述诸多不足，其优点为：①巾钳为常用手术器械，不需特别制作。②巾钳钳弓直径最粗处为2mm，钳尖为1mm，故创伤小，愈合快。患儿痛苦很小，术后无明显痛感。③不切开复位，最大限度降低感染率。④良好的复位使外观无高凸畸形，细针眼使皮肤不遗留瘢痕，满足了患者美观的愿望。⑤不需要外固定，适合了儿童活泼好动的特点。⑥内固定钢针不通过骨骺，对骨折生长无影响。

（2）适应证：适合于8~13岁的儿童中外1/3段交界处骨折，伤后不超过1周，骨折类型为完全错位的斜形或横断骨折。年龄小者骨折塑形能力强，其畸形愈合因有较强塑形能力亦能接受。年龄大者因锁骨粗大，巾钳钳弓较细，复位时可致巾钳扭曲变形。肥胖儿童因皮下脂肪较多，经皮进巾钳时夹持不到锁骨，亦不适合本疗法。

（3）注意事项：①术前常规肌注鲁米那镇静，以防患儿术中躁动不安。②巾钳进入点不可向下方太深，以防止误伤锁骨下血管及神经。③经皮插入钢针时应控制深度1cm以内，以防突破皮肤后落空滑入太深。④要选择粗细合适的钢针，过细则抗弯曲能力不足，过粗则有骨皮质劈裂的可能。⑤注意进针方向及深度。要根据锁骨的自然弧度调整好进入髓内的方向，尽量多的进入髓内，以增加抗弯力。

（二十四）经皮巾钳钳夹复位穿针内固定治疗锁骨外端Ⅱ型骨折

1. 临床资料

本组59例，男45例，女14例。年龄21~63周岁，平均37周岁。左侧23例，右侧36例。车祸伤34例，摔伤10例，跌伤15例。均为锁骨外端Ⅱ型骨折。合并同侧肋骨骨折3例，合并桡骨远端骨折1例。受伤到就诊时间0.5小时~5天，平均2.5小时。

2. 治疗方法

（1）手术方法：患者坐位。术者先用手扪清锁骨外端骨折的移位情况后消毒铺巾臂丛神经阻滞麻醉，经皮将巾钳自前方进入，使两钳尖分别位于近折端的上方和远折端的下方，此时助手位于患肩外侧与患者侧向而立，双手握持上臂近段将肩关节向外侧牵引的同时，术者使巾钳扣合，透视下证实骨折复位良好后，经皮采用2枚直径2mm的钢针固定。患者锁骨外端高于肩峰者，则钢针自锁骨外端处的前后缘进针，分别向后内及前内方向穿入钢针交叉固定；如患者锁骨外端与肩峰相平齐，则钢针自肩峰外缘进针，钢针经肩锁关节后固定骨折，进针深度以突破近折段骨皮质为宜。将巾钳去除，检查骨折固定的稳定度，透视下骨折固定牢固有效后，将钢针剪短打弯后埋入深筋膜下，颈腕带悬吊患肢以制动。

（2）术后处理：术后主动握拳活动患指，3天后换药，口服抗生素3~5天。1周后摄X线片复查骨折对位情况。半个月后逐渐练习患肩功能，1.5个月后摄X线片依据骨折愈合情况拔除内固定钢针。

3. 治疗结果

本组59例，术后X线片示解剖复位48例，近解剖复位11例。针孔均于术后3~5天闭合，无渗出及感染，有2例术后3周出现1枚钢针松动向外退出，刺激肩峰处皮肤致使患者不适，松动钢针予以拔除。经4~24个月，平均8个月随访。骨折均愈合，愈合时间4~8周，平均6周。按《中医病证诊断疗效标准》评定，优54例，良4例，差1例，优良率为98.3%。

4. 临证体会

锁骨Ⅱ型骨折是指锁骨的外1/3骨折并喙锁韧带与内侧骨端分离，其损伤机制是由于近骨折段失去喙锁韧带的稳定作用，又因受胸锁乳突肌和斜方肌的牵拉，发生向上向后方的移位；而远骨折段由于受肢体的重力作用以及胸大肌、胸小肌、背阔肌的牵拉，向下向内移位。肩关节活动时可带动骨折远端一起活动，因此采用手法复位外固定治疗，由于骨折为斜形，以及周围肌肉的牵拉作用，使这种类型的骨折难以复位和维持复位，易发生骨折不愈合，因此锁骨外端骨折非手术治疗的疗效不满意的认识被普遍接受。本病的治疗重点在于复位和固定，虽然切开复位内固定可以达到良好复位固定效果，但是手术创伤大，易感染，骨折愈合慢，需二次手术取出内置物，患者费用高。经皮手法复位内固定术可以达到比较牢固的内固定，而且创伤小，感染机会少，患者痛苦小。但在闭合穿针内固定的过程中，如采用传统的单纯手法复位法，即一手托顶腋窝并向外牵引患肩，另一手向下按压向上翘起的近折端时，由于远折端没有直接受到向上的手法作用，而且肩锁关节亦有一定的活动范围，形成骨折向下成角和下方骨折线不能对合，骨折在对合不良的情况下内固定，势必会造成骨折的延迟愈合或不愈合，使患肩的功能恢复受到影响。经皮钳夹复位法，巾钳直接作用于骨折的两端，可以使骨折对合紧密，而且巾钳复位可以减少手术者人数，提高操作的协调性，使复位和穿针得以顺利进行。直径2mm克氏针固定完全能够承受患者上肢重量和日常轻微活动所产生的剪应力，其抗弯、抗扭强度足以抵抗正常活动所产生的载荷。本疗法的适应证为锁骨外端骨折Ⅱ型，骨折线为斜形，粉碎性骨折除外。术中应注意经皮巾钳夹持锁骨外折端，需在透视下引导及确认复位情况，巾钳尽量贴近骨质防止损伤血管神经，穿针尽量避免多次反复穿针，力求一次固定成功。

（二十五）经皮逆行髓内穿针固定治疗跖骨干骨折 33 例报告

1. 临床资料

本组男 25 例，女 8 例；年龄 18 ~ 54 岁，平均 34.1 岁；左 18 例 45 处骨折，右 15 例 37 处骨折；骨折部位为 2 ~ 4 跖骨，最少 2 处骨折，最多 3 处骨折；短斜形或螺旋形骨折 47 处，横断型骨折 36 处；骨折移位均为全错位或近于全错位；伤后至就诊时间 1 小时至 5 天，平均 4.7 小时。治疗方法：股神经及坐骨神经阻滞麻醉下无菌操作。术者仰卧位，常规皮肤消毒，铺手术巾。先用手扪清跖骨骨折处移位情况。用直径 1.5mm 的钢针经足背皮肤刺入骨折端，注意避开伸趾肌腱。用钢针尖挑起远折端，另一手指捏持远折段使远折端隆突于皮下，钢针探清远折端骨髓腔，使跖趾关节背伸，用手摇钻将钢针向远折段骨髓腔内钻入，突破跖骨头及足底软组织。用手摇钻将钢针退至与远折端骨折面相平，利用端提按压及分骨等手法复位骨折，将钢针摇入近折端骨髓腔至跖骨基底部。透视下见骨折复位良好后，将针尾在足底处剪短打弯，留于皮外。术后常规口服抗生素 3 ~ 5 日，卧床休息。4 ~ 6 周后拔除内固定钢针，逐渐下床锻炼行走。

2. 治疗结果

33 例均达解剖复位或近解剖复位，无 1 例感染。随访 4 个月 ~ 2 年，平均 6 个月，行走均无不适。

3. 临证体会

跖骨骨折临床常见，多因重物压砸伤或前足受扭转暴力引起。对于无移位骨折，可采用石膏外固定。对于横断型有移位骨折，可采用手法复位石膏外固定，但多发骨折手法复位时常发顾此失彼的情况，使疗效欠佳。短斜形或螺旋形骨折为不稳定骨折，行手法复位石膏外固定不能维持复位，切开复位髓内针或钢板内固定虽疗效确切，但有创伤大及易感染的不足之处。本疗法的优点有：①跖骨干均位于皮下，钢针探及骨髓腔较易。②不切开软组织，最大限度减少患者痛苦及创伤，有利于骨折的愈合，降低了感染率。③操作简便。逆行穿针时进针操作简单，可避免顺行进针方向不易掌握的缺点。④术后，不需石膏外固定，因钢针留于皮外拔除亦简便。

（二十六）十针拨复位经皮穿针内固定治疗肱骨内上髁骨折

肱骨内上髁骨折是临床上较常见的骨折，复位后固定不当，常易导致骨折重新移位，引起骨不愈合、迟发性尺神经损伤及肘内侧增大畸形。自 1994 ~ 2002 年，我们采用针拨复位经皮穿针内固定的方法治疗 72 例，经 1 ~ 4 年的随访，效果满意。

1. 临床资料

本组 72 例，男 55 例，女 17 例；年龄 11 ~ 21 岁，平均 14.3 岁；骑自行车摔伤

27 例，跑跳摔伤 30 例，跌伤 15 例；Ⅱ型 56 例，Ⅲ型 11 例，Ⅳ型 5 例；受伤至就诊时间 0.5 小时~4 天，平均 2 小时；5 例合并尺神经损伤。

2. 治疗方法

（1）Ⅱ型骨折：在臂丛神经阻滞麻醉无菌操作下进行。患者俯卧位，将前臂旋前及上臂后伸内旋，屈肘 90°，使手及腕部置于背部，肘外侧放于手术台上。术者先用手指按压驱散肘内侧皮下瘀血，扣清骨折块及与之相对应的肱骨内髁处的骨折面。将皮肤向下推移，一手拇指固定肱骨内上髁骨块，另一手将直径 1.5mm 钢针经皮插入骨块中点，深度以能拨动骨块为宜。用钢针将骨块挑起向上方推送至骨折面处，各方向轻微活动以使骨折面对合紧密。用手指扣触内上髁处，如弧度圆滑，无骨擦感及异常活动提示复位成功。维持复位下，将此钢针用骨锤打入或骨钻摇入肱骨髁部，进针方向在冠状面上呈水平方向，额状面上向前方 5°~10°，深度至少 2cm，但不宜穿出外髁处骨皮质。复位后将针尾剪短弯曲留于皮外，无菌敷料包扎。自制铁丝托外固定患肘屈曲 90° 前臂旋前位。

（2）Ⅲ度骨折：臂丛神经阻滞麻醉。患者取坐位（以右侧为例）。术者右手扶持患肘外侧，左手握持患手掌指关节处，在右手向内侧推患肘的同时，左手使前臂迅速旋后及背伸患腕及手指指间关节，并使肘关节伸直，在加大肘内侧间隙的同时，利用前臂屈肌群的紧张，将卡于关节间隙的骨块拉出。再按Ⅱ度骨折治疗。

（3）Ⅳ度骨折：臂丛神经阻滞麻醉。患者取坐位，患肢前臂旋后位，使屈肌群紧张以牵拉内上髁骨块。两助手分别握住上臂及患腕，在不牵引下，术者一手将肱骨下端自内向外推挤，尺桡骨近端由外向内推挤，将骨折块挤出关节外。然后牵引下屈肘至 90°，将肘关节脱位整复。再按Ⅱ度骨折治疗。

（4）术后处理及功能锻炼：术后立即摄 X 线片观察复位情况。早期禁止做前臂旋后动作，7 天后可做旋后动作。Ⅱ度和Ⅲ度骨折 3 周后拔除钢针内固定并解除铁丝托外固定，开始功能锻炼；Ⅳ度骨折 2 周后去铁丝托外固定，屈伸肘关节，范围由小到大，循序渐进，至 3 周时拔除内固定钢针，继续功能锻炼，配合中药外洗。

3. 治疗结果

（1）疗效评定标准：治愈：骨折解剖对位或接近解剖复位，有连续性骨痂形成，已愈合，功能完全或基本恢复。好转：骨折对位 1/3，对线满意，前臂旋转在 45° 以内。未愈：伤肢畸形愈合或不愈合，功能障碍明显。

（2）疗效评定结果：本组 72 例，均于术后 3 周临床愈合后拔除内固定钢针，经 1~4 年的随访，全部治愈。合并尺神经损伤者均于 3 个月内恢复。

4. 典型病例

例1：王某，男，12岁，因骑自行车摔倒伤及左肘部肿痛不敢活动2天来诊。查体见右肘部内侧肿胀，有广泛皮下瘀斑，压痛明显，可触及骨擦感及异常活动，左手指感觉及运动正常。X线片示左肱骨内上髁撕脱骨折，骨块向下方移位1cm（图7-18）。诊断为左肱骨内上髁骨折（Ⅱ度）。在臂丛神经阻滞麻醉下按Ⅱ度骨折治疗方法进行治疗。术后X线片示骨折复位好（图7-18）。3周后解除外固定并拔除内固定钢针进行功能锻炼，1.5个月后左肘功能完全恢复。

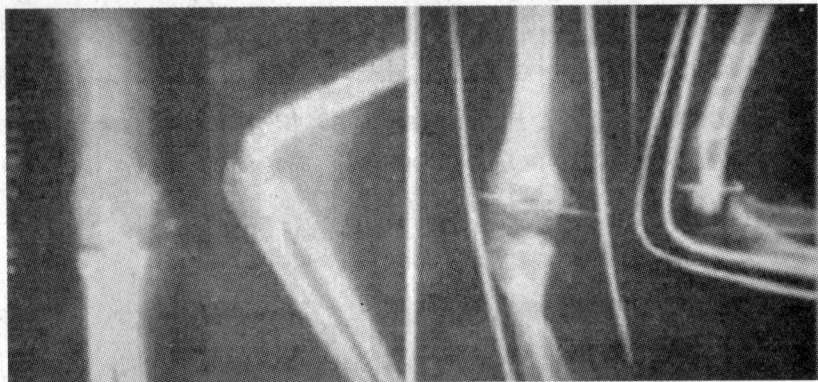

图7-18　王某，肱骨内上髁骨折（Ⅱ度）术前、术后X线片

例2：李某，男，21岁，体育课自单杠上跌下伤及右肘部致肿痛不敢活动半小时来诊。查体见右肘部内侧肿胀，压痛明显，右手指感觉及运动正常。X线片示右肱骨内上髁骨折，骨折块移位于肘关节内侧间隙，肘关节内侧间隙增宽（图7-19）。诊断为左肱骨内上髁骨折（Ⅲ度）。在臂丛神经阻滞麻醉下按Ⅲ度骨折方法治疗。术后X线片示骨折复位好（图7-19）。3周后去外固定及拔除内固定钢针进行功能锻炼，2.5个月后功能完全恢复。

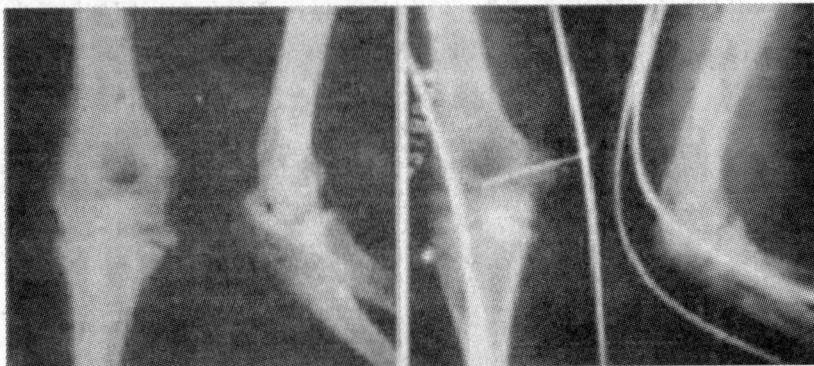

图7-19　李某，肱骨内上髁骨折（Ⅲ度）术前、术后X线片

例3：丛某，男，15 岁，因骑自行车摔倒伤及左肘部肿痛不敢活动 2 小时来诊。查体见右肘部肿胀，增宽畸形，皮下明显瘀斑，压痛明显，肘后三角失去正常形态，肘关节呈弹性固定，左手指感觉及运动正常。X 线片示左肘关节向外侧全脱位，肱骨内上髁撕脱骨折，随尺桡骨近端向外移位（图 7 - 20）。诊断为左肱骨内上髁骨折（Ⅳ度）。在臂丛神经阻滞麻醉下按Ⅳ度骨折方法治疗。术后 X 线片示骨折复位好（图 7 - 20）。3 周后去外固定及拔除内固定钢针进行功能锻炼，2.5 个月后功能完全恢复。1 年后随访，外观无畸形。

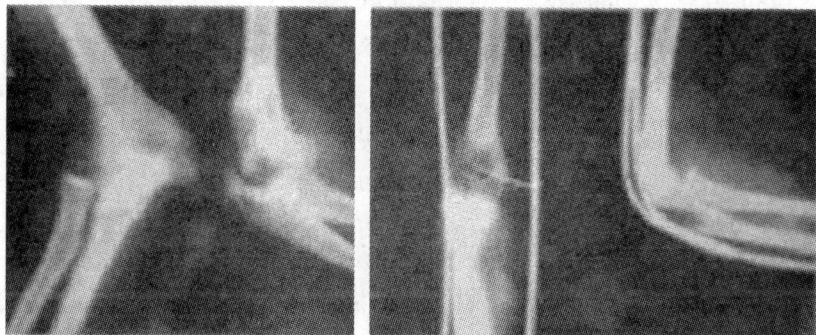

图 7 - 20　丛某，肱骨内上髁骨折（Ⅳ度）术前、术后 X 线片

5. 临证体会

（1）本疗法的优点：根据作者的经验，肱骨内上髁骨折治疗如单纯使用手法复位及夹板压垫外固定，因肿胀消退及肌肉韧带持续不断的牵拉，在固定时多出现重新移位，造成骨不愈合，患者随生长发育可出现迟发性尺神经损伤，成年后出现内上髁处增大突出畸形，外观不能令人满意。手术切开复位内固定，增加了患者痛苦及感染机会，对组织损伤也大，加之有手术瘢痕，往往不被患者接受。经皮针拨复位可减轻手法复位对骨折面间锯齿对合面的破坏，使复位稳定，良好的复位又可防止迟发性尺神经损伤。横向穿针，可对抗屈肌腱止点的牵拉力。钢针直径 1.5mm，其穿越骺板中央，只占据骺板的很小容积，即使产生从骺板到干骺端的局部限制，对整个骺板的生长潜力的影响是很小的，甚至完全没有影响。而不切开皮肤，又减少了感染机会及患者痛苦。

（2）适应证：肱骨内上髁骨折Ⅱ～Ⅳ型，伤后 1 周内就诊者。

（3）手术中注意事项：①首先应用手摸清骨块的大小及位置。②复位前钢针插入深度不宜过深，以免损伤尺神经或肘前血管。③复位后用手摸触骨块的稳定性及光滑顺应性，应稳定并触不到骨擦感，如不稳定表明复位不良并有尺神经嵌卡于骨折间隙的可能，此时穿针有损伤尺神经的可能性。④进针点一般位于肱骨内上髁的最高点，方向在水平面向前呈 5°～10° 左右，这样可避免误伤位于下方的尺神经。⑤进针深度应超过骨折线至少2cm，太浅有松脱退针的可能性。

（二十七）外固定支架结合有限切开植骨内固定治疗桡骨远端粉碎性骨折

1. 临床资料

本组30例，其中男18例，女12例；平均年龄42.7岁（24～68岁）。右侧18例，左侧12例。按 AO/ASIF 分型：A3 型 4 例，C2 型 9 例，C3 型 17 例。按病名分类：Colle's 骨折 26 例，Smith 骨折 4 例。掌倾角平均 -18.5°（-58°～26°），尺偏角平均 7.3°（-12°～16°），桡骨轴向缩短平均 5.5mm（4～10mm）。本组 2 例术前有正中神经损伤，5 例合并其他部位骨折，10 例术前手法复位石膏固定失败。受伤至手术时间平均 3 天（1～10 天）。

2. 手术方法

（1）入路选择：①背侧入路：适用于背侧骨质粉碎压缩明显者，本组 26 例。作桡骨远端背侧偏桡弧形切口，在桡侧腕长、短伸肌肌腱与拇长伸肌肌腱之间切开伸肌支持带，并于其间分离向两侧牵开，显露骨折端及关节面。②掌侧入路：适用于掌侧骨质粉碎压缩明显者，本组 4 例。作桡骨远端掌侧偏桡弧形切口，于桡侧腕屈肌与桡动脉之间钝性分离，切开部分旋前方肌并向尺侧牵开，显露骨折端及关节面。

（2）复位植骨固定：分别于第 2 掌骨基底及桡骨距骨折线 5cm 各拧入 2 枚 Schanz 钉，并安装外固定支架，纵向牵开关节间隙，将腕关节固定在尺偏轻度屈腕位（Colle's 骨折）或尺偏、背伸 25° 位（Smith 骨折）。用克氏针或微型骨膜剥离器伸入骨折端行撬拨复位。复位时重点观察桡骨远端关节面的平整和桡骨纵轴长度，并恢复掌倾角、尺偏角。视骨缺损情况（背侧多为楔形，掌侧为不规则形），局麻下切取同侧髂骨，制备成直径 3～5mm 松质骨颗粒和依据骨缺损形状修剪成含皮质骨的大块支撑骨块。先用松质骨颗粒填塞，后将大块皮质骨镶嵌于骨折端，使之恢复正常解剖结构。选 1 枚直径 2.5mm 克氏针，自远骨折端桡侧斜行穿入，越骨折线并突破近尺侧皮质骨，如有不稳定骨块可加用细钢针行局部固定。合并下尺桡关节脱位者，可选一直径 2mm 克氏针自尺骨小头近侧横向斜行穿入桡骨远端。复位固定满意后，剪短针尾折弯埋入皮下，缝合切口。进一步调整支架固定角度，透视骨折复位满意，锁紧各锁定装置。

3. 治疗结果

本组均获得随访，平均随访时间 11.5 个月（6～13 个月），外固定器拆除时间为 4～6 周（平均 5.4 周）。手术后测量：掌倾角平均 11.1°（7°～18°），尺偏角平均 22.1°（18°~22°），桡骨轴向缩短均矫正。骨折愈合后测量：掌倾角 10.7°（5°~18°），其中 2 例减少 2°，1 例增加 3°；尺偏角 21.7°（17°~26°），减少 3°和 2°各 1 例；无桡骨轴向缩短患者。复位质量按沈忆新等制定的评分标准：优 23 例，良 6 例，可 1 例。疗效按 Dienst 等标准：优 24 例，良 5 例，可 1 例。本组无伤口钉道感染、骨折移位、神经血管损伤，X 线片上均未见创伤性关节炎改变。

4. 临证体会

桡骨远端粉碎性骨折属不稳定性骨折，其主要有：桡骨远端皮质骨粉碎，松质骨压缩，局部骨量缺失；桡骨轴向短缩；关节面塌陷不平；失去正常的掌倾角和尺倾角等病理变化。传统的手法复位石膏固定，无法对抗前臂肌肉对骨折端的持续挤压，故极易再移位。钢板内固定手术，由于骨块粉碎严重及骨质压缩缺损，致使钢板螺钉难以固定且把持力不足，固定不牢靠，常遗留畸形、创伤性关节炎、腕无力、疼痛等并发症。于金河等研究表明：在桡骨远端关节内骨折中，关节面残留移位、应力中心的转移、关节软骨的退行性变、腕的位置和运动发生变化，是造成创伤后骨性关节炎并影响腕关节功能的主要原因。其治疗的关键是恢复关节面平整，同时矫正成角和恢复桡骨的长度，并指出对于有干骺端粉碎和骨缺损者需植骨。外固定支架治疗桡骨远端骨折，因其具有操作简单，对软组织损伤小，可提供对抗前臂肌肉挤压力的持久牵引力，具有可调节性、无需二次手术等优点，近年来在临床上应用日益广泛。但其对骨质压缩骨量缺失严重，关节面塌陷桡骨短缩明显的患者，疗效不甚满意。外固定支架的作用原理是由 Vidal 最早提出的"韧带牵拉复位"原理，韧带复位术的实施有赖于韧带等软组织的完整性。无软组织附着的骨块不能通过牵引达到复位效果，特别对于由月骨撞击而造成桡骨背侧中部的"冲模型"骨折无复位作用。本组是先利用外固定支架牵开关节间隙，大体复位骨折并为后续复位预留空间，再经小切口直视下行撬拨复位，恢复桡骨长度及关节面平整，并纠正掌倾角及尺倾角。经上述处理后可解剖复位骨折，但是骨折端必然会遗留骨缺损，仍有复位丢失的可能且影响骨折愈合。通过颗粒状松质骨填塞骨折间隙和大块皮质骨镶嵌于骨质表面，填补了骨折端的骨量缺失，重建了桡骨远端的正常力学结构，达到支撑关节面、恢复桡骨长度并纠正掌倾角及尺倾角的效果，有效防止复位丢失，并增加了骨折端的稳定性。另外，自体髂骨含有大量骨生长活性因子，具有骨传导及骨诱导作用，可促进骨折愈合，减少外固定时间，且无排异等并发症。

吕维加等研究表明单纯外固定架固定桡骨远端骨折，并没直接、牢固的稳定骨折端，因此通过这种方法固定骨折可能会导致不稳定，早期的康复治疗也只是在非常谨慎的情况下才能进行。笔者将大骨块行克氏针有限固定，能为骨折端提供更高的生物力学稳定性，并在骨折后期拆除支架行功能锻炼时，继续稳定骨折端。在去除了不稳定的内在因素后，应用实验研究和临床观察都已证明有良好稳定性和效果的固定方式——外固定支架加克氏针固定，可使骨折在稳定的内、外部力学环境下顺利愈合。有学者认为行动力性支架固定 4 周后，即可松开锁定关节行腕关节功能锻炼。但此时外固定支架仍保持了牵引力，使腕部韧带处于过度持久的牵张状态，这可导致腕关节强直。另外，腕关节活动时周围皮肤有一定的滑动度，带支架活动时，螺钉对皮肤存在阻挡，活动频繁时可刺激钉眼处皮肤引起渗出，增加感染机会，并可引起疼痛，使患者难以配合治疗。老年骨质疏松者还可致钉道松动，固定失效。如长期行静力性固定，则有废用性骨萎缩和关节强直等并发症。应用本组方法治疗，在经过 4～6 周的稳定的固定后，骨折端可基本愈合。在早期拆除外固定支架行功能锻炼时，由于有充分植骨提供的骨性支撑力和穿越骨折端克氏针稳定骨折的作用，所以不会造成关节面塌陷及骨折再次移位。

第八章　骨、手显微外科

第一节　皮瓣移植

【概述】

皮瓣也称带蒂移植皮肤，是由皮肤和皮下组织构成的组织块，可以从身体的一处向另一处转移。在转移过程中需有一个或两个蒂部相连接，也可暂不连接，移植后再进行血管吻合。

皮瓣的血液运输和营养在早期完全依靠蒂部供应。当皮瓣在移植处愈合后3周左右，又逐渐建立起新的血液循环系统，此时可切断蒂部，完成皮瓣移植全过程。有的皮瓣也可以不断蒂，如局部旋转皮瓣或推进皮瓣等。

皮瓣可按形态分为扁平皮瓣与管形皮瓣（即皮管），也可按取材及修复缺损部位的远近划分。

20世纪70年代后由于对皮瓣血液供应、血管分布研究的深入，而提出了按皮瓣血液循环类型的分类法，即将皮瓣分为任意皮瓣与轴型皮瓣两大类，在轴型皮瓣中又有直接皮肤动脉、肌皮动脉、动脉与网状血管及肌间隙或肌间隔血管等类型。后三种血管供应因在手术时不能将深部的血管干包含在皮瓣内，则只能作为任意皮瓣应用。此分类方式应用较多。

任意型皮瓣：①局部皮瓣（又称邻近皮瓣），包括推进皮瓣（又称滑行或滑行推进皮瓣）、旋转皮瓣、易位皮瓣；②邻位皮瓣；③远位皮瓣（直接皮瓣、直接携带皮瓣）。

轴型皮瓣：①一般轴型皮瓣，②岛状皮瓣，③肌皮瓣，④游离皮瓣（又称吻合血管的皮瓣移植），⑤含血管蒂的复合组织。

【应用】

1. 增强局部血运

改善营养状态如放射性溃疡、褥疮等。局部营养贫乏,伤口很难愈合,通过皮瓣移植输送血液,改善局部营养状态,因而这种皮瓣最好是局部皮瓣或岛状皮瓣,且不需作断蒂手术,这样不仅可以保持修复区的良好血供,并可望有较好的感觉恢复。

2. 皮瓣移植修复洞穿缺损

如面颊部洞穿性缺损,除制作衬里外亦常需要具有丰富血运的皮瓣覆盖。此外鼻梁、上腭等处的洞穿性缺损,阴道膀胱瘘或直肠瘘的修复亦需按照洞穿性缺损的治疗原则施行手术,包括衬里组织和覆盖组织两部分。

3. 器官再造

如鼻、唇、眼睑、眉毛、耳、阴茎、手指的再造皆以皮瓣为基础,再配合其他支持组织(如软骨、骨、筋膜等)的移植。

4. 修复创伤

修复有肌腱、骨、关节、大血管、神经干等组织裸露的新鲜创面或陈旧性创伤。对有深部组织(肌腱、大血管、神经)缺损或外露的创面,不稳定瘢痕紧贴骨面或合并有溃疡的瘢痕,为了加强局部软组织的厚度,或为后期进行肌腱、神经、骨、关节等组织的修复,都应该施行皮瓣修复。

【经验传承】

(一) 踇甲瓣加双"凸"状皮瓣组合移植修复全手皮肤脱套伤

由外伤引起的全手皮肤套状撕脱临床并不少见,如何在最短时间内最大限度地恢复手的功能,是临床治疗的难题。自1990年7月~1999年12月采用踇甲瓣加双"凸"状皮瓣组合移植一期修复全手皮肤脱套伤,取得了满意的治疗效果。

1. 临床资料

本组6例,男4例,女2例,年龄19~42岁,平均26岁。致伤原因均为机械性挤压撕脱所致。皮肤缺损范围为腕部及全手皮肤缺损。急症手术2例,亚急症(伤后3天)手术4例,参与移植的组织包括踇甲瓣6块,皮瓣12块。

2. 治疗方法

采用踇甲瓣修复拇指创面,去除中小指,以两个"凸"状皮瓣分别修复示指、桡掌背侧及环指、尺掌背侧皮肤缺损。自桡侧"凸"状皮瓣的中部做一2.5cm的孔，将踇甲瓣引出，两"凸"状皮瓣的中部缝合，解决示环指指蹼（见图8-1，8-2）。

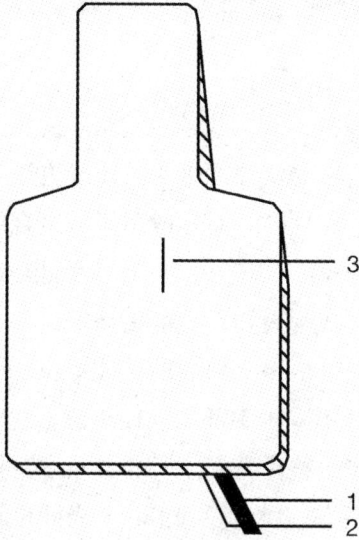

图8-1 皮瓣形状示意图

注：1. 旋股外侧动静脉降支；2. 股前外侧皮神经；3. 桡侧皮瓣打孔位置。

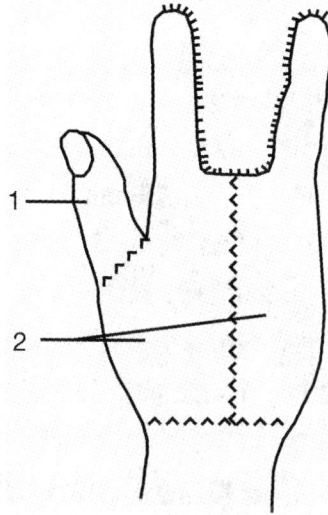

图8-2 手术示意图

注：1. 踇甲瓣；2. 双"凸"状皮瓣。

3. 治疗结果

6例18个移植组织全部成活，无一例感染及坏死。随访3个月~5年，皮瓣温痛觉恢复，再造指两点辨别觉4~10mm，手部恢复对掌及拿捏功能。有2例因皮瓣臃肿二期行皮瓣修整术。

4. 典型病例

男，19岁。因右手皮肤自腕部远段撕脱伤2小时入院，入院后急症行组合组织移植修复术，清创后，将中小指自掌骨中部去除，2、4掌骨间横韧带缝合，去除示环指末节部分指骨，以钢针自指尖处穿入做纵形固定。取右踇甲瓣修复拇指创面，取20cm×10cm的"凸"状右股前外侧皮瓣置于桡侧，修复示指、桡掌背侧皮肤缺损，自拇掌关节处做一2.5cm的孔，将踇甲瓣自皮孔中引出，取20cm×10cm的"凸"状左股前外侧皮瓣置于尺侧，修复环指、尺掌背侧皮肤缺损，双"凸"状皮瓣的中部缝合，重建示环指指蹼。将右旋股外侧的动静脉降支分别与桡动脉及头静脉吻合，右股前外侧皮神经与桡神经浅支吻合，左旋股外侧动静脉降支与右旋股外侧动静脉降支粗大分支吻合，左股前外侧皮神经与尺神经分支吻合；足背动脉与右旋股外侧动脉终末支吻合，大隐静脉与前臂浅静脉吻合，趾指固有神经吻合。一次通血后移植组织血运良好,张力适中,毛细血管充盈迅速。术后抗感染、抗凝、抗痉挛治疗,伤口一期愈合,3周后拔除钢针练习手部功能。6月后复诊,手部恢复保护性感觉,能行拿捏及对掌功能,再造指两点辨别觉4mm。

　　5. 临证体会

　　(1)蹰甲瓣加双"凸"状皮瓣修复全手皮肤缺损的优缺点:全手皮肤套状撕脱的处理十分困难,常规采用腹部包埋,肉芽上植皮及腹部带蒂皮瓣等方法,因治疗时间长、肌腱粘连、关节僵硬而难达满意的治疗目的。而一般采用的组合组织移植修复全手皮肤缺损通常将2~5指置于一个皮袋内,二期分指困难,手部功能恢复欠佳;而不分指影响美观,功能恢复也不理想。众所周知,手部活动根据各自的功能分成3个单位,拇指一个功能单位,示指本身就是一个独立的功能单位,中环指及4、5掌骨组成一个功能单位。去除中小指,并不减少手部的功能单位。我们采用蹰甲瓣包绕拇指,以2个"凸"状皮瓣修复示指、桡掌背侧及环指、尺掌背侧皮肤缺损,本方法急症一期再造了功能良好的拇指及有感觉的手掌背,3周即可行手部功能锻炼,可使患者在最短时间内最大限度地恢复手部功能,减少了手术次数,缩短了治疗时间,使患者早回工作岗位。缺点是移植组织多,创伤大,风险大,一旦失败,后果严重。

　　(2)组合母体的选择:组合组织移植至受区时,因受区可供吻合血管数量有限,因此首先要选择供血血管具有较恒定且有较粗大的分支或终末支供组合吻合的组织单位,我们称为组合母体。组合母体一般选用股前外侧皮瓣,因旋股外侧动静脉降支分支及终末支均较粗大,既可用于串联,又可用于并联,且可携带股前外侧皮神经重建受区感觉功能,并具供区隐蔽、皮瓣质地较薄、血管解剖恒定等特点,是组合母体的理想选择。

　　(3)组合形式的选择:我们一般采用蹰甲瓣修复拇指创面,双"凸"状皮瓣修复示指、桡掌背侧及环指、尺掌背侧皮肤缺损,于桡侧皮瓣,相当于拇掌关节处做一2.5cm的孔,将蹰甲瓣引出,这样解决了瘢痕挛缩致虎口狭窄问题,使再造指功能灵活,同时,双"凸"状皮瓣的中部缝合,解决了示环指指蹼,使手部外观及功能恢复理想。

　　(二)带髂胫束的股前外侧皮瓣游离移植一期修复跟后区组织缺损

　　跟腱及跟后区皮肤缺损临床上多见,传统多应用分期多次手术治疗。2000年1月~2005年1月,我们应用吻合血管的带髂胫束的股前外侧皮瓣移植一期修复跟后区组织缺损,效果良好。

1. 临床资料

本组 11 例，男 7 例，女 4 例。年龄 6～45 岁。车祸伤 8 例，摩托车绞伤 3 例。6 例为跟腱合并跟后区皮肤缺损（其中 4 例合并胫腓骨远端骨折），5 例为跟腱、跟后区皮肤合并跟骨骨折或部分跟骨缺损（其中 3 例合并腓骨骨折）。皮肤缺损范围 6cm×5cm～14cm×8cm，跟腱缺损长度 5～11cm。于外院行清创缝合后跟后区皮肤及跟腱坏死者 4 例，另 7 例为伤后 2～3 天入院。

2. 治疗方法

本组术前彻底清创，清除坏死组织及皮缘，创面用 0.1% 洗必泰湿敷换药，2～3 天后再次彻底清创后行游离带髂胫束的股前外侧皮瓣移植术。据跟后区皮肤缺损大小设计切取股前外侧皮瓣，以髂前上棘至髌骨外缘连线为轴线，中点主轴点，取上 1/3、下 2/3、内 1/3、外 2/3。首先游离寻找旋股外侧动脉降支皮动脉穿皮点，并予以保护。股外侧皮神经在髂前上棘内侧 1.0cm 处，从腹股沟韧带深面至股部，此处 92% 为 1 支。主干至腹部通常分为粗大前支和较细长后支，主干及前支在髂前上棘下方 7～10cm 处穿出深筋膜，向下分布于股前外侧中下部，沿此路线可获带股前外侧皮神经的股前外侧皮瓣。根据需要切取带血运的髂胫束，保持好髂胫束与皮肤的连接，切取所需长度及 3～4cm 宽髂胫束，自深面掀起，连同皮瓣一起取下，将所取髂胫束中段卷曲内翻缝合成腱状以备重建跟腱。本组皮瓣范围 11cm×6cm～17cm×11cm。对跟骨结节及远端跟腱部分残存者，将髂胫束两侧各游离约 1cm。中央部分不少于髂胫束宽度的 1/2，保持与皮瓣相连；远近端分别游离以能吻合为准；与跟腱远端及腓肠肌腱束共 22 个吻合口中采用包绕缝合，6 处采用鹅掌样缝合。对于跟腱附着点缺损的 5 例，远端采用拔出钢丝种植的方法解决。胫后动脉损伤 3 例，皮瓣动脉与胫后动脉近端吻合；余 8 例与胫前动脉吻合，静脉与大、小隐静脉或胫前、后动脉伴行静脉吻合。术后均行"三抗"治疗，采用中药水蛭地龙汤、阿司匹林、罂粟碱抗痉抗凝治疗。术后均予引流，膝关节于屈曲 60°、踝关节跖屈 30° 位，长腿石膏外固定。4 周后改为膝下石膏，活动膝关节；6 周后可拔出钢丝、去除石膏，进行不负重功能锻炼；8 周后开始负重练习；12 周后可正常生活工作。

3. 治疗结果

术后 11 例皮瓣均成活，伤口一期愈合。随访 6 个月～4 年，根据尹庆水疗效标准：优 6 例，良 4 例，可 1 例。Thompson 试验和提踵试验均为阴性。无跟腱再断裂、跟区皮肤破溃等并发症发生，足跟部两点辨别觉 6～8mm。受区皮瓣外观满意 6 例，5 例因臃肿行二次皮瓣修薄。供区创面 5 例直接缝合，伤口一期愈合。6 例行游离全厚皮片植皮，皮片完全成活。

4. 临证体会

跟腱及跟后区皮肤缺损临床常见，处理较困难。小腿三头肌是足跖屈及步态向前推移的主要动力；跟腱属于腱性组织，为动力主要传送者，长约15cm，自上而下逐渐变窄增厚，终于跟骨结节，跟腱可承担相当于体重3~4倍的拉力。髂胫束修复跟腱缺损的研究表明，髂胫束起自髂嵴前分的外侧唇，其上部分为两层，包括阔筋膜张肌，与之紧密相连，不易分离，称为肌质部；下部两层愈合，形成上宽下窄的腱性部分，称为腱质部；其比例多为1:2。采用髂胫束皮瓣修复跟腱，从生物力学分析，是一种较为理想的方法。朱青安等对自体材料修复跟腱的生物力学研究结果表明，髂胫束与跟腱力学性能接近，2.2cm宽的髂胫束可承受55kg的拉应力，是跟腱修复的理想材料。张功林等报道吻合血管的阔筋膜瓣移植修复跟腱缺损，取得较好效果。高建明等采用吻合血管髂胫束移植修复跟腱缺损，效果满意。我们将髂胫束取下后卷曲内翻缝合成腱状，具有腱的特征和抗拉力特性，完全能满足重建跟腱的需要。髂胫束宽度的1/2与皮瓣之间保持连接，既可提供丰富的血运，且保障腱皮间有一定活动度而不粘连，达到活动自如的目的。

股前外侧皮瓣适用于较大面积皮肤缺损的修复。具有以下特点：①质地优良，弹性好；②携带股外侧皮神经，可制成带神经感觉皮瓣；③供区部位隐蔽，患者易接受；④血管蒂解剖恒定，蒂长、管径粗，易于吻合；⑤旋股外侧动脉不是下肢的主干血管，切取后不影响血运及功能；⑥皮瓣供区宽度<8cm时，成人一般可直接缝合；⑦解剖及体位方便，供受区手术可同时进行，缩短手术和皮瓣缺血时间。特别是股前外侧皮瓣，其股外侧皮神经与腓肠神经吻合后，对于跟后区的皮肤感觉恢复具有重要意义，有效地防止皮肤磨损而破溃。该皮瓣的缺点是，肥胖患者皮瓣较臃肿，需二次手术修复。手术注意事项：①充分的术前准备，彻底清创、全身应用抗生素治疗是手术成功的保障；②供区游离时，保护股外侧皮神经，血管蒂留有足够长度以确保血管吻合口在正常组织内，避免炎性细胞侵蚀损害血管，导致血管危象发生，致手术失败；③髂胫束良好的血运是重建跟腱早期良好愈合的关键，微创操作对确保血运的丰富至关重要；④无张力下可靠的外固定，为跟腱修复重建提供良好的条件。

（三）腓肠神经营养血管皮瓣修复足跟部皮肤缺损

足跟部皮肤缺损并不少见，因局部软组织活动度较小，治疗比较困难。自2004年6月~2007年6月，应用腓肠神经营养血管皮瓣修复足跟部皮肤缺损26例，取得了满意的效果。

1. 临床资料

本组 26 例，男 18 例，女 8 例，年龄 19～54 岁，平均 31.4 岁。损伤原因：摩托车挤伤 14 例，重物砸伤 4 例，车祸伤 4 例，慢性溃疡 4 例，缺损面积：4cm×5cm～5cm×12cm。26 例均有肌腱及骨外露，急症 12 例，亚急症 14 例。

2. 治疗方法

手术在连续硬膜外麻醉下进行，侧卧位，将创面坏死、失活组织彻底清除，用双氧水、生理盐水、Ⅲ型安尔碘、生理盐水反复清洗创面不少于三遍。清洗完毕后更换器械，测得皮肤缺损范围并记录，在供区设计好皮瓣的点、线、面。皮瓣的设计与切取：以外踝与跟腱之间中点与腘窝中点即腓肠神经体表投影为皮瓣轴心线，以 5cm、7cm、9cm 处为腓肠神经营养血管的穿出点，以踝上 5～6cm 为轴点，依据创面大小形状设计皮瓣。首先按照设计的皮瓣自外侧，跟腱与外踝之间切开皮瓣蒂部皮肤，沿皮下向两侧潜行游离保护好神经血管蒂及宽约 3～4cm 的筋膜蒂，将皮瓣自深筋膜下肌膜层向远端掀起，必要时携带少许肌肉，直达轴点，直接旋转至足部覆盖创面。本组 18 例供区需要行中厚皮片打包植皮，其余直接缝合。

术后处理：术后均行抗炎、抗痉治疗。术后均予引流，膝关节于屈曲 60°、踝关节跖屈 30°位，长腿石膏夹外固定。2 周后去除石膏，进行不负重功能锻炼，12 周后可正常生活工作。

3. 治疗结果

术后随访 6 个月至 3 年，平均 16 个月。自拟疗效评定标准：优，皮瓣两点辨别觉 ≤5mm；良，皮瓣两点辨别觉 ≤7mm；可，皮瓣质地良好，皮瓣两点辨别觉 ≤9mm；差，皮瓣质地可，臃肿，皮瓣两点辨别觉 >9mm。本组 26 例皮瓣全部成活，评定为：优 16 例，良 6 例，可 2 例，差 2 例，优良率 84.5%。

4. 临证体会

Masquelet 和 Bertelli 等首先对腓肠神经营养血管皮瓣进行研究。皮神经营养血管在营养神经的同时，发出许多皮支供养相应区域的皮肤。临床上将神经同伴行血管一并游离作为岛状皮瓣的血管蒂，依靠血管的皮支，可以形成神经血管的岛状皮瓣。皮瓣的静脉回流主要依靠伴行静脉及深筋膜浅面的静脉网迷宫式回流。该皮瓣血管恒定，变异极少，手术操作简单，动脉供血可靠，静脉回流充分，不牺牲主干动脉，供区损伤少。这为临床治疗足跟及踝部皮肤缺损提供较可靠的手段。以前有人认为该皮瓣血管蒂太长会导致皮瓣供血不足，使得这种皮瓣修复范围长不能超过足中部。但我们应用该皮瓣修复足背游离皮瓣供区，修复范围长达足背远 1/3，皮瓣全部成活，解决了足背游离皮瓣供区修复极端困难的问题，扩大了足背皮瓣的应用范围。该皮瓣局限性在于腓肠神经切断术后，足跟外侧小范围感觉障碍需数月才能恢复。

在临床中，我们体会为了使手术达到预期目的，在皮瓣切取中要保留足够宽度的皮下筋膜组织，这样才能既保证皮瓣充足的血供，又有利于皮瓣的回流。对于皮瓣的宽度有研究者提出不应超过9cm。我们认为皮瓣的宽度与长度比不应超过1：3，以防皮瓣边缘发生坏死。为了保护皮瓣的血运，在分离皮瓣时均需注意防止皮瓣与腓肠神经营养血管撕脱分离。尤其当皮瓣的神经血管蒂较长（超过约10cm）时，腓肠神经会穿过深筋膜进入腓肠肌。逆向分离时易使神经与皮瓣分离，本组1例发生腓肠神经与皮瓣撕脱分离，致术后皮瓣血供受限，皮瓣发生部分坏死，经换药2周后愈合。

注意事项：在手术中将小隐静脉在外踝后侧找到后并结扎，对预防术后皮瓣的肿胀有好处。如果在足部可找到供吻合的皮神经，应将其与腓肠神经相吻合，有利于皮肤感觉的恢复。

（四）以第一跖背动脉为蒂的足背岛状皮瓣修复第一跖骨头外露

1. 临床资料

本组男30例，女6例。年龄16～46岁。第一足趾由于切割伤离断的12例，由于挤压伤造成足趾坏的24例。手术方法：以足背动脉的足底穿支、第一、二跖骨的基底处为中心，根据受区创面的大小设计皮瓣，一般面积不超过4cm×4cm。先将第一跖骨头的软骨面清除干净，在第一、二趾间做一纵行切口，切开皮肤，做皮下剥离，将皮缘向两侧掀起，在皮下两侧切开一定宽度的深筋膜（宽度一般在1～1.5cm）把血管筋膜蒂留在远端，在筋膜中或筋膜下寻找第一跖背动脉，注意保护好第一跖背动脉与深筋膜的连续。根据事先设计的皮瓣切取线切开皮肤及皮下，将筋膜层与皮下间隔缝合数针，在皮瓣周围紧贴骨膜剥离至中央足底穿支处，在深处结扎足底穿支，再向近端游离长度约4cm的足背动脉，在术中用血管夹夹住足背动脉的近端，做动脉的阻断试验，若皮瓣血运良好，则结扎近端的足背动脉，以趾蹼处作为旋转轴，将皮瓣翻转与受区缝合，供区采用全厚皮片植皮。

2. 治疗结果

36例皮瓣全部成活，1例术后皮瓣肿胀、色暗，成活后皮肤弹性差，其余35例完全成活。随访3～6个月，皮瓣质地、弹性均正常，皮色与受区完全一致，患者行走正常。

3. 临证体会

（1）应用解剖：胫前动脉自上、下伸肌支持带穿出移行为足背动脉，足背动脉走行于拇长伸肌、趾长伸肌之间，超过距骨、足舟骨和中间楔骨背前行，在第一跖骨间近端分为足底穿支和第一跖背动脉两个终支，行程中发出外踝前动脉、内踝前动脉、趾外侧动脉、跗内侧动脉以及筋膜皮动脉。第一跖背动脉起始后在第一跖骨间隙内前行，沿途发出细支至跖趾关节、骨间肌和邻近皮肤，在趾蹼附近发出两条趾背动脉，分布于拇指和第二足趾背侧，主干转向跖底，与第一跖底动脉相吻合。第一跖背动脉与第一跖底动脉的吻合在跖骨头前方。趾蹼间隙组织内存在肉眼可见的吻合，吻合的出现率文献报道在86.8%～100%之间。

（2）创面处理：新鲜创面一期可行皮瓣修复术。凡坏死感染创面，术前应做好细菌培养，以指导临床抗生素的应用。术前每天要用新洁尔灭消毒浸泡约10分钟，待炎症消退，创面有新鲜肉芽组织时，可行皮瓣转移术。术中用气囊压力止血带控制创面出血，要保持手术视野的清晰。自创面边缘2mm的正常组织开始清创，将第一跖骨头的软骨面清除干净，对有感染的创面要彻底搔刮，清除死骨及肉芽组织，清创后用新洁尔灭溶液浸泡15分钟，使创面新鲜，再行皮瓣手术。

（3）手术注意事项：切取皮瓣时应避免肌腱外露，皮瓣切取的面积不要太大（一般不超过4cm×4cm）。在设计皮瓣时，要注意第一、二趾蹼的完整性，若第一、二趾蹼损伤则可造成第一跖背与足底动脉的吻合支破坏，而导致皮瓣坏死。在皮瓣与受区缝合时，应避免血管蒂的扭转。在皮瓣切取前，最好应用多普勒血管探听仪判定出第一跖背动脉的类型，以作为术中参考。第一跖骨头、第五跖骨头、足跟为足的三个支撑点，缺一均能造成足行走的不稳定。所以临床上咬除第一跖骨头而缝合创面是不可取的。为此，我们在解剖学的基础上设计了以第一跖背动脉为蒂的足背动脉岛状皮瓣来修复由于各种原因所造成的第一跖骨头外露，而保持足的稳定性，具有一定的临床意义。

（五）腓动脉穿支皮瓣移位治疗小腿及踝部皮肤缺损

创伤后导致小腿和踝部皮肤缺损较多见，临床治疗中可供选择的游离皮瓣和带蒂转位皮瓣较多。如何选择既操作简单，又对供区外观和功能影响较小的皮瓣，是临床需要面对的问题。自2000～2007年选择腓动脉穿支皮瓣移位治疗小腿及踝部皮肤缺损12例，取得了良好的治疗效果。

1. 临床资料

本组12例，男9例，女3例。年龄23～47岁，平均32岁。致伤原因：车祸伤8例，烫伤2例，挤伤2例。损伤部位：小腿中下段前内侧4例，外踝外侧3例，小腿上段前侧2例，内踝部2例，跟骨及跟腱区1例。创面面积最大16cm×12cm，最小8cm×4cm。

2. 治疗方法

首先创面进行彻底清创，详细止血，相关骨折作内固定，有坏死骨作适量清除。反复用双氧水、安尔碘、生理盐水冲洗创面。测量皮肤缺损区域大小以及是否适合应用腓动脉穿支皮瓣。在腓骨小头和外踝后缘之间作连线，于该连线上根据术前多普勒听诊血管穿支点，选择距离创面最近的穿支点作为皮瓣的旋转点设计皮瓣。旋转点到皮瓣之间保留适当宽度的皮桥。皮瓣设计完成后，下肢不驱血上气压止血带止血，以使皮瓣穿支血管充盈利于辨认。在皮瓣与皮桥的后缘切开皮肤皮下，注意皮桥下应保留深筋膜宽度在3cm以上。再切开深筋膜，向前掀起，仔细解剖比目鱼肌和腓骨长、短肌之间的小腿后外侧肌间隔，在标记的穿支出点附近，小心寻找腓动脉从肌间隔发出的穿支动脉，选择较大的穿支动脉作为皮瓣的主要供血支，再以此作为皮瓣旋转点，对设计的皮瓣大小形态予以适当调整。切开皮瓣周缘，于深筋膜下解剖向远端掀起皮瓣，在蒂部皮桥两边，切开皮肤后向前后游离，以保留适当宽度的筋膜蒂，连同皮瓣向远端切开掀起。轴点到创面之间切开皮肤游离皮下，作开放隧道翻转皮瓣，覆盖受区。供区创面小者尽量直接缝合，张力大者取中厚皮片植皮。术后行下肢石膏托固定，严格卧床休息2周，伤肢置于略高于心脏水平以利于静脉回流，保持病房温度不低于20°，禁止各种不良刺激，应用抗炎对症治疗，必要时肌注罂粟碱，通常情况下无需应用抗凝药。常规观察皮瓣颜色、温度、张力、毛细血管等项指标，及时处理血管危象。

3. 治疗结果

本组病例皮瓣全部成活。随访1~3年，皮瓣质地外观良好，无萎缩，无明显臃肿。合并小腿部骨折均顺利愈合，1例坏死骨清创后部分骨缺损，皮瓣成活3个月后予以植骨而愈合。供区植皮成活良好，外观无凹陷。患肢足、踝活动良好。

4. 临证体会

（1）腓动脉穿支皮瓣临床应用解剖：小腿外侧筋膜及皮肤主要血供来源于腓动脉的肌间隔穿支血管，穿支血管多自小腿外侧肌间隔即腓骨长、短肌与比目鱼肌间隙浅出，相当于腓骨小头后缘与外踝后缘的连线，当小腿肌肉收缩时，这一间隙多清晰可见。由腓动脉发出的筋膜皮动脉约4~8支，一般以第2、3、4支较大（动脉外径多在0.6~1.0mm），分别从腓骨小头下方9、15、20cm处发出，最远一支多数从外踝尖上5~8cm处发出。出深筋膜后立即分为升降支和前后支，各个分支间与胫前胫后动脉的皮支血管之间相互吻合成网。腓动脉穿支一般同时伴有自身的伴行静脉，多数为两条，是该皮瓣的回流静脉。该皮瓣制作简单，供区面积大，血供稳定可靠，切取面积可达20cm×10cm。

（2）手术中注意事项：①术前应对患肢作综合分析，判断手术区血管皮支是否受到创伤本身影响，应用多普勒听诊腓动脉血管穿支点，并标记，使术中目标明确而可防止误伤血管穿支。如无此设备，应从皮瓣一侧切开后掀起，确定主要皮支进入皮瓣后，再设计皮瓣如何旋转移位。②清创应有效彻底，防止遗留污染无生机组织导致皮瓣感染乃至坏死。对裸露坏死骨应予以清除，用骨刀凿至骨面渗血为止，导致的骨缺损可待皮瓣成活后二期植骨。同时手术应在受伤后尽早进行，因早期组织水肿轻，手术时解剖层次清晰，利于辨认皮支血管走行，便于精确的手术操作。③皮瓣移位的皮下隧道应足够宽敞，避开骨骼突起部位，血管筋膜蒂通过时勿扭曲、成角和压迫，以免影响皮瓣血运。④受区创面必须彻底止血和引流，以防止出现皮瓣下血肿感染或机化后引起皮下组织臃肿，影响外观。

（3）腓动脉穿支皮瓣应用优点：①皮瓣切取简单，供区创伤小。因皮支血管相对解剖恒定且丰富，手术中解剖皮支血管相对较易，无需解剖位置较深的腓动脉。所以不必向深层分离切断肌肉，减少了创伤。②血液循环重建符合生理学要求。皮支皮瓣有一套相对完整的动、静脉循环系统，移位到受区后，皮瓣的动、静脉血液循环相对平衡，符合生理状态。避免应用非生理皮瓣出现的静脉回流不畅的情况。

（六）联合应用带血管蒂胸脐皮瓣与股前外侧皮瓣修复前臂皮肤缺损

前臂及手部大面积皮肤缺损临床治疗比较困难，且需尽早进行修复。2000年1月~2004年1月我们采用联合的带血管蒂皮瓣修复前臂及手部大面积皮肤缺损7例，取得良好的效果。

1. 临床资料

本组男4例，女3例，年龄19~46岁，平均24岁。病因：挤压伤2例，刷毛机伤3例，车祸伤2例。臂部皮肤缺损1例，合并手部毁损或皮肤脱套伤6例。急诊手术5例，亚急诊手术2例。创面面积20cm×15cm~25cm×22cm。

2. 治疗方法

本组5例急诊清创，2例行亚急诊清创皮瓣移植。手术均首先在腹部以脐旁2.5cm为轴点，脐与肩胛下角连线为轴线，在侧胸部与上腹部设计长形皮瓣，根据创面需要，远侧可致腋中线，宽在8~9cm以内，以免缝合困难，将皮瓣自上而下掀起，于脐旁找到腹壁下动脉皮支穿出点，给予保护和游离，沿腹直肌向下游离血管蒂至腹股沟部，调整蒂部及皮肤后缝合局部。然后以髂前上棘与髌骨外缘连线为轴线，其中点为轴点，按内1/3、外2/3的比例设计股前外侧皮瓣，将皮瓣血管蒂游离至腹股沟部，调整血管蒂及皮肤后缝合局部，再将两个皮瓣调整覆盖创面后，缝合伤口。必要时大腿部行植皮打包。

3. 治疗结果

移植的 7 例 14 个皮瓣全部成活，仅有 2 例腹部伤口部分发生糜烂，术后预期断蒂，断蒂时将糜烂处修整，术后随访 6 个月~3 年，取得良好效果。

4. 典型病例

患者，男，21 岁，机器热压伤右前臂及手部，疼痛、活动受限在当地医院治疗 7 天后来我院治疗。检查：右前臂中段以远及整个手部皮肤色黑、质硬已结痂，手指均坏死干瘪。手术分两次进行，第一次清创在臂丛麻醉下将右前臂及手部失活组织彻底清创，用洗必泰湿敷创面，3 天后行二次手术。手术分两组进行。清创组将右前臂再次清创，清除失活组织，创面用电凝彻底止血。游离组测量的前臂及手部皮缺损面积为 22cm×25cm，将其分为二部。取带血管胸脐皮瓣，沿脐至肩胛下角连线为轴设计约 26cm×9cm 皮瓣，将皮瓣周边切开游离出脐旁 2.5cm 腹壁下动脉皮支穿出点，给予保护，将血管蒂沿腹直肌深面向下游离直至腹股沟部，保护好血管蒂，将供区直接缝合，调整血管蒂及皮瓣并与下腹部皮肤直接缝合关闭腹部伤口。再设计 13cm×26cm 股前外侧皮瓣，切开皮肤皮下筋膜，显露旋股外侧动脉降支，保护后切取皮瓣，将蒂部向腹股沟部游离，将皮瓣向上掀起，与腹股沟部皮肤缝合，右大腿创面不能直接缝合，故植皮。将前臂置于两皮瓣之间，胸脐在近侧、股前外侧皮瓣在远侧包绕前臂及手部，缝合伤口。术后 4 周断蒂，伤口愈合良好。

5. 临证体会

（1）解剖学依据：根据范启申对 46 具尸体标本解剖发现，腹壁下血管在脐旁有一最大皮穿支，与腹中线呈 45°角，向上指向肩胛下角、与肋骨平行，并与肋间动脉的外侧皮支吻合，此支称胸脐支。供皮部位为侧胸部及脐外上腹部，故皮瓣命名为胸脐皮瓣。胸脐皮瓣血供来自腹壁下动脉，其自髂外动脉发出后经腹股沟韧带内 2/5 与 3/5 交界处，斜向内上至腹直肌外侧缘的后方，继续向内上升 5cm，于半环线的前方进入腹直肌鞘内，向上于脐旁 2.5cm 穿出进入皮肤。股前外侧皮瓣是以旋股外侧动脉降支及肌皮动脉穿支为血管蒂的皮瓣。旋股外侧动脉从股动脉或股深动脉发出，其体表投影为腹股沟中点至髂前上棘与髌骨外上缘连线中点的连线的下 2/3。其蒂部位于腹股沟中点稍下方。作为单独供体用于游离移植或带蒂移植较为常用，但联合带蒂应用于临床未见报道。

（2）本术式的优点：我们体会，本术式具有以下优点：①本术式将两个完全独立的带蒂皮瓣有机地结合在一起，能有效覆盖前臂及手部创面；②有效地解决受区无可供吻合血管的问题；③为再造手打下了良好的基础，有效地保障了手部的血运，既能覆盖创面，减少需要游离组织和移植的组数，又能为再造手时保留可供吻合的动、静脉。

（3）注意事项：为了获得预期的临床疗效，我们认为应注意以下问题：①在切取皮瓣后要保护好蒂部，确保无扭转及压迫；②皮瓣切取后必须牢固缝合腹直肌前鞘及下腹部腹壁，以防发生腹疝；③术后保持创面干燥，防止发生糜烂。

（七）示指背侧岛状皮瓣急诊修复拇指组织缺损

拇指组织缺损后急诊处理的正确与否，对手部功能恢复的好坏有很大的关系。自2001～2005年，我们采用示指背侧岛状皮瓣急诊修复拇指及虎口部组织缺损24例，获得较为满意的结果。

1. 临床资料

本组24例，男19例，女5例。年龄19～43岁，平均35.2岁。电刨伤12例，电锯伤10例，冲压伤2例。拇指掌侧组织缺损7例，桡侧组织缺损7例，尺侧组织缺损6例，背侧组织缺损4例。单纯皮缺损15例，合并部分骨缺损6例，合并伸拇长肌腱缺损3例。缺损面积为1.5～2.5cm×2～7cm，深达深筋膜深面及骨质。伤后就诊时间2小时内13例，8小时内7例，24小时内3例，48小时内1例。

2. 治疗方法

均采用臂丛神经阻滞麻醉，扎气囊止血带。创面彻底清创，并测量缺损面积，然后根据拇指皮肤缺损大小设计示指近节背侧岛状皮瓣。皮瓣的设计以拇长伸肌腱尺侧缘与第2掌骨桡侧缘相交处为轴点，第1掌背动脉走行为轴线。皮瓣远端不超过近侧指间关节，两侧可达指侧正中，近端皮瓣可向第2掌骨背桡侧延长至鼻烟窝远侧1cm。根据设计先于第2掌骨桡背侧"S"形切开皮肤，将皮肤在皮下剥离，保护皮下筋膜，沿轴线保留宽约1.5cm的筋膜蒂，将第1掌背动脉、背侧静脉、桡神经浅支均包括在内，自深筋膜深面作全层切取，要保留腱周组织，并注意避免皮下筋膜组织与皮肤的分离。将皮瓣自远向近掀起，经皮下隧道引向受区。皮下隧道应宽松，以便岛状皮瓣转移时能顺利通过。本组有8例拇指创面完全位于第1掌指关节以外，皮下隧道较紧，术中将紧张部切开，并将皮瓣近侧的楔形皮蒂插入缝合，使蒂部均处于无张力、无受压、无扭转的位置。本组合并伸拇长肌腱缺损者3例，采用示指固有伸肌腱转位重建伸拇长肌腱的方法。供区创面采用自前臂切取全厚皮片移植、打包植皮的方法解决。

3. 治疗结果

本组24例，术后伤口均一期愈合，皮瓣全部成活。供区打包植皮亦全部成活。术后4周手部各关节开始主动活动锻炼。经6个月～2年随访，皮瓣血液循环正常，外观良好，感觉恢复良好。

4. 临证体会

拇指组织缺损虽然面积不大，但严重影响功能和美观，处理起来很棘手，我们采用示指背侧岛状皮瓣移植的方法，既修复了创面，达到美观的效果，又重建了感觉功能。并可以同时采用示指固有伸肌腱移位重建伸拇长肌腱缺损，对供区功能无影响。用示指背侧岛状皮瓣急诊修复拇指组织缺损还有如下优点：①皮瓣以知名动、静脉为轴心，血管变异少，供血可靠，故操作安全、成活率高。②皮瓣含有神经支配，移位后皮瓣有感觉，不易冻伤，并有利于手部精细功能的恢复。③供区无明显后遗症，患者乐意接受。④由于是邻近皮瓣，皮肤色泽类似，质地较柔软，厚度适中，并且耐磨。因此，非常适宜于修复宽度在 2.5cm 以内，长度在 1.5 ~ 7cm 的拇指皮肤缺损。

应用注意事项：①因第 1 掌背动脉较细，与掌背静脉、桡神经浅支走行方向一致，但不合成束，游离时宜将血管周围组织一并剥离形成血管神经束，以利保护；但不宜游离第 1 掌背动脉。②切取时血管蒂要向近游离至轴点稍远处，使血管蒂最长，利于皮瓣转位。③皮下隧道要宽松，防止蒂部受压、扭转。④操作要轻巧，保护好血管，方能确保成功。

（八）示指背侧岛状皮瓣移植急诊修复拇指软组织缺损（附 42 例报告）

拇指软组织缺损是常见的手外伤，急诊治疗时如方法选择不当，将严重影响拇指的功能和外形。2006 ~ 2007 年，我们采用示指背侧岛状皮瓣移植急诊修复手背皮肤软组织缺损 42 例，效果满意。

1. 临床资料

本组 42 例中，男 30 例，女 12 例；年龄 16 ~ 60 岁，平均 31 岁。电锯伤 12 例，电刨伤 10 例，机床冲压伤 20 例。均为拇指软组织缺损，左侧 14 例，右侧 28 例；缺损部位：拇指掌侧 21 例，桡侧 8 例，尺侧 4 例，背侧 9 例；合并拇指末节骨折 9 例，屈指肌腱断裂 2 例。缺损面积 2.0cm × 1.5cm ~ 7.0cm × 1.5cm。所有病例均为新鲜软组织缺损创面，受伤至手术时间平均为 1.8 小时。

2. 治疗方法

麻醉及清创处理：均行臂丛麻醉，气囊止血带，创面彻底清创。合并骨折者先行骨折复位，以直径 1mm 克氏针固定，合并肌腱断裂者以 5 - 0 肌腱线 Kessler 法缝合断裂肌腱。皮瓣设计：根据拇指创区形态、将其面积放大 10%，在示指近节背侧设计皮瓣切口线。皮瓣顶点至第 2 掌骨基底部的长度等于拇指创缘顶点至第 2 掌骨基底部的距离。以拇长伸肌腱尺侧缘和第 2 掌骨桡侧缘交点为轴点，第 1 掌背动脉的走行为轴线，皮瓣远端不超过近侧指间关节，两侧可达指侧正中，再于第 2 掌骨基底部，即第1掌背动脉在第1骨间背侧肌前穿出点与皮瓣下缘作S形切口线。皮瓣切取及移植：在止血带的控制下，先沿S形切口线切开皮肤、皮下组织，在浅筋膜下向两侧游离，沿指背血管、神经的两侧切开，于深筋膜深面和第1骨间肌膜下进行剥离，形成一含有指背静脉、神经、深筋膜以及第1骨间背侧动脉的筋膜蒂，宽约1cm。再向远侧于示指指伸肌腱膜浅层分离皮瓣（多保留一些血管、神经周围组织，结扎血管的分支应远离其主干），切断结扎指背浅静脉远端，用支持线固定。在拇指创面与第2掌骨背侧切口之间作一皮下隧道。充分止血后，用血管钳通过皮下隧道将皮瓣移至创面（注意蒂部无张力、旋转、压迫）。间断缝合皮瓣缘与创缘。供区用前臂中厚皮片覆盖，打包加压固定。第1、2掌骨间隙处（蒂部）创口内放置橡皮引流条1条。术后处理：用石膏托外固定于拇指外展、背伸位2周，合并肌腱损伤者需石膏外固定5周。注意观察皮瓣的血运；24～48小时拔出引流条，常规应用抗生素，注意患手保暖。术后14天拆线后即行患肢、指的康复训练。

3. 治疗结果

本组42例中，皮瓣成活、创口二期甲级愈合40例，皮瓣坏死2例，改行腹部带蒂皮瓣移植治愈。术后随访0.5～2年，拇指外观饱满，血运良好，色泽、出汗、感觉均良好，耐磨及夹捏功能良好。根据中华医学会手外科学会制订的疗效评定标准，伤指外观与功能均恢复良好。拇指掌指、指间关节的自主活动度＞90°，指腹两点分辨觉为4～8mm。

4. 临证体会

拇指皮下组织较少，与皮肤紧密相连，拇指外伤不仅可致皮肤、甲床缺损，且常伴有神经、血管肌腱、骨关节外露，急诊修复能及早恢复伤指正常形态，有利于功能恢复，且可降低医疗费用，提高治疗效果。传统采用腹部带蒂皮瓣移植修复，患者术后进行肢、指的康复训练；肢体需要固定，易造成关节僵硬，需二次手术断蒂，病程长，不能早期行功能锻炼，且皮瓣臃肿，不耐磨，易形成溃疡。示指背侧岛状皮瓣血供来源于桡动脉深支在鼻咽窝发出的腕背动脉，主干于拇长伸肌腱深处，穿过第1骨间背侧肌前发出示指背桡侧动脉，该动脉贯穿皮瓣全长，是皮瓣轴心支，与指掌侧固有动脉支相吻合，形成示指近动脉网，血供丰富。桡神经浅支于腕部发出后分4～5支背神经，示指由3～4支神经支配。因此，采用示指背侧岛状皮瓣移植修复拇指软组织缺损，术后拇指功能恢复良好，指腹丰满有感觉，外观不臃肿，耐磨性强，不易冻伤、烫伤，有利于精细功能的恢复。供区无明显后遗症。

术中注意：切取皮瓣时应沿浅筋膜下及第1骨间肌膜下剥离，形成包含神经、血管的筋膜蒂，勿损伤神经血管束或将神经、血管充分剥离，导致皮瓣坏死。保证皮下隧道足够大，避免筋膜蒂部卡压。本组有 2 例发生皮瓣坏死，即因皮下隧道过紧，导致皮瓣蒂部张力高，皮瓣供血不足所致。因此，皮瓣张力高时不要勉强缝合，以保证皮瓣的正常血运。注意避免筋膜蒂扭转或过度牵拉。创口内置橡皮引流条，避免血肿压迫导致手术失败。总之，该皮瓣血管蒂较恒定，变异少，操作简单，无需吻合血管神经，移植成功率高。

（九）示指背侧岛状皮瓣在皮肤缺损性断拇再植中的应用

撕脱性拇指离断临床并不少见，在再植过程中往往出现指背皮肤缺损及静脉无法吻合等问题，给再植带来困难。近年来，我们用示指背侧岛状皮瓣转位急诊再植指背皮肤缺损的断拇 13 例，获得较为满意的结果。

1. 临床资料

本组共 13 例。男 10 例，女 3 例；年龄 19 ~ 43 岁。电锯伤 5 例，缆绳绞伤 8 例。无可供吻合血管 9 例，有可供吻合的血管 4 例；近节指骨离断 7 例，指间关节处离断 6 例。皮肤缺损面积为 1.0cm ~ 2.5cm × 2.0cm ~ 3.0cm 左右，皮肤撕脱深达深筋膜深面，肌肉及骨质外露。

2. 治疗方法

对创面进行彻底消创后，指骨离断者适当短缩后用克氏针固定，指间关节处离断者原位固定。指骨固定后缝合肌腱，指屈肌腱抽脱者采用环指指浅屈肌腱移位术，拇长伸肌腱缺损者用示指固有伸肌腱移位重建拇指伸肌腱。然后吻合指动脉，见血液循环良好后缝合断拇掌侧皮肤。然后根据拇指背侧皮肤缺损大小设计示指近节背侧岛状皮瓣。皮瓣远端不超过近侧指间关节，两侧可达指侧正中，近端皮瓣可向第一掌骨背桡侧方向延长。皮瓣应在深筋膜深面作全层切取，并需保留腱周组织，术中避免皮下筋膜组织与皮肤分离。皮瓣的远端游离指背静脉以备与拇指远端血管吻合。皮下隧道应宽松，以使岛状皮瓣转移时能顺利通过为准，必要时可带皮蒂。蒂部应无张力、无受压、无扭转。皮瓣通过皮下隧道后，吻合指背静脉，将皮瓣与断拇掌侧皮肤缝合。供区创面可用全厚皮片植皮。术后 4 周手部各关节即开始主动活动锻炼。

3. 治疗结果

本组 13 例术后伤口均一期愈合，皮瓣全部存活，断拇再植成功。术后随访 6 个月 ~ 2 年，皮瓣及拇指血液循环正常、外观良好，感觉恢复良好，指腹两点分辨觉为 6mm。拇指指间关节活动范围在 60° ~ 90° 者 6 例，30° ~ 60° 者 5 例，小于 30° 者 2 例。

4. 临证体会

撕脱性拇指离断存在神经、血管、肌肉及皮肤缺损等问题，再植难度较大，如缺损神经、血管、肌腱等其解决办法颇多，而皮肤缺损可直接影响断拇再植的存活率。拇指软组织缺损的修复急诊常用示指背侧岛状皮瓣。本组病例，我们在行断拇再植的同时采用示指背侧岛状皮瓣移位修复断拇缺损的背侧皮肤，在切取皮瓣时将皮瓣远端的静脉（示指背侧静脉）给予保护，转位后将其与断拇远端背侧回流静脉吻合，既避免了静脉缺损时需血管移植，又减少了血管吻合口的数目，有效地解决了指背皮肤缺损断拇再植的静脉问题。本术式的优点：①皮瓣以知名动静脉为轴心，血管变异少，供血可靠，操作安全、存活率高；②皮瓣含有神经，移位后皮瓣有感觉，不易冻伤或烫伤；③供区无明显后遗症，患者乐于接受；④邻指皮瓣皮肤色泽类似，质地较柔软，厚度适中，并且耐磨。因此，本术式的适应证是合并指背皮缺损的撕脱性拇指离断的再植。

注意事项：①游离第一掌背动脉时应将血管周围组织一并剥离形成血管神经束，以利保护第一掌背动脉；②切取时血管蒂要足够长，皮下隧道要宽松，防止蒂部受压、扭转；③操作要轻巧，血管吻合质量要高，方能确保成功。

（十）吻合小隐静脉的腓肠神经营养血管皮瓣在跟踝区皮肤缺损的应用

足跟踝部皮肤缺损较常见，且局部软组织较少，治疗比较困难。自 2000 年 1 月～2003 年 12 月，采用吻合小隐静脉的腓肠神经营养血管皮瓣修复跟踝区皮肤缺损 13 例，效果良好。

1. 临床资料

本组 13 例，男 9 例，女 4 例；年龄 5～48 岁，平均 26 岁。损伤原因：交通伤 9 例，挤压伤 2 例，慢性溃疡（均为石膏压迫所致）2 例。皮肤缺损面积为 4cm × 5cm～5cm×12cm。13 例均有肌腱及骨外露，急症手术 6 例，亚急症手术 7 例。

2. 治疗方法

以外踝与跟腱之间中点与窝中点连线，即腓肠神经体表投影为皮瓣轴心线，以 5cm、7cm、9cm 处为腓肠神经营养血管的穿出点，以踝上 5～6cm 为轴点，依据创面大小形状设计皮瓣。首先按照设计的皮瓣自外侧、跟腱与外踝之间切开皮瓣蒂部皮肤，沿皮下向两侧潜行游离保护好神经血管蒂及宽约 3～4cm 的筋膜蒂，将小隐静脉包括在皮瓣内，皮瓣体自深筋膜下肌膜层向远端掀起，直达轴点，直接旋转至跟踝区覆盖创面，将小隐静脉与足部静脉在显微镜下用 10－0 无创线端端吻合。本组 9 例需要游离植皮，其余直接缝合。

3. 治疗结果

自拟疗效评定标准：优，皮瓣质地良好，无臃肿，皮瓣两点辨别觉≤5mm；良，皮瓣质地良好，稍臃肿，皮瓣两点辨别觉≤7mm。可，皮瓣质地好，臃肿，皮瓣两点辨别觉≤9mm；差，皮瓣质地可，臃肿，皮瓣两点辨别觉≥9mm。本组13例皮瓣全部成活，术后随访6个月~2.5年。优8例，良3例，可1例，差为1例。

4. 临证体会

（1）皮瓣的优缺点：采用腓肠神经营养血管皮瓣修复足跟、踝部皮肤缺损，具有以下优点：①该皮瓣血管恒定，变异极少，手术操作简单，临床应用方便。②可不损伤肢体主干血管，不影响肢体血液循环。③腓肠神经近端可与受区感觉神经吻合，制成感觉皮瓣，为足跟及踝部提供良好的覆盖及感觉功能。④采用吻合小隐静脉的腓肠神经营养血管皮瓣修复足跟及踝部创面，具有切取面积较大、静脉回流充分、皮瓣颜色正常等优点，为临床治疗足跟及踝部皮肤缺损提供了较为可靠的手段。缺点是：①腓肠神经切取后遗留足跟外侧小范围的感觉丧失，需数月才能恢复。②因切取后瘢痕位于小腿及足踝部，特别对女性，影响美观。③该皮瓣血管蒂太长会导致皮瓣供血不足，因而采用该皮瓣修复足部远侧皮肤缺损受到限制。

（2）皮瓣切取时的注意事项：①为了使手术达到预期目的，在皮瓣切取中要保留足够宽度的皮下筋膜组织，这样才能既保证皮瓣有充足的血供，又有利于皮瓣的静脉回流。本组有1例因蒂部皮下筋膜组织较少，造成血供障碍而导致部分坏死。②皮瓣的宽度不应超过9cm。皮瓣的宽度与长度比则不应超过1:3，以防皮瓣边缘发生坏死。③为了保护皮瓣的血运，在分离皮瓣时均需注意防止皮瓣与腓肠神经营养血管撕脱分离，可边缘间断缝合几针。尤其当皮瓣的神经血管蒂较长（超过约10cm）时，腓肠神经会穿过深筋膜进入腓肠肌。④皮瓣逆转后蒂部往往臃肿难以直接缝合，故采用舌状瓣形式解决。该皮瓣逆行修复时，小隐静脉被结扎，原回流通道消失，在皮瓣较大时，总有部分皮瓣出现回流不畅，我们采用将小隐静脉与局部静脉吻合的方法有效地解决了回流问题。

第二节　断肢（指）再植

【概述】

断肢（指）再植是一门综合性的外科技术。1963年陈中伟首次报道断肢再植成

470

功后，我国在该领域就一直处于世界领先地位。目前对断肢（指）再植疗效的评定已不再是单纯衡量其成活率，而是测定再植后肢体功能的恢复程度。

【治疗原则】

1. 手术适应证

（1）全身情况良好是断肢再植的必要条件。

（2）断肢的条件：切割伤的断面整齐，血管、神经、肌腱等挫伤轻，再植成活率高，效果好。碾压伤损伤部位损伤严重，在切除碾压部分后，断面变得整齐，一定范围内肢体端短缩可以提高再植成功率。严重撕裂伤损伤，需复杂的血管移植或移位方可再植，再植成功率和功能恢复均较差。

（3）再植时限：再植的时限和断肢的平面有明显的关系。原则上越早越好。一般以 6 ~ 8 小时为限，如伤后早期开始冷藏保存，可适当延长。上臂和大腿离断，应当严格掌握时限，断指再植时限可延长至 12 ~ 24 小时。

（4）离断水平：高位断肢的平面与再植时限、术后对全身情况的影响及功能恢复有明显关系。越远的断指，再植功能越好。

（5）年龄：青年因为其生活和工作需要，儿童因为其修复和适应能力强，应当尽量争取再植。

（6）多处断肢断指，可两组人同时进行。先植较轻和较为重要的肢体或手指。

2. 禁忌和相对禁忌证

（1）全身情况较差，不能耐受长时间手术，或者有出血倾向。

（2）短肢或断指有多发性骨折或软组织严重挫伤，血管床严重破坏，血管、神经、肌腱高位撕脱者。

（3）断肢或断指经过刺激性液体或其他消毒液长期浸泡者。

（4）夏季高温断离时间过长，断肢未经冷藏保存者。

（5）精神不正常，本人无再植要求而且不能合作者。

【治疗方法】

如果离断时间短，可以先修复深部组织，再吻合血管。离断时间较长者，应当在修复骨支架之后，尽快吻合血管，减少组织缺血时间。

1. 基本原则和顺序

（1）彻底清创。

471

（2）重建骨的连续性、休整骨的长度或缩短骨骼，使血管和神经能够在无张力的条件下缝合，肌肉和肌腱在适当张力下进行缝合，皮肤和软组织能够覆盖。骨骼固定要求简便迅速，剥离少，固定牢固，愈合快。

（3）缝合肌腱和肌肉可以作为适当的血管床，可以避免先缝合血管后缝合肌腱对血管吻合口的刺激和影响。

（4）重建血液循环主要血管均需吻合，动静比例为1:2，先吻合静脉，后吻合动脉。

（5）缝合神经尽可能一期缝合神经。

（6）闭合伤口。

（7）包扎。

2. 术后处理

（1）一般护理，患肢抬高；局部保温；避免寒冷刺激；避免患者本人及他人在病房内吸烟。

（2）密切观察全身反应，重点是预防术后发生休克、中毒反应和急性肾功能衰竭。特别是对高位断肢再植手术的患者，断肢再植后发生急性肾功能衰竭，是极其严重的并发症，是断肢再植后导致患者死亡的主要原因，必须引起特别注意。断肢（指）再植患者如果出现严重的中毒反应和急性肾功能损害，为了保全生命，必要时应将再植肢体截除。

（3）定期观察再植肢体血液循环，及时发现和处理血管危象，如出现动脉供血障碍，经解痉处理后短时间无好转，需迅速手术探查而不应消极等待；如出现静脉回流障碍，可先松开包扎敷料，抬高肢体，无效则应立即手术探查。

（4）防止血管痉挛，预防血栓形成，常用药物有山莨菪碱、妥拉苏林、低分子右旋糖酐和阿司匹林等。

（5）适当使用抗生素。

（6）肢体成活后，积极进行康复训练。

【经验传承】

（一）血管吻合术后中药抗凝的实验研究

血管吻合术后采用西药抗凝，虽抗凝效果肯定，但并发症较多。导师朱惠芳主任医师认为血管吻合术后血液高凝，"气机紊乱，经络不通"是其病机关键，故临床采用行气、活血、通络之法治疗，方用水蛭地龙汤，临床疗效确切，通过临床生化测定结果说明该方具有高效抗凝的作用。为进一步揭示该药的作用机制，本实验采用新西兰兔股动脉切断吻合，继续对该方进行动物实验研究。

1. 实验资料

实验动物：健康、雄性新西兰兔 28 只，体重 1.5～2kg，由山东省文登骨伤研究所动物实验室提供。

实验药品：①水蛭地龙汤：本院制剂，用黄芪、水蛭、红花、地龙等组成，制备成煎剂（由本院中药制剂室提供，批号：鲁药制字 Z1020030006）。②阿司匹林：市售药（烟台只楚制药有限公司，批号：国药准字 H37023155）。

2. 实验方法

（1）动物分组：将 28 只新西兰兔按随机排列表法随机分为两组，甲组为中药水蛭地龙汤组，乙组为阿司匹林组，每组再分 7 小组，每小组 2 只，编号、分笼喂养。

（2）实验操作：术前 12 小时禁食水，1.25% 的硫喷妥钠麻醉后，大腿根部股动脉搏动处为中心备皮，范围 5cm×4cm。外科常规消毒、铺巾，暴露双侧股动脉，切断股动脉后进行端端吻合。血管吻合时均采用同一组人员，10－0 尼龙单丝线每个吻合口缝合 8 针。缝合伤口，编号，单笼喂养。术后 5 天内，均肌肉注射青霉素钠 20 万 U/kg，每天 1 次，以预防感染。

（3）饲养方法：标准饲料饲养，自由摄水，术后次日开始甲组给中药水蛭地龙汤煎剂，每次 10ml，每天 3 次灌胃。乙组将阿司匹林按 0.5mg/kg 粉碎后调糊，每天 3 次灌胃。

（4）取材与测定：每组按血管吻合术后切取标本的时间，随机分为 0、1、3、5、7、10、14 天组 7 组，每组 2 只。先在放大 10 倍的手术显微镜下观察血管吻合口通畅情况，后切取吻合口远、近端各 0.5cm 长的血管，纵形剖开管腔，并用氯化钠注射液冲洗，然后平放贴在滤纸上，在显微镜下观察血管内膜大体情况，将此血管经 2.5% 戊二醛固定，梯度乙醇脱水、醋酸正（异）戊酯置换后，于临界点干燥，再用离子溅射喷金，用 S－520 扫描电子显微镜观察，计数吻合口处纤维素、内皮细胞所占百分数。

3. 实验结果

中药组 7 号兔右侧栓塞（术后 1 天），其血管通畅率达 96.1%；对照组 2 号兔（术后 1 天）左侧栓塞、14 号兔（术后 3 天）右侧栓塞，血管通畅率达 92.9%，两组比较（$P>0.05$），无显著性差异。光镜观察见，甲组血管内弹性膜及内皮细胞爬行速度早于乙组 1～3 天。

473

4. 临证体会

血管分为内、中、外膜三层结构，内膜又分为内皮细胞层、内皮下层及内弹性膜。通常情况下血管吻合术后 3 天内膜层出现新生的内皮细胞，结缔组织呈增生性反应，5~7 天新生的内皮细胞已越过血管吻合裂隙的血栓表面及覆盖缝线，内弹力层重新出现，表示内膜层修复基本完成。本研究表明血管吻合术后应用水蛭地龙汤血管内弹性膜及内皮细胞爬行速度早于对照组 1~3 天，且血管通畅率与对照组无显著差异。现代药理研究表明，地龙体内含有纤溶酶及表皮生长因子，纤溶酶是一种催化纤维蛋白水解并导致血管内凝块溶解的蛋白水解酶，具有明显的溶栓、抗凝和激酶的作用，表皮生长因子可以促进细胞生长，有利于损伤组织的修复。故本组血管内弹性膜及内皮细胞爬行速度早于对照组 1~3 天。上述研究说明中药水蛭地龙汤具有较强的抗凝效果，且有促进血管内膜及损伤组织修复的作用。

（二）血管吻合术后中药抗凝作用的临床观察

血管吻合术后采用西药抗凝，虽然抗凝效果肯定，但存在很多并发症，如低分子右旋糖酐的少数急发、多数迟发性过敏反应，肝素应用后存在出血倾向，给患者增加了许多痛苦。导师朱惠芳主任医师认为血管吻合术后血液高凝，"气机紊乱，经络不通"，是其病机关键，故临床采用行气、活血、通络之法以治疗，方用水蛭地龙汤，临床疗效确切。为了探讨中药水蛭地龙汤的作用机理，我们进行了血管吻合术后纯中药抗凝的临床对比观察研究，现将观察结果总结报告如下。

1. 临床资料

本组 90 例，男 67 例，女 23 例。年龄 20~45 岁。断肢再植 9 例，其中上肢离断再植 3 例，下肢离断再植 6 例；骨折合并大的血管损伤 21 例，其中肱骨干骨折合并肱动脉损伤 6 例，股骨干骨折合并股动脉损伤 3 例，股骨下段及胫骨上段骨折合并动脉损伤 12 例，均给予固定骨折，吻合血管；断指再植 30 例；组织移植 30 例，其中游离皮瓣移植 10 例，游离皮瓣与足趾组合移植再造手 10 例，游离皮瓣与皮瓣组合移植 10 例。

2. 研究方法

（1）分组方法：将 90 例患者随机分为三组，A 组为肢体离断及骨折合并大血管损伤 30 例，B 组为断指再植 30 例，C 组为组织移植 30 例。A 组用水蛭地龙汤，药用黄芪 30g，水蛭 30g，红花 30g，地龙 30g，每天 1 剂，加水 1000ml，煎取 90ml，每次 30ml，每天 3 次口服；B 组用低分子右旋糖酐，每次 500ml，每天 2 次静脉点滴，同时给阿司匹林 0.3g，每天 3 次口服；C 组用肝素钠，每天 6250U 静脉点滴。均以 7 天为 1 个疗程。

（2）样本采集：分别于术前和术后 24、72、120 小时各抽血取样送化验室进行抗凝作用生物化学测定。

（3）测定项目：①凝血酶原时间（PT）：正常值为 0.75～1.3IU。②活化部分凝血活酶时间（APTT）：正常值为 22.5～45s。③凝血酶时间（TT）：正常值为 10.1～12.9s。④纤维蛋白原（FIb）：正常值为 1.7～4.3g/L。以上 4 项采用德国 BE 公司生产的全自动血凝分析仪测定。⑤血浆黏度、全血低切还原黏度、高切还原黏度：静脉采血 4ml，放入肝素钠抗凝管，按常规方法测定血浆黏度、全血低切还原黏度、高切还原黏度值。其正常值血浆黏度为 1.71±0.08、全血低切还原黏度为 8.80±1.29、全血高切还原黏度为 6.15±0.52。

3. 测定结果

（1）凝血酶原时间：术后 24 小时，三组凝血酶原时间均较术前延长 3.8%～5.2%。术后 72 小时，水蛭地龙汤组延长 2.1%，低分子右旋糖酐组延长 1.7%，肝素组延长 5.8%，但三组各自和术前相比，均无显著性差异。术后 120 小时三组的凝血酶原时间基本已恢复至术前水平。

（2）活化部分凝血活酶时间：术后 24 小时水蛭地龙汤组较术前下降了 9.8%，低分子右旋糖酐组较术前下降了 12.8%，肝素组较术前下降了 8.9%，与术前相比有显著性差异（F=17.1，$P<0.05$），三组间无显著性差异。术后 72 小时三组均较术前下降 3.4%～3.8%，与术前相比无显著性差异。

（3）纤维蛋白原：术后 24 小时，水蛭地龙汤组较术前下降 1.2%～2.6%，低分子右旋糖酐组较术前下降 2.7%～6.1%，肝素组较术前下降 1.2%～7.8%，三组各自与术前相比，均无显著性差异。术后 72 小时水蛭地龙汤组较术前上升 14.8%～16.5%，其余两组较术前上升 12.7%～14.6%，和术前相比均有显著性差异（F=45.2，$P<0.05$）。

（4）凝血酶时间：术后 24 小时，三组凝血酶时间均较术前延长 1.7%～3.4%。术后 72 小时及 120 小时，水蛭地龙汤组延长 2.3%，低分子右旋糖酐组延长 3.6%，与术前相比无显著性差异；肝素组延长 10.1%，与术前相比有显著性差异（F=17.6，$P<0.05$）

（5）血浆黏度：三组各时间段变化不明显，术后 24 小时全血低切、高切还原黏度值增高，72 小时水蛭地龙汤组恢复正常水平，低分子右旋糖酐组及肝素组略低于正常（$P>0.05$）。

4. 临证体会

创伤、手术、精神紧张、寒冷刺激等因素都可导致机体的高凝状态，血管吻合

475

术后易在吻合口处形成血栓，临床通常采用低分子右旋糖酐及肝素静脉点滴，或阿司匹林口服以抗凝，低分子右旋糖酐可对抗血小板的集聚，且能使已聚集的红细胞和血小板解聚，但其迟发性药敏反应发生率极高，作用时间长，患者痛苦大；肝素能激化抗凝血酶 – Ⅲ 的反应，使凝血酶原的活性降低，产生抗凝作用，其抗凝血作用较强，可减少血栓的形成与扩展，但其作用时间长，易发生出血倾向；口服阿司匹林易诱发急性胃溃疡等，给患者增加了许多痛苦。朱惠芳主任医师在多年的临床实践中，摸索出血管吻合术后采用中药抗凝的方法，以补气、活血、通络为组方原则，采用黄芪以补气，气为血之帅，气行则血行，推动血液运行；水蛭、红花以活血祛瘀；地龙以通经活络，四药合用，能有效地预防血栓的形成。现代药理研究证明，黄芪具有益气活血之功，能明显抑制血小板的聚集，还可改善微循环，增加毛细血管抵抗力。水蛭体内含有水蛭素，能阻止凝血酶对纤维蛋白原的作用，阻碍血液凝固。红花可使全血凝固时间及血浆复钙时间显著延长，具有明显的抗血栓形成的作用。地龙体内含有纤溶酶及表皮生长因子，纤溶酶是一种催化纤维蛋白水解并导致血管内凝块溶解的蛋白水解酶，具有明显的溶栓、抗凝和激酶的作用，表皮生长因子可以促进细胞生长，有利于损伤组织的修复。四药合用，作用于凝血的不同阶段，达到高效抗凝且能促进损伤组织修复的作用。通过临床生化测定结果说明，中药水蛭地龙汤具有较强的抗凝效果，无其他副作用，不失为一种多功能、安全有效的完全可替代西药的新型抗凝药物。

（三）下肢主要血管损伤的临床治疗

下肢主要血管损伤多由车祸、骨折脱位、挤压伤、绞伤和锐器直接损伤所致。损伤类型为闭合性和开放性，常伴有肢体其他损伤等并发症，能否及时诊断，准确把握适应证和及时修复，不仅关系到患者的生命安危，还涉及伤肢的存活及功能恢复。

1. 临床资料

56 例中男 45 例，女 11 例，年龄 7～65 岁，平均 35 岁。致病原因：锐器伤 6 例，车祸伤 19 例，机器绞伤 16 例，爆炸伤 3 例，高处坠落伤 12 例。损伤类型：闭合性 39 例，开放性 17 例。损伤部位：股动脉损伤 9 例，其中股深动脉近端损伤 1 例，腘动脉损伤 31 例，胫前、后动脉同时损伤 6 例（单独损伤者除外）。伤后诊断时间：1 小时～10 天。

2. 治疗方法

本组全部采用手术治疗。对判定有肢体主要血管损伤，或高度怀疑有主要血管损伤及肢体循环障碍者急症手术，对伴有骨折者行快速有效固定后探查血管，其中血栓形成 21 例，完全断裂 31 例，外伤性动脉瘤 4 例。对损伤血管实行直接端端吻合 20 例，端侧吻合 11 例，自体大隐静脉移植 25 例。术后行"三抗"等对症治疗。

3. 治疗结果

42 例血液循环恢复正常，患肢得以保留、恢复功能，其中 19 例肢体残留不同程度的功能障碍，包括骨折愈合不良以及肌肉部分坏死、变性或挛缩，经再次手术矫正后基本恢复正常功能。8 例小腿肌肉大部分坏死，经再次坏死肌肉清创及换药而肢体成活但功能较差。2 例为缺血时间长，远端肢体血管广泛血栓形成而截肢。4 例因慢性骨髓炎及神经功能丧失而致晚期截肢。

4. 临证体会

（1）下肢主要血管损伤诊断的特点及应注意问题：肢体主要血管损伤后的"5P"体征是肢体缺血的典型体征，是诊断下肢血管损伤的主要依据。此类相关文献报道较多，在此不过多讨论。对开放性血管损伤往往有喷射状大出血合并失血性休克，诊断不困难。但对闭合性损伤，如膝关节一过性脱位、股骨干下段及胫腓骨上端骨折，需要认真检查，密切观察受伤部位及肢体远端血液循环改变，综合分析作出判断。笔者认为对下肢闭合性创伤，如果肢体持续肿胀，肢体皮温低于健侧，毛细血管充盈时间延长，足背动脉搏动弱或未扪及搏动，应用解痉和抗凝药物症状无改善者，应立即手术探查，不能观察等待。应用血管造影等方法虽可确诊，但却费时，错过了血管修复的时机，不宜常规采用。本组 9 例怀疑血管损伤，即刻探查，均发现血管断裂或完全栓塞。既往有很多下肢血管损伤早期漏诊、误诊，其中腘动脉损伤的误诊最常见，而且极易引起小腿肌肉坏死和导致截肢，由此引发的医疗纠纷较多，望广大骨科医生引以为戒。

（2）关于下肢血管损伤重建时限的把握：下肢肌肉组织丰富，其缺血后肌肉组织释放出的钾离子、肌红蛋白和肽类等有毒物质积聚在组织液中。血管再通后，有毒物质进入全身可引起严重的全身毒性反应。血液循环重建的时限，一般认为 6~8 小时以内属安全期（随季节等具体情况而异），随时间的延长，手术的成功率明显下降，合并症将明显增加。下肢侧支循环没有上肢丰富，如果发生主要血管损伤时，很容易造成肢体坏死。本组 8 例因缺血时限超过 13 小时，来时已有足趾牵拉痛，在手术中可见小腿深层肌肉已呈灰白色鱼肉样变性，向患者及家属交代保肢的危险性，但患者及家属坚决要求保肢。其中 2 例虽暂时血管接通，但肢体远端血管广泛血栓形成以及随着坏死肌肉及代谢产物对血管的刺激，最终致肢体坏死而截肢。

（3）血管损伤修复方法的选择：尽早修复损伤血管是挽救伤肢和恢复功能的关键。采取方法：①解除血管痉挛：适用于因创伤休克或血管吻合后的血管痉挛。方法有机械扩张，外膜切开，罂粟碱或利多卡因外敷，以及局部热盐水外敷，经上述方法基本均能解除血管痉挛。②血管修补术：适用于血管劈裂伤或部分缺损的修复，或用于血管切开取血栓后修补，应注意防止吻合口狭窄或张力大而撕裂。③血管直接吻合术：适用于血管完全断裂以及横行创口大于血管周径 2/3 的血管损伤，采用端端吻合；对于动脉缺损长度大于 2cm 的非关节部位的损伤，可上下游离血管断端，修剪血管内膜至正常节段后直接吻合。④血管移植术：经血管断端远近端游离以及屈曲膝关节仍然长度不够的，应该用健侧大隐静脉移植修复，勿在张力下勉强直接吻合。同时笔者体会在血管修复时，伴行静脉修复十分重要，因为深静脉受皮肤张力等外界因素影响小，可明显改善肢体的静脉回流，有利于减轻术后肢体肿胀。本组有 25 例均应用健侧大隐静脉移植，故术前应常规备皮消毒健肢。

（4）术后并发症的预防和治疗及血液循环的监测：下肢血管损伤后早期注意血容量不足引起休克，还可能因心、肾、脑等器官的缺血损伤引发的并发症，应积极对症处理。肢体缺血时间长，一旦恢复血运，容易发生再灌注损伤，导致大量酸性代谢产物进入血液循环，并发肾功能衰竭。故术中及术后可给予碳酸氢钠中和酸性代谢产物，术后应用甘露醇、地塞米松或甲基强的松龙，可减轻肢体肿胀，利尿保肾，同时可有效防止再灌注损伤。血管修复后，注意血流动力学和血流速度发生的变化。远端血管的痉挛，血管周围组织的水肿，均增加了动脉血流阻力，加大了血栓形成的危险。笔者在术后常规应用超声多普勒定期连续监测，帮助了解修复后的血管通畅情况。本组有 1 例术后第 2 天足背动脉未扪及，听诊血管音消失，急症探查，证实血管吻合口栓塞，予以重新吻合。故血管修复后的患者，医护人员应高度负责、严密观测，发现问题及时处理。

（5）保肢后再截肢的原因分析：本组 56 例，有 6 例截肢。笔者认为造成早期截肢的主要原因是肢体缺血时间长，远端肢体广泛血栓形成，而造成血管虽通畅但终究灌注不足而肢体缺血坏死。晚期截肢的主要原因是难以治愈的骨髓炎及反复感染、神经损伤和残留畸形。在临床实践中截肢的确比保肢更容易，风险系数小，术后机体恢复快，但保肢与截肢与否，选择权一般由患者决定，在技术和自身条件允许的情况下，一般会选择保肢。只是在漫长的功能恢复和治疗中，确因功能难以恢复，患者经济难以承受，才会放弃保肢而选择截肢。笔者体会，对下肢血管损伤患者，小腿肌群已发现大部分坏死，或肢体缺血时间过长已发现广泛血栓形成，或胫神经损伤难以恢复的病例不应再行保肢手术。

（四）腘动脉损伤误诊后的治疗

腘动脉损伤误诊后并发症多，治疗效果差，自 1990 年 1 月～2000 年 6 月，我院收治腘动脉损伤误诊23例，经过系列治疗，效果较满意。

1. 临床资料

本组23例，男18例，女5例。年龄12~45岁。致伤原因：车祸伤7例，压砸伤11例，跌伤5例。损伤类型：股骨下端骨折合并腘动脉损伤1例，胫腓骨上段骨折合并腘动脉损伤11例，膝关节脱位并腘动脉损伤2例，胫腓骨下段骨折、腘动脉损伤1例，窝部软组织损伤并腘动脉损伤8例。误诊时间：8~10小时的有9例，11~14小时的有2例，15~18小时的有5例，19~24小时的有3例，25~72小时的有4例。

2. 治疗方法

本组23例，21例行腘动脉损伤修复术，其中16例行腘动脉端端吻合，5例行大隐静脉移植修复。2例行大腿截肢术。

3. 治疗结果

本组经3个月~5年的随访，23例7例截肢，13例功能恢复优良，2例肢体功能恢复尚可，1例肢体功能恢复不良。肢体功能恢复优良率达57.5%。行动脉损伤修复术21例中术后出现骨筋膜综合征者12例，切开减张5例。

4. 临证体会

（1）腘动脉损伤误诊原因分析：腘动脉损伤一般情况下依据患者的临床表现，均可做出早期诊断，但胫、腓骨上端骨折合并腘动脉损伤，因腓肠肌内、外侧头支及膝上（下）内侧动脉、膝上（下）外侧动脉已分出，肌支及皮支的血液往往使已发生腘动脉损伤的患肢小腿及足部皮肤仍有毛细血管反应及静脉充盈，这往往是部分缺乏经验的医生在处理此类病例时误诊的重要原因；另一方面，对腘窝部软组织损伤腘动脉逐渐栓塞者，也是部分粗心大意的医生误诊的另一原因；而早期和小腿骨筋膜间隔综合征鉴别不清，致治疗失误则是另一常见原因。

（2）截肢原因分析：本文23例患者中，截肢者7例，截肢率占30.43%。分析原因如下：①因肢体缺血时间长，复通后大量酸性代谢产物进入血液循环致肾功衰竭，为保全生命而行截肢2例；②因肌肉缺血时间长致大部分肌肉坏死，保留肢体无任何价值而行截肢2例；③因误诊后小腿出现尸斑已失去修复时间而行截肢2例；④因神经缺血时间长致足部感觉功能长期不恢复形成顽固性溃疡而行截肢1例。

（3）腘动脉损伤修复术手术适应证的选择：腘动脉误诊后如发生急性肾功能衰竭、顽固性休克，或肢体出现尸斑，应立即行截肢处理，余者都应争取一期行动脉修复术，而不应仅以误诊时间的长短来选择手术方法。本组1例膝关节一过性脱位致腘动脉损伤患者伤后3天来诊，行腘动脉修复术后下肢功能恢复良好就是一个很好的说明。

（4）骨折内固定物的选择：神经、肌肉完全缺血超过 6 小时，将造成不可逆性改变。对骨折合并腘动脉损伤误诊后，如强调坚强的内固定，势必延长手术时间，延长肌肉缺血状态。对此我们对股骨干骨折多采用梅花针或弓形钉固定；胫腓骨长斜形骨折采用 2~3 枚螺丝钉固定，横断型骨折则采用钢针交叉固定。对粉碎性骨折或骨缺损则采用外固定支架固定。通过这些简单、可靠的固定，可有效地缩短手术时间，为尽快建立小腿血液循环创造条件。

（5）术后并发症的防治：误诊后肢体缺血时间长，一旦通血后，大量酸性代谢产物进入血液循环，易出现肾衰，故我们一般在术中即给予 5% 的碳酸氢钠 500ml 静脉滴注以中和酸性代谢产物，术后据血生化结果再做相应处理。术毕即常规 20% 的甘露醇 250ml 快速输入，2 小时后再快速输入一次，4 小时后如肢体肿胀严重可重复一次，一方面可利尿保肾，另一方面可减轻肢体肿胀。对肿胀严重患者，采用传感装置直接测量小腿间区内压力，如输液后压力超过 3.5~4.0 kPa（1 kPa = 7.5 mmHg）则应行小腿筋膜室切开减张术。本组有 7 例经输液后压力下降行保守治疗而痊愈，肢体功能恢复理想；有 5 例持续肿胀行骨筋膜室切开减张术，术后伤口二期愈合，但肢体功能恢复良好。有 2 例虽经以上处理但患者出现肾衰竭而行截肢处理。

（6）高压氧治疗：术后常规给予高压氧治疗是一个有效的措施，对改善患肢的缺氧状态，恢复细胞的有氧代谢，阻止肢体组织细胞的变性坏死有一定的帮助。

（五）1 例十指离断再植随访 6 年报告

2001 年 7 月，我院为 1 例双手十指离断患者进行再植，经过 6 年随访，按断指再植术后功能评定标准进行评定，临床效果优。

1. 临床资料

患者，男，23 岁。因剪板机剪伤双手十指，致完全离断 2.5 小时入院。检查：右手拇指自指间关节、示、中、环指自掌指关节，小指自近节指骨近端完全离断，左手拇指自甲弧缘，示、中、环、小指自近节指骨近端完全离断。

2. 治疗方法

（1）手术治疗：经积极术前准备，于伤后 3 小时在双侧臂丛麻醉下施行再植术，手术分 4 组，分别对远近端进行清创。术中见断端局部软组织挫伤严重，按流程作业式操作，清创—标记血管—固定关节及指骨—缝合指背伸肌腱、侧腱束、指屈肌腱—吻合指背静脉—缝合指背侧皮肤—吻合指动脉、指神经—缝合指掌侧皮肤。如局部挫伤较重，应于显微镜下剪除挫伤的血管，对无法直接吻合者进行血管移植，术中游离 3 条 2cm 的 3 分支 Y 型静脉移植桥接指背静脉，游离 2 条 2cm 的 2 分支 Y 型分支静脉，移植桥接指总与右手示、中、环、小指的动脉，另外移植 2 条 6cm 长的腕掌侧浅静脉分别等分三段，移植桥接吻合指背静脉及指动脉。对左拇指行甲弧缘动脉弓以远处离断，但远端无动脉可供吻合，只在指尖正中发现一掌侧静脉，采用远端静脉动脉化的方法进行再植。术中共吻合动脉 16 条、静脉 18 条、神经 17 条，手术历时 9 小时 20 分钟。术后给予双手烤灯理疗及特级护理，抗感染、抗凝、抗痉挛治疗。左手拇指因静脉动脉化再植，无回流静脉，对其施行远端拔甲处理，甲床局部应用肝素，针剥放血的方法以解决静脉回流，每间隔半小时局部应用肝素同时针剥放血，使远端甲床处于渗血状态以保持远端再植指血液循环处于低水平，术后 3 天时针剥放血时间延长至每小时 1 次，第 4 天时延长至每 3 小时 1 次，第 5 天时延长至每 5 小时 1 次，至第 6 天时毛细血管再生，血液循环建立，停止放血，术后顺利成活，术后第 14 天时拆线。

（2）康复治疗

第一阶段：心理治疗，针对患者双手十指离断后的恐惧、担忧、悲观等心理进行治疗。向患者讲明现在十指已完全再植，将来功能恢复正常不会有问题，并观看以前断指再植成功及功能恢复良好的照片，使患者增强可完全恢复功能的信心。在病程的不同时期，与患者共同制订康复计划，及需达到的目的，让患者清楚地了解每一步要达到的目标，并能感觉到自己手指功能的恢复情况。

第二阶段：理疗，术后 2~4 周时停烤灯，然后采用 DZ 型电子治疗仪治疗。此治疗仪有消肿、消炎、镇痛作用。功率 100W，生物输出 30K，波型为音频脉冲波，磁场强度 0.2T。每日 1 次，每次 30 分钟，1 周为 1 疗程，疗程间隔 2 天。

第三阶段：药物熏洗，术后 4 周时拨出固定钢针，采用中药洗剂熏洗，同时结合手法主、被动功能锻炼。中药烫洗双手，每日 2 次，每次 1 小时。烫洗时要求：①按揉再植伤口部以软化瘢痕，松解粘连。②自远指间关节至掌指关节，每个关节循序渐进地进行主、被动功能锻炼。锻炼结束后继续进行 30 分钟的 DZ 电子治疗仪治疗以消肿、镇痛。感觉康复训练：通过痛楚、30cps 震动力、移动触觉、定点触觉、256cps 震动力、移动两触点感觉、定点两触点感觉等准确评估感觉的恢复进度，进行适当的感觉训练。当神经开始再生时，患者感觉过敏，这个时期需要脱敏治疗及教授手部保护法。当保护感觉恢复时，便可进行感觉训练，通过冷热、深压、钝针头等反复刺激患者，让患者大脑皮层形成新的定位区，同时用音叉训练和触摸训练使患者逐渐区分动态和静态两种感觉，每次 10 分钟，每天 2 次。术后 12 周时，再植指二点辨别觉开始出现，此时将大小、形状、质地各不相同的物件如图钉、木块、棉团等放入暗箱中，让患者用再植指触摸、移动，并通过反复的感觉物体（睁眼看物体）过程，逐步恢复其判断物体形状的感觉功能。

3. 治疗结果

术后 1 个月，再植指运动功能及感觉无明显恢复。术后 3 个月，X 线片示指骨骨性连接，各指关节自主活动度可达 60°~90°，再植指痛、温觉恢复至离断平面 5~6cm 处，生活基本能自理。术后 6 个月，感觉和关节活动均较前明显恢复，指端的感觉恢复至 S3~S4，两点辨别觉大于 10mm，可用双手干活，参加简单的家务劳动。术后 1 年，综合评定双手功能，结果：①双手关节自主活动度（ATM），双拇指总的自主活动度分别为 160°（左）、180°（右），双拇指对指功能完成良好，其他各指总的自主活动度为 200°~260°，手的握力为 28kg，手指的捏力为 7kg，指尖至掌心的距离为 0。②各指感觉恢复正常，两点辨别觉为 4~8mm。③各指皮肤色泽、温度正常，不需特殊保护。④双手指外观良好，形态正常无萎缩，手指无旋转，无短缩、畸形等。⑤双手日常生活活动（ADL），十项日常生活活动检查均能很好完成，已恢复原来工作。⑥综合评定等级分值，各指总分为 90~98 分，属优，远期效果理想。再植术后 3 年、5 年、6 年的随访评定结果未见明显改变。

4. 临证体会

断指再植的成活并不代表再植的成功，成功的再植应是再植后手指功能恢复良好，能胜任原工作。手术治疗、早期康复和晚期功能恢复应有机地结合起来，医患应密切配合，并贯穿治疗的全过程。本例为剪板机损伤，而非剪纸机损伤，断面挫伤较严重，术中为了保留掌指关节进行了无缩短再植，移植了多条静脉进行桥接，这为术后手部功能恢复优良打下了良好的基础。术后，拔除钢针后进行早期的主、被动功能锻炼至关重要，早期锻炼可起事倍功半的效果。早期的康复治疗采用生物治疗仪局部照射，可起到消肿止痛的作用，中期采用家庭电脑治疗仪，可软化瘢痕，防止肌腱粘连。4 周后的中药熏洗可促进局部血液循环，有利于组织进一步消肿，瘢痕软化，促进功能恢复。

手为人体的第二双眼睛，以往断指再植往往强调手指运动功能的恢复，而忽视感觉功能的恢复，术中缝合神经后任其自由恢复，感觉功能恢复时间长。对本例我们采用系统的感觉康复训练措施，通过痛楚、30cps 震动力、移动触觉、定点触觉、256cps 震动力、移动两触点感觉、定点两触点感觉等准确评估感觉的恢复进度，根据不同的进度进行合适的感觉再教育。本例患者术后 6 个月时，指端的感觉即恢复至 S3~S4，1 年后两点辨别觉恢复为 4~8mm，得益于系统的感觉康复措施，也使患者在运动功能恢复后能迅速恢复原工作。

（六）黄芪丹参方在断指再植术后的应用

1. 临床资料

60 例患者随机分为治疗组 30 例和对照组 30 例。治疗组男 19 例，女 11 例；年龄 16~35 岁。对照组男 21 例，女 9 例；年龄 18~31 岁。两组性别、年龄、治疗情况均相似，具有可比性（$P > 0.05$）。

2. 治疗方法

治疗组应用我院自行煎制的黄芪丹参方，其主要药物有黄芪 25g，丹参 25g，桂枝 15g，川芎 15g，白芍 10g，地龙 10g，红花 10g，甘草 10g，水煎成 100ml。断指再植术后患者在常规抗感染、抗痉挛、抗栓塞（简称"三抗"）治疗的基础上，于术后第 1 天口服汤剂，每次 50ml，日 2 次，连续服药 1 周。对照组只单纯常规"三抗"治疗，疗程 1 周。用药后两组均详细记录临床表现、再植手指的血运情况。

3. 治疗结果

治疗组断指再植术后血管危象的发生率为 0，对照组 8.9%。两组对比有非常显著差异（$P < 0.01$）。

4. 临证体会

断指再植术后的治疗主要以预防血管危象的发生为主，血管危象包括动脉危象和静脉危象，而血管栓塞是血管危象发生的主要原因。我们常采用"三抗"治疗方法来预防血管危象的发生，除了常规应用抗生素外，还用罂粟碱 30mg，每 6 小时肌注 1 次，低分子右旋糖酐 500ml 静滴，日 2 次，以防止血管内血栓的形成。劳杰等通过实验发现，黄芪与丹参具有减少缺血缺氧的血管内皮细胞产生氧自由基的作用，经过黄芪与丹参处理的血管内皮细胞形态良好，排列紧密。他认为黄芪、丹参对组织的成活，减轻术后渗出、肿胀和防止血栓形成是有益的。所以，应用此类药物可有效地防止断指再植术后血管内血栓的形成，降低血管危象的发生率，提高断指成活率，且无不良反应。

（七）老年断指再植临床体会

随着社会的发展，老年人参与工作和社会活动的日益增多，临床上出现了较多的老年人断指。因老年人的生理特点且多伴有不同程度的内科疾病，给再植工作带来较多的困难。自 1999 年 12 月~2006 年 10 月对 12 例 60 岁以上老年断指进行手术治疗。

1. 临床资料

本组 12 例（14 指），男 10 例，女 2 例；年龄 60~69 岁，平均 63 岁。致伤原因：电锯伤4例，铡草机切断3例，电风扇叶打伤3例，三角带挤伤2例。断指类型：均为完全离断，有2例为拇指掌指关节平面旋转撕脱离断类型，其余断指指体相对完整，断面尚整齐。部位：拇指7指，示指5指，中指2指。身体状况：有6例伴有较重心血管疾病，3例伴有不同程度的糖尿病，1例有痛风，仅2例无明显内科疾病。

2. 治疗方法

首先应快速查血常规、凝血、心电图及血糖等指标，对于选定可耐受再植手术的施行有效的臂丛神经阻滞麻醉后，在显微镜下作断指远、近端清创并标记血管，指骨据伤情适当短缩，钢针固定，分别修复伸、屈肌腱，其中有2例为三角带挤伤致旋转撕脱性离断，予应用邻指血管、神经和肌腱转位修复。在显微镜下高质量吻合血管神经，尤其注意对指动脉的吻合。术后应用抗炎、抗凝血、抗痉挛治疗，同时针对患者伴有的相关内科疾病予对症治疗。

3. 治疗结果

本组13指成活，1指坏死。术后4~6周去除钢针，应用中药烫洗及功能锻炼。按ATM标准：优5例，良3例，可2例，差2例，优良率66.7%。有2例在术后6个月分别行指间关节融合及4例屈指肌腱松解术。大部分患者均恢复了患指的生活自理能力，并能从事部分劳动。

4. 临证体会

（1）老年断指再植适应证的选择：随着断指再植基础及临床研究的不断深入，目前对断指再植的适应证也在随之相应扩大。断指再植适应证应与断指再植的目的相统一。年龄不是手术的禁忌证，再植手术的目的是获得一个外形和功能均能被认可的手指。针对老年性断指，在断指的伤情基本条件许可时，要首先判断患者的身体状况是否可耐受再植手术及避免出现严重的并发症，其次要根据患者的再植愿望和断指成活后的功能作综合的分析。只有那些离断指体相对完整，缺血时间较短，同时身体状况良好，且伴有可控制的相关内科疾病，预计再植后可恢复指体大部分功能的情况方可考虑。本组12例老年人均有强烈的再植愿望，其中拇指7指，示指5指，若不再植而缺失将严重影响患者患手功能，影响患者晚年生活自理能力而降低生活质量。

（2）手术注意事项：应从术前、术中、术后全程密切观察病情变化。术前应明确老年人伴有的相关内科疾病并作相应的预处理，术中、术后的用药应避免与本身的内科病用药相冲突，必要时请相关内科医生作相应处理。手术中除遵循一般断指再植的相关要求外，更要注意因老年人生理特点的变化而需要的特殊处理。老年人组织修复能力差、再生能力差，所以清创时应彻底，同时应仔细对合骨骼、肌腱等组织，防止出现因老年人骨质生长缓慢导致骨折不愈合。精细的血管修复是断指再植成功的关键。老年人手指血管，尤其是指动脉，表现为血管内膜层明显增厚硬化并伴有不同程度动脉粥样硬化致血管口径相对较小，肌层变薄，有时内膜与肌层明显分离，同时血管弹性差、脆性大。首先作血管断端清创至正常节段，如血管张力大，可直接取腕掌侧浅静脉做移植。因腕掌侧浅静脉移植具有位置恒定、直径适宜、取材方便等优点。吻合时应用镊子尖轻挑血管内膜，使缝针一次性穿过血管内膜、肌层和外膜之全层，防止将增厚的部分内膜遗漏形成活瓣，否则通血后必然易形成血栓。吻合血管后，应注意局部良好的皮肤覆盖，局部皮肤张力大时，应果断应用转移皮瓣覆盖。

（3）术后严密观察及处理血管危象和并发症：老年断指患者因多伴有相关内科疾病，而且通常自身血流动力学变化如血液黏稠等特点，再加上血管吻合难度大，故术后血管危象高于其他年龄段断指再植手术。同时老年人身体各个系统、器官功能逐渐减退，机体代偿能力下降，易发生相关术后并发症。术后应继续治疗伴有的内科疾病，并密切注意患者可能出现的全身并发症。高血糖者予降糖治疗，对高血压、心脏病患者，予有效降压，输液时严格控制输液量及速度。对有焦虑的患者适量应用抗焦虑药物，以保持平和的心态和充足的睡眠。应从再植指的温度、颜色、张力和毛细血管反应四项指标综合判断血运情况，发生血管危象经非手术治疗 2～3 小时无效者，应果断手术探查。因术后需严格卧床 1 周，应加强患者的皮肤和生活护理，多饮水，保持大、小便通畅，防止便秘和尿路结石和感染。本组有 2 例于术后 24 小时内发生动脉危象，经手术探查而顺利成活。有 1 例出现应激性溃疡，经用胃酸抑制剂等处理而好转。

（4）术后积极康复训练和适时功能重建：断指再植的最终目的是最大限度恢复原有指体的外形和功能，老年断指更不例外。故术后系统的康复训练和适时功能重建是必需的。断指成活并去除钢针固定后，应指导老人加强患指主、被动功能锻炼，配合应用活血化瘀中药外用烫洗。术后 3 个月可行手指关节的功能位融合手术，6 个月可酌情行患指屈指肌腱松解术。本组有 2 例行末节指间关节融合术，有 4 例行屈指肌腱松解术，术后均恢复了手指的大部分功能，提高了老年人的晚年生活自理能力。

（八）跗趾撕脱性离断再植

跗趾撕脱性离断临床并不少见，撕脱性断跗再植传统视为禁忌，跗趾在足的稳定性及行走中起到重要的作用。我们在对撕脱性断跗进行显微解剖研究的基础上，自 2000 年以来，对 12 例撕脱性断跗给予再植，成活 11 例，获得较为满意的效果。

1. 临床资料

本组男 9 例，女 3 例，年龄 18～49 岁。损伤原因：挤压 5 例，勒伤致旋转撕脱 7 例。离断部位 12 例均位于趾间处。缺血时间：1～8 小时，平均 3 小时。11 例再植成活，1 例坏死败的 1 例为趾体有瘀斑，再植术后 3 天坏死。本组 11 例经 24 个月的随访，跖趾关节平均主动活动度为 25°，趾端感觉恢复，足部功能恢复良好。

2. 治疗方法

手术在股神经及坐骨神经麻醉、气压止血带下进行。按常规先将远侧趾端在手术显微镜下清创，近端在手术显微镜下仔细解剖出第一跖背动脉，找出第一跖背动脉的断端以及跖背静脉的断端，找出近侧腓浅神经的鼠尾状断端及第一趾掌侧神经的断端。然后缝合趾掌侧皮肤，第二趾趾深屈肌腱与蹞长屈肌腱缝合，用一根钢针纵形固定跖趾关节，第二趾趾长伸肌腱与蹞长伸肌腱缝合，直接修复跖背静脉或第二跖背静脉转位修复，根据第一跖背动脉损伤情况可直接缝合或进行静脉移植。因神经大多从近端抽出，可将腓浅神经与趾固有神经吻合。术后 3 周将钢针拔出只固定趾间关节，进行功能锻炼，6 周后钢针全部拔出。

3. 临证体会

（1）蹞趾的重要性及再植的必要性：足骨形成纵弓及横弓，体重经踝关节至距骨，以后经足弓分布于三个负重点，即跟骨结节、第 1 及第 5 跖骨头。足的屈曲运动靠蹞长屈肌及趾长屈肌，而伸直运动靠蹞长伸肌及趾长伸肌，蹞长屈肌除屈曲蹞趾外，在行走中起到重要作用，使蹞趾屈曲，固定于该位置，如作用继续，则起一个强烈推动力量，使身体重心前移。撕脱性断跗大部分第 1 跖骨头外露，如咬除第 1 跖骨头行残端缝合，势必会影响足的稳定性，给行走带来不便。撕脱性断跗再植，既恢复了足的完整性，又恢复了足的稳定性，使足部功能得以恢复。因此，撕脱性断跗应力争给予再植。

（2）撕脱性断跗再植的可行性：撕脱性断跗分为挤压性撕脱及旋转性撕脱两种类型，因趾体均有不同程度的挤压损伤。趾离断再植花费时间和财力比断指再植大得多，因此撕脱性断跗再植传统一直视为禁忌。

本组解剖学资料证实：4 例撕脱性断跗尽管趾体外观受损严重，血管床有破裂，但趾远端动脉弓基本完整，趾腹皮下的浅静脉呈网状结构，即使有损伤，对整个足趾静脉系统影响不大。离断趾体的血管床基本上是完整的，仍有建立血液循环的条件，因此撕脱性断跗再植是可行的。

（3）撕脱性断跗的特点：撕脱性蹞趾离断平面本组均为第一趾间关节，因跖趾部关节囊肥厚，有踇短屈肌及踇展肌、踇收肌附着，而趾间关节囊相对薄弱，无韧带附着，故离断平面大多自趾间关血管、神经及肌腱多自近端抽出，动脉大部分自一、二足趾处撕裂；因静脉位置表浅且管壁薄，多随皮肤于离断平面裂；皮肤则多于离断平面近侧环形撕脱；趾固有神经多端抽出；肌腱坚韧结实，能抵抗较大的拉力，多从肌腱、肌界处撕脱。足跖趾关节在足的稳定性中占重要地位，因此需行肌位缝合以恢复跖趾关节的灵活性。清创后动脉往往缺损，血管移植，静脉稍加游离可直接缝合，因趾固有神经抽出，跖背侧腓浅神经与趾固有神经行交叉吻合或将第2足趾侧神经移位吻合，以恢复足的感觉功能。

（4）手术注意事项：①清创必须彻底，损伤的血管必须切除，以防术后血栓形成；②再植顺序为逆行再植法，先缝合趾掌侧皮肤，缝合屈肌腱，固定趾骨，缝合伸肌腱，合趾动静脉及神经，缝合趾背侧皮肤；③术后常规给予尿激酶60万U静脉滴注，每天2次共5~7天，对预防和溶解血栓、扩部血管、维持微血管网通畅具有重要作用；④术后3周即针拔出跖趾关节至趾间关节，行跖趾关节部功能锻炼，以恢复行走功能。

第三节　周围神经损伤

【概述】

周围神经损伤约占外伤总数的10%，包括切割伤和骨折脱位的合并伤。可发生在尺神经、正中神经、桡神经、坐骨神经和腓总神经等，造成损伤神经所支配区域的运动、感觉、自主神经功能障碍，严重影响肢体功能。

【分类】

1. 神经传导功能障碍

神经暂时失去传导功能。表现为运动瘫痪和感觉减退而电生理反应正常，营养正常，为神经受压或挫伤引起，数日或数周可以恢复。

2. 轴突断裂

神经轴突断裂，但鞘膜完整。表现为神经完全性损伤，有变性改变，可自行恢复。多发生于挤压伤或较轻的牵拉伤，多在数月内完全恢复。

3. 神经断裂

神经发生完全断裂。神经功能完全丧失，需经手术修复方可恢复功能。

【诊断】

1. 运动功能障碍呈弛缓性瘫痪，进行性肌萎缩和肌张力消失，反射消失，肌力失衡导致关节畸形。

2. 感觉功能障碍包括皮肤触觉、痛觉及温度觉的减退、过敏或异常感觉；两点辨别觉的改变；实体辨别觉的改变。

3. 神经营养性改变神经损伤后立即出现血管扩张、汗腺停止分泌。表现出皮肤潮红、皮温增高、干燥或无汗等。晚期因血管收缩而表现出苍白，皮温降低，自觉寒冷，皮纹变浅。从无汗到有汗表示神经功能恢复。

4. 叩击试验（Tinel 征）即按压或叩击神经干，局部出现针刺样疼痛，并有麻痛感向该神经支配区放射。阳性表示神经功能恢复。

5. 神经电生理检查

（1）肌电图检查：神经断裂 2～4 周，受支配的肌肉可出现失神经的纤颤电位和正相电位，随着神经功能的恢复，纤颤和正向电位逐渐减少并消失，开始出现复合电位，并恢复为混合相和干扰相肌电图。

（2）体感诱发电位检查：用于检测感觉通路是否处于正常生理状态。特别是吻合神经的初期和靠近中枢部位的损伤，是观察神经吻合恢复情况和提高诊断准确性的方法。

（3）神经传导速度测定：神经受损时，神经传导速度减慢，断裂时甚至为零。

【治疗方法】

1. 治疗原则

尽可能恢复神经的连续性。

（1）闭合性损伤：大部分属于神经传导障碍和神经轴索断裂，多能自行恢复。观察 1～3 个月无恢复者，手术探查。

（2）开放性损伤：切割伤，创口整齐且比较清洁，神经断端良好而无神经缺损者，可一期进行神经吻合。碾压伤和撕脱伤致神经缺损，断端不齐，可暂时固定断端，二期修复。一期未处理的神经损伤，在伤口愈合 3～4 周后即应手术，创口感染者，在愈合 2～3 个月后进行。神经连续性存在，但是功能丧失者，在经过 2～3 个月观察后仍然无恢复者，应手术探查。

2. 手术方法

（1）神经缝合术：可分为神经外膜缝合和神经束膜缝合两种。前者只缝合神经外膜；后者在手术显微镜下分离出两断端的神经束，将相对应的神经束行神经束膜缝合。

（2）神经转移及移植术：如缺损过大，用游离神经和屈曲关节等方法仍不能达到无张力吻合时，应考虑神经转移和神经移植术。神经移植时，多取用自体次要的皮神经修复指神经或其他较大的神经。

（3）神经松解术：有神经外松解术与神经内松解术两种方法。

【经验传承】

（一）神经外膜束组膜缝合法修复腕部正中神经损伤93例报告

腕部正中神经位于掌长肌腱深面，指浅屈肌腱浅面，位置表浅，受到损伤机会较多。我院自2000~2007年，采用神经外膜束组膜缝合法修复腕部正中神切割伤93例，效果满意。

1. 临床资料

本组93例，其中男82例，女11例；年龄15~62岁，平均39岁。均为新鲜开放切割伤急症修复，按Sunderland分类均为V度神经损伤。随访时间1~7年，平均3.5年。

2. 治疗方法

术中先找到神经断端，于显微镜下适当游离并将新鲜断离的两端修整。使断端外膜完整，可看清神经束或束组呈突起，神经外膜与束膜在同一平面切断。循神经干表面的血管行径，将两断端摆正，避免轴向扭转，用3-0无创缝线在离断端1cm处预置2针神经外膜减张缝线，使断端靠拢并打结。根据两断面神经束及束组的大小形态及排列，于显微镜下用8-0无创缝线行神经外膜及束组膜间断缝合，术中注意自正中神经干桡侧辨别鱼际肌支的运动束或束组，使两断端对位准确。从一侧断端外膜进针，穿过相靠贴的束组膜出针，对侧由相对应束组膜进针，穿过外膜出针，在外膜外打结，缝合1周，神经吻合后镜下检查无张力又无空隙是良好对合。若神经断面中心有较大神经束或束组，则用11-0无创缝线缝合中心部位的神经束膜或束组膜，每束缝合2针。

3. 治疗结果

根据BMRC运动、感觉评价标准，运动分M0~M5级，感觉分S0~S4级，综合评定分为优、良、可、差四个等级。优：M5、M4、S4、S3＋；良：M3、S3；可：M2、S2；差：M1、M0、S1、S0。本组优60%，良28.6%，可6.7%，差：4.7%。优良率88.6%。

4. 临证体会

神经损伤后恢复灵敏的感觉和优良的功能，依赖于神经准确的对位和精细的修复。神经断裂后采用神经外膜缝合法修复，易将神经束与结缔组织相对；采用束膜或束组膜缝合法修复虽可使功能相同的神经束准确对接，但由于在神经干内分离，瘢痕组织较多。正中神经在近腕管处结缔组织约占70%，鱼际肌支在腕部单独分离，应对位缝合而不能错误，若一旦错误对合，影响再生神经轴索的通过，将完全丧失功能。采用神经外膜束组膜缝合法缝合，使肌支与肌支对接，并且可以去除大部分的结缔组织，可以保证神经束内新生的轴突有较好的生长条件，减少生长迅速的结缔组织干扰，提高了疗效；同时采用外膜束组膜缝合法，操作简单，损伤小，对位准确，神经干内缝线少，吻合口可承受较大张力，既可保证部分神经束（组）的对位，又可避免对神经干内过多分离的不良反应，为神经轴突再生提供良好的环境。腕部正中神经断裂修复手术中正确辨认鱼际肌支的运动束或束组对于手术成功至关重要，在腕部有鱼际肌支的运动束或束组自桡侧或桡侧前方进入正中神经干，并逐渐转向后外方，其自然分束长度约在1～2cm之间，对鱼际肌支的运动束或束组远侧端的鉴别较易，只要向远侧分离追踪，一般都能清楚显示。对于近侧断端的鉴别，要依靠该支在主干中的位置，而不是基床上分离段以标记其位置，在主干未旋转的情况下，找出该支在主干中的位置。周围神经损伤后，神经功能的恢复依靠雪旺细胞的增生，形成雪旺细胞管，再生的神经纤维通过断端长入远段雪旺细胞管内来实现，雪旺细胞管的增生取决于神经局部的微循环灌注。位于外膜和束间的纵行血管是周围神经重要营养来源。神经内血管系统由束间和内膜血管丛构成。外膜的血管和束间形成毛细血管网。在显微镜下分离外膜时不应过深，一般从健康段进行外膜纵行切开再分离，避免损伤过多血管，神经干内的束间解剖也应尽量减少，尽量保存断端残存血供，以免影响神经再生。

（二）CTM 诊断臂丛神经损伤的临床意义

臂丛神经损伤的治疗是临床工作中的难题。如何准确判断臂丛神经是否为根性撕脱伤，以选择合理的治疗方法，更是临床医生需要面对的难题。自2004年2月以来，我们应用颈椎脊髓造影计算机断层扫描（computerized tomograph myelography，CTM）来显示椎管内臂丛神经前后支，判断臂丛神经有无根性撕脱并结合手术探查及术后随访结果来综合分析。

1. 临床资料

本组共 12 例，男 10 例，女 2 例，年龄 20～45 岁，平均 28 岁。受伤原因：骑摩托车摔伤 7 例，机器绞卷所致牵拉伤 3 例，肩锁部挤压伤 2 例。其中 9 例为初次手术前行 CTM 检查，3 例为再次手术前行 CTM 检查。本组 12 例中，临床诊断全臂丛神经损伤 8 例；4 例为不全损伤，其中上干单独损伤 2 例，下干损伤 2 例。受伤至手术时间为 5 天～6 个月，平均 2 个月。均行臂丛神经手术探查，依据 CTM 检查结果及术中所见，分别行臂丛神经松解及神经移位手术。术后进行有效随访 10～18 个月，平均 12 个月。

2. 检查方法

常规行腰穿，有脑脊液流出后，注入 Omnipaque（欧乃派克）10ml，1～2 小时后行螺旋 CT 检查。患者呈仰卧位，颈椎伸直位，双肩向远端牵引。扫描定位于 C4 椎体上缘至 T2 椎体上缘。层厚 2mm，扫描平面与椎间盘平行。CTM 检查后，患者去枕卧床 12 小时以上，床头抬高 10°～15°，并禁食 4 小时。

3. 检查结果

从 CT 片上注意观察各层面神经根的前后支显示，其中 7 例患者造影相应层面未见神经根前后支，术中证实为根性损伤，直接行神经移位修复。5 例造影见神经根前后支完整，术中探查系束支部损伤，直接行神经吻合或神经移植术。

4. 临证体会

（1）TFM 在臂丛神经撕脱伤诊断中的作用：目前随创伤严重程度的增加，臂丛神经损伤越来越多。在临床工作中，对臂丛神经根性损伤治疗往往采用神经移位术，对于非根性损伤可采用神经松解、神经缝接或神经移植术。故明确臂丛神经损伤部位，制定有效的手术治疗方案，避免不必要的副损伤，直接关系到治疗的成败。医生可借助 CTM 在术前对椎管内神经根是否损伤准确判断，使手术有较强的目的性。本组 7 例依术前 CTM 诊断为根性损伤，术中予以证实后，直接行膈神经、副神经及健侧 C7 移位修复。可避免手术的盲目性和浪费手术时间及增加术中出血。

（2）CTM 诊断臂丛神经根性损伤的标准：椎管内神经前后支的充盈、缺损、消失是 CTM 判定神经根撕脱的可靠指标。以往用 CTM 诊断臂丛神经根性损伤的依据是创伤性脊膜囊肿。其原理是神经根鞘膜囊破裂及神经根撕脱时，椎管内脑脊液从蛛网膜下腔沿臂丛神经根流到硬膜或椎管外，从而造影剂发生泄露而显影。而事实上发生创伤性脊膜囊肿者可伴有前后根撕脱、单纯前或后根撕脱和不伴有根丝的撕脱，而没有创伤性脊膜囊肿者可伴有神经根或前后根丝的撕脱、故 CTM 诊断臂丛神经根性撕脱的关键在于判断前后根丝结构是否完整，而非单纯注意是否出现创伤性脊膜囊肿。

（3）CTM 检查存在的问题：CTM 显示的为椎管内臂丛神经前后根的横断面，并非一个完整的神经前后根的全部行程，其显示的神经前后根尚有一定的局限性，因此存在有假阳性与假阴性。故应用 CTM 观察椎管内神经前后根时不应仅从一个扫描平面来判断，应从其上下多个扫描平面去综合判定。由于肩胛骨的阻挡，C8、T1 脊段在扫描时会受伪影影响，使神经前后支充盈缺损无法辨认。通过在 CT 扫描时向远端牵拉双上肢，使肩胛骨下移，可较清楚地显示椎管内 C8 神经前后支，但部分患者 T1 神经前后支显示仍较困难。另外当椎管内因臂丛神经部分损伤，造成蛛网膜下腔粘连时，由于造影剂对蛛网膜下腔充盈不佳，神经前后根的显示则存在困难。

（4）CTM 检查的注意事项：造影剂要选用第 3 代非离子水溶性造影剂，其药物毒性小。同时穿刺时使用细针，减少脑脊液渗漏，减轻对腰部软组织损伤。注射造影剂量不宜过大，不超过 10ml。造影前注射安定可保持 CT 检查时图像的稳定性。造影完毕去枕平卧休息至少 12 小时。

（三）外周神经损伤的临床治疗

外周神经损伤临床较为常见，其治疗效果的影响因素较多。自 1999 ~ 2003 年，共收治外周神经损伤 60 例 72 条，应用显微外科技术修复及指导系统的术后功能康复，取得较好疗效。

1. 临床资料

本组 60 例，男 43 例，女 17 例。年龄 10 ~ 52 岁，平均 24 岁。损伤原因：锐器切割伤 42 例 48 条神经；骨折端挫伤 9 例 11 条神经；机器绞伤致神经撕脱伤 5 例 8 条神经；车祸致神经缺损 5 例。损伤神经类别：正中神经 20 例，其中有 1 例为医源性正中神经返支（鱼际肌支）损伤；尺神经 17 例；臂丛神经上干 1 例；桡神经 12 例，包括桡神经深支 3 例；坐骨神经 3 例；腓总神经 10 例；胫神经 6 例；股神经 3 例。损伤程度：完全断裂 56 条；部分断裂 6 条；粘连 10 条。损伤至修复时间，急诊手术 48 例，1 ~ 3 个月 6 例，4 ~ 6 个月 5 例，6 个月以上 1 例。

2. 治疗方法

急诊手术创口按常规清创，先处理骨折及修复其他组织。择期手术则按解剖层次显露神经断端或病变部位。在手术显微镜下对损伤的神经清创，需露出正常的颗粒状轴突，对撕脱性损伤应触之无空虚感，神经断端按神经外膜滋养血管走向及神经束的形态方向进行对合，在无张力下，用 9 - 0 或 8 - 0 无创伤尼龙线进行神经束组或外膜缝合，本组直接缝合 56 条，行神经移植 4 条。对粘连的神经应在显微镜下，应用手术显微器械轻柔无创分离神经外膜、束膜及瘢痕组织，共 10 条。术后康复，按照术后早、中、晚期，分别应用不同的措施进行康复。

3. 治疗结果

本组 60 例均得到随访，随访时间最长 3.5 年，最短 1 年，平均 2.4 年。疗效评定按 BMRC 感觉、运动评价标准结合临床分优（M4S3 以上）、良（M3S3）、可（M2S2）和差（M1S1 以下）四级。本组达优级 48 条神经，良级 12 条，可级 8 条，差级 4 条。总优良率为 83.3%。

4. 临证体会

（1）准确的诊断为治疗及康复的前提：对四肢的损伤，无论是开放性或是闭合性，都应常规进行神经检查，以确定有无神经损伤及损伤部位、程度，做好记录，以便前后对比，制定合理的治疗方案。应掌握周围神经损伤的各种阳性体征，熟悉神经的走行以及肌支发出的位置及所支配的肌肉，知晓神经支配的不同感受区，尤其是自主区域，如正中神经完全损伤后，只有示、中指远节一节半手指感觉完全丧失。检查时要区分替代动作或假动作，如肌皮神经完全断裂，肱二头肌麻痹时，由于肱桡肌的替代作用，肘关节仍可屈曲。本组 60 例中有 8 例为损伤后在外院处理，仅缝合肌腱及皮肤，而漏诊尺神经和正中神经断裂。有 2 例为肌腱与神经错接。故提醒医生注意检查神经损伤情况，防止漏诊，贻误神经修复的最佳时间或引发医疗纠纷。

（2）精细的显微外科修复是神经功能取得良好恢复的关键：神经的精细对位是神经修复的基础。我们强调所有的神经吻合必须在显微镜或放大镜下，这样可使手术视野清楚，易于分辨神经外膜营养血管的走行方向及神经束的自然形态。避免肉眼下的粗糙对位。同时应用专用的无创缝合线进行无创、精细缝合。本组有 1 例腓总神经断裂在外院吻合后，来我院探查见神经外膜用 4 - 0 肌腱吻合线缝合，其对神经纤维的破坏以及修复效果自然要差。

对于神经吻合应该用神经外膜或神经束膜缝合法，我们采用钟世镇提出的原则：神经干的远端宜选用束组或束膜缝合术，神经干的近端宜采用神经外膜缝合术。结缔组织多处宜用束膜缝合法，结缔组织少处宜用外膜缝合法。本组中对于臂丛神经根、干部断裂采用神经外膜缝合，对于腕部正中神经、尺神经则采用束组或束膜缝合，因此部位运动束及感觉束已经明显分开，分别缝合效果较好。

对于神经撕脱损伤以及陈旧损伤，术中必须将神经断端切除至正常神经束外露后，同时触及神经干无空虚感，根据神经断端的距离，参照顾玉东提出的神经移植的最佳指征，即神经缺损的距离超过神经直径的 4 倍以上者，应用神经移植。此时不可勉强张力下缝合或使肢体过度屈曲以减少神经断端的张力，因为神经缝合的过度张力以及过度屈曲，使肢体后期活动时神经断端的血液循环障碍，可引起神经内大量的纤维化，从而影响神经的再生。本组中有3例应用腓肠神经和桡神经浅支移植，虽肢体的运动功能恢复较差，但恢复了部分保护性感觉，对肢体的功能有所改善。

（3）术后系统的康复训练为神经功能良好恢复的保证：对于周围神经损伤修复的患者来说，康复的早期介入为疾病的预后奠定了基础。我们将康复大致分为早、中、后期三个阶段。早期（0~4周），在临床应用抗炎、营养神经的同时，应用生物电治疗仪促进伤口恢复，减低神经水肿，加强未加制动的关节的主、被动活动。中期（5~8周），此时已解除有关的外固定，应加强制动关节的主被动活动，同时肌肉的活动为神经的生长提供了良好的血液供应。教会患者患肢感觉丧失后的代偿技术，用视觉来代偿皮肤感觉的丧失。同时可应用电刺激仪对受损神经支配肌肉的刺激。电刺激是一种加速周围神经再生，提高神经功能恢复的有效方法。后期（9周以后），应首先让患者树立必胜的信心，坚持中期康复的各项治疗措施。同时佩带各种保护性夹板，预防姿势性挛缩。如桡神经损伤后，使用腕关节固定夹板维持腕关节伸直、掌指关节伸直、拇指外展位。加强感觉再训练，促进神经功能的恢复。

第九章　小儿骨科疾病

【概述】

儿童骨折损伤与成人是有区别的，儿童的骨骼在不断生长发育，其生理功能和生物力学性能都在不断变化，儿童骨骼因骨质多孔、骨膜肥大等，骨折时较不易完全断裂移位，绝大部分儿童骨折都不需要手术，但发生于关节附近，特别是伤及生长板时，常需手术复位。

与成人骨骼不同，儿童的骨骼一方面会使畸形在愈合后自行纠正，另一方面却会使没有畸形的骨折愈合后出现畸形和肢体的长短不等，有些孩子就是因为手术时损伤了生长结构产生畸形。其实大多数小儿骨折可以复位，有时骨折复位不好遗留有错位，小孩会凭借强大的塑形能力，将畸形自行纠正，当然需要在一定的范围内。但骨骺骨折、关节内骨折等，如果延误了诊断和治疗，会引起畸形愈合和残疾。

总结起来小儿骨折有以下特征：

（1）骨质多孔：除非撞击之外力相当大，否则骨头只会呈嫩枝样不完全骨折。

（2）易发生误诊：儿童长骨骨骼的两端是由完全尚未骨化或仅有部分骨化的软骨所构成，而这些软骨在 X 线片上是不显影的，容易发生误诊而延误治疗。

（3）生长速度快：骨折处很快形成骨痂而愈合，其速度可达成人的 2～4 倍。

（4）塑形能力强愈合时骨折处即使有 30°以内的角性弯曲，只要其弯曲方向在肌肉作用的平面上，随着成长，骨头也会再修补而变直，但如果骨折处发生旋转变形，则难自然矫正。

（5）有过度生长现象：发生骨折时，骨折处因生骨而血液循环非常丰富，间接刺激骨头两端的生长板而有生长加速之现象。因此，处理小孩骨折时，可有意让骨折处重叠，以防止将来伤肢过长。

（6）骺板骨折影响生长：骺板机械强度比较脆弱，是骨折好发部位，但是如果复位不佳，肢体日后因生长板的异常而发生弯曲或长短的变形，所以骺板的骨折应及时准确地治疗。

发生骨折的主要原因主要有三种情况：

（1）直接暴力：暴力直接作用于骨骼某一部位而致该部骨折，常伴有不同程度软组织破坏。如车轮撞击小腿，于撞击处发生胫腓骨骨干骨折。

（2）间接暴力：间接暴力作用时通过纵向传导、杠杆作用或扭转作用使远处发生骨折，如从高处跌下足部着地时，躯干因重力关系急剧向前屈曲，胸腰脊柱交界处椎体受折刀力的作用而发生压缩性骨折（传导作用）。

（3）积累性劳损：长期、反复、轻微的直接或间接损伤可致肢体某一特定部位骨折，如远距离行军易致第二、三跖骨及腓骨下 1/3 骨干骨折。

【经验传承】

（一）肱骨髁上骨折的治疗进展

肱骨髁上骨折系指肱骨远端内外髁上方的骨折，以小儿多见，约占小儿四肢骨折的 3% ~7%，肘部骨折的 30% ~40%，其中伸直型占 90% 左右，多发年龄在 5 ~12 岁。由于肱骨髁部的特点，前倾角 30° ~50°，携带角 10° ~15°，骨质较薄，骨折后极不稳定，固定较困难，易畸形愈合，当肱骨髁上骨折处理不当时容易引起 Volkman 缺血性肌挛缩或肘内翻畸形，虽然各种治疗方法都有改进和提高，使危害严重的 Volkman 缺血性肌挛缩已明显减少，但仍不断发生肘内翻畸形，发生率仍较高，治疗时必须加以注意。怎样才能避免并发症的发生，已经成为临床最为关注的问题。

1. 手法复位杉树皮小夹板外固定

杉树皮小夹板具有质轻、弹性、韧性、可塑性及通透性的特点，且容易制作、换药，可同时内敷中药，是中医治疗小儿骨折的首选外固定材料。犹如一管形石膏固定（而没有石膏固定的缺点），使骨折远端固定牢固、稳定，前臂、上臂成为一个整体，克服了重力倾向、内倾剪力对远折端的影响和睡觉时前臂上肢内旋对远折端的影响。因此，杉树皮小夹板超肘腕关节固定能有效防止远折端内倾和旋转移位，从而有效预防肘内翻的发生。杉树皮小夹板超肘腕关节固定治疗小儿肱骨髁上骨折能有效克服发生肘内翻的诸多因素，如内倾、固定不当、固定不牢、前臂重力剪力、胸前悬吊的内倾剪力等，对恢复患者的功能、减轻痛苦、减少并发症具有肯定的效果。同时，以 B 角、新月征预测预防肘内翻的发生具有很强的实用性和重要临床意义。

2. 手法复位石膏外固定

操作者先以挤按法纠正内外侧之移位，再以推顶屈曲法纠正前后移位，感觉复位成功后，术者及助手稳定骨折部位并使前臂旋前，先敷贴石膏后托，并以绷带缠绕待石膏基本固定后，再小心敷贴前托直至充分固定，立即用移动 X 线机拍片，了解骨折复位情况，如不满意可重复以上步骤一遍，但不可超过 2 遍，如达到功能复位要求即行牵引制动消肿。此方法特点：①方法简单，不需要滑轮，简单易行且费用低廉。②创伤小，并发症少，没有手术治疗的瘢痕、感染、神经损伤等风险。上肢屈肘位旋后位石膏托外固定，不会引起压迫损伤，还可以防止前臂前旋，从而最大限度保留前臂旋转功能和减少肘内翻发生；而且可在肿胀消退后，用石膏卷缠绕加强石膏托来保证断端的稳定。这样就避免了护理上的麻烦，也防止了压疮、神经损伤的出现。

3. 尺骨鹰嘴持续骨牵引

严重移位肱骨髁上骨折软组织损伤严重，肿胀明显或伴张力性水泡，以及反复复位失败者已不宜再行手法复位外固定。尺骨鹰嘴悬吊牵引是行之有效的固定方法。持续牵引肱二、三头肌及周围软组织的张力作用可维持骨折端的稳定。

4. 闭合复位经皮穿针内固定

采用透视下钢针经皮撬拨使骨折复位同时穿针内固定，复位满意，固定牢靠，疗效高，创伤小，不仅避免了手术，而且减少了肘部骨折并发症的发生，从而扩大了中西医结合闭合复位的治疗范围，随访获得满意效果。钢针撬拨复位穿针内固定治疗难于复位及固定的肘部骨折的病例是有选择性的，其适应证如下：①估计单纯徒手复位不能或难于达到满意复位，复位后估计难以用石膏或夹板维持复位位置者；②小儿骨骺及邻近骨骺的肘部骨折或早期复位不满意，时间超过 1~2 周，徒手复位困难者；③肘部肿胀明显，无法徒手复位及石膏或小夹板固定者；④多次复位失败者；⑤伴肘部其他部位骨折者。但如合并血管神经损伤，骨折端粉碎或骨折片太小，并有翻转难于撬拨的病例，骨折历时 3 周以上而畸形愈合者，多需采用开放手术治疗。复位前患肢有外翻畸形（向桡侧移位，向内成角），说明骨折处内侧骨膜遭到破坏，而外侧骨膜则完整，这种情况下将前臂固定在旋后位，使外侧韧带和骨膜拉紧；同样，如果复位前患肢有内翻畸形（向尺侧移位向内成角），术后将患肢固定于旋前位则可以减轻肘内翻畸形发生。总之，钢针撬拨复位和穿针内固定治疗肱骨髁上骨折，复位成功率高，损伤小，同时能保持复位后骨折的良好位置，扩大了中西医结合闭合复位的范围，既克服了小夹板和石膏外固定的缺点，又利于早期功能锻炼，促进骨折愈合和功能恢复。闭合复位经皮穿针固定随着 C 形臂 X 线机的普及，在 C 形臂 X 线机透视下采用闭合复位经皮穿针内固定治疗儿童肱骨髁上骨折，目前已成为国内外广泛使用的治疗方法。这种方法治疗儿童肱骨髁上骨折不仅创伤小，避免了开放复位对组织的损伤，而且可以避免骨折远端向尺侧再移位，防止骨折畸形复位形成肘内翻，特别是对 Gartland Ⅱ、Ⅲ 型有部分和完全移位的骨折，应作为首选方法。

5. 切开复位内固定适用于经手法复位失败者有如下情况应该优先手术治疗：①无法复位或多次复位后位置不良。②合并有神经血管的损伤。③患肢肿胀严重。④开放性骨折。⑤陈旧性骨折。⑥复位后位置不满意，患者家属强烈要求手术。因此这需要临床医师灵活把握手术适应证。

（1）不同切开复位入路的选择

①肘后正中"S"形切口：肘后入路过去常采用此入路，优点是安全可靠。但髁上骨折伸直型居多，骨折后肘前肌肉，如肱二头肌在骨折时多伴有不同程度的挫伤、部分断裂或全部断裂，如后侧入路将加重肌肉损伤的范围，术后容易发生肌肉粘连，影响术后肘关节功能的恢复。此外，后侧入路对骨折移位严重及骨折断面位置较低的骨折复位较为困难，因此肘后入路多用于骨折断面较高、部分陈旧性及粉碎性肱骨髁上骨折的复位。其优点为：暴露彻底，操作方便，复位较易。②肘外侧纵形切口：肘前外侧入路由于临床上伸直型肱骨髁上骨折尺偏型居多，并且肘前及桡侧骨膜和软组织损伤较重，加上皮下积血，而肘后及尺侧骨膜相对完好，因此，采用肘前外侧入路较为适宜。前侧入路的优点是：组织损伤少；出血少；解剖关系简单，需探查的神经血管易于暴露，同时处理较为方便；能清晰地显露骨折断端，便于骨折复位；尤其是对骨折远端是否内移及旋转能作出正确的判断和调整，对防止术后肘内翻的发生有非常重要的作用，术时清除皮下积血能保护肘后尚未损伤的骨膜，有利于术后骨折的愈合。③肱三头肌内外侧联合入路：经肱三头肌内外侧联合入路适用于各种类型肱骨髁上骨折，可充分显露骨折端，使骨折端解剖复位以解除对血管、神经的压迫。④肘前侧入路：肘前侧入路对于开放性骨折肘前皮肤有裂口、可见骨折断端者，可从此入路进行手术。

（2）不同手术方式的选择

①内外侧交叉克氏针内固定：虽然在肘关节肿胀的情况下内外侧交叉克氏针的操作过程中有嵌压损伤尺神经的可能，但通过仔细的操作，可以避免尺神经的损伤。②外侧克氏针加张力带固定：该手术方法的优点：损伤小，显露好，便于骨折复位。外侧切口于肱桡肌、桡侧腕伸肌和肱三头肌之间进入，对于正常组织损伤小，能充分显露骨折端，可彻底清出卷入远断端之骨膜、血肿机化组织和骨痂，容易达到解剖复位，术后局部粘连少；合并桡神经损伤者，更适于神经探查。固定牢固可靠，利于早期关节功能锻炼，关节功能恢复好。能有效预防肘内翻的发生。肘内翻是肱骨髁上骨折的主要并发症，其发生机制与骨折端旋转、内侧倾斜重叠和复位后固定

不当有关。桡侧张力带固定可使肘关节早期伸屈活动时，骨折外侧端承受的张应力转化为有利于骨折愈合的压应力，同时在骨折线内侧形成张应力间接地削弱了内侧的压应力，使内外侧所受应力处于相对平衡状态，有效地防止骨折远端的尺偏和尺倾，从而能够有效地防止内翻畸形，能有效避免医源性尺神经损伤。③儿童的肱骨髁上骨折几乎所有学者都不主张行钢板内固定，因肱骨髁上紧靠肱骨远端，离肱骨远端骨骺较近，钢板有可能损伤骺板致发育迟缓。

综上所述，各种方法均有优劣，常常出现不同程度的关节僵硬。如果有骺板损伤，常常会后遗肘内翻等畸形。儿童肱骨髁上骨折无论采取何种方法治疗都必须遵守2个基本原则，即获得满意的复位和用某种方法来维持获得的复位。治疗效果不理想的重要原因通常是未能遵守以上原则，最常见的错误是根本未能获得满意的复位。为防止发生肘内翻畸形，主张尺偏型复位时应矫枉过正，人为造成断端桡侧皮质骨嵌顿，而桡偏型则应矫枉不足。复位前患肢有外翻畸形（向桡侧移位，向内成角），说明骨折处内侧骨膜遭到破坏，而外侧骨膜则完整，这种情况下将前臂固定在旋后位，使外侧韧带和骨膜拉紧；同样，如果复位前患肢有内翻畸形（向尺侧移位向内成角），术后将患肢固定于旋前位则可以减轻肘内翻畸形发生。因此这需要临床医师灵活把握手术适应证，选择合适的固定方法及手术方法。

（二）手法复位闭合穿针内固定治疗小儿肱骨髁上骨折430例

肱骨髁上骨折又名臑骨下端骨折，为儿童常见骨折，发病率占肘部骨折的50%～60%，其主要并发症肘内翻的发生率国内60年代报道为60%，国外松下和彦等报道为57%。自2001～2005年我们对430例患儿采用手法复位闭合穿针内固定术治疗，肘内翻的发生率仅为3%。

1. 临床资料

本组430例中男312例，女118例，年龄1.5～11岁；左侧296例，右侧134例；其中肱骨远端全骺分离36例，余均为尺偏型损伤；合并血管损伤43例，正中神经损伤14例，桡神经损伤3例，尺神经损伤2例；随访时间3～5月，最长2年。

2. 治疗方法

全部病例均采用手法复位闭合穿针内固定术。

（1）手法整复

术前预备：按患儿年龄分别采用臂丛神经阻滞麻醉或全身麻醉。较小儿童采用仰卧位，大龄儿童采用坐位。

拔伸：近端助手两手分别握住患肢肱骨近端，远端助手两手握住前臂远端及肘窝下方，保持患肢肘屈50°前臂中立位，沿着患肢上臂的纵轴方向进行拔伸，即可逐渐矫正重叠缩短移位及成角移位。

矫正桡偏尺偏移位：一般以骨折远侧端尺偏移位为多见，在上述牵引下，术者两手分别置于上臂远端的前、后方，以两手 2~5 指固定骨折近端的外侧，两拇指置于骨折远端的内侧，并用力向外侧推按，即以"两点捺正法"矫正远侧端向尺侧的侧方移位。若为桡偏移位，整复术式同上，唯手指推按处和用力方向与尺偏型相反。

矫正骨折远端向前、后方向的侧方移位：如为伸直型骨折，术者以两拇指在患肢肘后顶住骨折远端的后方用力向前推按。其余两手 2~5 指放于骨折近端的前方，并向后方按压，在此同时，助手将患肢肘关节屈曲至 90°，或大于 90°。如为屈曲型骨折，骨折远端向前方、侧方移位，术者以两拇指在患肢肘前顶住骨折远端的前方向后按压，两手 2~5 指置于骨折近端的后方，并向前方端提，同时助手将患肢肘关节伸展到 60° 左右。两型骨折复位后，均应用合骨法，即在患肢远端做纵轴叩击、加压，使两骨折断端嵌插，以稳定骨折端。髁上骨折有重叠、缩短移位时，复位手法以"拔伸法"和"两点捺正法"为主，对骨折处出现的轻度旋转移位，应以矫正桡偏为主，不必强调解剖对位。经临床观察，轻度旋转移位待骨折愈合后对患肢的功能基本没有影响，反复的复位只能加重局部软组织损伤，反而影响关节的屈伸功能。

（2）闭合穿针术：对骨折复位后一助手维持复位后的位置，术者分别自肱骨外上髁经骨折处向骨折近端穿入 2 枚交叉克氏针，以穿透对侧骨皮质为度，最好克氏针不进入髓腔。较小儿童使用直径为 1.5mm 的克氏针，8 岁以上儿童可使用直径为 2mm 的克氏针，除肱骨远端全骺分离外，一般钢针不通过骨骺及骺板。

（3）固定方法：一般儿童经上述处理后，患肢仅行铁丝托外固定即可，对成年及老年人一般仍主张采用石膏固定。

（4）注意事项：穿针术成功的关键在于术者能否维持复位后的位置及第二术者能否顺利地自外上髁将钢针穿入，二人必须默契配合，要有一定的熟练程度，坚决不允许反复多次复位，术中亦不可反复透视，一般穿针完成后，拍一次 X 线片即可。

3. 治疗结果

本组 430 例中无一例感染，一般拔出钢针的时间为术后 3~5 周，肘关节活动度均正常，11 例出现肘内翻畸形，内翻角度在 15°~20° 之间，11 例肘内翻中肱骨远端全骺分离占 9 例，神经损伤患儿在术后 1~3 月神经功能均恢复正常。

4. 临证体会

（1）手法复位降低肘内翻发生率的理论依据：肘内翻发生的原因很多，综合分析大约有三种理论。一种是与原始创伤类型有关，即骨折远端内翻成角，而手法复位又未使尺偏得到完全矫正，存在尺偏或尺侧成角的"一次发生学说"。我们曾对103例肱骨髁上裂纹骨折观察发现，此类骨折仅在肱骨远端内侧皮质处见有皮质皱褶或有少许皮质撬起，亦有19例出现了肘内翻畸形，说明肱骨髁上尺侧应力集中、尺侧塌陷或尺侧倾斜是致肘内翻的主要原因。另一种认为骨折端的旋转，尤其是远端相对内旋没有得到矫正所致，第四军医大学提出的轴线对位即强调了这一点。第三种是肱骨外上髁及肱骨小头骨骺受到应力刺激使肱骨外髁生长速度增加而出现畸形的"二次发生学说"，对此我们有异议。肱骨髁上骨折波及内外两髁，为何单独刺激外髁而不刺激内髁，亦难于解释桡偏性骨折基本上不发生肘内翻的事实。我们不否认髁上骨折确实存在内侧骨骺发育障碍，但确系极少数，主要是内侧折线低，骨骺受累或局部挤压所致。我们认为肘内翻畸形的发生纯系原始损伤中尺侧应力集中、复位过程中尺偏畸形未得到充分矫正所致，并非发育过程中出现，对早期出现的肘内翻角度不会在发育过程中逐渐增大。我们曾对233例3～10岁儿童施行了肘内翻畸形截骨矫形术，经随访均未再出现肘内翻，这也佐证了肘内翻的发生并非发育过程中出现的，而是原始复位欠佳造成的这一观点，手法复位闭合穿针内固定恰好解决了这一棘手问题。

(2)对肱骨远端全骺分离诊断的认识：肱骨远端全骺分离，又称之为低位肱骨髁上骨折，《小儿骨科学》将其单独列为一病，其发生机制与肱骨髁上骨折完全相同，在此一并讨论。肱骨远端全骺分离主要见于婴幼儿，因其肱骨远端骨骺骨化中心未出现或仅有肱骨小头骨化中心出现，X线征象少，极易出现误诊漏诊。对于肱骨远端全骺分离，折线一般位于鹰嘴及喙突窝之间，均从外髁开始经软骨后进入干骺端，若内侧骨块较小，X线片仅在干骺端外侧显示一薄骨片，此时多误诊为外髁骨折。若内侧骨块较大，又易误诊为内髁骨折，内侧骨块大且后移位明显易误诊为肘脱位。必须强调，全骺分离时，无论在正位或侧位X线片上，桡骨小头和肱骨小头骨骺始终在一条线上，即史密斯征阴性，而肘脱位则上述关系改变，全骺分离时，肱骨干轴线与尺桡骨轴线位置关系发生改变。一般尺桡骨轴线向尺侧移位较多，而单纯外髁骨折则上述两轴线位置关系不变，仅表现为外髁向外移位或有旋转，史密斯征阳性。

(3)合并血管神经损伤的治疗问题：肱骨髁上骨折合并血管神经损伤者是否需要进行手术探查，应慎重考虑。单纯桡动脉搏动消失，不能作为手术探查的适应证。如果手部及腕部主动活动功能良好，手部不痛，皮肤颜色及温度正常，指甲颜色红活，用手按甲端呈白色，放手后颜色立即复原，无血液循环障碍迹象，应及时给予手法整复与密切观察，观察时限一般不超过24小时，若桡动脉搏动仍不复原，双手

501

温差有改变应立即手术探查，术中对骨折的处理首先采用闭合复位穿针内固定，透视见骨折对位满意后再行血管探查术。这样可大大缩短手术时间，减少肘部软组织损伤。

（4）对穿针部位的选择：我们一般采用肱骨外上髁处穿入 2 枚交叉钢针固定。有作者采用内外上髁处交叉钢针固定，因患肘肿胀明显，内髁穿针处易损伤尺神经，且内侧穿针易造成已经矫正的桡偏丢失，有发生肘内翻的可能，我们一般不采用。

（三）儿童肱骨髁上骨折并肱动脉正中神经损伤的治疗

肱骨髁上骨折是最常见的儿童肘部骨折，约占全部肘关节损伤的 60%，而合并肱动脉损伤一般在 10% 以下。自 1994 年 1 月～2007 年 7 月，笔者收治 12 例儿童肱骨髁上骨折合并肱动脉正中神经损伤，经过及时处理获得较好效果。

1. 临床资料

本组 12 例，男 9 例，女 3 例；年龄 3～10 岁，平均 6.3 岁。2 例为开放性骨折，10 例为闭合性骨折，均为 Gartlant Ⅲ 型、伸直型尺偏骨折，合并正中神经损伤。左侧 10 例，右侧 2 例，其中 2 例同时合并尺桡骨下段骨折。致伤原因：高处跌落 9 例，平地摔倒伤 3 例。伤后至手术时间：4～8 小时 3 例，8～24 小时 7 例，24 小时～3 天 2 例。4 例伤后行手法复位，8 例未复位，12 例术前检查均见前臂肿胀明显，桡动脉不能触及，手部皮温低，手指血液循环差。1 例开放性骨折行骨折切开复位内固定，血管探查术。余下 11 例先行闭合复位穿针内固定，再探查血管神经。

2. 治疗方法

闭合性损伤，患儿入院后即行骨折手法复位石膏托外固定，骨折复位后，静脉滴注低分子右旋糖酐，罂粟碱扩张血管，观察 4～6 小时无效后行手术探查，开放性骨折即行手术探查。探查血管损伤前先行闭合复位穿针内固定。闭合复位穿针内固定：患者肘关节处于半屈曲位（30°～50°），助手双手握持患儿肱骨近端，术者一手握住患肢腕部逐渐施加牵引力量，另一手置于肘前瘀斑处控制住骨折近端使其不能随牵引力量向前移动。当牵引到一定程度时，可感觉到骨折近端脱出嵌入的软组织的滑动感，随后纠正骨折重叠移位，术者用两拇指顶住远折段后方，用力向前推压其余手指放在近折端的前方，向后牵拉按压，与此同时，助手将肘关节屈曲 90°。上臂内旋，前臂中立位，术者两手 2～5 指固定近骨折端的桡侧，拇指置于远骨折端尺侧用力向桡侧推挤矫正远骨折端向尺侧移位，在 X 线透视下见骨折复位好，自肱骨外髁处穿入直径 2 枚 1.5～2mm 钢针。血管神经损伤处理：取肘关节前侧类 "S" 行切口，自肱二头肌内侧向肘横纹方向，于肱二头肌内侧显露出肱动脉、正中神经，向下游离直至血管神经损伤处，切断肱二头肌纤维腱膜，4 例术中见血管轻度挫伤有痉挛，行动脉外膜松解，用利多卡因封闭，温盐水热敷，必要时静脉滴注罂粟碱。见痉挛解除，肱动脉搏动恢复，并扪及桡动脉搏动。8例动脉血栓形成，取出血栓，取出血栓后见动脉内膜光滑无附壁血栓，吻合动脉。动脉吻合后肱动脉搏动恢复，桡动脉可扪及搏动。神经外膜予以松解后缝合切口。术毕屈肘100°石膏托外固定，术后予低分子右旋糖酐、罂粟碱并保温。4周拆除石膏拔除钢针，进行功能锻炼。

3. 治疗结果

本组正中神经均为不同程度挫伤，无断裂。随访1~3年，术后4周骨折均愈合，无肘内翻及外翻畸形，早期1例3岁小儿伤后48小时入院，肱动脉栓塞后行栓塞取出，动脉吻合术，术后半个月复查桡动脉未触及，半年复查手部皮温低，患手发育较健侧小，1年后复查患手明显小于健侧，且耐寒性差。正中神经损伤1~3个月内均恢复，平均2个月。

4. 临证体会

（1）肱动脉正中神经损伤的诊断：肱动脉与正中神经伴行，GartlantⅢ型、伸直型尺偏骨折，肱动脉损伤时多伴有正中神经损伤，而有正中神经损伤时应注意肱动脉有无损伤。肱动脉损伤的诊断并不困难，桡动脉波动消失，手部温度低、血液循环差。因肘部侧支多，前臂及手部的血液循环存在，很少出现手指及前臂剧烈疼痛、麻木（正中神经损伤示指末节指腹麻木）、手指苍白等现象。应除外合并前臂骨筋膜室综合征。判断血管损伤容易，而判断血管是被卡夹在锯齿样的骨缝中还是血管痉挛或单纯被骨端顶压，是血管破裂还是内膜损伤引起血栓形成，是比较困难的。动脉造影及多普勒超声检查更有利于诊断。无论是哪种损伤，应尽早手术探查。

（2）肱动脉正中神经损伤探查时机：骨折复位后，静脉滴注低分子右旋糖酐，罂粟碱扩张血管，观察4~6小时无效后行手术探查，开放性骨折即行手术探查。探查血管损伤前先行闭合复位穿针内固定。

（3）肱动脉正中神经损伤的治疗：GartlantⅢ型肱骨髁上骨折极易造成肱动脉正中神经损伤，本组3例整复前有正中神经损伤，复位后出现肱动脉损伤，观察8~16小时后无效，探查见血管痉挛，血管壁轻度挫伤，血管痉挛，肱二头肌腱膜充分切断后，痉挛解除，血管恢复搏动。1例开放性骨折手术时间短，为骨折端刺激所致痉挛，骨折复位后，痉挛解除。骨折复位前无肱动脉损伤，复位后有损伤，多为复位过程中近骨折断端刺激血管造成痉挛，静注低分子右旋糖酐、罂粟碱扩张血管，观察无效，及时探查松解，避免了时间过久而使血栓的形成。就诊前有肱动脉损伤且时间长，应立即手术。本组8例伤后6小时以上手术，术中均见血栓形成，在显微镜下取出血栓、行血管吻合，重者切除动脉2cm，断端吻合。由于在受伤的过程

503

中骨折近端直接作用于血管，造成血管受到挫伤。

（4）肱动脉损伤探查的必要性：肘部有较丰富的侧支循环，有 7 条血管于肘前及肘后相吻合。单纯肱动脉在肘部横断不加修复，侧支循环可在很大程度上保证远端的血供，使远端肢体不致坏死，但对于青少年尚可导致患肢发育障碍。

（5）骨折复位的方法的选择：本组 1 例为开放性骨折并肱动脉损伤，为早期患者，行切开复位，血管神经探查。术中见肱动脉受骨折近端顶压而造成血管痉挛及正中神经挫伤，先行直视下复位，复位困难，由于切开复位后失去了软组织的铰链作用，骨折复位后位置难以维持而增加了复位的难度。有学者采用多个切口，增加了损伤。探查血管神经损伤前，先行闭合复位内固定，优于切开复位内固定，但要注意复位手法，避免加重血管神经损伤。

（四）儿童肱骨髁上骨折的治疗与其并发症的预防

肱骨髁上骨折占儿童骨折发病率首位，治疗不当易发生肘内翻畸形，前臂缺血性肌挛缩。自 1992～2000 年以来，治疗肱骨髁上骨折 238 例，除 4 例开放性骨折合并正中神经、肱动脉损伤外，均采用闭合复位，宽石膏托外固定或经皮穿针内固定，效果满意。

1. 临床资料

本组 238 例，男 123 例，女 115 例。年龄最小 1.5 岁，最大 13 岁，平均 7.2 岁。按 Gartland 标准法分型，Ⅰ型 13 例，Ⅱ型 51，Ⅲ型 166 例。合并正中神经损伤 15 例，桡神经损伤 16 例，尺神经损伤 4 例。伤后至就诊时间 1 小时～12 天。

2. 治疗方法

Ⅰ型骨折不予行手法整复，屈肘 90°前臂中立位石膏托固定。Ⅱ型骨折手法矫正尺偏及前后成角移位，宽石膏托固定前臂旋前位，1 周后肿胀明显减轻，X 线片复查，石膏松动，更换石膏，半月后骨折稳定，4 周后去外固定。Ⅲ型骨折手法矫正畸形，石膏托固定，并予脱水剂消肿，3～5 天肿胀减轻后行闭合复位，经皮穿针内固定。在臂丛神经麻醉下，患儿取仰卧位或坐位，患肢外展。在 C 形臂 X 线机透视下，2 名助手分别握持患肢上臂和前臂，在前臂中立位、肘关节稍屈曲（不可复性骨折，30°～50°下逐渐施加牵引力量）持续纵向牵引，并根据骨折远端的旋转情况采用前臂旋前或旋后位，纠正骨折重叠和旋转移位，术者双手握持骨折近端，拇指向侧方推挤骨折远端，矫正桡偏或尺偏移位，再将双手拇指置于尺骨鹰嘴后方，在牵引下屈肘，拇指推挤尺骨鹰嘴纠正前、后移位。透视下见复位满意后，常规消毒铺巾，由 1 名助手握持骨折部位保持稳定，术者将 1 枚 1.5～2.5mm 克氏针略偏后经皮刺入肱骨外上髁，与肱骨纵轴呈 40°～45°角，略向前穿入骨质，至对侧骨皮质有突破感时停止（对尺偏型骨折，针接近对侧骨皮质时可将骨折远端外翻20°后再穿透骨皮质，以纠正尺偏型骨折时尺侧骨皮质的压缩，防止术后出处现肘内翻），然后再于肱骨外上髁稍偏前处穿入另1枚钢针。针尾折弯剪短，留于皮外。术后石膏托固定肘关节功能位，4周拔出克氏针，行肘关节功能锻炼。

肱骨髁上骨折合并血管、神经损伤，称为不可复性骨折，多由于骨折近断端嵌插于软组织内对血管、神经压迫所致，开放骨折可致血管挫伤栓塞甚至断裂，须行手术治疗。闭合性损伤在骨折畸形矫正后神经血管受压可解除。若桡动脉搏动未恢复，行手术探查。

3. 治疗结果

术后随访2~24个月，平均3个月，4周骨折愈合。1例1.5岁Ⅲ型骨折患儿，尺偏型，术后8周随诊，肘关节提携角0°，2年后出现肘内翻。本组无缺血性肌挛缩发生。35例合并神经损伤者34例0.5~3个月完全恢复，1例尺神经损伤3个月后感觉障碍未完全恢复，行尺神经松解。

4. 临证体会

儿童肱骨髁上骨折好发，多为伸直型骨折，治疗方法较多，但治疗不恰当，往往发生肘内翻、缺血性肌挛缩及肘关节功能障碍。而复位不良和固定不当是导致肱骨髁上骨折并发症发生的重要原因。Ⅰ型骨折无移位，骨膜完整，不易发生并发症。Ⅱ型骨折复位后多采用宽石膏托固定，尺偏型固定前臂于旋前位，桡偏型固定在旋后位。因旋前位固定使前臂伸肌群紧张，骨折外侧间隙缩小，内侧骨膜枢纽紧张，可防止肘内翻的发生；而旋后位则使前臂屈肌群紧张，骨折内侧间隙靠拢，外侧骨膜枢纽紧张。Ⅲ型骨折完全移位，骨折不稳定，行穿针内固定，自肱骨外上髁穿入2枚克氏针，从不同方向牢固固定，可有效地避免骨折移位。不少学者采用自肱骨内上髁穿针，由于伤后患肢肿胀严重，肘关节骨性标志不清，肱骨髁上内侧粉碎骨折使肘管容积变小，进针点选择不当，极易引起尺神经损伤。对合并血管、神经损伤的儿童肱骨髁上骨折，在受伤后强迫体位下矫正畸形后再按髁上骨折整复方法复位，避免了骨折断端对血管、神经的嵌压，故神经损伤多在0.5~3个月恢复。短时间内受压的动脉，除非内膜损伤，骨折畸形矫正后多可恢复搏动。

骨折复位后屈肘位固定不易观察是否发生肘内翻。故复位后为防止肘内翻的发生需摄X线片测量Baumann角（简称B角），即肱骨干长轴与通过肱骨小头骺板的轴线之夹角，其正常为70°~80°，提携角为0°~15°。徐华梓等报告B角增大0.5°~0.7°，提携角约减少1°为可疑肘内翻。摄X线片时位置必须正确，应注意使肱骨水平于底片，球管投射的X线束应垂直于底片，否则B角有较大的变化。必要时摄双肘正侧位 X 线片，避免肘内翻的发生。

肱骨髁上骨折并发前臂缺血性肌挛多与不恰当的外固定有关，骨折后软组织肿胀严重（主要是肌肉），造成筋膜间室内容物体积骤增，加上不正确的小夹板和石膏绷带固定技术阻止了骨筋膜室的伸展，致使室内压急剧上升，阻断血液循环，造成肌肉和神经缺血。由于观察不及时，而使肌肉、神经发生不可逆的损害。作者对Ⅰ型、Ⅱ型骨折复位后用宽石膏托固定，既稳定骨折，又不影响小静脉回流，不会引起骨筋膜室综合征。对骨折畸形及肿胀严重者，予以消肿后，再行闭合复位穿针内固定，避免加重肿胀，防止并发症的发生。

（五）矫枉过正治疗小儿尺偏型肱骨髁上骨折

尺偏型肱骨髁上骨折是常见的儿童上肢骨折，因其解剖部位的特殊性，处理不当晚期极易并发肘内翻畸形，严重影响肘关节的功能。我院近 20 年来对小儿尺偏型肱骨髁上骨折采用矫枉过正复位结合外侧穿针内固定方法治疗，效果良好。现对 2000 年 1 月 ~ 2001 年 12 月采用该方法治疗的小儿尺偏型肱骨髁上骨折进行了随访观察与总结，其中随访资料完整的共 213 例，总结如下。

1. 临床资料

本组 213 例，男 183 例，女 30 例；年龄 1 ~ 15 岁，平均 6.4 岁。左侧 89 例，右侧 124 例。其中伸直型 211 例，屈曲型 2 例。合并神经损伤 9 例，占 4.2%。其中正中神经损伤 4 例，桡神经损伤 3 例，尺神经损伤 2 例。开放性骨折（伤口在 1.5cm 以内）2 例。均无血管损伤。病程 30 分钟 ~ 30 天，平均 10.6 天。

2. 治疗方法

采用臂丛神经阻滞麻醉或全麻。复位与固定方法（以伸直尺偏型为例）：患者仰卧位或端坐位，将上臂置于旋前 90° 位，两助手于伸肘前臂极度旋前位对抗牵引，矫正旋转及重叠移位，术者用双手拇指抵于肘后尺骨鹰嘴处向前推顶，余四指重叠环抱于骨折近端向后拉，同时令远端助手在维持牵引的同时将肘关节徐徐屈曲至 90° 位。接着，术者双手拇指抵于骨折近端外侧，余四指托住远端内侧，以折端外侧为支点用力向桡侧反折，直至肘部提携角较健侧增大约 10° 为止，此时手下可触及肱骨外髁向桡侧的突起较健侧高约 0.5cm 或手下触及有明显的台阶感。术者维持复位，一助手选用直径 1.5 ~ 2.0mm 克氏针自肱骨外髁最高点处刺入皮下达骨质，用骨钻带动克氏针边进针边调整方向，克氏针沿肱骨远端侧面轴线与肱骨干长轴夹角 40° ~ 45° 方向进入肱骨远折端并通过骨折线于近端内侧恰好突破骨皮质为止，手法检查骨折端稳定情况，如不稳定则再增加 1 枚克氏针固定，两针交叉 10° ~ 15°，针尾折弯剪短留皮外。无菌包扎，用铁丝托固定肘关节于屈曲 90°、前臂极度旋前位。

术后麻醉消退后即可进行手、肩部功能锻炼，3周后去除内外固定，进行主动结合适度被动功能锻炼，一般术后4~6周肘关节可恢复正常功能。

3. 治疗结果

（1）评定标准：参照 Flynn 标准，并结合临床要求，自行制定评价标准。优：肘关节活动受限<5°，携带角减小<5°，或增加≤10°，无其他并发症。良：肘关节活动受限<15°，携带角减小>5°但尚未形成肘内翻畸形，或增加<15°，无其他并发症。可：肘关节活动受限<30°，携带角消失，已形成<15°的肘内翻畸形，或增加<20°，无其他并发症。差：肘关节活动受限>30°，携带角消失，已形成>15°的肘内翻畸形，或增加>20°，或出现>5°的肘后翻畸形、继发神经损伤等严重并发症。

（2）结果：213例得到2~5年随访，骨折均正常愈合，合并外伤者无并发感染。术后2年后进行肘关节屈伸活动范围及肘关节携带角测量，根据上述标准进行评价：优132例，良77例，可4例，优良率为98.1%。合并神经损伤的9例，8例神经损伤恢复正常，1例尺神经损伤者于术后2个月进行手术探查，尺神经为局部挫伤，有轻度变性，皮肤感觉恢复正常，遗留轻度手内在肌萎缩。

4. 临证体会

肘内翻畸形是尺偏型小儿肱骨髁上骨折最常见的晚期并发症，其主要原因是骨折远端尺偏倾斜。这些观点只能从表面上解释部分治疗结果，而不能较深入阐明所有尺偏型肱骨髁上骨折肘内翻发生的根本原因。肱骨髁上区的生物力学分析表明：其在承受轴向压缩载荷下内侧压应力应变明显较外侧大，其内侧更易发生压缩，而尺偏应力形成的尺偏型骨折其内侧压缩骨折发生率则更高。

通过针对尺偏型肱骨髁上骨折的观察发现：复位后的不稳定，可使骨折失去良好的对位，从而导致肘内翻。当尺偏型肱骨髁上骨折复位良好后，如采用外固定维持对位，一般7~10天骨折趋于稳定，由于外侧骨膜断裂，其断端周围成骨形式主要为软骨内化骨，其化骨速度明显较尺侧的膜下化骨慢，因此早期尺侧的骨膜下成骨表现十分明显，有时在伤后5~7天即可见到长梭形骨膜下化骨影，对比复位后X线片，会发现远骨折端有轻度内移或内倾，已出现了轻度肘内翻。随着外固定的松动与解除，骨折端逐步达到最终稳定，此时肘内翻畸形已形成。分析其原因，一方面，是因为尺偏型骨折在复位时因内侧尚未断裂的骨膜水肿增厚紧张，以及骨膜下血肿于伤后6~8小时即开始凝结形成的含有网状纤维蛋白血凝块，形成对骨折复位的阻挡，复位过程中很难将内侧骨膜再度拉伸恢复长度，故复位时尺侧与桡侧相比常残存微小的嵌插，随着尺侧骨膜下化骨的增强，尺侧拉力逐步增大，而桡侧由于骨膜断裂严重，不能迅速形成早期的骨膜下化骨，导致桡侧的稳定性差，这种尺桡侧拉力的不平衡加剧了肘内翻，也就是说骨折端内外侧愈合速度的差异在骨折尚未达到完全稳定时可形成或加大肘内翻畸形。另外，前臂的重力与肋弓对骨折端内侧的顶压力，对肘内翻畸形的形成也起到了一定作用。

在采用矫枉过正桡偏复位经皮穿针内固定时，一般要求桡偏约5°~10°即可。过大，则可能引起肘外翻；过小，则不能有效预防肘内翻。桡偏复位与传统的骨折力求达解剖复位的观点是不相矛盾的，当骨折达解剖复位后，恢复了其正常的解剖结构，可以发挥其正常功能。但由于小儿尺偏型肱骨髁上骨折的特殊性，早期的解剖复位不一定能达到骨折端最终的解剖对位，而"过度"的复位是给复位后的骨折在达到骨折端最终稳定之前留有再移位的余地，在骨折端趋于稳定过程中，随骨折塑形的进展，骨折局部的形态逐步接近正常解剖形态。许多学者认识到复位时要将尺侧完整的骨膜切断以防止其促使远端内移和内倾，而有的学者报道由于切开复位治疗小儿肱骨髁上骨折时未注意到这个问题而使其肘内翻畸形发生率高达49.1%，而且，其中56.7%手术复位时已经达到了解剖复位。另外，由于大部分肱骨髁上骨折累及尺骨鹰嘴窝，桡偏复位必然影响其形态，从理论上分析可能会导致肘关节功能障碍，但通过随访观察，术后未见鹰嘴窝明显畸形或因鹰嘴窝畸形引起肘关节功能紊乱，这说明早期因桡偏复位所形成的鹰嘴窝畸形可通过后期的塑形矫正，不会引起肘关节功能紊乱。

(六) 桡偏复位外侧穿针内固定治疗小儿肱骨髁上骨折

肱骨髁上骨折是常见的儿童上肢骨折，因其解剖部位的特殊性，处理不当极易出现晚期并发肘内翻畸形，严重影响肘关节的功能。自1999~2002年，我院采用闭合桡偏复位外侧穿针内固定方法治疗小儿肱骨髁上骨折615例，取得良好效果。

1. 临床资料

本组615例，男328例，女287例。年龄最小7个月，最大15岁，平均6.5岁。走路摔伤467例，自高处坠落伤87例，车祸伤61例。左侧225例，右侧390例。闭合性损伤609例，开放性损伤6例（伤口在1.5cm以内）。尺偏型585例，占95.1%；桡偏型30例，占4.9%。合并神经损伤47例，占7.6%，其中正中神经损伤26例，桡神经损伤17例，尺神经损伤4例。无血管损伤。伤后至来诊时间最短半小时，最长35天，平均2.2天，其中0.5小时~1天者459例，2~3天者81例，4~7天者43例，8~14天者23例，15~35天者9例。

2. 治疗方法

采用患侧臂丛神经阻滞麻醉或全身麻醉。患者仰卧位或端坐位（以伸直尺偏型为例），将上臂置于旋前90°位，两助手于伸肘前臂旋前位对抗牵引，矫正旋转及重叠移位，术者用双手拇指抵于肘后尺骨鹰嘴处向前推顶，余四指重叠环抱于骨折近端向后拉，同时令远端助手在牵引下将肘关节徐徐屈曲至90°位；接着，术者双手拇指抵于骨折近端外侧，余四指托住远端内侧，以折端外侧为支点用力向桡侧反折，直至肘部提携角较健侧增大约10°为止，此时手下可触及肱骨外髁较健侧向桡侧突起约0.5cm。术者维持复位，一助手选用直径1.5~2cm克氏针自肱骨外髁最高点处刺入皮下达骨质，用骨钻带动克氏针边进针边调整方向，克氏针沿肱骨远端侧面轴线与肱骨干长轴夹角40°~45°方向进入肱骨远折端并通过骨折线于近端内侧恰好突破骨皮质为止，手法检查骨折端稳定情况。不稳定者则再增加1枚克氏针固定，2针交叉10°~15°，针尾折弯剪短留于皮外。复位与固定后行电视X线机透视检查，复位未达上述要求者进一步调整位置，直至复位满意为止。无菌包扎，用铁丝托固定肘关节于屈曲90°、前臂旋前位。术后麻醉消退后即可进行手、肩关节功能锻炼，3周后去除内、外固定，进行主动功能锻炼，禁止局部手法按摩。

3. 治疗结果

（1）疗效评定标准：参照Flynn标准，并结合临床要求，自行制定评价标准。优：肘关节活动受限<5°，携带角减小<5°，或增加≤10°，无其他并发症。良：肘关节活动受限<15°，携带减小>5°，但尚未形成肘内翻畸形，或增加<15°，无其他并发症。可：肘关节活动受限<30°，携带角消失，已形成<15°的肘内翻畸形，或增加<20°，无其他并发症。差：肘关节活动受限>30°，携带角消失，已形成>15°的肘内翻畸形，或增加>20°，或出现>5°的肘后翻畸形、继发神经损伤等严重并发症。

（2）疗效评定结果：本组615例均达桡偏5°~10°复位，骨折端稳定。498例无旋转移位，117例远端有向前或后<10°的旋转。尺偏型骨折543例使用1枚克氏针固定，42例使用2枚克氏针固定，30例桡偏型骨折均使用2枚克氏针固定。针孔3~7天闭合，平均3.5天，无并发感染。骨折3~6周达临床愈合，平均3.5周。615例均于临床愈合后去除外固定行功能锻炼，1周后取出内固定克氏针。随访2~6年，平均3.7年。615例均达骨性愈合，合并外伤者无并发感染。术后2年后进行肘关节屈伸活动范围及肘关节携带角测量，以健侧为对照按上述标准进行评价。结果，优197例，良411例，可7例，优良率为98.9%。47例合并神经损伤者，45例神经损伤恢复正常，有2例尺神经损伤者于术后2个月进行切开探查，均为局部挫伤，1例恢复正常，1例皮肤感觉恢复正常，遗留轻度手内在肌萎缩。

4. 临证体会

小儿肱骨髁上骨折是骨伤科临床常见病。其最主要的晚期并发症为肘内翻畸形，尺偏型骨折发生率可高达50%，对于小儿肱骨髁上骨折肘内翻畸形发生的机理有多种分析，如骨折远端的内倾、肱骨远端全骨骺的损伤。这些观点只能从表面上解释部分类型的治疗结果，而不能较深入阐明所有类型肘内翻发生的根本原因。肱骨髁上区的生物力学分析表明，其在承受轴向压缩载荷下内侧压应力应变明显较外侧大，其内侧更易发生压缩，而尺偏应力形成的尺偏型骨折其内侧压缩骨折发生率则更高，其中很大一部分无明显移位的骨折可因内侧骨质压缩而最终形成肘内翻畸形。

我们通过对上千例肱骨髁上骨折的复位、固定与随访观察发现，复位后的不稳定，可使骨折失去良好的对位，从而导致肘内翻。当肱骨髁上骨折复位良好后，如采用外固定维持对位，一般7~10天骨折趋于稳定，此时，一侧的骨膜下成骨表现十分明显，可见到呈现长梭形骨膜下化骨影，因临床上尺偏型骨折多见，故骨折端内侧最常见，此时再对比复位后X线片，会发现远骨折端有轻度内移或内倾，已出现了轻度肘内翻。随着外固定的松动与解除，肘内翻畸形逐步加大。分析其原因，一方面，是因为尺偏型骨折在复位时因内侧尚未断裂的骨膜水肿增厚紧张，复位过程中很难将其再度拉伸恢复长度，故复位时尺侧与桡侧相比常残存微小的嵌插，加之随后内侧骨膜的收缩与骨化，使尺侧拉力逐步增大，而桡侧由于骨膜断裂严重，不能迅速形成早期的骨膜下化骨，尺桡侧拉力的不平衡加剧了肘内翻，这种骨折端内外侧愈合速度的差异在骨折尚未达到完全稳定时可形成或加大肘内翻畸形；另外，前臂的重力与肋弓对骨折端内侧的顶压力，对肘内翻畸形的形成也起到了一定作用。在采用桡偏复位经外侧穿针内固定时，一般要求桡偏约10°即可，过大，则可能引起肘外翻，过小，则不能有效预防肘内翻。桡偏复位与传统的骨折力求达解剖复位的观点是不相矛盾的，当骨折达解剖复位后，恢复了其正常的解剖结构，可以发挥其正常功能。但由于小儿肱骨髁上骨折的特殊性，早期的解剖复位并不能达到骨折端最终的解剖对位，而过度的复位是给复位后的骨折在达到骨折端最终稳定之前留有再移位的余地。在骨折端趋于稳定过程中，随骨折塑形的进展，骨折局部的形态逐步接近正常解剖形态。许多学者认识到由于骨折内侧的骨质压缩，导致表面看到的解剖复位并不能矫正尺倾，所以有学者报道切开复位治疗小儿肱骨髁上骨折肘内翻畸形发生率高达49.1%，而且，其中56.7%手术复位时达到了解剖复位。另外，由于大部分肱骨髁上骨折累及尺骨鹰嘴窝，桡偏复位必然影响其形态，从理论上分析可能会导致肘关节功能障碍，但通过随访观察，未见鹰嘴窝明显畸形或因鹰嘴窝畸形引起的肘关节功能障碍，这说明早期因桡偏复位所形成的鹰嘴窝畸形可通过后期的塑形矫正，不会引起肘关节功能紊乱。

复位与固定过程中应注意以下几个问题：①复位时应注意不要反复粗暴手法整复以免加重损伤，早期局部肿胀严重时应行畸形矫正并临时外固定制动，待肿胀减轻后再进一步复位与固定。②术中应注意矫正旋转及肘后翻，特别是对于女性患儿，轻微的肘后翻畸形也应矫正，以防其进入青春期后由于关节松弛形成更大的肘后翻畸形。③外固定时应将前臂置于旋前位，此时肱桡伸肌群及肘外侧和后侧韧带结构紧张，远折端和近折端紧密接触，不易发生向外成角，有助于预防肘内翻的发生。④对于尺偏型骨折，桡倾复位一定要严格，而桡偏型骨折复位时应注意不要形成较大的桡移，并要将前臂固定于旋后位，以免形成肘外翻畸形。⑤术后 3 周内、外固定去除进行功能锻炼时应禁止局部的按摩，可进行自主的屈伸及适度的被动屈伸，不可过于加强被动锻炼，以免形成骨化性肌炎。⑥骨折时间超过 10 天，骨折端已形成骨痂者，复位时较困难。对于骨折对位良好，仅表现为尺偏移位或合并 <15° 的旋转者，多数尚可复位成功，如果断端明显侧向或前后分离或旋转 >15° 者，闭合复位困难，即使复位成功，常因反复手法复位对局部组织造成严重损伤而预后较差，应考虑切开复位或二期矫形手术治疗。⑦由外向内穿针时，术者维持复位的手指应避开针尖将要穿出的位置，不仅可避免误伤术者手指，更重要的是避免刺伤被按压固定后的神经及血管。闭合手法桡偏复位经皮穿针内固定治疗方法是在中医筋骨并重，动静结合的思想指导下，经过多年的临床实践逐步形成的。采用手法将移位的骨折断端复位，并采用远折端桡偏的方法适度加大携带角，以预防肘内翻畸形的发生。与传统的单纯手法复位夹板或石膏外固定及手术切开复位内固定相比，其有操作简便，复位准确，损伤小，固定可靠，无手术切口瘢痕影响美观、并发症及后遗症少等优点，是一种疗效可靠的中西医结合治疗方法。

（七）儿童髋部骨折的治疗——附 20 例报告

儿童髋部骨折临床较少见，并发症较多，可出现股骨头缺血性坏死、髋内翻、股骨头骨骺早闭、短髋畸形、肢体短缩等。其并发症大多与骨折移位程度、固定可靠程度、内固定针穿过骨骺或过早负重有关。自 1994 年 10 月至 2006 年 2 月，作者采用经皮穿入克氏针和中空松质骨螺钉治疗儿童髋部骨折 20 例，取得满意效果。

1. 临床资料

本组 20 例，男 12 例，女 8 例。年龄 3～15 岁，平均 9.1 岁。坠落伤 11 例，车祸伤 6 例，跌伤 3 例。伤后至就诊时间 1～3 天。骨折按 Delbet 分型，骨骺分离（I型）2 例，经颈骨折（II型）10 例，经转子骨折（III型）6 例，转子间骨折（IV型）2 例。伴多发骨折 5 例。3～10 岁者行克氏针固定，11～15 岁者行空心螺钉固定。

2. 治疗方法

（1）闭合复位内固定术：术前用皮牵引或胫骨结节下骨牵引，牵引 3～5 天后，在硬膜外或静脉复合麻醉下患者仰卧于骨科牵引床上，行手法复位，患肢在牵引下外展 25°~30°，内旋 15°~20°。C 形臂 X 线机透视骨折复位满意后，克氏针固定者，在大转子下，沿股骨颈轴线方向，电钻钻入 3 枚克氏针（直径 2~2.5mm）。3 枚克氏针排列分布略呈三角形，针尖距骨骺下方 0.5~1cm，将针尾折弯，留于皮下。术后用单髋石膏外固定于外展中立位 12 周。空心螺钉固定者，在平行导向器引导下置入 2 枚克氏针，用测深器确定所需螺钉长度，将合适长度空心螺钉通过导针拧入骨内，钉尖距骨骺下方 0.5~1cm。术后患肢置于外展中立位。行石膏裤固定 10~12 周后，床上活动至骨折愈合。

（2）切开复位内固定术：本组 4 例 Ⅱ 型骨折闭合复位不满意者，行切开复位内固定，2 例用克氏针固定，2 例空心螺钉固定。取髋关节外侧切口，于阔筋膜与臀中肌间进入显露股骨颈骨折端，用骨膜剥离器撬起嵌入折端软骨，骨折复位，在 C 形臂 X 线机透视下，再打入克氏针或空心松质骨螺钉。术后石膏裤固定 10~12 周。

3. 治疗结果

本组 18 例获 1~12 年的随访，2 例 Ⅱ 型骨折因复位不佳股骨颈前成角发生轻度短髋畸形，2 例 Ⅱ 型、1 例 Ⅲ 型骨折发生股骨头缺血性坏死，其中 2 例 Ⅱ 型骨折患儿是术后 4 个月后下床活动，半年后复查发现股骨头缺血性坏死。

4. 临证体会

儿童髋部骨折临床并不多见，在所有儿童骨折中发生率少于 1%。由于儿童股骨颈、头、大转子呈一片软骨，暴力自髋臼直接传导至大转子而减弱，因而只有暴力直接打击髋部才能使其骨折。另外，血液供应主要依靠旋股外侧动脉在股骨颈基底部形成关节囊外动脉环，外侧颈升动脉是营养股骨头骨骺板的主支，圆韧带血管供血极少。因此骨折一旦发生，特别是移位严重的骨折，带来的并发症多。处理不当可发生股骨头缺血性坏死、髋内翻畸形及下肢短缩等。儿童股骨颈解剖学上的特点是骨质坚韧致密，峡部的横径比成人小。通过牵引、闭合复位，经皮内固定可取得较好的疗效。由于儿童好动，难以耐受长期牵引及单纯外固定，易致骨折移位造成骨折不愈合、髋内翻等不良后果。克氏针固定对周围血液供应干扰小，不会造成骨折端碎裂。但克氏针固定不牢固，其抗剪力作用小，不利于断端间加压，而且容易发生骨折断端分离和针的松动、游走、退出等并发症的发生。对年龄在 10 岁以下儿童予 3 枚直径 2~2.5mm 克氏针经皮穿针固定。而固定螺钉对儿童细窄的股颈骨组织损伤多，进一步破坏股骨头颈血液供应。10 岁以上者，可行中空松质骨螺钉固定。中空松质骨螺钉固定具有更好的机械稳定性，术后不易移位，而空心螺钉的生理加压使骨折端更紧密接触，产生嵌插衔接，增加了内固定牢固性，加快骨折端愈合。手术中根据儿童的体形、年龄、股骨颈截面大小选择合适直径的螺钉，以减少对股骨颈骨组织的破坏。对 Delbet I 型骨骺分离，采用克氏针固定，对于一些特殊病例，如骨骺接近闭合患者，联合应用克氏针和空心螺钉固定，或采用 1 ~ 2 枚空心螺纹钉同时固定。

早期移位和骨折的程度对股骨头缺血性坏死的发展起着决定性作用，治疗越早越好。吴守义等认为，儿童股骨颈骨折发生股骨头缺血性坏死者，多发生在陈旧性骨折及早期未作处理的骨折、移位或反复整复增加血液供应损害的病例。所以儿童髋部骨折要及早诊治，正确复位，可靠固定。复位前牵引时间不要过长，本组早期 1 例 3 岁 III 型骨折，骨折无移位，行胫骨结节下骨牵引，牵引 2 周后拍摄 X 线片复查骨折移位，后行闭合复位克氏针固定，6 个月后复查见股骨头缺血性坏死。儿童髋部骨折必须解剖复位，复位不佳易造成髋内翻、股骨头坏死、短髋畸形及肢体不等长。儿童髋部骨折后，骨折移位程度较成人轻，多数可行闭合复位，本组 4 例 II 型骨折复位不满意，股骨颈前成角，行切开复位，术中见有撕脱的股骨颈软骨嵌入骨折断端而影响复位，软骨嵌入骨折断端亦是造成股骨颈骨折不愈合或迟缓愈合、股骨头坏死的原因之一。取髋外侧切口，切开外侧关节囊显露股骨颈骨折处，撬起嵌入骨折断端的软骨，前成角纠正，骨折即可复位。手术操作简单，对关节囊周围血管损伤小。过早的负重是造成股骨头坏死并发症的常见原因。内固定与外固定要相结合，儿童好动，外固定 10 ~ 12 周不影响髋关节功能，外固定解除后床上行功能锻炼，骨折愈合后，方可下地逐渐负重活动。骨折愈合后应定期复查。在治疗中，严格遵循治疗原则，是减少并发症的关键。总之，早期采用闭合复位，经皮克氏针内固定或空心螺钉固定治疗儿童髋部骨折疗效较好，可避免并发症的发生。

（八）小儿臀肌筋膜挛缩症 95 例报告

臀肌筋膜挛缩症是近 20 余年被逐渐认识的疾病，以臀部肌肉及筋膜纤维化、髋关节外展外旋畸形及屈曲受限为特征。到 90 年代已有许多报道，但仍有误诊及漏诊，手术的方法也各有所持。

1. 临床资料

共 95 例，男 62 例，女 33 例，年龄 3 ~ 18 岁，平均 8 岁。双侧 94 例，单侧 1 例。发病时间 1 ~ 10 年。病史中有反复臀部肌肉注射史（药物不详）。体征：患儿外八字步态，跑步呈跳跃状，易摔倒；小臀畸形，臀大肌外缘凹陷，可触及索条状物；内旋位屈髋时出现大粗隆弹响；下蹲双膝分开呈划弧征；坐椅双膝不能相交，即搁腿试验（+）；30 例 ober 征（+）。

2. 治疗方法

取臀大肌外上凹陷至大粗隆下 2cm 弧形切口或大粗隆正中 "S" 切口约 8cm，

皮下剥离，在大粗隆周围开窗切除部分挛缩带及变性肌筋膜，探查臀中、小肌，如纤维化彻底松解。手术中测试效果，以中立位屈髋屈膝划弧征（－），内收内旋屈髋时大粗隆弹响消失为优良。如不能达中立位，要探查外旋肌群及关节囊，给予松解。

3. 治疗效果

随访2个月～5年，除2例严重患儿有外旋肌群及关节囊的挛缩，遗留外八字步态，下蹲仍有划弧征，但较术前明显改善。其余患者均外八字步态消失，划弧征（－），搁腿试验（－）。

4. 临证体会

（1）病因：到目前病因并不完全清楚。我们收治的患者均为儿童期发病，均有臀肌注射史。支持儿童易感性学说及臀肌注射学说；多数患者均集中来自一个县的一、两个镇，考虑与药物的刺激及给药方式有关。

（2）诊断：因常有误诊及漏诊，我们的诊断标准为：①多次臀区肌肉注射史的儿童；②外八字步态；③划弧征（＋），双下肢中立位下蹲过程双膝划圈；④搁腿试验（＋），即坐在椅子上双膝不能相交；⑤内收内旋屈髋时大粗隆部位出现弹响；⑥ober征（＋）。有以上4项即可诊断。

（3）治疗：本病一经诊断，宜手术治疗，保守治疗无效。延误治疗将影响小儿发育。手术方法主要是松解。根据病变采用完全彻底切除纤维化组织，单纯切断及开窗切除松解两种方法。将变性挛缩组织索条完全切除，能完全松解，但创面大，渗血渗液多，手术遗留空腔大，易形成滑囊或感染影响手术效果。对病变广泛者，变性挛缩组织与正常组织粘连，单纯挛缩带及肌筋膜切断难以奏效。我们多采用大粗隆周围开窗切除变性组织、挛缩带及肌筋膜能很好克服以上两者的缺点，彻底止血，直接缝合。无菌敷料加压包扎，消灭死腔，以防渗血渗液。双膝并拢制动2周，拆线后再行功能锻炼。术后6周～2个月功能可完全恢复。

（九）小儿孟氏骨折269例治疗体会

小儿孟氏骨折在小儿肘部骨折中发生几率较高，而且后遗症最多。

1. 临床资料

本组269例，年龄2～14岁，平均5.6岁。新鲜骨折192例，受伤至就诊时间24小时内111例，2～7天56例，1～2周25例；陈旧骨折77例，受伤时间最长2年。Ⅰ型骨折215例，其中32例为尺桡骨双骨折合并桡骨头脱位。Ⅱ型骨折30例，Ⅲ型骨折24例。

2. 治疗方法

伤后24小时内来诊者，先行拔伸牵引及分骨，完全矫正尺骨成角。然后术者拇指被动将前臂旋后、屈曲，使之复位。透视下复位满意，用石膏夹固定肘关节略旋后、屈曲100°~110°位，3天后摄X线片1次，以后每周复查1次，4~5周去石膏行练功活动，2周及6周时各复诊1次。伤后2~7天来诊者，在臂丛神经阻滞麻醉下试行手法复位。伤后1~2周来诊及尺骨成角大于20°者，在臂丛神经阻滞麻醉下，行手法复位，矫正尺骨角度，局部消毒，选择2mm克氏针或三棱针从尺骨鹰嘴穿针，贯穿整个尺骨髓腔，针尾折弯埋于皮下；另选择1枚1.5mm克氏针从肱骨外髁向桡骨小头穿针固定，进针深5mm左右，针尾折弯留于皮外，4周即拔除。石膏夹固定6周。尺骨内钢针在骨折愈合后拔除。尺桡骨双骨折合并桡骨头脱位者，麻醉下手法复位，分别在尺骨鹰嘴及桡骨远端结节处穿入克氏针固定，桡骨头复位，余同其他类型治疗。

3. 治疗结果

192例新鲜骨折，经非手术治疗，有164例桡骨头复位，随诊3个月，无再脱位，肘关节屈伸活动好，旋前、旋后均大于50°；28例去石膏练习活动后桡骨头再脱位，其中骨折24小时内复位失败7例，1周内8例，2周内13例。失败28例及陈旧骨折77例，采用环状韧带修补或重建、尺骨截骨延长术。随诊6~24个月，术后桡骨头仍半脱位2例，旋后小于30°者45例，其中小于10°者18例。

4. 临证体会

（1）小儿孟氏骨折漏诊漏治的原因：在本组77例陈旧骨折病例中，有63例伤后曾到当地医院就诊，摄X线片未发现骨折，半月后患者因肘关节畸形及活动障碍来诊，失去了早期手法复位的时机。造成小儿孟氏骨折漏诊的原因，主要与临床医生对小儿肘关节X线片认知不足有关，小儿肘关节各骨骨骺骨化中心出现的时间不同，肱骨内外髁骨化中心在10~12岁出现，尺骨鹰嘴骨化中心在9岁左右出现，桡骨头骨骺骨化中心在5岁前后出现。年龄较小的小儿由于骨骺软骨X线片上不显影，肘关节间隙较大。缺乏经验的医师找不到正常对位关系，只注意到尺骨的骨折，忽视了桡骨头的脱位，特别是尺骨近端青枝或成角不大的骨折，单纯用石膏托固定尺骨骨折，桡骨头未复位，直到局部肿胀减轻，才发现桡骨头部位向前外侧高突。所以前臂中上段损伤拍摄X线片时均要包括肘关节，阅片时要谨记桡骨干纵轴线通过肱骨头骨化中心。

（2）治疗方法与就诊时间的关系：在小儿孟氏骨折的治疗中，尺骨的解剖复位对预防桡骨头脱位至关重要，孟氏骨折时尺骨成角造成该骨的短缩，桡骨相对过长，并且桡骨头脱位使肘关节囊、环状韧带损伤，桡骨头失去坚强的约束，尺骨复位通过尺桡关节及尺桡骨之间的骨膜对桡骨起支撑及约束作用。小儿孟氏骨折早期，局部肿胀不严重，触摸尺骨清楚，容易复位。骨折 24 小时后，肿胀加重，给手法复位带来困难，我们通过神经阻滞麻醉，使肌肉松弛，减少了操作过程中患儿因疼痛不合作。尺骨成角过大，桡骨头脱位时间相对较长者，复位后不稳定，故我们选择了穿针固定。年龄越小的小儿骨生长能力越强，3 岁以下的患儿，伤后半月往往发现不了尺骨骨折线。

（3）小儿孟氏骨折桡神经的机制损伤及处理原则：本组中有 58 例伴有桡神经症状，将桡骨头复位，应用神经营养药后，均在 3 个月内得到恢复。分析认为这与桡神经在肘部的解剖位置有关，桡神经位于肱肌与肱桡肌间至肱骨外上髁下方约 1cm 处，分为浅、深两支，深支即骨间背侧神经，穿过旋后肌浅、深两层之间，紧贴桡骨颈达前臂背侧，发出肌支支配肱肌、肱桡肌及桡侧伸腕肌。环状韧带与尺骨桡切迹共同围绕把持桡骨颈。孟氏骨折时桡骨头脱位，走行于桡骨颈前侧的骨间背侧神经受到牵拉，并且环状韧带损伤，周围组织水肿，加重了桡神经的损伤，将桡骨头复位，解除牵拉，组织水肿消退后，桡神经功能均能得到恢复。对此，目前临床上仍有部分医生行神经探查手术，这只能加重肘关节损伤，提高了致残率，我们认为很不可取。

附篇

特色方药临床研究与应用

一、消肿止痛胶囊的制备及临床应用

消肿止痛胶囊是我院制备的一种中药制剂，具有活血化瘀、消肿止痛之功效。对于各种跌打损伤、瘀血肿痛、闪腰岔气、筋脉不舒之疼痛，都有较好的疗效。

1. 处方的制备

取丹参60 g，当归60 g，赤芍60g，延胡索（醋）30g，土鳖虫30g，大黄（酒）18g，三七4.5g，木香30g，陈皮6g，冰片1.5g，共10味药。将冰片研成细粉备用，其余丹参、当归等9味粉碎过筛加入冰片细粉，混匀，灭菌后填充于1000粒1号胶囊。

2. 质量标准

（1）性状：本品为胶囊剂，内容物为棕黄色粉末，气香，味微苦，有清凉感。

（2）鉴别

丹参：取本品内容物3g＋乙醇20ml超声处理10分钟，滤过。滤液挥干，加无水乙醇2ml，作为供试品溶液，另取丹参酮ⅡA对照品，加无水乙醇制成2mg/ml的溶液，作为对照品溶液，照薄层色谱法试验。吸取供试品溶液和对照品溶液各5μl，分别点于同一硅胶G薄层板上，以正己烷－醋酸乙酯（9:1）为展开剂展开，取出晾干。供试品色谱中，在与对照品色谱相应的位置上，显相同颜色的斑点。

当归：取本品内容物3g＋甲醇25ml超声处理20分钟，滤过。滤液蒸干，残渣加水50ml使溶解，再加盐酸5ml，水浴加热30分钟，立即冷却，置分液漏斗中，用乙醚振摇提取2次，每次20ml，合并乙醚液，挥干。残渣加醋酸乙酯2ml使溶解，作为供试品液。另取当归对照药材2g，加乙醚15ml，浸渍30分钟，时时振摇，滤过。滤液挥干，残渣加醋酸乙酯1ml使溶解，作为对照药材溶液，照薄层色谱法试验。吸取上述两种溶液各2μl，分别点于同一硅胶G薄层板上，以石油醚（30℃~60℃）－甲酸乙酯－甲酸（15:15:1）的上层溶液为展开剂，展开，取出，晾干。置紫外灯（365nm）下检视。供试品溶液中，在与当归对照药材色谱相应位置上，显相同的2个蓝色荧光斑点。

赤芍：取本品内容物3g＋乙醇10ml，振摇5分钟，滤过，滤液蒸干，残渣加乙醇2ml使溶解，作为供试品溶液。另取芍药苷对照品，加乙醇制成2mg/ml的溶液，作为对照品溶液。照薄层色谱法试验。吸取上述两种溶液各4μl，分别点于同一硅胶G薄层板上，以三氯甲烷－乙酸乙酯－甲醇－甲酸（40:5:10:0.2）为展开剂，展开，取出，晾干，喷以5%香草醛硫酸溶液，加热至斑点显色清晰。供试品色谱中，在于对照品色谱相应的位置上，显相同的蓝紫色斑点。

（3）检查：均匀度：取本品内容物 5g 于光滑纸上，平铺，将其表面压平，在亮处观察，应呈均匀的颜色；水分、装量差异、崩解时限及卫生学检查应符合《中国药典》胶囊剂项下的有关规定。

（4）功能主治：活血祛瘀，消肿止痛。用于跌打损伤、瘀血肿痛及闪腰岔气、筋脉不舒之疼痛。

（5）用法用量：用黄酒或温开水送服，6～8 粒/次，2～3 次/天。

（6）注意事项：①孕妇、月经过多及伴有其他出血倾向者禁用；②服药期间如有过敏或其他不适应症状应立即停用。

3. 临床观察

（1）临床资料：选择在我院就诊符合"中药新药治疗软组织损伤的临床研究指导原则"、具有典型红肿疼痛患者共 248 例，男 144 例，女 104 例。其中骨折初期 156 例，踝腕关节扭伤 64 例，腰腿扭伤、跌伤 28 例。患者年龄最大 72 岁，最小 11 岁。随机分为治疗组 148 例，对照组 100 例。

（2）治疗方法：治疗组用黄酒或温开水送服本制剂，2～3 次/天，每次 6～8 粒。6 天 1 个疗程。对照组给予活血化瘀良药龙血竭片（云南大唐汉方制药有限公司生产，规格 0.4g/24 片）治疗，每次 4～6 片，3 次/天。

疗效标准：治愈：3 天内症状明显减轻，6 天内肿胀消失；显效：3 天内症状减轻，6 天内肿胀明显消退；无效：6 天内肿胀消退不明显，疼痛减轻不明显。

（3）治疗结果：治疗组：治愈 116 例，占 78.4%；显效 30 例，占 20.3%；总有效率为 98.7%，无效仅为 2 例。对照组：治愈 79 例，占 79%；显效 20 例，占 20%；总有效率为 99%，无效为 1 例。两组患者临床疗效比较，总有效率经 χ^2 检验，差异无显著性 $P > 0.05$。用药期间两组患者均无明显不良反应发生。

4. 临证体会

处方中丹参具有活血祛瘀、养血安神、调经止痛、凉血消痛的功效。当归具有活血补血、镇痛抗菌的疗效。再辅以散瘀止血、消肿定痛的三七、清热止痛的冰片、清热凉血的赤芍以及活血续骨的土鳖虫，全方共奏活血祛瘀、消肿止痛之功效，同时该制剂制备方法简便，质量安全可控，患者服用方便。经多年的临床疗效观察，确实是治疗跌打损伤、瘀血止痛的良药。

二、整骨接骨药丸促进骨折愈合的临床研究

整骨接骨药丸是我院复方制剂，已有 50 余年临床使用历史，是根据中医骨伤治疗的基本原则和中药的性味功效并结合现代药理研究组成。具有活血化瘀、消肿止

痛、续筋接骨、补肾健脾之功效，能促进骨痂的生长，缩短骨折的愈合期，经多年临床应用，疗效确切。为进一步论证其临床疗效，将 2004 年 11 月至 2007 年 2 月收治符合病例纳入标准的 60 例 Colle's 骨折患者随机分为两组，以麝香接骨胶囊为对照进行了系统的临床观察，现将观察结果总结报告如下。

1. 临床资料

病例资料：共纳入符合诊断、纳入和排除标准的 Colle's 骨折 60 例，男 23 例，女 37 例。年龄 37～72 岁。伤后至就诊时间最短半小时，最长 1 天。受伤原因均为摔伤。采用随机双盲双模拟对照试验法，将合格受试者按来诊的先后顺序以 1:1 的比例分成治疗组与对照组，每组均为 30 例，两组年龄、性别、伤后就诊时间、骨折状况等分布情况比较（见附表 1、附表 2），差异均无统计学意义（$P > 0.05$）。

附表 1　患者一般情况比较

组别	平均年龄（岁）	男/女（例）	伤后至就诊时间（h）
治疗组	52.3	12/18	6.5 ± 1.24
对照组	51.9	11/19	6.6 ± 1.21

附表 2　两组患者骨折情况比较（例）

组别	受伤侧别	掌倾/尺偏角		
	左/右	<0°	<5°	<10°
治疗组	13/17	15/14	13/13	2/3
对照组	12/18	14/13	14/14	2/3

纳入标准：按照《中药新药治疗外伤性骨折的临床研究指导原则》中 Colle's 骨折诊断标准。

排除标准：①不符合诊断标准，未按规定用药，无法判断疗效或资料不全等影响疗效或安全性判断者。②年龄在 37 岁以下或 72 岁以上者。③妊娠或哺乳期妇女。④对本药物或对照药物过敏或多种药物过敏者。⑤合并有肝肾或心血管疾病或有不良影响的其他疾病者或长期服用激素者。⑥精神病或老年痴呆者。⑦病理性骨折者。⑧多发骨折或合并其他复合伤者。⑨整复效果不理想，未达到近解剖复位者。

中止和撤出临床试验的标准：①出现严重胃肠道反应，中止服药及试验过程中出现其他严重并发症者。②临床试验过程中自行解除外固定或未按时来院复诊者。

2. 治疗方法

（1）骨折整复及观察：60 例患者均由本院整复科同一高年资整复手法熟练的医生整复后给药，并安排患者在整复后 5、14、21、28 天拍摄 X 线片复查（5 天复查患者骨折是否错位，14、21、28 天观察骨痂生长情况，根据具体情况，提前愈合或延后愈合者可以加或减拍摄 X 线片）。

（2）药品名称、规格和用法用量：①治疗组：口服整骨接骨药丸（处方组成：丹参、乳香、没药、续断、骨碎补、当归、鸡骨、土鳖虫、黄芪、厚朴、白术等。规格为每包 2g，由文登整骨医院制剂室提供，丸剂，生产批号：041109），每次 1 包，每天 3 次，温水送服。②对照组：口服麝香接骨胶囊（药物组成：赤芍、麻黄、牛膝、麝香等。规格为每粒 0.4g，唐山景忠山药业有限公司生产，胶囊，生产批号：040124），每次 5 粒，每天 3 次，温水送服。③用于双盲双模拟的模拟药：试验药为丸剂，而对照药为胶囊，故分别准备与两种药物外形相同、气味类似的模拟剂，均以淀粉为主要成分构成，由文登整骨医院制剂室提供，与治疗药物配成药对同时服用，每一受试者或服用"整骨接骨药丸 + 麝香接骨胶囊模拟剂"，或服用"麝香接骨胶囊 + 整骨接骨药丸模拟剂"，每一药对由科研部门负责人事先编号，该药物编号在整个试验过程中保持不变，本课题研究人员及受试者均不知情。

（3）药品包装及发放：所有试验药品根据每个受试者每次随访药量进行包装及编号，胶囊用铝塑板包装，丸剂用袋包装，每次发放可供患者 1 星期的研究用药外加 2 天备份用药，交代患者药品服用方法，并要求患者在下次就诊时将剩余药品带回。试验期内不允许加用其他止痛、活血化瘀或促进骨折愈合有关的药品。药品严格按编号随机发放。

3. 疗效观察

（1）统计学方法：研究结束后，由科研部门负责人揭盲，将结果录入数据库，用 SPSS 软件进行统计分析，根据观察指标和数据的不同，计量资料采用 t 检验，计数资料采用 χ^2 检验，以 $P < 0.05$ 为差异有统计学意义。

（2）临床表现比较分析：按骨折肿胀程度分为无、轻、中、重 4 个等级，分别按 0、1、2、3 计分，于用药后第 3、6、9、12 天进行观察统计；疼痛的观察主要依据患者主诉，观察每例患者自觉疼痛消失或可以忽略不计时需要的最短时间；骨折临床愈合标准参考《中药新药治疗外伤性骨折的临床研究指导原则》标准评定，结果如附表 3 所示，治疗组肿胀、疼痛消失时间及骨折愈合速度方面明显优于对照组。

（3）骨折愈合程度评分比较分析：分别于骨折整复后 14、21、28 天拍摄 X 线片，根据骨痂形成情况进行评分。0 分：断端边缘锐利整齐，无明显骨痂量形成；1 分：断端边缘趋向模糊，少量骨痂，骨痂密度较淡，骨痂边缘模糊；2 分：断端边缘显著模糊，稍多骨痂量，骨痂密度稍深，骨痂边缘不整齐；3 分：断端边缘接近消失，骨痂量多但未填满，骨痂密度比正常骨密度稍淡，骨痂边缘较淡，与正常骨界限存在；4分：断端边缘完全消失，骨缺损完全被骨痂充填，骨痂密度与正常骨密度相同，骨痂边缘与皮质连接。评分结果见附表3、附表4所示，整骨接骨药丸优于对照组。

附表3　两组消肿、疼痛及骨折临床愈合天数比较

组别	消肿情况（计分值）		疼痛消失时间（d）	骨折愈合时间（天）
	6 天	12 天		
治疗组	1.47 ± 0.72	0.72 ± 0.31	5.53 ± 1.28	25 ± 1.74
对照组	1.64 ± 0.87	1.12 ± 0.70	5.67 ± 1.43	28 ± 1.36
P 值	<0.05	<0.01	<0.01	<0.01

附表4　两组骨折愈合评分结果比较（x ± s）

组别	14 天	21 天	28 天
治疗组	0.54 ± 0.19	1.48 ± 0.55	1.94 ± 0.70
对照组	0.51 ± 0.21	1.38 ± 0.61	1.69 ± 0.53
P 值	<0.05	<0.05	<0.01

（4）治疗效果分析：参照《中药新药治疗外伤性骨折的临床研究指导原则》标准评定，整骨接骨药丸组有效率为96.67%，麝香接骨胶囊组有效率为70.0%，两组比较，差异有统计学意义（$P<0.05$）。

4. 临证体会

（1）骨折的病因病机及中医治疗原则：中医认为，骨折早期必然伴有局部筋脉损伤。血离经脉，瘀积不散，导致气血凝滞，经络受阻，故见疼痛、肿胀、功能障碍等。治宜活血化瘀、消肿止痛为主。随着瘀肿的消退，气血凝滞的病理特点逐渐减轻，故治宜接骨续筋为主、活血化瘀为辅。到骨折后期，由于长期卧床，病理表现以肝肾亏虚、脾胃虚弱、气血不足、筋骨虚弱为主，故治宜补益肝肾、益气生血、强壮筋骨及健脾为主。

（2）整骨接骨药丸促进骨折愈合的机理：整骨接骨药丸为纯中药制剂，近年来，多项研究结果表明，中药具有疏通微循环，促进血肿吸收、机化；促进骨端钙、磷离子沉积、促进骨痂质量、增加骨痂抗折力等，几乎对骨折全过程均有良好影响。王和鸣等证实部分接骨续筋、补肾壮骨药具有促进骨髓基质细胞向成骨细胞分化的作用。整骨接骨药丸中的丹参、乳香、没药活血化瘀、消肿止痛；续断、补骨脂接骨续筋、补骨壮骨；当归、黄芪益气活血；厚朴、白术健脾行气。诸药合用，可以

达到上述骨折治疗原则的要求。丹参能使以充血为主的早期软组织血容量增加情况得到改善，纠正局部的血液瘀滞、除去局部瘀血、改善血液循环功能。能改善局部血液循环，促进钙吸收和钙沉积，可以从邻近的骨组织中动员出来较多的钙，以满足新骨形成的需要，有利于骨折的愈合。有研究表明，当归、土鳖虫含有的微量元素锌、锰对成骨细胞的活动起着积极的调节作用。当归、土鳖虫富含多种氨基酸，可以促使 TGF - β 合成，土鳖虫可促进骨折部位血管形成，改善局部的血液循环，而血管生成对骨折修复具有重要意义。促进骨生成细胞及破骨细胞的活性与数量增强，功能活性增加，骨痂增长快，使骨折早期愈合。能明显加速实验性骨折大鼠骨痂的形成和骨折愈合时间，显著改善骨折部位的生物力学性能，对骨痂内骨胶原的积累和钙盐沉积有促进作用。自然铜提高了骨痂中锌、铁、锰、铜的含量或活性，有利于钙盐的沉积，增强了骨的强度，提高骨折愈合质量，加快骨折愈合速度。在骨痂形成期，骨折断端由于局部缺氧，机体通过正常代偿反应诱导软骨细胞线粒体中钙离子释放于基质中，刺激成骨细胞分化繁殖，此时过多使用活血化瘀药可破坏这种相对稳定的代偿机制。应适时转向续筋接骨为主，自然铜等含有丰富钙盐和微量元素，参与蛋白合成酶代谢等，有利于骨质修复。在骨痂改造期，选择骨碎补通过增加骨胶原分泌及钙盐沉积促进骨缺损的愈合，促进基质形成、软骨改造，使新生骨出现早、增加快。影响骨折愈合最根本的因素是局部的血液供应。任何影响血液供应的因素都会影响骨折愈合。骨折愈合需要新生血管参与，成骨细胞的生长机能也要依赖血液供应状态，血液供应良好则骨生长细胞分化为成骨细胞。

骨折时局部各种组织都会出现不同程度的损伤，骨折血肿大小将直接影响软组织、新生血管的形成及完成机化的时间，其次间叶细胞由于修复软组织，减弱了骨化作用，因此中医的筋骨并重治疗原则是有根据的。骨折后特别是机体的应激反应、局部微循环不但直接受到损伤，而且会出现血管扩张、炎性渗出等病理改变，使微循环血流缓慢、血液浓度增高，导致局部组织供氧不足，酸度增加而阻碍骨折愈合。活血化瘀是整骨接骨药丸组方原则之一，通过活血化瘀中药改善局部血液循环，不但可以促进局部毛细血管增生，而且还可以加快局部软组织的修复，促进血肿的吸收和机化，从而改善局部微循环状态，有利于骨折断端的新陈代谢，使局部供氧及各种营养物质、钙磷等无机盐能够迅速进入骨折局部，在骨折早期为骨折修复提供了必需的成分和诱导物质，调动全身因素，完成骨折修复。而较好的止痛作用能解除局部血管痉挛，从而改善局部血液循环，促进骨折修复。

三、口服骨萎康颗粒治疗股骨头缺血性坏死的临床研究

股骨头缺血性坏死（avascular necrosis of the femoral head，ANFH）是一种骨科

常见病，是由多种病因共同作用引起的股骨头血液供应破坏或骨细胞变性，进而导致骨的活力成分（骨细胞、骨髓造血细胞和脂肪细胞）死亡的复杂病理过程。晚期可发生髋关节创伤性关节炎，导致关节软骨破坏、股骨头塌陷，关节功能丧失，是一种潜在的致残性疾病。自2006年5月至2008年5月，笔者对骨萎康颗粒（山东省文登整骨医院自制）和益肾蠲痹丸治疗ANFH的疗效进行了对比研究，现报告如下。

1. 临床资料

所有病例均来自山东省文登整骨医院门诊，共120例168髋，平均年龄48.9岁，其中男66例，年龄23～82岁；女54例，年龄29～85岁。所有患者治疗前均做CR及MRI检查。治疗前按照北戴河髋关节功能评价标准进行功能评定，良22髋，中45髋，差101髋。

诊断标准：参照国家中医药管理局发布的《中医病症诊断疗效标准》制定：①有明显的髋部外伤史；②无髋部外伤史而有长期服用激素、过量饮酒史等；③髋部疼痛，以内收肌起点处为主，疼痛可呈持续性或间歇性，可向下放射痛至膝关节；④行走困难，呈跛行，进行性加重；⑤髋关节功能障碍，以内旋外展受限为主，被动活动髋关节可有周围组织痛性痉挛；⑥X线摄片检查可见股骨头密度改变及中后期的股骨头塌陷。

纳入标准：符合上述诊断标准，且自愿接受药物治疗者。

排除标准：①髋关节剧烈疼痛，严重活动受限，骨性顶撞等原因引起髋关节伸展受限，以及各种原因引起关节交锁者；②血液病、肝肾功能异常及关节部位有皮肤感染者；③近期注射激素或服用镇痛药者。

药品来源：①骨萎康颗粒：由山东省文登整骨医院制剂室提供，批号051203～080106。主要由熟地黄、骨碎补、土鳖虫、鹿角胶、杜仲、淫羊藿、红花等组成。②益肾蠲痹丸：由江苏正大清江制药有限公司生产，批准文号为国药准字Z10890004。

分组方法：将120例患者按就诊顺序随机分为骨萎康颗粒组（治疗组）和益肾蠲痹丸组（对照组），每组各60例，分别涉及79髋和89髋。两组患髋关节功能比较，差异无统计学意义（$\chi^2 = 0.3778$，$P = 0.5388$），具有可比性。

2. 治疗方法

单盲法给药，治疗组口服骨萎康颗粒，每次9g，每天2次，早晚饭后服，治疗期间避免负重，禁酒，并进行适度功能锻炼；对照组口服益肾蠲痹丸，每次8g，每天3次。两组患者均以3个月为1个疗程，连续服用3个疗程。

3. 治疗结果

3 个疗程后评定疗效。治疗组患髋关节功能较治疗前明显改善，差异有统计学意义（$\chi^2 = 56.0099$，$P < 0.0001$）。对照组患髋关节功能较治疗前亦明显改善，差异有统计学意义（$\chi^2 = 27.1938$，$P < 0.0001$）。两组患者治疗前后患髋 Ficat 分级及功能评定结果见附表5、附6。治疗后两组患髋关节功能比较，治疗组优于对照组，差异有统计学意义（$\chi^2 = 8.9135$，$P = 0.0028$）。

附表5　治疗组治疗前后患髋功能评定结果　（髋）

治疗组	髋关节功能分级											
	Ficat I 级				Ficat II 级				Ficat III 级			
	优	良	中	差	优	良	中	差	优	良	中	差
治疗前	0	4	8	10	0	5	11	33	0	0	2	6
治疗后	9	10	3	0	5	21	18	5	1	1	3	3

附表6　对照组治疗前后患髋功能评定结果　（髋）

治疗组	髋关节功能分级											
	Ficat I 级				Ficat II 级				Ficat III 级			
	优	良	中	差	优	良	中	差	优	良	中	差
治疗前	0	5	9	12	0	7	12	35	0	1	3	5
治疗后	4	8	10	4	2	19	20	13	1	2	3	3

4. 临证体会

ANFH 的具体发病机制目前尚不清楚，影响了临床预防和治疗工作的开展。近几十年来，各国学者在大量临床和动物实验研究的基础上，提出了多种发病机制学说，如脂肪栓塞、骨内高压、小动脉损伤、小静脉损伤、血管内凝血、血液凝溶功能紊乱等。虽然这些学说研究角度不同，但都认为多种原因引起的股骨头微循环障碍是 ANFH 的发病机制。目前对该病的早、中期治疗以尽可能减轻症状，改善功能，阻止或延缓病情的发展，提高股骨头的生存率为目标。

ANFH 属中医学"骨蚀"、"骨痹"、"骨痿"等范畴。《灵枢·刺节真邪》曰："虚邪之入于身也深，寒与热相抟，久留而内著，寒胜其热，则骨疼肉枯；热胜其寒，则烂肉腐肌为脓；内伤骨而为骨蚀。"《圣济总录》中认为该病是由于"肾脂不长，则髓涸而气不行，骨乃痹而其证寒也。"《灵枢·刺节真邪》云："虚邪之中人也，洒晰动形，起毫毛而发腠理，其入深，内抟于骨，则为骨痹。"本病多因患者素体肾气亏虚，复由长期饮酒或服用激素而发。酒乃五谷之精所生，性大热而有毒，长期大量饮酒，易致湿蕴痰聚，日久化热，痰热相搏，阻塞经络，则气血不通，筋骨失养而致病；糖皮质激素乃辛热燥烈之品，久服耗伤阴液，阴亏血滞，则血行不畅，经脉不通，阴虚及肾，则肾气亏虚，骨髓失充。

骨萎康颗粒以我院多名老中医的经验方加工整理后按现代工艺生产而成。该药为缺血性坏死的股骨头修复创造了良好的局部条件，包括改善血液供应，减缓、消除炎症，降低骨内压，促进新骨形成等。方中熟地黄为养血药，能和营生新，接骨续伤；土鳖虫、鹿角胶能补益肝肾，强健筋骨，提高人体免疫力，加速死骨的修复和新骨的再生，缩短修复时间；骨碎补有补肝肾强筋骨，预防骨质疏松以及抗炎、降血脂的作用，具有良好的接骨续伤功效；杜仲有强筋健骨、补肝肾、抗氧化、抗衰老、抗肌肉骨骼老化，增强机体免疫等作用；红花有活血通经、祛瘀止痛的作用，可以抗凝血、调节细胞内外钙离子，稳定血管内皮细胞。中医理论认为"血活则瘀去，瘀去则新生，新生则骨合"。纵观 ANFH 的发病过程，虚、瘀两大病机贯彻始终，气虚体弱、肾气不足为其发病的基础，而瘀血、痰湿之邪闭阻经脉，气血不通为发病的条件，因此治疗应以补益肝肾、活血化瘀、益气通络为主。

本研究结果表明，口服骨萎康颗粒可显著改善髋关节功能，其疗效明显优于益肾蠲痹丸，是治疗股骨头缺血性坏死较理想的药物。

四、军术膏的临床应用

军术膏为我院研制的一种中药软膏制剂，临床上主要用于治疗创伤感染、褥疮、烧烫伤及各种化脓性感染。该产品应用于临床已近 20 年，使用方法简便，疗效确切，经济实惠，深受广大患者的青睐。

1. 临床资料

以军术膏治疗 1400 例以局部有明显肿痛溃疡为主要临床表现的创伤感染者，将药膏涂于脱脂棉上，厚度约 0.5cm。清洁创面后，直接将涂有药膏的药棉敷于创面上，涂药膏面积稍大于创面。若脓液多则每日换药 1 次，脓液少则隔日换药 1 次，直至创面愈合。疗效判定标准：以患处肿痛消退，创面上皮新鲜，呈凹陷性愈合为有效；症状无改善为无效。结果有效率达 99.7%，无效率 0.3%，无 1 例出现创面继续扩大、肿痛加剧等恶化现象。

2. 典型病例

刘某，男性，45 岁，劳动时不慎大腿受伤致感染，已 30 天。曾用抗生素治疗效果不显。诊见大腿肿痛，溃疡有脓，即将形成窦道。住院后前 4 天每日静脉滴注菌必治 2 次。症状控制后，在创面外敷军术膏，第 1 周内每日换药 1 次，第 2 周、第 3 周隔日换药 1 次，第 4 周隔 2 日换药 1 次。患者于住院 33 天后愈合出院，追访未见复发。

3. 临证体会

军术膏主要由大黄、炉甘石、苍术组成。方中大黄具凉血解毒、逐血通络之功，为主药。现代药理研究证明大黄，大黄对多种致病菌有抑制作用，较敏感者有金黄色葡萄球菌、淋球菌、链球菌、厌氧菌，以前两种细菌最为敏感。大黄对炎症早期的渗出、肿胀和后期的肉芽增生均有明显抑制作用。抑菌机制主要是抑制菌体核酸蛋白质的合成和糖代谢，并与花生四烯酸代谢有关。大黄可抑制环氧化酶，使前列腺素 E 合成减少，并抑制白三烯 B4 的合成，这两种物质均为致炎活性物质。

军术膏的辅药中炉甘石具有解毒、收湿、生肌、敛疮之功，煅品水飞后外用，有抑菌、收敛、防腐、保护创面的作用，可用以治疗溃疡不敛，脓水淋漓，久不收口。现代药理研究表明，炉甘石具防腐作用，局部应用可抑制金黄色葡萄球菌，且具收敛、止痒作用。将其外敷于皮肤和黏膜的溃疡面时，其中一些不易吸收、不易溶解的粉末能从组织或炎症部位吸取水分，形成一层保护膜从而减轻炎症。炉甘石中所含的氧化锌主要通过毛囊吸收到细胞核内，它能促进核酸和核蛋白的合成，参与细胞的能量代谢，从而促进组织的修复。苍术具燥湿健脾之功，能扩张血管，对金黄色葡萄球菌、绿脓杆菌有抑制或杀灭作用。

五、介入疗法配合骨萎散治疗股骨头缺血性坏死 64 例

成人股骨头缺血性坏死（avascular necrosis，AVN）的发病率高，其理想的治疗时间是在病变早期，积极采取措施，防止股骨头塌陷，保存关节功能。目前对 AVN 的治疗主要分三大类，即非手术治疗、姑息性手术治疗和人工关节置换术。介入疗法是一种基于非手术疗法而开展的股骨头坏死的新疗法，即采用股动脉插管至旋股内、外动脉直接给药。自 2002 年 3 月 ~2004 年 5 月，我们采用放射介入配合骨萎散治疗本病 62 例，效果满意。

1. 临床资料

62 例患者，年龄 32 ~65 岁，平均 35.9 岁；男 54 例，女 8 例；单侧 25 例，双侧 37 例。所述病史中，应用大量激素史 15 例，大量饮酒史 20 例，无明显诱因 27 例；按 Ficat 分型，Ⅰ期 16 例，Ⅱ期 29 例，Ⅲ期 17 例。病程 8 月 ~2 年，全部病例均有 X 线及 CT 或 MRI 诊断确诊。

2. 治疗方法

（1）介入治疗：常规消毒铺无菌巾，采用 Seldinger 穿刺技术，经皮穿刺股动

脉，分别从靶血管——股深动脉开口（旋股内、外动脉）及髂内动脉，注入造影剂证实后，进行 DSA 造影，应用高压注射器 46ml/s，总量 3500ml；同时每秒 2 帧，共 8 秒进行摄影，观察靶血管动、静脉血流情况及血管分布、血流走行，制定各靶血管注药的速度。如进行旋股内、外动脉注药则于患侧股动脉中段皮肤外，应用加压带间断阻断血流，以减少股动脉中段以下药物流失。采用四联药物，尿激酶 40～60 万单位、脉通液 500ml、复方丹参液 30ml、蝮蛇抗栓酶 0.25 单位。注药方式采用脉冲加压法，即每秒注入 3ml，间隔 2 秒，周而复始。注入完毕，取出导管，局部加压包扎。术后静卧 24 小时，5～7 天出院。1 月后可行第 2 次治疗，方法同前。治疗的同时观察股骨头颈部血管数量及粗细变化、血管密度改变。

（2）药物治疗：患者于术后 1 周，口服本院中药制剂骨萎散（丹参 25g，骨碎补 20g，三七 20g，熟地黄 25g，鹿角胶 25g，土鳖虫 10g，水蛭 10g，当归 25g，赤芍 20g，肉桂 25g，山楂 15g，川芎 15g，淫羊藿 15g，共研为末）9g，每日 2 次，3 周为 1 疗程。

3. 治疗结果

患者在 3～7 天内症状开始缓解，1 月后疼痛消失 36 例，明显减轻 21 例，5 例有所缓解。由于疼痛缓解，关节功能亦有不同程度恢复。关节活动标准根据股骨头缺血坏死临床分级及疗效判定，62 例患者关节活动均得到明显改善。血管变化：经 1 个疗程的联合治疗，对比同时相头颈"杵"状区域血管数量及粗细变化、密度改变。出现狭窄闭塞血管通道或明显出现侧支血管，使该区域血管发生显著变化，如增粗、增多、延长，合计 55 例，占 88.7%，无变化 7 例，占 11.3%。

4. 临证体会

股骨头缺血性坏死是常见骨坏死疾病之一，中医认为属骨痹、骨痿、骨蚀、瘀血等范畴，其病因病机至今尚未明了。众医家认识不尽相同，各有侧重。中医学根据肾气学说、气血学说、经络学说，将其发病机制归纳为肾阴不足，精髓亏乏，髓减骨枯；肾阳不足，温煦失职，气血不达髓骨，骨失温养；外力所致，骨断筋损，气滞血瘀，脉络瘀阻，骨失所养；外邪入侵或湿热郁结，脉络闭阻，筋骨失养。但无论是外伤、饮食、七情所伤，还是感受邪毒，其共同的病机是瘀血内阻，血脉不通。七情饮食所伤，酿湿生痰，痰湿蕴结，害清为瘀，或感受邪毒，阻滞经络。

现代医学认为，股骨头缺血性坏死的机制主要是骨外动脉阻塞造成血流中断；静脉回流障碍造成骨内压增高；脂肪栓塞；血管内凝血以致血流受阻等。其最基本的病理改变是股骨头缺血。对于股骨头缺血性坏死的治疗方法众多，如中医中药、理疗按摩、体外反搏等。这些治疗可通过缓解血管痉挛、溶解血栓、再通血管、改善微循环等以改善股骨头缺血状态，虽然在一定的程度上可以改善组织的血液供应，缓解临床症状，但大多不能控制病情的发展，甚至不能缓解疼痛。根据股骨头缺血性坏死的病因及发病机制，我们利用股骨头供血动脉插管的方法，运用尿激酶、脉通液、复方丹参等中西药物，扩张血管、增加血流量、解除血管痉挛、抑制红细胞和血小板聚集，改善股骨头局部微循环，使股骨头的血液灌注恢复正常，促进死骨吸收和新生肉芽组织的形成，从而达到治疗缺血性坏死的目的。同时配合骨痿散口服，以补益肝肾、活血化瘀、舒筋活络，局部及全身用药双管齐下，两者互补，增强了疗效。

由于股骨头缺血坏死同时伴有动静脉的血液滞留，内膜增生，新生血栓形成，在脉冲加压注药下，由于压力大，且间断性脉冲式加压，可使新生或未完全机化的血栓易于松解，增加溶栓效果，促进了狭窄血管的血液再通量及侧支循环形成，使血管明显增多、增粗、延长，使股骨头部血液循环有明显改善。该方法大多可以缓解症状、延缓病程进度，是介于手术治疗和非手术治疗的一种可行、有效的方法。

六、生骨散治疗早期股骨头缺血性坏死 127 例疗效观察

自 1993～1999 年，我们运用中药生骨散治疗股骨头缺血性坏死 127 例，临床观察疗效满意。

1. 临床资料

本组 127 例，共 173 髋。其中双髋 46 例，单髋 81 例。男 81 例，女 46 例，男女比接近 2:1。年龄最大 75 岁，最小 13 岁，平均 43.6 岁。

临床表现及分期：本组 127 例均有髋部疼痛，其中 104 例表现为行走活动时疼痛加重，髋关节活动轻度或中度受限，轻度跛行，休息后无明显改善，且有加重的趋势；23 例为突发性髋部疼痛，于腹股沟区向下放射到大腿、臀部、膝部，夜间尤甚，间歇性跛行；6 例严重者不能下地活动。查体见内、外旋展受限明显，Thomas 征阳性，"4" 字试验阳性者 109 例；余 18 例以疼痛为主，内、外旋活动轻微受限。经 X 线确诊 93 例，CT 确诊 34 例。按 Ficat 分期标准分 I 期 21 例（34 髋），II 期 49 例（65 髋），III 期 38 例（47 髋），IV 期 19 例（27 髋）。按病因分创伤类 25 例，激素类药物类 37 例，酒精类 41 例，其他 24 例。

治疗前评价：参照董天华、唐天驷等的百分评分法评价，本组 127 例治疗前优 3 例（4 髋），良 25 例（36 髋），可 51 例（74 髋），差 48 例（59 髋）。

2. 治疗方法

药用丹参 10g，川芎 10g，鹿角胶 10g，白芷 10g，白芥子 10g，牛膝 15g，骨碎

补 15g，黄芪 20g，血竭 5g，淫羊藿 15g，黄精 30g，共研成粉末，每次 6g，每日 2次，用温开水冲服。3 剂药为 1 个疗程，每疗程间隔 1 周，治疗期间嘱患者减少负重，停用激素类药物，忌酒。

3. 治疗结果

本组 127 例均获得 6～38 个月的随诊。按上述百分评价标准评价，结果优 40髋，良 99 髋，可 23 髋，差 11 髋，其中有 2 例单髋和 1 例双髋症状有所减轻，继续服药治疗；有 2 例双髋患者因有一侧髋关节症状缓解而另一侧效果不明显，按治疗效果差评价。总有效率为 93.64%，显效为 80.34%。术后 X 线检查示有明显好转者79 髋，表现为股骨头囊变区变小，甚至消失，密度均匀，骨小梁粗大、清楚；无明显变化者 87 髋；继续加重者 7 髋。其中Ⅲ期 47 髋，Ⅳ期 27 髋，治疗前 X 线片显示软骨下骨板有轻度的塌陷，虽经治疗 X 线片无明显变化，但临床症状、功能得到明显改善。

4. 临证体会

股骨头缺血性坏死的发病原因主要有外伤、肾上腺皮质激素过量应用、酒精中毒、骨质疏松等，在我们统计资料中与长期过度饮酒有关的病例最多（41 例），占本组病例的 32.28%。目前西医在非手术治疗上一般是卧床休息、避免负重和肢体牵引，并配合解热镇痛抗凝药。其短期止痛效果尚可，长期效果不肯定。手术治疗方法较多，但由于创伤大，经济负担重，风险大，术后并发症较多，患者难以接受。而中药治疗股骨头坏死虽然有着确切的疗效，但由于多以煎剂为主，患者服用起来很麻烦，不能长期坚持，影响治疗效果。为此我们研制成生骨散，经临床应用，有服用方便、疗效确切的特点，值得推广使用。

中国传统医学认为，股骨头缺血性坏死属于"骨蚀"范畴，治疗上主张活血化瘀，益气通络，使瘀去新生；补养肝肾，以濡养筋骨。生骨散中以具有活血化瘀、舒筋通络功能的川芎、丹参为君药，以发挥其改善血液流变性，降低血黏稠度，加速血液循环，使股骨头瘀滞的血液流通加快，缓解股骨头内高压的作用。以骨碎补、牛膝、淫羊藿为臣药，以补肝肾壮筋骨。再配以黄芪补气升阳，益卫固表。重用黄精，以滋阴生津，治疗因酒精、糖皮质激素等辛热燥烈之品所致的津伤痰聚。诸药共用，研成粉末服用方便，有利于长期治疗，减少了煎剂的繁琐和西药较强的毒副作用。经过本组 127 例患者的治疗观察表明，生骨散对股骨头缺血性坏死有非常明显的治疗作用，且早期应用效果更好。可有效阻止股骨头坏死的进程，防止股骨头骨小梁断裂、软骨下骨板塌陷及骨性髋关节炎的发生。本组 173 髋中治疗后有 79 髋X 线片显示股骨头密度变得均匀，骨小梁清晰增粗，新月征消失。Ⅰ、Ⅱ期患者的股骨头内此时虽已有骨髓、骨小梁坏死发生，骨髓纤维化增厚，但骨小梁尚未断裂，经过药物治疗，可使股骨头内的血液循环重新建立，成骨细胞在原骨小梁所构筑的框架上形成类骨质，骨盐沉积，使骨小梁变得牢固，软骨下骨板不至于塌陷。但经骨形态学研究发现，此时的骨小梁骨质结构紊乱，排列无序，没有足够的强度支撑人体正常活动所带来的压力。所以此时需充分休息，减少负重可拄拐或使用轮椅，以减轻患髋的压应力，防止塌陷的发生，使骨细胞有充分的爬行替代空间和时间。一旦X线片显示股骨头坏死已出现明显的软骨下骨板塌陷（FicatⅢ、Ⅳ期），就很难再恢复其原有的形态结构，仅能使病情不继续进展，临床症状得到缓解，肢体功能得到改善。

七、接骨药对体外培养成骨细胞增殖影响的研究

接骨药是我院独创秘方，在口服治疗骨折和骨质疏松方面有一定的疗效，但机理不明，为了探讨接骨药对体外培养成骨细胞增殖的影响，笔者采用成人骨髓基质细胞培养，观察了接骨药对体外培养成骨细胞生长的作用与影响，为临床提供实验依据，现介绍如下。

1. 临床资料

（1）药品与试剂：接骨药（山东文登整骨医院药剂科）。接骨药成分组成为续断、烫骨碎补、土鳖虫、丹参、甜瓜子、煅自然铜，供试品接骨药以无水乙醇溶解成1g/L，再以培养液稀释为所需浓度的含药培养液。乙醇在实验中的最终浓度为1‰，对照组用同等浓度乙醇处理。1640培养液：Gibco，美国。胎牛血清：Gibco，美国。MTT：SERVA，美国。胰蛋白酶：SIGMA，美国。青霉素：石家庄制药集团股份有限公司，980420-2。链霉素：山东鲁抗医药股份有限公司，980912。氟康唑：石家庄制药集团股份有限公司，9811066。地塞米松磷酸钠注射液：江苏兴化制药厂，9710273。

（2）成人成骨细胞培养：骨髓来源于腰椎间盘突出症患者安某，男，28岁。术中取髂骨后，用16号髂穿针在髂骨上反复抽吸，抽取骨髓约2ml，针管内预先抽取RPMI1640培养液（含20%胎牛血清，青霉素100U/ml，链霉素100U/ml，氟康唑3U/ml）14ml，制成悬液。将上述悬液以1×10^6/ml的细胞密度分别接种于50ml的培养瓶中，置37℃，5% CO_2及饱和湿度条件下培养。置显微镜下观察细胞生长状况，待细胞长满瓶底后，0.25%胰酶消化，并按1∶1的比例，改用条件培养液（原培养液中加入10^{-8}mol/L地塞米松）做传代培养。1周后待细胞长满瓶底后，再去除培养液，用少量PBS洗涤细胞，加入0.25%胰蛋白酶37℃消化5~7分钟；加入

新配制的含 20% 的新生牛血清的 RPMI1640 培养液并用吸管轻轻吹打使其成为细胞悬液，用于成骨细胞增殖影响的实验。

（3）细胞的鉴定：通过形态学观察和碱性磷酸酶染色对所培养细胞进行鉴定。

（4）成骨细胞促进作用试验：选生长状态良好的传代成骨细胞，$2 \times 10^3/ml$ 培养液接种于 96 孔培养板中，置 37℃，5% CO_2，饱和湿度培养箱中培养 24 小时后吸出原培养液，实验组依次加入含有 1、5、10、50、100μg/ml 接骨药的上述培养液，乙醇对照组换含有 1‰ 无水乙醇的培养液，空白对照组仅加入培养液，继续培养。分别于第 1、3、5、7 天时收样，用血细胞计数板测数细胞。于培养结束前 4 小时，弃原培养液，PBS 漂洗 2 次，每孔加无血清培养液 100μl，5mg/ml 的 MTT 20μl。培养结束后吸出孔内培养液，每孔加入 150μl 的二甲基亚砜（DMSO），振荡 10 分钟使结晶溶解，用酶标仪在 490nm 波长下，测定各孔光吸收值（OD）。

（5）数据处理：OD 值采用两小样本均数 t 检验，计算促进率 =（实验组细胞数 ± 对照组/对照组细胞数）×100%

2. 研究结果

骨髓悬液培养初期以造血细胞为主，骨髓中体积较大的单个核细胞于接种后 4 小时开始贴壁，随着培养时间的延长，造血细胞逐渐消除，出现长梭形外观的骨髓基质细胞，部分区域形成细胞簇。培养 8 ~ 10 天后，细胞融合成单层，形态多为长梭形。观察不同浓度接骨药 7 天时其对成骨细胞的影响。结果表明：不同实验浓度的接骨药在本实验条件下对人成骨细胞均有促进作用，并随药物的浓度升高促进作用增强。

观察 50μg/ml 接骨药第 1、3、5、7 天对人成骨细胞的生长作用。结果表明：随药物作用时间延长促进作用增强。

3. 临证体会

骨折愈合是一种特殊类型的创伤愈合反应，能通过骨再生，主要是成骨细胞的增殖分化恢复骨的完整性。虽然大多数骨折能顺利愈合，但仍有 5% ~ 10% 的骨折发生延迟愈合或不愈合。因此，如何提高成骨细胞的增殖分化，提高骨折的愈合能力，是骨科领域研究的重要课题。骨质疏松症的细胞学机制则可能使成骨细胞增殖受抑，分化程度降低。因此，促进成骨细胞增殖分化的研究，也是防治骨质疏松症研究的重要课题。近年来，骨髓的成骨能力已被许多实验所证实，并且自体骨髓单独注射在骨折周围，在治疗骨折延迟愈合和骨不连方面已取得了一定的效果。如能通过体外培养的方法进行筛选，找出对成骨细胞增殖分化有促进作用的药物，则有希望得到促进骨折愈合和治疗骨质疏松症的更好方法。接骨药的成分有续断、烫骨碎补、土鳖虫、甜瓜子、丹参、自然铜,具有补肝肾、强筋骨、续折伤、活血化瘀的功效,可用于腰膝酸软、跌打损伤、骨折等症,还可用于骨质疏松症的治疗。本实验通过体外培养成骨细胞的方法,观察了接骨药对成骨细胞的作用。结果表明:接骨药能促进细胞增殖,并且作用效果随作用时间的延长而增强。接骨药促进成骨细胞的作用机理尚不完全清楚,可能是通过直接促进细胞核分裂,或缩短有丝分裂的时间而实现的。亦可能是促进骨基质的分泌,引起鸟氨酸脱羧酶及 DNA 的合成,而间接促进细胞的分裂。能否利用骨髓和接骨药联合注射或将经接骨药联合培养的细胞制成悬液再注射于患处,更快更好地促进骨折愈合,有待于临床进一步应用。

参考文献

1. 王华禹，黄相杰．不同手术方式治疗高龄股骨粗隆间骨折疗效分析［J］．中医药临床杂志，2010，22（2）：158－160.

2. 黄相杰，刘德忠，胡年宏，等．非骨水泥人工全髋关节置换术疗效分析[J]．中国矫形外科杂志，2002，9（7）：655－657.

3. 黄相杰，刘德忠，姜红江，等．复杂髋臼骨折的早期手术治疗［J］．中国矫形外科杂志，2009，17（6）：470－471.

4. 黄相杰，周志高，姜红江，等．国产可吸收钉在治疗髋部骨折中的应用[J]．骨与关节损伤杂志，2004，19（2）：93－95.

5. 黄相杰，高广凌，谭远超，等．后外侧入路小切口微创人工全髋关节置换术初步报告［J］．中国矫形外科杂志，2005，13（21）：1612－1614.

6. 谭庆远，黄相杰，姜红江，等．可吸收螺钉治疗膝交叉韧带损伤［J］．骨与关节损伤杂志，2004，19（3）：195－196.

7. 周志高，谭庆远，毕晓英，等．可折断式螺纹钉内固定治疗股骨颈骨折[J]．中国骨伤，1996，9（2）：21.

8. 齐绪中，闫凯，黄相杰．空心加压螺纹钉治疗股骨颈骨折42例［J］．中国中医骨伤科杂志，2010，18（6）：48－49.

9. 孟鹏，黄相杰，焦明航．老年股骨转子间骨折的外科治疗策略研究［J］．疑难病杂志，2011，10（8）：637－640.

10. 毕晓英，黄相杰，周志高，等．人工股骨头置换治疗老年人股骨颈骨折的体会［J］．中医正骨，1999，11（5）：45－46.

11. 黄相杰，刘德忠，姜红江．人工髋关节翻修术72例探讨［J］．中华关节外科杂志，2010，4（1）：69－73.

12. 黄相杰，杨茂清，周志高，等．应用可吸收内固定物治疗股骨头骨折[J]．中华骨科杂志，1995，15（11）：758－759.

13. 黄相杰，毕晓英，周志高．应用可吸收内固定物治疗髋部骨折76例分析［J］．山东医药，1999，39（16）33－34.

14. 江和训，黄相杰，刘德忠，等．复杂髋臼骨折早期结构重建的临床研究［J］．中国骨伤，

2009, 22 (2): 86 - 89.

15. 周志高，焦明航，黄相杰，等．闭合复位加压螺纹钉内固定股方肌蒂骨瓣植骨治疗股骨颈骨折 134 例报告 [J]．中医正骨，2001, 13 (7): 19 - 20.

16. 刘德忠，丛培彦，姜红江，等．闭合复位加压螺纹钉内固定股方肌骨瓣移植治疗股骨颈骨折 [J]．中国骨伤，2001, 14 (12): 708 - 710.

17. 刘德忠，黄相杰，姜红江，等．人工股骨头置换术治疗股骨颈骨折 [J]．中国骨伤，2003, 16 (9): 533 - 534.

18. 高广凌，黄相杰，胡年宏，等．闭合复位加压螺纹钉内固定治疗股骨颈骨折 [J]．中医正骨，2000, 12 (7): 29 - 30.

19. 高广凌，黄相杰，王亮．闭合复位微创手术空心钉内固定治疗股骨颈骨折 [J]．中国中医骨伤科杂志，2008, 16 (7): 23 - 24.

20. 高广凌，侯宝兴．股骨转子间骨折国内外治疗进展 [J]．2003, 15 (6): 中医正骨，42 - 43.

21. 焦明航，黄相杰，于兰先，等．快速牵引闭合复位 L - 梯形加压钢板内固定治疗股骨粗隆间骨折 76 例报告 [J]．中医正骨，2001, (01): 31.

22. 王亮，黄相杰，高广凌，等．动力髁螺钉治疗特殊类型股骨粗隆间骨折 27 例报告 [J]．中国中医骨伤科杂志，2008, 16 (7): 28 - 29.

23. 谭远超，张玉兰，徐卫国，等．101 例胸腰椎骨折脱位伴脊髓损伤的综合分类 [J]．中国脊柱脊髓杂志，1995, 5 (3): 143 - 144.

24. 谭远超，张恩忠，邵诗泽，等．WDFC 加椎体钢板固定治疗颈椎骨折脱位及失稳 [J]．中国中医骨伤科杂志，2002, 10 (6): 17 - 19.

25. 谭远超，王建华，杨永军，等．改良 TFC 植入治疗颈椎骨折脱位及失稳 [J]．中国脊柱脊髓杂志，2001, 11 (5): 272 - 274.

26. 谭远超，朱惠芳，王君，等．颈椎损伤的颈前路手术治疗 [J]．中国脊柱脊髓杂志，1993, 2: 63.

27. 谭远超，侯海涛，邵诗泽，等．空心加压螺钉内固定加植骨术治疗腰椎峡部裂症 [J]．中国中医骨伤科杂志，2006, 14: 4 - 6.

28. 谭远超，张恩忠，徐卫国，等．前路减压植骨双凤尾档板固定术治疗胸腰椎骨折伴不完全性截瘫 [J]．中国脊柱脊髓杂志，1999, 9 (2): 63 - 66.

29. 谭远超，田慧中．上腰椎爆裂型骨折外侧入路的手术方法 [J]．中国矫形外科杂志，2005, 13 (6): 417 - 418.

30. 谭远超，王君．退行性腰椎滑脱症的发病及其诊治 [J]．中医正骨，1997, 9 (3): 57 - 58.

31. 谭远超，张恩忠，徐卫国，等．胸腰椎爆裂型骨折前路减压植骨双翼挡板固定 [J]．中华骨科杂志，1999, 19 (6): 382 - 383.

32. 谭远超，杨永军，张卫，等．椎弓根钉矫形固定系统在治疗颈椎损伤失稳中的应用［J］．中国中医骨伤科杂志，2007，15（1）：5－8.

33. 张恩忠，孙文学．充气弹性脊柱固定牵引系统治疗胸腰椎骨折568例［J］．中国骨伤，1998，11（2）：20－22.

34. 张恩忠，谭远超，孙文学，等．有限减压腰椎后部结构重建治疗腰椎管狭窄症［J］．中国矫形外科杂志，1997，4（5）：372－374.

35. 邵诗泽，张恩忠，付松，等．胸腰椎爆裂骨折后路侧前方减压钢板固定的疗效观察［J］．中国矫形外科杂志，2009，17（16）：1207－1209.

36. 邵诗泽，张恩忠．胸腰段脊柱骨折内固定术后畸形32例分析［J］．中国骨伤，1995，12（3）：68.

37. 邵诗泽，谭远超，张卫，等．后路侧前方减压植骨双凤尾档板固定术治疗胸腰椎爆裂骨折［J］．中医正骨，2005，17（5）：46.

38. 邵诗泽，谭远超，谭远超，等．小切口开窗法治疗腰椎间盘突出症［J］．中国骨伤，2001，14（8）：483.

39. 邵诗泽，侯海涛，孙秀琛，等．后路复位三柱固定治疗腰椎滑脱症［J］．中国骨伤，2008，21（8）：586－588.

40. 刘俊，谭远超，张恩忠，等．充气式脊柱弹性固定牵引器在胸腰椎爆裂骨折后路内固定术后的应用价值［J］．中国中医骨伤科杂志，2008，16（7）：15－18.

41. 刘俊，谭远超．颈椎前路自锁钢板加文登椎间融合器治疗颈椎失稳性损伤［J］．中国骨伤，2006，19（10）：621－622.

42. 刘俊，谭远超，李英涛，等．老年性腰椎间盘突出症的手术治疗［J］．中国脊柱脊髓杂志，2005，15（6）：340－341.

43. 刘俊，李英涛，谭远超，等．老年性腰椎间盘突出症的术式选择［J］．中医骨伤，2006，18（2）：29－30.

44. 杨永军，周纪平，姚树强，等．单节段钉棒固定并椎体间融合器融合在腰椎管狭窄并椎间失稳症中的应用［J］．中国骨与关节损伤杂志，2009，24（9）：811－813.

45. 杨永军，周纪平，姚树强，等．单节段钢板固定并椎体间融合器融合在治疗腰椎管狭窄并失稳症中的应用［J］．中国中医骨伤科杂志，2009，17（2）：31－33.

46. 杨永军，王建华，谭远超，等．改良Halo－Vest支架配合颈前路手术治疗颈椎骨折脱位［J］．中医正骨，2001，13（3）：46.

47. 杨永军，张恩忠，谭远超，等．寰枢椎椎弓根钉治疗寰枢椎脱位的临床应用［J］．中国骨伤，2009，22（11）：832－834.

48. 杨永军，周纪平，姚树强，等．经后路椎弓根钉固定治疗外伤性寰枢椎脱位［J］．中国矫形外科杂志，2010，18（4）：342－344.

49. 杨永军，张恩忠，谭远超，等．颈后路单开门椎弓根钉固定治疗颈椎管狭窄并颈椎失稳

参考文献

症［J］．中国矫形外科杂志，2006，14（17）：1284－1286.

50. 张卫，陶君，连业钦，等．侧前方减压植骨双凤尾钢板内固定治疗陈旧性胸腰椎骨折27例［J］．安徽中医学院学报，2008，27（6）：59－60.

51. 张卫，邵诗泽，张恩忠，等．持续骨盆牵引治疗胸腰椎骨折脱位［J］．中医正骨，2000，12（9）：42.

52. 张卫，朱正兵，谭远超，等．单钉－沟槽柱翼钢板联合WDFC治疗腰椎滑脱症［J］．中国矫形外科杂志，2005，13（21）：1642－1644.

53. 张卫，周纪平，陶君，等．互轨自锁椎弓根钉棒矫形固定系统治疗伴小关节交锁的胸腰段骨折脱位［J］．中国矫形外科杂志，2010，18（4）：345－347.

54. 张卫，陶君．两种脊柱内固定器械治疗严重胸腰椎骨折脱位疗效比较［J］．中国中医骨伤科杂志，2010，18（11）：14－16.

55. 姜传杰，张恩忠，刘俊，等．一期手术治疗特发性脊柱侧凸并腰椎滑脱症［J］．颈腰痛杂志，2008，29（4）：336－338.

56. 侯海涛，邵诗泽，王晓辉，等．L3椎体爆裂骨折合并L5椎弓崩裂1例［J］．中医正骨，2007，19（3）：6.

57. 侯海涛，姚占成，付松，等．节段减压稳定结构重建联合短节段固定治疗腰椎管狭窄并椎间失稳［J］．中医正骨，2011，23（4）：58－60.

58. 侯海涛，邵诗泽，谭远超，等．空心加压螺钉内固定加植骨术治疗腰椎峡部裂症［J］．中国矫形外科杂志，2007，15（15）：1146－1148.

59. 侯海涛，孙秀琛，邵诗泽，等．外伤性颈髓损伤手术时机探讨［J］．骨科，2011，2（2）：73－75.

60. 陶君，谭远超，张恩忠，等．动静结合治疗胸腰段椎体压缩骨折78例［J］．中国中医骨伤科杂志，2008，16（12）：45－46.

61. 杨茂清，朱惠芳，于述国，等．端提回旋复位经皮逆行穿针内固定治疗锁骨骨折253例临床观察［J］．中医正骨，1994，6（1）：18－20.

62. 杨茂清，孙献武，于兰先．踝部骨折脱位的治疗进展［J］．中医正骨，2004，16（1）：53－55.

63. 杨茂清，王华丽，侯玉义，等．经皮穿针内固定治疗肱骨中下段骨折60例报告［J］．中医正骨，2002，14（12）：17－18.

64. 杨茂清，谭远超，毕宏政，等．经皮导入内固定治疗肱骨近端骨折并肩关节前脱位临床观察［J］．中医正骨，2005，17（6）：7－10.

65. 杨茂清，谭远超，毕宏政，等．经皮导入内固定治疗肱骨近端骨折合并肩关节前脱位的力学分析［J］．医学生物力学，2006，21（1）：62－65.

66. 杨茂清，朱惠芳，谭庆远，等．经皮内固定治疗陈旧性肩锁关节全脱位临床观察［J］．中医正骨，1998，10（1）：10－13.

67. 杨茂清，毕宏政．两种方法治疗肱骨近端骨折并肩关节前脱位对比研究［J］．中国中医骨伤科杂志，2008，16（7）：4－5．

68. 杨茂清，万鹏，王文春，等．手法复位小夹板钢托外固定治疗儿童肱骨骨折80例［J］．西南军医，2009，11（6）：1043－1044．

69. 毕宏政，杨茂清．Colle's骨折闭合复位外固定体位的探讨［J］．实用骨科杂志，2004，10（5）：460－461．

70. 毕宏政，杨茂清．矫枉过正治疗小儿尺偏型肱骨髁上骨折［J］．中国骨伤，2006，19（9）：516－518．

71. 毕宏政，王晓光，杨茂清．经皮缝合治疗髌骨骨折［J］．中国骨伤，2008，21（3）：215－216．

72. 毕宏政，杨茂清，孙磊．两种方法治疗肩锁关节Ⅲ°脱位比较［J］．中国中医骨伤科杂志，2008，16（7）：51－52．

73. 毕宏政，杨茂清，谭远超，等．钳持端提回旋手法复位经皮逆行穿针内固定治疗锁骨骨折的随机对照试验［J］．中国骨伤，2008，27（1）：490－493．

74. 毕宏政，黄明利，杨茂清．桡偏复位外侧穿针内固定治疗小儿肱骨髁上骨折［J］．中医正骨，2006，18（9）：21－22．

75. 毕宏政，杨茂清，隋文．手法复位自锁髓内钉内固定结合早期负重训练治疗股骨干再次骨折［J］．中医正骨，2007，19（5）：29－30．

76. 毕宏政，杨茂清．轴位穿针经皮缝合内固定治疗胸锁关节脱位［J］．中国骨与关节损伤杂志，2008，23（3）239－240．

77. 聂伟志，谭远超，杨茂清，等．3种闭合复位内固定法治疗新鲜肩锁关节全脱位的疗效比较［J］．中医正骨，2011，23（1）：7－9．

78. 聂伟志，杨茂清，谭远超，等．PaleyⅡ型跟骨骨折的微创手术治疗［J］．中国中医骨伤科杂志，2008，16（4）：43－44．

79. 聂伟志，孙磊，杨茂清，等．跟骨骨折经皮穿针小切口植骨与非植骨治疗的比较研究［J］．中国骨伤，2009，22（1）：1－3．

80. 聂伟志，谭远超，杨茂清，等．经皮"肩峰－锁骨－喙突"三联固定治疗新鲜肩锁关节全脱位［J］．中国中医骨伤科杂志，2008，16（7）：26－28．

81. 李健，张秀娟．回旋手法整复掌指关节脱位14例报告［J］．中医正骨，2002，14（6）：48．

82. 李健，杨茂清，毕宏政，等．经皮巾钳复位逆行穿针内固定治疗儿童锁骨骨折［J］．中医正骨，2000，12（11）：29－30．

83. 李健，李卫国，张秀娟．经皮巾钳钳夹复位穿针内固定治疗锁骨外端Ⅱ型骨折［J］．中医正骨，2008，20（11）：62．

84. 李健，毕宏政，张秀娟．经皮逆行髓内穿针固定治疗跖骨干骨折33例报告［J］．中医正

参考文献

骨，2000，（1）：43.

85. 李健，张秀娟. 针拨复位经皮穿针内固定治疗肱骨内上髁骨折［J］. 中医正骨，2004，16（12）：15-16.

86. 孙磊，毕宏政，侯金永. 闭合复位经皮缝合内固定治疗肩锁关节Ⅲ度脱位［J］. 中医正骨，2008，20（11）：35-36.

87. 孙磊，张玉峰，王培森. 手法整复矫形石膏外固定治疗肱骨髁上骨折［J］. 中医正骨，2003，15（12）：25-26.

88. 孙磊，王培森，李晓泉. 手法整复上臂弹性固定带外固定治疗肱骨外科颈骨折［J］. 中医正骨，2002，14（3）：19-20.

89. 隋海明，丛海波. 蹬甲瓣加双"凸"状皮瓣组合移植修复全手皮肤脱套伤［J］. 中国矫形外科杂志，2001，8（2）：140-141.

90. 隋海明，丛海波，王晨霖，等. 蹬趾撕脱性离断再植［J］. 中华显微外科杂志，2003，26（4）：302-303.

91. 隋海明，丛海波，毕卫伟，等. 1例十指离断再植随访6年报告［J］. 中国中医骨伤科杂志，2008，16（7）：34-35.

92. 隋海明，丛海波，王晨霖，等. 腘动脉损伤误诊后的治疗［J］. 中华显微外科杂志，2002，25（3）：213-214.

93. 隋海明，丛海波，王晨霖，等. 血管吻合术后中药抗凝的实验研究［J］. 中医正骨，2005，17（6）：6.

94. 隋海明，丛海波，王晨霖，等. 血管吻合术后中药抗凝作用的临床观察［J］. 中医正骨，2005，17（10）：20-21.

95. 王祝民，丛海波，等. 以第一跖背动脉为蒂的足背岛状皮瓣修复第一跖骨头外露［J］. 中华显微外科杂志，2001，24（4）：307-308.

96. 翟建国，周硕霞，隋海明，等. 神经外膜束组膜缝合法修复腕部正中神经损伤93例报告［J］. 中国中医骨伤科杂志，2009，17（3）：53.

97. 杨庆民，郭永洋，隋海明，等. CTM诊断臂丛神经损伤的临床意义［J］. 职业与健康，2007，23（6）：470-471.

98. 杨庆民，丛海波，隋海明，等. 带血管蒂皮瓣修复手部大面积感染创面16例分析［J］. 齐鲁医学杂志，2001，16（3）：244.

99. 杨庆民，毕卫伟，王欢，等. 腓动脉穿支皮瓣移位治疗小腿及踝部皮肤缺损［J］. 中国中医骨伤科杂志，2008，16（7）：31.

100. 杨庆民，王晨霖，毕卫伟，等. 老年断指再植临床体会［J］. 中国骨与关节损伤杂志，2008，23（11）：949-950.

101. 杨庆民，费绍波，丛海波，等. 外周神经损伤的临床治疗［J］. 中华显微外科杂志，2005，28（3）：282-283.

102. 杨庆民，吴红军，丛海波，等．下肢主要血管损伤的临床治疗［J］．中国骨与关节损伤杂志，2006，21（7）：586－587.

103. 王晨霖，于东升，丛海波，等．带髂胫束的股前外侧皮瓣游离移植一期修复跟后区组织缺损［J］．中国修复重建外科杂志，2006，20（10）：1037－1039.

104. 王晨霖，于东升．腓肠神经营养血管皮瓣修复足跟部皮肤缺损［J］．2008，16（7）：30.

105. 王晨霖，丛海波，翟建国，等．联合应用带血管蒂胸脐皮瓣与股前外侧皮瓣修复前臂皮肤缺损［J］．中华显微外科杂志，2005，28（1）：63－64.

106. 王晨霖，邹志亭，苏金平，等．示指背侧岛状皮瓣急诊修复拇指组织缺损［J］．中医正骨，2006，18（1）：13.

107. 王晨霖，吴红军，王丽婷，等．示指背侧岛状皮瓣在皮肤缺损性断拇再植中的应用［J］．中华手外科杂志，2006，22（2）：126.

108. 王晨霖，丛海波，吴红军，等．吻合小隐静脉的腓肠神经营养血管皮瓣在跟踝区皮肤缺损的应用［J］．中国骨伤，2005，18（6）：257－258.

109. 刘波，李伟元，戴振国．磁力导航交锁髓内钉治疗严重股骨干粉碎性骨折［J］．中国中医骨伤科杂志，2008，16（7）：32－34.

110. 刘波．经皮内固定治疗复杂性肱骨骨折［J］．中国医药导报，2006，3（26）：84.

111. 谢波，张春丽，卢永春．L形髁钢板治疗股骨髁部骨折［J］．中医正骨，2004，16（4）：23.

112. 谢波，毛玉峰，卢永春，等．后正中入路 T 型锁定钢板治疗胫骨平台后髁骨折［J］．中医正骨，2012，22（12）：59－61.

113. 谢波，张春丽，王辉亮，等．撬拨复位双头空心钉治疗胫骨平台骨折［J］．中国骨伤，2004，17（6）：373－374.

114. 谢波，周立波，王英华．手术治疗 Pilon 骨折 34 例［J］．中国骨伤，2007，20（6）：419－420.

115. 谢波，周立波，毛玉峰．手术治疗三踝骨折 32 例体会［J］．中医正骨，2009，21（2）：23－24.

116. 韩明涛，谭振华，谭远超．改良前入路治疗复杂踝关节骨折脱位的临床观察［J］．中国中医骨伤科杂志，2008，16（7）：42－43.

117. 韩明涛，谭志强，谭振华，等．改良入路治疗三踝骨折 57 例报告［J］．中医正骨，2005，17（7）：27－28.

118. 韩明涛，徐道志，孙晋客，等．微创间接复位内固定治疗三踝骨折［J］．中国中医骨伤科杂志，2009，19（7）：30－32.

119. 王君，马树航，刘文玲，等．Pemberton 截骨术治疗发育性髋关节脱位 268 例远期疗效观察［J］．中国中医骨伤科杂志，2008，16（7）：47－48.

120. 王君，林治建，侯新芳．手法复位闭合穿针内固定治疗小儿肱骨髁上骨折 430 例［J］．山东中医杂志，2008，27（2）：101 – 103．

121. 王君，侯新芳．手法复位闭合弹性钉内固定治疗尺桡骨干双骨折 73 例［J］．山东中医杂志，2010，29（7）：462 – 463．

122. 丛培军，王基萍．股骨下端骨折 68 例临床治疗体会［J］．实用骨科杂志，1995，1（4）：205 – 206．

123. 丛培军，刘柏弘，王基萍，等．踝关节三角韧带损伤的手术治疗及效果［J］．中国骨伤，2009，22（12）：899 – 900．

124. 丛培军，王基萍，杨茂清．双针牵引治疗股骨下端骨折 56 例报告［J］．中医正骨，2003，15（1）：38．

125. 丛培军，乔永平，王基萍，等．应用锁定接骨板及带蒂骨膜移位治疗胫骨中下段 C3 型骨折［J］．中国骨与关节损伤杂志，2009，24（8）：756 – 757．

126. 王晓波，戴振国，刘波，等．肱骨髁间骨折的治疗探讨［J］．医学综述，2008，14（19）：2992 – 2994．

127. 王晓波，刘波，戴振国．经皮穿针内固定治疗桡骨远端陈旧骨折［J］．中国骨伤，2008，21（9）：686 – 687．

128. 鞠海洋，刑宏文，谢波．锁定加压钢板内固定治疗股骨远端骨折［J］．中医正骨，2008，20（8）：25 – 26．

129. 卢永春，刘文玲，刘承涛．LISS 钢板治疗股骨近段粉碎性骨折［J］．中国骨与关节损伤杂志，2010，25（10）：916 – 917．

130. 卢永春，谢波，刘承涛，等．闭合复位自锁钉内固定治疗胫骨干骨折［J］．中医正骨，2006，18（4）：19 – 20．

131. 卢永春，谢波，刘文玲，等．动力髁钉板治疗股骨髁间骨折［J］．中国骨与关节损伤杂志，2005，20（1）：60 – 61．

132. 卢永春，刘文玲，刘承涛．微创股骨远端外侧钢板固定治疗股骨近段粉碎性骨折［J］．中国中医骨伤科杂志，2008，16（7）：37 – 38．

133. 卢永春，王特，刘文玲，等．有限切开复位克氏针固定治疗跟骨骨折［J］．中医正骨，2008，20（1）：23 – 24．

134. 张启光，于兰先，于红霞．95°髁部钢板加骨栓治疗股骨髁间 C 型骨折［J］．中医正骨，2002，14（7）：21 – 22．

135. 张启光，于红霞．经皮钢针撬拨复位内固定治疗跟骨外侧关节面塌陷骨折 21 例［J］．中国中医骨伤科杂志，2002，10（2）：50．

136. 张启光，韩明涛，李立，等．前入路和传统入路手术治疗三踝骨折的比较［J］．中国骨与关节损伤杂志，2010，25（8）：763 – 764．

137. 张启光，于红霞，鞠洪润，等．清创后跟骨骨牵引治疗胫腓骨远端开放粉碎骨折［J］．

中医正骨, 2001, 13 (10): 40.

138. 张启光, 李立, 姚江波. 微创治疗 Schatzker Ⅱ、Ⅲ 型胫骨平台骨折 24 例 [J]. 中医正骨, 2011, 23 (3): 49 – 50.

139. 张启光, 韩明涛, 于红霞. 小切口插入闭合复位经皮钢板内固定治疗胫腓骨骨折 [J]. 中医正骨, 2008, 20 (5): 41 – 42.

140. 刘文玲, 卢永春, 王辉亮, 等. 闭合复位髓内扩张自锁钉治疗胫骨干骨折 [J]. 中国矫形外科杂志, 2004, 12 (14): 1101 – 1102.

141. 刘文玲, 卢永春, 曹志洪. 儿童肱骨髁上骨折并肱动脉正中神经损伤的治疗 [J]. 中国骨与关节损伤杂志, 2008, 23 (9): 778 – 779.

142. 刘文玲, 卢永春, 史国平, 等. 儿童肱骨髁上骨折的治疗与其并发症的预防 [J]. 中医正骨, 2004, 16 (3): 33.

143. 刘文玲, 卢永春, 高树玲, 等. 儿童髋部骨折的治疗——附 20 例报告 [J]. 中医正骨, 2008, 20 (12): 27 – 28.

144. 曹志洪, 马树航, 胡守健. 小儿臀肌筋膜挛缩症 95 例报告 [J]. 实用骨科杂志, 1999, 5 (3): 188.

145. 李立, 谭振华, 韩明涛, 等. 多元微创技术治疗复杂踝部骨折脱位 [J]. 中医正骨, 2010, 22 (8): 33 – 34.

146. 李立, 刑健鸥. 开放复位重建钢板治疗 Sanders Ⅱ ~ Ⅳ 型跟骨骨折 [J]. 中医正骨, 2007, 19 (1): 38 – 39.

147. 李立, 于建勇, 丛言滋. 切开减张自锁钉固定治疗胫腓骨骨折合并骨筋膜室综合征 [J]. 中医正骨, 2008, 20 (1): 25 – 26.

148. 李立, 谭振华, 韩明涛, 等. 新式微创手术治疗后踝骨折 30 例 [J]. 中医正骨, 2010, 22 (12): 47 – 48.

149. 乔永平, 原巧玲, 王辉亮. 外踝解剖锁定接骨板治疗旋后外旋型 Ⅳ 度踝部骨折 [J]. 中国骨与关节损伤杂志, 2011, 26 (7): 667 – 668.

150. 鞠传宝, 韩明涛, 王年芳. 闭合复位自锁钉固定治疗股骨干骨折 28 例报告 [J]. 中医正骨, 2005, 17 (1): 27 – 28.

151. 鞠传宝, 姜秀娟. 闭合复位自锁钉固定治疗胫腓骨骨折 58 例报告 [J]. 中医正骨, 2004, 16 (7): 34.

152. 周立波, 毕爱华, 于兰先. 闭合复位双克氏针固定与钢板固定治疗盖氏骨折的比较 [J]. 中国骨伤, 2006, 19 (10): 624 – 625.

153. 周立波, 戴振国, 刘佰弘. 改良切口跟距后关节融合术治疗跟骨关节内粉碎性骨折 [J]. 中医正骨, 2011, 23 (3): 54 – 55.

154. 周立波, 谢波, 初海滨等. 胫骨平台骨折分期治疗的体会 [J]. 中医正骨, 2004, 16 (1): 36.

参考文献

155. 王敦壮，王晓波．肱骨髁上骨折的治疗进展［J］．中国中医骨伤科杂志，2010，18（4）：65－66.

156. 崔英先，王敦庆．军术膏的临床应用［J］．中国民间疗法，2005，13（7）：25－26.

157. 杨少辉，乔志芬，王光龙．口服骨萎康颗粒治疗股骨头缺血性坏死的临床研究［J］．中医正骨，2009，21（10）：1－3.

158. 董华军，唐丽，王锦伟．消肿止痛胶囊的制备及临床应用［J］．中国误诊学杂志，2008，8（22）：5519.

159. 李立，聂伟志．整骨接骨药丸促进骨折愈合的临床研究［J］．中医正骨，2008，20（7）：13－15.

160. 李秋静，崔英先．接骨药对体外培养成骨细胞增殖影响的研究［J］．中医药学刊，2001，19：402－403.

161. 周志高，胡年宏，焦明航，等．钢丝张力带治疗髂前上棘骨折40例报告［J］．潍坊医学院学报，2001，23（1）：74.

162. 周志高，初仁珠，孙文学．介入疗法配合骨萎散治疗股骨头缺血性坏死64例［J］．山东中医杂志，2006，25（8）：540－541.

163. 刘德忠，黄相杰，姜红江，等．股骨头并股骨颈骨折13例报告［J］．中国矫形外科杂志，2003，11（19）：1430－1431.

164. 焦明航，于兰先，黄相杰，等．生骨散治疗早期股骨头缺血性坏死127例疗效观察［J］．中医正骨，2000，（10）：31.

165. 王华禹，黄相杰．关节镜下异体髌韧带重建前交叉韧带46例［J］．中医正骨，2009，21（10）：39－40.

166. 宋修刚，王友强，刘德忠．关节镜下钢丝内固定治疗胫骨髁间嵴撕脱骨折［J］．中医正骨，2007，19（8）：73－74.

167. 宋修刚，黄相杰，王友强．关节镜下异体髌韧带重建前交叉韧带［J］．中国中医骨伤科杂志，2008，16（7）：24－25.

168. 王友强，焦明航，宋修刚．关节镜清理配合中药烫洗治疗膝关节滑膜炎［J］．中医正骨，2002，14（7）：38.

169. 王友强，张启光，黄相杰，等．关节镜下同种异体髌韧带同时重建前后交叉韧带18例疗效观察［J］．中国中医骨伤科杂志，2008，16（7）：22.

170. 王友强，宋修刚．关节镜治疗半月板损伤65例［J］．中国医药导报，2006，3（33）：101.

171. 姜红江，黄相杰，周志高，等．后外侧入路小切口全髋关节置换术治疗晚期股骨头缺血性坏死［J］．中国中医骨伤科杂志，2008，16（7）：10－12.

172. 黄相杰，姜红江，谭远超，等．CPC/丹参缓释体植入治疗早中期股骨头缺血性坏死临床观察［J］．中医正骨，2007，19（1）：1－5.

173. 王正，黄相杰，姜红江. 股骨头缺血性坏死的髓芯减压及其相关研究进展［J］. 中医正骨，2006，18（10）：78－79.

174. 黄相杰，姜红江，刘德忠，等. 磷酸钙骨水泥/丹参缓释系统植入治疗股骨头缺血性坏死［J］. 中国修复重建外科杂志，2008，22（3）：307－310.

175. 谭远超，刘俊，张恩忠，等. 前路颈椎自锁钢板加椎间融合器治疗颈椎骨折脱位及失稳［J］. 中国脊柱脊髓杂志，2005，15（2）：126.

176. 谭远超，杨永军，张卫，等. 椎弓根钉矫形固定系统在治疗颈椎损伤失稳中的应用［J］. 中国中医骨伤科杂志，2007，15（1）：5－8.

177. 杨永军，王建华，谭远超，等. 改良 Halo_ Vest 支架配合颈前路手术治疗颈椎骨折脱位［J］. 2001，13（3）：46.

178. 杨永军，张恩忠，谭远超，等. 颈后路单开门椎弓根钉固定治疗颈椎管狭窄并颈椎失稳症［J］. 中国矫形外科杂志，2006，14（17）：1284－1286.

参考文献